Auf einen Blick

Thieme

Taschenatlas Anatomie

in 3 Bänden

Band 1
Bewegungsapparat

Werner Platzer

11., überarbeitete Auflage

215 Farbtafeln in 822 Einzeldarstellungen

Zeichnungen von Gerhard Spitzer

Georg Thieme Verlag
Stuttgart • New York

Em. o. Univ.-Prof. Dr. med. univ.
Dr. h. c. Werner Platzer
Ehem. Vorstand des Institutes für Anatomie
der Universität Innsbruck

Zeichnungen:
Prof. Gerhard Spitzer, Frankfurt/Main
unter Mitarbeit von Stefanie Gay,
Lothar Schnellbächer und Stefan Spitzer

Bibliografische Information Der Deutschen Nationalbibliothek

Die Deutsche Nationalbibliothek verzeichnet diese Publikation in der Deutschen Nationalbibliografie; detaillierte bibliografische Daten sind im Internet über http://dnb.d-nb.de abrufbar.

1. Auflage 1975
2. Auflage 1978
3. Auflage 1979
4. Auflage 1984
5. Auflage 1986
6. Auflage 1991
7. Auflage 1999
8. Auflage 2003
9. Auflage 2005
10. Auflage 2008

1. bulgarische Auflage 2005
1. chinesische Auflage 2000
1. englische Auflage 1978
2. englische Auflage 1984
3. englische Auflage 1986
4. englische Auflage 1992
5. englische Auflage 2003
6. englische Auflage 2008
1. französische Auflage 1978
2. französische Auflage 1983
3. französische Auflage 2001
4. französische Auflage 2007
1. griechische Auflage 1985
2. griechische Auflage 2009
1. indonesische Auflage 1983
2. indonesische Auflage 2000
1. italienische Auflage 1979
2. italienische Auflage 1987
3. italienische Auflage 2000
4. italienische Auflage 2007
1. japanische Auflage 1979
2. japanische Auflage 1981
3. japanische Auflage 1983
4. japanische Auflage 1990
5. japanische Auflage 2002
6. japanische Auflage 2011
1. niederländische Auflage 1978
2. niederländische Auflage 1981
3. niederländische Auflage 1990
4. niederländische Auflage 2000
5. niederländische Auflage 2006
6. niederländische Auflage in Vorb.
1. polnische Auflage 1996
1. portugiesische Auflage 1988
2. portugiesische Auflage 2007
1. serbokroatische Auflage 1991
2. kroatische Auflage 2003
3. kroatische Auflage 2011
1. spanische Auflage 1977
2. spanische Auflage 1988
3. spanische Auflage 2000
4. spanische Auflage 2008
1. türkische Auflage 1987
1. ungarische Auflage 1996

Rüdigerstraße 14, D-70469 Stuttgart
Unsere Homepage: http://www.thieme.de
Printed in Italy

Umschlaggestaltung: Thieme Verlagsgruppe
Umschlagabbildung: © Sebastian Kaulitzki – Fotolia.com
Satz: Druckhaus Götz GmbH, Ludwigsburg
Druck: L.E.G.O. S.p.a. Lavis TN

ISBN 978-3-13-492011-6 2 3 4 5 6
Auch erhältlich als E-Book:
eISBN (PDF) 978-3-13-151071-6

Vorwort zur 11. Auflage

Wie könnte ein Lehrbuch diese Verbreitung erreichen, wenn es nicht seit 1975(!) genau das trifft, was der Lernende sucht? Dass dies gelungen ist, verdanke ich in erster Linie den Studenten (♂ u. ♀), die mir in Praktika und Übungen zeigten, wo es ihnen fehlt. Begonnen hat dieses Buch eigentlich vor mehr als 50 Jahren bei meinen Vorlesungen in Wien. In zahlreichen Gesprächen vor und nach den Vorlesungen, auch später in Innsbruck (ab 1968), konnte ich hören, was die Studenten sich wünschten. Unter tatkräftiger Mitarbeit meiner Assistenten (♂ u. ♀) entstand dieses Buch.

In dieser Auflage wurden, wie bereits in den Vorauflagen, die klinischen Hinweise erweitert, da das Verständnis vieler Krankheitsbilder **ohne morphologische Grundlage nicht möglich wären**.

Wesentlich erschien bei einzelnen Kapiteln die Ergänzung: „Wie sage ich es auf Deutsch?“ = Übersetzungshilfe, da immer weniger die Voraussetzungen der entsprechenden Fremdsprache – in erster Linie Latein – erfüllen können. Ebenso notwendig erschien es, wieder auf Eigennamen Bezug zu nehmen, da bedauerlicherweise das Bestreben besteht – **als Rückfall in die Vergangenheit** – diese wieder häufiger zu verwenden.

Besonders problematisch ist die immer geringere Kenntnis der deutschen Sprache. Ein Beispiel soll dies verdeutlichen: Laut Duden gibt es in Norddeutschland den Begriff „Schicht“, während im süddeutschen Sprachraum „Schichte“ verwendet wird. In Österreich wird ein wesentlich genauerer Unterschied gemacht: „Schichte“ ist etwas Passives, wie etwa „Erdschichte“ oder „tiefe Schichte“ und so weiter. „Schicht“ ist etwas Aktives, nämlich die „Nachtschicht“ von Personen und Ähnliches mehr. Dieses Buch erfordert ein Mitdenken und unter Umständen ein Nachschlagen in anderen Werken wie z. B. dem Duden. Voraussetzung ist allerdings, dass man die einzelnen Kapitel genauestens liest. Nützlich sind auch Lexika, die Abkürzungen erklären, die durch PCs, Handys usw. so häufig wie sinnlos sind, aber die man wissen sollte.

Auch für diese Auflage gilt mein Dank dem Verlag, besonders Frau Mauch, Frau Dr. Hauser, Frau Kirst sowie deren Mitarbeiterinnen und Herrn Lehnert, die mir alle sehr behilflich waren.

Diese Auflage widme ich Frau a.o. Univ.-Prof. Dr. Beatrix Volc-Platzer, die mir immer eine vorbildliche Tochter war und ist. Sie ist eine hervorragende Ärztin. Mögen die Ärztinnen und Ärzte kommenden Generationen ihr Wissen und ihre Menschlichkeit zum Vorbild nehmen.

Werner Platzer, Leutasch
Juni 2013

Vorwort zur 1. Auflage des 1. Bandes

Der vorliegende 1. Band soll in gedrängter Form dem Studierenden einen Überblick über den Bewegungsapparat und über die Topographie der peripheren Leitungsbahnen, soweit sie den Bewegungsapparat betreffen, verschaffen. Dabei soll dieses Buch jedoch kein großes Lehrbuch ersetzen.

Die Anatomie lebt von der Anschauung, und daher war es mein Bemühen, möglichst viele Abbildungen zu bringen. Diese entstanden nach eigens angefertigten Präparaten, desgleichen wurden auch Variationen und Varietäten möglichst nach Originalpräparaten dargestellt. Die einzelnen Abbildungen wurden durch schematische Zeichnungen ergänzt, um eine bessere Übersicht zu gewähren. Einige schematische Darstellungen wurden aus anderen Büchern übernommen.

Die Zeichner des Verlages verdienen besonders genannt zu werden, da es nur ihrer Meisterschaft zu verdanken war, daß meine Vorstellungen verwirklicht werden konnten. Herr *G. Spitzer* hat mit großem Einfühlungsvermögen die schwierigsten Präparate in vorbildlichen Zeichnungen wiedergegeben. Herr *L. Schnellbächer,* der den größeren Teil der Abbildungen des systematischen Teils herstellte, hat mit besonderem Geschick aus der verwendeten Technik das Mögliche herausgeholt, und Herr *D. Klittich* hat sich um die Anbringung der Beschriftungen und die Herstellung einiger Zeichnungen verdient gemacht.

Allerdings sind alle Zeichner auf gute Präparate angewiesen, und hier muß mein Assistent, Herr Dr. *H. Maurer,* ganz besonders hervorgehoben werden. Er hat mit großem Geschick und Eifer, allein und mit Demonstratoren, stets für erstklassige Präparate gesorgt und diese den Zeichnern interpretiert. Naturgemäß erfordert der Text eine sehr komprimierte Darstellungsart. Für sachkundige Korrekturen und vielstündige Diskussionen sei meinen nimmermüden Assistenten, Herrn Univ.-Doz. Dr. *S. Poisel* und Herrn Dr. *R. Putz,* herzlichst gedankt. Herrn Prof. Dr. *A. Ravelli,* Leiter der Abteilung Röntgenanatomie des Institutes, bin ich für die Herstellung zahlreicher Röntgenbilder, die für verschiedene Darstellungen als Grundlage dienten, zu freundschaftlichem Dank verpflichtet. Ebenso haben alle anderen, namentlich nicht angeführten Mitarbeiter, mit großem Einsatz zum Gelingen des Buches beigetragen. Sie alle verdienen meinen Dank.

Herrn Dr. h.c. *G. Hauff* und allen seinen Mitarbeitern, unter denen Herr *A. Menge* besonders zu erwähnen ist, ist für das große Verständnis zu danken. Es muß besonders betont werden, daß der Verlag bereitwillig auf alle Wünsche einging und es so ermöglichte, dieses Buch zu schaffen.

Das Buch soll in erster Linie Medizinstudenten dienen, jedoch auch dem interessierten Laien einen Einblick in die Morphologie geben. Sollte da oder dort etwas unvollständig sein, so bin ich meinen Fachkollegen für Anregungen und Kritik dankbar.

Das Buch ist meiner Gattin, der ich auch für das Lesen der Korrekturen danke und meinen Töchtern Beatrix und Ulrike gewidmet.

Innsbruck, im September 1975

Werner Platzer

Zielsetzung und Gliederung dieses dreibändigen Taschenatlas gehen aus dem gemeinsamen Vorwort zur 1. Auflage hervor:

Vorwort zur 1. Auflage

Der Taschenbuchatlas soll dem Studierenden der Medizin eine anschauliche Zusammenfassung der wichtigsten Kenntnisse aus der Anatomie des Menschen geben, gleichzeitig kann er dem interessierten Laien einen Einblick in dieses Gebiet verschaffen.

Für den *Studierenden der Medizin* sollte die Examensvorbereitung hauptsächlich eine Repetition von Anschauungserfahrungen sein. Die Gegenüberstellung von Text und Bild soll der Veranschaulichung des anatomischen Wissens dienen.

Der dreibändige Taschenbuchatlas ist nach Systemen gegliedert. Der 1. Band umfaßt den Bewegungsapparat, der 2. die Eingeweide, der 3. das Nervensystem und die Sinnesorgane. Die topographischen Verhältnisse der peripheren Leitungsbahnen, der Nerven und Gefäße, werden, soweit sie sich eng an den Bewegungsapparat anlehnen, im 1. Band berücksichtigt; im 2. Band wird lediglich die *systematische* Aufgliederung der Gefäße behandelt. Der Beckenboden, der in enger funktioneller Beziehung zu den Organen des kleinen Beckens steht, wurde einschließlich der damit zusammenhängenden Topographie in den 2. Band aufgenommen. Die Entwicklungsgeschichte der Zähne wird im 2. Band kurz berührt, weil sie das Verständnis für den Zahndurchbruch erleichtert, – die gemeinsamen embryonalen Anlagen der männlichen und weiblichen Geschlechtsorgane werden besprochen, weil sie deren Aufbau und die nicht seltenen Varietäten und Mißbildungen verständlich machen, – im Kapitel über die weiblichen Geschlechtsorgane kommen einige Fragen im Zusammenhang mit Schwangerschaft und Geburt zur Sprache; das für den Medizinstudenten nötige Wissen in der Entwicklungsgeschichte ist damit aber keinesfalls umrissen! Die Bemerkungen zur Physiologie und Biochemie sind in jedem Fall unvollständig und dienen lediglich dem besseren Verständnis struktureller Besonderheiten; es wird auf die Lehrbücher der Physiologie und Biochemie verwiesen. Schließlich sei betont, daß das Taschenbuch selbstverständlich auch ein großes Lehrbuch nicht ersetzt, viel weniger noch das Studium in den makroskopischen und mikroskopischen Kursen. In das Literaturverzeichnis wurden Titel aufgenommen, die weiterführende Literaturhinweise enthalten – darunter auch klinische Bücher, soweit sie einen starken Bezug zur Anatomie haben.

Der *interessierte Laie,* der nach dem Bau des menschlichen Körpers fragt, wird u. a. die anatomischen Grundlagen von häufig angewandten ärztlichen Untersuchungsverfahren allgemein verständlich abgebildet finden. Es wurde damit der Anregung des Verlages entsprochen, den Inhalt des Buches um diese Aspekte zu erweitern. Im Hinblick auf den nichtmedizinischen Leser werden alle für den Laien erfahrbaren Organe und Organteile auch in deutschen Bezeichnungen benannt; sie sind auch im Sachverzeichnis berücksichtigt.

Frankfurt/M., Kiel, Innsbruck

Die Herausgeber

Abkürzungen

A.	= Arteria	= die Schlagader
a.	= arteriae	= der Schlagader
Aa.	= Arteriae	= die Schlagadern
Lig.	= Ligamentum	= das Band
lig.	= ligamenti	= des Bandes
Ligg.	= Ligamenta	= die Bänder
M.	= Musculus	= der Muskel
m.	= musculi	= des Muskels
Mm.	= Musculi	= die Muskeln
mm.	= musculorum	= der Muskeln
N.	= Nervus	= der Nerv
n.	= nervi	= des Nerven
Nn.	= Nervi	= die Nerven
R.	= Ramus	= der Ast
Rr.	= Rami	= die Äste
V.	= Vena	= die Saugader
Vv.	= Venae	= die Saugadern

Inhaltsverzeichnis

Allgemeine Anatomie

Aufbau des Körpers

Körperabschnitte (A, B)

Der Körper gliedert sich in den Stamm, *Truncus im weiteren Sinne,* und die oberen und unteren Gliedmaßen, *Extremitäten.* Der Stamm wird in den Kopf, *Caput,* den Hals, *Collum,* und den Rumpf, *Truncus im engeren Sinne,* unterteilt. Am Rumpf sind die Brust, *Thorax,* vom Bauch, *Abdomen,* und Becken, *Pelvis,* zu unterscheiden.

Die obere Extremität ist durch den Schultergürtel, die untere durch den Beckengürtel vom Stamm abgegrenzt. Der Schultergürtel, bestehend aus den beiden Schlüsselbeinen (**1**) und den Schulterblättern (**2**), ist dem Stamm aufgelagert und ihm gegenüber beweglich. Der Beckengürtel, aus den beiden Hüftbeinen (**3**) und dem Kreuzbein (**4**) zusammengesetzt, ist in den Stamm eingebaut.

Allgemeine Bezeichnungen (A – G)

Hauptachsen

Longitudinale (vertikale) Achse = Längsachse (**5**) des Körpers, steht bei aufrechtem Stand senkrecht zur Unterlage.

Transversale (horizontale) Achse = Querachse (**6**), steht senkrecht auf der Längsachse, verläuft von links nach rechts.

Sagittale Achse (**7**) = verläuft von der Hinter- zur Vorderfläche des Körpers, in der Richtung des „Pfeiles", Sagitta, und steht senkrecht zu den beiden vorher genannten Achsen.

Hauptebenen

Medianebene = jene Ebene, die durch die Längs- und durch die Sagittalachse gelegt wird, daher auch als *Mediansagittalebene* (**8**) bezeichnet, teilt den Körper in zwei annähernd gleiche Hälften, *Antimeren* (daher auch *Symmetriebene).* Sie enthält die longitudinale und die sagittale Achse. Jede zur Mediansagittalebene parallel stehende Ebene wird als *Sagittal-* oder *Paramedianebene* (**9**) bezeichnet.

Frontale oder *koronale Ebene* (**10**) = eine Ebene, die transversale und longitudinale Achsen enthält, parallel zur Stirn und senkrecht zur Mediansagittalebene steht.

Transversale Ebenen (**11**) = stehen senkrecht zur Mediansagittalebene und zu einer Frontalebene. Bei aufrechtem Stand liegen sie horizontal und enthalten die sagittale und die transversale Achse.

Richtungen im Raum

kranial, *cranialis, -e* = schädelwärts (**12**)
superior, -ius = nach oben beim aufrechten Körper (**12**)
kaudal, *caudalis, -e* = steißwärts (**13**)
inferior, -ius = nach unten beim aufrechten Körper (**13**)
medial, *medialis, -e* = zur Mitte, auf die Medianebene zu (**14**)
lateral, *lateralis, -e* = von der Mitte weg, von der Medianebene weg (**15**)
medius, -a, -um = in der Mitte (**16**)
medianus, -a, -um = innerhalb der Medianebene
tief, *profundus, -a, -um* = auf das Innere des Körpers zu (**17**)
oberflächlich, *superficialis, -e* = auf die Oberfläche des Körpers zu (**18**)
rostral, *rostralis, -e* = schnabelwärts
anterior, -ius = nach vorne zu (**19**)
ventral, *ventralis, -e* = bauchwärts (**19**)
posterior, -ius = nach hinten zu (**20**)
dorsal, *dorsalis, -e* = rückenwärts (**20**)
proximal, *proximalis, -e* = auf den Rumpfansatz der Gliedmaße zu (**21**)
distal, *distalis, -e* = weiter vom Rumpf entfernt liegend (**22**)
ulnar, *ulnaris, -e* = nach der Elle, *Ulna,* hin (**23**)
radial, *radialis, -e* = nach der Speiche, *Radius,* hin (**24**)
tibial, *tibialis, -e* = nach dem Schienbein, *Tibia,* hin (**25**)
fibular, *fibularis, -e* = nach dem Wadenbein, *Fibula,* hin (**26**)
palmar oder volar, *palmaris, -e, volaris -e* = in oder nach der Hohlhand zu (**27**)
plantar, *plantaris, -e* = in oder nach der Fußsohle zu (**28**)

Bewegungsrichtungen

Flexion, *Flexio* = Beugung
Extension, *Extensio* = Streckung
Abduktion, *Abductio* = vom Körper weg
Adduktion, *Adductio* = zum Körper hin
Rotation, *Rotatio* = Drehung, Kreiselung
Zirkumduktion, *Circumductio* = Umführbewegung (Kreisen)

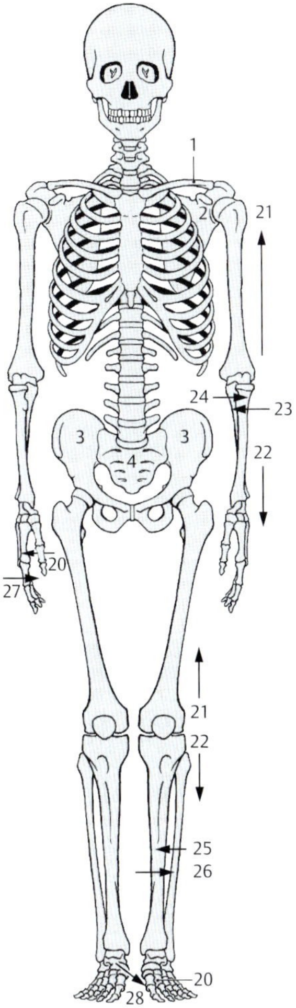

A Skelett von vorne

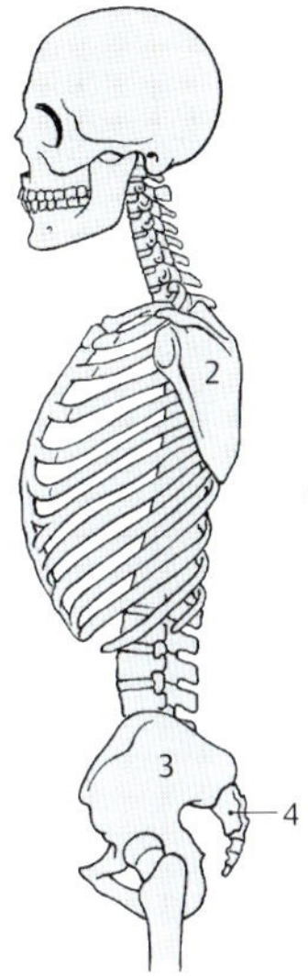

B Skelett von seitlich

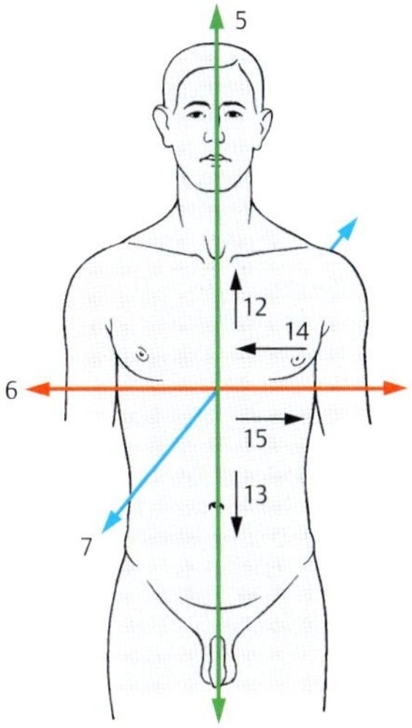

C Hauptachsen

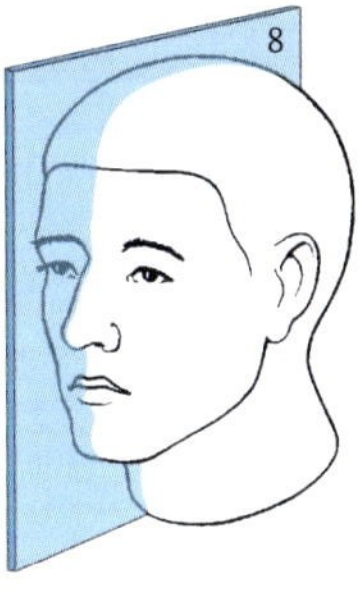

D Median-Sagittalebene

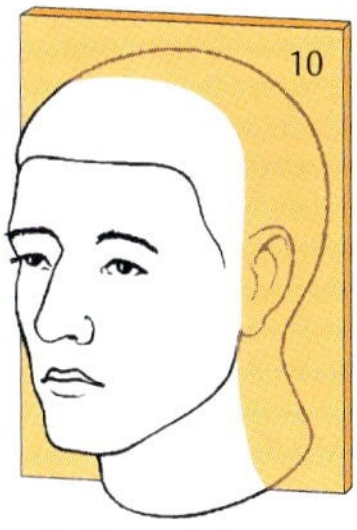

F Frontalebene

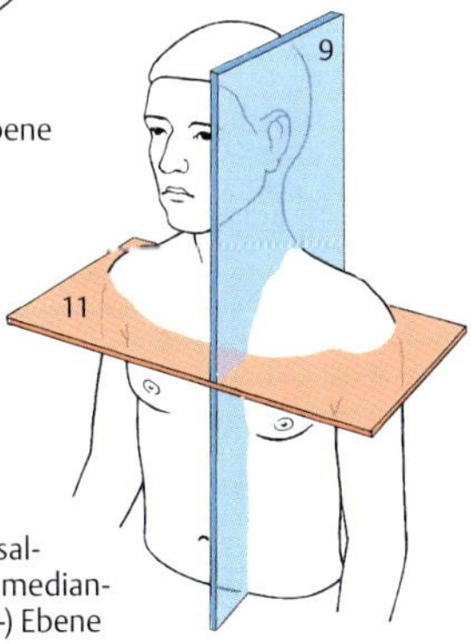

E Transversal-
und Paramedian-
(Sagittal-) Ebene

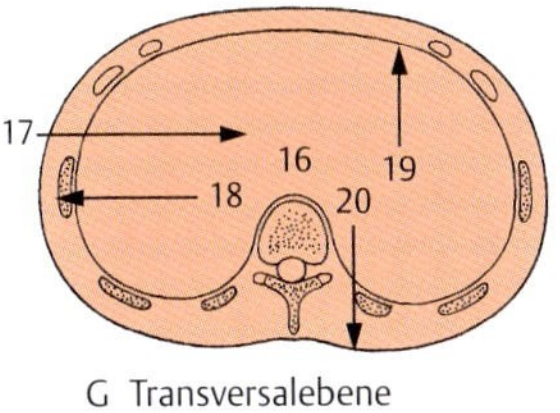

G Transversalebene

Die Zelle (A)

Die kleinste lebensfähige Einheit stellt die Zelle, *Cellula*, dar. Man unterscheidet einzellige, *Protozoen*, und mehrzellige Lebewesen, *Metazoen*. Die Zellgröße beim Menschen schwankt zwischen 5 und 200 µm. Ihre Lebensdauer ist verschieden lang. So gibt es Zellen, die nur wenige Tage leben (z. B. granulierte weiße Blutkörperchen) und Zellen, die während des ganzen Lebens eines Menschen lebensfähig sind (Nervenzellen).

Zellen zeigen unterschiedliche Formen, die in enger Beziehung zu ihren Funktionen stehen (z. B. langgestreckte Muskelzellen).

Alle Zellen bestehen aus einem Zellleib, dem *Cytoplasma* (**1**) und dem Zellkern, *Nucleus* oder *Karyoplasma* (**2**) mit den Kernkörperchen, *Nucleoli* (**3**). Der Zellkern ist von der Kernmembran, dem *Nucleolemma* (**4**) umgeben.

Cytoplasma

Das Cytoplasma gliedert sich in die **Zellorganellen**, das **Zellskelett** und **Zelleinschlüsse**. Diese liegen in der *Matrix*, dem *Hyaloplasma*.

Elektronenmikroskopisch sieht man, dass jede Zelle von einer dreischichtigen Zellmembran, dem *Plasmalemma* (**5**) umgeben ist. Sie hat meist eine sehr unregelmäßige Oberfläche, die auch feinste Fortsätze, *Mikrovilli*, besitzen kann. Die Zellmembran wird von einem etwa 20 nm dicken Belag, der *Glykokalyx* überzogen. Diese ist sowohl art- als auch zellspezifisch, wodurch sich gleichartige Zellen erkennen können.

Zellorganellen

Dazu gehört zunächst das *endoplasmatische Reticulum* (**6**). Es besteht aus Gängen, Spalten und Röhren und kann ungranuliert oder granuliert (**6**) sein. Dem granulierten Reticulum liegen an der Oberfläche der doppelbrechenden Membran feine Körnchen, *Ribosomen*, an. Diese sind etwa 15–25 nm groß und bestehen aus Ribonucleinsäure- und Proteinmolekülen. Das granulierte (raue) endoplasmatische Reticulum findet sich in proteinbildenden Zellen, während das glatte endosplasmatische Reticulum unterschiedliche Aufgaben erfüllt. So ist es z. B. in den Leberzellen für den Lipidstoffwechsel wichtig.

Von besonderer Bedeutung sind die *Mitochondrien* (**7**) als Energielieferanten der Zelle. Sie sind bis zu 6 µm lang und können sich schlängelnd oder kreiselnd bewegen. Zahl und Größe ist abhängig von Zellart und Funktionszustand.

Der *Golgi-Apparat* (**8**) besteht aus mehreren Diktyosomen (Golgi-Feldern). Jedes Diktyosom gliedert sich in 5–10 schüsselförmige Säckchen. Der Golgi-Apparat ist für die Bildung bzw. Ergänzung der Glykokalyx verantwortlich, sorgt aber auch für die Synthese und Modifikation von Grundstoffen, die durch das endoplasmatische Reticulum geliefert werden.

Weitere Organellen sind *Lysosomen* (**9**) und *Peroxisomen*.

Zellskelett

Dazu gehören die *Mikrotubuli*, die aus diesen bestehenden *Zentriolen* (**10**) und *Kinetosomen*, sowie verschiedene zellspezifische *Filamente*. Die Zentriolen, meist zwei, liegen häufig in der Nähe des Zellkernes und bilden mit dem sie umgebenden Plasma, dem *Zentroplasma*, das *Zentrosom*. Das Zellskelett sorgt einerseits für Bewegungen der Zelle, andererseits aber auch für intrazelluläre Bewegungsvorgänge (s. S. 6).

Zelleinschlüsse

Diese umfassen *Ribosomen*, *Lipide* (**11**), *Glykogen* (**12**), *Pigmente* (**13**), *Triglyzeride* sowie verschiedene Bestandteile des Zellskelettes. Sie befinden sich in einer wasserhaltigen *Matrix*.

14 Vakuole

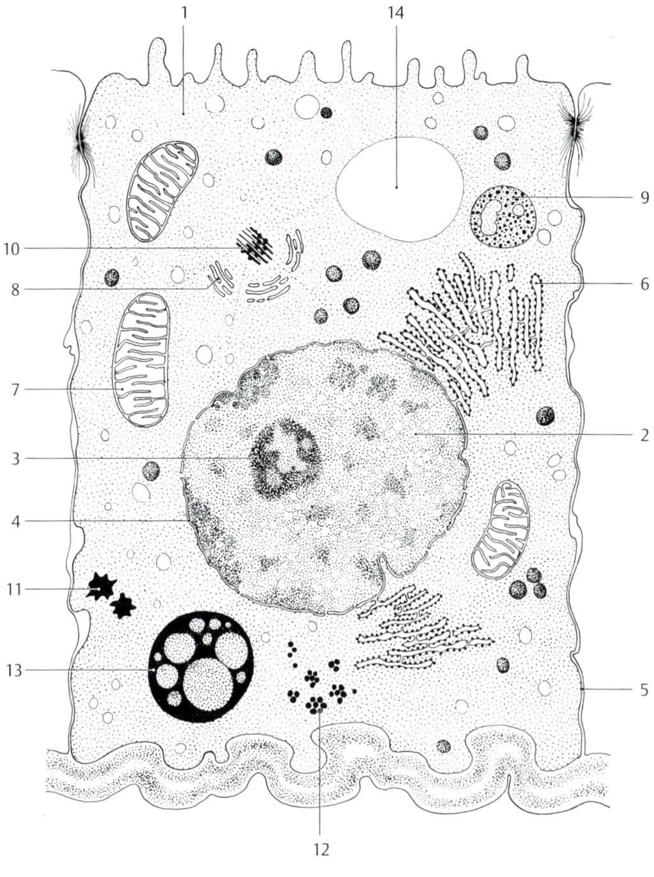

A Schema einer Zelle nach elektronenmikroskopischen Befunden (aus Faller, A.: Der Körper des Menschen, 11. Auflage Thieme, Stuttgart 1988)

Zellkern (A, B)

Der **Nucleus** (**A**), Karyoplasma, ist lebenswichtig. Seine Größe ist abhängig von der Größe der Zelle. Normalerweise besitzt jede Zelle einen oder mehrere Kerne. In der lebenden Zelle ist der Kern durch stärkere Lichtbrechungen üblicherweise zu sehen. Er ist durch eine zarte, doppelbrechende Kernmembran (**1**) vom Cytoplasma getrennt. Erst im fixierten Zustand sieht man ein **Kerngerüst**, dessen nukleinsäurehaltigen Teile beim *Interphasenkern* (Kern zwischen zwei Teilungsphasen) als *Chromatin* (**2**) bezeichnet werden. Das Chromatin ist der Träger der Vererbung, und aus ihm entstehen im *Teilungskern* die *Chromosomen.*

Ein Kernkörperchen (**3**), *Nucleolus,* besteht aus Proteinen und enthält reichlich Ribonucleinsäuren (RNS). Die Zahl und Größe der Nucleoli ist für einzelne Zellen sehr unterschiedlich. Am Arbeitskern findet sich bei weiblichen Individuen, entweder der Kernmembran oder einem Nucleolus anliegend, ein besonderes Karyosom, das Sexchromatin (*Barr-Körperchen*, **4**). Damit kann man die Geschlechtszugehörigkeit der Zellen feststellen. Es ist wichtig bei Geschlechtsbestimmungen und ist besonders gut sichtbar in weißen Blutkörperchen (Granulozyten). Hier hat es die Form eines Trommelschlegels (drumstick). Man muss jedoch unter mindestens 500 Granulozyten 6 drumsticks finden, um die Diagnose „weiblich" stellen zu können.

Lebenserscheinungen (C – H)

Jede Zelle besitzt einen **Stoffwechsel**, wobei man den *Baustoffwechsel* und den *Betriebsstoffwechsel* unterscheidet. Der Baustoffwechsel umfasst die Fähigkeit der Zelle, aufgenommene Stoffe zu zelleigenen, dem Aufbau der Zelle dienenden Stoffen umzubauen, während der Betriebsstoffwechsel für die Funktionen der Zelle zur Verfügung steht.

Die Aufnahme von Stoffen wird als *Phagozytose* bzw. *Pinozytose* bezeichnet. Drüsenzellen können bestimmte Stoffe abgeben. Man spricht dann von Sekretion. Die Summe der Oxidationsvorgänge in der Zelle wird als *Zellatmung* bezeichnet.

Hinsichtlich der **Bewegungserscheinungen** von Zellen ist zunächst die *Plasmabewegung innerhalb der Zelle* von Bedeutung. Dazu gehören z.B. die Bewegungen der Mitochondrien oder die Verlagerung von Einschlüssen. Stärkere Bewegungen treten bei jeder Zellteilung auf.

Bewegungen der Zellen selbst sind *amöboide* Bewegungen, die durch Plasmafortsätze, *Pseudopodien,* eingeleitet werden. Besonders ausgeprägt sind diese amöboiden Bewegungen bei weißen Blutkörperchen, wie den *Granulocyten* und den *Monocyten.*

Schließlich gibt es bei bestimmten Zellen Bewegungen durch an der Oberfläche vorhandene feine Fortsätze, den sogenannten Flimmerhaaren oder *Kinozilien.* Diese entstehen aus den Kinetosomen. Bei Aneinanderlagerungen vieler, zilientragender Zellen (→ **Flimmerepithel**) entsteht ein „Flimmerstrom". Findet sich an einer Zelle nur ein einziges Zilium und ist dieses stärker ausgebildet, spricht man von einer *Geißelzelle.*

Vermehrung durch Zellteilung. Man unterscheidet dabei die *Mitose,* die *Meiose* und die *Amitose.* Jede Zellteilung setzt eine Kernteilung voraus, wobei der Interphasenkern in den Teilungskern umgewandelt wird, in dem die Chromosomen sichtbar werden und sich typisch bewegen *(Karyokinese).*

Die **Mitose** gliedert sich in verschiedene Phasen, und zwar in die *Prophase* (**C**), *Prometaphase* (**D**), *Metaphase* (**E**), *Anaphase* (**F, G**), *Telophase* (**H**) und in die *Rekonstruktionsphase,* in der die Kerne der zwei Tochterzellen wieder in Interphasenkerne umgebildet werden.
Unter **Meiose** versteht man die *Reduktionsteilung,* d.h. der Chromosomensatz im Kern wird halbiert (haploider Satz). Sie findet bei der 1. und 2. Reifeteilung zur Vorbereitung der Befruchtung in der männlichen und der weiblichen Geschlechtszelle statt.

Bei der **Amitose** kommt es zu einer Durchschnürung des Kerns, ohne dass die Chromosomen sichtbar werden. Die Art der Chromosomenverteilung ist dabei ungeklärt, an die Kernteilung kann sich die Zellteilung anschließen.

Über weitere Einzelheiten siehe „Histologie, Zytologie und Mikroanatomie des Menschen" von Leonhardt, H., 8. Aufl. Thieme, Stuttgart 1990; „Taschenatlas Histologie" von Kühnel, W., 12. Aufl. Thieme, Stuttgart 2008.

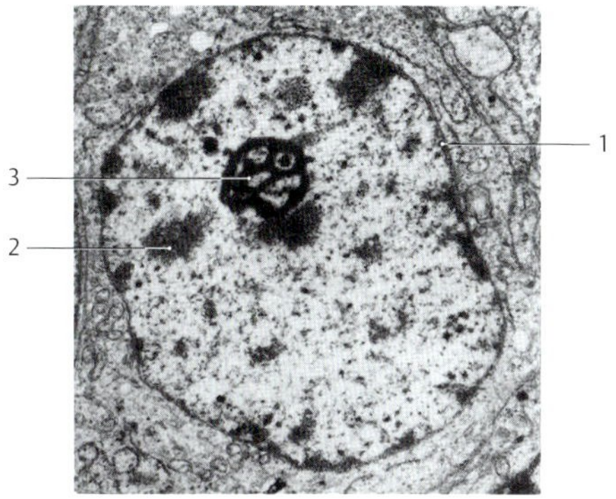

A Zellkern in 12 000 facher Vergrößerung. Elektronenmikroskopische Darstellung

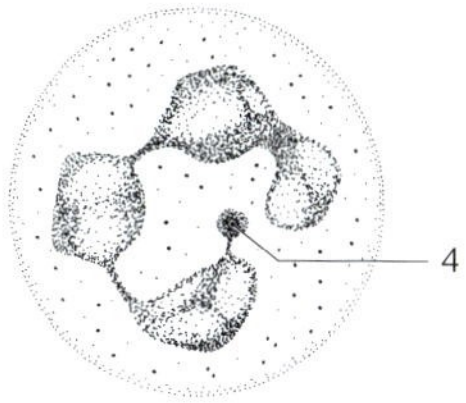

B Weiße Blutzelle mit Sexchromatin, das am segmentierten Kern hängt. Vergrößert ca. 1000 fach.
(Abb. A u. B sind entnommen aus Leonhardt, H.: Histologie und Zytologie des Menschen, 8. Auflage Thieme, Stuttgart 1990)

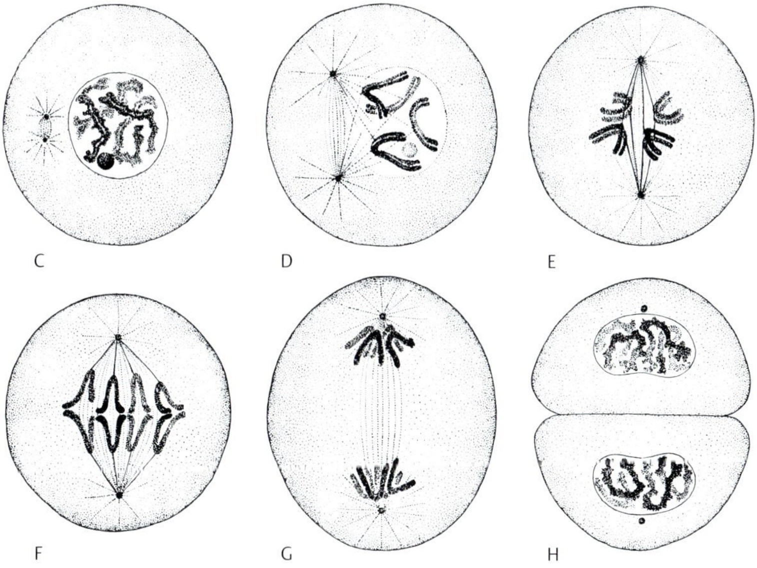

C–H Schema der Mitose
(aus Leonhardt, H.: Histologie, Zytologie und Mikroanatomie des Menschen, 8. Auflage Thieme, Stuttgart 1990)

Gewebe

Gewebe sind Verbände gleichartig differenzierter Zellen und deren Abkömmlinge. Mehrere Gewebe verbinden sich zu einem **Organ**. Je nachdem wie die Zellen miteinander in Verbindung stehen, werden verschiedene Gewebearten unterschieden. Eine häufigere Einteilungsart ist unabhängig von der Verbindung der Zellen und bezieht sich auf den Aufbau und die Funktion. In diesem Band sollen das **Epithel-**, das **Stütz-** und das **Muskelgewebe** besprochen werden. Das Nervengewebe wird in Bd. 3 beschrieben.

Epithelgewebe (A – G)

Epithelgewebe sind Verbände eng aneinanderliegender Zellen und können eingeteilt werden nach der **Funktion**, nach der **Anordnung** der Epithelzellen und nach der **Form** der Epithelzellen.

Aufgrund seiner **Funktionen** unterscheidet man Oberflächenepithel, Drüsenepithel und Sinnesepithel. Das **Oberflächenepithel** ist zunächst ein *Schutzepithel*, das einen Überzug über die äußere und innere Körperoberfläche bildet und verhindert, dass Bakterien in den Körper eindringen können, oder dass der Körper austrocknet. Außerdem ermöglichen die Epithelien, wie zum Beispiel das *Sekretions-* und das *Resorptionsepithel*, den Stoffaustausch, d. h. es können einerseits Stoffe aufgenommen (Resorption), andererseits können verschiedene Stoffe ausgeschieden werden (Sekretion). Das Epithelgewebe nimmt auch Reize auf. Diese Reizaufnahme erfolgt über das Oberflächenepithel, indem verschiedene, besondere Epithelzellen induziert werden.

Unter **Drüsenepithel** werden alle Epithelzellen, die ein Sekret bilden und dieses an eine äußere oder innere Oberfläche durch einen Ausführungsgang (**exokrine Drüsen**) oder aber als Inkret direkt an das Gefäßsystem (**endokrine Drüsen**) abgeben, zusammengefasst.

Unter den exokrinen Drüsen ist deren Lage zum Oberflächenepithel als *endo-* oder *exoepitheliale* zu unterscheiden. Ebenso sind die Drüsen nach Menge und Ausscheidungsart in *ekkrine*, *apokrine* und *holokrine* Drüsen zu gliedern. Ekkrine Drüsenzellen sind dauernd sekretionsbereit und kommen in Atmungs-, Verdauungs- und Genitaltrakt vor (s. Bd. 2). Apokrine Drüsen sind beispielsweise die Milchdrüsen und die Duftdrüsen und holokrine die Talgdrüsen.

Das **Sinnesepithel** als spezialisiertes Epithel wird bei den Sinnesorganen im einzelnen besprochen.

Alle Epithelien sitzen einer Basalmembran, *Membrana basalis*, auf, die die Grenzschichte zum darunterliegenden Bindegewebe darstellt.

Nach der **Anordnung** unterscheidet man **einschichtige** (**A – C**) oder **mehrschichtige** (**D**, **E**) Epithelien. Außerdem kann man auch **mehrreihige** (**F**) Epithelien feststellen. Bei den mehrschichtigen Epithelien steht nur die unterste Schichte der Zellen mit der Basalmembran in Kontakt, während bei den mehrreihigen Epithelien zwar alle Zellen Kontakt mit der Basalmembran haben, nicht jedoch alle Zellen die Oberfläche erreichen.

Nach der **Form** der Epithelzellen kann man vom **Plattenepithel** (**A**), **isoprismatischen Epithel** (**B**) oder vom **hochprismatischen** (Zylinder-) **Epithel** (**C**) sprechen.

Das Plattenepithel, ein ausgesprochenes Schutzepithel, kann *unverhornt* oder *verhornt* sein. Das Epithel der Haut ist verhorntes Plattenepithel, während bei mechanisch besonders beanspruchten Teilen der inneren Körperoberfläche, wie etwa der Mundhöhle, ein unverhorntes Plattenepithel (**E**) zu finden ist. Einschichtiges unverhorntes Plattenepithel besteht aus geduldspielartig (= puzzleartig) geformten Zellen und findet sich als Epithel der serösen Häute (**Mesothel**) oder als Auskleidung der Blut- und Lymphgefäße (**Endothel**). Zylinderepithelzellen können Fortsätze, Zilien, besitzen, man spricht dann vom **Flimmerepithel** (**F**), wie z. B. im Respirationstrakt.

Iso- und hochprismatisches Epithel hat die Fähigkeit zur Sekretion und Resorption. Es findet sich z. B. in den Nierentubuli (isoprismatisch) und im Darmrohr (hochprismatisch). Eine Sonderform bildet das sogenannte **Übergangsepithel** (**G**), dessen Zellen sich verschiedenen Spannungszuständen anpassen können. Übergangsepithel kleidet die ableitenden Harnwege aus.

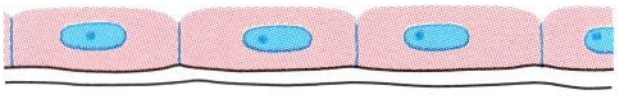

A Plattenepithel, einschichtig

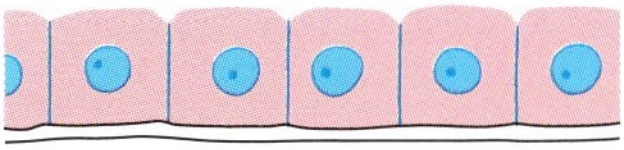

B Isoprismatisches Epithel, einschichtig

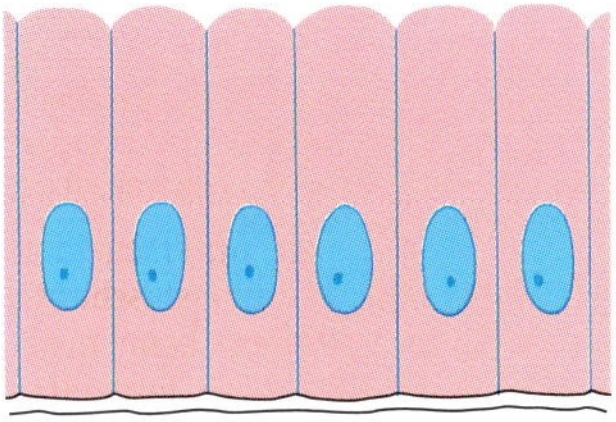

C Zylinderepithel, einschichtig

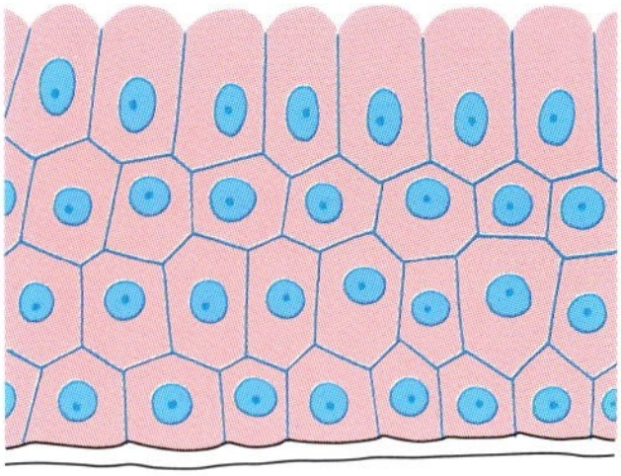

D Zylinderepithel, mehrschichtig

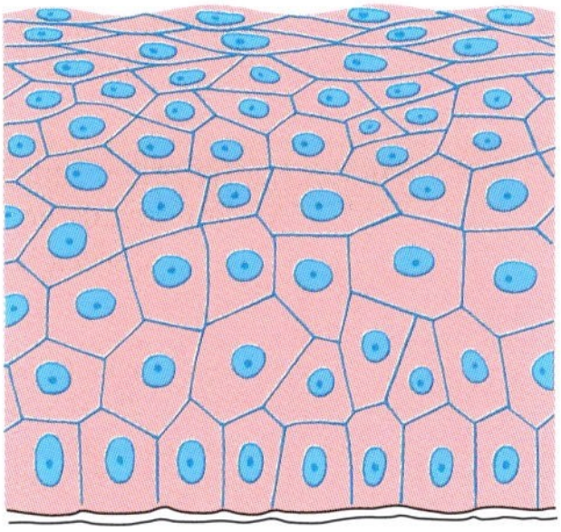

E Plattenepithel (unverhornt), mehrschichtig

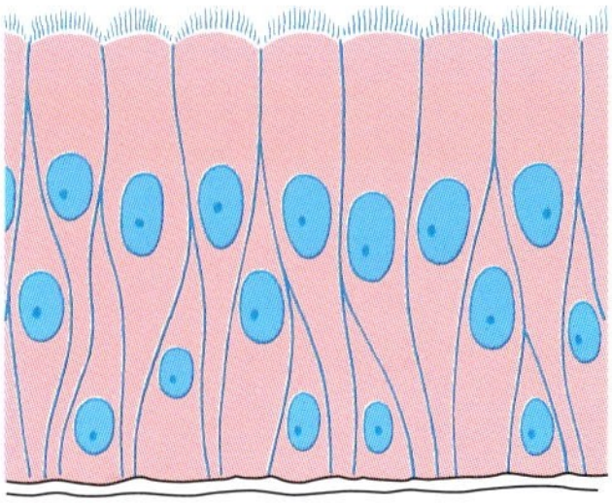

F Flimmerepithel, mehrreihig

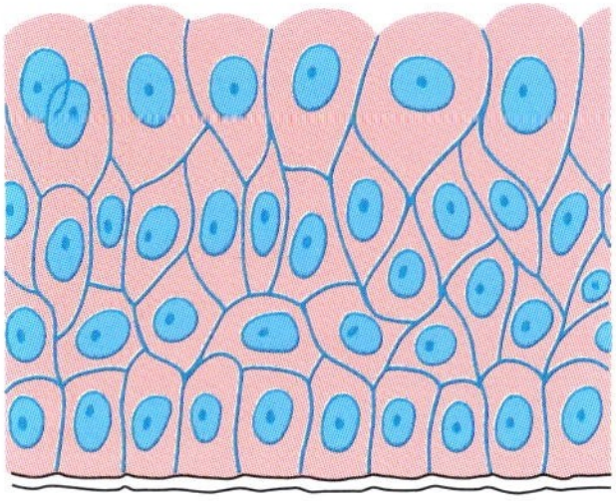

G Übergangsepithel

Binde- und Stützgewebe

Diese Gewebe sind weitmaschige Zellverbände, die aus **fixen** und **freien Zellen** sowie der **Interzellularsubstanz** bestehen. Die fixen Zellen werden jeweils nach den Geweben bezeichnet, man spricht also von Bindegewebs-, Knorpel-, Knochenzellen usw. Die Interzellularsubstanz besteht beim reifen Stützgewebe aus einer *Grundsubstanz* und aus *differenzierten Fasern.*

Man unterscheidet:

Bindegewebe: embryonales, retikuläres, interstitielles, straffes Bindegewebe und Fettgewebe.

Knorpelgewebe: hyalines, elastisches und Faserknorpelgewebe.

Knochengewebe.

Bindegewebe (A, B)

Neben den fixen und freien Zellen findet man in der Interzellularsubstanz retikuläre, kollagene und elastische Fasern und eine Grundsubstanz (Proteoglykane und Glykoproteine).

Fixe Zellen: **Fibrozyten** (stark verzweigte Zellen. Ihre Vorstufen, die Fibroblasten, können Interzellularsubstanz bzw. Fasern bilden), **Mesenchym-** und **Reticulumzellen, Pigmentzellen** und **Fettzellen.**

Freie Zellen: **Histiozyten** (polymorphe Zellen), **Mastzellen** (amöboid beweglich) und seltener **Lymphozyten, Plasmazellen, Monozyten** und **Granulozyten.**

Die **Interzellularsubstanz** enthält Fasern, wobei die *retikulären* Fasern (Gitterfasern) ähnlich den Kollagenfasern (s. unten) aufgebaut sind. Sie finden sich als Fasernetze um Kapillaren, in Basalmembranen, um Nierenkanälchen usw. Die zweite Fasergruppe wird von den *kollagenen* Fasern gestellt, die sich aus Fibrillen zusammensetzen. Sie werden durch eine amorphe Kittsubstanz zusammengehalten. Man findet sie in allen Stützgewebearten. Sie sind gewellt, fast nicht dehnbar und in den Geweben immer in Faserbündeln angeordnet. Man unterscheidet unterschiedliche Kollagentypen (I + III) im Bindegewebe, die abhängig vom Aufbau der Kollagenmoleküle sind. Häufiges Vorkommen: Sehnen, Trommelfell usw. Schließlich gibt es die (gelblichen) *elastischen* Fasern, die in Fasernetzen angeordnet sind. Sie finden sich in herznahen Arterien, bestimmten Bändern (Ligg. flava, s. S. 56) usw. Daneben enthält die Interzellularsubstanz noch die **Grundsubstanz,** die teilweise von den Gewebszellen gebildet wird und dem Stoffaustausch zwischen Zellen und Blut dient.

Embryonales Bindegewebe enthält Mesenchymzellen und eine schleimig-gallertartige Grundsubstanz. Es kommt in seiner wichtigsten Form als Mesenchym vor.

Retikuläres Bindegewebe (**A**) besitzt retikuläre Fasern und *Reticulumzellen*, die die Fähigkeit der Phagozytose und Speicherung haben. Diese Zellen zeigen einen besonders intensiven Stoffwechsel. Man unterscheidet das *lymphoretikuläre* (Lymphknoten usw.) und das *myeloretikuläre* Bindegewebe (Knochenmark).

Interstitielles Bindegewebe ist ein lockeres Gewebe ohne besondere Form. Seine Hauptaufgabe liegt darin, die Fugen zwischen einzelnen Gebilden (Muskeln usw.) auszufüllen. Außer dieser Füll- und Verschiebefunktion dient das interstitielle Bindegewebe noch dem allgemeinen Stoffwechsel und der Regeneration. Neben Zellen (Fibrozyten, Fettzellen) enthält es vorwiegend kollagene Fasern, elastische Fasernetze, Gitterfasern und Grundsubstanz.

Straffes Bindegewebe (**B**) zeichnet sich durch einen großen Anteil an kollagenen Fasern aus. Zellen und Grundsubstanz sind gegenüber dem interstitiellen Bindegewebe vermindert. Man unterscheidet straffes *geflechtartiges Bindegewebe* (z. B. Lederhaut, Sclera, Dura mater) und straffes *parallelfaseriges Bindegewebe* (z. B. Sehnen und Aponeurosen).

Fettgewebe enthält große Zellen mit einem abgeplatteten, randständigen Kern. Es ist das *monovakuoläre, weiße* vom *plurivakuolären, braunen Fettgewebe* zu unterscheiden. Letzteres findet sich beim Säugling häufiger, beim Erwachsenen nur vereinzelt (z. B. Nierenfettkapsel). Neben Fettzellen enthält es auch interstitielles Bindegewebe (Läppchengliederung!). Man unterscheidet **Speicherfettgewebe** (abhängig vom Ernährungszustand) von **Baufettgewebe** (unabhängig vom Ernährungszustand). Letzteres kommt in Gelenken, Knochenmark, Wangenfettkörper usw. vor. Ersteres, vorzüglich im subkutanen Fettpolster vorhanden, wird bei Bedarf abgebaut, und die Zellen nehmen die Gestalt von Reticulumzellen an. Bei besonders starker Abmagerung (Kachexie) sieht man im Cytoplasma Flüssigkeitsansammlungen (seröse Fettzellen).

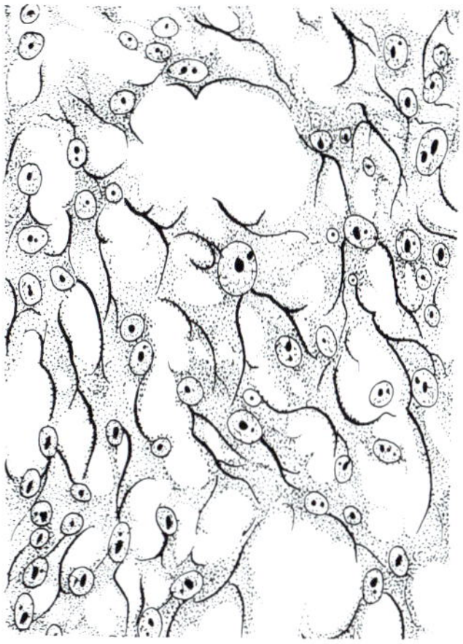

A Retikuläres Bindegewebe.
Vergrößert ca. 300fach

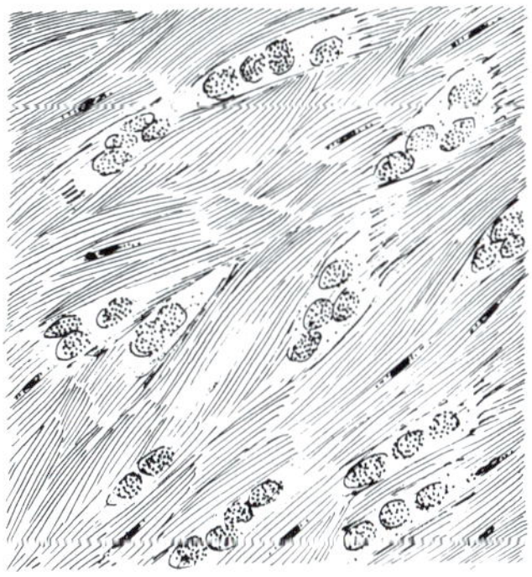

B Straffes Bindegewebe aus der Lederhaut.
Vergrößert ca. 300fach
(Abb. A u. B sind entnommen aus Leonhardt, H.: Histologie, Zytologie und Mikroanatomie des Menschen, 8. Auflage Thieme, Stuttgart 1990)

Knorpelgewebe (A–C)

Das Knorpelgewebe ist sowohl **druck-** als auch **biegungselastisch.** Es ist schneidbar und besteht aus Zellen und Interzellularsubstanz. Die Art der Interzellularsubstanz ist bestimmend für die Art des Knorpelgewebes, und wir unterscheiden **hyalinen, elastischen** und **Faserknorpel.**

Die Knorpelzellen, *Chondrozyten,* als fixe Zellen sind wasser-, glykogen- und fettreich. Sie besitzen ein blasiges Aussehen und zeigen eine kugelige Gestalt und einen ebensolchen Kern. Die *Interzellularsubstanz,* die sehr wasserreich ist (bis zu 70%), bildet die Grundlage der Stützfunktion des Knorpels. Sie ist nahezu gefäß- und nervenfrei und gliedert sich in Fibrillen bzw. Fasern und eine amorphe Grundsubstanz mit Proteoglykanen, Glykoproteinen, Lipiden und Elektrolyten.

Hyaliner Knorpel (A)

Der hyaline Knorpel, der leicht **bläulich** und milchig ist, enthält in der Zwischensubstanz reichlich kollagene Fibrillen und vereinzelte elastische Netze. Die kollagenen Fibrillen verlaufen beim Gelenkknorpel immer in Richtung der stärksten Beanspruchung. Die in den Knorpelhöhlen liegenden Zellen werden von einer Kapsel umgeben, die gegen die übrige Zwischensubstanz durch den sogenannten *Zellhof* abgeschlossen ist. Die Zellen, die mehr oder minder in Reihen oder Säulen angeordnet sein können (S. 16), bilden gemeinsam mit dem Zellhof jeweils ein *Chondron* oder *Territorium.* Dabei handelt es sich immer um mehrere aus einer Zelle entstandene Tochterzellen. Außen wird der Knorpel von der Knorpelhaut, dem Perichondrium, umgeben, das mehr oder minder kontinuierlich in den Knorpel übergeht.

Druckbelasteter hyaliner Knorpel (Gelenkflächen an unterer Extremität) enthält mehr Glykosaminoglykane (Chondroitinsulfate) als nicht so belasteter hyaliner Knorpel (z.B. Gelenkflächen an oberer Extremität).

Durch die Gefäßlosigkeit bzw. Gefäßarmut des Knorpels können in seinem Inneren degenerative Prozesse begünstigt werden. Diese werden durch „Demaskierung" der kollagenen Fasern eingeleitet, d.h. die Kollagenfibrillen werden im Mikroskop sichtbar. Da im Alter der Gehalt an Wasser und Chondroitinsulfaten abnimmt, nimmt die Belastungsfähigkeit des hyalinen (Gelenk-)Knorpels ab.

Außerdem finden sich gerade beim hyalinen Knorpel schon sehr frühzeitig Kalkeinlagerungen.

Vorkommen des hyalinen Knorpels: Gelenkknorpel, Rippenknorpel, Knorpel im Respirationstrakt, in den Epiphysenfugen und im knorpelig präformierten Skelett. Der **Epiphysenfugenknorpel** zeigt das Bild des *Säulen-* oder *Reihenknorpels* in der Anordnung der Knorpelzellen. Durch diesen Aufbau ist einerseits das Wachstum des Knorpels (S. 16) und das aufgrund des Knorpels mögliche Knochenwachstum gegeben.

Elastischer Knorpel (B)

Zum Unterschied vom bläulichen, hyalinen Knorpel zeigt der elastische Knorpel eine **gelbliche** Farbe. Die Zwischensubstanz enthält reichlich *elastische Fasernetze* und weniger kollagene Fibrillen. Gerade durch die zahlreichen elastischen Fasernetze ist dieses Knorpelgewebe biegsam und elastisch. Es besitzt keine Kalkeinlagerungen. Vorkommen: in der Ohrmuschel, in der Epiglottis usw.

Faserknorpel (C)

Der Faserknorpel, auch als Bindegewebsknorpel bezeichnet, enthält im Gegensatz zu den anderen beiden Knorpelgeweben weniger Zellen, jedoch reichlich *kollagene Faserbündel.* Man findet ihn besonders in Teilen der Zwischenwirbelscheiben (S. 54) und zum Teil in der Symphysis pubica, dem Schamfugenknorpel (S. 22).

A Hyaliner Knorpel (Rippenknorpel). Vergrößert ca. 180fach

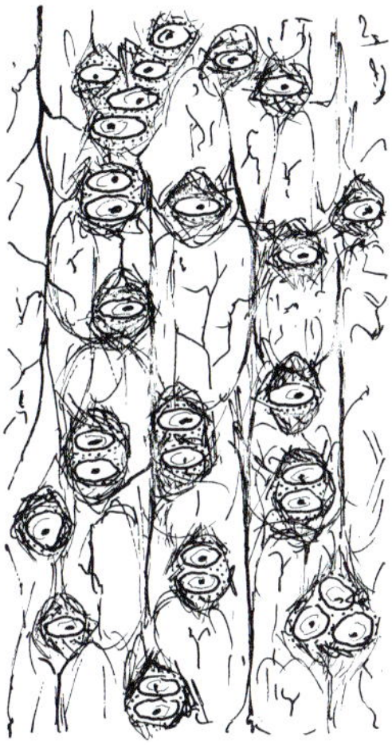

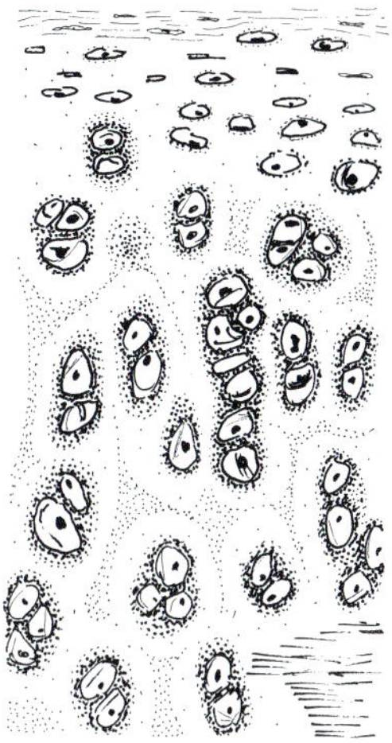

B Elastischer Knorpel (Ohrknorpel). Vergrößert ca. 180fach

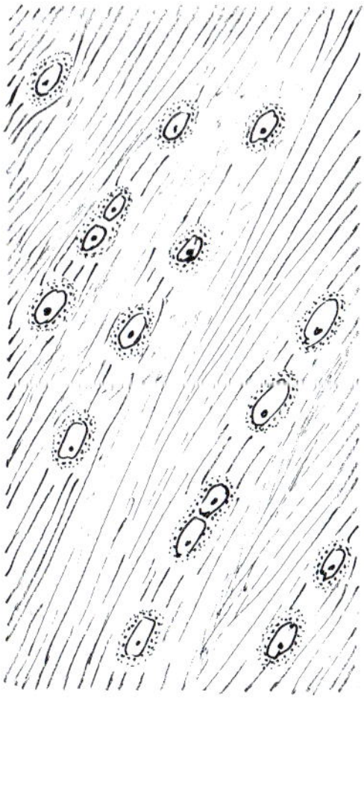

C Faserknorpel (Zwischenwirbelscheibe). Vergrößert ca. 180fach (Abb. A–C sind entnommen aus Leonhardt, H.: Histologie und Mikroanatomie des Menschen, 8. Aufl. Thieme, Stuttgart 1990)

Knochengewebe (A, B)

Das Knochengewebe besteht aus den Knochenzellen, *Osteozyten, Grundsubstanz, kollagenen Fibrillen*, einer *Kittsubstanz* und *verschiedenen Salzen.* Grundsubstanz und kollagene Fibrillen bilden die Interzellularsubstanz, das *Osteoid*. Die Fibrillen gehören zum organischen Anteil, die Salze zum anorganischen Anteil eines Knochens. Als wichtigste Salze sind Calciumphosphat, Magnesiumphosphat und Calciumcarbonat zu nennen. Daneben finden sich noch Verbindungen von Calcium, Kalium, Natrium mit Chlor und Fluor.

Klinischer Hinweis. Die Salze bedingen die Härte und Festigkeit eines Knochens. Ein salzfreier, d.h. ein „entkalkter" Knochen wird biegsam. Zu geringe Kalkbildung kann auf einem Mangel an Vitaminen bzw. auch auf hormonellen Störungen beruhen. Ein Mangel an Vitaminen kann z.B. durch die fehlende Einwirkung von UV-Licht auf den Körper und dadurch die fehlende Umwandlung von Provitaminen in Vitamine entstehen. Zu geringe Kalkbildung führt zur Knochenerweichung, wie es z.B. bei der Rachitis zu sehen ist.

Nicht nur die Salze sind für die Festigkeit eines Knochens verantwortlich, sondern auch die organischen Bestandteile. Bei ungenügend vorhandenen organischen Bestandteilen geht die Elastizität des Knochens verloren. So ein Knochen kann nicht mehr belastet werden, da er brüchig wird. Das Verhältnis zwischen anorganischen Salzen und kollagenen Fibrillen ändert sich im Laufe des Lebens. Beim Neugeborenen beträgt der Gehalt von anorganischen Salzen etwa 50%, um beim Greis auf 70% anzusteigen. Damit verliert der Knochen seine Elastizität, d.h. Biegsamkeit und Stoßfestigkeit nehmen ab. Eine Zerstörung der organischen Bestandteile kann auch künstlich durch Ausglühen erreicht werden.

Aufgrund der Anordnung der Fibrillen können 2 Knochenarten unterschieden werden, nämlich der **geflechtartige** und der **Lamellenknochen.** Der geflechtartige Knochen entspricht aufbaumäßig einem verknöcherten Bindegewebe und kommt beim Menschen hauptsächlich während der Entwicklung vor. Beim Erwachsenen findet man ihn in der Labyrinthkapsel und nahe den Nähten in den Schädelknochen.

Der wesentlich häufigere und wichtigere **Lamellenknochen** (**A, B**) zeigt eine deutliche Schichtung, bedingt durch Lagen von parallel verlaufenden kollagenen Fibrillen, die als Lamellen (**1**) bezeichnet werden. Diese Lamellen wechseln sich mit Lagen von Knochenzellen (**2**) ab. Die lamelläre Anordnung erfolgt um *Canales centrales*, Gefäßkanäle (**3**). Ein Gefäßkanal mit seinen Lamellen wird als *Osteonum* oder *Havers-System* (**A**) bezeichnet. Die kollagenen Fasern sind ca. 2–3 µm dick und sind spiralig angeordnet, wobei sich jeweils eine rechtsspiralige (**4**) und eine linksspiralige (**5**) 5–10 µm dicke Lamelle ablösen. Dadurch kommt es zu einer Zunahme der Festigkeit.

Zwischen den Osteonen finden sich *Schaltlamellen* (**6**), die aus Resten ehemaliger Osteone bestehen. Die Gefäßkanäle in den Osteonen sind durch kleinere schräge Kanäle, die sogenannten *Volkmannschen Kanäle, Canales perforantes* (**7**), in Verbindung. Der Bau und die Anordnung der Osteone sind von der Belastung des Knochens abhängig. Bei Änderung der Beanspruchung werden die Osteone jeweils umgebaut. Dieser Umbau der Osteone zeigt sich auch in der makroskopischen Betrachtung. Dabei soll insbesondere auf das Verhalten der *Trajektorien*, der Spannungslinien, innerhalb des Oberschenkelknochens verwiesen werden, die je nach der Beanspruchung ausgebaut sind.

Die Ernährung des Knochens erfolgt vom Periost (S. 20) aus. Das Knochenmark wird über die Foramina nutricia ernährt (Aa. nutriciae).

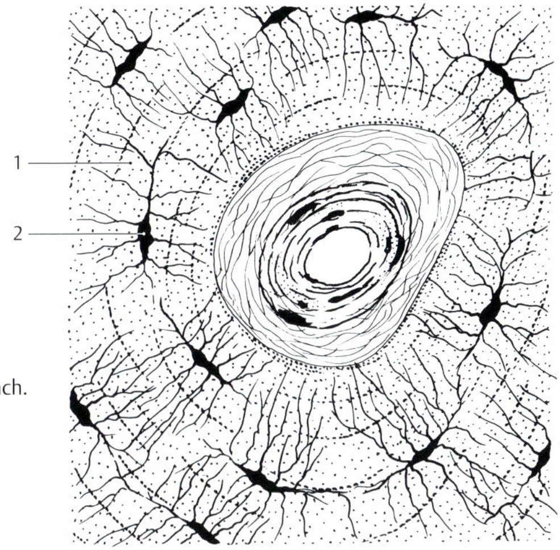

A Havers-System. Vergr. ca. 400fach. Zentral: Havers-Gefäß mit perivaskulärem Bindegewebe (aus Leonhardt, H.: Histologie, Zytologie und Mikroanatomie des Menschen, 8. Auflage Thieme, Stuttgart 1990)

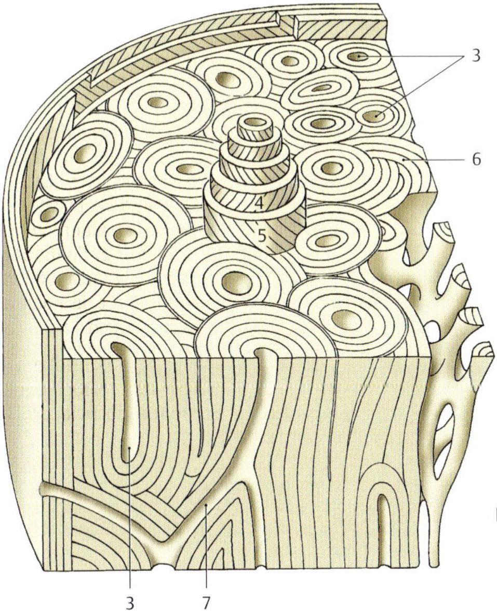

B Schema der Compacta der Diaphyse eines Röhrenknochens

Knochenentwicklung (A – C)

Die Knochenbildung erfolgt durch *Osteoblasten* (**1**), die sich aus Mesenchymzellen spezialisieren. Die Osteoblasten sondern eine Interzellularsubstanz, das *Osteoid*, ab, die anfangs aus einer weichen Grundsubstanz und kollagenen Fasern besteht. Aus den Osteoblasten entwickeln sich die *Osteozyten*, die Knochenzellen. *Osteoklasten* (**2**), Knochenabbauzellen, wirken bei jedem Knochenumbau mit.

Man unterscheidet die *direkte oder desmale* Verknöcherung (**A**) und die *indirekte oder chondrale Verknöcherung* (Ersatzknochenbildung; **B, C**).

Die **desmale Verknöcherung**, *Osteogenesis membranacea* (**A**) ist die Entwicklung von Knochen aus Bindegewebe. Dieses enhält reichlich Mesenchymzellen, die sich über Osteoblasten (**1**) zu Osteozyten entwikkeln. Gleichzeitig bilden sich auch Knochenabbauzellen, Osteoklasten (**2**). Außerdem treten kollagene Fibrillen auf. Der ursprüngliche Knochen ist ein Faserknochen, der in weiterer Folge zu Lamellenknochen umgebaut wird. Desmal verknöchern Knochen des Schädeldaches, des Gesichtsschädels und die Clavicula.

Bei der **chondralen Ossifikation,** *Osteogenesis cartilaginea* (**B, C**), sind knorpelig vorgebildete Skelettstücke notwendig. Diese werden durch Knochen ersetzt. Ein Wachstum ist nur möglich, solange Knorpel vorhanden ist. Die Voraussetzung der Ersatzknochenbildung sind die *Chondroklasten,* differenzierte Bindegewebszellen, die Knorpelsubstanz abbauen und dadurch den Osteoblasten die Knochenbildung ermöglichen. Zwei Arten der Ersatzknochenbildung, die *endochondrale* (**C**) und die *perichondrale* Ossifikation, sind bekannt.

Die *endochondrale Ossifikation* (**3**) beginnt im Inneren eines Knorpels und kommt vor allem im Bereich der Epiphysen vor. **Epiphysen** finden sich an Enden langer Knochen (S. 20), während der Schaft dieser Knochen als **Diaphyse** bezeichnet wird. Die *perichondrale* Ossifikation (**4**), die ihren Ausgang vom Perichondrium (**5**) nimmt, ist auf die Diaphyse beschränkt. An der Grenze zwischen Epiphyse und Diaphyse findet sich der *Epiphysenfugenknorpel* (**6**), der für das Längenwachstum notwendig ist. Der an die Epiphysenfugen anschließende Teil des Schaftes wird als **Metaphyse** bezeichnet und entwickelt sich zunächst auf endochondraler Basis (s. unten).

Achtung: Unter **Apophyse** versteht man Höcker am Knochen (z. B. der Processus mastoideus, s. S. 288, 290), die *keinen* eigenen Knochenkern besitzen. Sie entstehen ausschließlich durch Sehnenzug.

Innerhalb des Epiphysenfugenknorpels spielen sich die Vorgänge der Knochenbildung in verschiedenen Zonen ab. Zunächst befindet sich in der Epiphyse die *Zone des hohen Knorpels*, hyalines Knorpelmaterial, das von der Knochenbildung im Bereich der Epiphysenfuge nicht beeinflusst wird. An diesen „ruhenden" Knorpel schließt sich die *Zone der Knorpelzellsäulen* (**7**), die Wachstumszone, an. Hier kommt es zu einer Teilung der Knorpelzellen und damit zu einer Vermehrung. Die nächste Schicht, näher beim Schaft gelegen, ist die *Zone des großblasigen Knorpels* (**8**), in der bereits Verkalkungen auftreten. Daran schließt sich die *Zone des Knorpelabbaues* an. In diesem Bereich wird der Knorpel durch Chondroklasten abgebaut und durch Osteoblasten ersetzt, die dann den Knochen bilden. Dabei bleiben noch Knorpelreste erhalten, wodurch sich dieser in der Diaphyse gelegene endochondrale Knochen (**9**) vom perichondralen Knochen differenzieren lässt. Er wird sekundär durch perichondralen Knochen ersetzt. Der Abbau des endochondralen Knochens erfolgt durch eingewanderte Osteoklasten.

Das Dickenwachstum im Bereich der Diaphyse vollzieht sich an der Oberfläche durch Ablagerung neuen Knochenmaterials unter dem Stratum osteogenicum des Periosts. Die *Cavitas medullaris* (**10**) erweitert sich dabei durch Knochenabbau. Alle Wachstumsvorgänge werden durch hormonelle Einflüsse gesteuert.

In den Epiphysen treten die Knochenanlagen erst nach der Geburt auf, ausgenommen sind lediglich die distale Femurepiphyse und die proximale Tibiaepiphyse. In diesen beiden Epiphysen (und im Kuboid) beginnt die Knochenbildung unmittelbar vor der Geburt im 10. Fetalmonat (Reifezeichen!).

Klinischer Hinweis: Am Röntgenbild bleibt nach Schluss der Epiphysenfuge eine feine Linie sichtbar, die als **Epiphysenfugennarbe** bezeichnet wird.

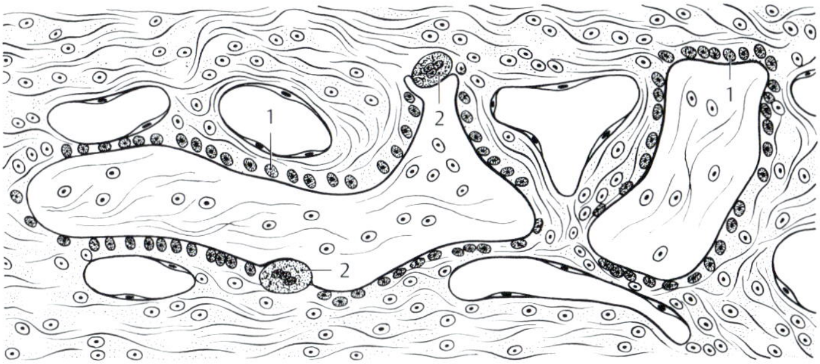

A desmale Verknöcherung

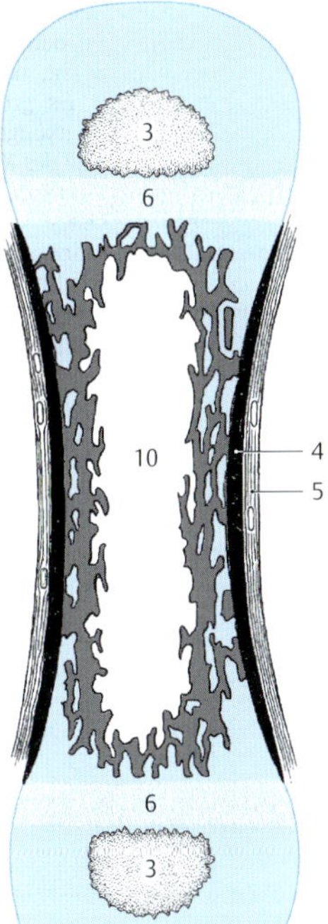

B chondrale Verknöcherung eines Röhrenknochens (etwas schematisiert). In den Epiphysen endochondrale Ossifikationen und in der Diaphyse perichondrale Verknöcherung

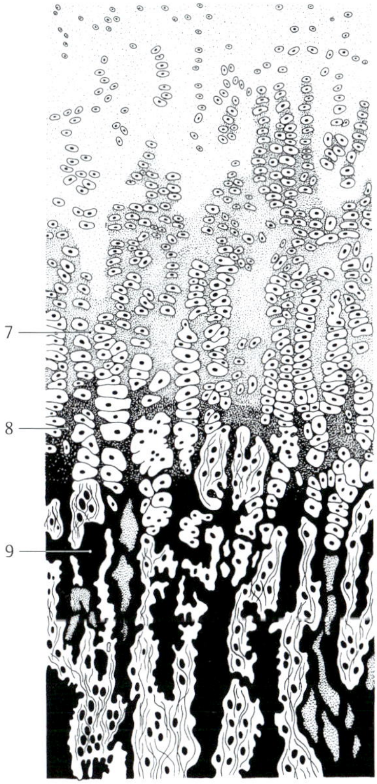

C Verknöcherung im Bereich des Epiphysenfugenknorpels

Muskelgewebe (A–D)

Das Muskelgewebe ist dadurch ausgezeichnet, dass in den länglichen Zellen die aus Myofilamenten bestehenden Myofibrillen verlaufen. Diese Myofibrillen bedingen die Kontraktionsfähigkeit der Muskelzellen. Man unterscheidet aufgrund des Feinbaues und des physiologischen Verhaltens 3 Arten von Muskelgewebe: die glatte Muskulatur (**A**), die quergestreifte Muskulatur (**B, D**), die Herzmuskulatur (**C**).

Glatte Muskulatur (A)

Sie besteht aus langgestreckten, 40–200 μm langen, und 4–20 μm dicken, spindelförmigen Zellen, die in der Mitte einen Kern besitzen. Die schwer darstellbaren Myofibrillen zeigen keine Querstreifung. Quer verlaufende Gitterfasern fassen zwei Muskelzellen zu einer Funktionseinheit zusammen. Die glatte Muskulatur funktioniert unwillkürlich, die synaptische Verbindung des Axon erfolgt mit der Muskelzelle (s. Bd. 3).

Die glatte Muskulatur kann unter hormonellem Einfluss sowohl verlängert als auch vermehrt werden. Es gibt nicht nur eine Vergrößerung, sondern auch eine Neubildung von glatten Muskelzellen. Als Beispiel möge hier der Uterus erwähnt sein, bei dem Muskelfasern eine Länge von 800 μm erreichen können.

Quergestreifte Muskulatur (B, D)

Sie besteht aus Muskelzellen (Muskelfasern), die 10–100 μm dick und bis zu 15 cm lang werden können. Die Kerne liegen mit ihrer Längsachse in Richtung der Muskelfaser, und zwar unmittelbar unter der Oberfläche. Ihre Myofibrillen sind gut sichtbar und erzeugen eine Längsstreifung. Die Querstreifung wird durch periodischen Wechsel von schmaleren, helleren, einfachbrechenden (isotropen) „I"-Streifen und breiteren, dunkleren, doppelbrechenden (anisotropen) „A"-(Q-)Streifen hervorgerufen. Im A-Streifen findet man eine helle Zone (H) mit dem zarten, dunklen Mittelstreifen (M), im I-Streifen einen zarten anisotropen Zwischenstreifen (Z). Der zwischen zwei Z-Streifen gelegene Myofibrillenabschnitt wird als **Sarkomer** bezeichnet (**D**).

Jede Skelettmuskelzelle enthält mehrere Kerne. Das Sarkoplasma enthält eine variable Anzahl von Mitochondrien (Sarkosomen). Nach der Funktion unterscheidet man *phasische* (Zuckungs-)Muskelfasern und *tonische* Muskelfasern. Unter den phasischen Muskelfasern sind „rote" myoglobin- und mitochondrienreiche Muskelfasern (Dauerleistungen) und „weiße" myofibrillenreiche Muskelfasern (kurzfristige Höchstleistungen) bekannt.

Die Farbe eines Muskels ergibt sich durch das Blut und durch das im Sarkoplasma gelöste Myoglobin. Außerdem wird die Farbe durch den Wasserreichtum und den Fibrillengehalt bestimmt. Damit ist auch erklärt, dass verschiedene Muskeln unterschiedliche Farben zeigen. Dünnere Fasern mit einem geringeren Fibrillen- und Wassergehalt zeigen eine hellere Farbe, während dikkere Fasern dunkler erscheinen.

Das *Sarkolemm* umgibt als bindegewebige Hülle die einzelnen Muskelfasern. Zwischen diesen Fasern findet sich ein zartes Bindegewebe, das *Endomysium*. Mehrere Muskelfasern werden vom *Perimysium internum* umgeben und bilden zusammen die Primärbündel.

Unter *Perimysium externum* ist jene Bindegewebsschicht, die mehrere Primärbündel zu einer Fleischfaser zusammenfasst, zu verstehen.

Die quergestreifte Skelettmuskulatur unterliegt der Willkür, ihre Innervation erfolgt über motorische Endplatten (s. Bd. 3).

Quergestreifte Herzmuskulatur (C)

Die Muskelfasern sind sarkoplasmareich und bilden Netze. Die Querstreifung ist vorhanden, die Sarkomeren sind jedoch kürzer. Der I-Streifen ist schmäler als im Skelettmuskel. Die Kerne liegen bei der Herzmuskelfaser zentral. Wesentlich zahlreicher als bei der Skelettmuskulatur sind die *Sarkosomen*. Außerdem zeigt das Herzmuskelgewebe Glanzstreifen, *Disci intercalares*, die sich im Bereich der Z-Streifen finden. Über den näheren Aufbau s. Bd. 2.

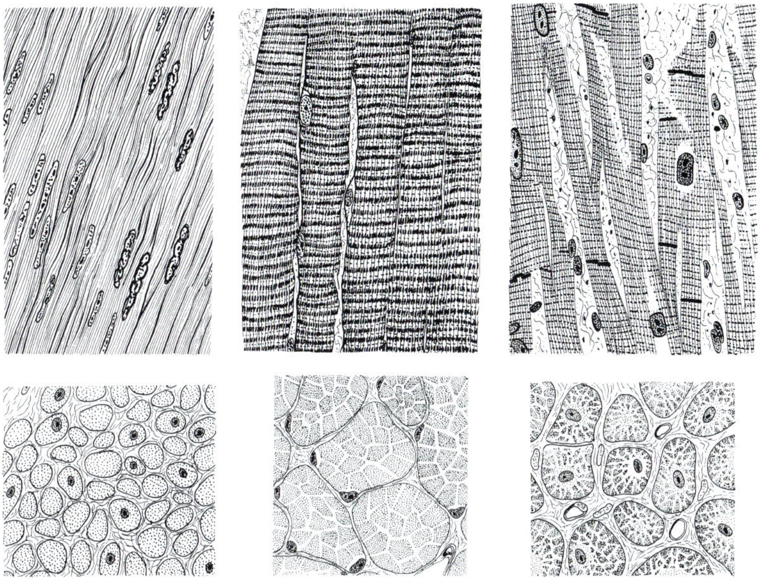

A B C

Längs- und Querschnitte durch glatte Muskulatur (A), quergestreifte Muskulatur (B) und Herzmuskulatur (C). Vergr. ca. 400fach (aus Leonhardt, H.: Histologie, Zytologie und Mikroanatomie des Menschen, 8. Aufl., Thieme 1990)

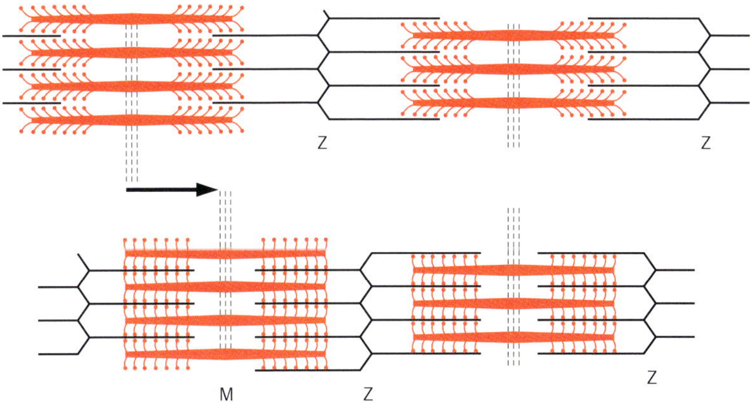

D Schema der Myofibrillen bei Erschlaffung und Kontraktion

Allgemeine Skelettlehre

Einteilung der Knochen (A – F)

Die Knochen, **Ossa,** bilden zusammen das knöcherne **Skelett** und stellen gemeinsam mit den Gelenken den passiven Bewegungsapparat dar, der durch den aktiven Bewegungsapparat, die Muskulatur, bewegt wird. Ein Knochen zeigt verschiedene Formen, die von seiner Funktion und seiner Lage im Körper abhängig sind. Makroskopisch sind zwei verschieden aufgebaute Anteile am Knochen zu unterscheiden. An seiner Oberfläche befindet sich meist massives Material, die *Substantia compacta* oder *corticalis* (**1**). Im Inneren kurzer und platter Knochen und in den Epi- und Metaphysen der Röhrenknochen sieht man ein aus einzelnen Knochenbälkchen aufgebautes, schwammartig aussehendes Maschenwerk, die *Substantia spongiosa* (**2**). Zwischen den Maschen befindet sich Knochenmark. Bei den platten Schädelknochen wird das kompakte Material als *Lamina externa* (**3**) und *Lamina interna* (**4**) bezeichnet. Dazwischen befindet sich die *Diploë* (**5**), die der Substantia spongiosa entspricht.

Lange Knochen, Ossa longa (A – C)

Ein langer Knochen, wie etwa der Oberarmknochen (**A**), besteht aus einem Körper, *Corpus* (**6**), und den Enden, *Extremitates* (**7**). Im Schaft eines langen Knochens (**B, C**) findet sich eine Markhöhle, *Cavitas medullaris* (**8**), die rotes bzw. gelbes Knochenmark enthält. Man spricht daher auch von den Röhrenknochen. Die Ausdehnung eines Röhrenknochens erfolgt grundsätzlich in einer *Haupt*richtung.

Flache Knochen, Ossa plana (D)

Flache oder platte Knochen bestehen aus zwei kompakten Lamellen, zwischen denen sich spongiöses Knochenmaterial befinden kann. Zu den platten Knochen gehören u.a. das Schulterblatt und verschiedene Schädelknochen, z.B. das Os parietale (**D**). Ihr Wachstum erfolgt grundsätzlich in zwei *Haupt*richtungen.

Kurze Knochen, Ossa brevia (E)

Die Ossa brevia, zu denen etwa die Handwurzelknochen (z.B. Os capitatum, **E**) gehören, sind außen von Compacta umgeben und enthalten innen immer spongiöses Knochenmaterial.

Unregelmäßige Knochen, Ossa irregularia

Darunter sind jene Knochen zu verstehen, die den vorher genannten nicht zuzuordnen sind, wie z.B. die Wirbel.

Lufthaltige Knochen, Ossa pneumatica (F)

Diese Knochen enthalten mit Luft erfüllte und durch Schleimhaut ausgekleidete Hohlräume (**9**). Man findet sie am Schädel (Siebbein, Oberkiefer [**F**] usw.).

Sesambeine, Ossa sesamoidea

Sesambeine kommen hauptsächlich im Hand- und Fußskelett regelmäßig vor. Sie können auch in Sehnen eingebaut sein, wie z.B. die Kniescheibe, *Patella,* die das größte Sesambein darstellt.

Beinhaut

Die Beinhaut, das **Periost,** umkleidet den Knochen überall dort, wo sich keine Gelenkflächen befinden. Sie besteht aus einem *Stratum fibrosum* und einem *Stratum osteogenicum.* Zahlreiche Blut- und Lymphgefäße sowie Nerven sind im Periost vorhanden. Die letzteren bedingen auch den Schmerz bei einem Schlag auf einen Knochen. Sind die Blutgefäße in der äußeren Schichte größer, so enthält die innere, zellreiche Schichte zahlreiche Kapillaren. Aus dieser Schichte entstehen Osteoblasten, die Knochen aufbauen können. Nach Knochenbrüchen, *Frakturen,* beginnt die Knochenneubildung vom Periost aus.

Blutgefäße und Nerven erreichen den Knochen durch Foramina nutricia. An einzelnen Knochen findet man Knochenkanäle, die auch dem Durchtritt von Blutgefäßen dienen, bei denen es sich meist um Venen handelt, und man spricht in diesen Fällen von Emissarien. Solche Emissarien finden sich z.B. im Bereich des Schädeldaches.

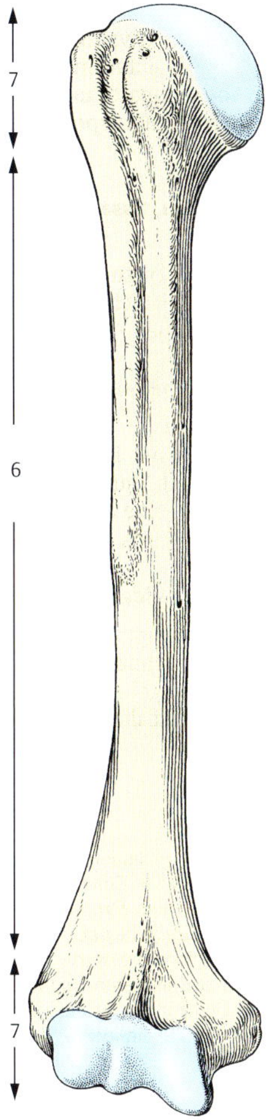

A Os longum

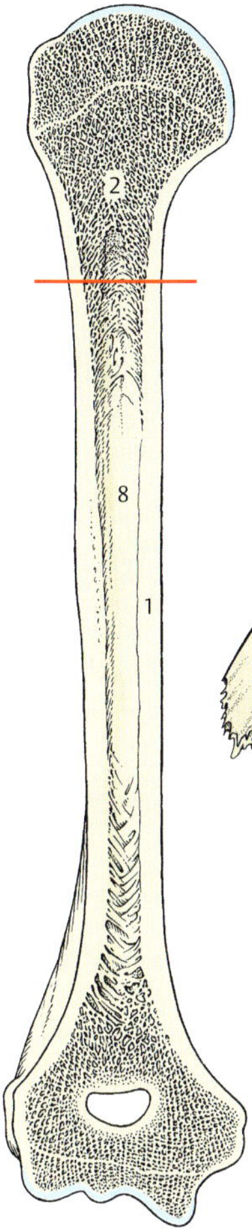

B Längsschnitt durch ein Os longum

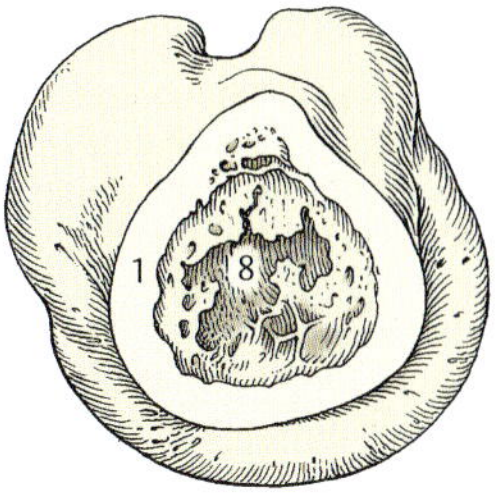

C Querschnitt im proximalen Drittel (B) durch ein Os longum (Blick nach proximal)

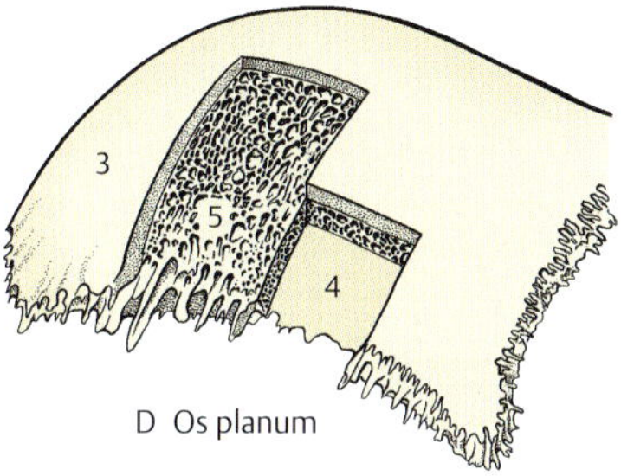

D Os planum

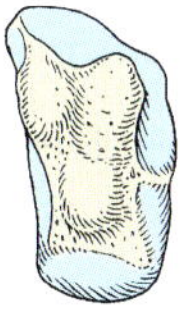

E Os breve

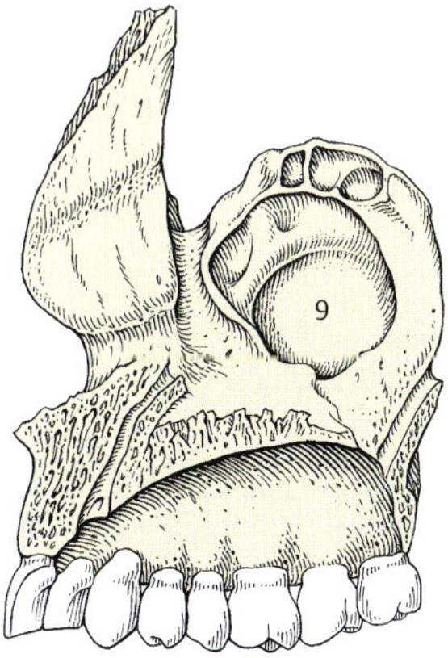

F Os pneumaticum

Knochenverbindungen

Die einzelnen Knochen des Skelettes stehen miteinander *kontinuierlich* oder *diskontinuierlich* in Verbindung. Unter kontinuierlichen Knochenverbindungen fasst man die große Gruppe der **Synarthrosen,** Haften, zusammen. Diese verbinden 2 Knochen durch verschiedene Gewebe direkt miteinander.

Kontinuierliche Knochenverbindungen (A – H)

Syndesmose (A – E), Junctura fibrosa, Bandhaft

Bei einer Syndesmose kommt es zu einer Verbindung zweier Knochen durch straffes, parallelfaseriges Bindegewebe mit kollagenen oder elastischen Fasern. Diese Bandhaft kann flächenhaft oder schmal sein. Eine sehr straffe Syndesmose ist die *Membrana interossea* (**A1**) mit vorwiegend kollagenen Fasern im Bereich des Unterarmes, Syndesmosen mit vorwiegend elastischen Fasern stellen die *Ligg. flava* im Bereich der Wirbelbögen dar.

Eine Sonderform der Syndesmosen bilden die **Schädelnähte.** Zwischen den Schädelknochen befinden sich Nähte, **Suturae (B, C, D, E).** Diese Suturae enthalten Bindegewebe, das zwischen den aus Bindegewebe entstandenen Knochen noch vorhanden ist. Erst wenn dieses Bindegewebe vollständig zurückgebildet ist, ist das Wachstum der Schädelknochen endgültig abgeschlossen, und die Nähte verstreichen. Nach der Form der Schädelnähte sind zu unterscheiden: die *Sutura serrata* (**B**), die Zackennaht, wie sie z. B. in der Sutura sagittalis vorliegt, die *Sutura squamosa* (**C, D**), die Schuppennaht, wie sie z. B. zwischen Os parietale und Os temporale zu sehen ist und schließlich die *Sutura plana* (**E**), Glattnaht, zwischen den beiden Nasenbeinen.

Als weitere Sonderform der Syndesmose wäre noch die Befestigung der Zähne im Kiefer zu nennen, die als **Gomphosis,** Einkeilung oder Einzapfung, bezeichnet wird. Hier ist Zahnmaterial mit dem Knochen durch Bindegewebe federnd verbunden.

Synchondrose (F), Junctura cartilaginea, Knorpelhaft

Die zweite große Gruppe der kontinuierlichen Knochenverbindungen sind die Synchondrosen (**F2**), die eine Verbindung zweier Knochen durch hyalinen Knorpel darstellen. Dieser findet sich regelmäßig während der Adoleszens in den *Epiphysenfugen.* Hyalines Knorpelmaterial findet sich auch zwischen 1., 6. und 7. Rippe und Sternum. Die Knorpelhaften verstreichen an jenen Stellen, an denen sie nur eine Wachstumsfunktion erfüllen. Die Epiphysenfugen, die von Knorpelmaterial erfüllt sind, werden später vollständig durch Knochenmaterial verschlossen.

Symphyse (G)

Symphysen sind Haften, die zwei Knochen durch Faserknorpel und Bindegewebe verbinden. Eine Symphyse findet man z. B. zwischen den zwei Schambeinen als *Symphysis pubica* (**G**). Sie wird auch als Untergruppe zu den Juncturae cartilagineae gerechnet.

Synostose (H), Junctura ossea, Knochenhaft

Diese Knochenverbindung stellt die festeste aller möglichen dar, und sie verbindet Knochenteile, z. B. beim Os coxae, oder Epi- und Diaphysen nach dem Wachstumsabschluss.

Klinischer Hinweis: Gelenke können ebenfalls synostosieren, jedoch spricht man dann nicht von einer Synostose, sondern von einer Gelenkversteifung, einer **Ankylose.** Eine Ankylose hat also ein vorher funktionierendes Gelenk als Voraussetzung. Normalerweise entsteht eine Ankylose aufgrund eines krankhaften Prozesses. Als physiologische Ankylose wäre die Verschmelzung der Gelenkfortsätze der Sakralwirbel zu betrachten.

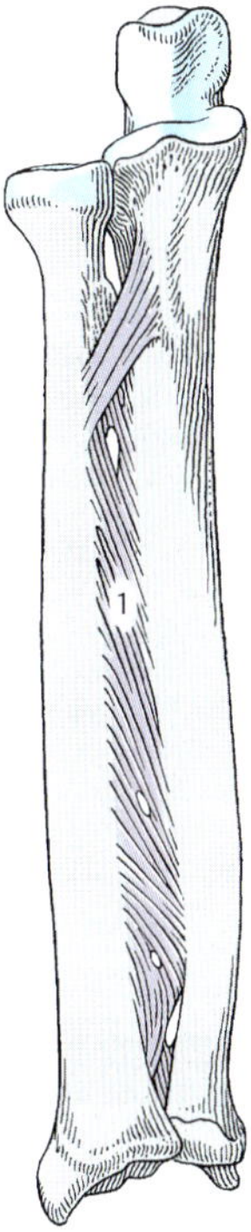

A Membrana interossea

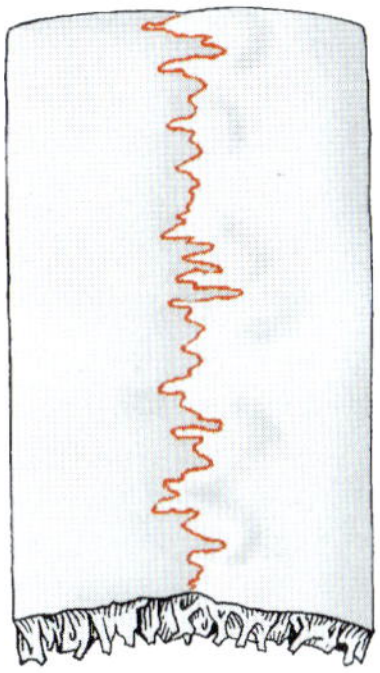

B Sutura sagittalis

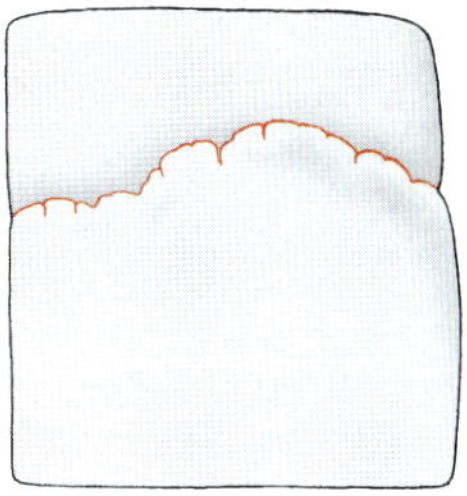

C Sutura squamosa

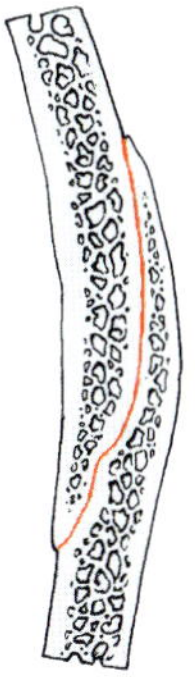

D Sutura squamosa im Schnitt

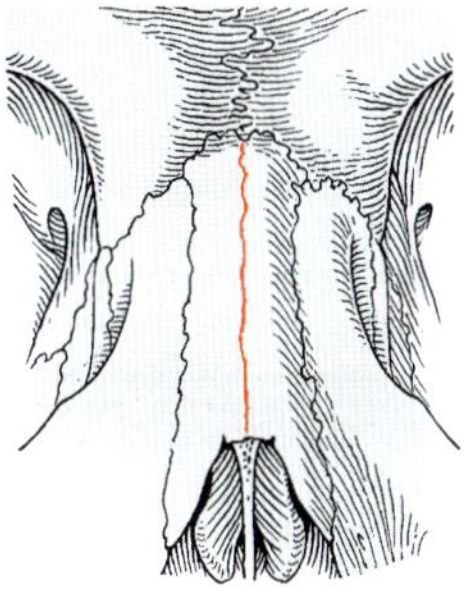

E Sutura internasalis

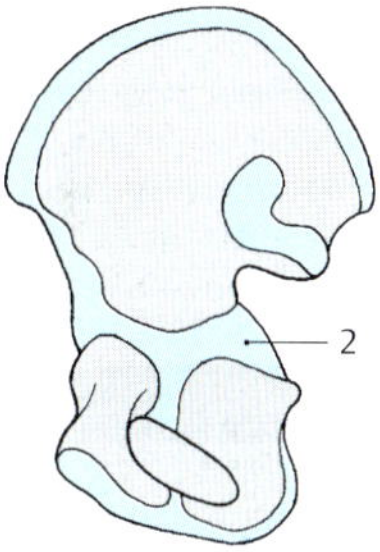

F Os coxae von medial, Knorpelfugen vorhanden

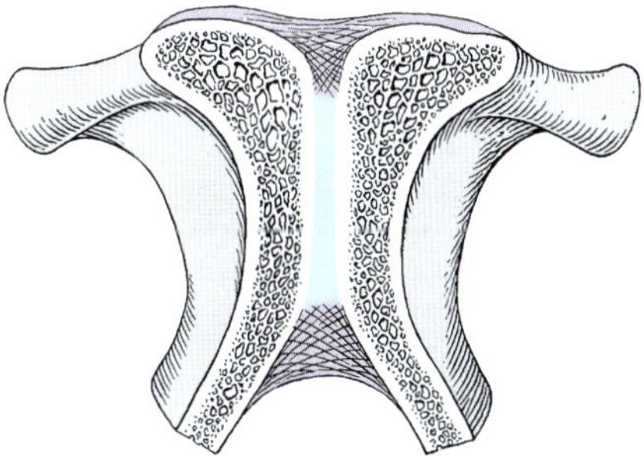

G Symphyse

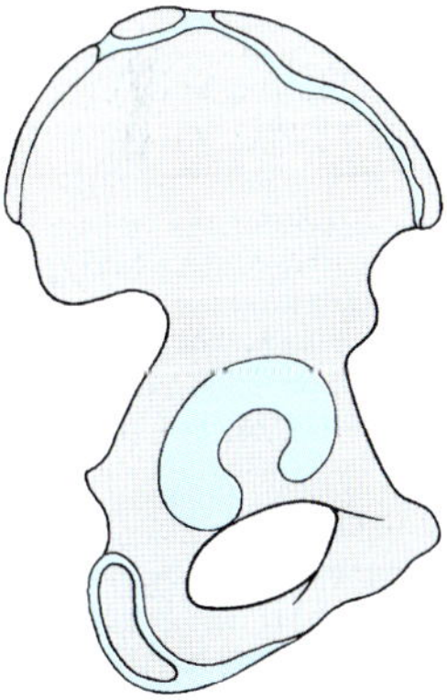

H Os coxae von lateral, Knorpelfugen geschlossen

Diskontinuierliche Knochenverbindungen (Gelenke, A–C)

Die Gelenke, **Diarthrosen, Juncturae synoviales,** besitzen: artikulierende Flächen = Facies articulares, *Gelenkkörper* (**1**), eine Gelenkkapsel, *Capsula articularis* (**2**), zwischen den Gelenkkörpern einen Gelenkspalt, *Cavitas articularis* (**3**), und je nach Notwendigkeit noch *besondere Einrichtungen* (Verstärkungsbänder, Zwischenscheiben, Gelenklippen und Gleitbeutel).

An einem Gelenk mit zwei Gelenkkörpern wird immer jener Gelenkkörper, der bewegt wird, als *Bewegungsglied*, jener, der sich in relativer Ruhe befindet, als *Grundglied* bezeichnet.

Um den Bewegungsumfang eines Gelenkes feststellen zu können, ist es notwendig, den *Exkursionswinkel* (**4**), d.h. den Winkel zwischen der *Ausgangs-* und der *Endstellung*, zu bestimmen. Der Exkursionswinkel eines Gelenkes kann durch verschiedene Momente eingeschränkt werden. Dazu gehören neben der Spannung der Gelenkkapsel noch Bänder, die eine Bewegung hemmen *(Bandhemmung,* s.S.26), außerdem Knochenfortsätze *(Knochenhemmung)* und die umliegenden Weichteile, *(Weichteilhemmung). Mittelstellung* (**5**) ist jene Stellung zwischen Ausgangs- und Endstellung, bei der alle Teile der Gelenkkapsel gleichmäßig ge- bzw. entspannt sind.

Klinischer Hinweis: Der Bewegungsumfang eines Gelenkes wird heute, ausgehend von der Neutral-0-Stellung, nach der **SFTR** Methode nach **Russe** und **Gerhardt** angegeben (**C**). **Unter Neutral-0-Stellung aller Gelenke ist der aufrechte Stand mit herabhängenden gestreckten Armen und nach vorne gerichteten Handflächen zu verstehen** (Merke: Elle und Speiche müssen parallel stehen). Damit ist ein Unterschied zu den anatomischen und anthropologischen Messmethoden gegeben, der beachtet werden muss. Die Bewegungen werden in der **S**agittalebene, **F**rontalebene, **T**ransversalebene und bei der **R**otation gemessen (SFTR). Bei den Zahlenangaben ist zu beachten, dass die erste Zahl immer eine Extension, Retroversion, Abduktion, Außenrotation, Supination oder eine Bewegung nach links entsprechend der Funktion des Gelenkes, die zweite die Neutral-0-Stellung und die dritte die Endstellung entgegengesetzt der ersten Bewegung angibt.

Gelenkkörper

Ein Gelenk muss aus mindestens zwei Gelenkkörpern bestehen. Diese Gelenkkörper sind meistens von hyalinem Knorpel (**6**), selten von Faserknorpel oder Bindegewebe mit Faserknorpeleinlagerungen überkleidet.

Der Knorpel ist mit dem Knochen eng verzahnt, seine Oberfläche ist glatt und glänzend. Die Dicke der Knorpelschichte ist verschieden, im Durchschnitt beträgt sie 2–5 mm; extrem dicke Stellen finden sich an der Patella mit 6 mm. Die Ernährung der Knorpelschichte erfolgt einerseits durch die Synovialflüssigkeit und andererseits durch Diffusion aus den Kapillaren der Membrana synovialis.

Die Gelenkkapsel

Diese kann straff oder schlaff sein und ist nahe der überknorpelten Fläche an den Gelenkkörpern befestigt. Sie besteht aus zwei Schichten, einer inneren *Membrana synovialis* (**7**) und einer äußeren *Membrana fibrosa* (**8**). In der Membrana synovialis sind elastische Fasern, Gefäße und Nerven enthalten. Der Gefäßreichtum steht in unmittelbarem Zusammenhang mit Aktivität, so sind arbeitsintensive Gelenke wesentlich gefäßreicher als arbeitsarme. Die Membrana synovialis besitzt nach innen vorspringende fetthaltige Fortsätze, die *Plicae synoviales* (**9**), Synovialfalten, und die *Villi synoviales,* Synovialzotten. Die unterschiedlich dicke Membrana fibrosa enthält wenig elastisches, jedoch viel kollagenes Fasermaterial. Die unregelmäßige Schichtung der Membrana fibrosa kann dazu führen, dass es bei schwachen Stellen zu Ausstülpungen der Membrana synovialis durch sie hindurch kommt. Diese Vorwölbungen werden vom Chirurgen auch als *Ganglion,* vom Volksmund als Überbein bezeichnet.

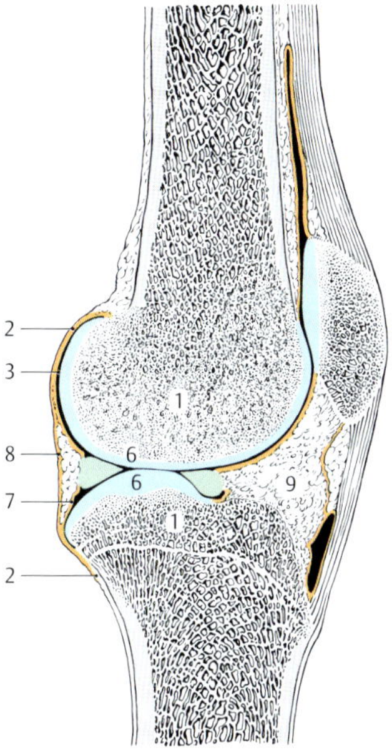

A Kniegelenk im Schnitt

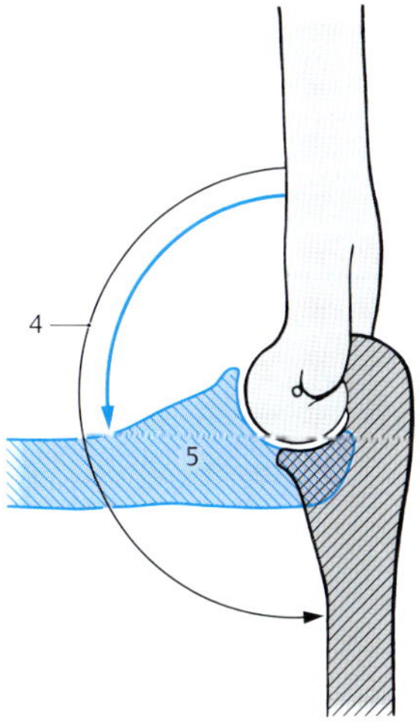

B Exkursionswinkel und Mittelstellung

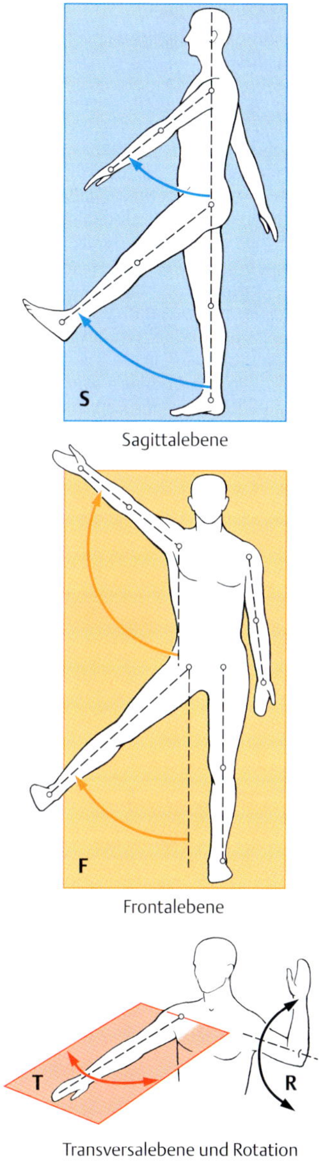

C Neutral-Null-Methode und SFTR-Notierung

Diskontinuierliche Knochenverbindungen, Fortsetzung

Gelenkspalt (A, C)

Die Cavitas articularis (**1**) ist ein spaltförmiger kapillärer Raum, der die Gelenkschmiere, *Synovia*, enthält. Diese ist eine klare, fadenziehende, muzinhaltige Flüssigkeit von eiweißähnlichem Charakter. Neben der Schmierfunktion besitzt die Synovia auch eine knorpelernährende Funktion. Ihre Viskosität, die bedingt ist durch den Gehalt an Hyaluronsäure, ist temperaturabhängig; je niedriger die Temperatur ist, desto visköser wird die Synovia. Da die Synovia auch als Dialysat des Blutplasma betrachtet werden kann, ist ihre Zusammensetzung, d.h. die chemische und physikalische Beschaffenheit, bei verschiedenen Erkrankungen als diagnostisches Hilfsmittel verwertbar.

Besondere Einrichtungen (A – D)

Ligamenta (**2**). Je nach ihrer Funktion werden sie als *Verstärkungsbänder* (für die Gelenkkapsel), *Führungsbänder* (bei Bewegungen) oder *Hemmungsbänder* (Bewegungseinschränkung) bezeichnet. Der Lage nach kann man von *Ligg. extracapsularia, Ligg. capsularia* und *Ligg. intracapsularia* sprechen.

Disci oder **Menisci articulares** (**3**), Zwischenscheiben, bestehen aus kollagenem Bindegewebe mit Faserknorpelmaterial. Ein Discus unterteilt einen Gelenkspalt vollständig, ein Meniscus nur zum Teil. Sie haben eine Führungswirkung, verbessern die Gelenkkontakte und können u.U. sogar zwei völlig getrennte Gelenkräume, wie etwa beim Kiefer- oder beim Sternoklavikulargelenk bedingen. Bei Erkrankungen oder Herausnahme von solchen Zwischenscheiben sind Neubildungen möglich.

Labra articularia (**4**). Die Gelenklippen bestehen aus kollagenem Bindegewebe mit eingestreuten Knorpelzellen und dienen der Vergrößerung einer Gelenkfläche.

Bursae synoviales, Gleitbeutel (nicht Schleimbeutel!) können mit dem Gelenkspalt kommunizieren (**5**). Man findet größere oder kleinere, dünnwandige, von *Membrana synovialis* (**6**) ausgekleidete Säcke, die zwar eine schwache Stelle eines Gelenkes darstellen, den Gelenkraum jedoch vergrößern.

Kontakterhaltung

Die Momente, die auf zwei Gelenkkörper einwirken und damit den Kontakt zwischen ihnen erhalten, sind verschiedener Natur. Zunächst einmal gibt es die ein Gelenk überspannenden Muskeln, die eine gewisse Kontakterhaltung gewährleisten. Außerdem können noch Verstärkungsbänder der Kapsel zur Kontakterhaltung beitragen. Des weiteren besteht eine gewisse Adhäsionswirkung und als weiteres Moment ist der Luftdruck zu nennen. Der Luftdruck hält die Gelenkkörper zusammen mit einer Kraft, die gleich ist dem Produkt aus dem Flächeninhalt der kleineren Gelenkfläche und dem Luftdruck.

Klinischer Hinweis:
Die Gelenke sind **Altersveränderungen** unterworfen, wobei der gefäßlose Gelenkknorpel (**7**) seine Elastizität einbüßt.
Man findet bei überknorpelten Flächen im Alter Schäden (**8**) und Rückbildungen. Es kann auch zu Wucherungen an den Knorpelrändern kommen. Diese Knorpelwucherungen können durch eingewanderte Knochenbildungszellen zu Knochen umgebildet werden, der dann hemmend auf die Beweglichkeit wirkt. Solche Vorgänge spielen sich unter anderem in den Wirbelgelenken ab (s. auch S. 62). Gelenkveränderungen können aber auch bei Jugendlichen auftreten, wenn die betreffenden Gelenke überbeansprucht werden.

Unter dem ***Fickschen*** **Vakuumphänomen** versteht man sichel- oder spaltförmige Aufhellungen im Röntgenbild bei Gelenken. Diese Aufhellungen sind bedingt durch das Eindringen von Gewebsgasen in das Gelenk.

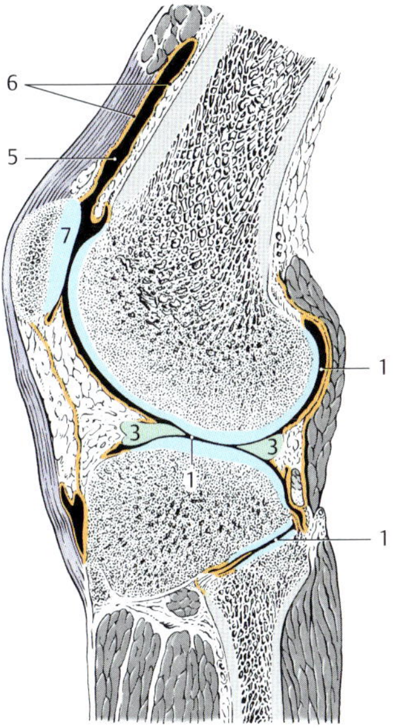

A Kniegelenk im Schnitt

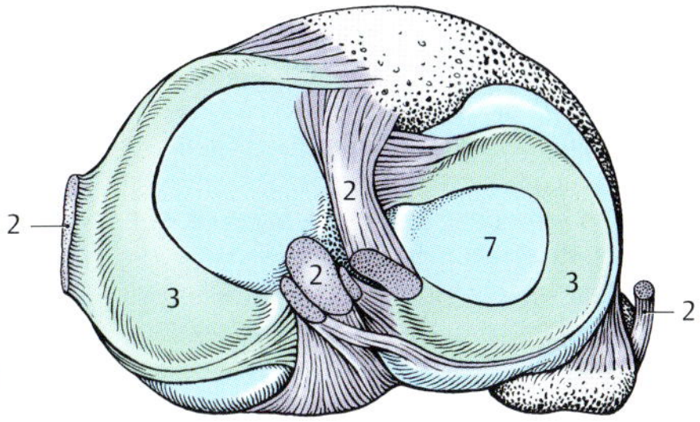

B Menisci

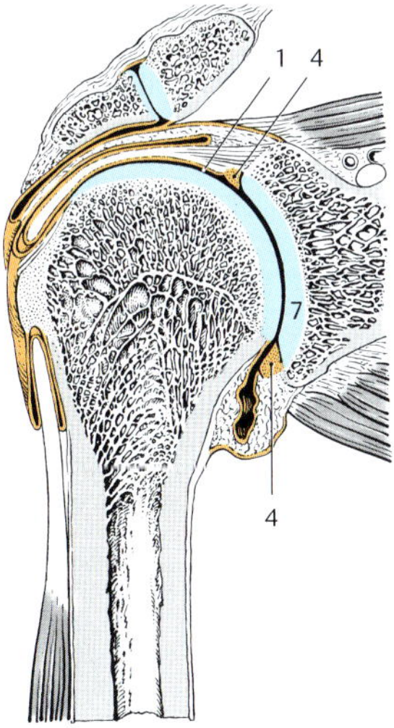

C Schultergelenk im Schnitt

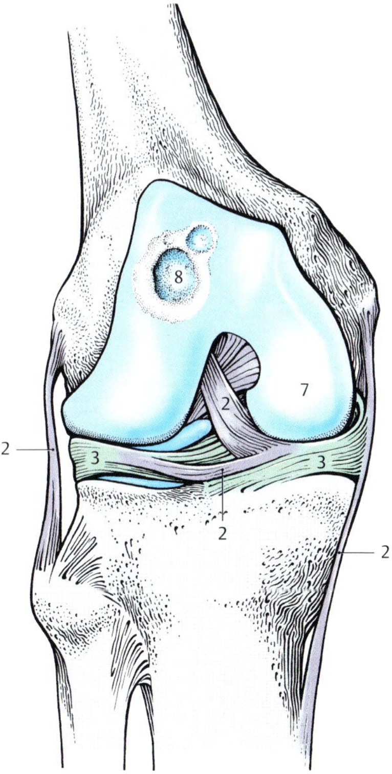

D Kniegelenk von vorne

Einteilung der Gelenke (A–F)

Gelenke können nach verschiedenen Gesichtspunkten eingeteilt werden. Eine der Einteilungen bezieht sich auf die **Achsen**, und man unterscheidet ein-, zwei- oder vielachsige Gelenke. Eine zweite Einteilung bezieht sich auf die **Freiheitsgrade**. Diese geben die Beweglichkeit zweier Gelenkkörper zueinander an. Man gliedert daher die Gelenke in solche mit einem, mit zwei oder mit drei (translatatorischen) Freiheitsgraden. Eine andere Gliederung berücksichtigt die **Zahl der Gelenkkörper**, wonach man einfache und zusammengesetzte Gelenke unterscheiden kann. Das einfache Gelenk, *Articulatio simplex*, besteht aus zwei Körpern, die in einer Kapsel liegen. Befinden sich in einer Gelenkkapsel mehr als zwei Gelenkkörper, spricht man von einer *Articulatio composita* (z. B. Ellbogengelenk, **B**).

Verschiedene Gelenke können nun miteinander kombiniert sein. *Zwangsläufig kombinierte* Gelenke sind solche, die sich an verschiedenen Stellen zweier Knochen befinden (z. B. proximales und distales Radio-ulnargelenk). *Kraftschlüssig kombinierte* Gelenke werden durch die Funktion eines oder mehrerer Muskeln, die mehrere Gelenke überspannen, in Tätigkeit gesetzt (z. B. Hand- und Fingergelenke durch die Fingerbeuger, S. 173).

Ferner kann man die Gelenke nach der **Form der Gelenkkörper** einteilen:

Die *Articulatio plana*, ein Gelenk mit zwei ebenen Gelenkflächen, besitzt zwei Freiheitsgrade; Schiebebewegungen sind möglich (z. B. verschiedene Wirbelgelenke).

Das Scharniergelenk, *Ginglymus* (**A**), besteht aus einem konvexen und einem konkaven Gelenkkörper. Häufig findet sich im konkaven Gelenkkörper eine leistenförmige Erhebung, die in eine Furche des konvexen Gelenkkörpers hineinreicht. Durch straffe seitliche Bänder, Ligg. collateralia (**1**), erfolgt eine weitere Fixierung. Scharniergelenke haben einen Freiheitsgrad (z. B. Articulatio humero-ulnaris, **B**). Der Ginglymus und die Articulatio trochoidea werden unter dem Überbegriff *Articulatio cylindrica* zusammengefasst.

Das Drehgelenk, *Articulatio trochoidea*. Dazu gehören das Zapfen- und das Radgelenk. Beide sind einachsig und haben einen Freiheitsgrad. Bei beiden Gelenken findet sich ein konvexer zylindrisch geformter und ein entsprechender konkaver Gelenkkörper. Die Gelenkachse verläuft durch den zylindrischen Körper. Beim Zapfengelenk dreht sich der konvexe Gelenkkörper innerhalb des durch Bandmassen (Lig. anulare **2**) vergrößerten konkaven Gelenkkörpers (z. B. proximales Radio-ulnargelenk, **B**). Beim Radgelenk dagegen bewegt sich der konkave Gelenkkörper um den konvexen (z. B. distales Radio-ulnargelenk).

Das Eigelenk, *Articulatio ellipsoidea*, besitzt eine konvexe und eine konkave ellipsenförmige Gelenkfläche. Es besitzt zwei Freiheitsgrade und ist vielachsig. Zwei Hauptachsen sind vorhanden. Als zusammengesetzte Bewegung ermöglicht es das Kreisen (z. B. Radiokarpalgelenk).

Das Sattelgelenk, *Articulatio sellaris* (**C**), besteht aus zwei sattelförmigen Gelenkkörpern, wobei an jedem Gelenkkörper eine konvexe und eine konkave Krümmung vorhanden sind. Es besitzt zwei Freiheitsgrade und zwei Hauptachsen, ist jedoch auch vielachsig. Kreisen ist möglich (z. B. Articulatio carpometacarpalis pollicis, **D**).

Das Kugelgelenk, *Articulatio sphaeroidea* (**E**), ist vielachsig und besitzt eine Pfanne und einen Gelenkkopf. Im Kugelgelenk sind Bewegungen in drei Freiheitsgraden möglich, und es besitzt drei Hauptachsen (z. B. Articulatio humeri, **F**). Eine Sonderform des Kugelgelenkes ist das Nussgelenk, *Enarthrosis*, bei dem die Pfanne über den Äquator des Gelenkkopfes hinausreicht. Ein Nussgelenk ist meist das Hüftgelenk, das allerdings nur durch das Labrum articulare eine Pfannenvergrößerung erfährt.

Eine Sonderform der Gelenke stellt das straffe Gelenk, **Amphiarthrose**, dar. Es besitzt nur eine äußerst geringe Beweglichkeit, da straffe Bänder und eine straffe Kapsel, sowie häufig unebene Gelenkflächen vorhanden sind (z. B. Articulatio sacroiliaca).

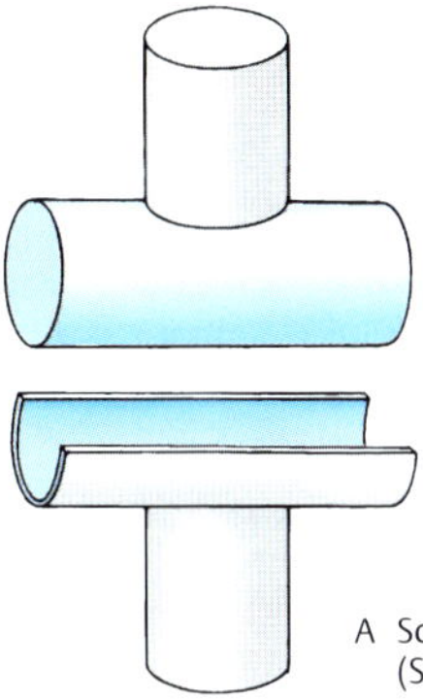

A Scharniergelenk (Schema)

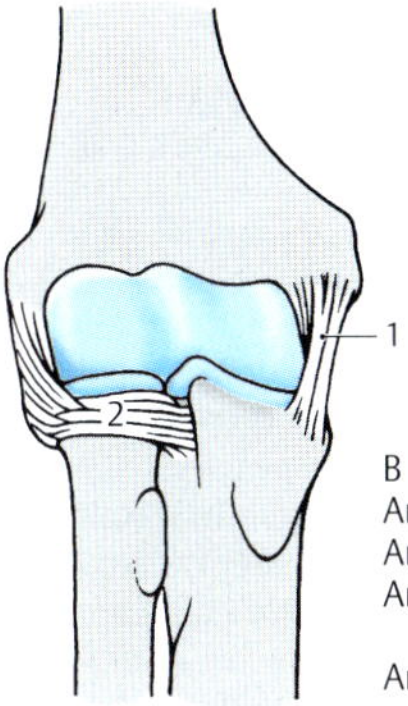

B
Articulatio cubiti mit
Articulatio humero-ulnaris,
Articulatio radio-ulnaris proximalis und
Articulatio humeroradialis

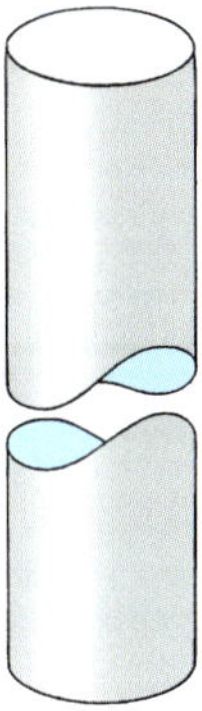

C Sattelgelenk (Schema)

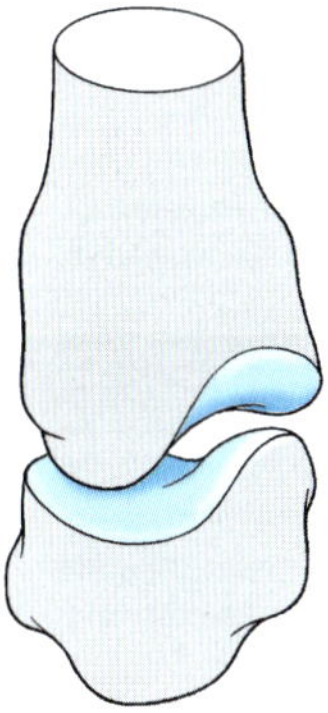

D
Articulatio carpometacarpalis pollicis

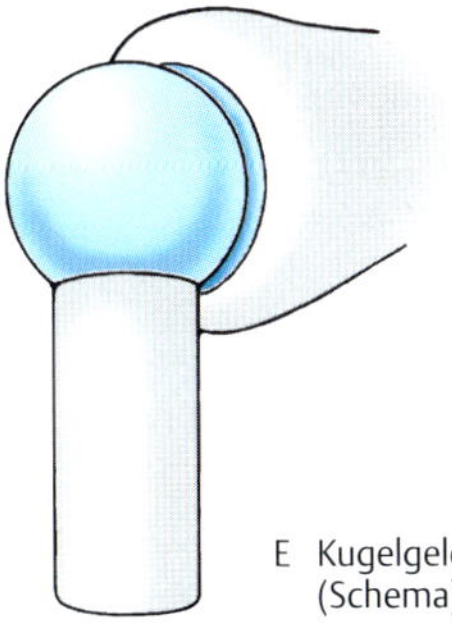

E Kugelgelenk (Schema)

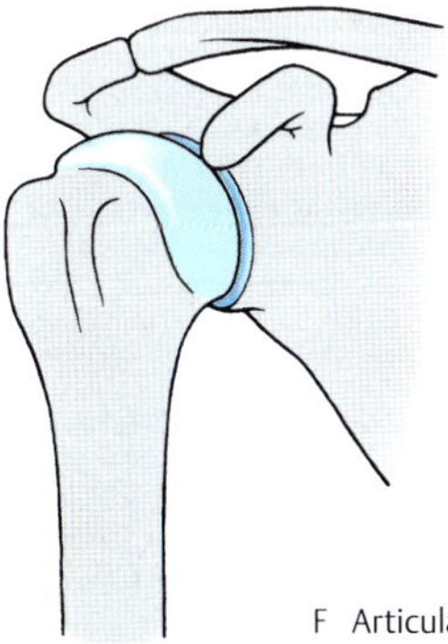

F Articulatio humeri

Allgemeine Muskellehre

Einteilung der Skelettmuskeln (A–F)

Bei den Skelettmuskeln unterscheidet man einen Ursprung, *Origo*, und einen Ansatz, *Insertio*. Der Ursprung liegt immer am unbeweglicheren Knochen, der Ansatz am beweglicheren Knochen. An den Extremitäten ist der Ursprung immer proximal, der Ansatz immer distal gelegen. Am Ursprung findet sich häufig ein Muskelkopf, *Caput*, der in den Muskelbauch, *Venter* (**1**), übergeht und mit der Sehne, *Tendo* (**2**), endigt. Die Muskelkraft ist abhängig vom physiologischen Querschnitt. Dieser ist die Summe der Querschnitte aller Fasern. Daraus wird die absolute Muskelkraft errechnet.

Die Anordnung des Muskelbauches ist abhängig vom verfügbaren Platz. Für die Wirkung ist jeweils die wirksame Endstrecke wichtig. Die Sehne eines Muskels kann z. B. um ein Skelettstück, *Trochlea muscularis*, als Drehpunkt, *Hypomochlion*, herumgebogen sein. Eine lange Sehne kann sich vorteilhaft erweisen, wenn am Organ selbst ein Platzmangel besteht. Das beste Beispiel dafür sind die langen Fingermuskeln, bei denen die Muskelbäuche am Unterarm gelegen sind, die Wirkung sich aber erst an den Fingern zeigt.

Man unterscheidet je nach dem Verhalten der Muskelfasern zur Sehne verschiedene Muskelformen. Der spindelförmige Muskel, **M. fusiformis** (**A**), besteht aus langen Fasern, die ausgiebige, jedoch wenig kraftvolle Bewegungen ermöglichen. Die Sehne ist beim M. fusiformis relativ kurz. Eine andere Form ist der einfach gefiederte Muskel, der **M. unipennatus** (**B**), der eine lange durchgehende Sehne hat, an der die kurzen Muskelfasern ansetzen. Dadurch wird ein relativ hoher physiologischer Querschnitt erreicht, daher eine größere Muskelkraft wirksam. Der doppeltgefiederte Muskel, **M. bipennatus** (**C**), entspricht im Aufbau dem M. unipennatus, nur ist der Ansatz der Muskelfasern an der Sehne doppelseitig. Der mehrfach gefiederte Muskel wird sinngemäß als **M. multipennatus** bezeichnet.

Ferner kann man auch mehrere Ursprünge eines Muskels beschreiben, man unterscheidet dann zwei-, drei- oder vierköpfige Muskel. Diese einzelnen Köpfe vereinigen sich zu einem Muskelbauch und enden in einer gemeinsamen Sehne. Muskeln dieser Art sind z. B. der M. biceps (**D**) oder M. triceps brachii.

Wenn ein Muskel zwar nur einen Kopf, jedoch eine (oder mehrere) Zwischensehne(n), *Intersectio tendinea* (**3**), besitzt, dann spricht man von einem zwei- oder mehrbäuchigen Muskel (**E**). Ein zweibäuchiger Muskel, **M. biventer**, hat hintereinandergeschaltet zwei annähernd gleich große Muskelabschnitte. Der Form nach lässt sich auch ein platter Muskel, **M. planus** (**F**), von dreieckiger Form, *M. triangularis*, mit einer platten Sehne, *Aponeurose* (**4**), von einem viereckigen platten Muskel, *M. quadratus*, unterscheiden.

Muskeln können ein oder mehr Gelenke überschreiten, man spricht von *ein-*, *zwei* oder *mehrgelenkigen Muskeln*. Diese können dann in den einzelnen Gelenken verschiedene, unter Umständen entgegengesetzte Bewegungen ermöglichen. Als Beispiel sind hier die Mm. interossei der Hand zu nennen, die im Grundgelenk beugen, in den Mittel- und Endgelenken der Finger jedoch strecken.

Die Muskeln, die bei einer Bewegung zusammenwirken, sind **Synergisten** und jene, die entgegengesetzt dieser Bewegung in Tätigkeit treten, **Antagonisten**. Die Kombination von Synergisten und Antagonisten kann für verschiedene Bewegungen wechseln. Bei der Beugung in der Handwurzel sind z. B. mehrere Muskeln Synergisten, die bei einer Radialabduktion z. T. als Antagonisten wirksam werden.

Für die Funktion der Muskeln ist es wichtig, dass sie auch in Ruhe einen Spannungszustand, *Muskeltonus*, besitzen. Man kann am Muskel eine *aktive* und eine *passive Insuffizienz* feststellen. Bei aktiver Insuffizienz erschöpft sich der Muskel, wenn er seine maximale Verkürzung erreicht hat. Bei passiver Insuffizienz ist von anderer Seite die Endstellung bereits erreicht (z. B. die Unmöglichkeit des Faustschlusses in der Beugestellung der Hand). Man unterscheidet bei der Muskelwirkung eine aktive *Bewegungs-* und eine passive *Haltefunktion*. Ein Muskel kann passiv als Haltemuskel und aktiv als Bewegungsmuskel funktionieren.

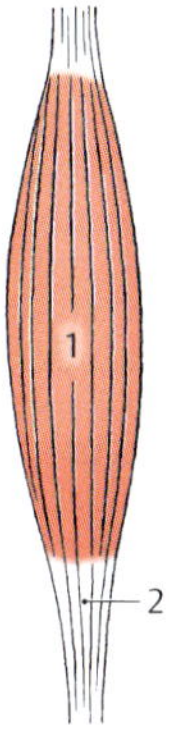

A Beispiel eines M. fusiformis

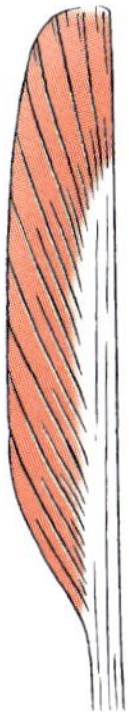

B Beispiel eines M. unipennatus

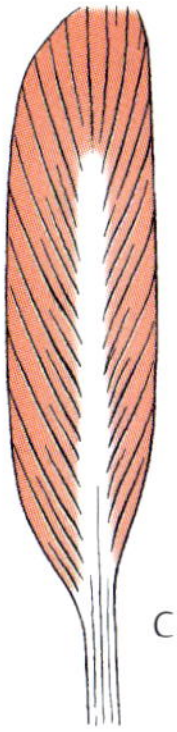

C Beispiel eines M. bipennatus

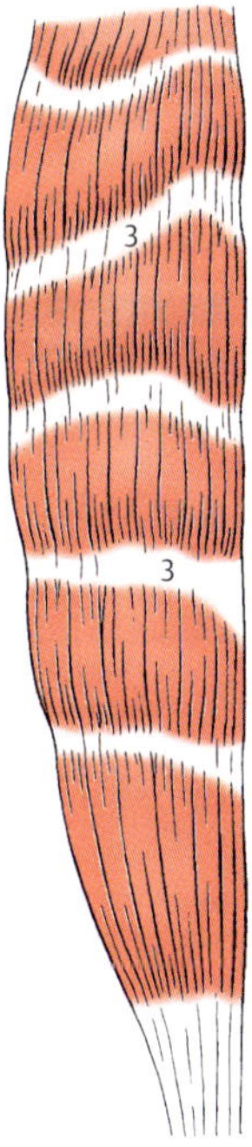

E Beispiel eines mehrbäuchigen Muskels

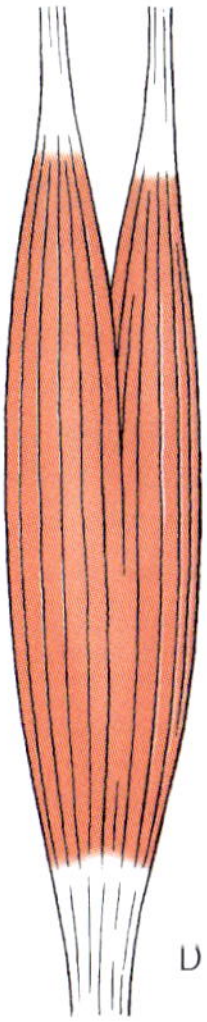

D Beispiel eines M. biceps

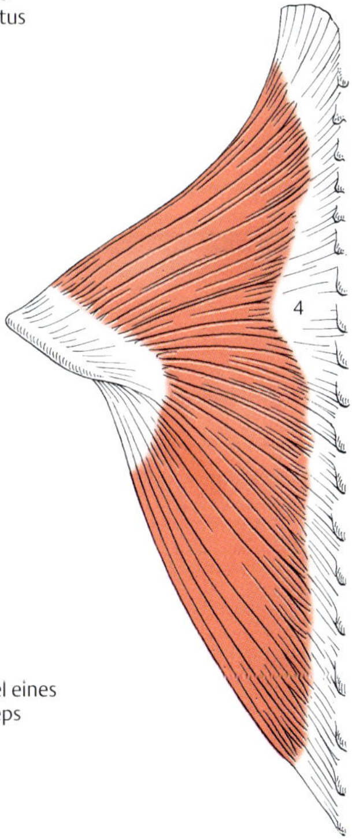

F Beispiel eines M. planus

Hilfseinrichtungen der Skelettmuskeln (A–D)

Für die Funktion der Muskeln sind verschiedene Hilfseinrichtungen unerlässlich. Dazu gehören:

a) bindegewebige Hüllen, **Faszien**, die einzelne Muskeln oder Muskelgruppen umkleiden und so ein Aneinandergleiten der verschiedenen Muskeln erst ermöglichen.

b) Sehnenscheiden, **Vaginae tendinum** (**A, B**), die die Gleitfähigkeit einer Sehne verbessern. Die innere Schichte, das *Stratum synoviale*, besitzt ein inneres viszerales Blatt (**1**), das unmittelbar um die Sehne (**2**) gelegen ist und mit dem parietalen Blatt (**3**) über das *Mesotendineum* (**4**) verbunden ist. Zwischen dem viszeralen und parietalen Blatt befindet sich die Synovia und verbessert die Gleitfähigkeit. Nach außen zu schließt ein *Stratum fibrosum* (**5**) an das Stratum synoviale an.

c) Gleitbeutel, **Bursae synoviales** (**C, 6**), die die Aufgabe haben, einen Muskel, der unmittelbar um einen Knochen herumgleitet, zu schützen.

d) Sesamknorpeln und Sesamknochen, **Ossa sesamoidea** (**D**), finden sich an jenen Stellen, wo Sehnen einem Druck ausgesetzt sind. Als größter Sesamknochen gilt die Patella (**7**), die einerseits am Kniegelenk beteiligt ist und andererseits über das Lig. patellae (**8**) die Quadrizepssehne (**9**) an der Tibia befestigt.

e) Fettansammlungen, **Corpora adiposa**, liegen zwischen den einzelnen Muskeln und verbessern ebenfalls die Gleitfähigkeit. Solche Fettkörper (z. B. der axilläre Fettkörper) finden sich in variabler Zahl im ganzen Körper an bestimmten Stellen.

Untersuchungen der Muskelfunktion

Die Muskelfunktion kann nach verschiedenen Methoden beurteilt werden. Die einfachste Methode ist die der *Palpation* und *Inspektion*. Bei bestimmten Bewegungen kann die Form eines Muskels bestimmt werden.

Die *anatomische Methode* ermöglicht durch Präparation die Darstellung eines Muskels. Dabei kann man den Ursprung, den Verlauf und den Ansatz feststellen. Jedoch sind an der Leiche keine exakten Ergebnisse betreffend der Funktion zu erwarten. Es handelt sich dabei um eine indirekte Methode, die nur Rückschlüsse erlaubt und das Zusammenwirken einzelner Muskeln nicht berücksichtigt.

Als eine weitere Methode bietet sich die Untersuchung mittels *elektrischer Reizung* an. Sie wird so durchgeführt, dass die Reizung an der Nerveneintrittsstelle in den Muskel erfolgt. Diese Methode hat den Nachteil, dass sie erstens nur an oberflächlich liegenden Muskeln anwendbar ist, und zweitens eine Maximalkontraktion eines Muskels hervorruft, ohne Berücksichtigung des Umstandes, dass andere Muskeln diese Maximalkontraktion eines Muskels behindern bzw. einschränken können.

Als andere Methode gilt die *Elektromyografie*, bei der die Ableitung der Aktionsströme durch direkt in den Muskel eingeführte Elektroden erfolgt. Mit Hilfe der Elektromyografie erkennt man, dass bei Steigerung der Anstrengung immer mehr motorische Einheiten (Muskelfasern mit motorischen Endplatten und Nerven, s. Bd. 3) aktiviert werden. Die Elektromyografie hat gezeigt, dass nie alle Fasern gleichzeitig in Tätigkeit sind. Während ein Teil erschlafft, kontrahiert sich der andere, sodass eine gleichmäßige Spannungszu- oder -abnahme erreicht wird.

Einschränkend ist auch bei dieser Methode zu sagen, dass es schwierig ist, den Anteil einzelner Muskeln an einer bestimmten Bewegung genau zu definieren.

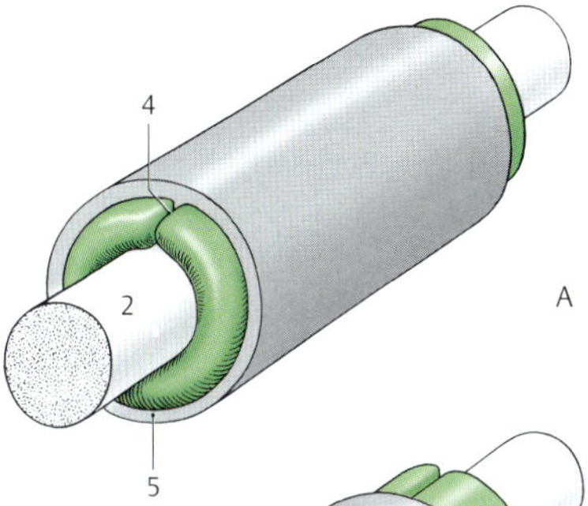

A Vagina synovialis tendinis mit vollständiger Vagina fibrosa

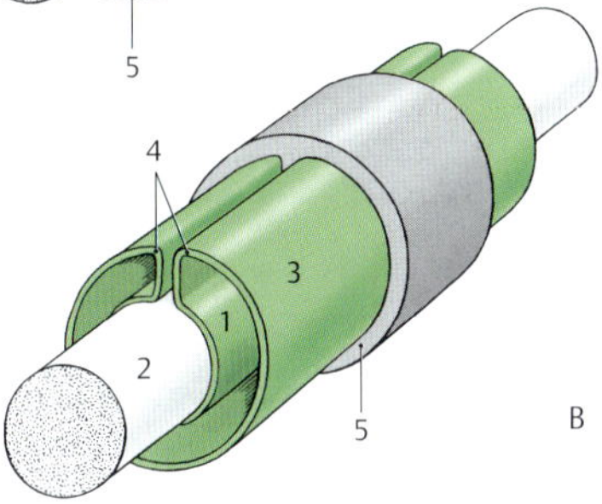

B Vagina synovialis tendinis mit ringförmiger Vagina fibrosa

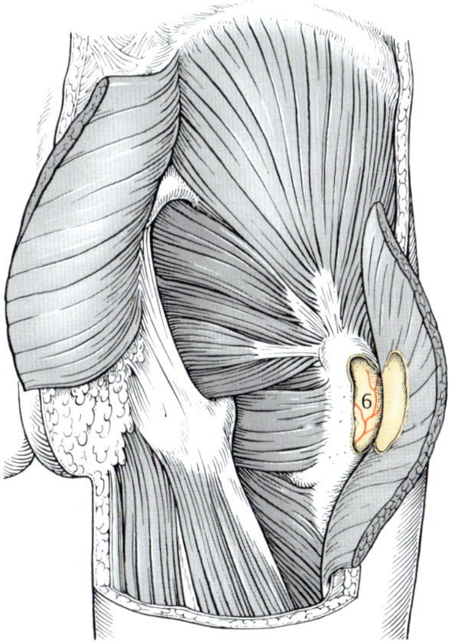

C Bursa synovialis

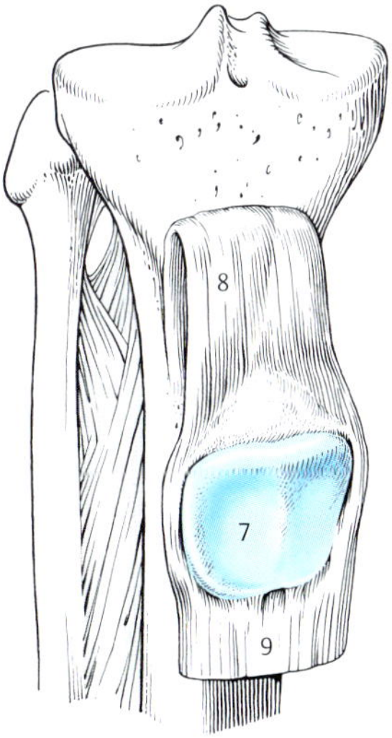

D Sesamknochen (Patella)

Anatomia generalis	Allgemeine Anatomie
Amitose	Direkte Zellteilung
Endoplasmatische Retikulum	Zellkernnetz
Filamente	Fadenförmige Gebilde
Kinetosom	Basalkörperchen
Mitose	Indirekte Zellteilung

Systematische Anatomie des Bewegungsapparates

Stamm

Wirbelsäule

Die Wirbelsäule, **Columna vertebralis,** stellt die Grundlage des Stammes dar. Sie besteht aus 33–34 Wirbeln, *Vertebrae* und aus Zwischenwirbelscheiben, *Disci intervertebrales.*

Die Wirbel gliedern sich in:
- 7 Halswirbel, *Vertebrae cervicales,*
- 12 Brustwirbel, *Vertebrae thoracicae,*
- 5 Lendenwirbel, *Vertebrae lumbales,*
- 5 Kreuzwirbel, *Vertebrae sacrales,*
- 4 bis 5 Steißwirbel, *Vertebrae coccygeae.*

Die Kreuzwirbel verschmelzen zum *Os sacrum,* die Steißwirbel zum *Os coccygis.* Daher werden sowohl die Kreuz- als auch die Steißwirbel als falsche Wirbel, den anderen, echten Wirbeln gegenübergestellt.

Halswirbel (A–G)

Man unterscheidet den 1., **Atlas**, den 2., **Axis** und den 7., **Vertebra prominens**, von den übrigen Halswirbeln. Zwischen 3., 4.–5. und 6. Halswirbel gibt es nur kleine Unterschiede. Der Wirbelkörper, *Corpus vertebrae* (**1**), setzt sich nach hinten in den Wirbelbogen, *Arcus vertebrae* (**2**), fort. Der Arcus vertebrae gliedert sich in einen vorderen, *Pediculus arcus vertebrae* (**3**) und einen hinteren Anteil, *Lamina arcus vertebrae* (**4**). Am Übergang beider Anteile wölbt sich nach kranial bzw. nach kaudal der *Processus articularis superior* (**5**) und der *Processus articularis inferior* (**6**) vor. Zwischen Körper und oberem Gelenkfortsatz sieht man eine Einziehung, die *Incisura vertebralis superior* (**7**). Eine stärkere *Incisura vertebralis inferior* (**8**) befindet sich zwischen Körper und unterem Gelenkfortsatz. Die Gelenkfortsätze tragen Gelenkflächen, *Facies articulares* (**9**), wobei die oberen nach dorsal, die unteren nach ventral gerichtet sind. Der Wirbelbogen endet in einem nach dorsal gerichteten Dornfortsatz, *Processus spinosus* (**10**), der beim 3.–6. Halswirbel an seiner Spitze zweigeteilt ist. Zwischen Körper und Bogen findet sich das bei den Halswirbeln relativ große Wirbelloch, *Foramen vertebrale* (**11**). Seitlich erstreckt sich der Querfortsatz, *Processus transversus* (**12**). Die Processus transversi entwickeln sich aus je einer Wirbel- und einer Rippenanlage (S. 52). Die Rippenanlage verschmilzt unvollständig mit der Wirbelanlage, sodass ein *Foramen transversarium* (**13**) erhalten bleibt. Am Querfortsatz unterscheidet man weiters ein *Tuberculum anterius* (**14**) und ein *Tuberculum posterius* (**15**), dazwischen eine Rinne, den *Sulcus n. spinalis* (**16**).

Beim **3. Halswirbel** stehen die Gelenkflächen an den Processus articulares superiores in einem nach hinten offenen Winkel (Öffnungswinkel, *Putz*) von 142 Grad zueinander, während beim 4.–7. Halswirbel der Winkel etwa 180 Grad beträgt.

Das Tuberculum anterius des **6. Halswirbels** kann besonders mächtig sein und wird als *Tuberculum caroticum* (**17**) bezeichnet. An den oberen Deckplatten der Körper des 3.–7. Halswirbels findet man seitlich 2 Höcker, die *Processus uncinati, Unci corporis* (**18**, S. 58).

Der **7. Halswirbel** besitzt einen großen Processus spinosus, der als erster durch die Haut tastbarer Dornfortsatz der Wirbelsäule imponiert. Er wird daher als *Vertebra prominens* bezeichnet. Meist fehlt das Tuberculum anterius am Processus transversus (**E**).

Varietäten: Ist der Processus transversus des 7. Halswirbels (**G**) unvollständig ausgebildet und die Rippenanlage unvollständig verschmolzen (**19**), so lässt sich der aus dieser Anlage entstandene Teil deutlich vom Wirbel abgrenzen. Ist die Rippenanlage selbständig erhalten geblieben, entsteht eine **Halsrippe** (**20**). Halsrippen treten üblicherweise bilateral auf. Bei einseitigem Auftreten findet man sie häufiger links als rechts. Das Foramen transversarium kann bei verschiedenen Wirbeln zweigeteilt sein.

Klinischer Hinweis: Bei Vorhandensein einer Halsrippe findet sich die **„Halsrippentrias“**, auch ***Naffziger* Syndrom**:
1. Beschwerden von Seiten der Gefäße.
2. Beschwerden von Seiten des Plexus brachialis (Sensibilitätsstörungen insbesondere beim N. ulnaris).
3. Tastbefund in der Fossa supraclavicularis major.

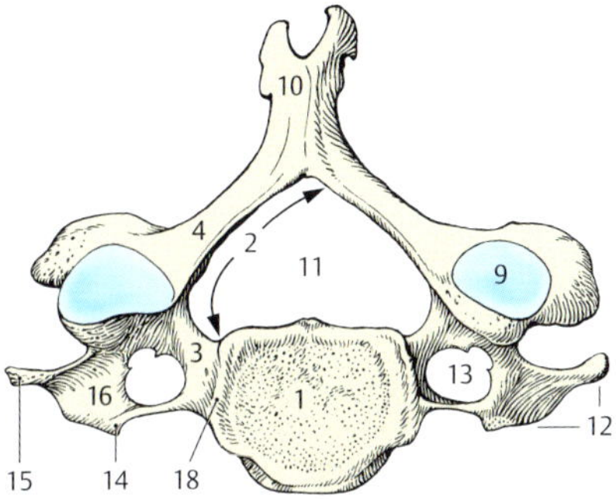

A Vertebra cervicalis IV und V von oben

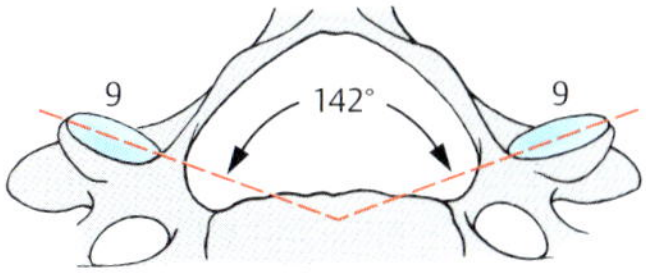

B Vertebra cervicalis III von oben (Ausschnitt)

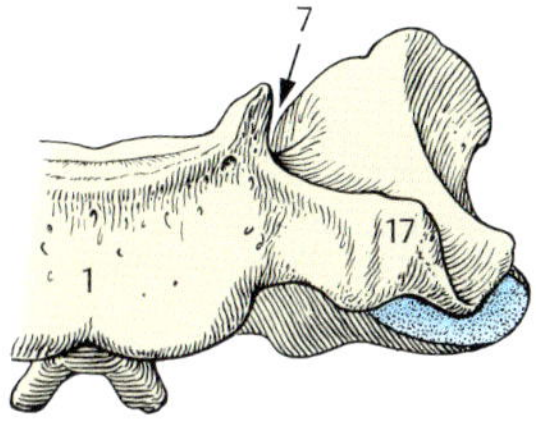

C Vertebra cervicalis VI von vorne (Ausschnitt)

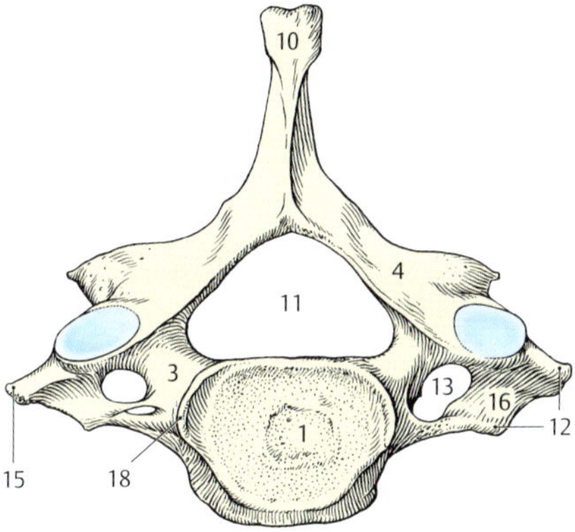

D Vertebra prominens von oben

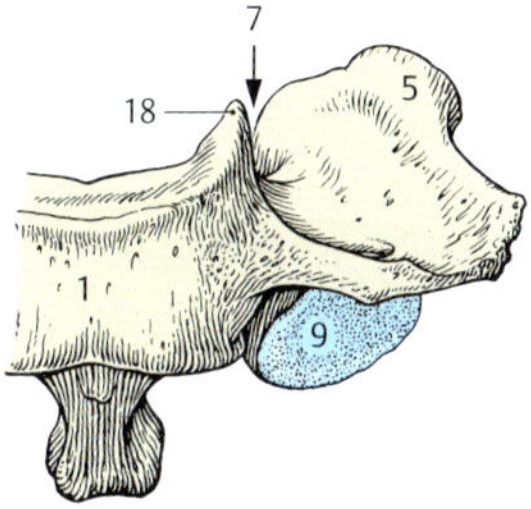

E Vertebra prominens von vorne (Ausschnitt)

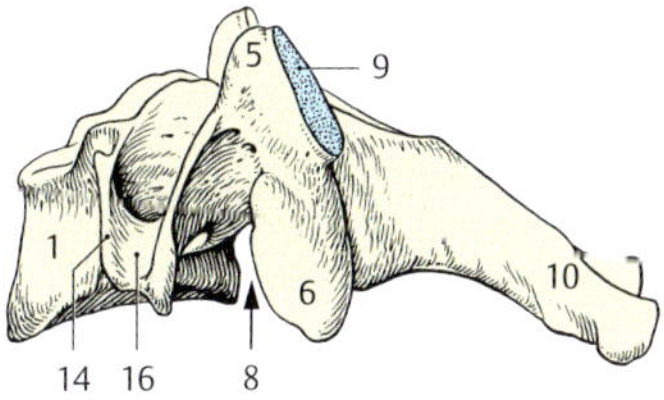

F Vertebra cervicalis von der Seite

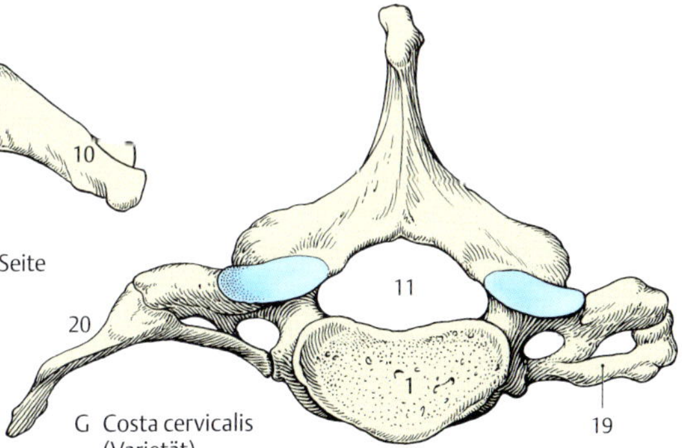

G Costa cervicalis (Varietät)

Halswirbel, Fortsetzung

1. Halswirbel (A–C)

Der **Atlas** unterscheidet sich durch den fehlenden Körper grundsätzlich von den übrigen Wirbeln. Man beschreibt daher am Atlas einen (kleineren) *Arcus anterior* (**1**) und einen (größeren) *Arcus posterior* (**2**). Bei beiden Bögen findet sich in der Medianebene jeweils ein kleiner Höcker, das *Tuberculum anterius* (**3**) und das *Tuberculum posterius* (**4**). Das Tuberculum posterius kann manchmal sehr schwach ausgebildet sein. Seitlich des bei diesem Wirbel großen *Foramen vertebrale* (**5**) liegen die *Massae laterales* (**6**), die jeweils eine *Facies articularis superior* (**7**) und eine *Facies articularis inferior* (**8**) tragen. Die obere Gelenkfläche ist konkav und ihr medialer Rand ist häufig eingezogen. Manchmal kann eine Facies articularis superior auch zweigeteilt sein. Die untere Gelenkfläche ist plan oder geringgradig vertieft und nahezu kreisförmig.

An der Innenseite des Arcus anterior findet sich die *Fovea dentis* (**9**) mit einer Gelenkfläche. Von dem im *Processus transversus* (**10**) befindlichen *Foramen transversarium* (**11**) erstreckt sich eine Furche über den hinteren Bogen, die der Aufnahme der A. vertebralis dient und als *Sulcus arteriae vertebralis* (**12**) bezeichnet wird.

Varietäten: Anstelle des Sulcus arteriae vertebralis kann ein *Canalis a. vertebralis* (**13**) vorhanden sein. In seltenen Fällen findet man 2 knorpelig verbundene Atlashälften. Ebenso selten ist eine ein- oder beidseitige Atlasassimilation – eine knöcherne Verschmelzung mit dem Schädel – zu beobachten.

2. Halswirbel (D–F)

Der **Axis** unterscheidet sich vom 3.–6. Halswirbel durch den *Dens axis* (**14**). Der Körper des Axis trägt an seiner kranialen Fläche einen zahnartigen Fortsatz, den *Dens axis*, der mit einer abgerundeten Spitze, dem *Apex dentis* (**15**), endet. An der Vorderfläche des Zahnes findet sich eine deutliche Gelenkfläche, die *Facies articularis anterior* (**16**). An der Hinterfläche kann ebenfalls eine allerdings kleinere Gelenkfläche, *Facies articularis posterior* (**17**), beobachtet werden.

Die seitlichen Gelenkflächen sind nach lateral abfallend. Der schwach ausgebildete quere Fortsatz, *Processus transversus* (**18**), enthält ein *Foramen transversarium*. Die Form der seitlichen Gelenkflächen ist einigermaßen kompliziert. Wenn diese auch am knöchernen (mazerierten) Präparat als annähernd plan erscheinen, so zeigen sie doch mit der Knorpelauflagerung eine eher gefirstete Form. Diese Knorpelauflagerung ist wichtig für die Gelenke zwischen Atlas und Axis (S. 60). Der *Processus spinosus* (**19**) ist kräftig und häufig, jedoch nicht immer, mit einer zweigeteilten Spitze versehen. Er entsteht aus dem Zusammenschluss der Anteile des *Arcus vertebrae* (**20**), der gemeinsam mit dem *Corpus vertebrae* (**21**) das *Foramen vertebrale* (**22**) umschließt.

Klinischer Hinweis:
Isolierte **Frakturen** der Atlasbögen können besonders nach Autounfällen vorkommen und sind von Atlasvarietäten (S. 44) zu unterscheiden. Der Bruch des Dens axis gilt als typische Fraktur des Axis. Dabei ist zu beachten, dass freie Proatlasfragmente, insbesondere das Ossiculum terminale (S. 52), wenn auch relativ selten, innerhalb der Membrana atlanto-occipitalis anterior vorhanden sein können. Ein freies Ossiculum terminale kann im Röntgenbild als Fraktur des Apex dentis fehlgedeutet werden.
Die Stellung des Dens axis zum Körper des 2. Halswirbels ist abhängig von der Krümmung der Halswirbelsäule. So kann er bei fehlender Lordose (S. 62) etwas nach hinten gerichtet sein und mit seiner Längsachse einen Winkel mit der Vertikalen durch den Körper des 2. Halswirbels einschließen.

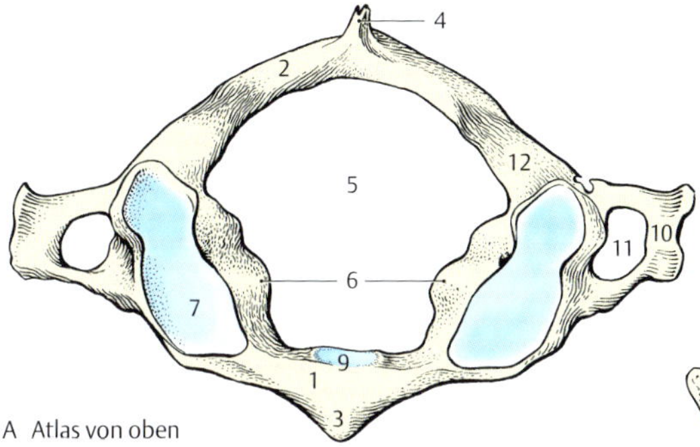

A Atlas von oben

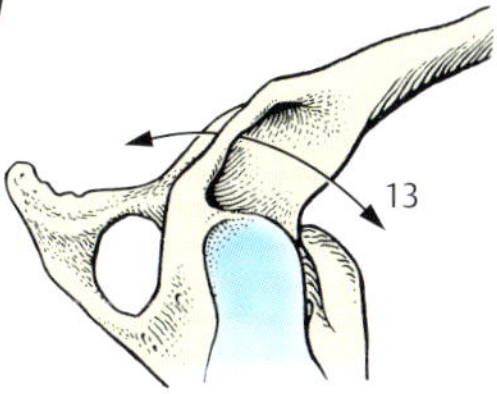

C Atlas, Canalis a. vertebralis (Varietät)

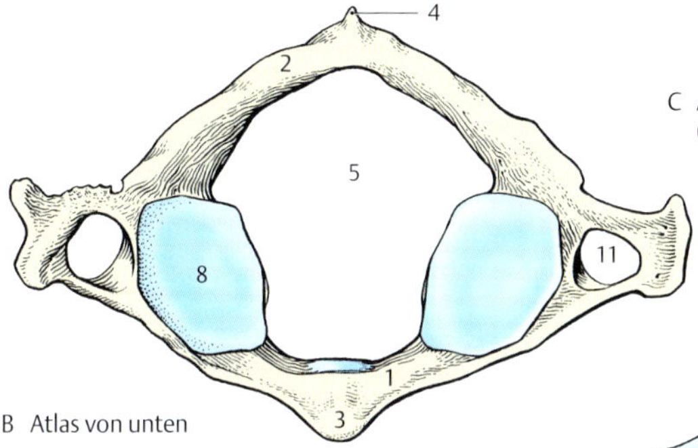

B Atlas von unten

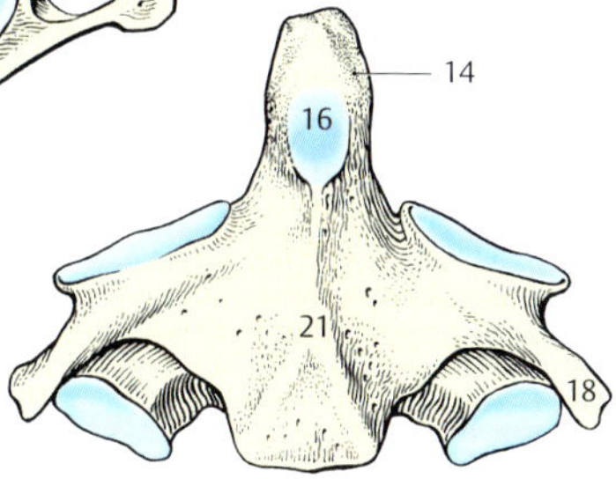

E Axis von vorne

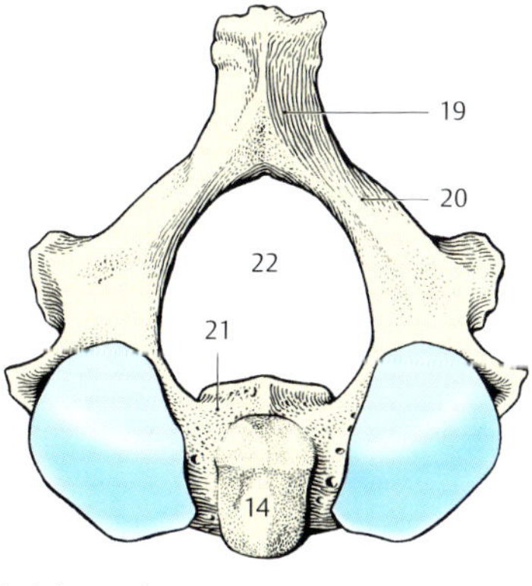

D Axis von oben

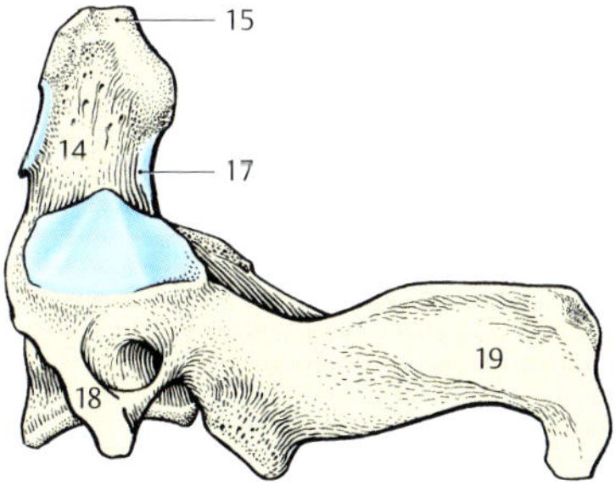

F Axis von der Seite

Brustwirbel (A–D)

An den 12 Brustwirbeln, **Vertebrae thoracicae,** sind zu beschreiben: Das *Corpus vertebrae* (**1**), das eine unvollständig verknöcherte kraniale und kaudale Compactaplatte und an seiner Hinterfläche Öffnungen zum Austritt einer Vene, der V. basivertebralis, besitzt. Seitlich zeigen die Wirbelkörper meistens *zwei Foveae costales* (**2**), die jeweils eine halbe Gelenkfläche (**D**) zur Artikulation mit den Rippenköpfchen haben. Ausnahmen sind der 1., 10., 11. und 12. Brustwirbel.

Beim ersten Brustwirbel (**D**) findet man am kranialen Rand des Körpers eine ganze (**3**), am kaudalen Rand eine halbe Gelenkfläche (**4**). Der zehnte Brustwirbel (**D**) besitzt nur am kranialen Rand eine halbe Gelenkfläche (**5**), während der 11. Brustwirbel (**D**) am kranialen Rand eine ganze Gelenkfläche (**6**) zeigt. Der 12. Brustwirbel (**D**) trägt die Gelenkfläche zur Artikulation für das Rippenköpfchen in der Mitte (**7**) der Seitenfläche seines Körpers.

An der Hinterfläche eines Brustwirbels beginnt der *Arcus vertebrae* mit dem *Pediculus arcus vertebrae* (**8**), der sich jederseits in die *Lamina arcus vertebrae* (**9**) fortsetzt. Die beiden Laminae vereinigen sich im *Processus spinosus* (**10**). Die Dornfortsätze des ersten bis neunten Brustwirbels liegen dachziegelartig übereinander, sodass ihre Spitzen jeweils ein- bis eineinhalb Wirbelhöhen tiefer liegen als die entsprechenden Wirbelkörper. Im Querschnitt erscheinen sie dreiseitig.
Die Dornfortsätze der letzten drei Brustwirbel sind im Querschnitt senkrecht eingestellte Platten. Diese Platten steigen nicht ab, sondern ziehen gerade nach dorsal. Beim Pediculus arcus vertebrae finden sich am Oberrand die schwächer ausgebildete *Incisura vertebralis superior* (**11**) und am Unterrand die stärker entwickelte *Incisura vertebralis inferior* (**12**). Zwischen den Wirbelbögen und der Hinterfläche des Körpers liegt das *Foramen vertebrale* (**13**).

Am Übergang des Pediculus arcus vertebrae in die Lamina arcus vertebrae findet sich kranial der *Processus articularis superior* (**14**) und kaudal der *Processus articularis inferior* (**15**). Zur Seite und etwas nach hinten entwickelt sich der *Processus transversus* (**16**), der vom ersten bis zum zehnten Brustwirbel eine *Fovea costalis processus transversi* (**17**) zur Artikulation mit dem Tuberculum costae, Rippenhöckerchen, trägt. Diese Fovea ist als Grübchen jedoch nur am zweiten bis fünften Wirbel (II–V) ausgebildet. Am ersten, sechsten bis neunten und am zehnten Wirbel findet sich nur eine plane Gelenkfläche. Die Form dieser Gelenkflächen ergibt eine unterschiedliche Beweglichkeit der Rippen (S. 68).

Besonderheiten: Am 1. Brustwirbel findet sich häufig, ähnlich wie bei den Halswirbeln, jederseits am Corpus vertebrae ein *Uncus corporis (Putz).* Am 11. und 12. Brustwirbel können die Processus transversi bereits rudimentär sein. In diesen Fällen kann man wie bei den Lendenwirbeln (S. 42) jederseits einen *Processus accessorius,* beigefügter Fortsatz, und einen *Processus mamillaris,* Warzenfortsatz, finden.

Klinischer Hinweis: Die Incisurae vertebrales, und zwar jeweils eine kaudale und eine kraniale, bilden gemeinsam das *Foramen intervertebrale* (**18**), das dem Durchtritt des Spinalnerven dient. Knochenverändernde Prozesse in diesem Bereich können zu Einengungen führen, die wiederum eine **Nervenläsion** hervorrufen können.

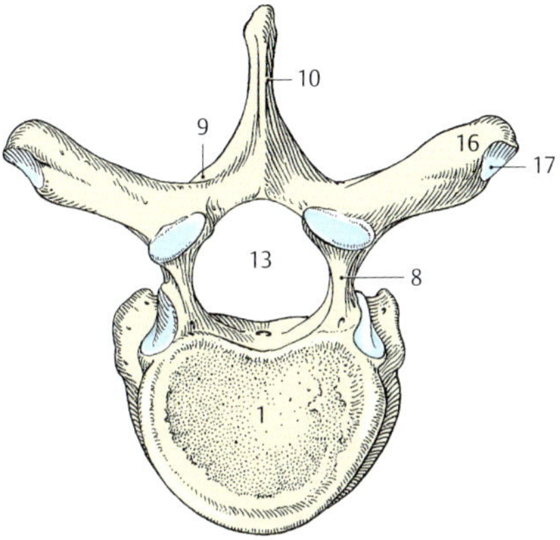

A Vertebra thoracica von oben

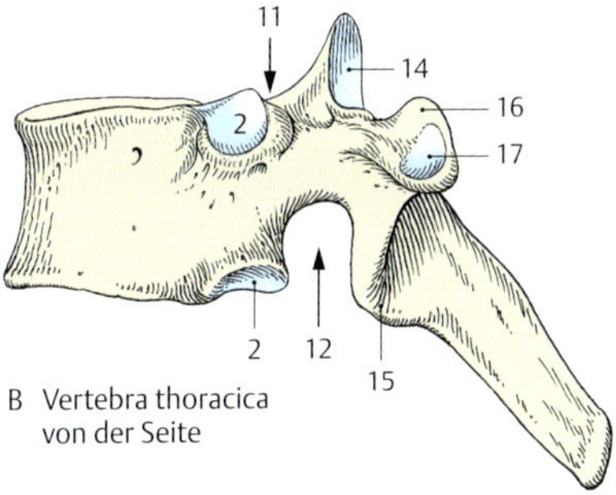

B Vertebra thoracica
von der Seite

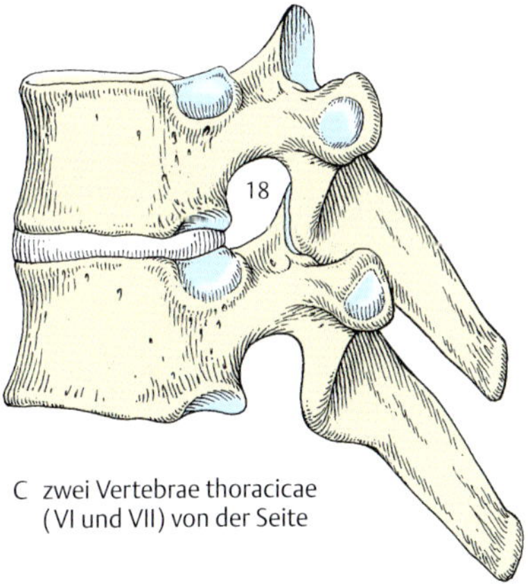

C zwei Vertebrae thoracicae
(VI und VII) von der Seite

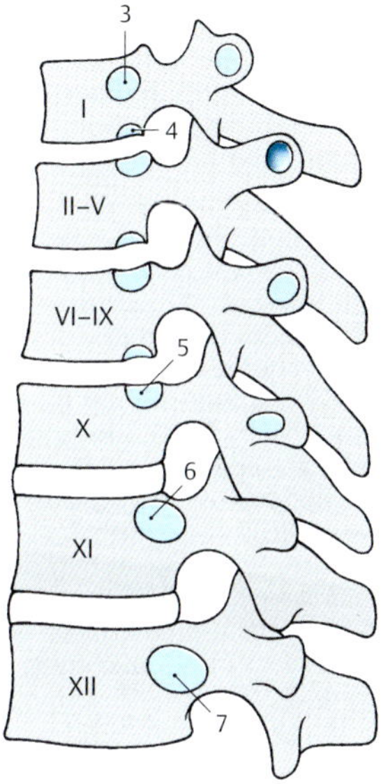

D schematische Darstellung
der Gelenkflächen für die
Wirbel-Rippen-Gelenke

Lendenwirbel (A–D)

Die Körper, *Corpora* (**1**), der fünf Lendenwirbel, **Vertebrae lumbales,** sind wesentlich mächtiger als die der übrigen Wirbel. Der *Processus spinosus* (**2**) ist platt und in sagittaler Richtung eingestellt. Die *Lamina arcus vertebrae* (**3**) ist kurz und plump, der *Pediculus arcus vertebrae* (**4**) entsprechend der Größe eines Lendenwirbels sehr mächtig. Die seitlichen, abgeplatteten Fortsätze der Lendenwirbel, als *Processus costales* (**5**) bezeichnet, entstammen Rippenanlagen, die mit den Wirbeln verschmolzen sind.

Hinter dem Processus costalis liegt ein variabel großer *Processus accessorius* (**6**), der gemeinsam mit dem, dem *Processus articularis superior* (**7**) aufsitzenden *Processus mammillaris* (**8**) den Rest des Querfortsatzes, *Processus transversus,* darstellt. Nach kaudal erstreckt sich der *Processus articularis inferior* (**9**). Die Gelenkflächen an den Processus articulares, die *Facies articulares,* sind am Processus articulares superior im wesentlichen nach medial (**10**), am Processus articularis inferior im wesentlichen nach lateral (**11**) gerichtet. Allerdings findet sich immer eine mehr oder minder deutliche Abknickung dieser Gelenkflächen.

Zwischen Processus articularis superior und Processus articularis inferior gibt es einen Bereich, der kaum Spongiosa enthält. Dieser Bereich wird klinisch als Interartikularportion (**12**) bezeichnet.

Wie bei allen anderen Wirbeln befindet sich auch bei den Lendenwirbeln, zwischen Corpus vertebrae und Processus articularis superior, eine kleine *Incisura vertebralis superior* (**13**). Die wesentlich größere *Incisura vertebralis inferior* (**14**) erstreckt sich von der Hinterfläche des Corpus bis zur Wurzel des Processus articularis inferior. Die aus den entsprechenden Incisurae gebildeten *Foramina intervertebralia* sind bei den Lendenwirbeln relativ groß. Das *Foramen vertebrale* (**15**) ist relativ klein. An der Hinterfläche des Körpers, innerhalb des Foramen vertebrale, findet sich eine größere Öffnung zum Austritt einer Vene. An der oberen und unteren Deckfläche, *Facies intervertebralis* der Lumbalwirbel findet sich jeweils, wie auch bei den anderen Wirbeln, eine deutlich sichtbare, ringförmige kompakte Knochenlamelle, die Randleiste, *Epiphysis anularis* (**16**) und in der Mitte die Substantia spongiosa (**17**) des Wirbelkörpers. Der Kompaktaring entspricht dem verknöcherten Anteil der Wirbelkörperepiphyse (S. 52).

Unter den fünf Lendenwirbeln ist der **5. Lendenwirbel** als einziger von den anderen zu unterscheiden, und zwar dadurch, dass der Wirbelkörper von vorne nach hinten zu an Höhe verliert.

■ **Varietäten:** Man findet häufiger beim 1., seltener beim 2. Lendenwirbel einen nicht verschmolzenen Processus costalis, eine sogenannte **Lendenrippe** (**18**). Sie findet sich bei ca. 8% der Menschen. Meist fehlt ein Caput costae. Form und Größe einer Lendenrippe können sehr variabel sein. Der letzte Lendenwirbel kann mit dem Os sacrum verschmelzen. Man spricht von der **Sakralisation** dieses Wirbels.

Klinischer Hinweis:
Lendenrippen können durch ihre enge Nachbarschaft zur Niere schmerzhafte Beschwerden hervorrufen.
Im Bereich der Interartikularportion kann es zur Spaltbildung, zur **Spondylolyse** (S. 44) kommen.
Eine wichtige diagnostische oder auch therapeutische Maßnahme ist die **Lumbalpunktion.** Sie wird genau in der Medianen mit einer Lumbalpunktionsnadel durchgeführt. Im Regelfall wird zwischen den Dornfortsätzen des 3. und 4. Lumbalwirbels eingegangen bis der Subarachnoidalraum erreicht ist. Dann kann Liquor entnommen werden.

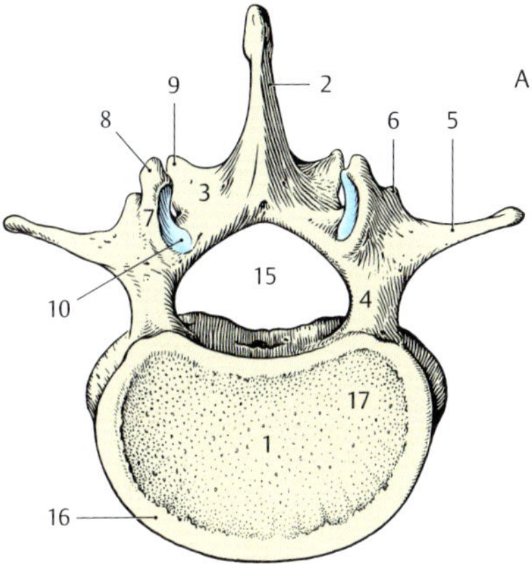

A Vertebra lumbalis von oben

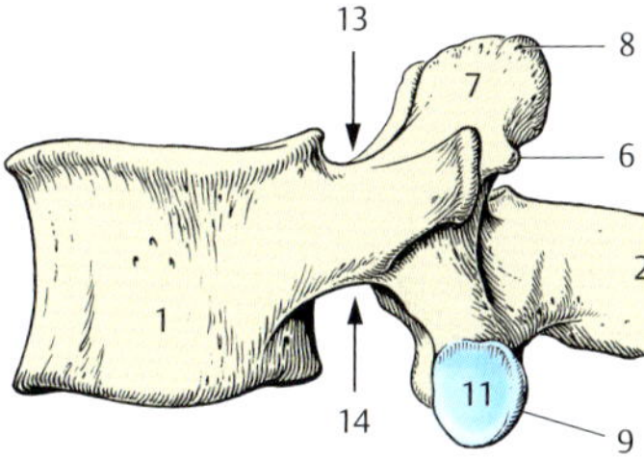

B Vertebra lumbalis von der Seite

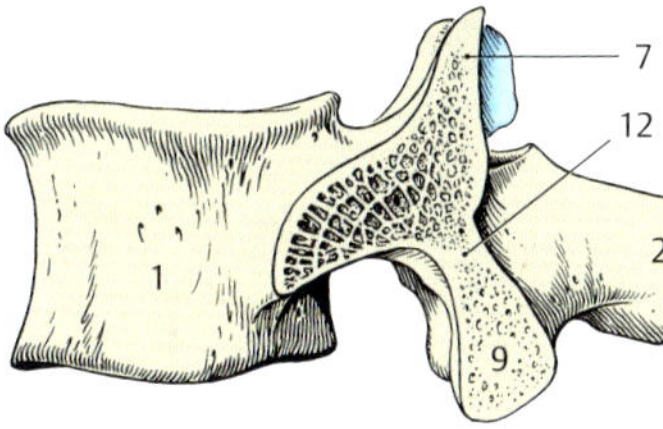

C Interartikularportion

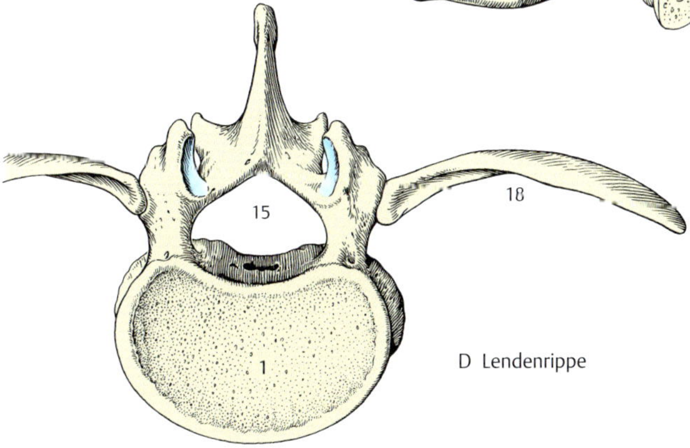

D Lendenrippe

Missbildungen und Varietäten der präsakralen Wirbel (A–E)

Missbildungen der Wirbel können mit mehr oder minder großen Veränderungen des Rückenmarkes einhergehen. Verschiedene Spaltbildungen oder andere Veränderungen werden allerdings auch zufällig bei Röntgen-, Ultraschall-, CT- oder MRI-Untersuchungen entdeckt, ohne je Beschwerden verursacht zu haben. Da es sich dabei um entwicklungsgeschichtlich bedingte Missbildungen handelt, seien hier einige zusammengestellt. Dabei sollen jedoch nur die freien Wirbel berücksichtigt werden, da die Varietäten des Os sacrum auf Seite 50 gesondert beschrieben werden. Ebenso werden die Hals- (S. 36) und Lendenrippen (S. 42) hier nicht angeführt.

Neben Varietäten wie dem Vorhandensein eines *Canalis a. vertebralis* (S. 38) oder Missbildungen wie etwa der *Atlasassimilation* (ein- oder beidseitiges Verschmelzen mit der Schädelbasis) sind am häufigsten die **Spaltbildungen im Bereich der Wirbelbögen**. Dabei sind *hintere Wirbelbogenspalten* von *seitlichen* und von *Spaltbildungen* an der *Wirbelbogenwurzel* sowie *Spalten zwischen Körper und Bogen* nach *Töndury* zu unterscheiden. Hinzu kommt noch die sehr seltene vordere *Wirbelbogenspalte* beim Atlas. Vordere und hintere Wirbelbogenspalten sind als mediane Spaltbildungen zu bezeichnen. Mediane hintere Wirbelbogenspalten können mit Fehlbildungen des Rückenmarkes kombiniert sein. Ihre Entstehung ist nach *Töndury* bereits in der mesenchymalen Phase der Wirbelentwicklung zu suchen.

Häufig finden sich **hintere Spalten** beim Atlas (**A, B**), selten an den unteren Halswirbeln (**E**), sehr selten an den oberen Brustwirbeln. Nicht selten sieht man diese Spalten bei unteren Brust- und oberen Lendenwirbeln, während solche Spaltbildungen am häufigsten am Os sacrum (Spina bifida s. S. 50) anzutreffen sind.

Sehr selten findet sich die **vordere mediane Spalte** am Atlas, wobei hier dann auch eine hintere mediane Spalte vorhanden ist (**B**).

Seitliche Wirbelbogenspalten (**C**) treten unmittelbar hinter dem Processus articularis superior (**1**) aus, sodass die Processus articulares inferiores (**2**) mit dem Arcus und dem Processus spinosus vom übrigen Wirbelteil getrennt sind. Diese knöcherne Trennung wird als *Spondylolyse* bezeichnet und kann zum echten Wirbelgleiten (Spondylolisthesis) führen.

Eine weitere Missbildung ist das Auftreten von **Blockwirbeln** (**D**), d. h. das Verschmelzen von zwei oder mehreren Wirbelkörpern miteinander, wie es physiologischerweise im Sacrum auftritt. Am häufigsten werden Blockbildungen in der Hals-, in der oberen Brust- und in der Lendenregion beobachtet. An der nebenstehenden Abbildung ist eine Blockbildung zwischen zweitem und drittem Halswirbel (**D**) zu sehen. Die Ursachen der Blockwirbelbildung können unterschiedlich sein, jedoch tritt die Störung in der mesenchymalen Phase der Wirbelsäulenentwicklung auf.

Klinischer Hinweis: Achtung! Blockwirbel treten auch im Verlauf verschiedener Erkrankungen auf und unterscheiden sich von den oben genannten durch Exophyten bzw. deutliche krankhafte Veränderungen. Auch nach Unfällen können Blockwirbel auftreten.

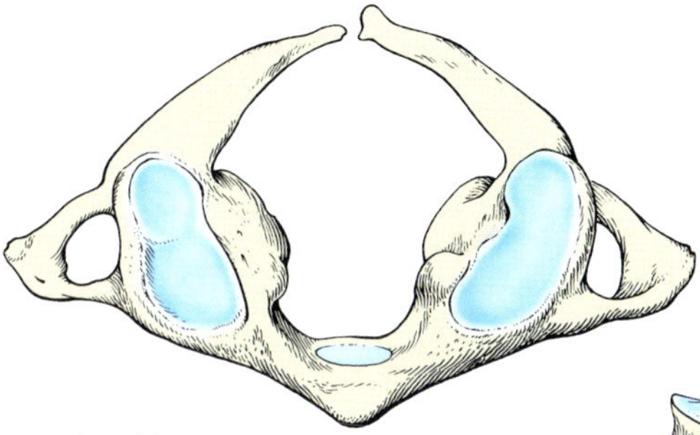

A mediane hintere
Wirbelbogenspalte am Atlas

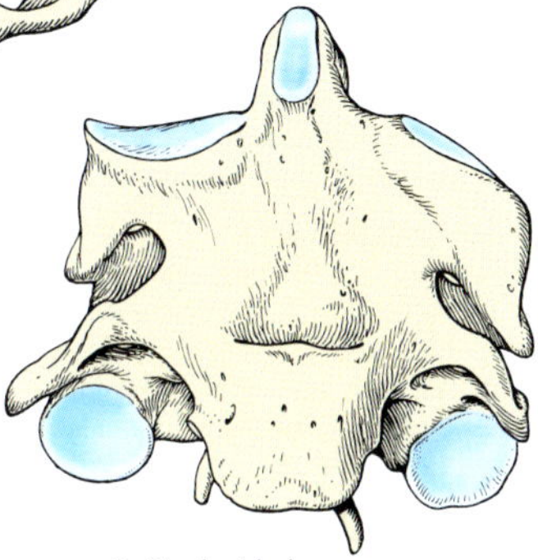

D Blockwirbel

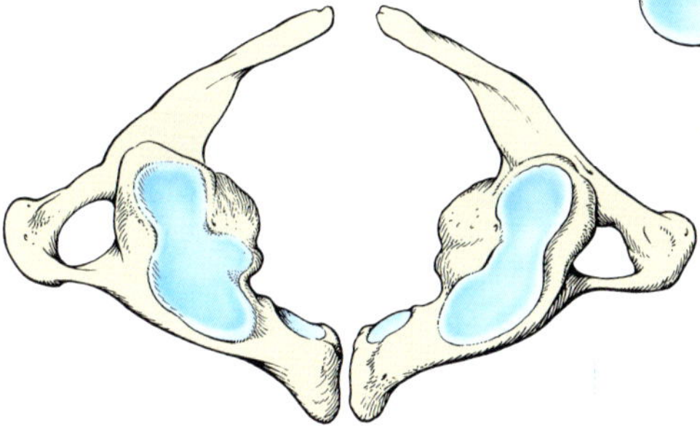

B vordere und hintere mediane
Wirbelbogenspalte am Atlas

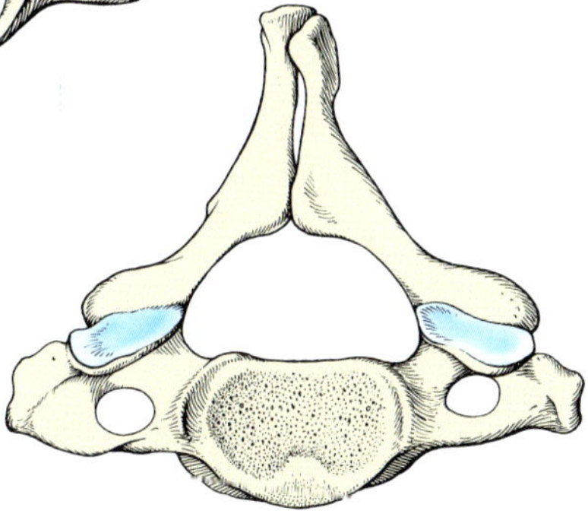

E mediane Wirbelbogenspalte
am 7. Halswirbel

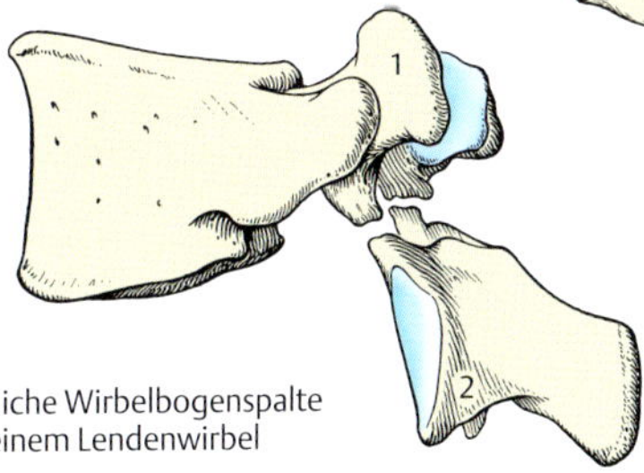

C seitliche Wirbelbogenspalte
an einem Lendenwirbel

Kreuzbein (A, B)

Das **Os sacrum** ist aus den 5 Kreuzwirbeln und den dazwischenliegenden Zwischenwirbelscheiben entstanden. Am Os sacrum beschreibt man eine nach vorne konkave Fläche, die **Facies pelvina** (**A**), und eine nach hinten gerichtete konvexe **Facies dorsalis** (**B**). Die dem letzten echten (Lumbal-)Wirbel zugekehrte Fläche, wird als *Basis ossis sacri* (**1**) bezeichnet. Die nach unten gerichtete Spitze, *Apex ossis sacri* (**2**), steht dem an das Kreuzbein anschließenden Steißbein gegenüber.

An der **Facies pelvina** (**A**) ist die Krümmung meist nicht gleichmäßig, sondern zeigt etwa in Höhe des 3. Kreuzbeinwirbels ihre stärkste Ausbildung. Hier kann das Sakrum sogar abgewinkelt erscheinen. An der Facies pelvina kann man die 4 paarigen *Foramina sacralia anteriora* (**3**) unterscheiden, die die Austrittsöffnungen für die ventralen Äste der Nn. spinales (s. Bd. 3) darstellen. Diese Öffnungen sind nicht gleichwertig den bei den anderen Wirbeln vorhandenen Foramina intervertebralia (die hier unmittelbar am Canalis sacralis liegen), sondern sind sowohl von Wirbel- als auch Rippenanlagen (S. 52) umgeben. Sie entsprechen jenen Öffnungen, die sonst von Wirbel, Rippen bzw. Rippenanlagen und Ligg. costotransversaria superiora gebildet werden.

Zwischen den jeweiligen rechten und linken Foramina sacralia anteriora finden sich, entstanden aus der Verschmelzung der zueinandergekehrten Flächen der Wirbel und der Zwischenwirbelscheiben, die *Lineae transversae* (**4**). Der seitlich der Foramina anteriora gelegene Teil des Os sacrum wird als *Pars lateralis* (**5**, S. 48) bezeichnet.

An der **Facies dorsalis** (**B**) ist das Os sacrum gleichmäßig konvex gekrümmt. Fünf längsgerichtete Leisten sind nicht immer sehr deutlich ausgebildet und durch Verschmelzung der entsprechenden Fortsätze der Wirbel entstanden. In der Mitte befindet sich die *Crista sacralis mediana* (**6**), die von den miteinander verschmolzenen Processus spinosi gebildet wird. Seitlich davon, jedoch medial von den *Foramina sacralia posteriora* (**7**) sieht man die *Crista sacralis intermedia* (**8**), die im Allgemeinen am schwächsten ausgebildet ist. Sie ist aus der Verschmelzung der Rudimente der Gelenkfortsätze der Wirbel entstanden. Lateral von den Foramina sacralia posteriora kann die *Crista sacralis lateralis* (**9**) beobachtet werden, die die Reste der rudimentären Seitenfortsätze (Processus transversi) darstellt.

In Verlängerung der Crista sacralis intermedia nach kranial finden sich am oberen Ende die *Processus articulares superiores* (**10**), die der gelenkigen Verbindung mit dem letzten Lendenwirbel dienen. Entsprechend den Foramina sacralia anteriora sind die 8 Foramina sacralia posteriora ebenfalls nicht gleichwertig mit den an den anderen Wirbeln zu sehenden Foramina intervertebralia. Sie entsprechen jenen Öffnungen, die gemeinsam von Wirbel, Rippen bzw. Rippenanlagen und den Ligg. costotransversaria gebildet werden. Durch sie treten die Rami dorsales der Spinalnerven aus.

Die Crista sacralis mediana endet bereits oberhalb des *Hiatus sacralis* (**11**), der die untere Öffnung des Wirbelkanals darstellt. Er findet sich etwa in der Höhe des 4. Sakralwirbels. Seitlich wird er begrenzt von den beiden Kreuzbeinhörnern, den *Cornua sacralia* (**12**).

Klinischer Hinweis: Das Eingehen mit einer Injektionsnadel in den Hiatus sacralis ist für eine lokale Anästhesie wichtig (sogenannter Kreuzstich). Damit kann der Beckenbereich bzw. die unteren Extremitäten betäubt werden ohne Herz und Atemorgane zu belasten. Man beachte, dass die Nadel beim Erreichen des dritten Sakralwirbels gekippt werden muss.

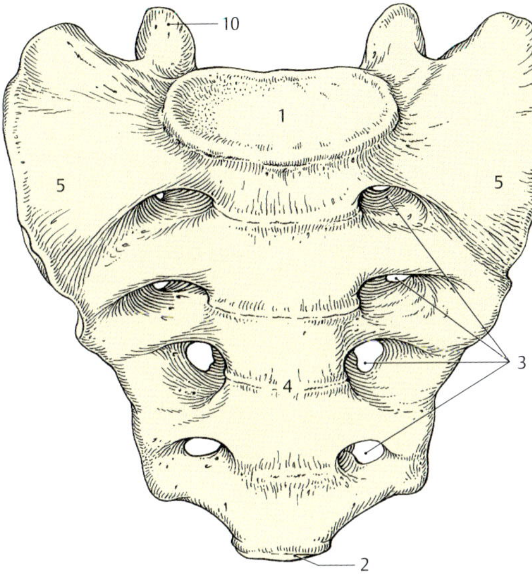

A Os sacrum von vorne

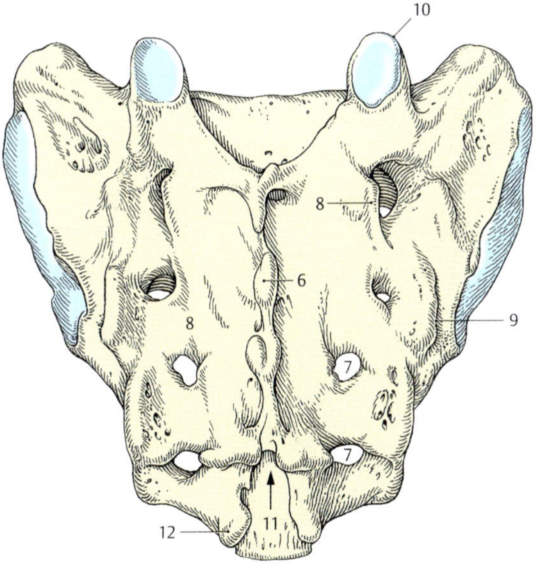

B Os sacrum von hinten

Kreuzbein, Fortsetzung (A–D)

Bei der Betrachtung des **Kreuzbeines von oben** (**A**) sieht man die in der Mitte gelegene *Basis ossis sacri* (**1**), die die Kontaktfläche für die Zwischenwirbelscheibe mit dem letzten Lendenwirbel bildet. Diese Zwischenwirbelscheibe reicht am weitesten nach vorne im Verlauf der gesamten Wirbelsäule, steht auch am weitesten in das Becken hinein und wird verschiedentlich definitionsgemäß als Promontorium bezeichnet (S. 62). Heute wird jedoch der am weitesten vorspringende Punkt der Basis ossis sacri als **Promontorium** (Vorgebirge) angegeben. Seitlich von der Basis ossis sacri sind jederseits die *Alae ossis sacri* (**2**) zu sehen. Sie stellen die oberen Flächen der *Partes laterales* dar, die aus den Rippenrudimenten entstanden sind. Hinter der Basis ossis sacri ist der Eingang in den Sakralkanal gelegen, seitlich davon sieht man die beiden *Processus articulares superiores* (**3**), die zur gelenkigen Verbindung mit dem letzten Lendenwirbel dienen.

Von der **Seite** her (**B**) kann man am Os sacrum die *Facies auricularis* (**4**) sehen, die zur gelenkigen Verbindung mit dem Os coxae dient. Hinter dieser Facies auricularis ist die *Tuberositas ossis sacri* (**5**) gelegen, die als rauhe Fläche dem Ansatz von Bändern dient.

Innerhalb des Os sacrum liegt der **Canalis sacralis,** der entsprechend der Form des Kreuzbeines von ungleichmäßiger Krümmung und ungleicher Weite ist. Etwa in Höhe des 3. Sakralwirbels findet sich innerhalb des Sakralkanales eine Verengung. Aus dem Canalis sacralis öffnen sich seitlich Kanäle, die den Foramina intervertebralia entsprechen und aus den verschmolzenen Incisurae vertebrales superiores et inferiores gebildet werden. Von diesen kurzen Kanälen wenden sich an die Vorder- und Hinterfläche die entsprechenden Foramina sacralia (S. 46).

Geschlechtsunterschiede: Man findet beim Mann (**D**) ein längeres Kreuzbein, das außerdem eine etwas stärkere Krümmung zeigt. Bei der Frau (**C**) ist das Os sacrum kürzer, jedoch breiter und außerdem geringer gekrümmt. Zusätzlich ist die Facies auricularis beim Mann deutlicher ausgeprägt als bei der Frau.

Klinischer Hinweis: Der **Promontoriumswinkel** nach *Schmorl-Junghans* beträgt beim Gesunden 120–135°. Er wird am weitest vorspringenden Punkt gemessen, an dem sich die Tangenten (Unterrand des 4. Lendenwirbels und Oberrand des Sakrums) schneiden.

Steißbein (E, F)

Das meistens aus 4–5 Wirbeln entstandene Steißbein, **Os coccygis,** ist im Regelfall nur rudimentär vorhanden. Man sieht an seiner, dem Os sacrum entgegengerichteten Fläche die *Cornua coccygea* (**6**), die aus den Gelenkfortsätzen des ersten Steißwirbels völlig zurückgebildet sind und nur mehr aus kleinen rundlichen Knöchelchen bestehen.

Die Steißwirbel nehmen von kranial nach kaudal an Größe ab. Nur der erste Steißwirbel zeigt noch Ähnlichkeiten mit dem Bau eines typischen Wirbels. An diesem Wirbel können zwei seitliche Fortsätze vorhanden sein, die die Reste der Processus transversi darstellen.

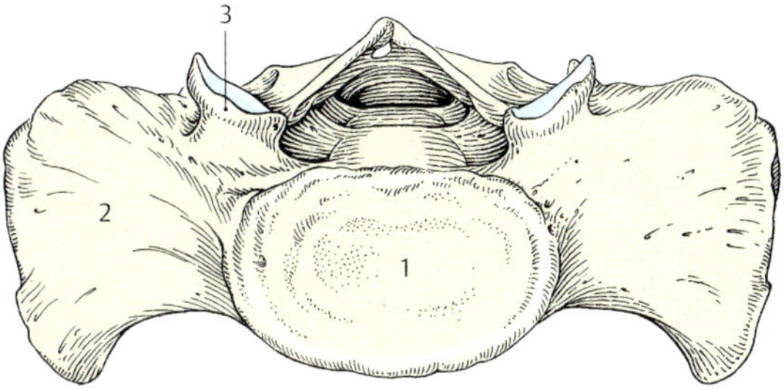

A Os sacrum von oben

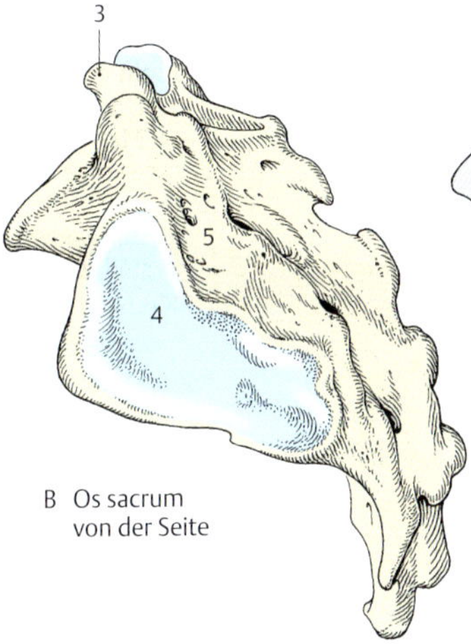

B Os sacrum von der Seite

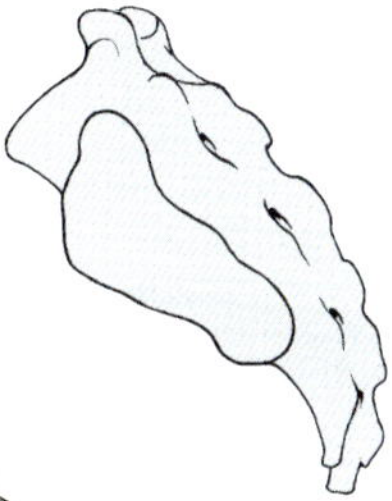

C Os sacrum der Frau von der Seite

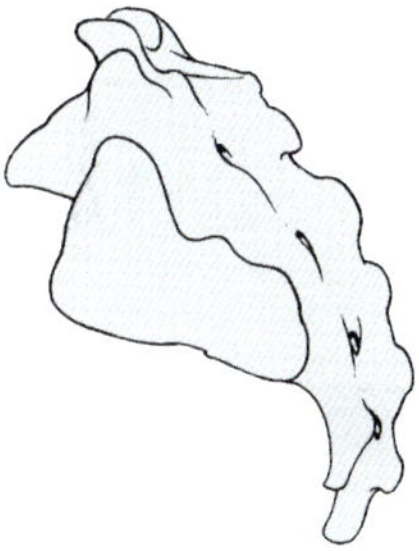

D Os sacrum des Mannes von der Seite

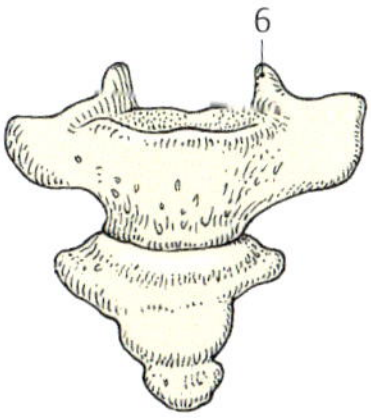

E Os coccygis von vorne

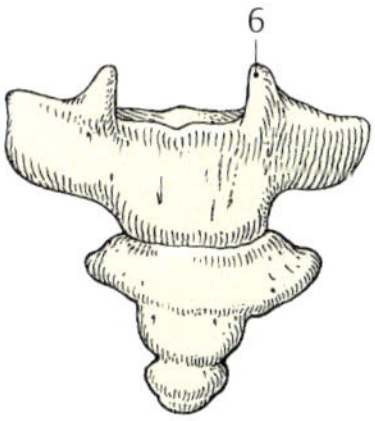

F Os coccygis von hinten

Varietäten im Bereich des Kreuzbeines (A–D)

Die Wirbelsäule besitzt im Regelfall **24 präsakrale Wirbel**, die restlichen Wirbel gliedern sich in die 5 miteinander verschmelzenden Sakralwirbel und 3 bis 4 Steißwirbel. Rund ein Drittel der Menschen hat eine Vermehrung der Sakralwirbel um einen weiteren, sodass das Os sacrum aus 6 Wirbeln besteht. Einerseits kann ein Lumbalwirbel in das Os sacrum einbezogen werden (**A**), andererseits kann aber auch der erste Steißwirbel mit dem Kreuzbein verschmolzen sein (**B**).

Kommt es zu einer knöchernen Vereinigung des letzten Lumbalwirbels mit dem Os sacrum, so spricht man von der **Sakralisation** eines Lumbalwirbels. Sinngemäß kennt man auch die Sakralisation des Steißbeines bzw. eines Steißwirbels. Ist nun entweder ein Lumbal- oder ein Steißwirbel mit dem Os sacrum verschmolzen, so treten jederseits 5 Foramina sacralia auf, und das Kreuzbein erscheint dadurch größer als bei typischer Ausbildung.

Die Verschmelzung des letzten Lendenwirbels kann auch nur einseitig erfolgen, man spricht dann von einem **lumbosakralen Übergangswirbel**, der unter Umständen zu einer Skoliosebildung der Wirbelsäule (S. 62) Anlass geben kann. Ein lumbosakraler Übergangswirbel tritt aber auch im Sinne einer **Lumbalisation** des ersten Sakralwirbels auf. Dabei erfolgt an der dorsalen Seite eine unvollständige Verschmelzung des ersten Sakralwirbels mit den übrigen, und die knöcherne Vereinigung im Bereich der Partes laterales, also in jenen Bereichen, die aus Rippenrudimenten entstehen, unterbleibt.

Es ist zu beachten, dass bei der Lumbalisation eines sakralen Wirbels trotzdem am Os sacrum 5 Wirbel erscheinen können, und zwar dann, wenn der erste Steißwirbel mit dem Kreuzbein verschmolzen ist. Die Vermehrung der Wirbel, die das Os sacrum bilden, d.h. eine Sakralisation eines Lendenwirbels oder eines Steißwirbels, wird häufiger beim männlichen als beim weiblichen Geschlecht beobachtet.

Als weitere Varietät kann man am Kreuzbein relativ häufig (nach *Hintze* bei 44% der 15jährigen und bei 10% der Menschen im 50. Lebensjahr) eine unvollständig ausgebildete Crista sacralis mediana finden. Damit erscheint die hintere Wand des Sakralkanales lückenhaft (**C**). Außerdem ist die unvollständige Verschmelzung des ersten Kreuzwirbels im Bereich seines Processus spinosus mit den Processus spinosi der übrigen Kreuzwirbel zu erwähnen, wodurch das erste Sakralsegment einen Arcus vertebrae erhält und die Crista sacralis mediana erst ab dem 2. Wirbel beginnt. Schließlich wäre noch das Ausbleiben der Verschmelzung über den gesamten Bereich der Wirbelbögen zu nennen, sodass überhaupt keine hintere knöcherne Wand am Sakralkanal zu finden ist. Diese Missbildung wird als **Spina bifida** (**D**) bezeichnet.

Kinischer Hinweis: Von einer **Spina bifida „occulta“** spricht man, wenn das Rückenmark intakt und die Haut in diesem Bereich unversehrt ist, sie findet sich in etwa 2% bei Männern und 0,3% bei Frauen. Sie ist üblicherweise klinisch bedeutungslos.

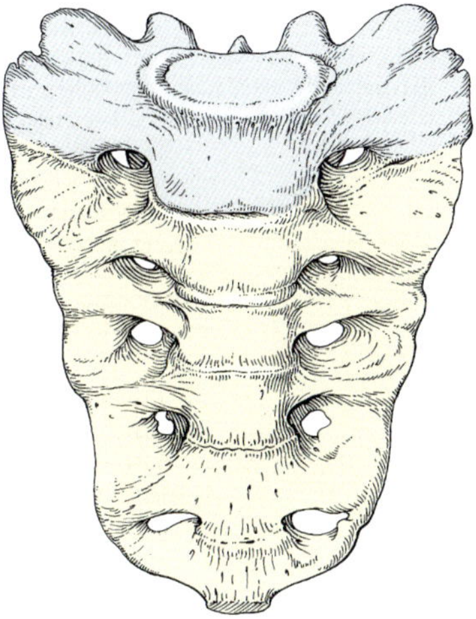

A Sakralisation des 5. Lendenwirbels

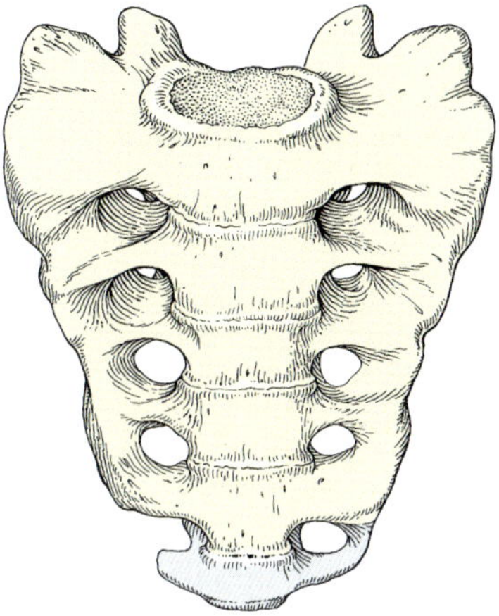

B Sakralisation des 1. Steißwirbels

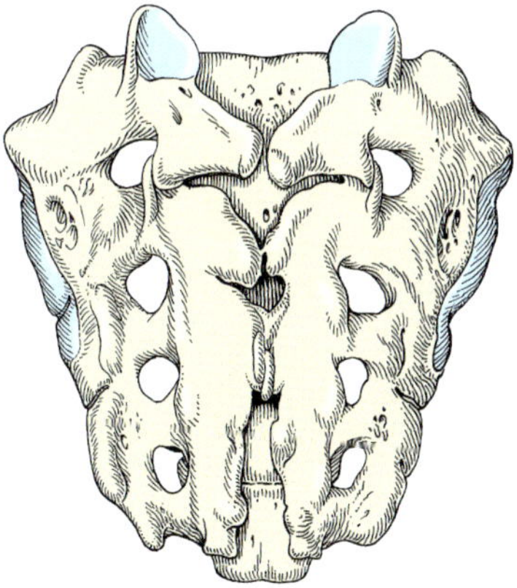

C unvollständige Crista sacralis mediana

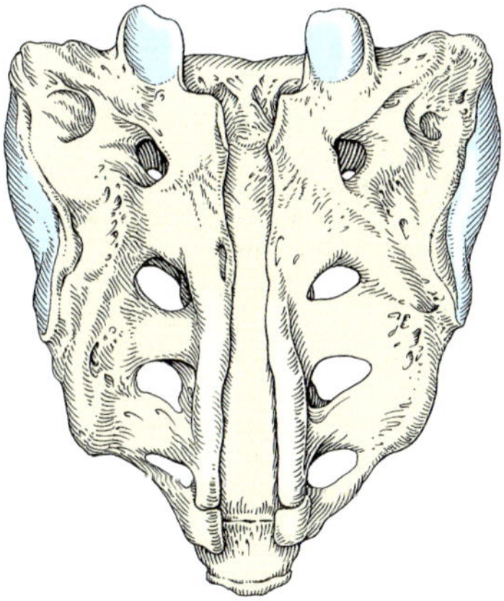

D Spina bifida

Wirbelentwicklung (A – I)

Grundsätzlich besitzen alle Wirbel *drei Knochenanlagen*. Von diesen entstehen *zwei perichondral* und *eine endochondral*. Die perichondralen Manschetten (**1**) liegen in den Wurzeln der Wirbelbögen, während der Knochenkern (**2**) im Körper des Wirbels zu finden ist. Abgesehen von diesen Knochenbildungszentren finden sich bei den einzelnen Wirbeln *sekundäre epiphysäre Knochenanlagen*, die einerseits an den Körperdeckflächen und andererseits an den Processus transversi bzw. an den Processus spinosi auftreten.

Der **Atlas** (**A**) entwickelt sich aus zwei seitlichen Knochenanlagen (**1**), wobei allerdings im 1. Lebensjahr im Arcus anterior zusätzlich ein eigener Knochenkern (hypochordale Spange) auftreten kann, der im 5. – 9. Lebensjahr mit den beiden anderen verschmilzt. Die Processus transversi enthalten bei Atlas und Axis rudimentäre Rippenanlagen (**3**).

Neben den drei Knochenanlagen und den sekundären Epiphysen finden sich beim **Axis** (**B, C**) noch weitere Knochenkerne. So wird der Zahn (**4**) nach üblicher Ansicht aus der Knochenanlage des Atlaskörpers, nach anderer Meinung *(Ludwig)* aus sogenannten Dentalfortsätzen gebildet. Relativ spät tritt ein Knochenkern *(Ossiculum terminale)* im *Apex dentis* (**5**) auf, der dem Proatlaskörper entspricht und mit dem Dens axis verwächst.

Bei den **übrigen Halswirbeln** (**D**) treten die *drei typischen Knochenanlagen* gegen Ende des 2. Embryonalmonats auf. In den Processus transversi bilden sich Knochenanlagen (**6**), die sich aus Rippenanlagen (Parietalspangen) entwickeln und aus denen die Tubercula anteriora und Teile der Tubercula posteriora entstehen. Zur Vereinigung der Knochenbögen kommt es im 1. Lebensjahr. Die Verschmelzung zwischen dem Körper und den Bögen, *Junctio neurocentralis*, erfolgt zwischen dem 3. und 6. Lebensjahr. Die *sekundären Epiphysenanlagen* treten an den Enden der Processus transversi und der Processus spinosi im 12. – 14. Lebensjahr auf und verschmelzen mit diesen um das 20. Lebensjahr. Die *Wirbelkörperepiphysen*, eine kraniale und kaudale Knorpelplatte, verknöchern ab dem 8. Lebensjahr nur ringförmig (Randleisten, *Epiphysis anularis)* und diese verschmelzen mit dem Körper ab dem 18. Lebensjahr.

Im **Brustbereich** (**E**) entstehen die Knochenanlagen in den Pediculi (**1**) zunächst in den oberen Brustwirbeln. Der im Körper entstehende endochondrale Kern (**2**) entwickelt sich in der 10. Fetalwoche, und zwar zunächst in den unteren Brustwirbeln. Die Vereinigung der knöchernen Bogenhälften setzt im ersten Lebensjahr ein, die Verschmelzung von Bögen und Körpern zwischen dem 3. – 6. Lebensjahr. Die *Wirbelkörperepiphysen* verknöchern ringförmig.

Auch die **Lumbalwirbel** (**F, G, K**) entwickeln sich aus *drei wirbeleigenen Knochenanlagen*, wobei die Knochenkerne (**2**) in den Wirbelkörpern zuerst in den oberen Lendenwirbeln auftreten (etwa zur gleichen Zeit wie in den unteren Brustwirbelkörpern) und die Knochenanlagen in den Wirbelbögen (**1**) etwas später gebildet werden. Die Processus costales (**7**) entstehen zusätzlich aus *Rippenanlagen*, sodass jeder Lumbalwirbel aus fünf Knochenanlagen entsteht.

Zu den *sekundären Epiphysen* gehören neben einer Knochenanlage am Processus spinosus auch die ringförmig verknöcherte Epiphyse, *Epiphysis anularis* (**8**) der Wirbelkörper, die sowohl an der oberen als auch unteren Deckfläche zu finden ist.

Das **Os sacrum** (**H, I**) entwickelt sich in jedem seiner Segmente wie die übrigen Wirbel (drei Knochenanlagen) und außerdem im Bereich der Partes laterales links wie rechts aus je einer Rippenanlage (**9**), sodass *jedes Segment* des Os sacrum *fünf Knochenanlagen* besitzt. Im Bereich der Lineae transversae kommt es zusätzlich zu einer knöchernen Verschmelzung der Randleisten mit den Disci intervertebrales, deren Verknöcherung im 15. – 16. Lebensjahr beginnt. Die aus den Rippenrudimenten entstandenen Kerne treten im 5. – 7. Fetalmonat auf. Sie verschmelzen mit den übrigen Knochenkernen im 2. – 5. Lebensjahr. Die Kreuzbeinwirbel untereinander verschmelzen von kaudal nach kranial fortschreitend bis zum 25. – 35. Lebensjahr.

Steißwirbel entstehen aus Knochenkernen, die ab dem 1. Lebensjahr auftreten und miteinander zwischen dem 20. und 30. Lebensjahr verschmelzen.

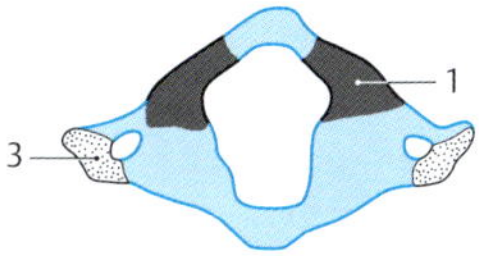

A Atlas

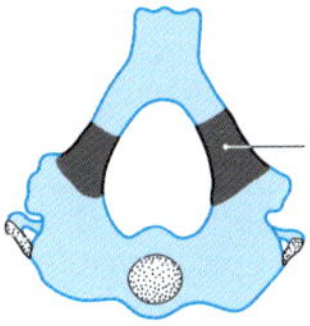

B Axis von oben

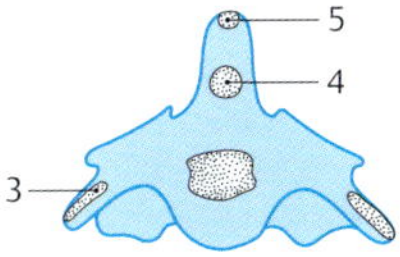

C Axis von vorne

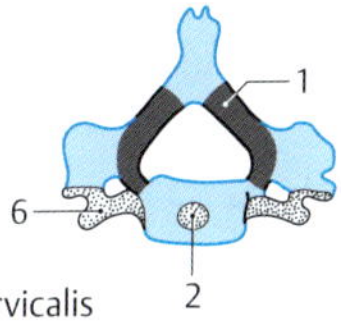

D Vertebra cervicalis

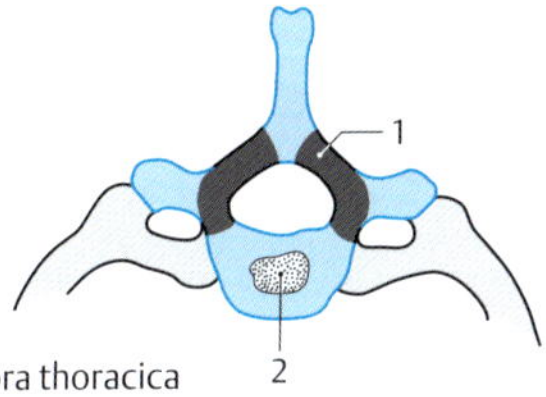

E Vertebra thoracica

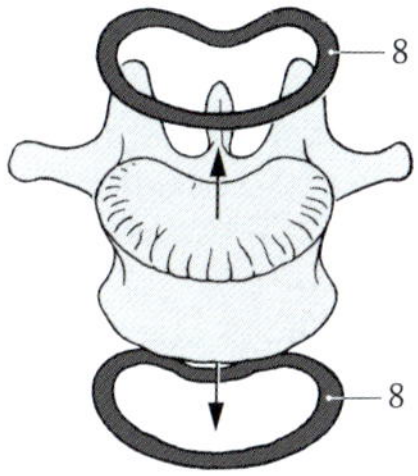

K Vertebra lumbalis
mit Epiphysis anularis

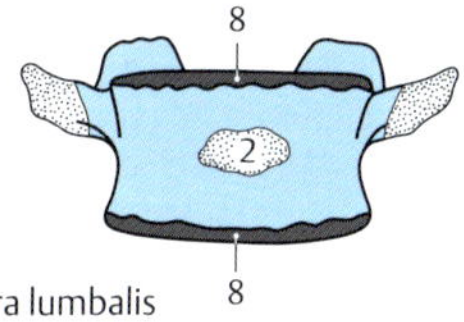

G Vertebra lumbalis
von vorne

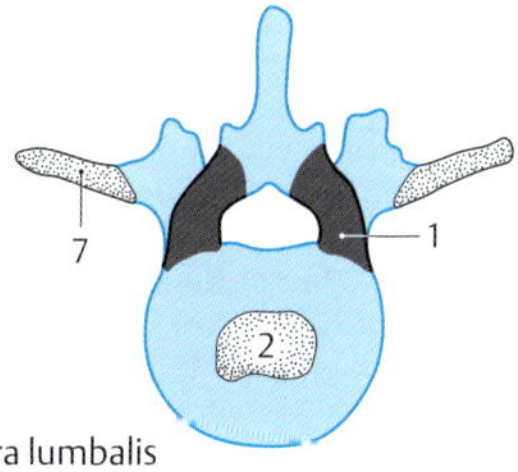

F Vertebra lumbalis
von oben

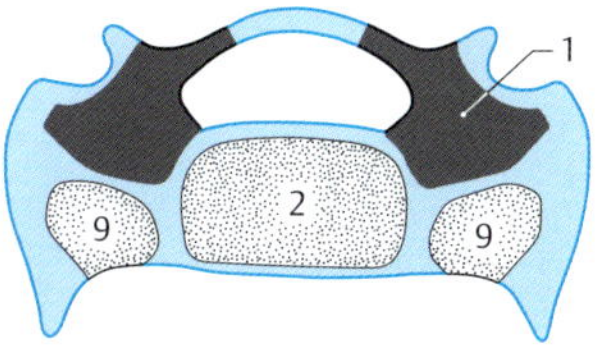

H Os sacrum
von oben

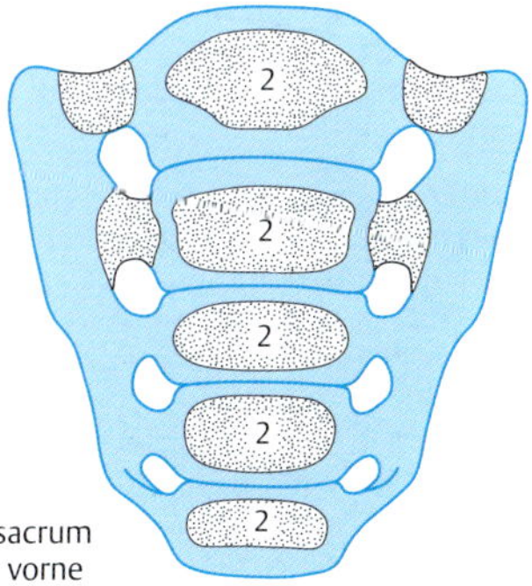

I Os sacrum
von vorne

Zwischenwirbelscheiben (A–D)

Der **Discus intervertebralis** besteht aus einem äußeren, straffen *Anulus fibrosus* (**1**) und einem weichen, gallertartigen Kern, dem *Nucleus pulposus* (**2**), der Reste der Chorda dorsalis enthält. Der Anulus fibrosus ist aus konzentrisch angeordneten kollagenen Fasern und Faserknorpel aufgebaut, wodurch der Nucleus pulposus in Spannung gehalten wird. Die Zwischenwirbelscheiben sind jeweils zwischen den Körpern der einzelnen Wirbel gelegen, ihre Form ist in sagittaler Richtung konisch. Im Hals- und Lendenbereich sind sie vorne höher, hinten niederer. Umgekehrt verhält es sich im Brustbereich, in dem der Discus intervertebralis vorne niederer, hinten jedoch höher ist. Grundsätzlich nimmt die Dicke der Disci intervertebrales von kranial nach kaudal zu.

Funktionell sind den Disci intervertebrales die hyalinen Knorpelplatten, *Laminae cartilagineae* (**3**), die den Wirbelkörperepiphysen entstammen, zuzurechnen. Diese funktionelle Einheit ist ein wichtiger Bestandteil eines Bewegungssegmentes (s. S. 62). Die Zwischenwirbelscheiben sind durch die Ligg. longitudinalia (**4**) noch zusätzlich in ihrer Lage gesichert. Dabei ist das Lig. longitudinale posterius flächenhaft mit den Disci verwachsen (S. 56), während das Lig. longitudinale anterius nur eine sehr lockere Verbindung mit den Zwischenwirbelscheiben besitzt.

Ein Discus intervertebralis verbindet als **Symphysis intervertebralis** zwei benachbarte Wirbelkörper. Diese Verbindung wird zusätzlich durch die Ligg. longitudinalia verstärkt.

Funktion: Die Zwischenwirbelscheiben wirken als druckelastische Polster. Dabei verteilt der Nucleus pulposus den Druck. Durch Belastung werden sie zusammengedrückt. Bei längerdauernder Entlastung nehmen sie wieder die ursprüngliche Form an. Bei Bewegungen innerhalb der Wirbelsäule (**C, D**) werden die Disci intervertebrales als elastische Elemente einseitig zusammengepresst bzw. gedehnt.

Klinischer Hinweis: Im Alter kann der Kern durch Abnahme des Quellungsdruckes schrumpfen. Dadurch verliert der Anulus fibrosus seine Spannung und kann leichter einreißen. Grundsätzlich beginnt jede Rissbildung im Bereich des Nucleus pulposus *(Schlüter)*, wobei radiär verlaufende Einrisse (durch übermäßige Belastung auch beim Jugendlichen) von konzentrisch verlaufenden Rissen zu unterscheiden sind. Letztere hängen mit degenerativen Prozessen zusammen. Es kommt damit schließlich zu Verlagerungen von Zwischenwirbelscheibenanteilen.
Verlagerungen bzw. Einbrüche in die benachbarten Wirbelkörper nach Schädigung der hyalinen Knorpelplatten (**3**) werden als **„*Schmorlsche* Knötchen"** bezeichnet und sind im Röntgenbild gut sichtbar. **Pulposushernien** (Diskushernien) treten auf, wenn der gallertige Kern nach Schädigung des Anulus fribrosus nach dorsal und lateral in den Wirbelkanal gepresst wird. Damit sind das Rückenmark bzw. einzelne Spinalnervenwurzeln oder Spinalnerven gefährdet.
Pulposushernien treten am häufigsten zwischen drittem und viertem und zwischen viertem und fünftem Lendenwirbel auf. Außerdem treten Pulposushernien noch häufig bei den beiden untersten Disci intervertebrales der Halswirbelsäule, zwischen fünftem und sechstem und sechstem und siebentem, auf.
Ein **Diskusprolaps** (Nukleusprolaps) entsteht aus einer Hernie durch vollständiges Zerreißen des Anulus fibrosus. Schließlich kann auch durch das Nachlassen der Spannung im Anulus fibrosus ein Elastizitätsverlust auftreten. In der Folge können Osteoblasten einwandern und zu Verknöcherungen von Bandscheibenteilen führen.

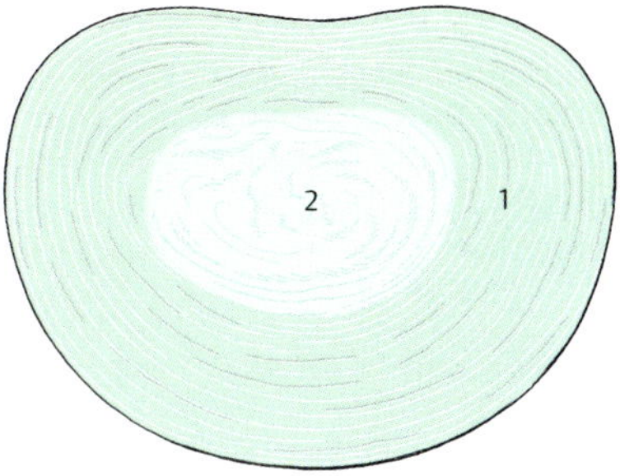

A Discus intervertebralis von oben

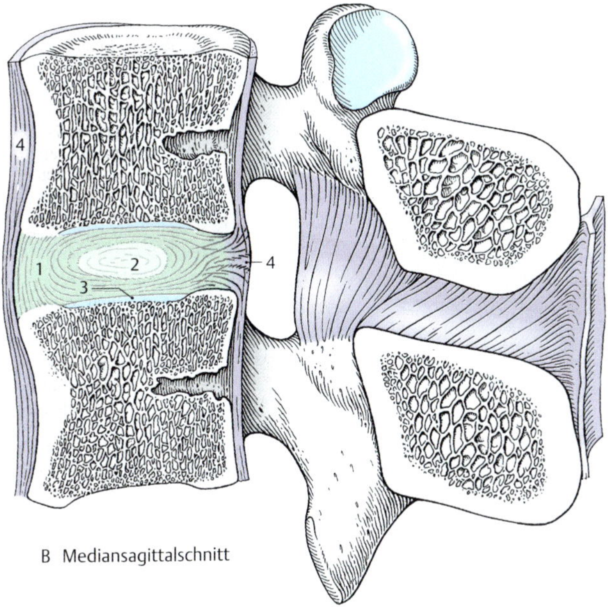

B Mediansagittalschnitt

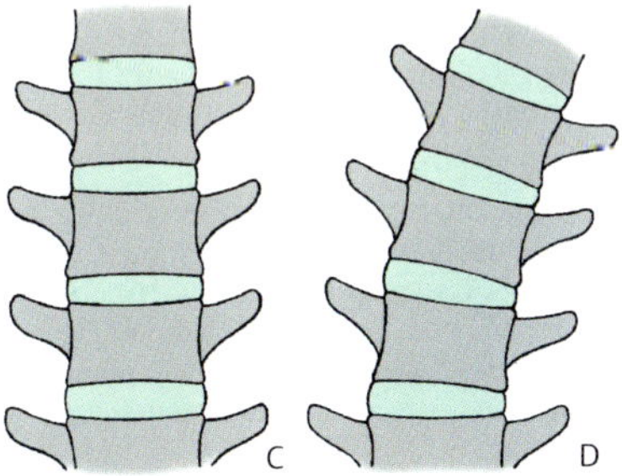

C Wirbelsäulenabschnitt (Schema) bei aufrechtem Stand

D Wirbelsäulenabschnitt (Schema) bei Seitwärtsneigen

Bänder der Wirbelsäule (A – D)

Ligamentum longitudinale anterius et posterius. Die Ligg. longitudinalia verlaufen vor bzw. hinter den Wirbelkörpern.

Das **vordere Längsband** (**1**) beginnt am Tuberculum anterius atlantis (manchmal wird *irrtümlich* die Pars basilaris o. occip. angegeben!), zieht an den Vorderflächen der Wirbelkörper nach abwärts und reicht bis zum Kreuzbein. Es wird in kaudaler Richtung breiter und steht **mit den Wirbelkörpern in fester Verbindung**, während eine solche Verbindung mit den Disci intervertebrales nicht gegeben ist.

Das **hintere Längsband** (**2**) gliedert sich in eine oberflächliche und tiefe Schichte und verläuft entlang der Hinterfläche der Wirbelkörper. Die oberflächliche Schichte entsteht als Fortsetzung der Membrana tectoria (S. 60) am Körper des Axis und reicht bis zum Discus intervertebralis L3/L4 *(Prestar* u. *Putz)*. Die tiefe Schichte stellt die Fortsetzung des Lig. cruciforme atlantis dar und reicht bis in den Canalis sacralis. Im Zervikalbereich ist die oberflächliche Schichte breit, während sie im Thorakal- und Lumbalbereich schmäler wird und unterhalb von L3/L4 mit der tiefen Schichte verschmilzt. Die tiefe Schichte ist im Halsbereich sehr dünn, während im Brust- und Lendenabschnitt eine rhombenförmige Verbreiterung (**3**) an den Disci intervertebrales (**4**) und den oberen Randleisten des Wirbelkörpers vorhanden ist. In diesen Bereichen kommt es zu einer **festen Verbindung mit den Zwischenwirbelscheiben,** wodurch eine weitgehende Sicherung der Disci intervertebrales gegeben ist. Zwischen Wirbelkörper und tiefer Schichte des Bandes befindet sich ein Spaltraum für die aus den Wirbelkörpern austretenden Venen.

Die Ligg. longitudinalia erhöhen die Festigkeit der Wirbelsäule, im besonderen beim Vor- und Rückwärtsneigen. Sie haben daher zwei Funktionen, und zwar hemmen sie einerseits die Bewegung und schützen andererseits die Disci intervertebrales.

Die **Ligamenta flava,** gelbe Bänder, (**5**) sind zwischen den Wirbelbögen (**6**) segmental ausgespannt. Sie grenzen die Foramina intervertebralia nach medial und dorsal ab. Ihre gelbliche Farbe wird durch scherengitterartige angeordnete, elastische Fasern hervorgerufen, die zum größten Teil diese Bänder bilden. Auch im Ruhezustand sind diese Bänder gespannt. Bei der Beugung werden sie dann stärker gedehnt und **helfen** mit **beim Aufrichten** der Wirbelsäule.

Das **Ligamentum nuchae,** Nackenband, (nicht abgebildet) erstreckt sich von der Protuberantia occipitalis externa bis zu den Dornfortsätzen der Halswirbel. Es ist sagittal eingestellt, dient dem Ansatz von Muskulatur und setzt sich fort in die Ligg. interspinalia bzw. in das Lig. supraspinale.

Die **Ligamenta intertransversaria** (**7**) sind kurze Bänder zwischen den Querfortsätzen.

Die **Ligamenta interspinalia** (**8**) sind ebenfalls kurze Bänder, die sich zwischen den Dornfortsätzen (**9**) ausspannen.

Das **Ligamentum supraspinale** (**10**) beginnt am Dornfortsatz des 7. Halswirbels und spannt sich nach abwärts bis zum Kreuzbein, stellt somit eine kontinuierliche Verbindung zwischen den Wirbeln und dem Os sacrum her.

Seitlich vom Lig. longitudinale anterius finden sich besonders im Lenden- und Brustbereich lange und kurze *perivertebrale Bänder.* Die parallel zum vorderen Längsband verlaufenden kurzen Bänder (**11**) verbinden benachbarte Disci intervertebrales, längere Bänder können einen Discus überspringen.

12 Lig. costotransversarium superius (S. 68).
13 Lig. costotransversarium laterale (S. 68).
14 Lig. capitis costae radiatum (S. 68).

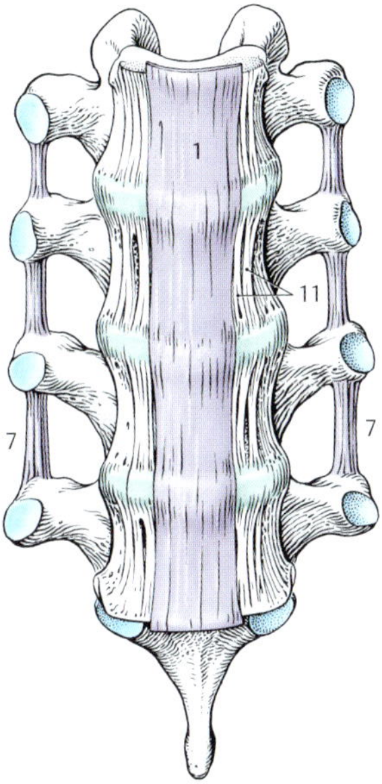

A Lig. longitudinale anterius

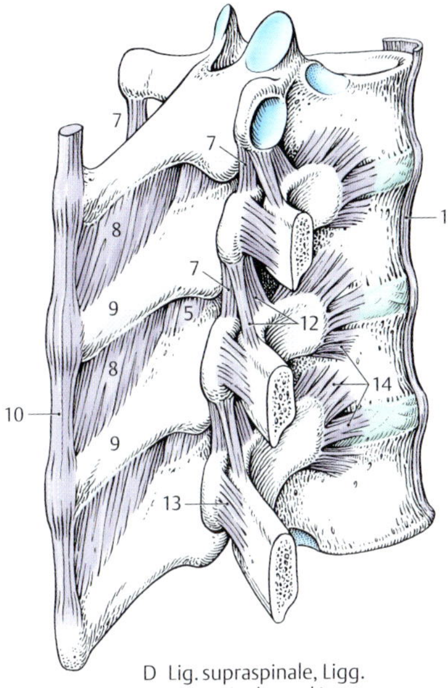

D Lig. supraspinale, Ligg. interspinalia und intertransversaria

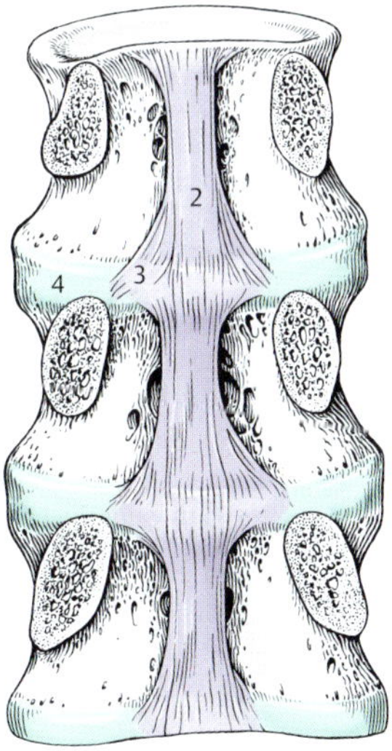

B Lig. longitudinale posterius

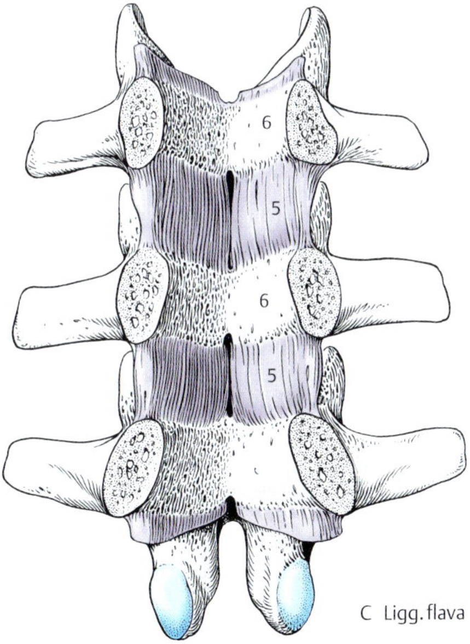

C Ligg. flava

Gelenke der Wirbelsäule (A – E)

Articulationes zygapophysiales (A, B)

Diese Verbindungen sind die Wirbelgelenke zwischen den Processus articulares. Sie werden klinisch auch als Wirbelbogengelenke (**A**) oder als „kleine Wirbelgelenke" bezeichnet. Die Gelenkkapseln, *Capsulae articulares*, werden von kranial nach kaudal zu straffer. Im Halsteil sind sie weit und schlaff mit *meniskusähnlichen Einlagerungen*. Durch die meniskusähnlichen Faltenbildungen, *Plicae synoviales* (**B**), wird eine Erhöhung der Belastungsfähigkeit erreicht. Allerdings sind die Bewegungen zwischen jeweils 2 Wirbeln relativ gering. Erst die Gesamtheit aller Bewegungsglieder (Wirbel und Zwischenwirbelscheiben) erlaubt eine entsprechende Bewegung. Im Bereich der **Halswirbelsäule** sind eine *Seitwärtsbewegung*, eine *Vor-* und *Rückwärtsneigung* und eine geringgradige *Drehung* möglich. Im Bereich der **Brustwirbelsäule** sind vorwiegend eine *Drehung*, in geringem Maße *Beugung* und *Streckung* möglich, in der **Lendenwirbelsäule** erfolgt im Wesentlichen die *Beugung* und *Streckung*. Geringfügige Drehungen sind ebenfalls möglich.

Die Bewegung in den einzelnen Abschnitten der Wirbelsäule ist abhängig von der Stellung der Gelenkflächen. Bei den Halswirbeln sind die Gelenkflächen annähernd frontal eingestellt. Der 3. Halswirbel zeigt allerdings eine andere Einstellung der Gelenkflächen (B, S. 37), die miteinander einen Winkel von 142 Grad einschließen *(Putz)*. Bei den Brustwirbeln stellen sie Ausschnitte eines Zylindermantels dar, an den Lendenwirbeln stehen die größeren Teile der Gelenkflächen eher parallel zur Sagittalebene. Allerdings können die Stellungen der Gelenkflächen bei den Lendenwirbeln eine große Variationsbreite aufweisen *(Putz)*.

„Unkovertebralgelenke" (C – E)

Die „Unkovertebralgelenke" sind in der **Halswirbelsäule** zu finden. Die ursprünglich flach eingestellten *Processus uncinati (Unci corporis)* beginnen sich in der Kindheit aufzurichten. Etwa zwischen dem 5. und 10. Lebensjahr kommt es zu Spaltbildungen im Knorpel, die gelenkähnlichen Charakter annehmen (**C**, **D**). „Unkovertebralgelenke" sind also nicht primär vorhanden, sondern *treten erst sekundär* auf. Etwa beim 9 – 10jährigen Kind setzen sich die Spalten in Form von Rissen innerhalb der Disci fort. Diese bringen anfangs funktionelle Vorteile, können jedoch im späteren Leben zu einem vollständigen Durchreißen eines Discus intervertebralis führen (**E**). Ist ein Discus vollständig durchgerissen, besteht die Gefahr einer **Pulposushernie** (S. 54). Sind die „Unkovertebralgelenke" in ihrem Anfangsstadium physiologisch, so wird die spätere Umwandlung zu pathologischen Formen durch das Zerreißen der Disci bedingt.

Klinischer Hinweis: Klinisch stellt die Differentialdiagnose der „Unkovertebralgelenke" zu traumatisch bedingten und pathologischen Veränderungen ein Problem dar. Schädigungen eines Discus treten am häufigsten bei C3 und C5 auf und sind im seitlichen Röntgenbild am sogenannten **„Lordosenknick"** erkennbar.

Articulatio lumbosacralis

Die Articulatio lumbosacralis stellt die gelenkige Verbindung des letzten Lumbalwirbels mit dem Os sacrum dar. Die Einstellung der Gelenkflächen zu den Processus articulares superiores des Os sacrum ist sehr variabel. Bei 60% der Menschen kann eine Asymmetrie festgestellt werden. Das Lig. iliolumbale (S. 188) verbindet die Processus costales des 4. und 5. Lendenwirbels mit der Crista iliaca und schützt bei Beugung und Rotation die Articulatio lumbosacralis vor Überlastung *(Niethard)*.

Articulatio sacrococcygea

Bei der Verbindung zwischen Os sacrum und Os coccygis handelt es sich häufig um ein *echtes Gelenk*. Dieses Gelenk ist durch Bänder verstärkt (Lig. sacrococcygeum dorsale superficiale und profundum, Lig. sacrococcygeum ventrale, Lig. sacrococcygeum laterale).

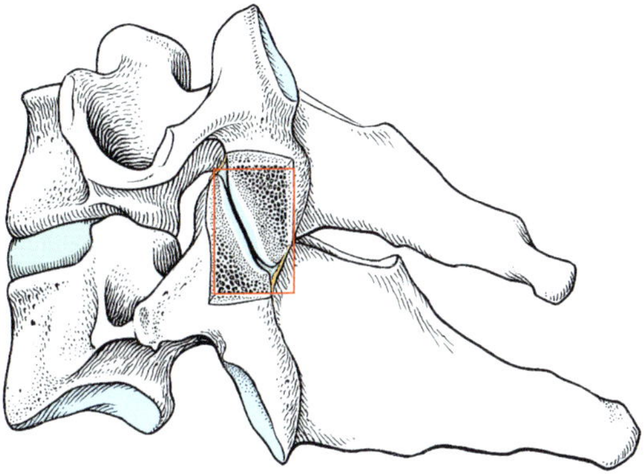

A Juncturae zygapophysiales (Sagittalschnitt)

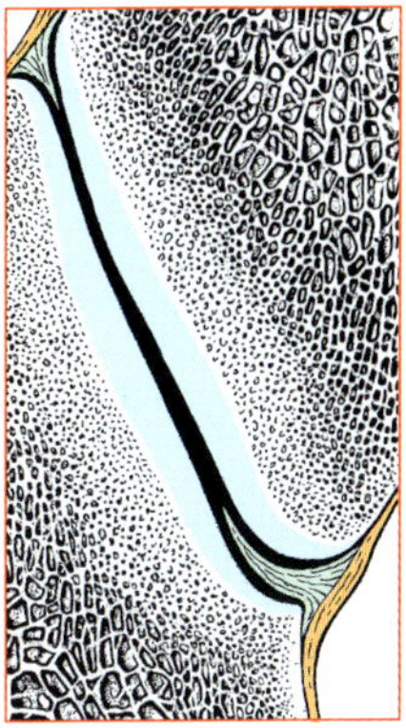

B meniskoide Falten in einem kleinen Wirbelgelenk (vergrößert)

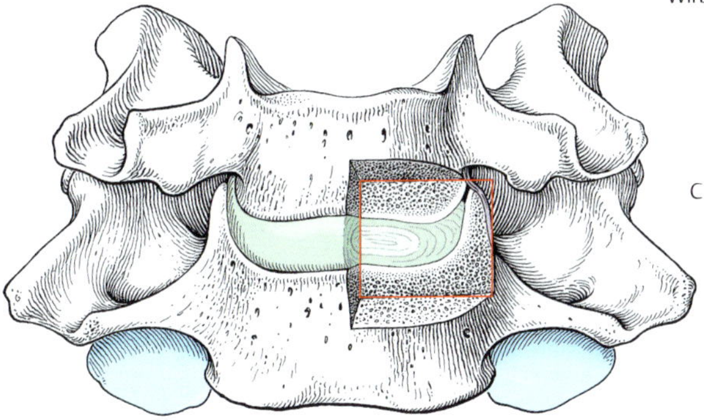

C Unkovertebralgelenk zwischen C6 und C7 (Frontalschnitt)

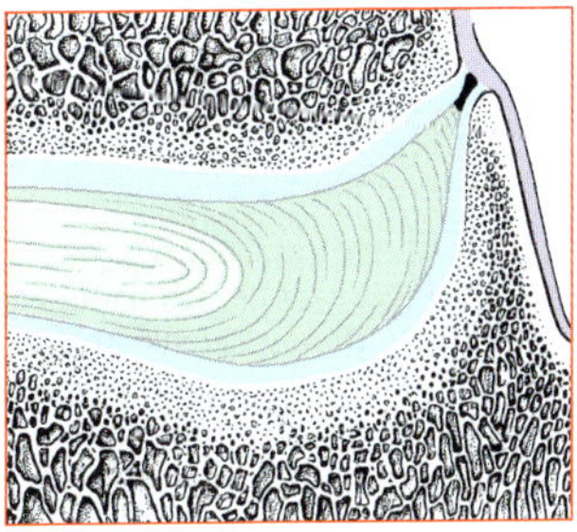

D Unkovertebralgelenk (vergrößert)

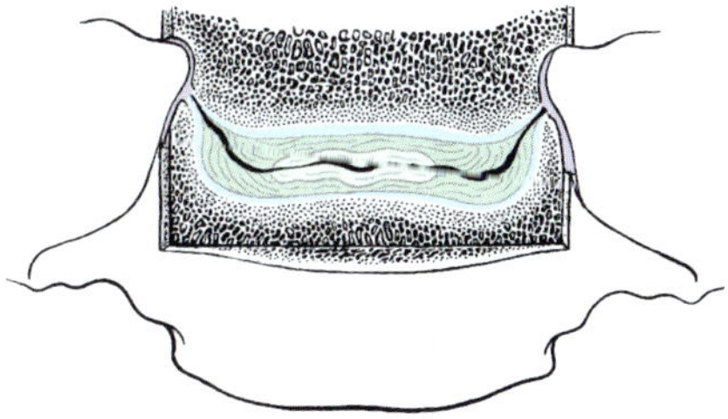

E Frontalschnitt im Bereich der Halswirbelsäule, Discus intervertebralis gespalten

Gelenke der Wirbelsäule, Fortsetzung

Articulatio atlantooccipitalis (A, D, E)

Rechte und linke **Articulatio atlantooccipitalis** (**A**, **D**) sind eine Gelenkkombination zwischen Atlas und Hinterhauptbein, die zusammen in ihrer Form einem Eigelenk entsprechen. Die Gelenkflächen sind einerseits die *Facies articulares superiores (atlantis)* und andererseits die *Condyli occipitales* (**1**). Die Gelenkkapseln dieser Gelenke sind schlaff. Bewegungsmöglichkeiten sind sowohl *Seitwärtsneigungen* als auch *Vor- und Rückwärtsbewegungen.* Das **„obere Kopfgelenk"** ist bandgesichert, genau wie das *„untere Kopfgelenk"*.

Articulationes atlantoaxiales (B – E)

Das sogenannte **„untere Kopfgelenk"** besteht aus den **Articulationes atlantoaxiales laterales** und der **Articulatio atlantoaxialis mediana,** die miteinander zwangsläufig kombiniert sind. Es handelt sich dabei funktionell um ein *Drehgelenk,* in dem ausgehend von der Mittelstellung die Drehung um etwa 26 Grad nach jeder Seite möglich ist. Die Gelenkflächen sind bei den lateralen Gelenken die *Facies articulares inferiores atlantis* (**2**) und die *Processus articulares superiores axis* (**3**). Die Inkongruenz der Gelenkflächen wird einerseits durch die Knorpelauflagerungen und andererseits durch *meniskoide Synovialfalten* (**4**) aufgehoben. Am Sagittalschnitt (**C**) erscheinen die Falten dreiseitig. Bei der Articulatio atlanto-axialis mediana unterscheidet man als Gelenkflächen einerseits die *Facies articularis anterior dentis* (**5**) und andererseits die *Fovea dentis* an der *Hinterfläche* des vorderen Atlasbogens (**6**). Außerdem ist aber noch im Bereich des *Lig. transversum atlantis* (**7**), welches hinter dem Zahn der Axis verläuft, eine weitere Gelenkfläche am Zahn vorhanden. Das untere Kopfgelenk ist wie das obere bandgesichert.

Die Bänder beider „Kopfgelenke" sind das *Lig. apicis dentis* (**8**), das vom Apex dentis zum Vorderrand des Foramen (occipitale) magnum zieht. Das *Lig. transversum atlantis* (**7**) verbindet die beiden Massae laterales (atlantis). Es verläuft hinter dem Zahn und fixiert ihn dadurch. Verstärkt wird dieses quere Band durch die *Fasciculi longitudinales* (**9**), die aufsteigend den Vorderrand des Foramen magnum, absteigend die Hinterfläche des Körpers des zweiten Halswirbels erreichen. Die Fasciculi longitudinales und das Lig. transversum atlantis werden zusammen auch als Kreuzband, *Lig. cruciforme atlantis,* bezeichnet.

Die *Ligg. alaria,* Flügelbänder, (**10**) sind paarige Bänder, die vom Zahn des Axis zum seitlichen Rand des Foramen magnum aufsteigen. Sie besitzen eine Schutzfunktion im Sinne der Hemmung einer übermäßigen Drehbewegung zwischen Atlas und Axis. Die *Membrana tectoria* (**11**) ist ein flächenhaftes Band, welches am Clivus beginnt, absteigt und sich in das Lig. longitudinale posterius fortsetzt.

Die *Membranae atlantooccipitalis anterior* (**12**) *et posterior* (**13**) bestehen aus flächenhaften Bindegewebszügen, die zwischen vorderem bzw. hinterem Bogen des Atlas und dem Os occipitale verlaufen.

14 Ligg. flava,
15 Lig. nuchae,
16 Articulatio zygapophysialis,
17 Dura mater (Schnittrand),
18 Canalis n. hypoglossi.

I – III 1. bis 3. Halswirbel

Klinischer Hinweis: Halswirbelsäulenverletzungen sind unter jenen Wirbelsäulenverletzungen, die mit neurologischen Schäden einhergehen, mit rund 55% vertreten. Dabei sind Verletzungen von Atlas und Axis von jenen zwischen 3. – 7. Halswirbel zu unterscheiden.

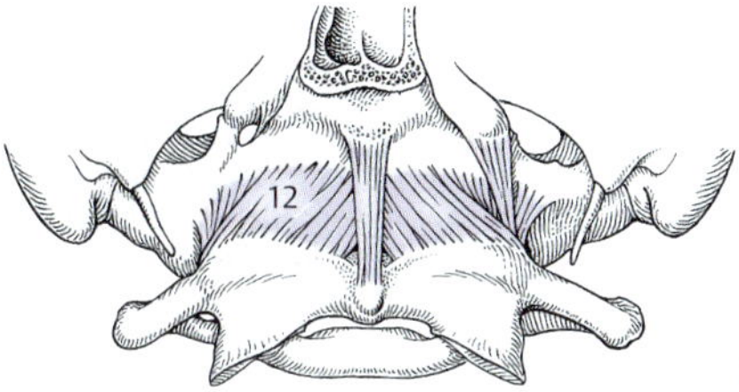

A Articulatio atlanto-occipitalis von vorne

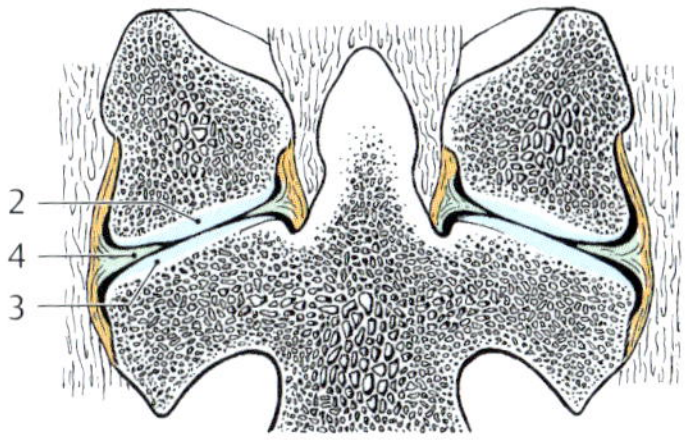

B Articulationes atlanto-axiales im Frontalschnitt

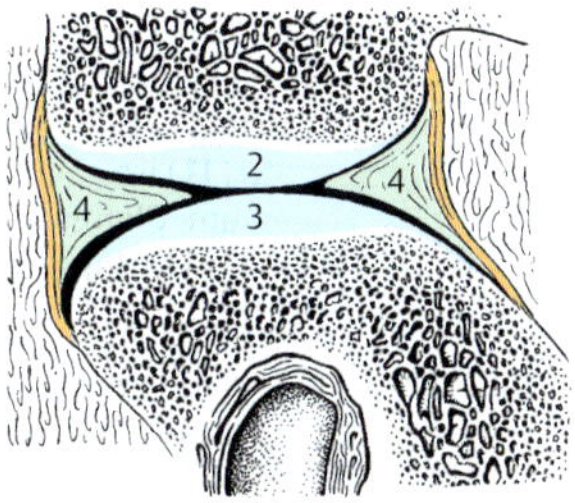

C Sagittalschnitt durch eine Articulatio atlanto-axialis lateralis

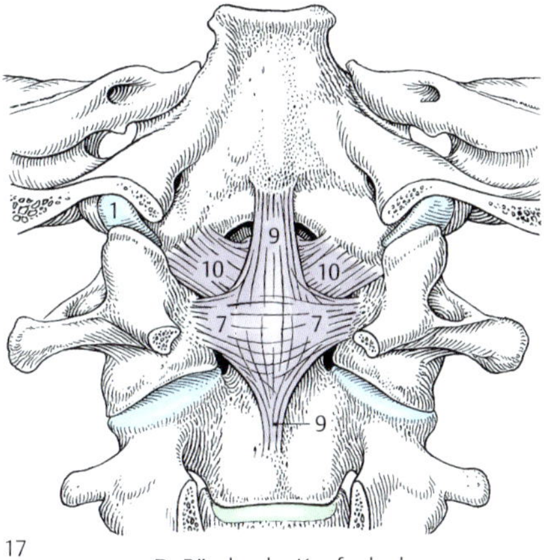

D Bänder der Kopfgelenke

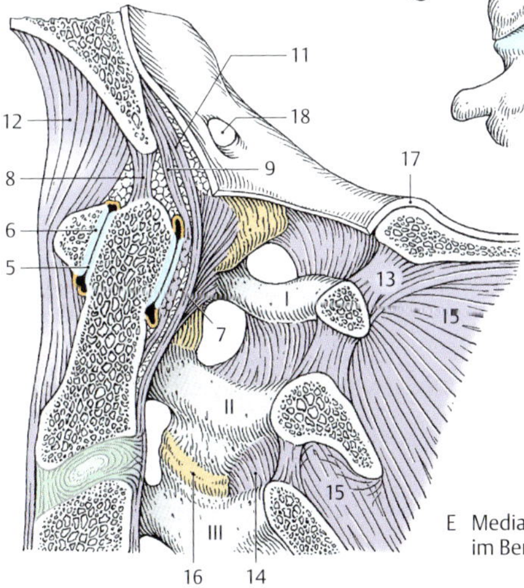

E Mediansagittalschnitt im Bereich der Kopfgelenke

Die Wirbelsäule als Ganzes betrachtet (A–H)

Krümmungen der Wirbelsäule

Die Wirbelsäule des Erwachsenen zeigt in der Sagittalebene zwei nach vorne konvexe (**Lordosen**) und zwei nach hinten konvexe (**Kyphosen**) Krümmungen.

Man unterscheidet im Hals- und Lendenbereich eine Lordose (**1**), im Brust- und Sakralbereich eine Kyphose (**2**). Der Discus intervertebralis zwischen 5. Lendenwirbel und Os sacrum wird manchmal als Promontorium (S. 48) bezeichnet.

Klinischer Hinweis: Die Krümmung im Halsbereich ist sehr unterschiedlich ausgebildet. Bei 20- bis 30jährigen lassen sich drei Typen unterscheiden. Die **„echte Lordose"** (**A**) findet sich am seltensten. Eine doppelte Lordose (**B**), auch als **Lordosenknick** (S. 58) bezeichnet, tritt am häufigsten auf und wird beim Erwachsenen im dritten Lebensjahrzehnt fast als typisch angesehen. Fehlt die Lordose vollständig, spricht man von einer **„gestreckten Form"** (**C**). Nach *Drexler* findet sich die echte Lordose bei der Frau am seltensten, die doppelte Lordose bei beiden Geschlechtern gleich häufig und die gestreckte Form beim Mann seltener als bei der Frau.
Eine seitliche Verkrümmung wird als **Skoliose** bezeichnet. Geringgradige Skoliosen werden sehr oft im Röntgenbild beobachtet. Eher findet sich eine Rechtsabweichung von der Mediansagittalen, als eine Abweichung zur linken Seite. Als häufigste pathologische Fehlbildung tritt eine verstärkte **Kyphose** (Adoleszentenkyphose, Alterskyphose) auf.
Die Wirbelsäule entwickelt die Krümmungen erst durch die Belastungen des Sitzens und Stehens. Ihre Belastbarkeit ist abhängig vom Grad der Verknöcherung der Wirbel, sodass erst nach der Pubertät die endgültige Gestalt (**D**) erreicht wird. Die Schwerlinie verläuft teils vor, teils hinter der Wirbelsäule. Beim 10 Monate alten Kind (**E**) sind die Krümmungen bereits vorhanden, die Schwerlinie (**3**) liegt jedoch noch hinter der Wirbelsäule. Beim 3 Monate alten Säugling (**F**) sind die Krümmungen nur angedeutet.
Die Wirbelsäule ist ein federnder Stab, dessen Beweglichkeit durch Bänder eingeschränkt wird. Im Alter verändert sich die Wirbelsäule weiter, sodass beim Greis, bedingt durch die Abnahme der Dicke der Disci eine eher gleichmäßig kyphotische Krümmung entsteht und die Beweglichkeit sich verringert.

Bewegungen der Wirbelsäule

Das *Vor- und Rückwärtsbeugen* erfolgt hauptsächlich in der Hals- und Lendenwirbelsäule. Die Rückwärtsbeugung ist besonders stark zwischen den unteren Halswirbeln, zwischen dem 11. Brust- und 2. Lendenwirbel und zwischen den unteren Lendenwirbeln. Durch die besondere Beweglichkeit in diesen Bereichen sind Verletzungen und Schädigungen der Wirbelsäule durch Überbeanspruchung in den genannten Abschnitten häufiger als in den anderen. Bei Vor- (blau) und Rückwärtsbeugen (gelb) der Halswirbelsäule (**G**) und der Lendenwirbelsäule (**H**) sind auch die Veränderungen der Zwischenwirbelscheiben zu beachten. Diese erfahren dabei eine besondere Belastung. Der Umfang des *Seitwärtsbeugens* ist im Bereich der Hals- und Lendenwirbelsäule etwa gleich groß, im Brustbereich am größten.
Drehbewegungen sind in der Brust- und der Halswirbelsäule, und zwar besonders im Bereich des „unteren Kopfgelenkes" möglich. Drehungen des Kopfes gehen immer einher mit einer Bewegung im „unteren Kopfgelenk" und einer Bewegung sowohl der Hals-, als auch, geringgradig, der Brustwirbelsäule. Nach neuen Untersuchungen *(Putz)* sind Drehbewegungen auch im Lendenbereich möglich, die zwischen zwei Wirbeln 3–7 Grad betragen können.
Die Bewegungen erfolgen in *„Bewegungssegmenten" (Junghanns)* die wiederum zu *„Bewegungsregionen" (Putz)* zusammengeschlossen sind. Unter Bewegungssegment versteht man den Bewegungsraum zwischen zwei Wirbeln. Dazu gehören Discus intervertebralis mit oberer und unterer hyaliner Knorpelplatte, Wirbelgelenke und Ligamenta inklusive aller Räume.
Funktionelle Bewegungsregionen:
Kopfgelenke – 3. Halswirbel,
3. Halswirbel – 1. (2.) Brustwirbel,
1. (2.) Brustwirbel – (11.) 12. Brustwirbel,
(11.) 12. Brustwirbel – Kreuzbein.

Klinischer Hinweis: Bewegungseinschränkungen, auch **Blockierungen** genannt, finden sich besonders häufig beim 3. Halswirbel (Stellung der Gelenkflächen!), weiters in der unteren Halswirbelsäule und der Lendenwirbelsäule. Die mit starken Schmerzen (Irritationen der betreffenden Nerven) verbundenen Blockierungen, die auch die Muskulatur in Mitleidenschaft ziehen, strahlen häufig in die Extremitäten aus. Sie können manuell gelöst werden. Bei fehlender Therapie kann es im Laufe der Zeit zu irreversiblen Schädigungen der Gelenkknorpel kommen.

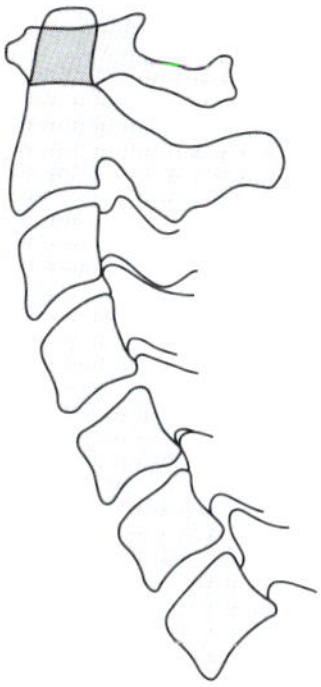

A typische Halslordose (nach einem Röntgenbild)

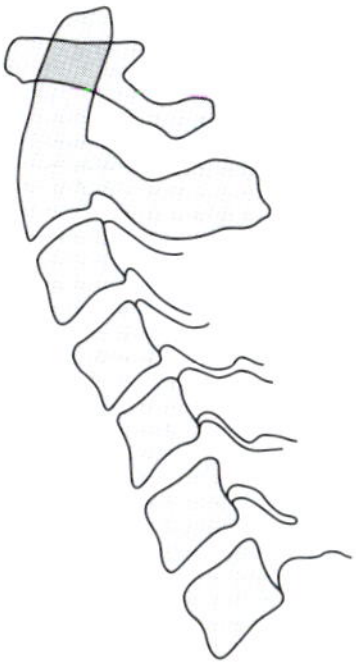

B Lordosenknick (nach einem Röntgenbild)

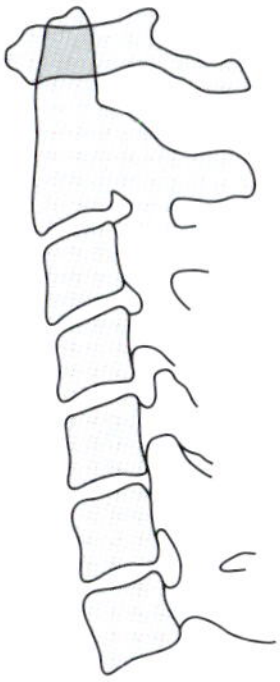

C angedeutete Halslordose (nach einem Röntgenbild)

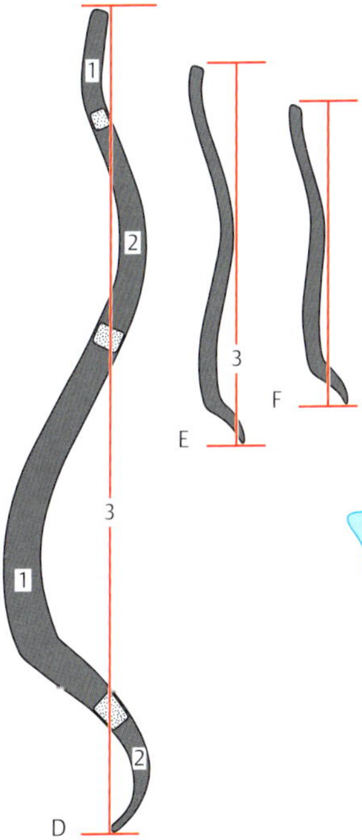

D–F Schemata der Krümmungen der Wirbelsäulen einer 18 jährigen (D), eines 10 Monate alten Kindes (E), eines 3 Monate alten Säuglings (F), (nach Röntgenbildern)

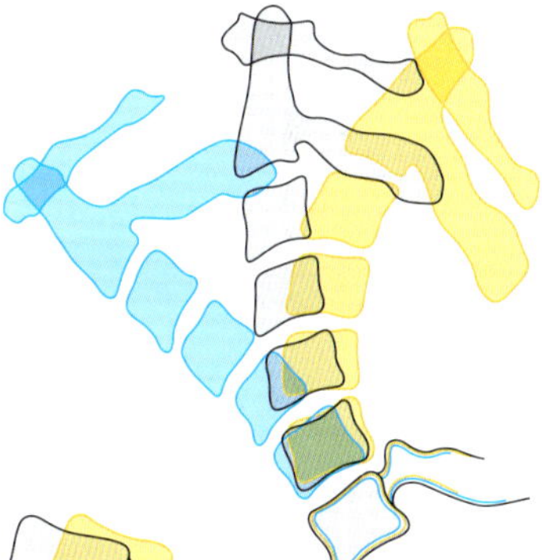

G Vor- und Rückwärtsbeugungen in der Halswirbelsäule (nach Röntgenbildern)

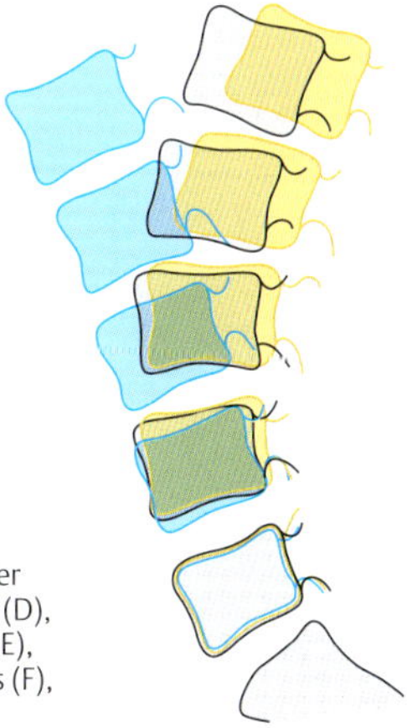

H Vor- und Rückwärtsbeugungen in der Lendenwirbelsäule (nach Röntgenbildern)

Brustkorb

Rippen (A–F)

An jeder Rippe, **Costa,** unterscheidet man einen knöchernen Abschnitt, das **Os costale,** und den das vordere Ende bildenden Rippenknorpel, die **Cartilago costalis.**

Es gibt zwölf Rippenpaare, von denen im Regelfall die oberen sieben direkt mit dem Sternum in Verbindung stehen und als **Costae verae** (**echte Rippen**) bezeichnet werden. Die unteren fünf Rippen, **Costae spuriae (falsche Rippen),** schließen indirekt (8.–10.) oder überhaupt nicht (11.–12.) an das Sternum an. Die 11. und 12. Rippe können als **freie Rippen** – **Costae fluctuantes** – den anderen gegenübergestellt werden.

Das **Os costale** besitzt ein *Caput* (**1**), *Collum* (**2**) und *Corpus costae* (**3**). Die Grenze zwischen Collum und Corpus wird durch das *Tuberculum costae* (**4**) bestimmt. Sowohl Caput als auch Tuberculum costae (*Facies articularis tuberculi costae,* **5**) tragen je eine Gelenkfläche. Die *Facies articularis capitis costae* (**6**) wird bei der 2. bis 10. Rippe durch eine *Crista capitis costae* (**7**) in zwei Teile gegliedert. Am Collum costae der meisten Rippen findet sich am Oberrand eine *Crista colli costae* (**8**). Lateral und ventral vom Tuberculum wird der Rippenwinkel, *Angulus costae,* beschrieben. Mit Ausnahme der 1., 11. und 12. Rippe besitzt jede an ihrer Unterfläche einen *Sulcus costae.*

Krümmungen: Man unterscheidet eine Kanten-, eine Flächenkrümmung und eine Torsion. Ist die *Kantenkrümmung,* die an der ersten Rippe die Hauptkrümmung darstellt, leicht verständlich, so wird die *Flächenkrümmung* erst bei genauer Betrachtung klar. Sie findet sich ab der 3. Rippe. Betrachtet man die obere Fläche einer Rippe nahe ihrem vorderen Ende und verfolgt diese nach hinten, so sieht man, wie diese Fläche sich allmählich nach dorsal wendet. Zusätzlich zu dieser Krümmung findet sich noch eine Verdrehung der Rippe der Länge nach. Diese ist am stärksten bei den mittleren Rippen ausgeprägt und wird als *Torsion* bezeichnet. Sie fehlt bei der 1., 2. und 12. Rippe.

Der **hyaline Rippenknorpel** beginnt im höheren Alter, mehr beim männlichen als beim weiblichen Geschlecht, zu verkalken. Dadurch wird die Beweglichkeit des Brustkorbes herabgesetzt (S. 70).

Besonderheiten an einzelnen Rippen

Die **1. Rippe** (**A**) ist klein und abgeplattet. An der inneren Zirkumferenz der kranialen Fläche findet sich eine Rauhigkeit, das *Tuberculum m. scaleni anterioris* (**9**), an dem der M. scalenus anterior ansetzt. Hinter diesem Tuberculum findet sich der *Sulcus a. subclaviae* (**10**) und vor ihm der nicht immer gut sichtbare *Sulcus v. subclaviae* (**11**).

Die **2. Rippe** (**B**) besitzt eine Rauhigkeit an ihrer oberen Fläche, die *Tuberositas m. serrati anterioris* (**12**), die dem Ursprung einer Zacke des M. serratus anterior dient.

An der **11. und 12. Rippe** (**D**) fehlen das Tuberculum costae und der Sulcus costae. Der Angulus costae ist nur angedeutet.

In zwei Drittel der Fälle endigt die 10. Rippe frei, d.h. sie besitzt keine Verbindung mit der 9. Rippe und über diese mit dem Sternum. Mit diesem treten üblicherweise die ersten sieben Rippen in eine direkte Verbindung, allerdings können es manchmal die ersten acht und in selteneren Fällen nur die ersten sechs Rippen sein.

■ **Varietäten:** Die Zahl der Rippenpaare variiert. Normalerweise gibt es zwölf Paare, manchmal jedoch elf oder dreizehn. Bei den dreizehn Rippenpaaren ist an Hals- (S. 36) oder Lendenrippen (S. 42) zu denken.
Fehlentwicklungen führen zu **Fenster-** oder **Gabelrippen** (**E**). Am häufigsten treten solche bei der 4. Rippe auf.

Entwicklung (F)

Die knorpeligen Anlagen beginnen gegen Ende des 2. Embryonalmonats, von dorsal nach ventral fortschreitend, zu verknöchern. Ende des 4. Fetalmonats kommt es in dieser Richtung zum Stillstand der Verknöcherung, und der ventrale Teil bleibt als Rippenknorpel erhalten.

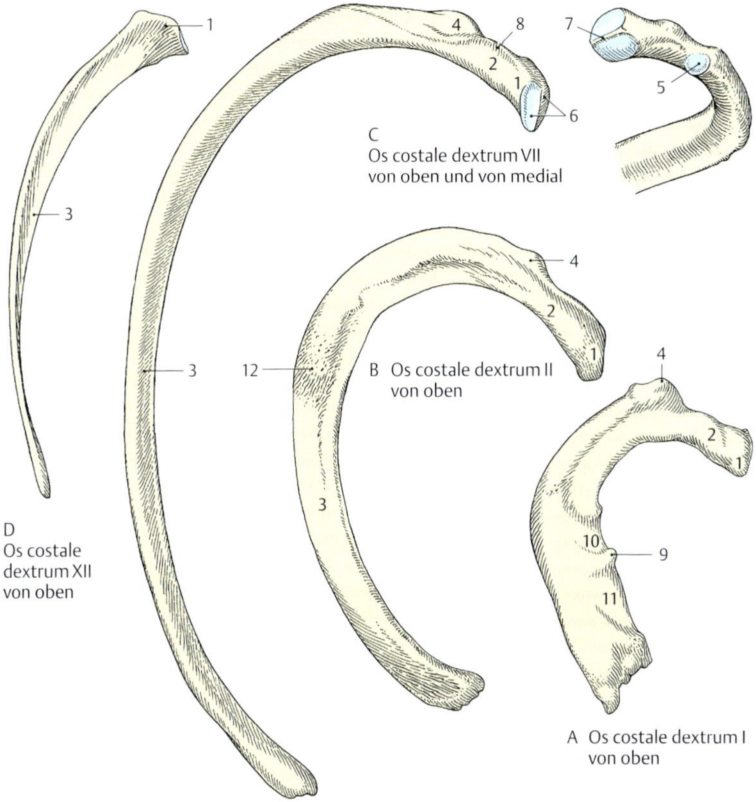

C
Os costale dextrum VII
von oben und von medial

B Os costale dextrum II
von oben

D
Os costale
dextrum XII
von oben

A Os costale dextrum I
von oben

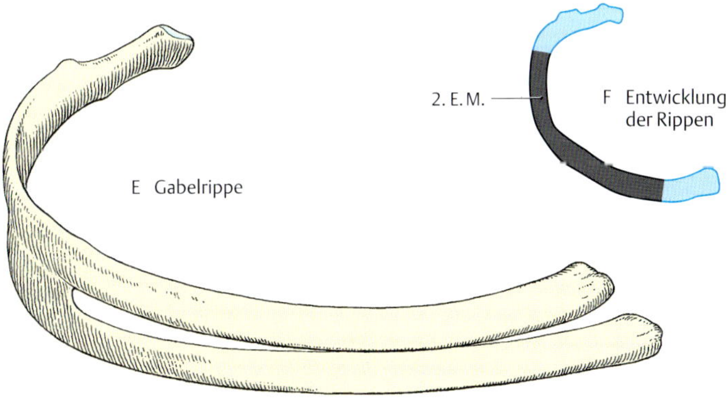

E Gabelrippe

F Entwicklung
der Rippen

Brustbein (A – F)

Das **Sternum** besteht aus dem Griff, *Manubrium sterni* (**1**), dem Körper, *Corpus sterni* (**2**), und dem Schwertfortsatz, *Processus xiphoideus* (**3**). Zwischen dem Manubrium und dem Corpus sterni liegt der *Angulus sterni* (**4**), der nach hinten offen ist. Der Processus xiphoideus ist bis zur Reife knorpelig, im höheren Alter kann er entweder vollständig verknöchert sein, oder zum Teil knorpelig erhalten bleiben. Am kranialen Ende des Manubrium sterni ist die *Incisura jugularis* (**5**), und seitlich von dieser sind jederseits die *Incisurae claviculares* (**6**) zu sehen. Die Incisura clavicularis dient zur gelenkigen Verbindung mit der Clavicula. Knapp unterhalb der Incisura clavicularis findet sich am Manubrium wieder paarig die *Incisura costalis prima* (**7**) zur kontinuierlichen knorpeligen Verbindung des Sternums mit der 1. Rippe. Am Angulus sterni liegt die *Incisura costalis secunda* (**8**), die zur gelenkigen Verbindung zwischen Sternum und 2. Rippe dient. Im Bereich des Corpus sterni sind jederseits die Incisurae costales für die Verbindungen mit der 3. – 7. Rippe. Die Incisura costalis für die 7. Rippe liegt unmittelbar am Übergang des Corpus sterni in den Processus xiphoideus. Manubrium sterni und Corpus sterni sind meist durch die *Symphysis (Synchondrosis) manubriosternalis* (S. 68) verbunden. Eine *Synchondrosis xiphosternalis* zwischen Corpus sterni und Processus xiphoideus findet sich seltener.

Der Processus xiphoideus ist von variabler Form, er kann ein einheitliches Gebilde sein, er kann aber auch gabelförmig gespalten sein, er kann ein Foramen enthalten, und er kann nach vorne oder hinten zu abgebogen sein.

Geschlechtsunterschiede: Das Corpus sterni ist beim Mann länger als bei der Frau. Bei gleicher Länge ist das Sternum des Mannes schlanker und schmäler als das der Frau.

Varietäten: Sehr selten findet man **Ossa suprasternalia** (**9**), auch Episternum genannt, die am kranialen Rand des Griffes im Bereich der Incisura jugularis gelegen sind. Eine weitere Varietät ist die **Fissura sterni congenita** (**10**), eine Öffnung innerhalb des Sternum, die entwicklungsgeschichtlich bedingt ist.

Entwicklung (E, F)

Das Sternum entwickelt sich aus den *paarigen Sternalleisten*, die durch eine in der Längsrichtung erfolgende Verschmelzung der einzelnen Rippenanlagen entstehen. Anschließend verschmelzen die beiden Sternalleisten miteinander. Im Bereich der Incisura jugularis bildet sich der *paarige Suprasternal*körper, der üblicherweise zurückgebildet wird.

Im knorpelig präformierten Sternum beginnt die Verknöcherung mit mehreren Knochenkernen. Der erste Kern tritt üblicherweise im Manubrium zwischen dem 3. und 6. Fetalmonat auf. Die übrigen, in der oberen Corpushälfte unpaarigen, sonst paarigen Kerne, 5 – 7 an der Zahl, treten anschließend im Corpus auf, die am weitesten kaudal gelegenen Kerne etwa im ersten Lebensjahr. Die Verschmelzung der Kerne erfolgt zwischen dem 6. und 20. (25.) Lebensjahr. Sekundäre Epiphysenanlagen können im Bereich der Incisura clavicularis auftreten, die sich aber erst gegen Ende des 3. Dezennium, zwischen dem 25. und 30. Lebensjahr, mit dem Manubrium vereinigen. Im Bereich des Processus xiphoideus können zwischen dem 5. und 10. Lebensjahr ein bis zwei Knochenkerne auftreten.

Klinischer Hinweis: Die **Sternalpunktion** wird in der Medianen im Corpus sterni zwischen den Ansätzen von 2. und 3. Rippe mit einer **Sternalpunktionsnadel** durchgeführt. Der Markraum befindet sich etwa 2 – 3 mm unterhalb des Periost. In Höhe von Rippen-Sternum-Verbindungen darf nie punktiert werden, da hier fallweise Synchondrosen vorhanden sein können. Ebenso darf **niemals** in den unteren zwei Drittel des Corpus sterni punktiert werden, da, bedingt durch die paarige Knochenanlage, eine Fissura sterni congenita (s. oben) vorhanden sein kann.

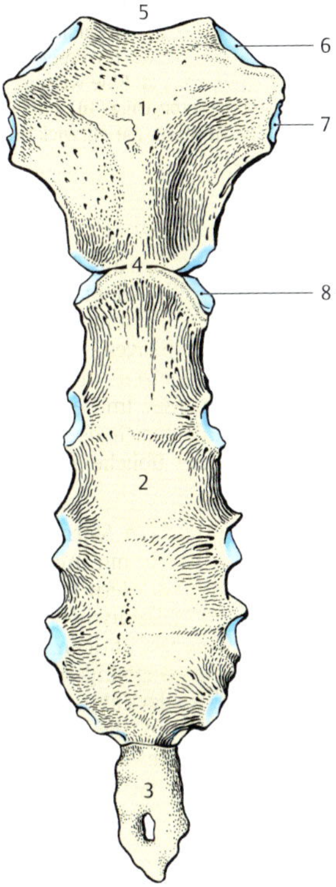

A Sternum von vorne

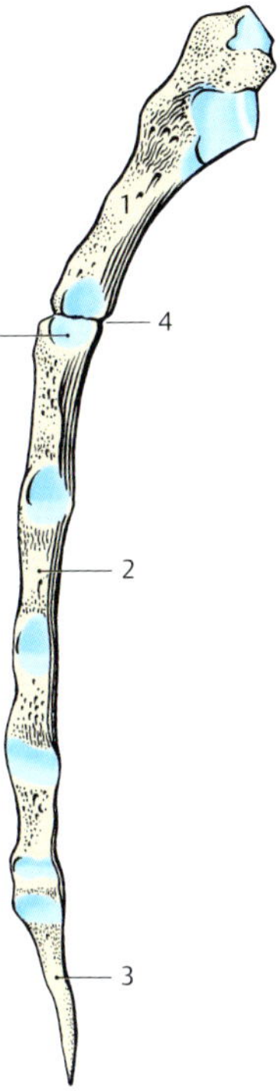

B Sternum von der Seite

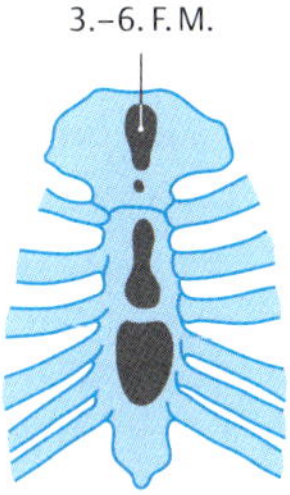

E Sternumentwicklung vor der Geburt

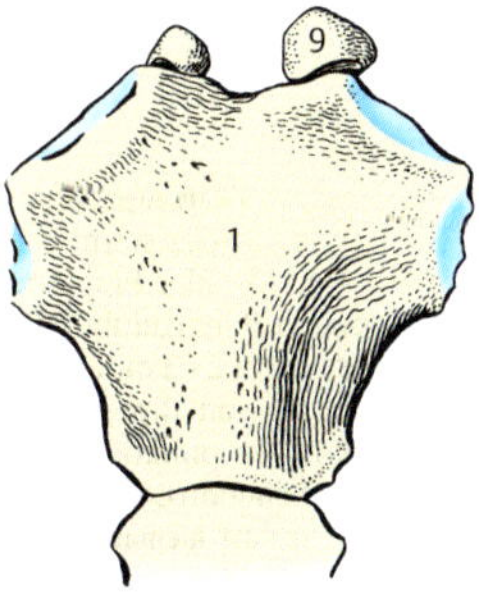

C Ossa suprasternalia

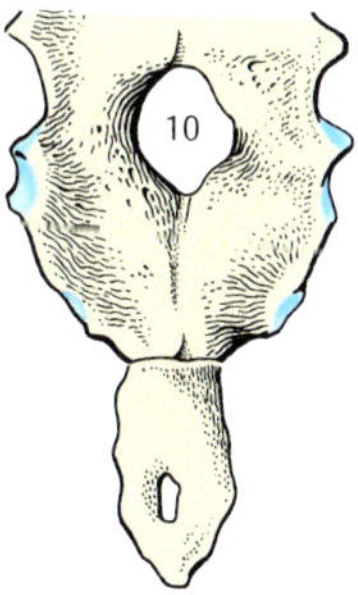

D Fissura sterni congenita

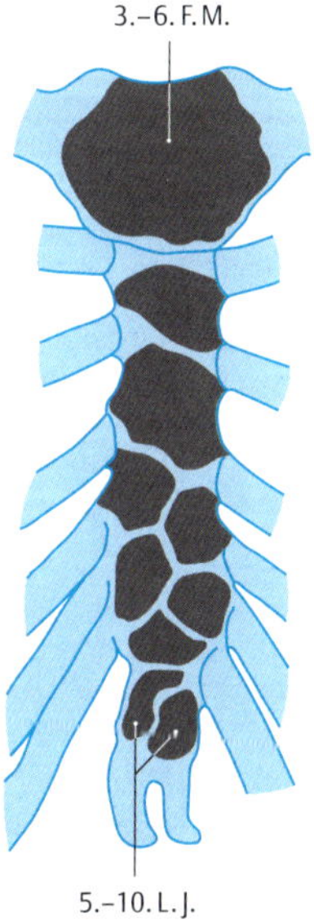

F Sternumentwicklung zwischen 5.–10. Lebensjahr

Rippengelenke (A – C)

Die Beweglichkeit der Rippen ist eine der Voraussetzungen für die Atmung. Es gibt die Verbindungen der Rippen mit der Wirbelsäule (Gelenke) und die Verbindungen der Rippen mit dem Sternum (Diarthrosen und Synchondrosen).

Articulationes costovertebrales (A, B)

Articulatio capitis costae (**1**). Die gelenkigen Verbindungen der Rippenköpfchen mit der Wirbelsäule stellen, außer bei der 1., 11. und 12. Rippe, zweikammerige Gelenke dar. Dies ist dadurch bedingt, dass die Rippen mit dem oberen bzw. unteren Rand zweier benachbarter Wirbel gelenkig in Verbindung stehen und der zwischen den Wirbeln befindliche Discus intervertebralis über ein Band, das *Lig. capitis costae intraarticulare,* mit der Crista capitis costae verbunden ist. Zur Kapselverstärkung findet sich oberflächlich das *Lig. capitis costae radiatum* (**2**).

Articulatio costotransversaria (**3**). Mit Ausnahme der 11. und 12. Rippe stehen alle anderen Rippen mit den Wirbeln im Bereich der Processus transversi zusätzlich gelenkig in Verbindung, sodass man hier zwangsläufig kombinierte Gelenke (Articulatio capitis costae und Articulatio costotransversaria) vor sich hat. Die artikulierenden Flächen sind bei der Articulatio costotransversaria die *Facies articularis tuberculi costae* und die *Fovea costalis processus transversi.* Die Kapseln dieser Gelenke sind zart und werden durch verschiedene Bänder verstärkt. An Bändern findet man das *Lig. costotransversarium* (**4**), bestehend aus *Lig. costotransversarium laterale* (**5**) und *Lig. costotransversarium superius* (**6**).

Im Bereich der 12. Rippe gibt es noch zusätzlich das *Lig. lumbocostale,* das vom Processus costalis des 1. Lendenwirbels zur 12. Rippe zieht.

Bewegungen: Bei der 1. und bei der 6.–9. Rippe sind Schiebebewegungen möglich, während bei der 2.–5. Rippe Drehbewegungen um die Achse des Collum costae durchführbar sind.

Articulationes sternocostales (C)

Bei den Rippen-Sternum-Verbindungen handelt es sich nur zum Teil um Gelenke. Regelmäßig findet man Gelenke zwischen dem Sternum und der 2.–5. Rippe. *Synchondrotische Verbindungen* (**7**) zeigen 1., 6. und 7. Rippe mit dem Sternum. Die Articulationes sternocostales werden durch Ligamenta verstärkt, die sich in die *Membrana sterni* (**8**) fortsetzen. An Bändern ist das *Lig. sternocostale intraarticulare* (**9**) zu erwähnen, das beim 2. Sternokostalgelenk regelmäßig vorkommt. Die anderen Verstärkungsbänder sind die *Ligg. sternocostalia radiata* (**10**).

Bei den Articulationes sternocostales muss bedacht werden, dass die Rippe (S. 64) aus einem Knochen und einem Knorpel besteht. Die Gelenke zwischen dem Sternum und der Rippe sind zwischen dem Sternum und dem knorpeligen Anteil der Rippe ausgebildet. Dieser knorpelige Anteil der Rippe wird frühzeitig schon durch Kalkablagerung in seiner Elastizität eingeschränkt.

Eine Sonderform stellen die **Articulationes interchondrales** dar, die sich zwischen den Knorpeln der 6.–9. Rippe befinden.

11 Symphysis manubriosternalis,
12 Clavicula,
13 Processus xiphoideus.

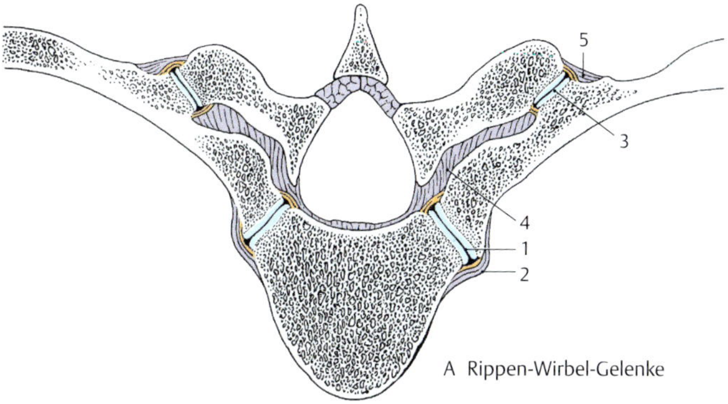

A Rippen-Wirbel-Gelenke

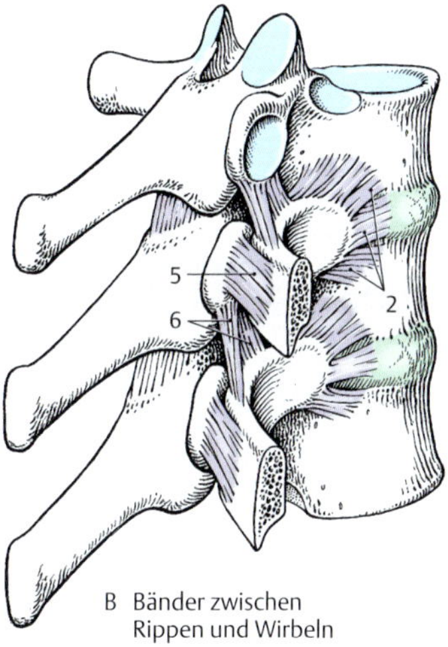

B Bänder zwischen Rippen und Wirbeln

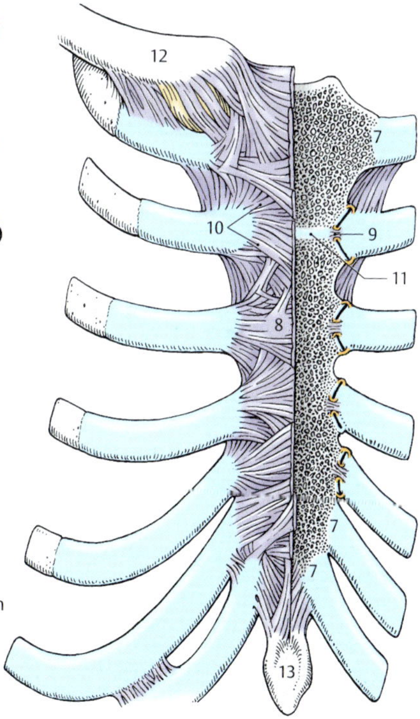

C Rippen-Sternum-Verbindungen

Grenzen des Brustkorbes (A – D)

Der Brustkorb, **Thorax,** besteht aus *12 Brustwirbeln mit den Zwischenwirbelscheiben, 12 Rippenpaaren und dem Brustbein.* Der Brustkorb umschließt den Brustraum, die **Cavitas thoracis,** an der man eine obere und untere Brustapertur, *Apertura thoracis superior* (**1**) und *Apertura thoracis inferior* (**2**), beschreibt. Während die obere Thoraxapertur relativ eng ist, stellt die untere eine weite Öffnung dar. Die untere Thoraxapertur wird begrenzt vom *Arcus costalis* (**3**) und dem *Processus xyphoideus* (**4**, Schwertfortsatz) des Brustbeines, die obere Thoraxapertur von den beiden ersten Rippen. Der Winkel zwischen rechtem und linkem Rippenbogen wird als *Angulus infrasternalis* (**5**) bezeichnet.

Durch die stärkere Krümmung der Rippen im dorsalen Bereich und einem, zwischen den Processus transversi der Brustwirbel und den Anguli costae, nach hinten gerichteten Verlauf wölbt sich die hintere Thoraxwand nach dorsal. Dieser seitlich und hinter der Wirbelsäule gelegene Raum wird als *Sulcus pulmonalis* des Thorax bezeichnet.

Bewegungen des Brustkorbes (A – D)

Er ist durch seine Elastizität widerstandsfähig. Die Brustkorbbewegungen entstehen aus einer Summation von Einzelbewegungen. Man unterscheidet als Grenz- oder Maximalstellung einerseits die maximale Ausatmungs- oder **Exspirationsstellung** (**A, B**), andererseits die maximale Einatmungs- oder **Inspirationsstellung** (**C, D**).

Bei der **Inspiration** kommt es zu einer Erweiterung des Brustkorbes, sowohl in ventrodorsaler als auch in lateraler Richtung. Diese Erweiterung wird ermöglicht 1. durch die Beweglichkeit in den Rippenwirbelgelenken, 2. durch die Plastizität der Rippenknorpel, die dabei torquiert werden und 3. geringgradig durch eine Verstärkung der Kyphose der Brustwirbelsäule.

Bei der **Exspiration** kommt es zu einem Senken der Rippen, dadurch zu einer Verkleinerung in ventrodorsaler und bilateraler Richtung. Ebenso nimmt die Brustkyphose etwas ab. Der Angulus infrasternalis wird bei der Inspiration vergrößert, wodurch ein stumpfer Winkel entsteht, während er sich bei der Exspiration einem spitzen Winkel nähert.

Die Beweglichkeit des Brustkorbes wird eingeschränkt durch Kalkeinlagerungen in den Rippenknorpel. Die Form des Brustkorbes ist für die Atemkapazität nicht ausschlaggebend. Entscheidend ist ausschließlich die Beweglichkeit, d. h. der Unterschied zwischen maximaler Exspirations- und Inspirationsstellung. Störungen, nicht nur im Knorpel, sondern auch in den Gelenken, bedingen eine Behinderung der Gesamtfunktion.

Die **bewegenden Kräfte des Brustkorbes** sind einerseits die *Zwischenrippenmuskeln* (S. 82) und andererseits die *Mm. scaleni* (S. 80). Die Zwischenrippenmuskeln, Mm. intercostales, füllen die Zwischenrippenräume aus. Es handelt sich bei ihnen um primitive metamere Muskeln, die den autochthonen Thoraxmuskeln zuzurechnen sind (zur autochthonen Thoraxmuskulatur gehören außerdem noch der M. transversus thoracis und die Mm. subcostales). Die Muskulatur wird von den ventralen Ästen der Spinalnerven, den Nn. intercostales, innerviert.

Klinischer Hinweis: In der Ventilebene des Herzens liegt ein ***ERBscher* Punkt** (Punctum quintum) als zentraler Auskultationspunkt. Im 3. Interkostalraum, parasternal links!

rot = *Erbscher* Punkt

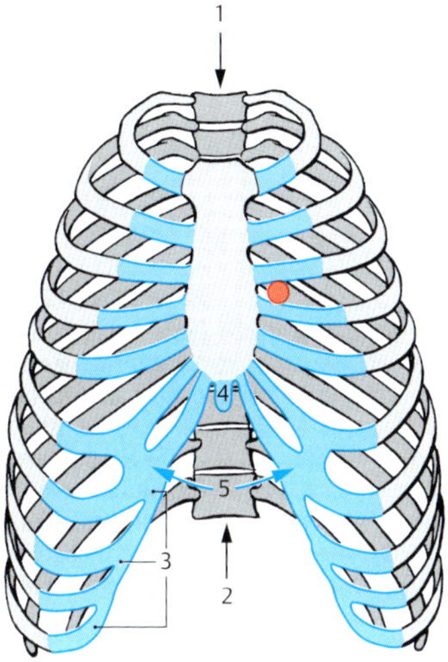

A Exspirationsstellung des Brustkorbes von vorne

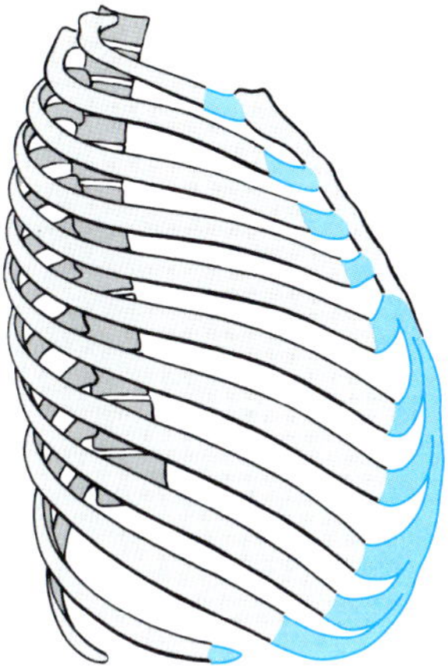

B Exspirationsstellung des Brustkorbes von der Seite

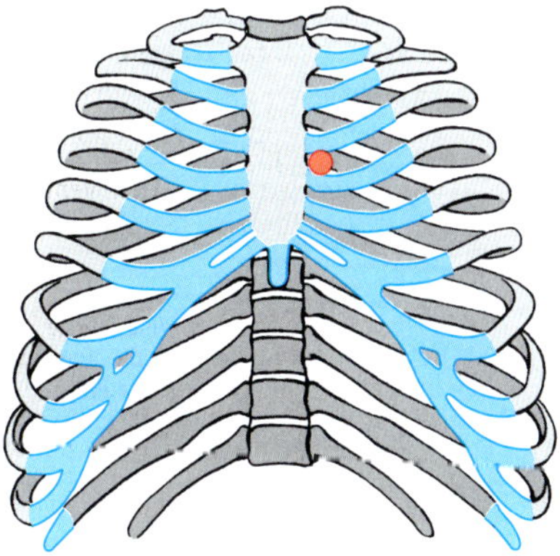

C Inspirationsstellung des Brustkorbes von vorne

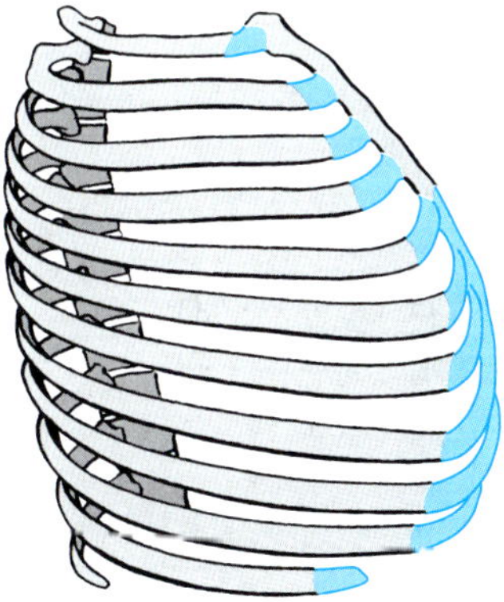

D Inspirationsstellung des Brustkorbes von der Seite

Autochthone Rückenmuskeln (A, B)

Unter der autochthonen Rückenmuskulatur, den **Musculi dorsi proprii**, versteht man *alle Muskeln, die von den Rr. dorsales der Spinalnerven innerviert werden.* Beim Lebenden sieht man seitlich der Dornfortsätze zwei Längswülste, die am stärksten im Lendenbereich ausgebildet sind. Die Muskeln liegen in einem osteofibrösen Kanal, der knöchern von Wirbelbögen, Processus costales und Processus spinosi gebildet wird. Fibrös wird er nach hinten und lateral durch die Fascia thoracolumbalis (S. 78) begrenzt.

Nach heutiger Auffassung – da diese Muskeln schwierig darzustellen sind und außerdem einer großen Variabiliät unterliegen – werden sie ohne Berücksichtigung der Entwicklungsgeschichte eingeteilt. Man spricht also nicht mehr von einem lateralen und einem medialen Trakt, sondern unterscheidet:

M. erector spinae
- M. iliocostalis,
- M. longissimus,
- M. spinalis (S. 74).

  Am Ursprung aller drei Muskeln findet man die **Aponeurosis m. erector spinae,** früher fälschlicherweise als M. sacrospinalis bezeichnet.

Mm. spinotransversales
- Mm. splenii

Mm. interspinales (S. 74)

Mm. intertransversarii (S. 74)

Mm. transversospinales (S. 74)
- Mm. rotatores,
- Mm. multifidi,
- M. semispinalis.

M. erector spinae

Der **M. iliocostalis** (**1, 2, 3**) besteht aus dem M. iliocostalis lumborum, M. iliocostalis thoracis und M. iliocostalis cervicis. Der **M. iliocostalis lumborum** (**1**) *reicht vom Sacrum,* dem *Labium externum cristae iliacae* und der *Fascia thoracolumbalis bis* zu den *Processus costales der oberen Lendenwirbel* und den *unteren 6–9 Rippen.* Der **M. iliocostalis thoracis** (**2**) *reicht von* den *unteren 6 bis zu den oberen 6 Rippen,* während der **M. iliocostalis cervicis** (**3**) *von der 6.–3. Rippe entspringt* und *an den Querfortsätzen des 6.–4. Halswirbels ansetzt.*

Innervation: Rr. dorsales (C4 – L3).

Der **M. longissimus** (**4, 5, 6**) gliedert sich in den M. longissimus thoracis (**4**), den M. longissimus cervicis (**5**) und den M. longissimus capitis (**6**). Der **M. longissimus thoracis** entspringt vom *Os sacrum,* von den *Dornfortsätzen der Lendenwirbel* und den *Querfortsätzen der unteren Brustwirbel* und *reicht bis zur 1. oder 2. Rippe.* Er setzt medial und lateral an. Medial inseriert er an den *Processus accessorii* (**7**) der Lendenwirbel, an den *Processus transversi* (**8**) der Brustwirbel, lateral an den *Rippen,* an den *Processus costales* (**9**) der Lendenwirbel, sowie am tiefen Blatt der *Fascia thoracolumbalis.* Der **M. longissimus cervicis** hat seinen *Ursprung an den Querfortsätzen der 6 oberen Brustwirbel* und *reicht bis zu den Tubercula posteriora der Querfortsätze des 2.–5. Halswirbels.* Der **M. longissimus capitis** *entspringt* an den *Processus transversi der 3–5 oberen Brust- und der drei unteren Halswirbel* und *setzt am Processus mastoideus* (**10**) an.
Innervation: Rr. dorsales (C2 – L5).

Spinotransversale Muskeln

Der **M. splenius cervicis** (**11**) *entspringt an den Dornfortsätzen des (3.) 4.–(5.) 6. Brustwirbels* und *setzt an den Querfortsätzen des 1. und 2. Halswirbels an.*

Der **M. splenius capitis** (**12**) *entspringt an den Dornfortsätzen der drei oberen Brustwirbel* und der *vier unteren Halswirbel.* Der *Ansatz* ist im Bereich des *Processus mastoideus* (**10**).
Innervation: Rr. dorsales (C1 – C8).

Die Wirkungen aller Muskeln ergänzen sich. Sind die ersten beiden im Wesentlichen für die Aufrichtung des Körpers verantwortlich, so wirken die Mm. splenii bei einseitiger Kontraktion bei der Kopfdrehung zur gleichen Seite mit. Außerdem haben sie eine Haltefunktion für die anderen autochthonen Muskeln. Im Brust- und Lendenbereich wird die autochthone Muskulatur durch die Fascia thoracolumbalis fixiert.

Varietäten: Vermehrungen bzw. Verminderungen der Muskelzacken kommen häufig vor.

I–XII = 1. – 12. Rippe.
13 Aponeurosis m. erectoris spinae

Über die **Mm. levatores costarum** s. S. 78.

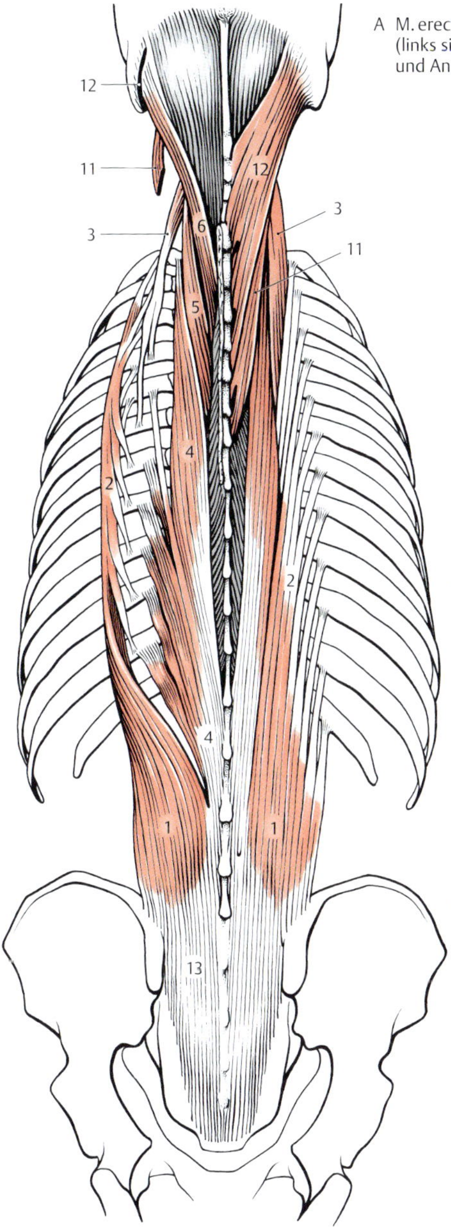

A M. erector spinae (links sind die Mm. splenii am Ursprung und Ansatz abgetrennt)

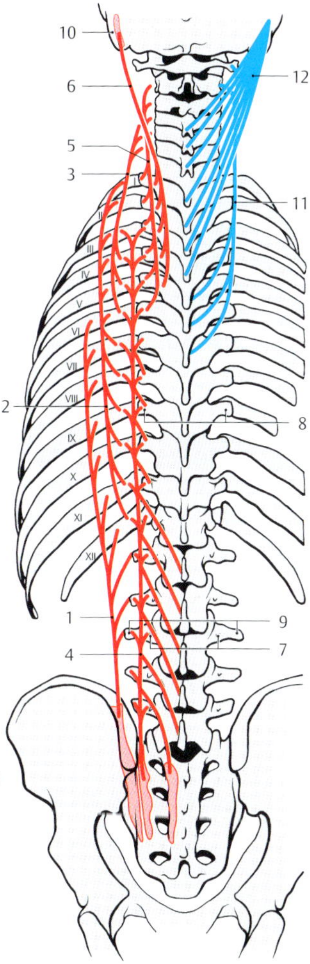

B Schema (Ursprung, Verlauf und Ansatz der Muskeln)

Autochthone Rückenmuskeln (A – C)

Mm. interspinales

Die **Mm. interspinales** sind segmental angelegt und im Hals- und Lendenwirbelbereich vorhanden. Im Brustbereich fehlen sie, ausgenommen zwischen 1. und 2., 2. und 3. sowie 11. und 12. Brustwirbel und zwischen 12. Brustwirbel und 1. Lendenwirbel. Sie *verbinden die benachbarten Processus spinosi.* Es sind jederseits **6 Mm. interspinales cervicis** (**1**), **4 Mm. interspinales thoracis** (**2**) und **5 Mm. interspinales lumborum** (**3**) vorhanden.
Innervation: Rr. dorsales (C1 – Th3 und Th11 – L5).

Mm. intertransversarii

Lateral von den interspinalen Muskeln finden sich die **Mm. intertransversarii.** Die **Mm. intertransversarii posteriores cervicis** (**4**) *verbinden* die *benachbarten Tubercula posteriora der Querfortsätze des 2. – 7. Halswirbels.*
Innervation: Rr. dorsales (C1 – C6).
Die **4 Mm. intertransversarii mediales lumborum** (**5**) *verbinden* die *Processus mamillares bzw. accessorii der benachbarten Lendenwirbel.*
Innervation: Rr. dorsales (L1 – L4).

M. erector spinae (Fortsetzung)

Der **M. spinalis** gliedert sich in einen M. spinalis thoracis, cervicis und capitis. Der M. spinalis capitis ist nur ausnahmsweise vorhanden. Die Fasern des **M. spinalis thoracis** (**6**) *entspringen* von den *Processus spinosi* des *3. Lenden- bis 10. Brustwirbels.* Sie *setzen an* den *Processus spinosi des 8. – 2. Brustwirbels an,* wobei die innersten Fasern (vom 10. – 8. Brustwirbel) die kürzeren sind. Der **M. spinalis cervicis** (**7**) *entspringt* mit seinen Fasern von den *Dornfortsätzen des 2. Brust- bis 6. Halswirbels.* Er *setzt an* den *Processus spinosi des 4. – 2. Halswirbels an.*
Innervation: Rr. dorsales (C2 – Th10).

Mm. transversospinales

Die **Mm. rotatores breves** (**8**) **et longi (cervicis), thoracis** (**9**), **(et lumborum)** sind vorwiegend im Brustbereich zu finden. Sie *entspringen von* den *Querfortsätzen, gelangen zu* den nächsthöheren bzw. zu den übernächsten *Dornfortsätzen* und inserieren an deren Basis.
Innervation: Rr. dorsales (Th1 – Th11).

Die **Mm. multifidi** (**10**) gliedern sich in einen **M. multifidus lumborum, thoracis** und **cervicis**. Sie reichen vom Os sacrum bis zum zweiten Halswirbel, wobei der M. multifidus lumborum am kräftigsten ausgebildet ist. Die einzelnen Muskelbündel *entspringen vom oberflächlichen Sehnenblatt des M. longissimus,* der *dorsalen Fläche des Os sacrum,* den *Processus mamillares der Lendenwirbel,* den *Processus transversi der Brustwirbel* und den *Processus articulares des 7. – 4. Halswirbels.* Die Muskelbündel überspringen 2 – 4 Wirbel, um dann an den *Dornfortsätzen* der entsprechend *höheren Wirbel anzusetzen.*
Innervation: Rr. dorsales (C3 – S4).

Der den Mm. multifidi seitlich aufgelagerte **M. semispinalis** gliedert sich in einen Brust-, Hals- und Kopfteil. Die einzelnen Muskelbündel überspringen fünf und mehr Wirbel. Die Fasern des **M. semispinalis thoracis et cervicis** (**11**) *entspringen* an den *Querfortsätzen aller Brustwirbel.* Sie *setzen* an den *Processus spinosi der oberen 6 Brust- und unteren 4 Halswirbel* an. Der **M. semispinalis capitis** (**12**), der einer der kräftigsten Nackenmuskeln ist, *entspringt* von den *Querfortsätzen der 4 – 7 oberen Brust- und den Gelenkfortsätzen der 5 unteren Halswirbel.* Er *setzt zwischen Linea nuchae superior und Linea nuchae inferior an.*
Innervation: Rr. dorsales (Th4 – Th6, C3 – C6 und C1 – C5).

Die geraden Muskeln funktionieren beidseitig innerviert als Strecker, einseitig innerviert als Seitwärtsbeuger. Die schräg verlaufenden Muskeln wirken einseitig innerviert drehend, beidseitig innerviert streckend.

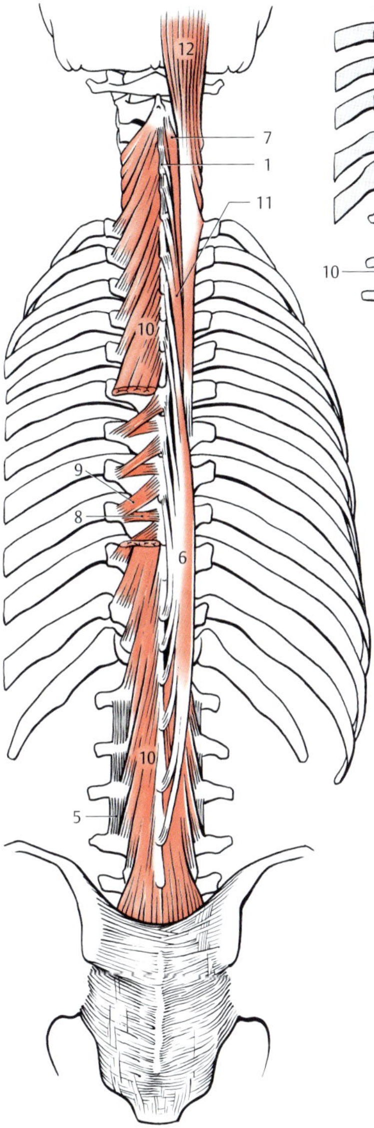

A Mm. interspinales (der M. multifidus ist zum Teil entfernt, um die Mm. rotarores sichtbar zu machen)

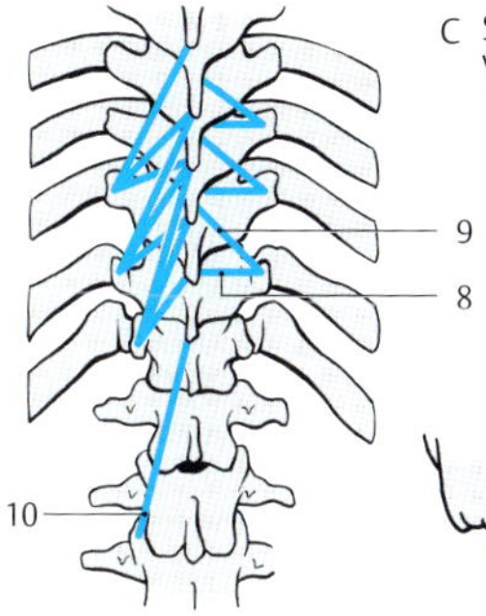

C Schema (Ursprünge, Verlauf und Ansätze)

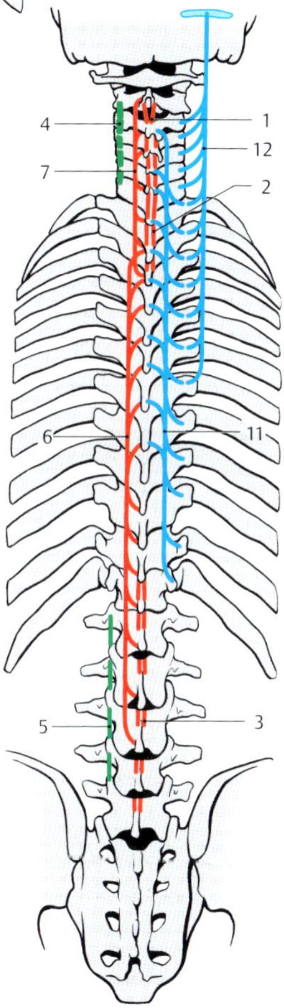

B Schema (Ursprünge, Verlauf und Ansätze)

Musculi suboccipitales

Kurze Nackenmuskeln (A, B)

Die paarigen kurzen Nackenmuskeln, der M. rectus capitis posterior minor, M. rectus capitis posterior major, M. obliquus capitis superior und M. obliquus capitis inferior gehören zur autochthonen Rückenmuskulatur, d.h. sie werden von Rami dorsales oder Spinalnerven innerviert. Mit Ausnahme des M. obliquus capitis inferior sind sie ursprünglich dem sogenannten Geradsystem zuzurechnen. Die beiden Mm. recti sind aus Mm. interspinales, der M. obliquus capitis superior aus einem M. intertransversarius hervorgegangen.

Die anderen zwei kurzen Nackenmuskeln, der M. rectus capitis lateralis und der M. rectus capitis anterior gehören nicht der autochthonen Rückenmuskulatur an. Der M. rectus capitis lateralis ist der eingewanderten ventrolateralen Leibeswandmuskulatur zuzurechnen und wird auf S. 78 besprochen. Der M. rectus capitis anterior, ein prävertebraler Muskel, wird auf S. 80 beschrieben.

Der **M. rectus capitis posterior minor** (**1**) *entspringt* am *Tuberculum posterius atlantis* und steigt fächerförmig nach aufwärts. Er *inseriert* im medialen Bereich der *Linea nuchae inferior.* Im lateralen Bereich seines Ansatzes wird er vom M. rectus capitis posterior major überdeckt.

Der **M. rectus capitis posterior major** (**2**) nimmt seinen *Ursprung am Processus spinosus des zweiten Halswirbels* und setzt lateral vom M. rectus capitis posterior minor *an der Linea nuchae inferior an.* Auch dieser Muskel verbreitert sich in Richtung seines Ansatzes, ähnlich wie der M. rectus capitis posterior minor.

Der **M. obliquus capitis superior** (**3**) *entspringt* am *Processus transversus atlantis.* Er *setzt* am *Os occipitale* etwas oberhalb und lateral des M. rectus capitis posterior major an.

Der **M. obliquus capitis inferior** (**4**) *zieht vom Processus spinosus des zweiten Halswirbels zum Processus transversus atlantis.*

Funktion: Alle kurzen Nackenmuskeln wirken auf die Kopfgelenke. Bei beidseitiger Innervation neigen sowohl die geraden als auch die schrägen Muskeln den Kopf nach hinten. Bei einseitiger Innervation kann der M. obliquus capitis superior den Kopf zur Seite beugen. Eine Seitdrehung des Kopfes wird unter Mitwirkung des M. rectus capitis major und des M. obliquus capitis inferior erreicht.
Innervation: N. suboccipitalis (C1).

Klinischer Hinweis: Der M. rectus capitis posterior major, der M. obliquus capitis superior und der M. obliquus capitis inferior bilden zusammen das **Trigonum a. vertebralis.** Hier kann die auf dem Arcus posterior (atlantis) liegende A. vertebralis (S. 346) aufgesucht werden. Zwischen der Arterie und dem hinteren Atlasbogen liegt der erste Zervikalnerv, dessen R. dorsalis, der N. suboccipitalis (S. 346 und Bd. 3), zu den genannten Muskeln gelangt. Über die **Suboccipitalpunktion** siehe S. 346.

Varietäten: Der M. rectus capitis posterior minor kann fehlen bzw. auf einer Seite sehr klein sein. Der M. rectus capitis posterior major kann selten fehlen. Manchmal kann er zweigeteilt sein.

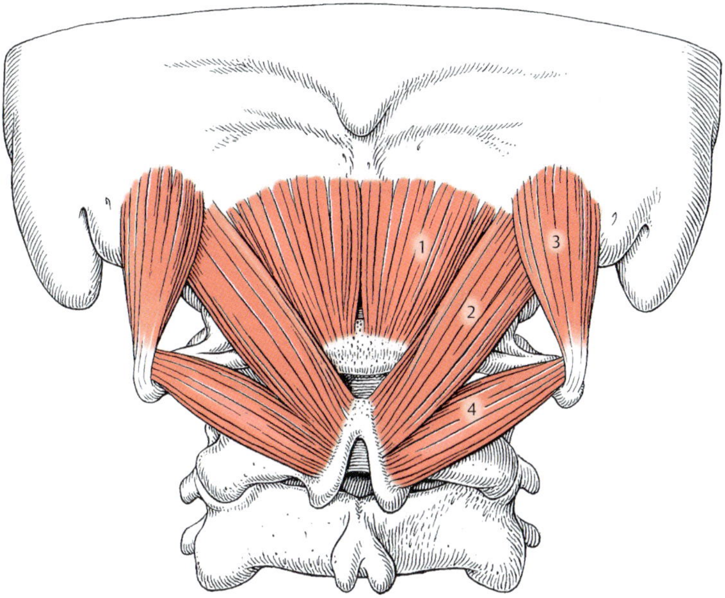

A kurze Nackenmuskeln

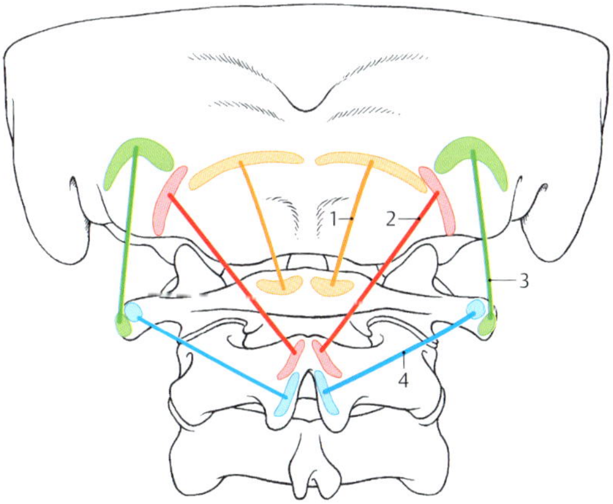

B Schema (Ursprung, Verlauf und Ansatz der Muskeln)

Leibeswand

Fascia thoracolumbalis (A, B)

Die **Fascia thoracolumbalis** (**1**) vervollständigt fibrös den von der Wirbelsäule und den dorsalen Flächen der Rippen gebildeten osteofibrösen Kanal. *Sie umschließt die gesamte autochthone Rückenmuskulatur* (**2**) *und besteht aus* **drei Blättern.**

Die **Lamina superficialis = posterior** (**3**) ist im Sakralbereich fest mit der Aponeurose des M. erector spinae verbunden. Aufsteigend wird sie etwas dünner und dient dem M. latissimus dorsi (**4**) und dem M. serratus posterior inferior (**5**) als Ursprung. Im Halsbereich, wo sie bereits sehr dünn geworden ist, trennt sie den M. splenius capitis und den M. splenius cervicis vom M. trapezius (**6**) und den Mm. rhomboidei und geht in die *Fascia nuchae* (**7**) über.

Die **Lamina profunda = anterior** (**8**) trennt im Lumbalbereich, von den Processus costales (**9**) der Lendenwirbel entspringend, die autochthone Rückenmuskulatur (**2**) von der ventrolateralen Leibeswandmuskulatur. Vom tiefen Blatt, das bis an die Crista iliaca reicht, entspringen der M. obliquus internus abdominis (**10**) und der M. transversus abdominis (**11**).
Die **Lamina media** liegt innerhalb der autochthonen Rückenmuskulatur.

Die **Fascia nuchae** (**7**) setzt sich nach lateral vorne in die Fascia cervicalis superficialis (S. 331) fort. In der Mitte der Fascia nuchae ist das Lig. nuchae zu finden.

Eingewanderte ventrolaterale Muskulatur (A)

Diese hier zu beschreibenden Muskeln werden von Rr. ventrales der Spinalnerven innerviert und sind im Laufe der Entwicklung an die dorsale Leibeswand gewandert.

Der **M. rectus capitis lateralis** zieht *vom Querfortsatz des Atlas zum Processus jugularis des Os occipitale* und entspricht entwicklungsgeschichtlich einem M. intertransversarius anterior. Er wirkt bei der Seitbeugung des Kopfes mit.
Innervation: C1.

Die **Mm. intertransversarii anteriores cervicis** sind 6 kleine Bündel *zwischen den ventralen Höckerchen der Processus transversi der Halswirbel.*
Innervation: C2 – C6.

Bei den **Mm. intertransversii laterales lumborum** handelt es sich um 5 – 6 Muskeln, die *zwischen den Processus costales der Lendenwirbel* ausgespannt sind.
Innervation: L1 – L4.

Die **Mm. levatores costarum** *entspringen jeweils an den Querfortsätzen des 7. Halswirbels und des 1. – 11. Brustwirbels. Sie erreichen die Anguli costarum* als **Mm. levatores costarum breves** der nächsten oder als **Mm. levatores costarum longi** der übernächsten Rippe. Sie wirken beim Drehen der Wirbelsäule mit.
Nach *Streubl* werden sie von Rr. dorsales der Spinalnerven innerviert und sind daher der autochthonen Rückenmuskulatur zuzurechnen.
Innervation: Rr. dorsales der Spinalnerven!

Der **M. serratus posterior superior** (**12**) *entspringt an den Processus spinosi der beiden letzten Hals- und der beiden ersten Brustwirbel und zieht bis zur 2. – 5. Rippe.* Er hebt die Rippen.
Innervation: Nn. intercostales (Th1 – Th4).

Der **M. serratus posterior inferior** (**5**) *entspringt von der Fascia thoracolumbalis,* und zwar im Bereich des 12. Brustwirbels und des 1. – 3. Lendenwirbels *und gelangt* meist mit 4 Zacken *zur 12. – 9. Rippe.* Er senkt die Rippen.
Innervation: Nn. intercostales
(Th9 – Th12).

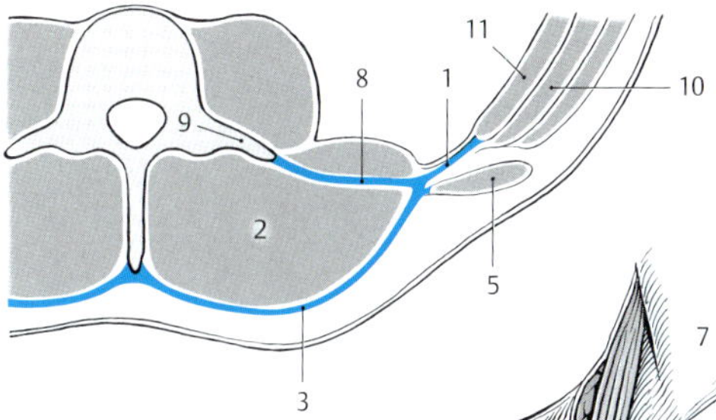

B Fascia thoracolumbalis im Schnitt

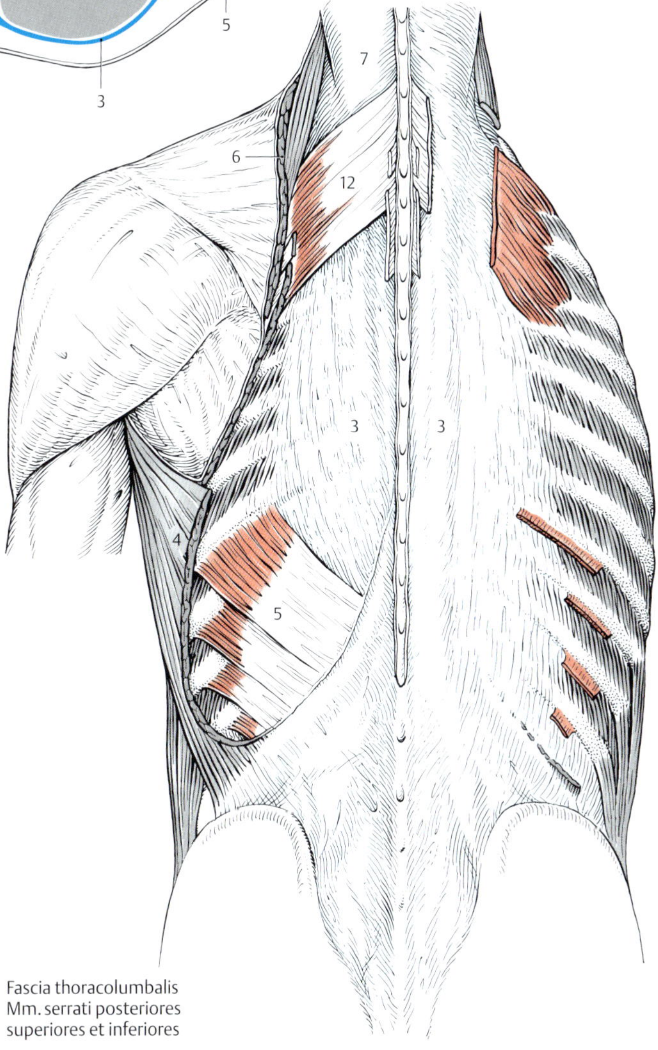

A Fascia thoracolumbalis
Mm. serrati posteriores superiores et inferiores

Prävertebrale Muskeln (A, B)

Zu den prävertebralen Muskeln gehören der M. rectus capitis anterior, der M. longus capitis und der M. longus colli.

Der **M. rectus capitis anterior** (**1**) *zieht von der Massa lateralis atlantis* (**2**) *zur Pars basilaris ossis occipitalis* (**3**). Mitwirkung beim Vorneigen des Kopfes.
Innervation: Plexus cervicalis (C1).

Der **M. longus capitis** (**4**) *entspringt an den Tubercula anteriora der Querfortsätze des 3.–6. Halswirbels* (**5**), zieht nach aufwärts und *setzt an der Pars basilaris ossis occipitalis* (**6**) *an.* Beide Mm. longi capitis neigen den Kopf nach vorne. Einseitig innerviert kann ein M. longus capitis beim Seitbeugen des Kopfes mitwirken.
Innervation: Plexus cervicalis (C1–C4).

Der **M. longus colli** (**7**) besitzt durch 3 Fasergruppen eine annähernd dreiseitige Form. Seine **lateralen oberen Fasern** (**8**) *entspringen von den Tubercula anteriora der Querfortsätze des 5.–2. Halswirbels* (**9**) und *setzen am Tuberculum anterius atlantis* (**10**) *an.* Die **lateralen unteren Fasern** (**11**) *entspringen an den Körpern des 1.–3. Brustwirbels* (**12**) und *ziehen zum Tuberculum anterius des Querfortsatzes des 6. Halswirbels* (**13**). Die **medialen Fasern** (**14**) *ziehen von* den Körpern der *oberen Brust- und unteren Halswirbel* (**15**) *zu den Körpern der oberen Halswirbel* (**16**). Einseitig innerviert beugt und dreht der Muskel die Halswirbelsäule zur Seite. Beide Mm. longi colli können die Halswirbelsäule nach vorne beugen. Elektromyographische Untersuchungen haben gezeigt, dass der homolaterale Muskel sowohl beim Seitwärtsbeugen als auch beim Drehen der Halswirbelsäule mitwirkt.
Innervation: Plexus cervicalis und brachialis (C2–C8).

Treppenmuskeln (A, B)

Die Treppenmuskeln, **Mm. scaleni,** setzen die Interkostalmuskulatur nach kranial fort und entspringen an Rippenrudimenten der Halswirbel. Sie sind für die ruhige Einatmung die wichtigsten Muskeln, da sie das 1. und 2. Rippenpaar und damit den oberen Teil des Thorax heben. Ihre Wirkung wird bei zurückgebeugtem Hals verstärkt. Einseitig innerviert können sie auch die Halswirbelsäule seitwärts neigen. Als Varietät findet sich manchmal ein M. scalenus minimus, der sich, vom 7. Halswirbel ausgehend, dem M. scalenus medius anschließt. Er inseriert an der Pleurakuppel.

Der **M. scalenus anterior** (**17**) entspringt an *den Tubercula anteriora der Querfortsätze des (3.) 4.–6. Halswirbels* (**18**) und *setzt am Tuberculum m. scaleni anterioris* (**19**) *der ersten Rippe an.*
Innervation: Plexus brachialis (C5–C7).

Der **M. scalenus medius** (**20**) hat seinen *Ursprung an den Tubercula posteriora der Querfortsätze des (1.) 2.–7. Halswirbels* (**21**). Er *inseriert an der 1. Rippe und an der Membrana intercostalis externa* des 1. Zwischenrippenraumes (**22**). Dadurch kann er die 2. Rippe erreichen. Der Ansatz an der 1. Rippe liegt hinter dem Sulcus a. subclaviae.
Innervation: Plexus cervicalis und brachialis (C4–C8).

Der **M. scalenus posterior** (**23**) *entspringt von den Tubercula posteriora der Querfortsätze des 5.–7. Halswirbels* (**24**) und *gelangt bis zur 2. (3.) Rippe* (**25**). Er kann fehlen.
Innervation: Plexus brachialis (C7–C8).

Der **M. scalenus minimus** kann in etwa einem Drittel der Fälle vorhanden sein. Er entspringt vom *Tuberculum anterius* des Querfortsatzes des *7. Halswirbels* und *erreicht* die *fibröse Kuppel der Pleura und die 1. Rippe.* Bei Fehlen dieses Muskels findet sich an seiner Stelle ein *Lig. transversocupulare (Hayek).*
Innervation: Plexus brachialis (C8).

Klinischer Hinweis: Zwischen dem M. scalenus anterior und dem M. scalenus medius befindet sich die **Skalenuslücke** (**26**), auch „hintere Skalenuslücke" genannt. Durch diese Lücke ziehen der Plexus brachialis (S. 360 u. Bd. 3) und die A. subclavia. Sie kann beim Retrovertieren des Armes zwischen Rippe und Clavicula abgeklemmt werden.
Mit dem M. longus colli bildet der M. scalenus anterior nach medial zu das **Trigonum scalenovertebrale** (**27**) (S. 366).

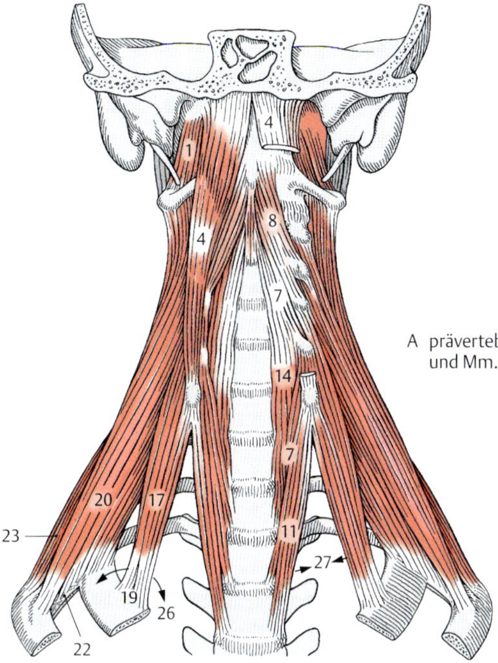

A prävertebrale Muskulatur und Mm. scaleni

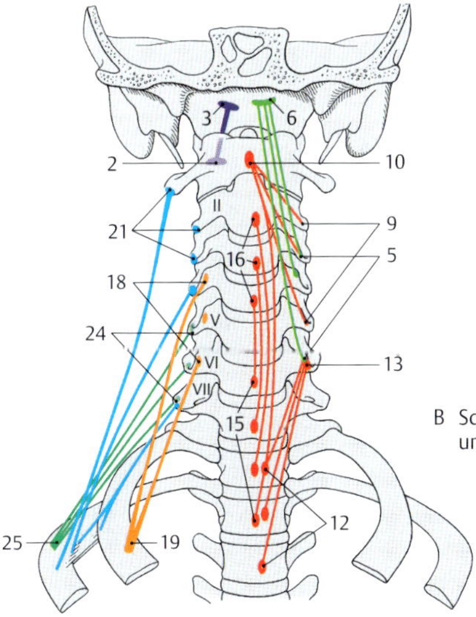

B Schema (Ursprung, Verlauf und Ansatz der Muskeln)

Brustkorbmuskulatur

Zwischenrippenmuskeln (A – D)

Neben den Mm. scaleni ist die Interkostalmuskulatur für Bewegungen des Brustkorbes notwendig.

Man unterscheidet:
- **Mm. intercostales externi,**
- **Mm. intercostales interni,**
- **Mm. subcostales** und den
- **M. transversus thoracis.**

Die äußeren Zwischenrippenmuskeln, **Mm. intercostales externi** (**1**), reichen *von den Tubercula costarum bis zum Beginn der Rippenknorpel.* Dort wo das Os costale in die Cartilago costalis übergeht, setzt sich der äußere Zwischenrippenmuskel in jedem Spatium intercostale in die **Membrana intercostalis externa** fort. Der *Ursprung* dieser Muskeln ist *jeweils am Unterrand einer Rippe* gelegen, der *Ansatz jeweils am Oberrand einer Rippe.* Die äußeren Zwischenrippenmuskeln verlaufen von oben hinten nach vorne unten. Nach ihrer Funktion werden sie als die Inspirationsmuskeln *(Fick)* bezeichnet. Elektromyografische Untersuchungen der Zeit zwischen 1950 und 1990 haben jedoch ergeben, dass die äußeren Interkostalmuskeln nur bei angestrengter Inspiration tätig werden und dass für die leichte Inspiration die Mm. scaleni (S. 80) ausreichen.
Innervation: Nn. intercostales 1 – 11.

Die inneren Zwischenrippenmuskeln, **Mm. intercostales interni** (**2**), reichen *vom Angulus costae bis zum Sternum,* jeweils in jedem Zwischenrippenraum. *Der Ursprung findet sich am Oberrand der Rippeninnenfläche, der Ansatz im Bereich des Sulcus costae.* Vom Angulus costae nach medial bis zu den Wirbeln sind die inneren Zwischenrippenmuskeln durch sehnige Fasern ersetzt. Diese sehnigen Fasern werden in ihrer Gesamtheit als die **Membrana intercostalis interna** bezeichnet.

Im Bereich der Rippenknorpel spricht man von **Mm. intercartilaginei** (**3**).

Ein Teil der inneren Zwischenrippenmuskeln wird als **Mm. intercostales intimi** abgespalten. Zwischen diesen Mm. intercostales intimi und den Mm. intercostales interni liegen jeweils die Intercostalgefäße und der N. intercostalis.

Die Zugrichtung der inneren Zwischenrippenmuskeln ist umgekehrt wie die der äußeren, und zwar von unten hinten nach vorne oben.

Nach *Fick* sind die Mm. intercostales interni Exspirationsmuskeln, d.h. sie werden bei der Auslösung des Rippensenkens aktiv eingesetzt. Die Mm. intercartilaginei, insbesondere jene im 4.–6. Interkostalraum, sollen aufgrund ihrer nahen Lage zum Sternum als Inspirationsmuskeln wirksam werden.
Innervation: Nn. intercostales 1 – 11.

Bei den **Mm. subcostales** (**4**), die im Bereich der Anguli costarum liegen, handelt es sich im wesentlichen um Internusfasern, die über mehrere Segmente hinweg verlaufen. In ihrer Funktion sind sie den Interni gleichzusetzen.
Innervation: Nn. intercostales 4 – 11.

Der **M. transversus thoracis** (**5**) *entspringt an der Innenseite des Processus xiphoideus* und am *Corpus sterni.* Er verläuft in laterokranialer Richtung und *setzt am Unterrand des 2.–6. Rippenknorpels an.*

Die Richtung der Muskelzacken ist fächerförmig. So steigt die oberste Zacke steil nach aufwärts, während die unterste Zacke parallel dem M. transversus abdominis verläuft. Eine scharfe Grenze zwischen dem M. transversus thoracis und dem M. transversus abdominis ist nur dann gegeben, wenn der Ursprung der Pars costalis des Zwerchfells (S. 102) von der 7. Rippe gut ausgebildet ist. Der M. transversus thoracis wirkt exspiratorisch.
Innervation: Nn. intercostales 2 – 6.

Varietäten: Zahlreiche Varietäten sind bekannt. Häufig ist er rechts und links asymmetrisch ausgebildet. Manchmal kann er fehlen. Die Zahl seiner Zacken kann variieren.

Klinischer Hinweis: Die A. und V. thoracica interna verlaufen ventral des M. transversus thoracis. Bei kräftiger Ausbildung des Muskels gestaltet sich die Freilegung der Arterie im Zusammenhang mit koronaren Bypass-Operationen schwierig.

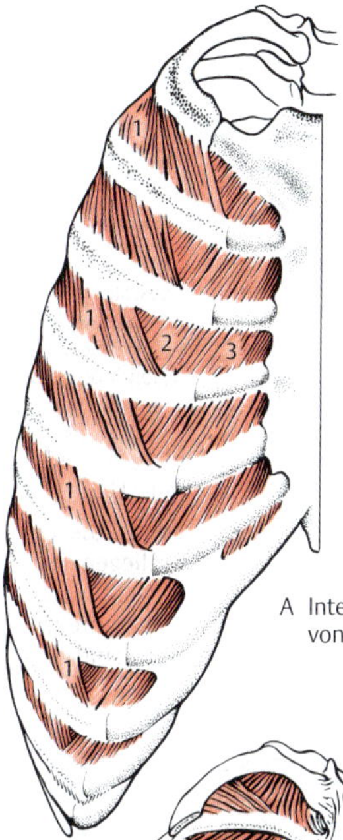

A Interkostalmuskulatur von vorne

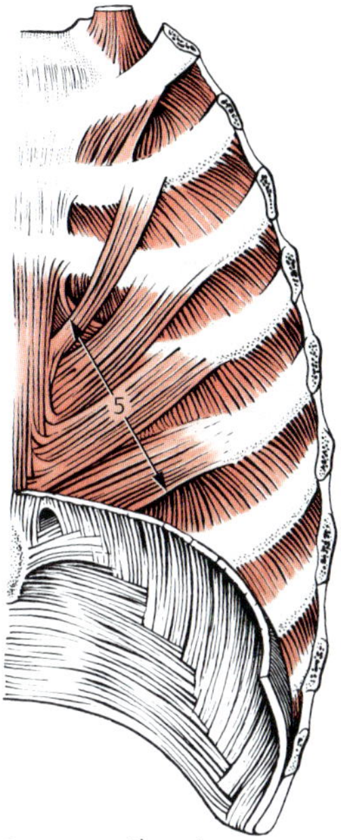

B M. transversus thoracis, Ansicht der Innenseite der vorderen Thoraxwand

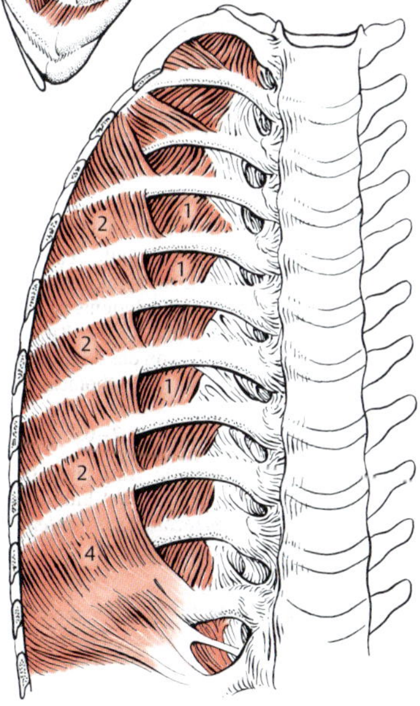

C Ansicht der Innenseite der hinteren Thoraxwand

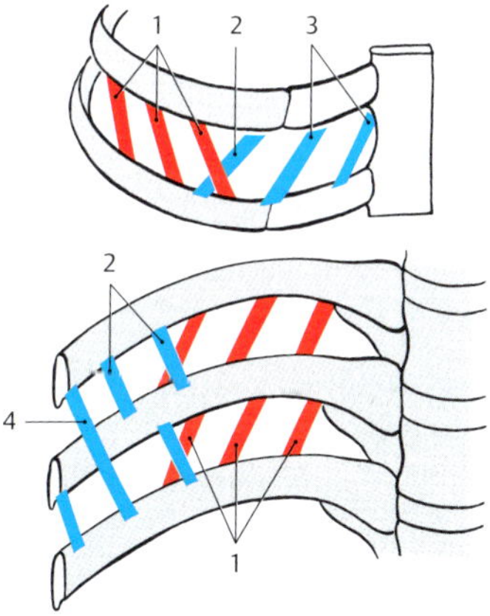

D Schema (Ursprung, Verlauf und Ansatz der Muskeln)

Bauchwand

Die Bauchwand wird nach oben zu vom Angulus infrasternalis, nach unten von der Crista iliaca, dem Sulcus inguinalis und dem Sulcus pubis begrenzt. Unter der Haut der Bauchwand findet sich das mehr oder minder ausgedehnte subkutane Fettgewebe, das von der Muskulatur durch die Fascia abdominis superficialis getrennt ist. Die Grundlage der Bauchwand wird von der Bauchwandmuskulatur gebildet. Die oberflächlichen Bauchmuskeln sind durch ein System miteinander verbunden, das den größtmöglichen Wirkungsgrad ergibt. Die einzelnen Bauchmuskeln stammen aus mehreren Myotomen und werden daher auch von mehreren segmentalen Nerven innerviert. Diese Tatsache ermöglicht auch eine abschnittsweise Kontraktion der einzelnen Bauchmuskeln.

Oberflächliche Bauchmuskeln:

Laterale Gruppe
- **M. obliquus externus abdominis,**
- **M. obliquus internus abdominis,**
- **M. transversus abdominis.**

Mediale Gruppe
- **M. rectus abdominis,**
- **M. pyramidalis.**

Tiefe Bauchmuskeln:
- **M. quadratus lumborum,**
- **M. psoas major.**

Die seitlichen Bauchmuskeln umhüllen mit ihren flächenhaften Sehnen, den Aponeurosen, jederseits den M. rectus abdominis und bilden die **Rektusscheide** (S. 88).

Oberflächliche Bauchmuskeln

Laterale Gruppe (A – C)

Der **M. obliquus externus abdominis** (**1**) *entspringt mit 8 Zacken an den Außenflächen der 5. – 12. Rippe* (**2**). Dieser Ursprung interferiert zwischen der 5. bis (8.) 9. Rippe mit den Zacken des M. serratus anterior (**3**) und zwischen der 10. und 12. Rippe mit den Zacken des M. latissimus dorsi (**4**). Seine Faserrichtung verläuft grundsätzlich von lateral oben hinten nach medial unten vorne. Die von den drei untersten Rippen kommenden Fasern ziehen fast senkrecht zur Crista iliaca, und zwar zum Labium externum (**5**), die übrigen schräg von oben lateral nach unten medial und gehen in die flächenhafte Aponeurose (**6**) über. Der Übergang der Muskelfasern in die Aponeurose erfolgt in einer annähernd vertikalen Linie, die durch die Knorpel-Knochen-Grenze der 6. Rippe zu legen ist. Knapp oberhalb der Spina iliaca anterior superior erfolgt der Übergang der Muskelfasern in die Aponeurose in einer transversalen Ebene. Man spricht hier von einer „Muskelecke". Der unterste Anteil dieser Aponeurose setzt sich kontinuierlich in das Leistenband, Lig. inguinale (***Vesalsches* Band**), fort.

Unmittelbar oberhalb des **Lig. inguinale** liegt im medialen Bereich der **Anulus inguinalis superficialis**, der durch das *Crus mediale* (**7**) und *Crus laterale* (**8**) sowie die *Fibrae intercrurales* (**9**) begrenzt ist (S. 96). Der Ansatz des M. obliquus externus abdominis ist in der Medianen gelegen. Hier verflechten sich die Aponeurosen des rechten und linken Muskels miteinander und mit denen der übrigen seitlichen Bauchmuskeln zu einem fibrösen Streifen, der **Linea alba** (**10**). Innervation: Nn. intercostales (Th5 – Th12).

Varietäten: Der Muskel kann mehr oder weniger Ursprungszacken besitzen. Zwischensehnen, Intersectiones tendineae, sind zu beobachten. Ebenso sind Verbindungen mit den benachbarten Muskeln, also mit dem M. latissimus dorsi und dem M. serratus anterior, beobachtet worden.

Klinischer Hinweis: Es gibt länderweise, bzw. nach Chirurgenschulen differenziert bis zu 15 verschiedene, meist veraltete, Bezeichnungen für das Lig. inguinale. Insbesondere in den USA sind Bezeichnungen in Verwendung, die um die Wende zwischen 19. und 20. Jahrhundert in Europa üblich waren. Ebenso muss bedacht werden, dass es sieben Bezeichnungen gibt, die mit dem eigentlichen Lig. inguinale überhaupt nichts zu tun haben (s. a. *Kremer et al.*, Chirurgische Operationslehre Band 7/1; S. 62 – 63).

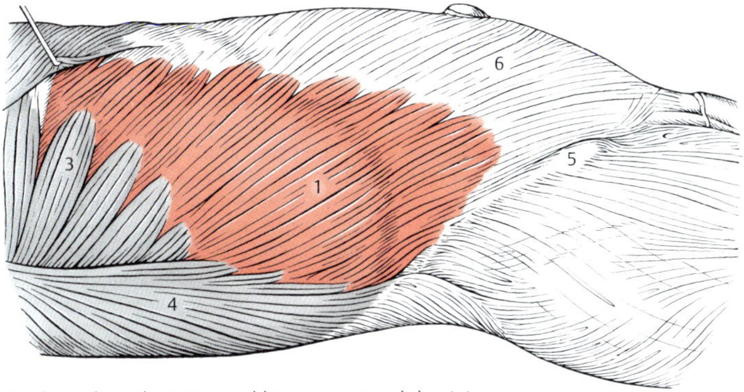

A Bauchwand von der Seite, M. obliquus externus abdominis

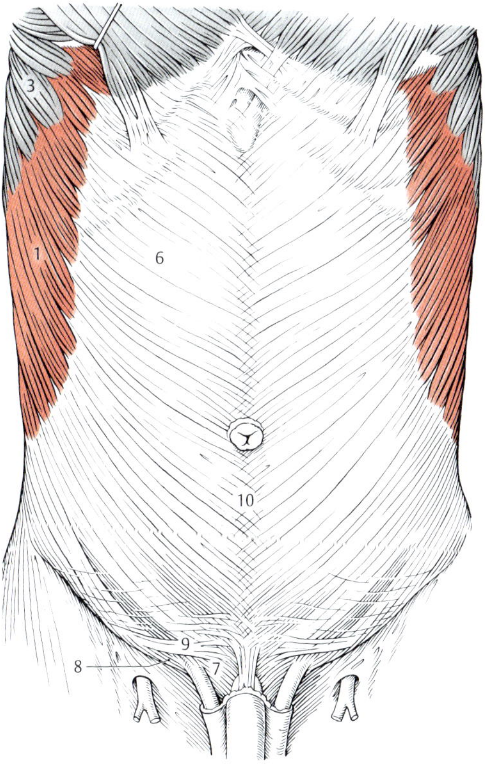

B Bauchwand von vorne, Mm. obliqui externi abdominis

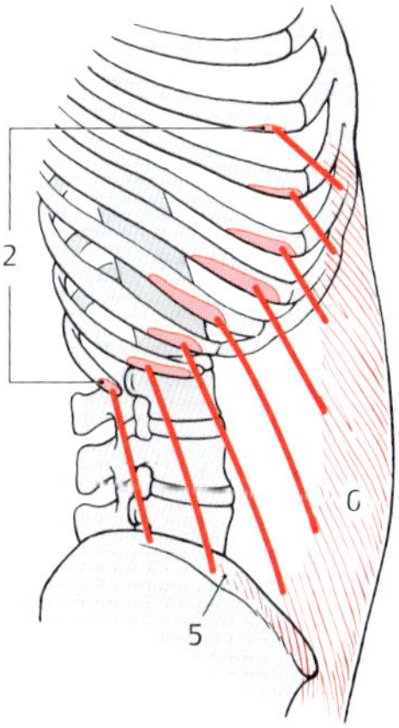

C Schema (Ursprung, Verlauf und Ansatz des Muskels)

Oberflächliche Bauchmuskeln

Laterale Gruppe, Fortsetzung (A, B)

Der *Ursprung* des **M. obliquus internus abdominis** (**1**) findet sich an der *Linea intermedia der Crista iliaca* (**2**), *am tiefen Blatt der Fascia thoracolumbalis und an der Spina iliaca anterior superior* (**3**). Einzelne Fasern können auch vom *Lig. inguinale* (**4**) entspringen.

Der Muskel hat einen fächerförmigen, vorwiegend aufsteigenden Verlauf. Dabei werden nach den Ansätzen **drei Teile** unterschieden.

Sein **kranialer Anteil** *inseriert an den unteren Rändern der drei letzten Rippen* (**5**).

Der **mittlere Teil** (**6**) *setzt sich nach medial in die Aponeurose fort,* die sich in zwei Blätter, *Lamina anterior et posterior,* aufspaltet. Diese Blätter bilden die Grundlagen der Rektusscheide, *Vagina m. recti abdominis* (S. 88) und vereinigen sich in der Linea alba. Die Lamina anterior überkleidet den M. rectus abdominis vollständig, während die Lamina posterior etwa 5 cm unterhalb des Nabels mit einer nach kranial konvexen Linie, *Linea arcuata,* endigt. Da dieser Rand im Regelfall nicht scharf begrenzt ist, erscheint es zweckmäßig von einer Area arcuata *(Lanz)* zu sprechen.

Sein **kaudaler Anteil** setzt sich beim Mann als *M. cremaster* (**7**) auf den Samenstrang fort. Die Ausbildung des M. cremaster ist großen Schwankungen unterworfen. Bei der Frau finden sich deutlich schwächere Muskelbündel, die das Lig. teres uteri erreichen und als Pars lig. teretis m. obliqui interni zu bezeichnen sind.
Innervation: M. obliquus internus:
Nn. intercostales (Th10 – Th12) und L1,
M. cremaster: R. genitalis des
N. genitofemoralis (L1 – L2).

Varietäten: Verminderung oder Vermehrung der Zahl der Ansatzzacken an den Rippen werden beobachtet, desgleichen Intersectiones tendineae.

Der **M. transversus abdominis** (**8**) *entspringt mit 6 Zacken von der Innenfläche der Knorpel der 7. – 12. Rippe* (**9**). Dabei interferieren diese Zacken mit denen der Pars costalis des Zwerchfells. Sie schließen unmittelbar an die Ursprünge des M. transversus thoracis an. *Ferner entspringt er vom tiefen Blatt der Fascia thoracolumbalis, vom Labium internum der Crista iliaca* (**10**), *von der Spina iliaca anterior superior* (**11**) *und vom Leistenband* (**12**). Seine Fasern verlaufen quer bis zu einer nach medial konkaven Linie, die auch als *Linea semilunaris* bezeichnet wird. An dieser Linie beginnt die Aponeurose, die kranial von der Linea, bzw. Area arcuata die Lamina posterior der Rektusscheide mitbilden hilft.

Kaudal von der Area arcuata (s. oben) bildet die Aponeurose nur das vordere Blatt der Rektusscheide mit. Der M. transversus abdominis ist durch seine Aponeurose an der Linea alba beteiligt. Von seiner Aponeurose zieht ein nach lateral konkaver Streifen, die **Falx inguinalis,** die Leistensichel, auch Tendo conjunctivus oder *Henlesches* Band (S. 92) genannt, zum lateralen Rand des Ansatzes des M. rectus abdominis.
Innervation: Nn. intercostales (Th7 – Th12) und L1.

Varietäten: Der M. transversus abdominis kann in seinem untersten Bereich mit dem M. obliquus internus abdominis vollständig verschmelzen, daher wird dieser Teil des Muskels manchmal als *M. complexus* bezeichnet. In der Literatur wird angegeben, dass er unter Umständen völlig fehlen kann. Die Zahl der Ursprungszacken kann vermehrt oder vermindert sein.

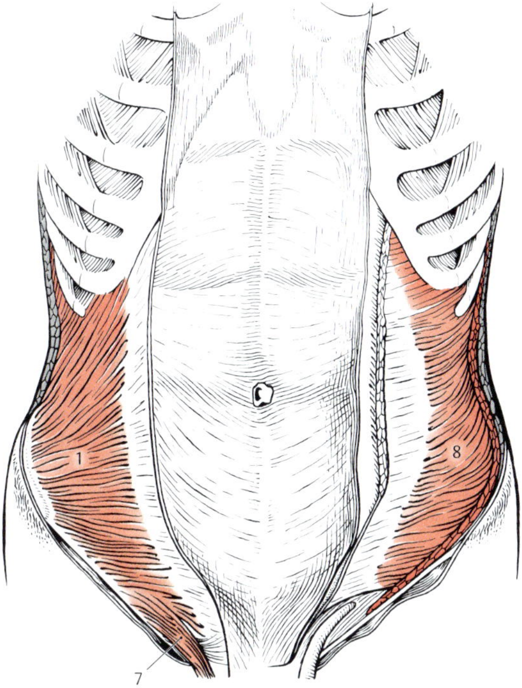

A Bauchwand von vorne,
M. obliquus internus abdominis
und M. transversus abdominis

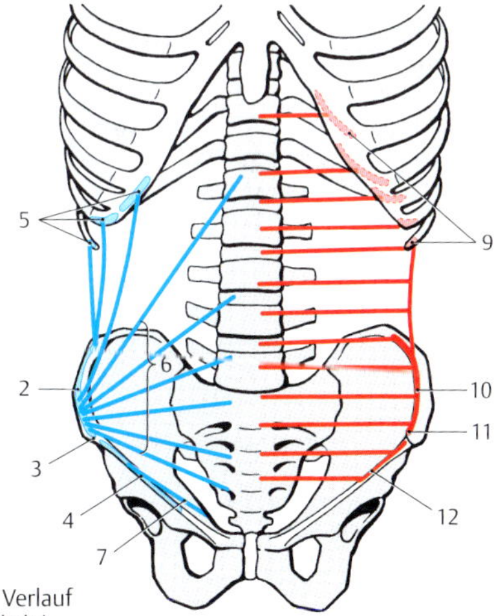

B Schema (Ursprung, Verlauf
und Ansatz der Muskeln)

Oberflächliche Bauchmuskeln, Fortsetzung

Mediale Gruppe (A–C)

Der **M. rectus abdominis** (**1**) entspringt mit 3 Zacken *an der Außenfläche des 5.–7. Rippenknorpels* (**2**), *am Processus xiphoideus* (**3**), *sowie an den Ligamenta zwischen diesem und den Rippen.* Er *zieht* nach abwärts *bis zur Crista pubica* (S. 186). Im Verlauf des Muskels findet man etwa bis zur Nabelhöhe 3 Intersectiones tendineae. Manchmal sieht man unterhalb des Nabels noch 1–2 weitere Zwischensehnen.
Innervation: Nn. intercostales (Th5–Th12).

Varietäten: Der Muskel kann von mehr Rippen entspringen, und er kann manchmal (selten) auch fehlen.

Der M. rectus abdominis liegt in der Rektusscheide, **Vagina m. recti abdominalis.** Diese wird von den Aponeurosen der 3 seitlichen Bauchmuskeln gebildet, und zwar so, dass sich oberhalb der *Linea arcuata* (**4**) die Aponeurose des M. obliquus internus abdominis (**5**) in ein vorderes, *Lamina anterior* (**6**), und ein hinteres Blatt, *Lamina posterior* (**7**), spaltet und die Aponeurose des M. obliquus externus abdominis (**8**) das vordere, die des M. transversus abdominis (**9**) das hintere Blatt dieser Scheide verstärkt. Im Bereich der **Linea alba** (**10**) kommt es zu einer teilweisen Verflechtung der Fasern (**B**).

Zwischen den einzelnen aponeurotischen Fasern gibt es Fetteinlagerungen. Die Linea alba erstreckt sich bis zur Symphyse und hat eine Verstärkung am Beckenoberrand (**11**). Unterhalb der Linea arcuata ist die Rektusscheide unvollständig, da die Aponeurosen aller Bauchmuskeln vor den beiden Mm. recti verlaufen und diese Muskeln nach innen zu nur mehr von der inneren Bauchwandfaszie, *Fascia transversalis* (**12**, S. 92), und dem Peritoneum überkleidet sind (**C**). Im Ursprungsbereich des M. rectus ist die Rektusscheide eine dünne fasziale Bildung, die eine Fortsetzung der Fascia pectoralis darstellt.

Klinischer Hinweis: Von klinischer Bedeutung ist das Auseinanderweichen der beiden Mm. recti und damit das Auftreten einer abnormen Verbreiterung der Linea alba (**Rektusdiastase,** S. 96). Dadurch entstehen mehr oder minder große Bauchwandbrüche (S. 96).
Der M. rectus abdominis ist nur an seiner Vorderfläche mit der Rektusscheide im Bereich der Intersectiones tendineae verwachsen. Dadurch können sich Abszesse oder Eiteransammlungen an der Vorderfläche nur zwischen 2 Intersectiones ausbreiten, während an der Hinterfläche eine Ausbreitung entlang des gesamten M. rectus möglich ist.

Der dreieckige kleine **M. pyramidalis** (**13**) *entspringt vom Os pubis* und *strahlt in die Linea alba ein.* Er liegt innerhalb der Aponeurose der drei seitlichen Bauchmuskeln und soll bei etwa 16–25% der Menschen fehlen.

Bei sorgfältiger Untersuchung sieht man, dass der M. pyramidalis, von verschiedenem Ausbildungsgrad, wohl in den meisten Fällen vorhanden ist. Nach unseren Untersuchungen findet sich der M. pyramidalis in 90% der Fälle, sodass also nur in 10% keinerlei Muskelfasern aufzufinden sind. Die Wirkung des M. pyramidalis erschöpft sich in der Spannung der Linea alba.
Innervation: Th12 und L1.

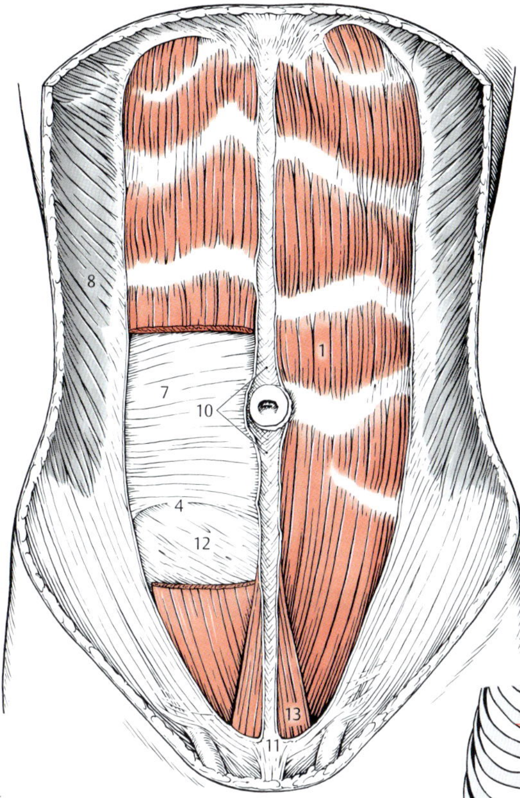

A M. rectus abdominis (rechts durchtrennt und zum Teil entfernt) und M. pyramidalis

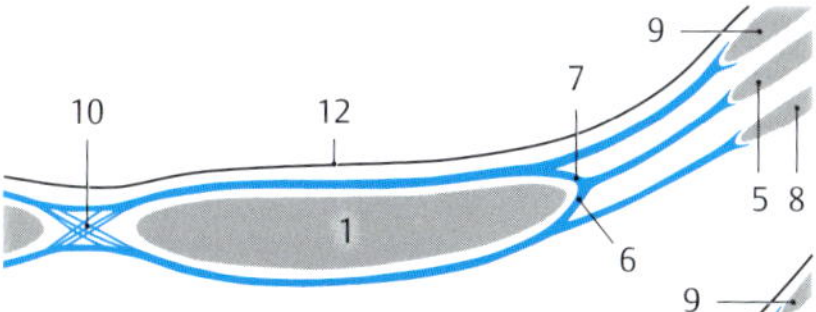

B oberhalb der Linea arcuata

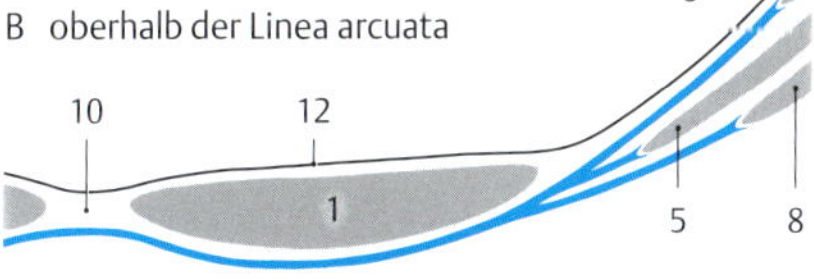

C unterhalb der Linea arcuata

B, C Transversalschnitte durch die vordere Bauchwand

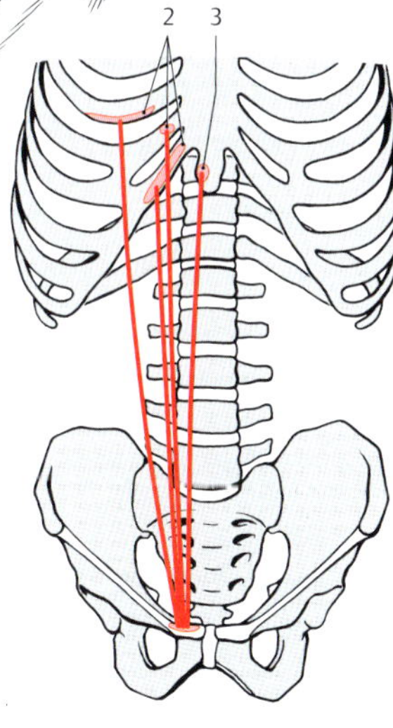

D Schema (Ursprung, Verlauf und Ansatz der Muskeln)

Funktion der oberflächlichen Bauchmuskulatur (A – D)

Die oberflächlichen Bauchmuskeln mit ihren Aponeurosen bilden die Grundlage der vorderen und seitlichen Bauchwand.

Gemeinsam mit den tiefen Muskeln, M. psoas major und M. quadratus lumborum, sind sie für die Bewegungen des Stammes notwendig. Außerdem wirken die vorderen und seitlichen Bauchmuskeln aber auch auf den Bauchinnenraum, indem sie bei Kontraktion den intraabdominellen Druck erhöhen, wobei allerdings das Diaphragma sowie der Beckenboden mitwirken müssen. Dies ist z. B. notwendig bei der Darmentleerung. Schließlich können sie noch bei der Atmung von Bedeutung sein. Dabei wird sich besonders der M. rectus abdominis bei forcierter Ausatmung kontrahieren.

Grundsätzlich wirken alle oberflächlichen Muskeln bei den verschiedenen Bewegungen gemeinsam, bedingt durch das Verspannungssystem der Aponeurosen innerhalb der Linea alba. Die Zugrichtungen (**A**) der Muskelfasern der einzelnen Muskeln ergänzen sich.

Der M. rectus abdominis (grün) verläuft in kraniokaudaler Richtung, wobei er in mehrere Segmente unterteilt ist. Der M. obliquus externus abdominis (rot) zieht schräg von lateral oben nach medial unten, während der M. obliquus internus abdominis (blau) von lateral unten nach medial oben mit dem Hauptteil seiner Fasern verläuft. Der M. transversus abdominis (violett) zieht quer von lateral nach medial.

Bei den einzelnen Bewegungen kommt es nun zur Funktion der einzelnen Muskeln in unterschiedlicher Weise.

Das **Vorbeugen** (**B**) des Rumpfes wird im wesentlichen durch die Mm. recti (grün) erfolgen. Unterstützt werden sie durch alle vier Mm. obliqui (nicht gezeichnet).

Beim **Seitbeugen** (**C**) des Körpers wirken der M. obliquus externus abdominalis (rot) und der M. obliquus internus abdominis (blau) der gleichen Seite sowie der M. quadratus lumborum (nicht gezeichnet) und die autochthone Rückenmuskulatur (nicht gezeichnet) der gleichen Seite mit.

Das **Seitdrehen** (**D**) erfolgt durch den M. obliquus internus abdominis (blau) der gleichen Seite (d. h. der Seite nach der gedreht wird) und des M. obliquus externus abdominis der Gegenseite.

Es ist festzuhalten, dass M. obliquus externus abdominis (rot) und M. obliquus internus abdominis (blau) der gleichen Seite einmal als Synergisten (beim Seitenbeugen) (**C**) und einmal als Antagonisten (**D**) wirken.

Der M. transversus abdominis (violett) wird hauptsächlich bei der Bauchpresse aktiviert, d. h. beide Mm. transversi können die Bauchhöhle verengern. Außerdem werden sie bei der Ausatmung durch ihre Kontraktion das Zwerchfell nach oben drängen.

Klinische Hinweise: Die Kontraktion aller Bauchmuskeln ist insbesondere beim Aufrichten des Körpers aus der Rückenlage, wobei dem M. iliopsoas (S. 94) eine wesentliche Funktion zukommt, zu beobachten. Dabei werden die Intersectiones tendineae (S. 88) der Mm. recti sowie die Ursprungszacken der Mm. obliqui externi bei mageren Menschen gut zu sehen sein. Ebenso kann jede Schädigung der Mm. recti, wie z. B. eine **Rektusdiastase** (S. 96), sichtbar werden. Man beachte weiters die reflektorische Kontraktion der oberflächlichen Bauchmuskeln bei Entzündungen innerhalb der Peritonealhöhle (reflektorische Bauchdeckenspannung).

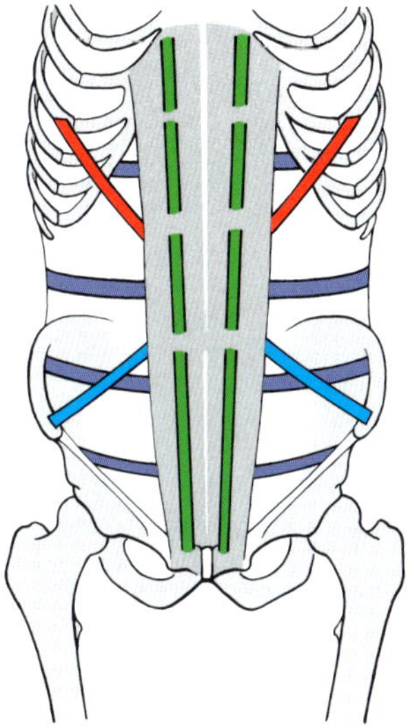

A Zugrichtung der Muskelfasern

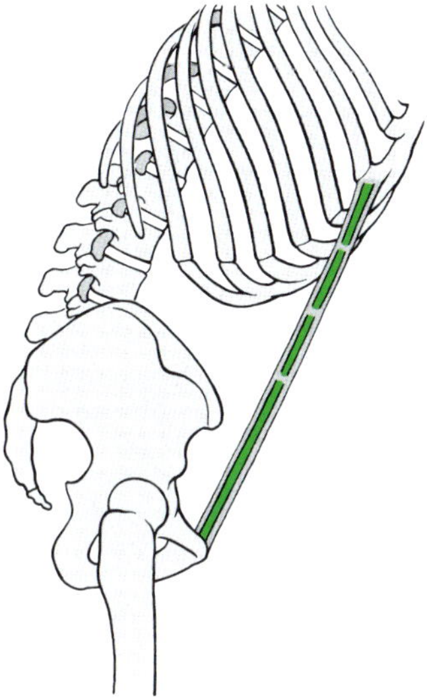

B Vorbeugen

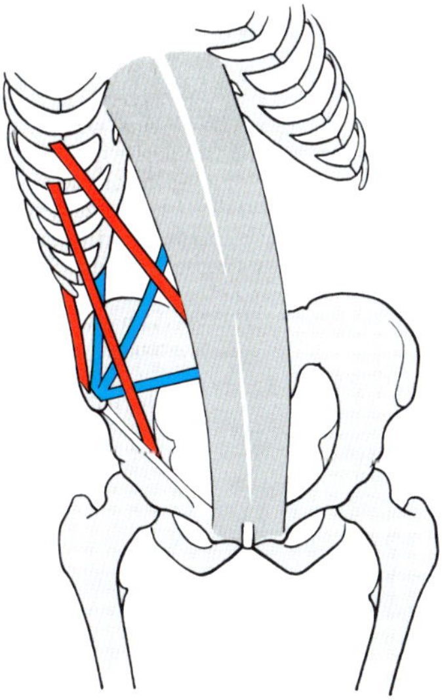

C Seitbeugen

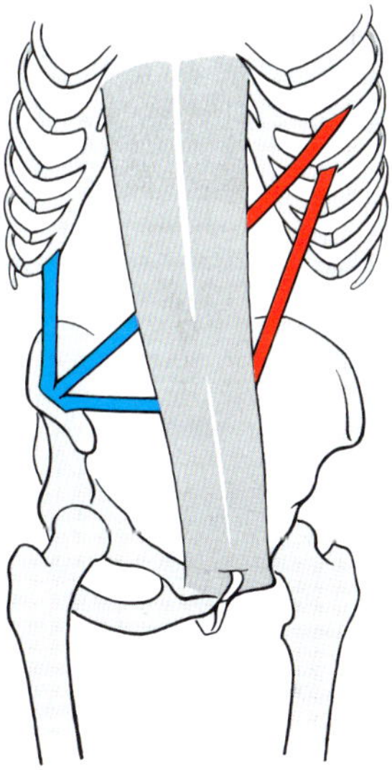

D Seitdrehen

Bauchwandfaszien (A, B)

Die Bauchwand gliedert sich in:

- **Haut,**
- **Panniculus adiposus abdominis** (Unterhautfettgewebe),
- **Stratum membranosum abdominis** (Bindegewebslamellen),
- **Fascia abdominis** (superficialis),
- **Muskeln,**
- **Fascia transversalis,**
- **Peritoneum** (Bauchfell).

Die das Unterhautfettgewebe durchsetzenden Bindegewebslamellen, das **Stratum membranosum abdominis** oder **Scarpa's Faszie** (**1**), ist im kaudalen Bereich der Bauchwand, in den Inguinalregionen und der Regio pubica angeordnet. Das Unterhautfettgewebe in diesem Bereich wird als **Panniculus adiposus abdominis** bezeichnet. Beide zusammen bilden die **Tela subcutanea abdominis** (**A**). Für den Chirurgen ist das Stratum membranosum abdominis von Bedeutung, da sich zwischen ihm, das sich bis auf den Oberschenkel fortsetzt, und der eigentlichen Fascia abdominis die größeren subkutanen Gefäßstämme befinden. Ein Teil der Bindegewebslamellen, der sich in Richtung des Geschlechtsgliedes fortsetzt, wird auch als **Lig. fundiforme penis** (**2**) **sive clitoridis** (Stützband) bezeichnet.

Die **Fascia abdominis** (**3**) überzieht als dünne Platte, die lediglich im Bereich der Linea alba (S. 96) verstärkt ist, die gesamte vordere Bauchmuskulatur und ihre Aponeurosen. Der median gelegene Anteil der Faszie setzt sich in das reichlich elastische Fasern enthaltende **Lig. suspensorium penis** (**4**) **sive clitoridis** (Aufhängeband) fort. Dieses Band umfasst mit zwei Schenkeln das Corpus cavernosum penis bzw. das Corpus clitoridis.
Im Bereich des Anulus inguinalis superficialis verschmilzt die Faszie mit der Fortsetzung der Aponeurose des M. obliquus externus abdominis zur **Fascia spermatica externa** (**5**), die den Samenstrang als äußere Hülle umgibt. Mit der Aponeurose des M. obliquus externus abdominis ist sie auch im Bereich des Lig. inguinale fester verbunden und geht dann in die Oberschenkelfaszie (**6**) über.

Die innere, lockere Bauchwandfaszie, **Fascia transversalis** (**7**), bedeckt die Bauchmuskeln von innen. Im Bereich des Nabels ist sie straff und wird als **Fascia umbilicalis** (**8**) bezeichnet.

Diese Faszie wird auch erreicht von Bindegewebslamellen mit eingelagerten Fettzellen, die vom Harnblasenscheitel aufwärts ziehen. Sie enthalten die Chorda urachi und die Chordae aa. umbilicalium und können als Septum fibrosum vesico-umbilicale bezeichnet werden. Dieses Septum verstärkt die Fascia transversalis.

Nach kaudal zu verschmilzt die Fascia transversalis mit dem Leistenband als **Tractus iliopubicus** (**9**) und bildet so die hintere Wand des Canalis inguinalis (S. 96 ff.). Vom Lig. inguinale setzt sie sich in die den M. iliacus (**10**) bedeckende **Pars iliaca** der Fascia iliopsoas fort. Oben bedeckt sie das Zwerchfell, hinten den M. quadratus lumborum und den M. psoas major als **Fascia iliopsoas** (= Fascia iliaca).

Im Bereich des Canalis inguinalis wird die Fascia transversalis, verstärkt durch aponeurotische Fasern des M. transversus abdominis, zum **Lig. interfoveolare** (**11**, S. 98) verdichtet. Nach medial zu, dem M. rectus abdominis (**12**) angeschlossen, setzt sich die Fascia transversalis in einen Streifen fort, der eine Ausstrahlung der Aponeurose des M. transversus abdominis bedeckt, mit der er fest verbunden ist. Dieser nach lateral konkave Streifen zieht hinter dem Lig. reflexum (S. 96) und erreicht das Lig. lacunare (S. 100), wobei er in enger Verbindung mit dem Lig. inguinale steht. Er wird als **Falx inguinalis** (**13**) bzw. als Tendo conjunctivus bezeichnet.
Lateral des Lig. interfoveolare stülpt sich die Fascia transversalis im Anulus inguinalis profundus (**14**) als **Fascia spermatica interna** aus. Unterhalb des Leistenbandes findet sich der **Canalis femoralis** (**15**).

16 Chorda a. umbilicalis,
17 Chorda urachi.

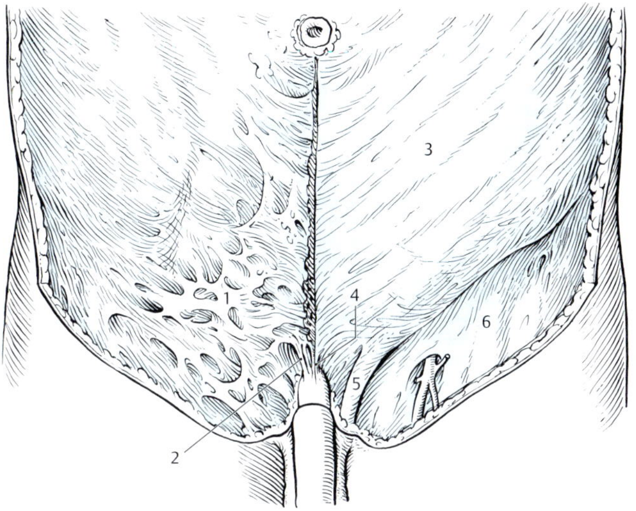

A Tela subcutanea abdominis rechts;
Fascia abdominis superficialis (externa) links

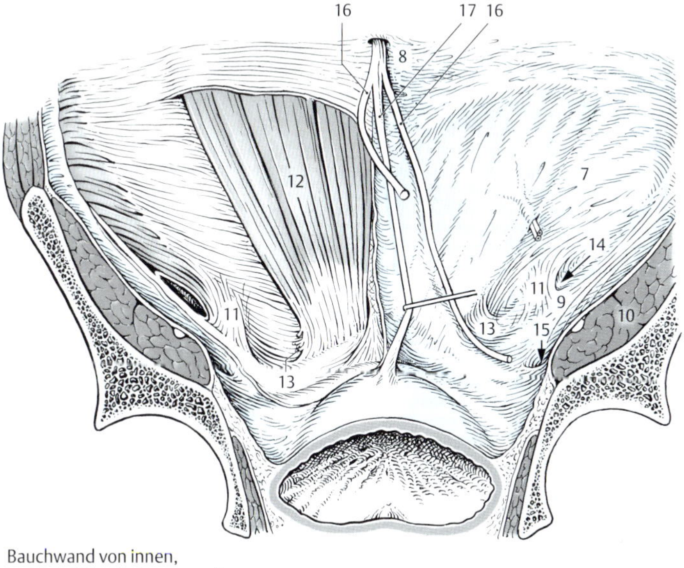

B Bauchwand von innen,
rechts mit Fascia transversalis

Tiefe Bauchmuskeln (A, B)

Der **M. psoas major** (**1**) gliedert sich in einen **oberflächlichen** und einen **tiefen Anteil.** Der *oberflächliche Anteil entspringt von den Seitenflächen des 12. Brustwirbels und des 1.–4. Lendenwirbels* (**2**) sowie von den *dazwischenliegenden Disci intervertebrales.* Der *tiefe Anteil entspringt von den Processus costales des 1.–(4.)5. Lumbalwirbels* (**3**).

Der M. psoas major vereinigt sich mit dem M. iliacus und gelangt, umhüllt von der Fascia iliopsoas, als **M. iliopsoas** (**4**) durch die Lacuna musculorum *zum Trochanter minor* (**5**). Zwischen den beiden Schichten des M. psoas major findet sich der Plexus lumbalis (s. auch S. 234).
Innervation: direkte Äste aus dem Plexus lumbalis und N. femoralis (L1 – L3).

Der M. psoas major ist ein vielgelenkiger Muskel, der eine größere Hubhöhe ermöglicht. Der M. iliacus (S. 234), mit dem er sich zum M. iliopsoas vereinigt, gilt als Kraftbeuger und ergänzt so die Wirkung des M. psoas major. Beide Psoasmuskeln wirken im Liegen an der Hebung der oberen bzw. unteren Körperhälfte mit. Außerdem kann der M. psoas major auch geringgradig am Seitwärtsbeugen der Wirbelsäule mitwirken.

Als Varietät findet sich der **M. psoas minor,** der sich *vom M. psoas major abspaltet,* in die Fascia iliopsoas übergeht und *an der Eminentia iliopubica ansetzt.* Er wirkt als Faszienspanner (S. 234).
Innervation: direkter Ast aus dem Plexus lumbalis (L1 – L3).

Klinischer Hinweis: Die Fascia iliopsoas, *Pars psoatica,* umhüllt den M. psoas major als Faszienschlauch, der vom Lig. arcuatum mediale = Arcus lumbocostalis medialis (s. S. 102) bis zum Oberschenkel reicht. Dadurch können eitrige Prozesse im Brustwirbelbereich als **Senkungsabszesse** innerhalb des Faszienschlauches bis zum Oberschenkel wandern.

Der **M. quadratus lumborum** (**6**) *erreicht einerseits die 12. Rippe* (**7**) und *andererseits die Processus costales des 1.–3.(–4.) Lendenwirbels* (**8**). *Er entspringt vom Labium internum der Crista iliaca* (**9**). Man kann an diesem Muskel zwei unvollständig voneinander getrennte Schichten unterscheiden. Die ventrale Schichte erreicht die 12. Rippe, während die dorsale Schichte an den Processus costales ansetzt.

Der M. quadratus lumborum kann die 12. Rippe senken und außerdem am Seitbeugen des Rumpfes mitwirken.
Innervation: Th12, L1 – L3.

10 Lig. arcuatum medianum,
11 Lig. arcuatum mediale,
12 Lig. arcuatum laterale,
13 Diaphragma (Pars costalis),
14 M. obliquus externus abdominis,
15 M. pectineus.

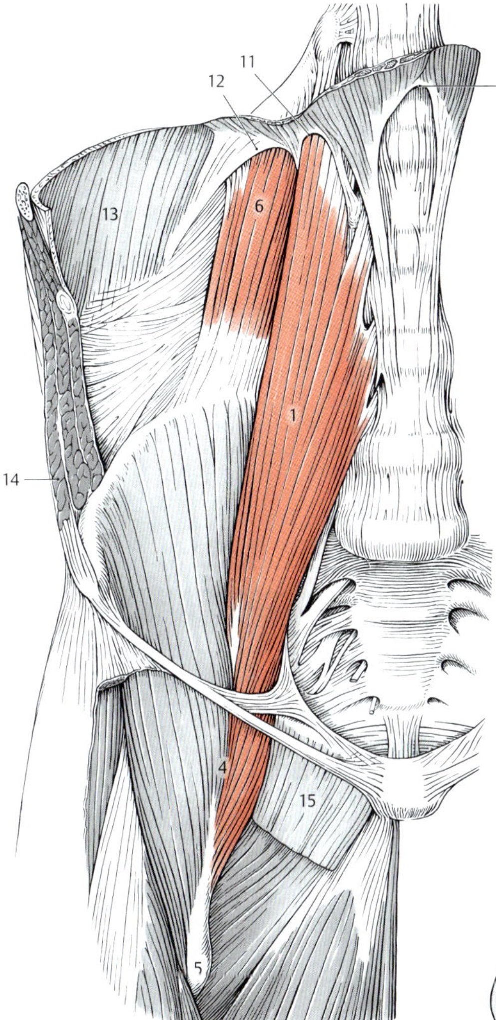

A Bauchwand, tiefe Bauchmuskeln, M. psoas major und M. quadratus lumborum

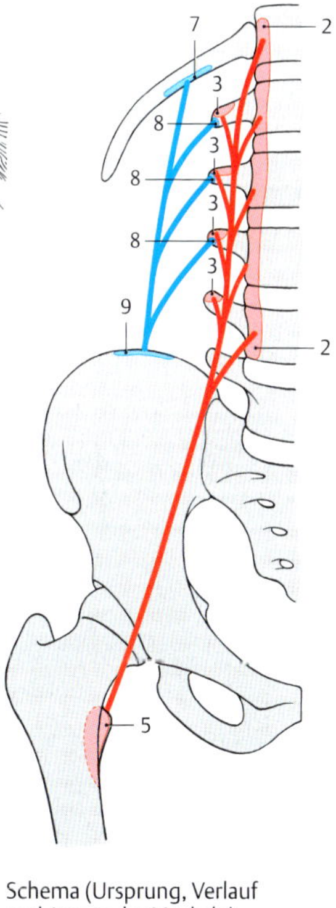

B Schema (Ursprung, Verlauf und Ansatz der Muskeln)

Loca minoris resistentiae der Bauchwand (A – D)

Unter schwachen Stellen der muskulös-aponeurotischen Bauchwand versteht man jene Bereiche, in denen es leicht zu **Hernien** (= Brüchen) kommen kann. Eine Hernie ist der Austritt von Baucheingeweiden aus der ursprünglichen Leibeshöhle. Diese liegen dann in einem *Bruchsack*, einer sekundär entstandenen Vorwölbung des Peritoneums, der von der *Bruchpforte*, der Durchtrittsstelle durch die Bauchwand, seinen Ausgang nimmt. **Schwache Stellen der Bauchwand sind:** die *Linea alba*, der *Umbilicus*, der *Inguinalbereich*, der *Canalis femoralis*, das *Trigonum lumbale* und nach Operationen entstandene Narben.

Linea alba

Die Linea alba (**1**) entsteht durch die Verflechtung der Aponeurosen der lateralen Bauchmuskeln und ist ein fibröser Streifen, der zwischen den beiden Rektusscheiden gelegen ist. Sie endet am Oberrand der Symphyse. An der dorsalen Fläche ist sie nahe dem Ansatz verbreitert und endet als eine dreieckige Platte, dem **Adminiculum lineae albae.** Oberhalb des Nabels ist dieser Streifen etwa 1 – 2 cm breit. Unterhalb des Nabels (**2**) liegen die beiden Mm. recti (**3**) näher beisammen, und die Linea alba ist schmäler. Unter krankhaften Umständen, im Zusammenhang mit einem Fetthängebauch oder mit einer Schwangerschaft kann es zu einem Auseinanderweichen der beiden Mm. recti, einer **Rektusdiastase** kommen. In der Linea alba kann auch eine relativ kleine **Hernia epigastrica** (**4**) auftreten. Sie entsteht durch die Ausdehnung einer Lücke innerhalb der Linea alba. Sie kann sich zu einem ventralen Bauchwandbruch ausweiten.

Umbilicus

Der Nabel (**2**) entsteht durch Verwachsung der ursprünglich durchtretenden Gebilde mit der Umgebung und ist durch Bindegewebe verstärkt. Wird der Nabelring jedoch gedehnt, wie es etwa bei Schwangerschaften der Fall ist, dann kann eine **Hernia umbilicalis** (**5**) entstehen.

Narben

Im Bereich von Narben können ebenfalls Brüche, **Narbenhernien** (**6**), auftreten.

Canalis inguinalis

Der Leistenkanal entsteht durch die Aneinanderlagerung der seitlichen Bauchmuskeln und zieht schräg durch die Bauchwand hindurch. Seine **vordere Wand** wird von der *Aponeurose* (**7**) *des M. obliquus externus abdominalis*, der **Boden** vom *Lig. inguinale* gebildet. Die **Hinterwand** besteht aus der *Fascia transversalis*, während das **Dach** durch den kaudalen Rand des *M. transversus abdominis* dargestellt wird. Der **Anulus inguinalis profundus**, der **innere Leistenring** (S. 98), ist die innere Öffnung, während der **Anulus inguinalis superficialis**, der **äußere Leistenring** (**8**), eine schlitzförmige Öffnung in der Aponeurose des M. obliquus externus abdominis ist. Der äußere Leistenring (**8**) wird erst nach Abtrennung der *Fascia spermatica externa* (**9**) in der Aponeurose des äußeren schrägen Bauchmuskels sichtbar. Begrenzt wird er durch verstärkte Faserbündel der Aponeurose, und zwar durch das *Crus mediale* (**10**), durch das *Crus laterale* (**11**) und *Fibrae intercrurales* (**12**). Nach hinten zu wird der äußere Leistenring durch das *Lig. (inguinale) reflexum* (**13**), das eine Abspaltung des Lig. inguinale darstellt, verstärkt.

Beim Mann zieht durch den Leistenkanal der Samenstrang, *Funiculus spermaticus*, der von der *Fascia cremasterica cum m. cremastere* (**14**) umhüllt wird. Bei der Frau gelangen das *Lig. teres uteri* und Lymphgefäße durch den Leistenkanal (Bd. 2). Diese Lymphgefäße stammen vom Fundus uteri und erreichen die Nodi lymphoidei inguinales superficiales superiores (S. 414).

15 Hernia femoralis (S. 100),
16 Hernia inguinalis indirecta (S. 100).

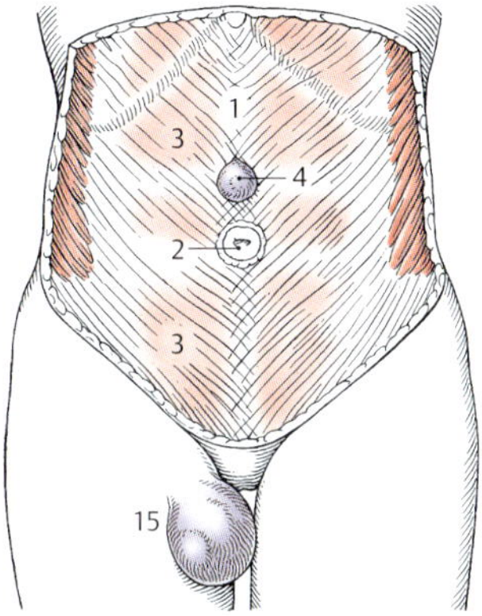

A Hernien der vorderen Bauchwand und der Regio femoralis

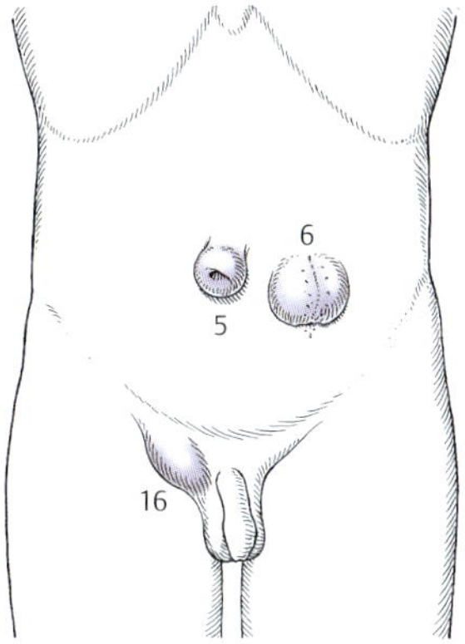

B Hernien der vorderen Bauchwand

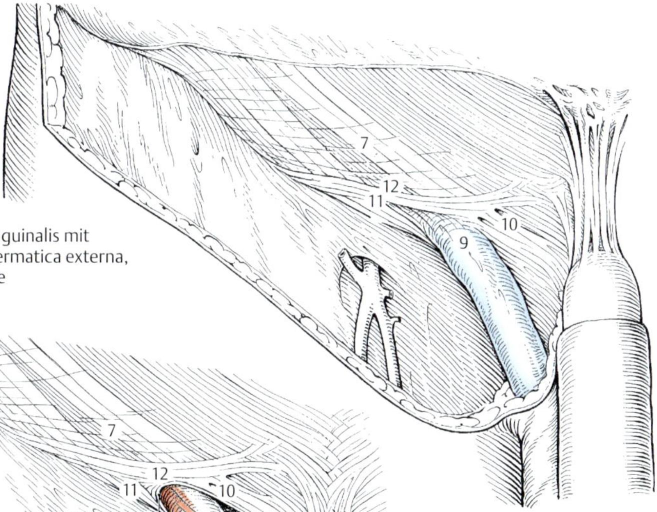

C Canalis inguinalis mit Fascia spermatica externa, I. Schichte

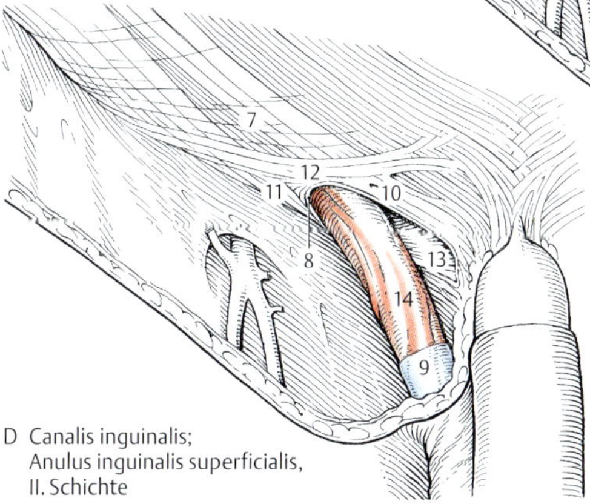

D Canalis inguinalis; Anulus inguinalis superficialis, II. Schichte

Loca minoris resistentiae, Fortsetzung

Canalis inguinalis, Fortsetzung (A, B)

Nach Spaltung der *Aponeurose* (**1**) des M. obliquus externus abdominis wird der *M. obliquus internus abdominis* (**2**) sichtbar. Einige seiner Fasern setzen sich beim Mann als *M. cremaster* (**3**) auf den Samenstrang fort. Ein anderer Teil (**4**) der Fasern des M. cremaster entspringt vom Lig. inguinale. Da die Muskelfasern sehr unterschiedlich ausgebildet sind, wird die gesamte mittlere Hülle des Samenstranges als *Fascia cremasterica cum m. cremastere* (**5**) oder auch Coopersche Faszie, zu bezeichnen sein. Bei der Frau werden diese wenigen Muskelfasern als Pars lig. teretis m. obliqui interni genannt.

Erst nach Durchtrennung des M. obliquus internus abdominis (**2**) und der Fascia cremasterica (**5**) wird der *M. transversus* (**6**), der das Dach des Leistenkanales bildet, sichtbar. Der **Anulus inguinalis profundus** (**7**) entsteht durch die Ausstülpung der *Fascia transversalis* (**8**), die sich als *Fascia spermatica interna* (**9**), als innerste Hülle auf den Samenstrang fortsetzt.

Bauchwand von innen (C)

Die beiden Öffnungen des Leistenkanals, der innere und der äußere Leistenring, stellen schwache Stellen der Bauchwand dar. Bei Betrachtung der Bauchwand von innen her (**C**), wobei als innerste Schicht das Peritoneum erhalten ist, sieht man, dass dieses Peritoneum an 3 Stellen eingesunken erscheint, und man beschreibt daher die **Fossa inguinalis lateralis** (**10**, entspricht dem darunterliegenden inneren Leistenring) und die **Fossa inguinalis medialis** (**11**, entspricht dem äußeren Leistenring).

Ist das Peritoneum entfernt, sieht man die *Fascia transversalis* (**8**), die verschiedene Verstärkungszüge aufweist. So findet sich entlang des Lig. inguinale der *Tractus iliopubicus* (**12**) und zwischen Fossa inguinalis medialis und lateralis das *Lig. interfoveolare* (**13**). Dieses Band, auch *Hesselbach-Band* genannt, kann sehr unterschiedlich ausgebildet sein. Nach kaudal ist es mit dem Tractus iliopubicus verflochten. Nach kranial kann es breitflächig ausstrahlen und kann an der medialen Begrenzung des Anulus inguinalis profundus (**7**) als *Plica semilunaris* beteiligt sein.

Manchmal kann das Lig. interfoveolare auch Muskelfasern enthalten und wird dann als *M. interfoveolaris* bezeichnet. Im Bereich des Lig. interfoveolare finden sich die *A. u. V. epigastrica inferior* (**14**), die eine Peritonealfalte aufwerfen, die als *Plica epigastrica* (**15**) bezeichnet wird. Fälschlich wird sie auch als Plica umbilicalis lateralis bezeichnet, obwohl sie den Umbilicus nicht erreicht.

Bei Betrachtung der Bauchwand von innen findet sich neben der Fossa inguinalis lateralis und der Fossa inguinalis medialis, medial von der letzteren, die **Fossa supravesicalis** (**16**), getrennt von dieser nur durch die *Chorda a. umbilicalis* (**17**). Durch diese 3 Fossae können Hernien (S. 100) austreten.

Klinischer Hinweis: Der Bereich der *medial* vom lateralen Rand des M. rectus abdominis, *kaudal* vom Lig. pectineale (S. 100) und *lateral* von A. u. V. iliaca externa – A. u. V. epigastrica inferior begrenzt wird, wird als *Trigonum inguinale* oder als *Hesselbach'sches Dreieck* bezeichnet. Es enthält drei schwache Stellen der Bauchwand und zwar: Die *Fossa inguinalis medialis* (**11**), die *Fossa supravesicalis* (**16**) und den *Canalis femoralis* (**18**, s. S. 100). Im Rahmen der Minimal-invasiven Chirurgie hat es wieder an Bedeutung gewonnen.

19 Lig. reflexum,
20 Fascia spermatica externa,
21 Schnittrand des Bauchfelles,
22 Plica umbilicalis medialis (enthält Chorda a. umbilicalis).

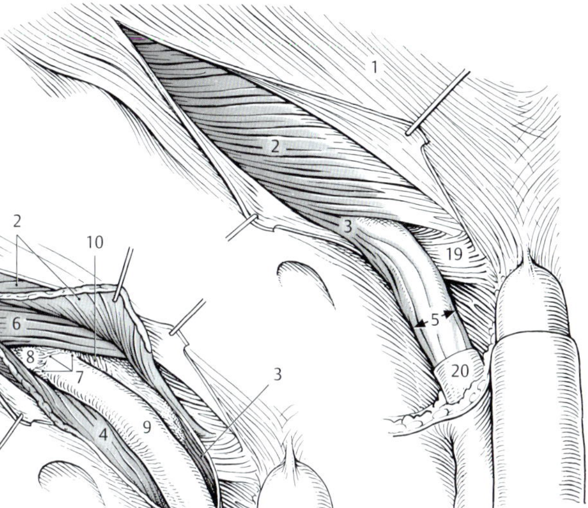

A Canalis inguinalis, III. Schichte

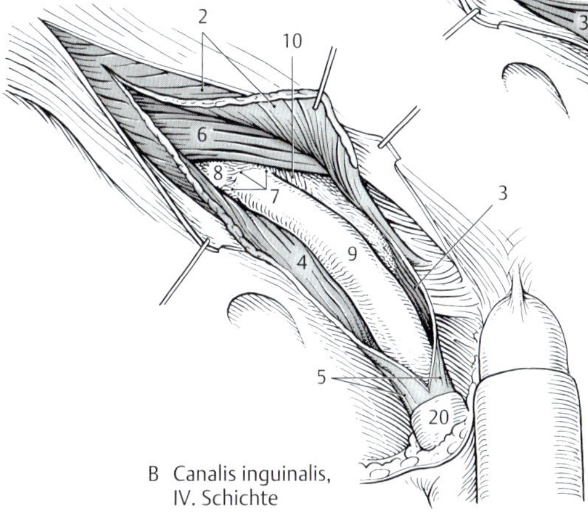

B Canalis inguinalis, IV. Schichte

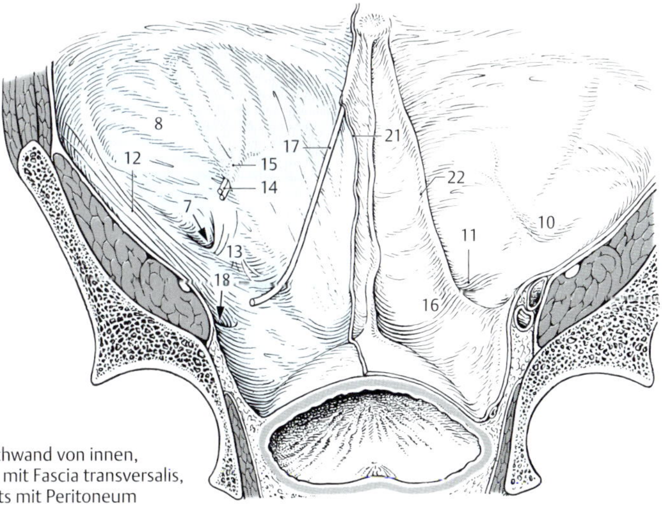

C Bauchwand von innen, links mit Fascia transversalis, rechts mit Peritoneum

Loca minoris resistentiae, Fortsetzung

Hernien im Inguinalbereich (A)

Die Fossae inguinales laterales, inguinales mediales und supravesicales stellen ebenfalls Loca minoris resistentiae dar. Sie werden unter Umständen gedehnt, vorgewölbt, und es enstehen die **Herniae inguinales,** die Leistenbrüche (s. S. 402). Bei den Herniae inguinales unterscheidet man direkte und indirekte. Beide *treten durch den Anulus inguinalis superficialis durch.* Die **Hernia inguinalis directa,** mediale Leistenhernie (**1**), besitzt ihre *Bruchpforte in der Fossa inguinalis medialis.* Die **Hernia inguinalis indirecta** (**2**), laterale Leistenhernie, tritt *durch den Canalis inguinalis* hindurch (klinisch daher auch: *Kanalhernie*). Sie benützt als *Bruchpforte die Fossa inguinalis lateralis und den Anulus inguinalis profundus.* Außerdem kennt man eine weitere Hernie, die **Hernia supravesicalis** (**3**), die den Bauchraum in der *Fossa supravesicalis* verlässt; die Bruchpforte liegt also medial von der *Chorda a. umbilicalis* (**4**). Die Durchtrittsstelle dieser Hernie durch die Bauchwand ist ebenfalls der Anulus inguinalis superficialis. Die Hernia inguinalis directa und die Hernia supravesicalis sind differentialdiagnostisch von außen schwer zu unterscheiden. Diese beiden Hernien sind immer erworbene Hernien, also **Herniae acquisitae,** während die Hernia inguinalis indirecta entweder eine erworbene oder aber eine angeborene, eine **Hernia congenita** sein kann. Durch das Abwärtswandern der Keimdrüsen beim männlichen Geschlecht wird der *Processus vaginalis,* eine Ausstülpung der Serosa, bis in das Scrotum hinein mitgenommen. Dieser Processus vaginalis obliteriert und verliert damit jeglichen Zusammenhang mit der Peritonealhöhle, sodass nur mehr ein Cavum serosum scroti erhalten bleibt. In manchen Fällen besteht jedoch ein Zusammenhang, dann liegt bei einem offenen Processus vaginalis eine angeborene Leistenhernie vor.

Canalis femoralis (B)

Der Schenkelkanal, **Canalis femoralis** (**5**), stellt eine weitere mögliche Bruchpforte dar. Er liegt hinter dem *Lig. inguinale* (**6**), innerhalb der *Lacuna vasorum* (**7**), der medialen Schenkelpforte. Diese ist nach lateral von der *Lacuna musculorum* (**8**) durch den *Arcus iliopectineus* (**9**) abgegrenzt. Im medialen Abschnitt der Lacuna vasorum, medial von den großen Schenkelgefäßen, liegt der Canalis femoralis (**5**), dessen **mediale Begrenzung** das **Lig. lacunare** (**10**) darstellt, das über einen sehnigen Bogen (Processus falciformis lacunaris) mit der **dorsalen Begrenzung,** dem **Lig. pectineum,** verschmolzen ist. Er ist durch lockeres Bindegewebe, **Septum femorale** (**11**), verschlossen.

Durch den Canalis femoralis ziehen Lymphgefäße hindurch. Außerdem liegt in ihm zwischen *V. femoralis* (**13**) und *Lig. lacunare* (**10**) jener *Nodus lymphoideus inguinalis profundus* (**12**), der auch Rosenmüllerscher oder Cloquetscher Lymphknoten genannt wird. Bei übermäßigem intraabdominellem Druck und schwacher Bindegewebsstruktur kann es zu einer Schenkelhernie, **Hernia femoralis,** kommen.

Klinischer Hinweis: Differentialdiagnostisch ist die Hernia femoralis von der Hernia inguinalis durch ihre Lage zum Lig. inguinale und auch in ihrer Lage zum Scrotum bzw. Labium majus zu unterscheiden. Nur eine Leistenhernie kann das Scrotum bzw. die Labia majora erreichen, eine Schenkelhernie wird am Oberschenkel sichtbar. Die Hernia femoralis tritt dreimal häufiger bei der Frau als beim Mann auf.

Trigonum lumbale

Zwischen der Crista iliaca, dem dorsalen Rand des M. obliquus externus abdominis und dem lateralen Rand des M. latissimus dorsi (S. 140) findet sich häufig eine dreieckige Spalte, das Trigonum lumbale. In dieser Spalte findet sich Fettgewebe und der M. obliquus internus abdominis. Eine hier austretende **Hernia lumbalis** ist relativ selten und kommt häufiger bei Männern als bei Frauen vor.

14 A. femoralis,
15 N. femoralis,
16 M. iliopsoas,
17 Bursa iliopectinea,
18 N. cutaneus femoris lateralis,
19 M. pectineus.

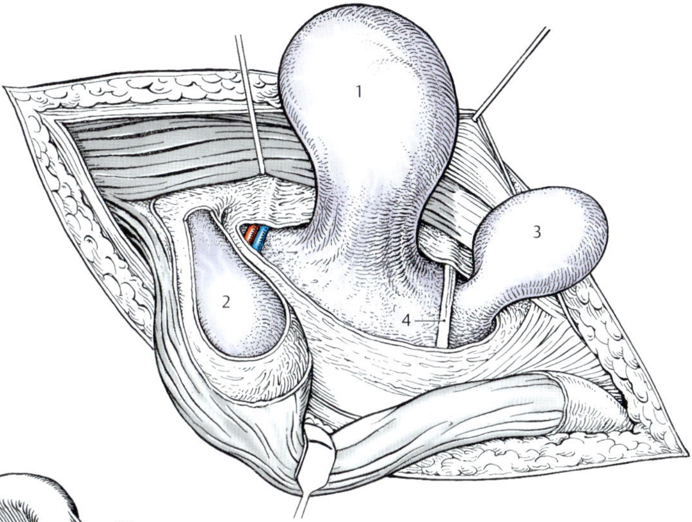

A Hernien der Leistengegend, oberflächliche Schichten der Bauchwand durchtrennt

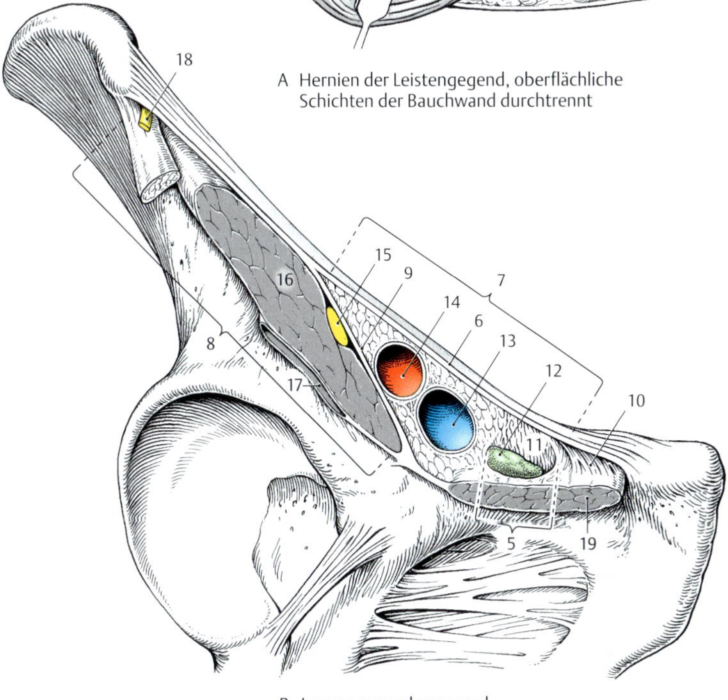

B Lacuna musculorum und Lacuna vasorum mit Canalis femoralis

Zwerchfell (A, B)

Das Zwerchfell, **Diaphragma,** trennt die Brust- von der Bauchhöhle. Es besteht aus einer Zentralsehne, dem **Centrum tendineum** (**1**), und einem muskulösen Anteil, der sich in einzelne Teile gliedert. Man unterscheidet dabei jederseits eine **Pars sternalis** (**2**), eine **Pars costalis** (**3**) und eine **Pars lumbalis** (**4**).

Nach der heute geltenden Nomenklatur wird etwas unglücklich von einer einheitlichen Pars lumbalis diaphragmatis gesprochen. Diese gliedert sich in ein **Crus dextrum** und **Crus sinistrum** mit jederseits drei Ursprüngen, und zwar von den Lendenwirbelkörpern und den Ligg. arcuatum mediale und laterale.

Die **Pars sternalis** (**2**) *entspringt an der Innenfläche des Processus xiphoideus* (**5**), sie zeigt ein etwas helleres Muskelfleisch als die übrigen Partien und strahlt in die Zentralsehne ein.

Die **Pars costalis** (**3**) *entspringt an der Innenfläche der Knorpel der 7.–12. Rippe mit einzelnen Zacken,* die mit den Ursprungszacken des M. transversus abdominis abwechseln.

Die **Pars lumbalis** (**4**) besitzt ein **Crus mediale** und ein **Crus laterale,** manchmal findet sich eine Abspaltung des Crus mediale, die als **Crus intermedium** bezeichnet wird. Das **Crus mediale dextrum** (**6**) *nimmt seinen Ursprung von den Körpern des 1.–4.,* das **Crus mediale sinistrum** (**7**) *von den Körpern des 1.–3. Lendenwirbels.* Das **Crus laterale** (**8**) *entspringt von 2 Bögen,* dem *Arcus lumbocostalis medialis* (**9**), *Psoasarkade oder Lig. arcuatum mediale, und dem Arcus lumbocostalis lateralis* (**10**), *Quadratusarkade* oder *Lig. arcuatum laterale.* Die *Psoasarkade reicht von der Seitenfläche des 1. (–2.) Lendenwirbelkörpers bis zum Processus costalis* (**11**) *des 1. Lendenwirbels.* Die *Quadratusarkade gelangt von diesem* Fortsatz *zur Spitze der 12. Rippe.*

Unterhalb dieser sehnigen Ursprungsbögen werden der M. psoas major (**12**) und der M. quadratus lumborum (**13**) sichtbar.

Zwischen der Pars lumbalis, der Pars costalis und der Pars sternalis beobachtet man Spalten, die als Loca minoris resistentiae anzusehen sind. Man kennt das **Trigonum lumbocostale** (**14**) zwischen Pars lumbalis und Pars costalis und das **Trigonum sternocostale** (**15**) zwischen Pars sternalis und Pars costalis.

Im zweikuppeligen Zwerchfell, das in der Mitte durch den Herzsattel etwas eingezogen ist, befinden sich Öffnungen, die dem Durchtritt verschiedener Gebilde dienen. Zwischen den Crura medialia liegt die Hauptschlagaderöffnung, der sehnig begrenzte **Hiatus aorticus** (**16**). Durch diesen ziehen die Aorta und hinter dieser der Ductus thoracicus. Das Crus mediale dextrum (**6**) besteht eigentlich aus drei Muskelbündeln, wovon das von den Lendenwirbeln entspringende das größte ist und direkt das Centrum tendineum (**1**) erreicht. Ein weiteres Bündel (**17**) nimmt seinen Ursprung vom *Lig. arcuatum medianum* (**18**), dem sehnigen Rand des Hiatus aorticus (**16**), und bildet die rechte Begrenzung der Speiseröhrenöffnung, des **Hiatus oesophageus** (**19**). Der dritte Anteil (**20**) entspringt auch vom Lig. arcuatum medianum, jedoch dorsal vom vorher genannten, und bildet als **„Hiatusschlinge"** die linke Begrenzung des Hiatus oesophageus. Nur in Ausnahmefällen kann das Crus mediale sinistrum (**7**) an der Begrenzung des Hiatus oesophageus beteiligt sein. Durch den muskulös begrenzten Hiatus ziehen der Oesophagus und der Truncus vagalis anterior und posterior.

Im Centrum tendineum liegt das **Foramen venae cavae** (**21**), das dem Durchtritt der V. cava inferior und eines Astes des rechten N. phrenicus dient. In unbenannten Spalten innerhalb des Crus mediale bzw. zwischen dem Crus mediale und einem eventuell vorhandenen Crus intermedium verlaufen der N. splanchnicus major und minor, sowie rechts die V. azygos, links die V. hemiazygos. Zwischen Crus intermedium und Crus laterale zieht der Truncus sympathicus hindurch.
Innervation: Nn. phrenici ([C3] C4 [C5]).

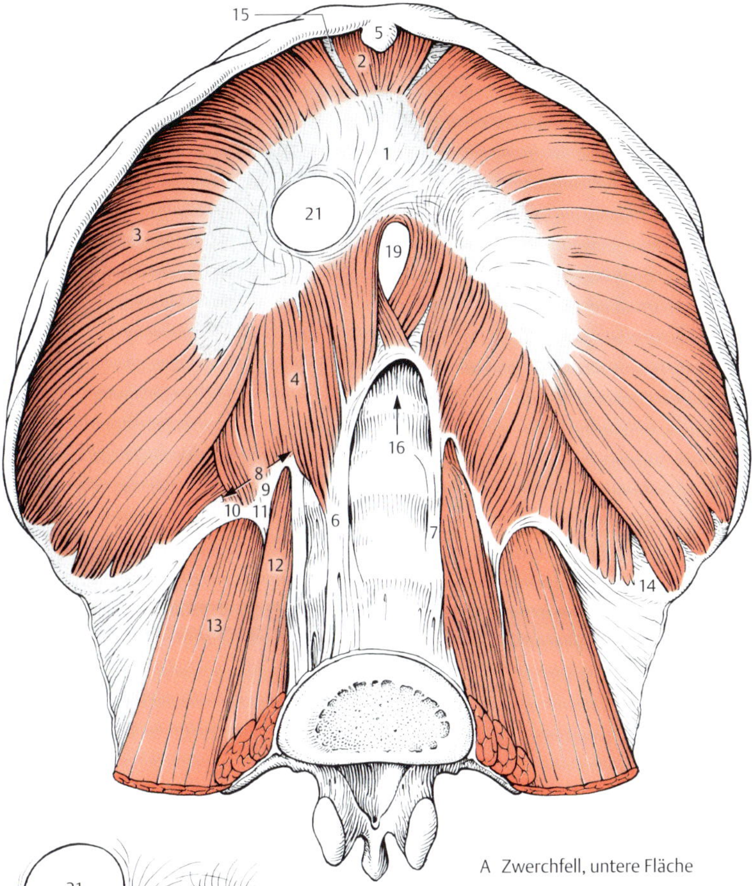

A Zwerchfell, untere Fläche

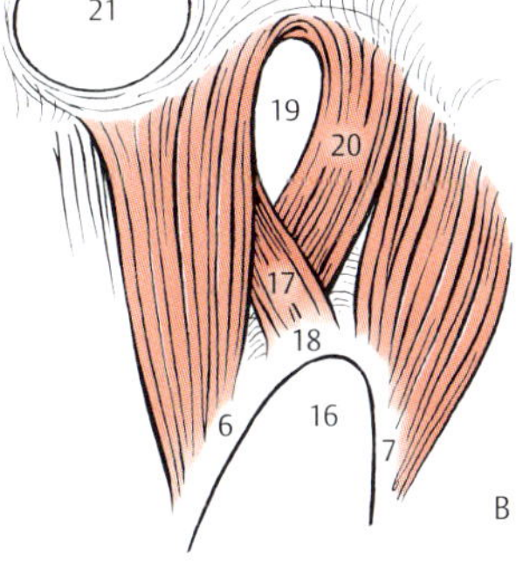

B Hiatus oesophageus, Hiatusschlinge

Stellung und Funktion des Zwerchfelles (A)

Beim Lebenden sind die Lage und Form des Zwerchfells abhängig von der Atmung, der Stellung des Körpers und dem Füllungszustand der Eingeweide.

Als wichtigster Atemmuskel verändert das Zwerchfell sich in den Atemphasen beträchtlich. In der Mittelstellung zwischen maximaler Exspiration und Inspiration projizieren sich bei aufrechtem Stand die rechte Zwerchfellkuppel in den 4. Interkostalraum, die linke Zwerchfellkuppel in den 5. Interkostalraum. Bei *maximaler Exspiration* (blau) erfolgt die Projektion *auf die vordere Brustwand, rechts am Oberrand der 4. Rippe, links in Höhe des 4. Interkostalraumes. Bei maximaler Inspiration* (rot) *sinkt das Zwerchfell etwa 1–2 Interkostalräume ab.* Dabei wirkt die Pars sternalis mit ihrem Ursprung als Punctum fixum. Bei der Exspiration steigen die Fasern nach aufwärts, während sie bei maximaler Inspiration zum Centrum tendineum absteigen.

Der **Recessus costodiaphragmaticus,** zwischen oberer Fläche des Zwerchfells und den Rippen, wird bei maximaler Inspiration abgeflacht.

Im Liegen drückt das Eingeweidekonvolut das Zwerchfell nach oben und hinten.

Klinischer Hinweis: Patienten mit Atemnot sitzen lieber als zu liegen und entlasten damit den Brustkorb.

Durchtrittsstellen für Zwerchfellhernien (B)

Zwerchfellbrüche stellen eine Verlagerung von Baucheingeweiden in den Brustraum dar. Zwerchfellhernien können angeboren oder erworben sein. Dabei sind jedoch echte Zwerchfelldefekte (blau) von Erweiterungen vorhandener schwacher Stellen (rot), wie z.B. *Hiatus oesophageus* (**1**), *Trigonum lumbocostale* (**2**) und *Trigonum sternocostale* (**3**), zu unterscheiden. Echte Zwerchfelldefekte finden sich meist im Centrum tendineum (**4**) und in der Pars costalis (**5**). Bei den meisten Zwerchfellhernien handelt es sich jedoch um einen Prolaps (Vorfall), da sie keinen Bruchsack besitzen. Sie werden als **Hernia diaphragmaticae spuriae** bezeichnet. Die echten Hernien, **Herniae diaphragmaticae verae,** mit einem Bruchsack, sind selten und treten eigentlich nur als paraösophageale Hernien auf.

Die häufigste angeborene Hernie entsteht durch ein erweitertes Trigonum lumbocostale (**2**). Eine weitere angeborene Hernie ist die **paraösophageale Hernie,** die stets an der rechten Seite des Oesophagus auftritt. Sie zählt zu den **Hiatushernien,** die allerdings in der überwiegenden Mehrzahl der Fälle erworbene Gleitbrüche sind. Gleitbrüche besitzen keinen Bruchsack und entstehen durch eine Erweiterung des Hiatus oesophageus (**1**).

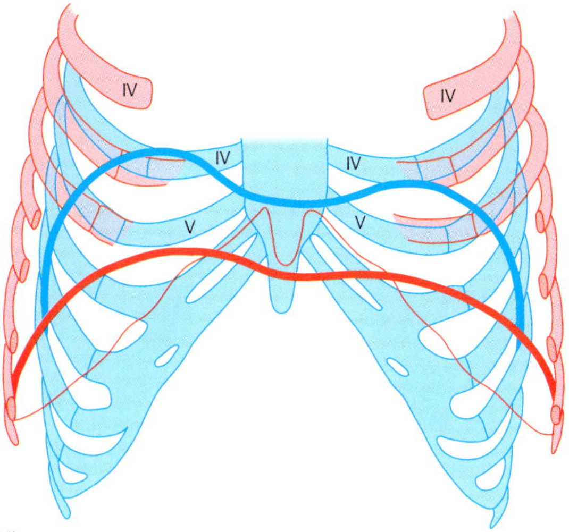

A Stellung des Zwerchfells bei maximaler Inspiration und bei maximaler Exspiration

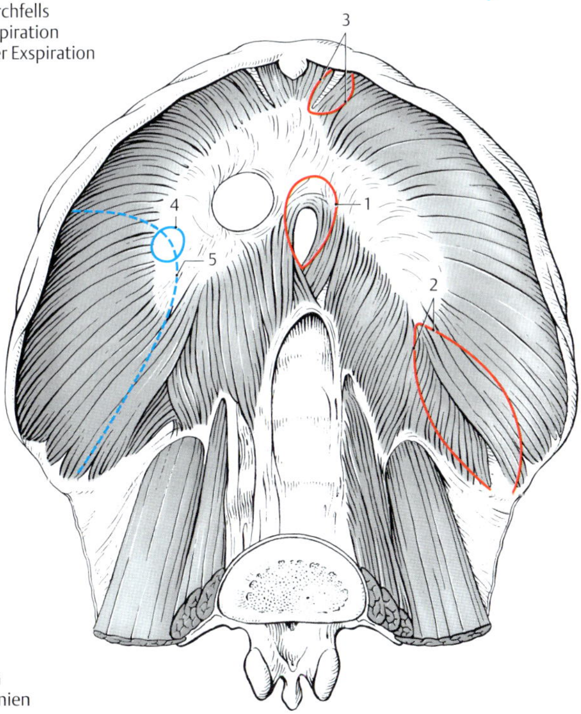

B Durchtrittsstellen für Zwerchfellhernien

Beckenboden (A, B)

Der Beckenboden bildet den Abschluss des Stammes nach unten und hinten. Er wird vom **Diaphragma pelvis** und vom **Diaphragma urogenitale** gebildet.

Diaphragma pelvis

Es besteht aus dem **M. levator ani** und dem **M. coccygeus.**

Der **M. levator ani** (**1**) *entspringt am Os pubis* (**2**), *am Arcus tendineus m. levatoris ani* (**3**) und *an der Spina ischiadica* (**4**). Seine Fasern gliedern sich in einen **M. puborectalis** (**5**), einen **M. puboperinealis** = Fibrae praerectalis (**6**), in einen **M. pubococcygeus** (**7**) und in einen **M. iliococcygeus** (**8**). Die medialen Fasern der Mm. puboperineales bilden die sogenannten *Levatorschenkel,* die zwischen sich das *Levatortor* (= *Hiatus urogenitalis*) einschließen. Der M. puboperinealis gelangt zum Damm und grenzt dadurch den Urogenitaltrakt vom Analtrakt ab. Das Levatortor wird seitlich durch die Levatorschenkel und nach hinten zu durch den M. puboperinealis begrenzt. Durch das Levatortor treten die Urethra bzw. der Geschlechtskanal hindurch, während hinter den prärektalen Fasern nur das Rectum durchtritt. Die Fasern des M. puborectalis enden pararektal im *M. sphincter ani externus* (**9**), einige ziehen retrorektal bogenförmig hinter dem Rectum vorbei. Die Fasern des M. pubococcygeus und des M. iliococcygeus ziehen seitlich bis an das *Lig. anococcygeum* (**10**) und setzen an diesem bzw. direkt am Os coccygis (**11**) an.

Das Levatortor des Mannes ist enger, das der Frau weiter. Durch die Breite der Öffnung des Levatortores ist ein zweiter Verschlussmechanismus (Diaphragma urogenitale) notwendig.

Der **M. coccygeus** (**12**) *entspringt sehnig von der Spina ischiadica und setzt am Os coccygis an.* Er kann manchmal fehlen.

Funktion: Der M. levator ani wirkt bei der Bauchpresse mit. Er trägt die Last der Beckeneingeweide und übt so eine Schutzfunktion aus. Dynamisch wirkt er bei dem Verschluss des Rectum mit.

Diaphragma urogenitale

Dieses wird der Hauptsache nach vom **M. transversus perinei profundus** (**13**) gebildet. *Er entspringt vom Ramus ossis ischii und vom Ramus inferior ossis pubis und zieht zum Hiatus urogenitalis.* Der hintere Abschnitt des Diaphragma wird durch den **M. transversus perinei superficialis** (**14**) verstärkt. *Er entspringt vom Tuber ischiadicum* (**15**) *und strahlt in den Perinealkeil ein.* Im vorderen Bereich wird das Diaphragma urogenitale durch das **Lig. transversum perinei** (**16**) vervollständigt.

Sowohl das Diaphragma urogenitale als auch das Diaphragma pelvis werden von Faszien an der oberen und unteren Fläche umhüllt. Es sind dies die *Fascia diaphragmatis urogenitalis superior et inferior (Membrana perinei)* sowie die *Fascia diaphragmatis pelvis superior et inferior.* Zwischen dem Diaphragma pelvis und dem Diaphragma urogenitale findet sich die nach hinten offene Fossa ischiorectalis (ischio-analis).

Innervation: Das Diaphragma pelvis wird in der Regel von einem langen Ast aus dem Plexus sacralis innerviert, das Diaphragma urogenitale von Zweigen des N. pudendus.

Der an sich sinnvolle Begriff Diaphragma urogenitale wird heute in der Anatomie eher abgelehnt und durch die Begriffe Membrana perinei mit dem Lig. transversum perinei sowie M. transversus perinei profundus ersetzt.

Klinischer Hinweis: Überdehnungen des Diaphragma pelvis führen bei der Frau zu Senkungen der inneren Geschlechtsorgane. Solche Überdehnungen können insbesondere nach Geburten vorhanden sein. Es ist auch immer daran zu denken, dass es während der Geburt zu Einrissen des M. levator ani und damit zu Schädigungen des Diaphragma pelvis kommen kann.
Herniae perineales treten selten (jedoch wesentlich häufiger bei Frauen) durch muskelschwache Stellen des Beckenbodens durch.

Über weitere Einzelheiten des Beckenbodens s. Bd. 2.

17 Lig. sacrospinale,
18 Lig. sacrotuberale.

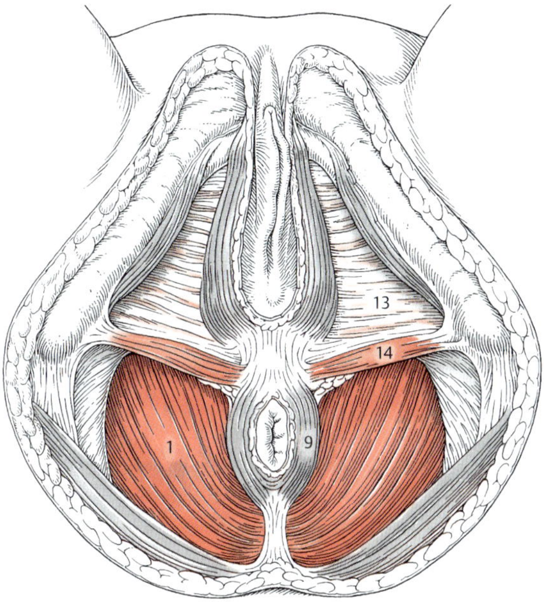

A Beckenboden der Frau, Diaphragma pelvis und Diaphragma urogenitale

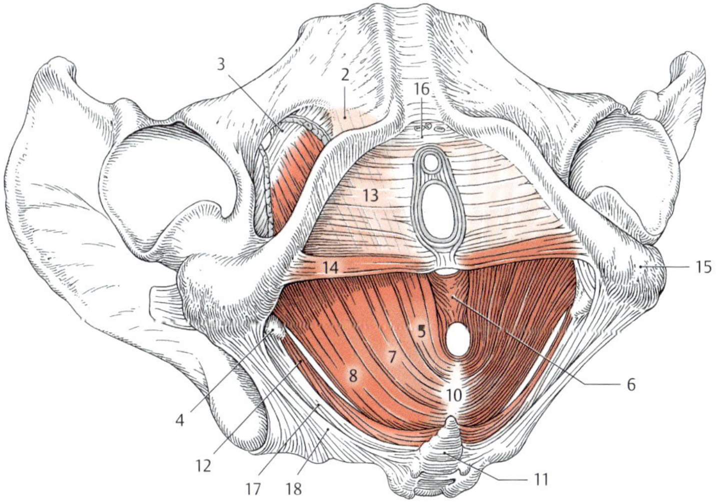

B Beckenboden der Frau, Schema der Muskulatur

Truncus	Stamm
Diaphragma pelvis	Beckenzwerchfell
Diaphragma urogenitale	Harntrakt-Geschlechts-Zwerchfell
Fascia abdominis	Bauchbinde (-hülle)
Fascia nuchae	Nackenbinde (-hülle)
Fascia thoracolumbalis	Brust-Lenden-Binde (-hülle)
Fascia transversalis	Quere Binde (-hülle)
Lig. arcuatum mediale (laterale)	Inneres (äußeres) bogenförmiges Band
Lig. interfoveolare	Grübchenzwischenband
Lig. transversum atlantis	Queres Atlasband
Ligg. interspinalia	Zwischendornfortsatzbänder
M. coccygeus	Steißmuskel
M. erector spinae	Aufrichter der Wirbelsäule
M. iliococcygeus	Darmbein-Steißbein-Muskel
M. iliocostalis	Darmbein-Rippen-Muskel
M. levator ani	Afterhebemuskel
M. longissimus	Längster Muskel
M. longus capitis (coli)	Langer Kopf-(Hals-)Muskel
M. obliquus capitis superior (inferior)	Schräger oberer (unterer) Nackenmuskel
M. obliquus externus (internus) abdominis	Äußerer (innerer) schräger Bauchmuskel
M. psoas major	Größerer Lendenmuskel
M. pubococcygeus	Schambein-Steißbein-Muskel
M. puboperinealis	Schambein-Damm-Muskel
M. puborectalis	Schambein-Enddarm-Muskel
M. pyramidalis	Pyramidenmuskel
M. quadratus lumborum	Viereckiger Lendenmuskel
M. rectus abdominis	Gerader Bauchmuskel
M. rectus capitis posterior minor (major)	Gerader kleiner (großer) Nackenmuskel
M. semispinalis	Halbdorn-Muskel
M. serratus posterior superior (inferior)	Oberer (unterer) hinterer Zackenmuskel
M. spinalis	Dornenmuskel
M. splenius	Wulstmuskel
M. transversus abdominis	Querer Bauchmuskel
M. transversus perinei profundus (superficialis)	Querer tiefer (oberflächlicher) Dammmuskel
Mm. interspinales	Dornfortsatzmuskeln
Mm. intertransversarii	Querfortsatzmuskeln
Mm. multifidi	Vielgefiederte Muskeln
Mm. rotatores	Drehmuskeln

Systematische Anatomie des Bewegungsapparates

Obere Extremität

Knochen, Bänder und Gelenke

An der oberen Extremität unterscheidet man den **Schultergürtel** und die **freie Gliedmaße.** Den Schultergürtel bilden die Schulterblätter und die Schlüsselbeine.

Schultergürtel

Scapula (A–E)

Das Schulterblatt, **Scapula**, ist ein flacher dreiseitiger Knochen, dessen Ränder, *Margo medialis* (**1**), *Margo lateralis* (**2**) und *Margo superior* (**3**), durch Winkel, *Angulus superior* (**4**), *Angulus inferior* (**5**) und den abgeschrägten *Angulus lateralis* (**6**), voneinander getrennt sind. Die vordere Fläche, die *Facies costalis,* ist flach und leicht ausgehöhlt *(Fossa subscapularis).* An ihr sind manchmal gut ausgebildete Lineae musculares zu sehen. Die *Facies posterior* wird durch die Schultergräte, *Spina scapulae* (**7**), in eine kleinere *Fossa supraspinata* (**8**) und eine größere *Fossa infraspinata* (**9**) unterteilt. Die Spina scapulae beginnt mit einem dreieckigen Feld *(Trigonum spinae)* an der medialen Seite, nimmt nach lateral an Höhe zu und endet mit einem plattgedrückten Fortsatz, der Schulterhöhe, *Acromion* (**10**). Nahe dem lateralen Ende liegt eine ovale Gelenkfläche zur Verbindung mit dem Schlüsselbein, die *Facies articularis clavicularis* (**11**).

Der *Angulus acromii* (**12**) ist ein leicht tastbarer Knochenpunkt, der jene Stelle markiert, an dem der laterale Rand des Acromion in die Spina scapulae übergeht. Am Angulus lateralis liegt die Gelenkpfanne, die *Cavitas glenoidalis* (**13**). An deren Oberrand zeigt sich ein kleines Höckerchen, das *Tuberculum supraglenoidale* (**14**). Unterhalb der Cavitas findet sich das *Tuberculum infraglenoidale* (**15**). Anschließend an die Cavitas glenoidalis liegt der Hals der Scapula, *Collum scapulae* (**16**).

Über der Cavitas glenoidalis erhebt sich der Rabenschnabelfortsatz, *Processus coracoideus* (**17**). Er biegt rechtwinkelig nach lateroventral um und endet abgeplattet. Gemeinsam mit dem Acromion bildet er einen Schutz für das darunter liegende Gelenk. Medial von der Basis des Processus coracoideus findet sich im Margo superior ein Einschnitt, *Incisura scapulae* (**18**).

Die Scapula liegt dem Thorax an. Als Orientierung dient die Spina scapulae, die etwa in Höhe des 3. Brustwirbels liegen soll. Der Angulus inferior scapulae soll zwischen 7.–8. Rippe gelegen sein, der Margo medialis soll bei herabhängendem Arm parallel zu der Dornfortsatzreihe stehen. Die **Skapularebene** ist jene Ebene, in der sich die Skapularplatte befindet. Sie schließt mit der Symmetrieebene einen Winkel von 60 Grad ein. Die Cavitas glenoidalis sieht nach lateral und vorne.

Varietäten: Die Incisura scapulae kann zu einem *Foramen scapulae* (**19**) umgebildet sein. Der Margo medialis kann manchmal konkav sein, man spricht dann von einer **Scapula scaphoidea.**

Entwicklung: Die Scapula entwickelt (**E**) sich aus mehreren Knochenkernen. Im 3. Fetalmonat entsteht ein großer Knochenkern im Bereich der Fosse supra- und infraspinata und der Spina scapulae. Im Processus coracoideus bildet sich im 1. Lebensjahr ein Kern, während kleinere Kerne zwischen dem 11. und 18. Lebensjahr über die ganze Scapula verteilt auftreten können. Alle Kerne verschmelzen zwischen dem 16. und dem 22. Lebensjahr. Der zwischen dem 15. und 18. Lebensjahr auftretende Kern im Acromion kann in seltenen Fällen selbständig bleiben **(Os acromiale).**

Bänder an der Scapula

Das **Lig. coracoacromiale** überbrückt das Schultergelenk und spannt sich zwischen dem Processus coracoideus und dem Acromion aus. Es bildet den Fornix humeri. Das **Lig. transversum scapulae superius** überbrückt die Incisura scapulae. (Ein Lig. transversum scapulae inferius, das vom Rand der Spina scapulae zur Cavitas glenoidalis zieht, findet sich nur in Einzelfällen.)

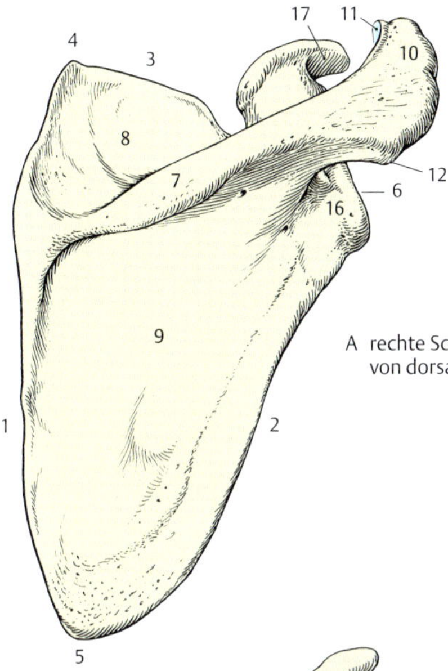

A rechte Scapula von dorsal

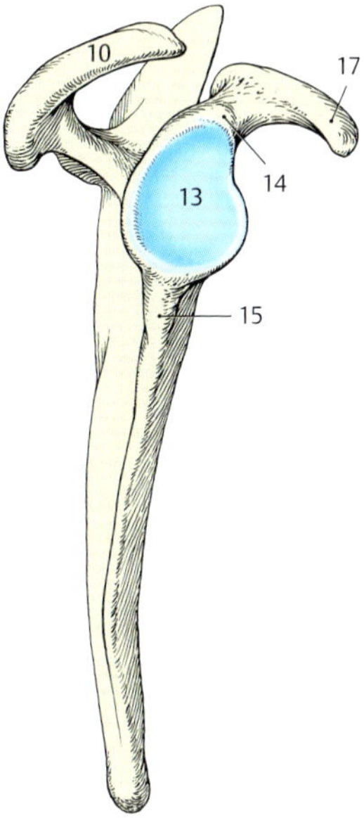

B rechte Scapula von lateral

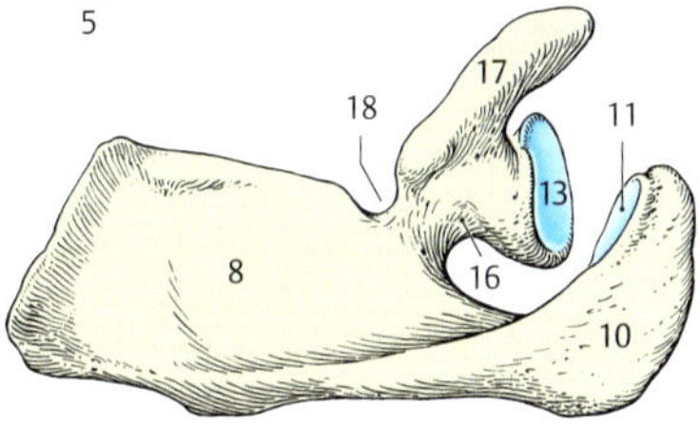

C rechte Scapula von oben

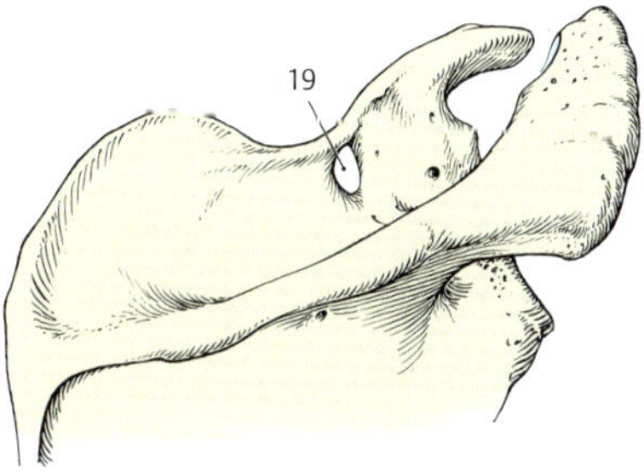

D Foramen scapulae, Varietät

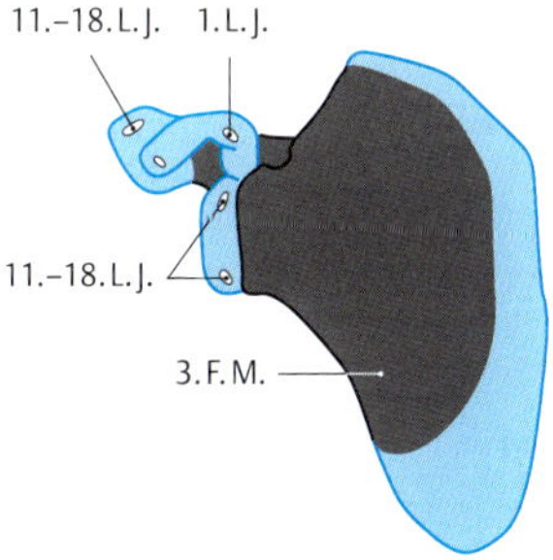

E Entwicklung der Scapula

Clavicula (A, B, F)

Das Schlüsselbein, **Clavicula,** ist ein „S"-förmig gebogener Knochen. Es zeigt medial nach vorne zu eine Konvexität, die etwa 2/3 der Länge beansprucht, während lateral nach vorne zu eine Konkavität besteht. Es gibt die dem Sternum zugekehrte plumpe **Extremitas sternalis** (**1**) und die der Scapula zugekehrte platte **Extremitas acromialis** (**2**), dazwischen liegt das **Corpus claviculae.** Am sternalen Ende ist eine etwa dreiseitige Gelenkfläche, *Facies articularis sternalis* (**3**). Die *Facies articularis acromialis* (**4**) ist annähernd oval. An der Unterfläche der Clavicula liegt nahe der Extremitas sternalis die *Tuberositas lig. costoclavicularis* (**5**). An der Unterfläche des Corpus claviculae findet sich der *Sulcus m. subclavii.* Nahe dem akromialen Ende wölbt sich an der Unterfläche ein Höckerchen, *Tuberculum conoideum* (**6**), vor, und lateral davon befindet sich die *Linea trapezoidea* (**7**).

Entwicklung: Die Clavicula entwickelt sich auf bindegewebiger Grundlage. Ihre Verknöcherung beginnt in der 6. Embryonalwoche. Die Enden sind knorpelig präformiert, wobei ein Knochenkern am sternalen Ende erst im 16.–20. Lebensjahr auftritt. Er synostosiert mit der übrigen Clavicula zwischen dem 21. und 24. Lebensjahr.

Klinischer Hinweis: Eine Missbildung ist die **Dysostosis cleidocranialis.** Dabei kommt es zu einer Fehl- bzw. Nichtentwicklung des bindegewebigen Anteiles der Clavicula, gemeinsam mit einem Defekt der bindegewebig präformierten Schädelknochen.

Verbindung des Schultergürtels (C–E)

Die Verbindungen mit dem Rumpf erfolgen durch kontinuierliche (Lig. costoclaviculare, **8**) und diskontinuierliche (Articulatio sternoclavicularis) Knochenverbindungen. Ebenso erfolgt die Verbindung der Schultergürtelteile untereinander durch kontinuierliche (Lig. coracoclaviculare) und diskontinuierliche (Articulatio acromioclavicularis) Knochenverbindungen.

Articulatio sternoclavicularis (C)

Sie ist ein Gelenk mit einem *Discus articularis* (**9**). Dieser scheidet den Gelenkraum in zwei Teile. Die Pfanne stellt die schwach konkave Einkerbung am Sternum dar, den Kopf bildet die Extremitas sternalis (claviculae). Die Inkongruenz wird durch faserknorpelähnliches Gewebe, mit dem die beiden Gelenkflächen überkleidet sind, und den Discus, der kranial an der Clavicula, kaudal am Sternum fixiert ist, ausgeglichen. Die Kapsel ist schlaff und dick und durch die *Ligg. sternoclavicularia anterius* (**10**) *et posterius* verstärkt. Beide Claviculae sind durch das *Lig. interclaviculare* (**11**) verbunden. Das Gelenk besitzt drei Freiheitsgrade und hat die Funktion eines Kugelgelenkes.
Das **Lig. costoclaviculare** (**8**) ist zwischen 1. Rippe und Clavicula ausgespannt.

Articulatio acromioclavicularis (D, E)

Hier gibt es zwei fast plane Gelenkflächen. Sie sind von faserknorpelähnlichem Gewebe (**12**) überkleidet. Die Kapsel besitzt an ihrer oberen Fläche ein Verstärkungsband, das *Lig. acromioclaviculare* (**13**).
Zwischen Processus coracoideus und Clavicula spannt sich das **Lig. coracoclaviculare** aus. Es gliedert sich in einen lateralen vorderen und einen medialen hinteren Anteil. Der laterale Anteil, **Lig. trapezoideum** (**14**), entspringt am oberen medialen Rand des Processus coracoideus und zieht zur Linea trapezoidea. Der mediale Anteil, **Lig. conoideum** (**15**), entspringt an der Basis des Processus coracoideus und endet, fächerförmig ausstrahlend, am Tuberculum conoideum.

Klinischer Hinweis: Bei starkem Zurückdrängen und Senken der Clavicula kommt es zu einer Kompression der A. subclavia. Man kann dies am Schwächerwerden des Radialispulses überprüfen.

16 Lig. transversum scapulae superius,
17 Lig. coracoacromiale,
18 M. subclavius.

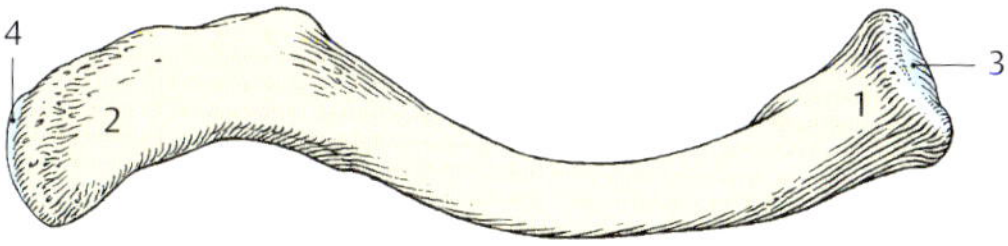

A rechte Clavicula von oben

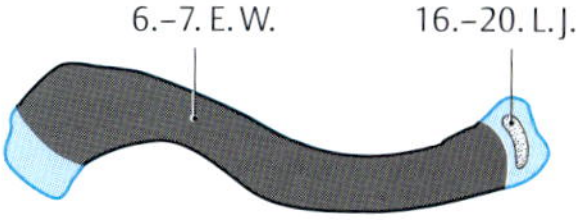

F Entwicklung

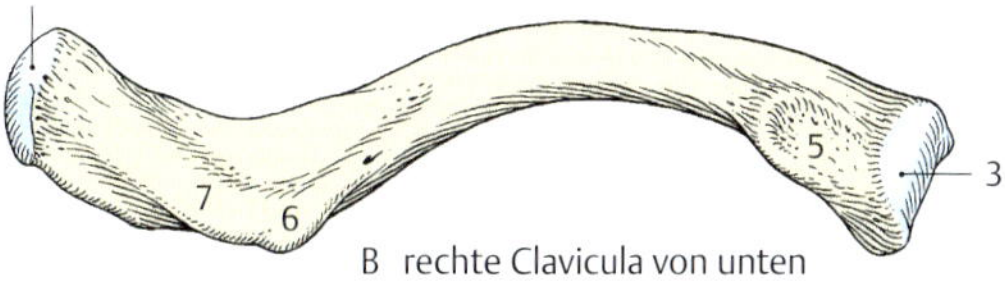

B rechte Clavicula von unten

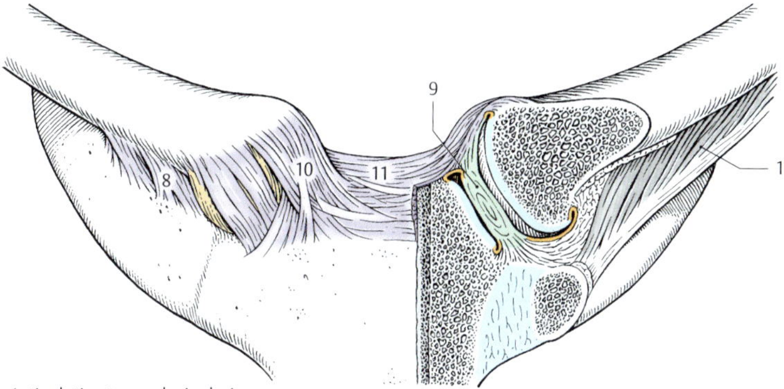

C Articulatio sternoclavicularis

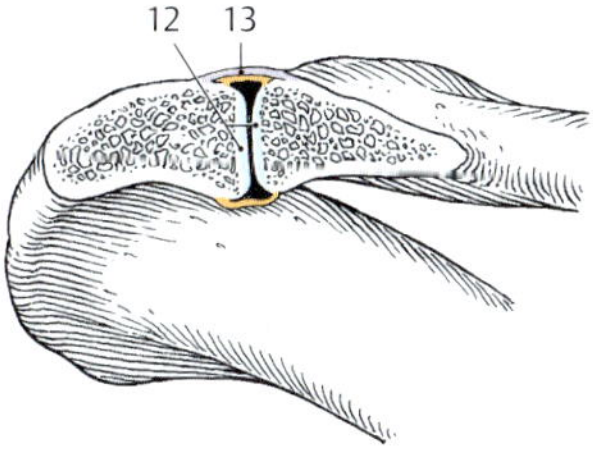

E Articulatio acromioclavicularis im Schnitt

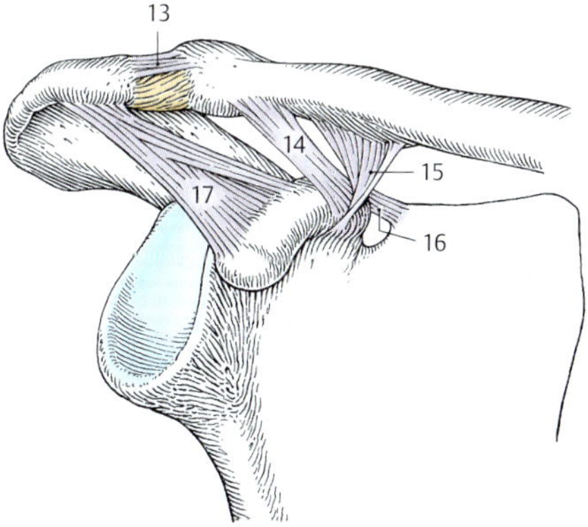

D Articulatio acromioclavicularis

Die freie obere Extremität

Die Knochen der **freien oberen Extremität** sind

- der **Humerus**,
- der **Radius** und die **Ulna**,
- die **Ossa carpi**,
- die **Ossa metacarpi** und
- die **Ossa digitorum manus**.

Oberarmknochen

Humerus (A–H)

Der Oberarmknochen, **Humerus,** steht gelenkig mit Scapula, Ulna und Radius in Verbindung. Er besteht aus dem **Corpus** und einer **proximalen** und **distalen Extremitas.** Das proximale Ende bildet das *Caput humeri* (**1**), das durch das *Collum anatomicum* (**2**) abgesetzt erscheint. An der Vorderfläche der Extremitas proximalis liegen lateral das *Tuberculum majus* (**3**), medial das *Tuberculum minus* (**4**). Zwischen beiden beginnt der *Sulcus intertubercularis* (**5**), der distal durch die *Crista tuberculi minoris* (**6**) und die *Crista tuberculi majoris* (**7**) begrenzt ist. Proximal findet sich am Schaft das *Collum chirurgicum* (**8**). Etwa in der Mitte des Corpus sieht man lateral die *Tuberositas deltoidea* (**9**). Das Corpus gliedert sich in eine *Facies antero-medialis* (**10**) mit einem *Margo medialis* (**11**) und eine *Facies antero-lateralis* (**12**) mit einem *Margo lateralis* (**13**). Beide Ränder sind distal zugeschärft und werden als *Crista supracondylaris medialis* und *lateralis* bezeichnet. An der Hinterfläche des Corpus humeri liegt der *Sulcus n. radialis* (**14**). An der distalen Extremitas findet sich medial der mächtigere *Epicondylus medialis* (**15**), lateral der schwächere *Epicondylus lateralis* (**16**).

Trochlea humeri (**17**) und *Capitulum humeri* (**18**) bilden den *Condylus humeri* und dienen der gelenkigen Verbindung mit den Unterarmknochen. Proximal vom Capitulum humeri findet sich die *Fossa radialis* (**19**), proximal von der Trochlea die etwas größere *Fossa coronoidea* (**20**).

Medial von der Trochlea humeri (**D**) verläuft eine seichte Rinne, der *Sulcus n. ulnaris* (**21**). An der Hinterfläche findet sich oberhalb der Trochlea eine tiefe Grube, die *Fossa olecrani* (**22**).
Der Humerus ist an seinem proximalen Ende torquiert, d.h. das Caput ist etwa um 20 Grad nach hinten gegenüber der Achse durch die Epicondyli humeri verdreht (**Torsion**). Zwischen der Längsachse des Humerus und dem Caput findet sich im Durchschnitt ein Winkel von etwa 130 Grad, während am distalen Ende, zwischen der queren Gelenkachse und der Längsachse des Humerusschaftes ein Winkel von 76 bis 89 Grad vorhanden ist.

Die **proximale Epiphysenlinie** (**23**) verläuft quer durch das Tuberculum minus und unterhalb des Tuberculum majus, wobei sie den Kapselansatz (S. 117) überkreuzt, sodass ein kleiner Teil des Corpus humeri noch innerhalb der Kapsel zu liegen kommt. Am **distalen Ende** sind zwei Epiphysen und **zwei Epiphysenlinien** (**24**) vorhanden. Eine Epiphyse umfasst den Epicondylus medialis und eine den Gelenkkörper sowie den Epicondylus lateralis.

Entwicklung: Im Allgemeinen findet die Knochenkernbildung und der Epiphysenfugenschluss beim weiblichen Geschlecht etwas früher als beim männlichen Geschlecht statt.
Die perichondrale Knochenanlage im Schaft tritt im 2.–3. Fetalmonat auf. Die endochondralen Knochenkerne in den Epiphysen erscheinen zwischen der 2. Lebenswoche und dem 12. Lebensjahr. Proximal treten bald nach der Geburt 3 Knochenkerne auf, während distal 4 Knochenkerne später entstehen. Distal schließen sich die Epiphysenfugen während, proximal am Ende der Pubertät.

Varietäten: Knapp oberhalb des Epicondylus medialis findet man (selten) eine *Processus supracondylaris* (**25**) und manchmal oberhalb der Trochlea ein *Foramen supratrochleare* (**26**).

Klinischer Hinweis: Frakturen des Humerus erfolgen zu **50%** im Bereich **des Corpus.** Gefahr einer Schädigung des N. radialis!

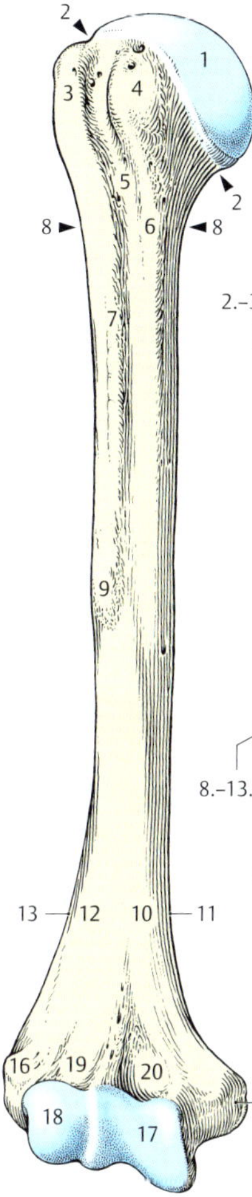

A rechter Humerus von vorne

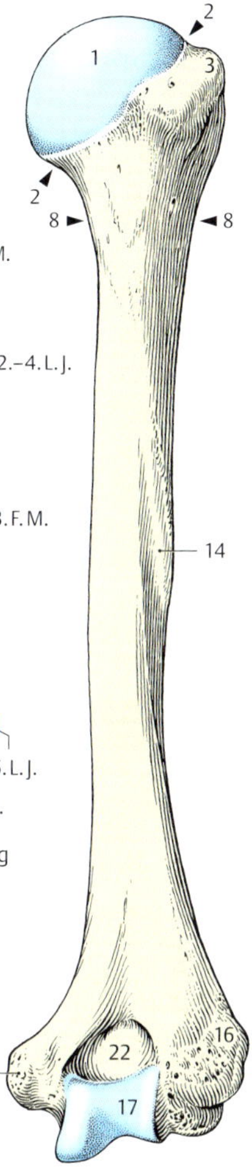

B rechter Humerus von hinten

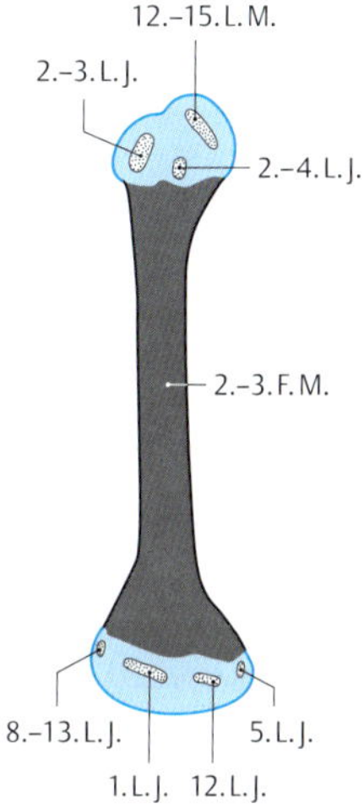

C Entwicklung

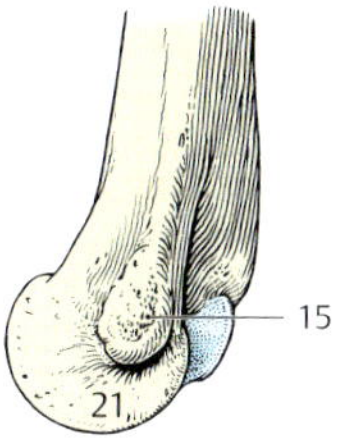

D distales Humerusende von medial

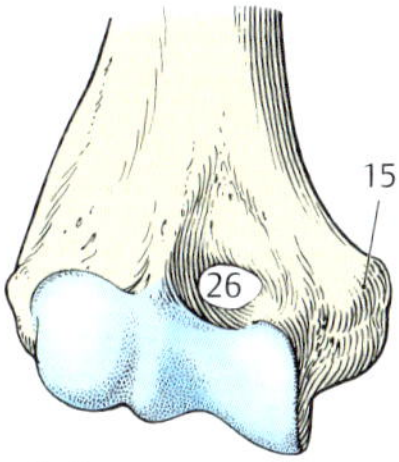

E Foramen supratrochleare

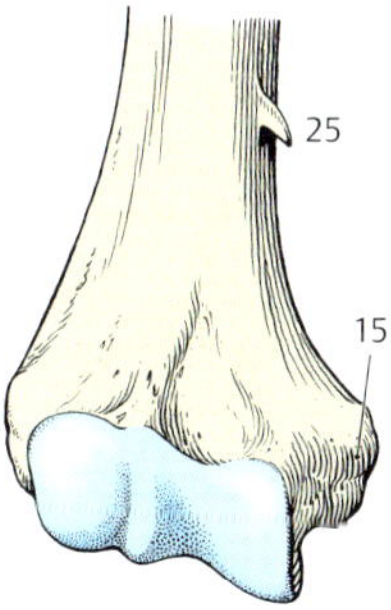

F Processus supracondylaris

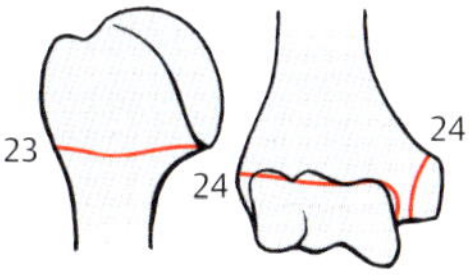

G Epiphysenlinie von vorne

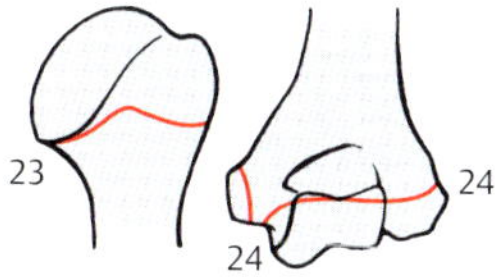

H Epiphysenlinie von hinten

Schultergelenk (A–G)

Die knöcherne Gelenkpfanne, die **Cavitas glenoidalis**, der **Articulatio humeri**, eines Kugelgelenkes, ist wesentlich kleiner als der **Humeruskopf.** Der hyaline Knorpelüberzug (**1**) der Cavitas glenoidalis ist am Rande dicker als im Zentrum. Die Pfanne wird durch eine faserknorpelige Gelenklippe, **Labrum glenoidale** (**2**), vergrößert.

Die Pfanne steht senkrecht auf der Skapularebene, und die Stellung des Schulterblattes bedingt damit die Einstellung des gesamten Gelenkes. Die Oberfläche der Cavitas glenoidalis beträgt ca. 6 cm^2, der Luftdruck wirkt daher mit ca. 6 kp auf das Gelenk. Das Gewicht der oberen Extremität beträgt etwa 4 kg. Da keine stärkeren Bänder vorhanden sind, müssen die Muskeln, die das Gelenk umhüllen, dieses sichern. Man spricht daher von einem **muskelgesicherten Gelenk.**

Das Caput humeri (**3**) ist annähernd kugelförmig. Der hyaline Knorpelüberzug beginnt am Collum anatomicum und reicht am Sulcus intertubercularis etwas weiter nach distal. Durch den Knorpelüberzug erhält das Caput humeri eine mehr ovale Form. Die **synoviale Gelenkkapsel** ist am Labrum glenoidale befestigt. Sie stülpt sich entlang der intrakapsulär verlaufenden Sehne des langen Bizepskopfes (**4**) sackartig aus (**C**) und umgreift diese mit einer *Vagina synovialis intertubercularis* (**5**). Die **fibröse Gelenkkapsel** bildet am Oberarm einen Bindegewebszug um den Sulcus intertubercularis und vervollständigt diesen zu einem osteofibrösen Kanal. Die **Capsula articularis** ist schlaff und zeigt an der medialen Seite bei herabhängendem Arm eine Aussackung, *Recessus axillaris* (**6**). Die Kapsel wird zum Teil durch das *Lig. coracohumerale* (**7**) und drei schwache *Ligg. glenohumeralia* in ihrem oberen Anteil verstärkt. Das Lig. coracohumerale entspringt an der Basis des Processus coracoideus (**8**), strahlt in die Kapsel ein und erreicht die Tubercula majus et minus. Bei herabhängendem Arm berührt der Humeruskopf mit seiner oberen Hälfte die Gelenkkapsel und mit seiner unteren die Cavitas glenoidalis.

Das Schultergelenk steht mit verschiedenen Gleitbeuteln in Verbindung. Es kommunizieren im Regelfall die *Bursa subcoracoidea*, die *Bursa subtendinea m. subscapularis* (unter der Sehne des *M. subscapularis* **9**), die *Vagina synovialis intertubercularis* und die *Bursa m. coracobrachialis.*

Bewegungen im Schultergelenk (D–F)

Bewegungen in drei Freiheitsgraden sind möglich. Man spricht von **Abduktion** und **Adduktion,** wobei man von der Ruhestellung (**D**) des Caput humeri in der Skapularebene (S. 110) ausgeht. Bei einer rein seitlichen Abduktion (**E**) kommt es gleichzeitig zu einer **Retroversion** (Rückhebung) und einer leichten Kreiselung, **Rotation,** während die von der Skapularebene ausgehende Abduktion etwas nach vorne gerichtet ist (Frontalabduktion).

Man kennt die **Anteversion,** das nach vorne Heben des Armes. Durch eine rotatorische Komponente ergibt sich unter Mitwirkung der vorher genannten Bewegungen eine zusammengesetzte Bewegung, die **Zirkumduktion** oder das Kreisen, wobei der Arm praktisch einen Kegelmantel beschreibt. Bei den Abduktionsbewegungen (**E**) kommt es *immer* zu einer Mitbewegung der Scapula; eine exzessive Mitbewegung der Scapula tritt bei einer Abduktion über 90 Grad (**F**) ein (Elevation), da dann eine Hemmung des Gelenkes durch das *Lig. coraco-acromiale* (**10**) gegeben ist (S. 110).

Klinischer Hinweis: Man findet beim Schultergelenk häufiger **Luxationen** (Verrenkungen) als bei anderen Gelenken. Kommt es bei Luxationen zu einem Kapselriss, so liegt dieser meist vorne unten.
Die **Schulterwölbung**, die von außen her tast- und sichtbar ist, wird vom Tuberculum majus gebildet. Aus der Schulterwölbung lässt sich die Stellung des Humeruskopfes ablesen. Bei Luxationen verschwindet die Schulterwölbung, der Humeruskopf ist aus der Pfanne luxiert, bei der äußeren Untersuchung fällt der Finger unter dem Acromion in eine leere Grube (**G**).
Bei Frakturen wird der seltene Bruch entlang des Collum anatomicum intrakapsulär verlaufen, wobei sehr schlechte Heilungsaussichten bestehen.

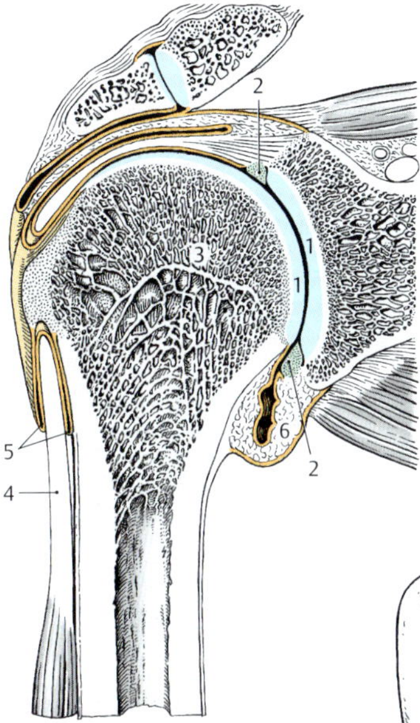

A Articulatio humeri im Schnitt

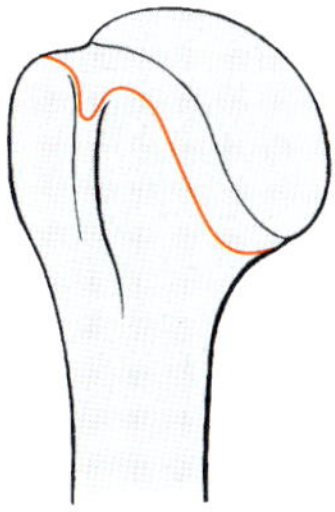

C Kapselansatzlinie am Humerus

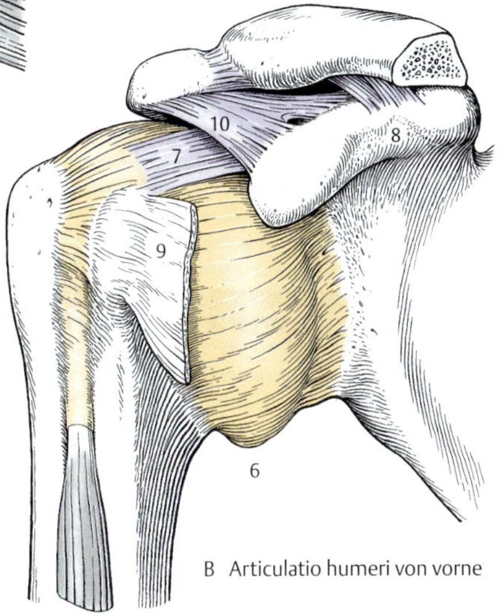

B Articulatio humeri von vorne

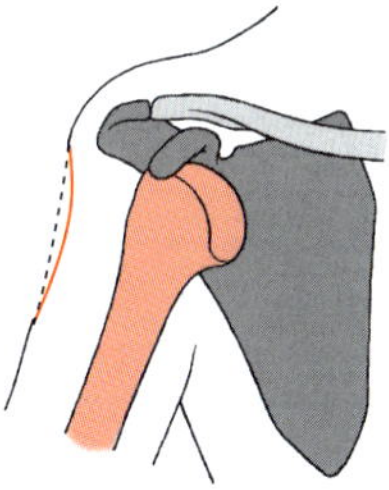

G Luxation nach vorne

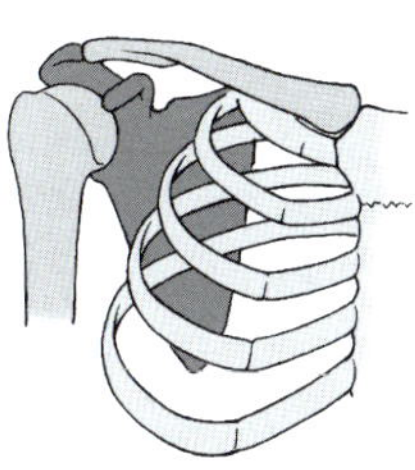

D Ruhestellung

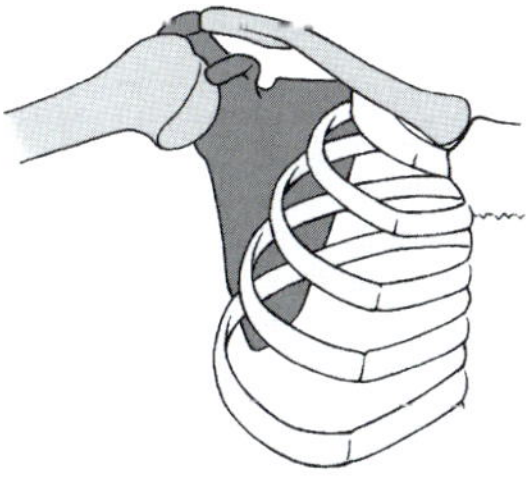

E Abduktion

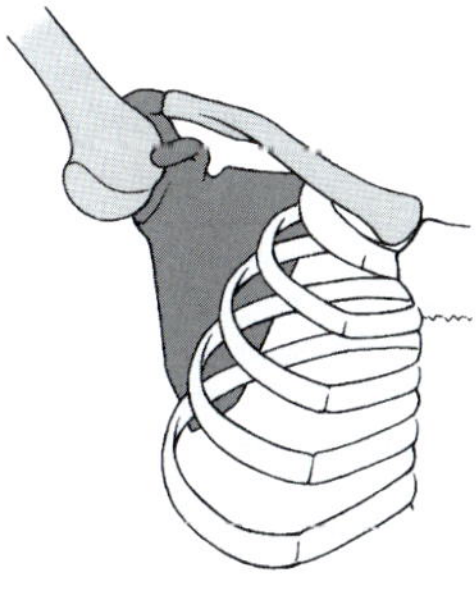

F Elevation

Unterarmknochen

Im **Unterarm, Antebrachium,** liegen lateral die kürzere Speiche, **Radius,** und medial die längere Elle, **Ulna.**

Radius (A–E)

Man unterscheidet am **Radius** den Schaft, **Corpus radii** (**1**), eine **Extremitas proximalis** und eine **Extremitas distalis.** An der Extremitas proximalis befindet sich das *Caput radii* (**2**) mit der *Fovea articularis* (**3**). Diese setzt sich in die *Circumferentia articularis* (**4**) fort. Am Übergang zwischen *Collum radii* (**5**) und Corpus radii liegt medial die *Tuberositas radii* (**6**). Das Corpus radii hat im Querschnitt eine annähernd dreiseitige Form mit einem nach medial gerichteten *Margo interosseus* (**7**), einer *Facies anterior* (**8**), einem *Margo anterior* (**9**), einer *Facies lateralis* (**10**) und einem *Margo posterior* (**11**), der die Grenze zwischen Facies lateralis und *Facies posterior* (**12**) darstellt. An der Facies lateralis findet sich etwa im mittleren Schaftdrittel eine unterschiedlich gut ausgebildete Rauhigkeit, die *Tuberositas pronatoria* (**13**). An der Extremitas distalis sieht man die Crista *suprastyloidea* mit dem Griffelfortsatz, *Processus styloideus* (**14**), und medial die *Incisura ulnaris* (**15**). Nach distal gerichtet ist die *Facies articularis carpalis* (**16**).

Dorsal findet man verschieden deutlich ausgebildete **Furchen,** in denen die Sehnen der langen Strecker verlaufen. Von lateral (radial) nach medial (ulnar): Der *erste Sulcus* (**17**) enthält die Sehnen des M. abductor pollicis longus und des M. extensor pollicis brevis und liegt am Processus styloideus. Der *zweite Sulcus* (**18**) dient den Sehnen des M. extensor carpi radialis longus und brevis als Lager. Der *dritte Sulcus* (**19**) verläuft schräg und führt die Sehne des M. extensor pollicis longus. Der *vierte Sulcus* (**20**) nimmt die Sehnen des M. extensor digitorum und des M. extensor indicis auf. Die lateral vom dritten Sulcus liegende Knochenleiste ist meist tastbar und wird auch als **Tuberculum dorsale** (**21**) bezeichnet.

Klinischer Hinweis: Der Processus styloideus radii reicht etwa 1 cm weiter distal als der der Ulna. Daran ist bei Repositionen von Frakturen zu denken.

Entwicklung: In der 7. Embryonalwoche beginnt die perichondrale Verknöcherung des Corpus radii. Die Epiphysen werden endochondral gebildet, die distale Epiphyse etwa im 1.–2., der Processus styloideus im 10.–12., die proximale Epiphyse im 4.–7. Lebensjahr. Der Epiphysenfugenschluss erfolgt proximal zwischen dem 14. und 17., distal zwischen dem 20. und 25. Lebensjahr.

Ulna (F–L)

Die **Ulna** besitzt ein **Corpus** (**22**) und je eine **Extremitas proximalis** und **distalis.** An der Extremitas proximalis findet man den hakenförmig gebogenen, eine Rauhigkeit besitzenden Fortsatz, das *Olecranon* (**23**). Vorne ist die *Incisura trochlearis* (**24**), die bis zum *Processus coronoideus* (**25**) reicht.

Lateral liegt die *Incisura radialis* (**26**), in die die Circumferentia articularis (radii) eingepasst ist. Am Übergang zum Körper findet man die *Tuberositas ulnae* (**27**). Nach lateral gerichtet, in der Verlängerung der Incisura radialis, liegt die *Crista m. supinatoris* (**28**). Das Corpus ulnae ist dreiseitig. Nach lateral sieht der *Margo interosseus* (**29**), nach vorne die *Facies anterior* (**30**), die durch den *Margo anterior* (**31**) von der *Facies medialis* (**32**) getrennt ist. Diese wiederum ist von der *Facies posterior* (**33**) durch den *Margo posterior* (**34**) getrennt. An der Facies anterior findet sich etwa in der Mitte der Ulna ein *Foramen nutricium* (**35**). Am *Caput ulnae* (**36**) liegt die *Circumferentia articularis* (**37**). Distal besitzt die Ulna einen kleinen Fortsatz, den *Processus styloideus* (**38**).

Entwicklung: In der 7. Embryonalwoche beginnt die perichondrale Ossifikation des Körpers. Die Knochenkerne in den Epiphysen werden endochondral distal zwischen dem 4.–7. Lebensjahr, im Processus styloideus zwischen dem 7.–8. Lebensjahr, proximal zwischen dem 9.–11. Lebensjahr angelegt. Der Epiphysenfugenschluss erfolgt proximal früher, distal später.

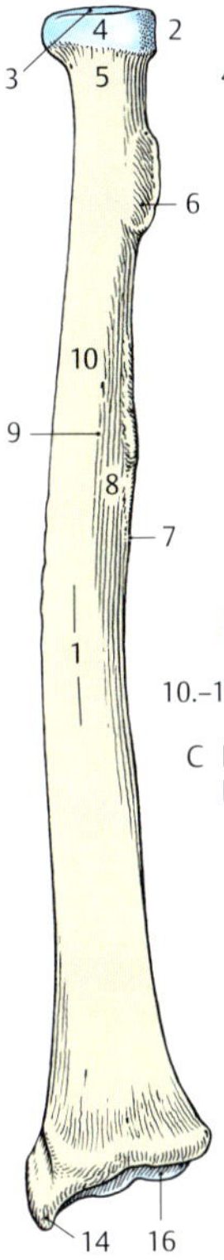

A Radius von vorne

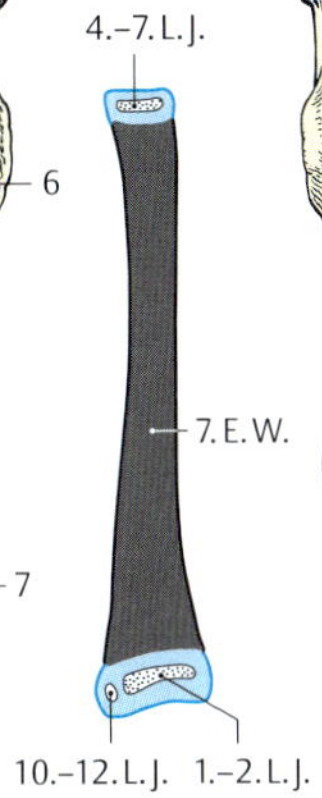

C Radius, Entwicklung

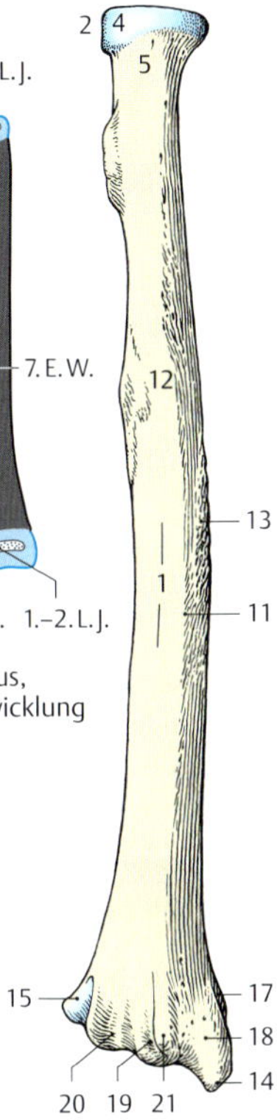

B Radius von hinten

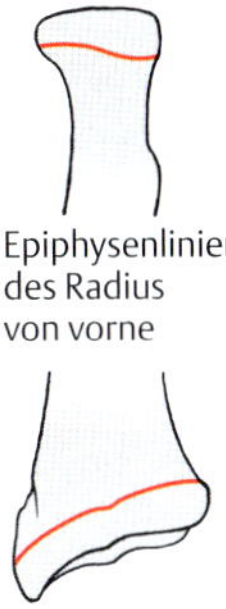

D Epiphysenlinien des Radius von vorne

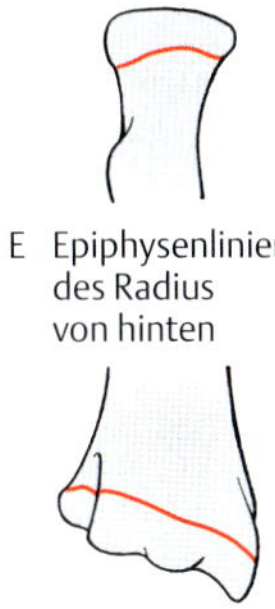

E Epiphysenlinien des Radius von hinten

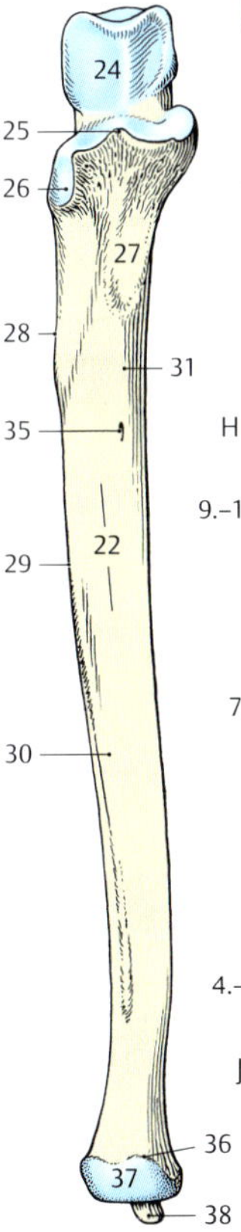

F Ulna von vorne

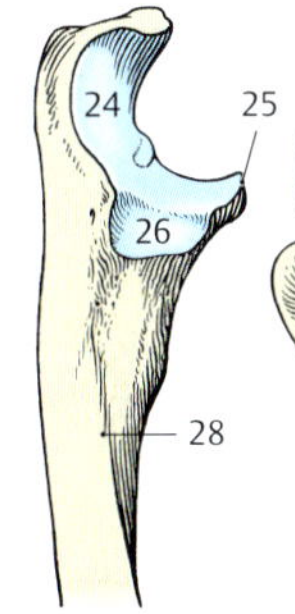

H Ulna von lateral

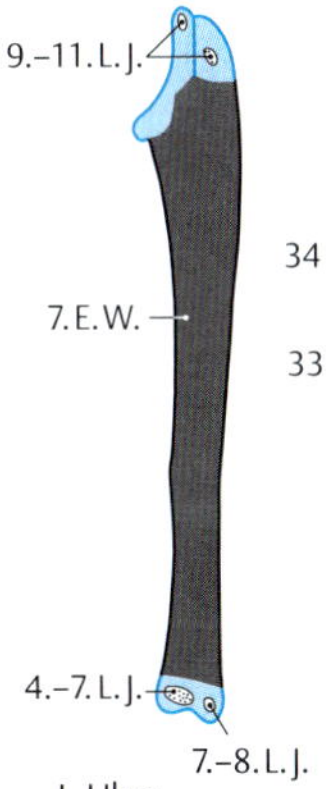

J Ulna, Entwicklung

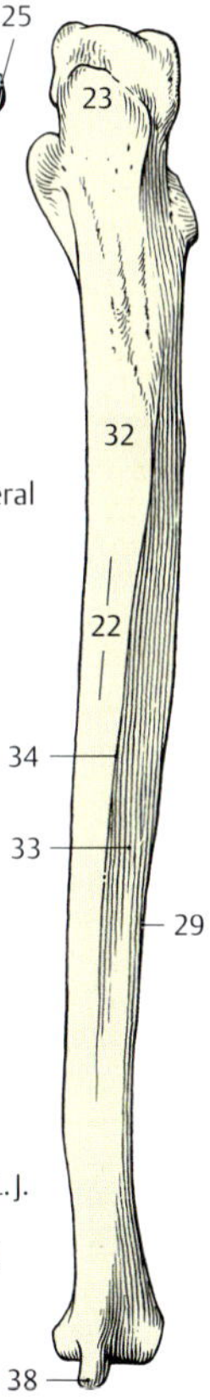

G Ulna von hinten

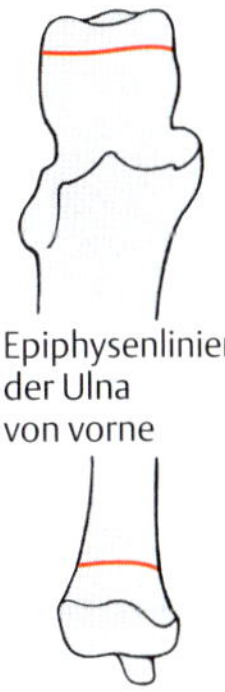

K Epiphysenlinien der Ulna von vorne

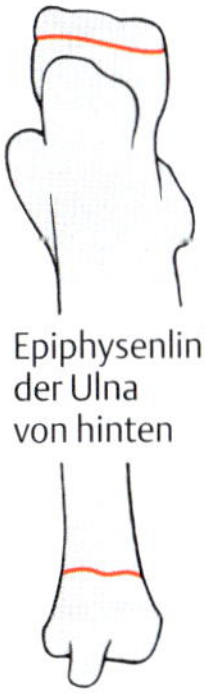

L Epiphysenlinien der Ulna von hinten

Ellbogengelenk (A – D)

Die **Articulatio cubiti,** das Ellbogengelenk, ist ein **zusammengesetztes Gelenk** mit 3 Gelenkkörpern innerhalb der Gelenkkapsel. Es besteht aus drei Gelenken, und zwar:

- der **Articulatio humeroradialis,** Oberarm-Speichen-Gelenk,
- der **Articulatio humeroulnaris,** Oberarm-Ellen-Gelenk und
- der **Articulatio radioulnaris proximalis,** oberes Speichen-Ellen-Gelenk.

Die Articulatio cubiti ist *knochen-* und *bandgesichert.* Die Knochensicherung ist durch die Trochela humeri und die in diese eingepasste Incisura trochlearis ulnae gegeben. Die Bandsicherung erfolgt durch das Lig. anulare radii und die Ligg. collateralia.

Die dünne und schlaffe **Gelenkkapsel** (**1**) umgreift alle Gelenkkörper. Um bei Bewegungen eine Einklemmung der Kapsel zwischen den Gelenkkörpern zu verhindern, strahlen Muskelfasern des M. brachialis bzw. des M. triceps brachii als *Mm. articulares* in die Kapsel ein und spannen diese an. Die beiden *Epikondylen* (**2**) des Humerus werden von der Kapsel freigelassen (**D**). Die synoviale Schicht der Kapsel umgreift die Fossa olecrani und die beiden Fossae an der Vorderseite des Humerus (**D**).

Zwischen **Membrana synovialis** (**3**) und **Membrana fibrosa** (**4**) der Kapsel befindet sich im Bereich der Gruben reichlich Fettgewebe (**5**), das bei extremen Bewegungen bremsend wirken kann. Im Bereich der Ulna folgt der Kapselansatz (**D**) dem Rand der Incisura trochlearis, wobei auch die Spitze des *Olecranon* (**6**) und der *Processus coronoideus* (**7**) noch in die Kapsel hineinreichen. Am Radius setzt sich die Kapsel bis unterhalb des *Lig. anulare radii* (**8**) als *Recessus sacciformis superior* (**9**) fort. Durch diese Aussackung ist die Drehbewegung des Radius gewährleistet.

In die Kapsel eingelassen sind die sehr starken Seitenbänder, die Ligg. collateralia. Das **Lig. collaterale ulnare** (**10**) entspringt am Epicondylus medialis humeri, besitzt meist *2 stärkere Faserzüge,* einen *vorderen* (**11**), der zum Processus coronoideus gerichtet ist, und einen *hinteren* (**12**), der zum Seitenrand des Olecranon gelangt. Bedeckt von dem letzteren Faserzug verläuft der N. ulnaris. Zwischen diesen beiden Faserzügen liegt lockeres Gewebe, das an der Ulna durch *quere Fasern* (**13**) begrenzt wird.

Das **Lig. collaterale radiale** (**14**) zieht vom Epicondylus lateralis humeri zum Lig. anulare radii. Über dieses Lig. anulare radii strahlt es in die Ulna ein. Das Lig. collaterale radiale ist mit den oberflächlichen Extensoren verwachsen. Ein **Lig. quadratum** verbindet das Collum radii mit der Incisura radialis ulnae.

Schließlich findet sich noch das **Lig. anulare radii** (**8**), das an der Ulna seinen Ursprung und Ansatz nimmt und den Radiuskopf einschließt. An seiner inneren Fläche findet man häufig Knorpelgewebe, das als bewegliches Widerlager für den Radius bei der Pro- und Supination (S. 122) dient.

Durch das Zusammenspiel der 3 Gelenke sind in jeder Beuge- bzw. Streckstellung gleichzeitig Drehbewegungen des Radius um die Ulna möglich.

Es gibt folgende Bewegungen: die **Flexion** und die **Extension,** die **Supination** und die **Pronation** (S. 122).

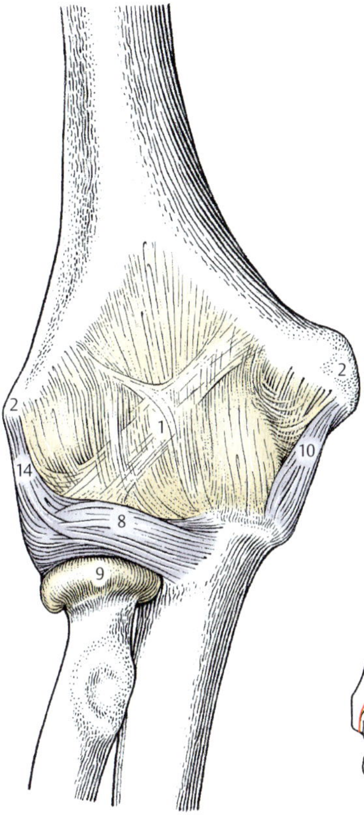

A Articulatio cubiti von vorne

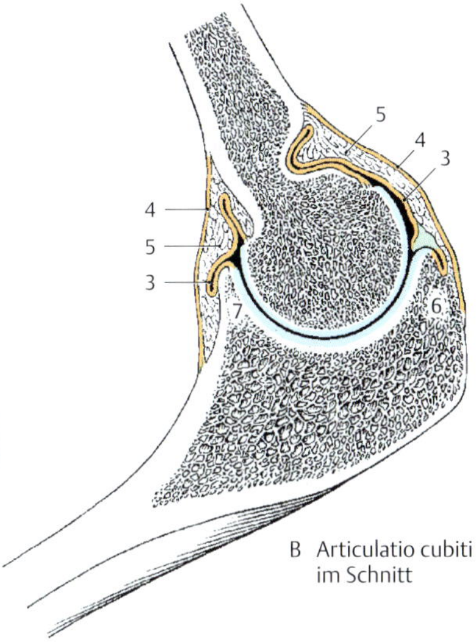

B Articulatio cubiti im Schnitt

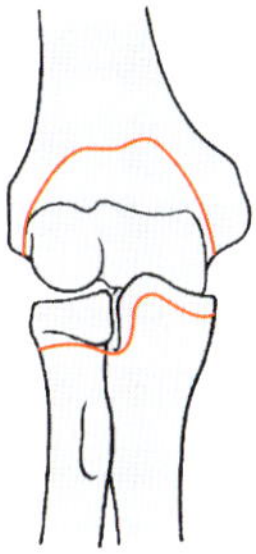

D Kapselansatzlinien

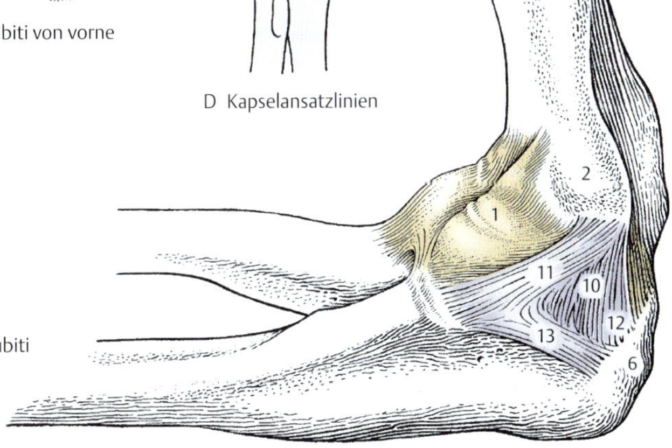

C Articulatio cubiti von medial

Ellbogengelenk, Fortsetzung (A–C)

Die **Articulatio humeroradialis** (**1**) wird vom **Capitulum humeri** und der **Fovea articularis capitis radii** gebildet. Es entspricht der Form nach einem Kugelgelenk. Die **Articulatio humero-ulnaris** (**2**), ein Scharniergelenk, besitzt als Gelenkkörper die **Trochlea humeri** und die **Incisura trochlearis (ulnae).** An der Trochlea befindet sich eine *Hohlkehle* (**3**), in die eine Führungsleiste der Incisura trochlearis eingreift. In der Articulatio humeroradialis und der Articulatio humero-ulnaris erfolgen die Beuge- und Streckbewegungen zwischen Ober- und Unterarm. Die Bewegungsachse entspricht der Achse der Trochlea humeri und deren Verlängerung durch das Capitulum humeri.

Die **Articulatio radio-ulnaris proximalis** (**4**) setzt sich einerseits aus der **Circumferentia articularis radii,** andererseits aus der **Incisura radialis ulnae** und dem **Lig. anulare** (**5**) zusammen. Dieses Gelenk, ein Zapfengelenk, ermöglicht, gemeinsam mit der Articulatio radio-ulnaris distalis, Bewegungen des Radius um die Ulna. Die Drehbewegungen des Radius um die Ulna werden als **Pronation** (**B,** Knochen überkreuzen sich) und **Supination** (**C,** Knochen liegen parallel) bezeichnet. Die Bewegungsachse zieht vom Zentrum der Fovea articularis bis zum Processus styloideus ulnae.

Der **Öffnungswinkel,** das ist der Winkel zwischen Ober- und Unterarm bei maximaler Streckung, ist bei Frauen geringfügig größer als bei Männern (Mann 175 Grad, Frau 180 Grad). Bei Kindern ist eine Überstreckung möglich. Bei maximaler Beugung schließen Ober- und Unterarm einen Winkel von etwa 35 Grad ein (Weichteilhemmung). Der nach **radial offene Winkel** (bei gestreckter Extremität) zwischen Ober- und Unterarm (Abduktionswinkel) schwankt zwischen 158–180 Grad, im Durchschnitt wäre er etwa bei 168,5 Grad anzusetzen.

Articulatio radio-ulnaris distalis (D)

Die **Articulatio radio-ulnaris distalis** (**6**), ein Radgelenk, wird gebildet vom **Caput ulnae** und der **Incisura ulnaris (radii).** Zwischen Radius und Processus styloideus ulnae befindet sich noch der *Discus articularis,* der die Articulatio radio-ulnaris distalis von der Articulatio radiocarpalis trennt. Die schlaffe **Kapsel** reicht mit dem *Recessus sacciformis inferior* (**7**) bis auf den Schaft der Ulna hinauf. **Proximales** und **distales Radioulnargelenk** stellen **zwangsläufig kombinierte Gelenke** dar, die die Pro- und Supination ermöglichen.

Kontinuierliche Knochenverbindungen zwischen Radius und Ulna (D)

Zwischen Radius und Ulna spannt sich die **Membrana interossea antebrachii** (**8**) aus. Ihre Fasern ziehen von proximal lateral nach distal medial zur Ulna. Die *Chorda obliqua* (**9**) stellt einen schrägen Faserzug dar, dessen Fasern entgegengesetzt zur Richtung der Membrana-interossea-Fasern verlaufen. Die Chorda obliqua verstärkt proximal die Membrana interossea. Sie reicht, etwa von der Tuberositas ulnae, bis zum Margo interosseus radii distal der Tuberositas radii.

Klinischer Hinweis: Die Membrana interossea verhindert nicht nur eine Parallelverschiebung von Radius und Ulna, sondern sie überträgt auch Zug- und Druckbelastungen eines Knochens auf den anderen. Sie ist so kräftig ausgebildet, dass bei Drucküberlastung des Unterarmes nicht ihre Fasern reißen, sondern es eher zu Frakturen der Knochen kommt.
Der häufigste Bruch (bereits 1814 von *Colles* beschrieben) ist die **Fractura radii loco classico** bei Sturz auf die Palmarfläche der Hand mit gestrecktem Arm. Dabei wird die Körperlast vom Humerus auf die Ulna und durch die Membrana interossea auf den Radius übertragen. Das distale Radiusende hat auch den Gegendruck aufzufangen, sodass hier ein Belastungsmaximum auftritt, das zur Fraktur führt. Das distale Bruchstück wird nach radial und dorsal verschoben, da die Fasern der Membrana interossea das Corpus radii an der Ulna fixieren (Bajonettstellung).

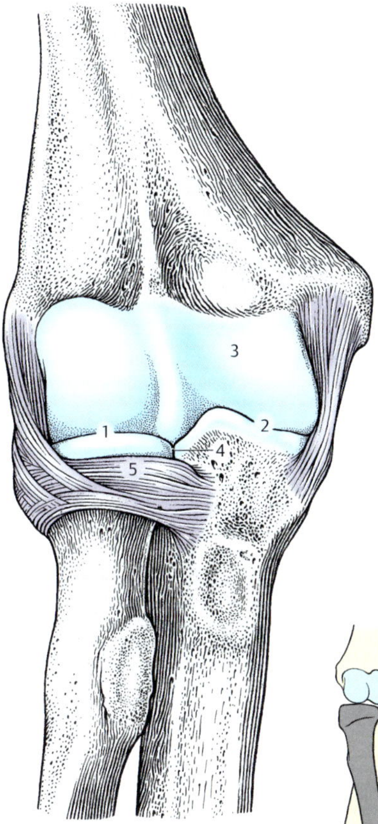

A Articulatio cubit von vorne,
Kapsel entfernt

D Membrana interossea

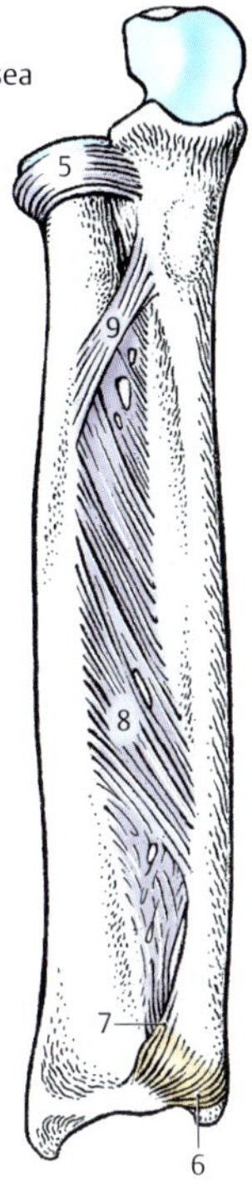

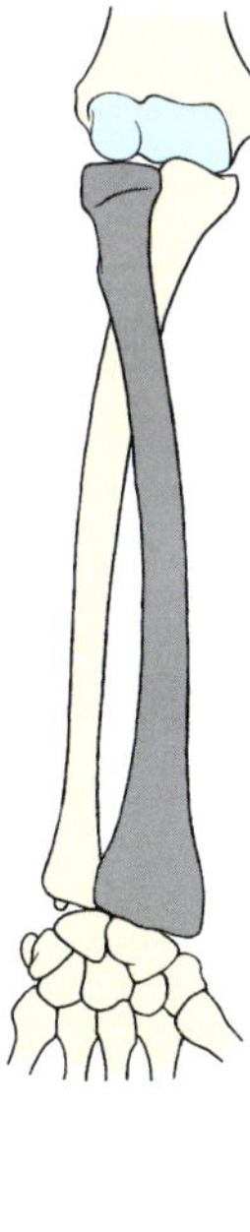

B Pronation

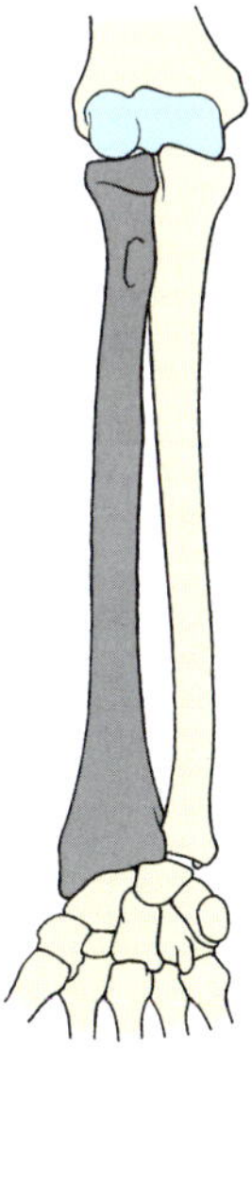

C Supination

Handwurzel (A – C)

Der **Carpus** besteht aus 8 Handwurzelknochen, **Ossa carpi,** die in 2 Reihen zu je 4 Knochen angeordnet sind.

Von lateral nach medial befinden sich in der *proximalen Handwurzelreihe:*

- das Kahnbein, **Os scaphoideum** (**1**),
- das Mondbein, **Os lunatum** (**2**),
- das Dreiecksbein, **Os triquetrum** (**3**)
- und diesem aufgelagert das Erbsenbein, **Os pisiforme** (**4**).

In der *distalen Reihe* sieht man von lateral nach medial:

- das große Vieleckbein, **Os trapezium** (**5**),
- das kleine Vieleckbein, **Os trapezoideum** (**6**),
- das Kopfbein, **Os capitatum** (**7**) und
- das Hakenbein, **Os hamatum** (**8**).

Jeder dieser Karpalknochen hat verschiedene Facetten zur Artikulation mit den Nachbarknochen.

Der gesamte Carpus, also beide Reihen der Handwurzelknochen zusammen, bilden einen nach proximal konvexen, nach distal konkaven Körper. Nach palmar (handflächenwärts) ist der Carpus ebenfalls konkav und wird von einem Band, dem *Retinaculum mm. flexorum,* überspannt. Dadurch wird ein osteofibröser Kanal, **Canalis carpi,** gebildet.
Das Retinaculum mm. flexorum erstreckt sich von dem Os scaphoideum und dem Os trapezium bis zum Os hamatum und Os triquetrum. Die Vorsprünge an den genannten Knochen sind durch die Haut tastbar. Bei herabhängender Hand ist das Os pisiforme leicht verschieblich, gut tastbar, ebenso die Sehne des M. flexor carpi ulnaris, die am Os pisiforme inseriert. Sowohl das Os scaphoideum als auch das Os trapezium bilden den Boden der Fovea radialis (S. 392).

Klinischer Hinweis: Klinisch von besonderer Bedeutung ist das Os scaphoideum (**1**), da es jener Handwurzelknochen ist, der am häufigsten frakturiert. Bei Ulnarabduktion (S. 132) kommt es zu einem Auseinanderweichen der Bruchstücke, bei Radialabduktion (S. 132) werden die Bruchstücke gestaucht. Palmar- und Dorsalflexion (S. 132) öffnen den Bruchspalt dorsal bzw. palmar.
Bei nicht ordnungsgemäßer Versorgung eines Kahnbeinbruches kann es zu einer Pseudarthrose oder sogar zur Nekrose eines Bruchstückes kommen. 70% aller Skaphoidfrakturen erfolgen im mittleren Drittel des Kahnbeines.

Klinisch wird der Canalis carpi auch als **Karpaltunnel** bezeichnet. Das **Karpaltunnelsyndrom** ist ein sehr schmerzhaftes Zustandsbild verschiedener Symptome (s. S. 388).

Varietäten: Zwischen den Karpalknochen finden sich manchmal kleine akzessorische Knöchelchen. Bisher sind schon mehr als 20 dieser akzessorischen Karpalknochen beschrieben worden. Allerdings sind bisher als gesicherte akzessorische Knöchelchen neben dem **Os centrale** (**9**) nur das **Os styloideum** (**10**), das **Os trapezoideum secundarium** (**11**) sowie das **Os pisiforme secundarium** (**12**) zu betrachten.

Klinischer Hinweis: Bei Betrachtung von Röntgenaufnahmen ist immer an solche akzessorischen Karpalknochen zu denken. Der häufigste dieser zusätzlichen Knochen ist das Os centrale (**9**), dessen knorpelige Anlage beim Menschen konstant sein soll, das jedoch fast regelmäßig mit dem Os scaphoideum (**1**) synostosiert. Verschmelzungen von Ossa carpi werden ebenfalls beschrieben (häufigste Verschmelzung: Os lunatum mit dem Os triquetrum).

Das Os scaphoideum, das Os triquetrum und das Os pisiforme können auch zweigeteilt vorkommen. Dadurch kann ein Bruch einer dieser Knochen vorgetäuscht werden.

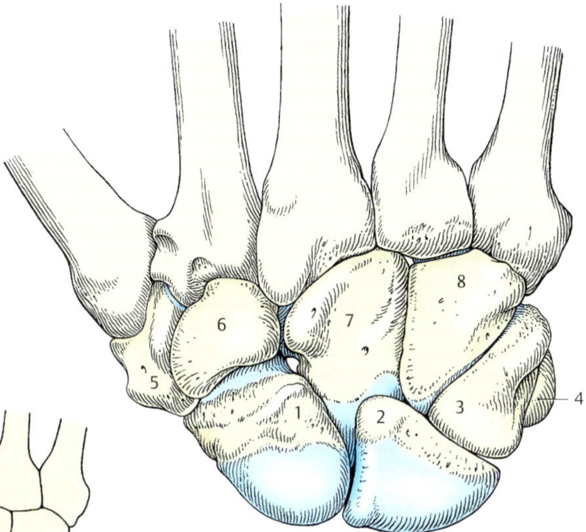

A Handwurzelknochen der rechten Hand von dorsal

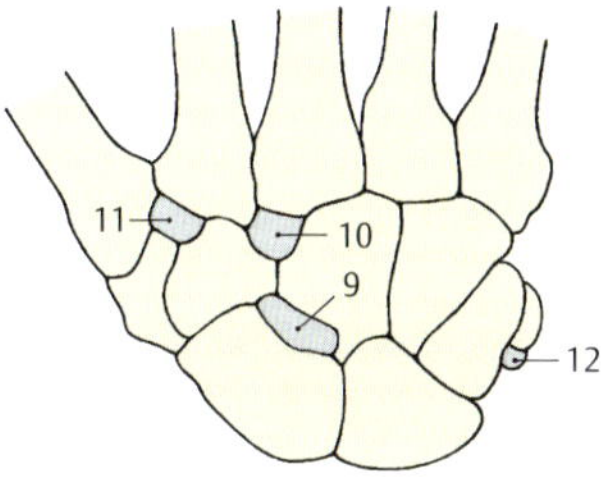

C Akzessorische Handwurzelknochen

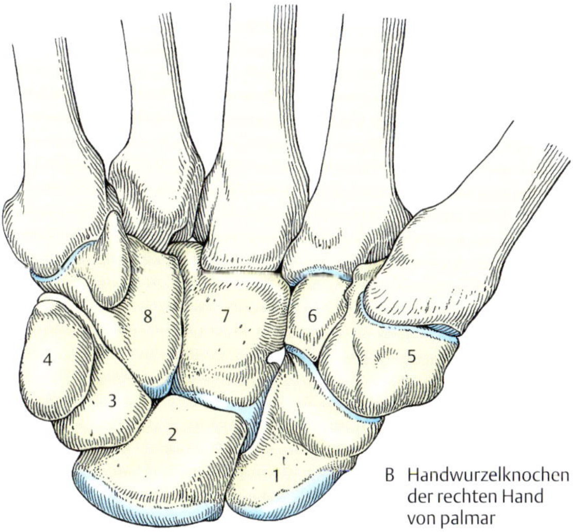

B Handwurzelknochen der rechten Hand von palmar

Die einzelnen Handwurzelknochen (A, B)

Proximale Reihe

Das **Os scaphoideum** (**1**) ist der größte Knochen der proximalen Reihe. Es besitzt einen Höcker, *Tuberculum ossis scaphoidei* (**2**), der an der Palmarseite durch die Haut hindurch tastbar ist. Das Os scaphoideum artikuliert proximal mit dem Radius, distal mit dem Os trapezium und dem Os trapezoideum. Medial kommt es zur Artikulation mit dem Mond- und Kopfbein. Die Blutgefäße treten entlang der gesamten Rauhigkeit ein. In einem Drittel der Fälle erreichen die Blutgefäße das Kahnbein nur distal, wodurch es bei einer Fraktur des Os scaphoideum (S. 124) zu einer Nekrose des proximalen Bruchstückes kommen kann.

Das halbmondförmige **Os lunatum** (**3**) artikuliert proximal mit dem Radius und dem Discus articularis, medial mit dem Os triquetrum, lateral mit dem Os scaphoideum und distal mit dem Os capitatum und bisweilen dem Os hamatum.

Das **Os triquetrum** (**4**) hat eine annähernd pyramidenförmige Gestalt, deren Spitze nach medial sieht. Lateral befindet sich die Basis, die mit dem Os lunatum gelenkig in Verbindung steht. Proximal artikuliert es mit dem Discus articularis und distal mit dem Os hamatum. Palmar findet sich am Os triquetrum eine kleine Gelenkfläche (**5**) für das Os pisiforme.

Das **Os pisiforme** (**6**), der kleinste Knochen der Handwurzel, ist rundlich und besitzt dorsal eine Gelenkfläche zum Os triquetrum. Es ist gut tastbar und ist als Sesambein in die Sehne des M. flexor carpi ulnaris eingelassen.

Distale Reihe

Das **Os trapezium** (**7**) besitzt ein Höckerchen, *Tuberculum ossis trapezii* (**8**), das bei der Dorsalflexion der Hand tastbar ist. Medial davon findet sich eine Furche (**9**) für die Sehne des M. flexor carpi radialis. Distal besitzt es eine sattelförmige Gelenkfläche (**10**) für den 1. Metakarpalknochen. Medial gibt es eine Gelenkfläche für die Artikulation mit dem Os trapezoideum und zwischen distaler und medialer Gelenkfläche eine kleine für den 2. Mittelhandknochen. Proximal artikuliert das Os trapezium mit dem Kahnbein.

Das **Os trapezoideum** (**11**) ist dorsal breiter als palmar. Es artikuliert proximal mit dem Kahnbein, distal mit dem 2. Metakarpalknochen, lateral mit dem Os trapezium und medial mit dem Os capitatum.

Das **Os capitatum** (**12**) ist der größte der Karpalknochen. Gelenkflächen besitzt es proximal zur Artikulation mit Kahn- und Mondbein, lateral zur Artikulation mit dem Os trapezoideum, medial mit dem Os hamatum und distal hauptsächlich mit dem 3. zum Teil auch mit dem 2. und 4. Mittelhandknochen.

Das **Os hamatum** (**13**) ist gut tastbar, es besitzt palmar einen *Hamulus* (**14**), der nach lateral gekrümmt ist. Es steht in Beziehung mit dem M. flexor digiti minimi brevis, außerdem mit dem **Lig. pisohamatum.** Nach distal zu steht es in gelenkiger Verbindung mit dem 4. und 5. Metakarpalknochen, nach lateral mit dem Os capitatum, nach proximal und medial mit dem Os triquetrum, nach proximal und lateral mit dem Os lunatum.

Entwicklung: Die endochondral entstehenden Knochenkerne treten alle erst nach der Geburt auf. Im 1. Lebensjahr (meistens im 3. Lebensmonat) entstehen sie im Os capitatum und Os hamatum, im 2. bis 3. Lebensjahr im Os triquetrum. Bei Mädchen tritt der Knochenkern im Os triquetrum zu Beginn des 2. Lebensjahres auf, während bei Knaben das früheste Auftreten erst nach $2^1/_2$ Lebensjahren zu beobachten ist. Zwischen dem 3. und 6. Lebensjahr entwickelt sich der Knochenkern für das Os lunatum, zwischen dem 4. und 6. Lebensjahr für das Os scaphoideum, zwischen dem 3. und 6. Lebensjahr für das Os trapezium und das Os trapezoideum. Das Os pisiforme entsteht zwischen dem 8. und 12. Lebensjahr.

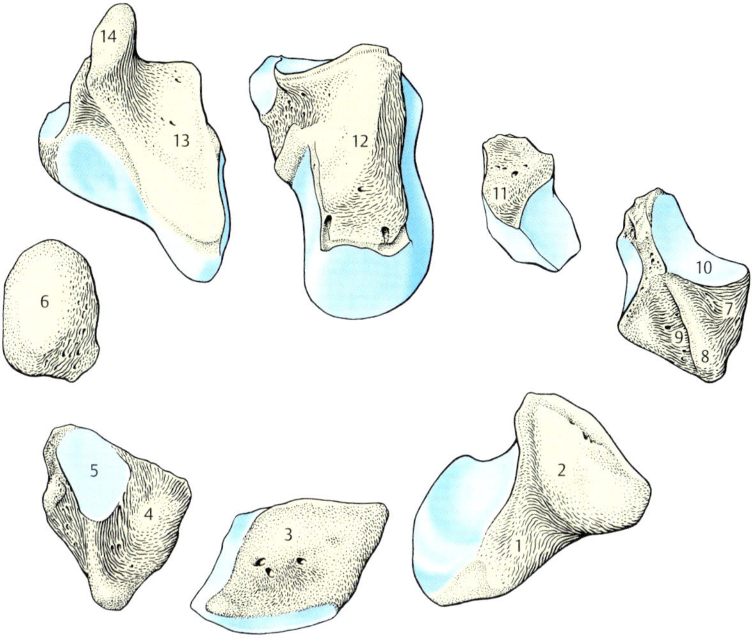

A Handwurzelknochen der rechten Hand (von palmar)

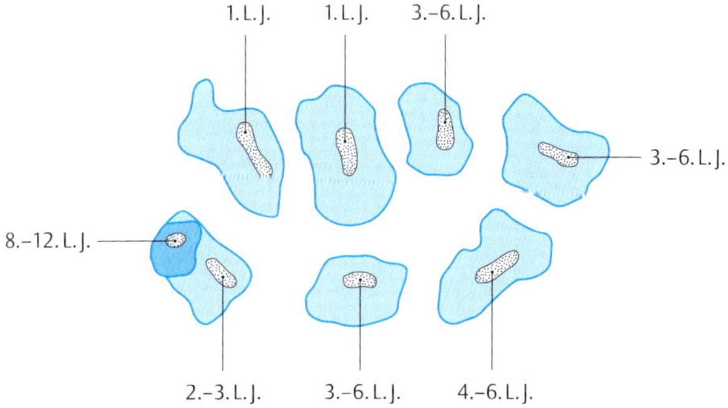

B Entwicklung der Handwurzelknochen

Knochen der Mittelhand und der Finger (A – C)

Die 5 Mittelhandknochen, **Ossa metacarpi,** bestehen jeweils aus *Caput* (**1**), *Corpus* (**2**) und *Basis* (**3**). An den beiden Enden sind Gelenkflächen zur Verbindung einerseits mit den Handwurzel-, andererseits mit den Fingerknochen. Nach palmar sind sie leicht konkav, nach dorsal leicht konvex gekrümmt. Die dorsale Fläche zeigt eine gegen das Caput zu charakteristische dreiseitige Fläche.
Die proximale Gelenkfläche des **1. Metakarpalknochens** ist sattelförmig; der **2. Metakarpalknochen** besitzt proximal eine eingekerbte Gelenkfläche zur Artikulation mit dem Carpus und an der medialen Seite eine Gelenkfläche zur Verbindung mit dem 3. Metakarpalknochen. Der **3. Metakarpalknochen** besitzt dorsal radial am proximalen Ende einen *Processus styloideus* (**4**) und radial eine Gelenkfläche zur Artikulation mit dem 2. Mittelhandknochen. Proximal zur Verbindung mit dem Carpus gibt es eine und an der ulnaren Seite zwei Gelenkflächen zur Artikulation mit dem **4. Metakarpalknochen.** Dieser besitzt radial zwei Gelenkflächen, ulnar jedoch nur eine zur Artikulation mit dem **5. Metakarpalknochen.**

Fingerknochen, **Ossa digitorum manus.** Jeder Finger – **Index** (Zeigefinger), **Digitus medius** (Mittelfinger), **Digitus anularis** (Ringfinger) und **Digitus minimus** (Kleinfinger) – besitzt mehrere Glieder, Phalangen, und zwar eine **Phalanx proximalis** (**5**), eine **Phalanx media** (**6**) und eine **Phalanx distalis** (**7**). Ausgenommen davon ist nur der Daumen, **Pollex**, dem nur 2 Phalangen zu eigen sind.

Die **Phalanx proximalis** ist palmar flach, dorsal in transversaler Richtung konvex und hat rauhe zugeschärfte Ränder für die Befestigung der fibrösen Sehnenscheiden der Beuger. Sie besitzt ein *Corpus phalangis* (**8**), distal ein *Caput* (auch *Trochlea* genannt) *phalangis* (**9**) und proximal die *Basis phalangis* (**10**). Die Basis besitzt eine querovale Pfanne, *Facies articularis,* zur gelenkigen Verbindung mit den Mittelhandknochen.

An der **Phalanx media** zeigt die Basis eine Führungsleiste, die die Kongruenz mit dem Caput phalangis der proximalen Phalanx herstellt.

Die **distale Phalanx** trägt ebenfalls eine Leiste an der Basis. Am distalen Ende befindet sich an der palmaren Fläche eine Rauhigkeit zum Ansatz der Sehne des M. flexor digitorum profundus, ebenso eine palmar gelegene, schaufelförmige Platte, *Tuberositas phalangis distalis* (**11**), die das Caput abschließt.

Sesamknöchelchen, **Ossa sesamoidea,** treten regelmäßig an der gelenkigen Verbindung zwischen Mittelhandknochen und Grundphalanx des Daumens, und zwar eines medial, eines lateral, auf. Verschiedene Sesamknochen können in variabler Zahl auch an den anderen Fingern beobachtet werden.

Entwicklung: Sowohl bei den Mittelhandknochen als auch bei den Phalangen entwickelt sich neben der (perichondralen) Diaphyse (3. Fetalmonat) nur **ein** epiphysärer Knochenkern. Bei den Metakarpalknochen entwickeln sich die epiphysären Knochenkerne distal im 2. Lebensjahr, ausgenommen beim 1. Metakarpalknochen, bei dem ein solcher Kern im proximalen Ende im 2.–3. Lebensjahr entsteht. Bei allen Phalangen treten die epiphysären Knochenkerne nur proximal auf.

Klinischer Hinweis: An den Mittelhandknochen können sogenannte **Pseudoepiphysen** auftreten. Sie unterscheiden sich von echten Epiphysen im Röntgenbild dadurch, dass sie mit der Diaphyse durch ein Knochenstück verbunden sind. Beim Os metacarpale I ist eine Pseudoepiphyse am distalen Ende, bei allen anderen Mittelhandknochen an deren proximalen Enden. Eine Pseudoepiphyse muss von einer Fraktur unterschieden werden. Pseudoepiphysen können auch bei verschiedenen Erkrankungen gehäuft vorkommen.

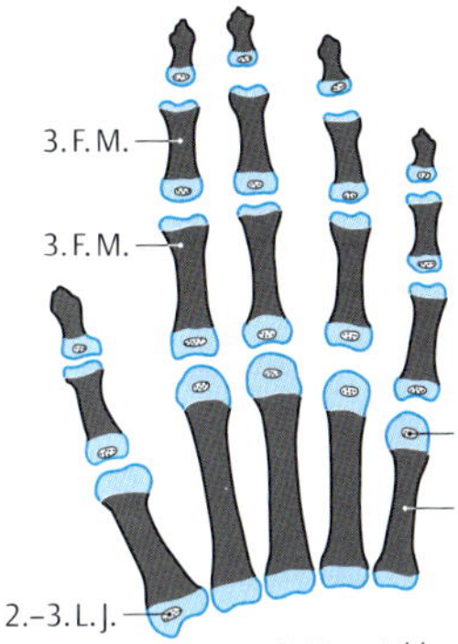

C Entwicklung der Mittelhand- und Fingerknochen

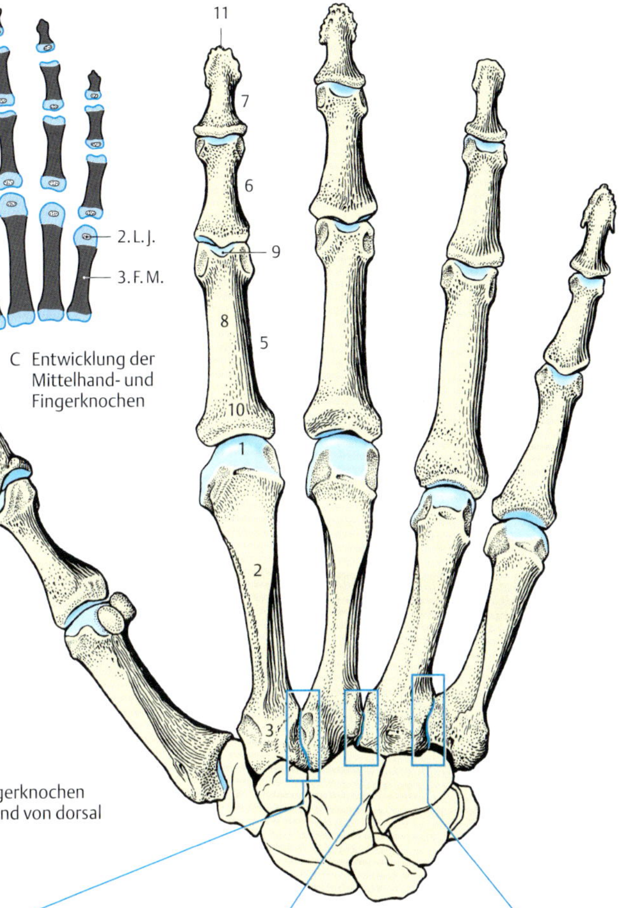

A Hand- und Fingerknochen der rechten Hand von dorsal

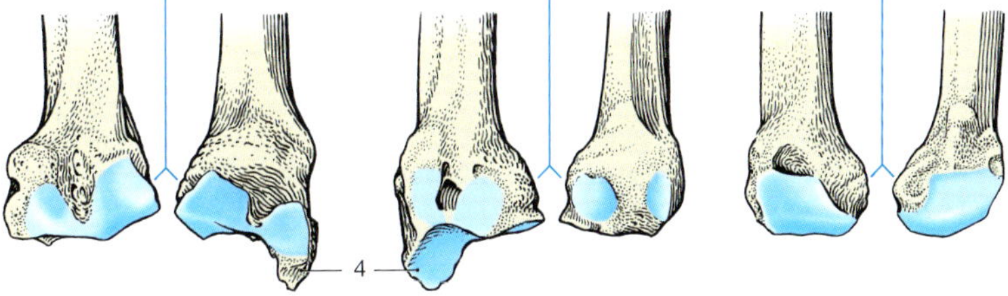

B Gelenkflächen der Mittelhandknochen an den zueinandergekehrten Flächen

Handwurzelgelenke, Articulationes manus (A–E)

Das proximale Handwurzelgelenk, die **Articulatio radiocarpalis,** ist ein Eigelenk, das einerseits von **Radius** (**1**) und **Discus articularis** (**2**) und andererseits von der **proximalen Handwurzelreihe** gebildet wird. Nicht alle Handwurzelknochen der proximalen Handwurzelreihe sind mit der pfannenartigen Gelenkfläche, bestehend aus Radius und Discus, in dauerndem Kontakt. Das *Os triquetrum* (**3**) kommt erst bei der Ulnarabduktion in engen Kontakt mit dem Discus, bei der Radialabduktion verliert es dagegen diesen Kontakt. Die **Kapsel** des proximalen Handwurzelgelenkes ist schlaff, dorsal relativ dünn, und wird von zahlreichen Bändern verstärkt. Der Gelenkspalt ist unverzweigt und enthält manchmal *Plicae synoviales.* Häufig steht das proximale Handwurzelgelenk mit dem distalen Handwurzelgelenk zwischen den Handwurzelknochen in Verbindung.

Das distale Handwurzelgelenk, **Articulatio mediocarpalis,** wird von der **proximalen** und der **distalen Reihe der Handwurzelknochen** gebildet und besitzt einen „S"-förmigen Gelenkspalt. Die beiden Gelenkkörper, betrachtet man jede Handwurzelreihe für sich als einen Gelenkkörper, sind ineinander verzahnt. Besitzen die Knochen in der proximalen Handwurzelreihe eine gewisse Beweglichkeit untereinander, so ist dies bei der distalen Handwurzelreihe nicht gegeben. Die Knochen dieser Reihe sind miteinander (**4**) und mit den Metakarpalknochen durch straffe Bänder verbunden. Die distale Handwurzelreihe und die Metakarpalknochen bilden also eine funktionelle Einheit.

Die **Gelenkkapsel** ist palmar straff, dorsal dagegen schlaff. Der Gelenkspalt ist verzweigt, und es bestehen Verbindungen mit dem proximalen Handwurzelgelenk. Außerdem gibt es im Bereich des *Os trapezium* (**5**) und *Os trapezoideum* (**6**) Verbindungen zu den betreffenden Karpometakarpalgelenken.

Plicae synoviales (**7**) sind bisweilen zahlreich innerhalb des Gelenkspaltes vorhanden. Der Raum zwischen Os lunatum und Os triquetrum und Os capitatum und Os hamatum ist durch eine Plica synovialis ausgefüllt, die im Röntgenbild dargestellt werden kann.

Ligamenta im Bereich der Handwurzel (A–E)

Es sind vier Gruppen von Bändern zu unterscheiden:

Ligamenta, die die Unterarmknochen mit den Karpalknochen verbinden (violett). Dazu gehören das *Lig. collaterale carpi ulnare* (**8**), das *Lig. collaterale carpi radiale* (**9**), das *Lig. radiocarpale palmare* (**10**), das *Lig. radiocarpale dorsale* (**11**) und das *Lig. ulnocarpale palmare* (**12**).

Bänder, die die Handwurzelknochen untereinander verbinden, Ligg. intercarpalia (rot). Dazu sind das *Lig. carpi radiatum* (**13**), das *Lig. pisohamatum* (**14**) und die *Ligg. intercarpalia palmaria* (**15**), *dorsalia* (**16**) *et interossea* (**4**) zu rechnen.

Bänder zwischen Handwurzel- und Mittelhandknochen, Ligg. carpometacarpalia (blau). Dazu gehören das *Lig. pisometacarpale* (**17**), die *Ligg. carpometacarpalia palmaria* (**18**) *et dorsalia* (**19**).

Bänder zwischen den Mittelhandknochen, Ligg. metacarpalia (gelb). Sie gliedern sich in die *Ligg. metacarpalia dorsalia* (**20**), *interossea* (**21**) *et palmaria* (**22**).

Fast alle diese Bänder verstärken die Gelenkkapseln und sind zum Teil Führungsbänder für die Bewegungen in den Handwurzelgelenken.

Die Gelenke zwischen den Handwurzelknochen einer Reihe werden als **Articulationes intercarpales** bezeichnet. Lediglich das Gelenk zwischen Os triquetrum und *Os pisiforme*, die **Articulatio ossis pisiformis** wird besonders hervorgehoben.

Klinischer Hinweis: In der Handchirurgie werden eine Reihe weiterer Bänder beschrieben, die bei operativen Eingriffen von Bedeutung sind.

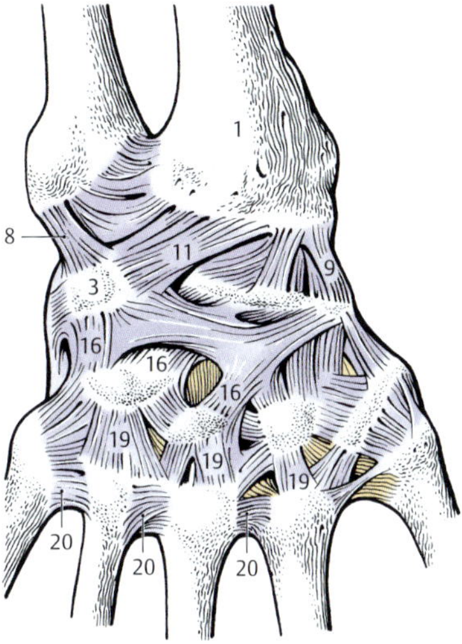

A Bänder der rechten Handwurzel, dorsale Fläche

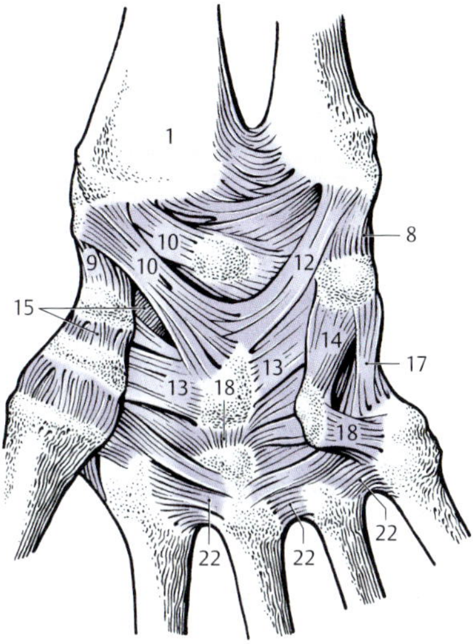

B Bänder der rechten Handwurzel, palmare Fläche

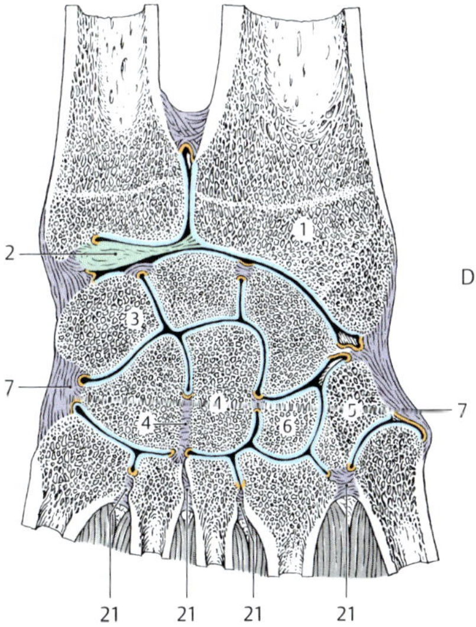

C Flachschnitt durch die rechte Handwurzel von dorsal gesehen

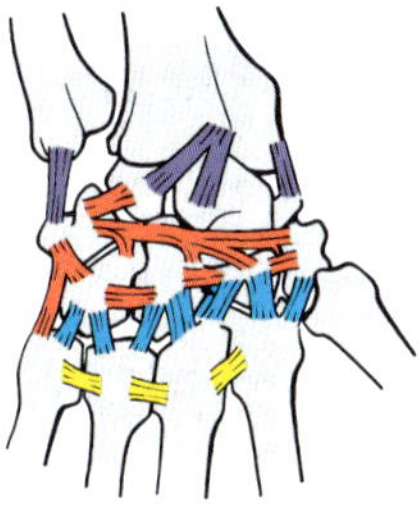

D Schema der Bänder der rechten Handwurzel von dorsal

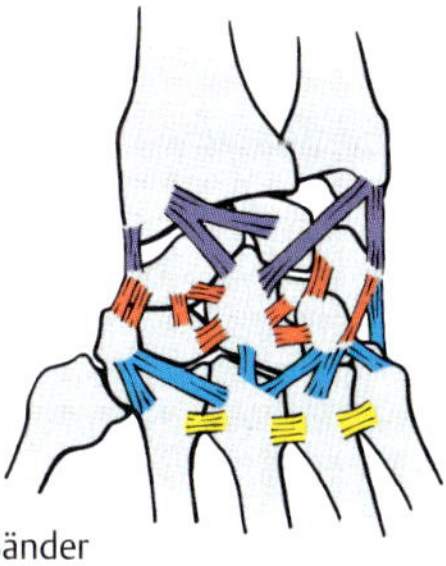

E Schema der Bänder der rechten Handwurzel von palmar

Bewegungen in den Handwurzelgelenken (A–C)

Man unterscheidet, von der Mittelstellung (**A**) ausgehend:

- **Randbewegungen,** die **Radial-** (**B**) **und Ulnarabduktion** (**C**)
- **Flächenbewegungen,** die **Flexion** (**Palmarflexion**) und **Extension** (**Dorsalflexion**) sowie
- **Zwischen- bzw. Kombinationsbewegungen.**

Randbewegungen

Die rein radiale Abduktion: Die radiale Abduktion wird unter Mitwirkung des M. extensor carpi radialis longus, des M. abductor pollicis longus, des M. extensor pollicis longus, des M. flexor carpi radialis und des M. flexor pollicis longus durchgeführt.

Dabei kippt das Os scaphoideum (rot) *nach palmar um* und ist durch die Haut tastbar. Das Umkippen dieses Knochens ermöglicht erst die Annäherung des *Os trapezium* (blau) und *Os trapezoideum* (grün) an den Radius. Da *Os trapezoideum* und *Os metacarpale II* miteinander unverschieblich verbunden sind, der M. flexor carpi radialis und der M. extensor carpi radialis longus jedoch am Os metacarpale II inserieren, kommt es bei der Radialabduktion zu einer Zugwirkung auf diese funktionelle Einheit. Das Os trapezoideum gleitet dadurch am Os scaphoideum entlang; da das Os scaphoideum jedoch nicht fixiert ist, kann dieses bewegt werden und muss, da es sich aus seinen übrigen gelenkigen Verbindungen nicht lösen kann, umkippen.

Diese Kippbewegung erfolgt um eine radioulnare transversale Achse. Neben dem Umkippen des Kahnbeines kommt es auch zu einer Palmarverschiebung der übrigen Handwurzelknochen der proximalen Reihe. **Die radiale Abduktion erfolgt um eine dorsopalmare Achse,** die durch den Kopf des *Os capitatum* (violett) zieht. Bei dieser Bewegung durchläuft das *Os pisiforme* (strichliert), wie man am Röntgenfilm kontrollieren kann, den größten Weg.

Die rein ulnare Abduktion: *Bei der ulnaren Abduktion kommt es zu einem Umkippen bzw. Verschieben der proximalen Handwurzelreihe nach dorsal.* An Muskeln wirken insbesondere der M. extensor carpi ulnaris und der M. flexor carpi ulnaris neben dem M. extensor digitorum und dem M. extensor digiti minimi mit. **Die Bewegung nach ulnar erfolgt wiederum um eine dorsopalmare Achse** durch das Köpfchen des Os capitatum, *die Kippbewegung der Handwurzelreihe um eine radio-ulnare Achse.*

Größe der Abduktionsbewegungen

Von der Mittelstellung aus ist eine Abduktion nach jeder Seite etwa gleich weit möglich. Die **Mittelstellung** entspricht einer ulnaren Abduktionsstellung von 12 Grad und ist nicht mit der Normalstellung zu verwechseln.

Unter **Normalstellung** versteht man jene, bei der die Längsachse des 3. Fingers über das Capitatum eine Gerade mit der Längsachse des Unterarmes bildet. Von dieser Normalstellung ausgehend ist daher die radiale Abduktion geringer, nämlich etwa 15 Grad, während die ulnare Abduktion etwa 40 Grad beträgt. Allerdings gelten diese Werte nur in reiner Supinationsstellung oder aber mit einem nur um wenig größeren Ausschlag in der reinen Pronationsstellung. Wesentlich größer ist der Winkel jedoch in Pronationsstellung bei mitgedrehtem Humerus im Ellbogengelenk. Vermutlich kommt es dabei zu einem besseren Wirkungsgrad der entsprechenden Muskeln.

Die Röntgenbilder, die den Abbildungen A–C zugrunde liegen, sind in Pronationsstellung aufgenommen worden.

Os hamatum (orange),
Os lunatum (schwarz),
Os triquetrum (gelb).

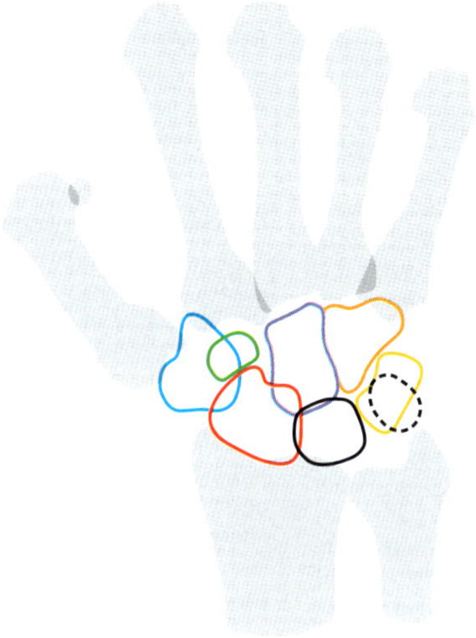

A rechte Hand in Normalstellung (nach einem Röntgenbild)

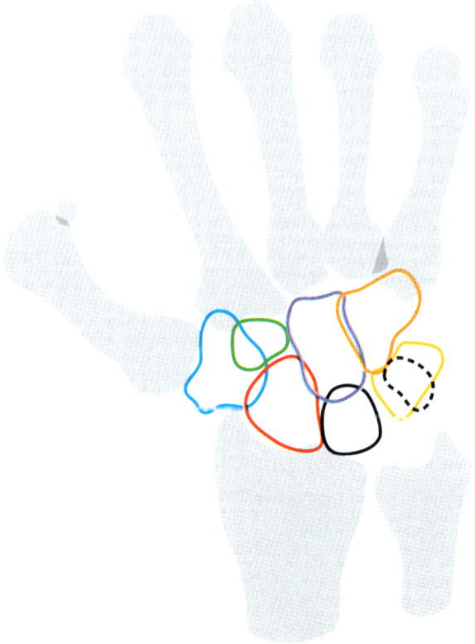

B rechte Hand in Radialabduktion (nach einem Röntgenbild)

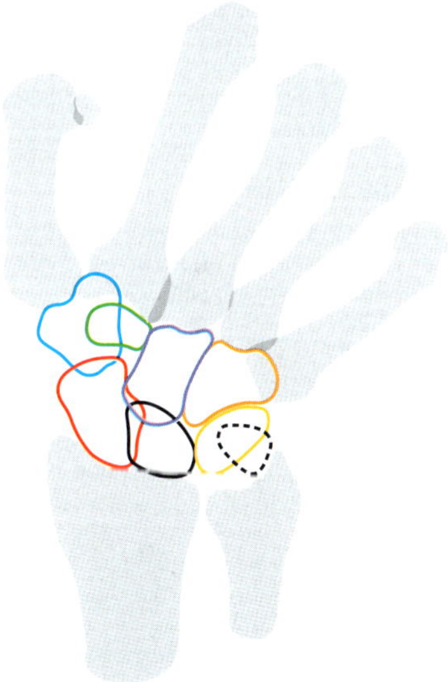

C rechte Hand in Ulnarabduktion (nach einem Röntgenbild)

Bewegungen in den Handwurzelgelenken, Fortsetzung (A – C)

Flächenbewegungen

Palmar- und Dorsalflexion: Die *proximalen Handwurzelknochen* werden *bei Dorsalflexion nach palmar, bei Palmarflexion nach dorsal verschoben.* Besonders deutlich wird dies am Os scaphoideum (rot) sichtbar, das sich bei der Dorsalflexion nach palmar vorwölbt und durch die Haut zu tasten ist. Die *Bewegungsachsen verlaufen transversal, für die proximale Reihe durch das Lunatum (schwarz) und für die distale Reihe durch das Capitatum (violett).* **Flächenbewegungen setzen sich aus Bewegungen zusammen, die um beide Achsen erfolgen.** Die Größe des Ausschlages zwischen maximaler Dorsal- und maximaler Palmarflexion beträgt daher etwa 170 Grad. Die **Palmarflexion** findet *hauptsächlich im Radiokarpalgelenk,* die **Dorsalflexion** *vorwiegend im Mediokarpalgelenk* statt. Die Palmarflexion erfolgt durch die langen Fingerbeuger sowie durch die Beuger der Handwurzel und den M. abductor pollicus longus. Die Dorsalflexion wird durch die radialen Strecker der Handwurzel und durch die Strecker der Finger durchgeführt (S. 172).

Zwischenbewegungen

Sie resultieren aus den Angriffsrichtungen der entsprechenden Muskeln. Durch diese und die verschiedenen Gelenke, einschließlich des Ellbogen- und Schultergelenkes, ist es möglich, Exkursionen auszuführen, die denen eines Kugelgelenkes nahe kommen. Für alle Gelenk- bzw. Bewegungsachsen liegt ein Punkt der entsprechenden Achse immer im Capitatum. Der Bau der Handwurzel bedingt gewisse Einschränkungen bei Bewegungen. Nicht möglich ist z. B. eine Abduktionsbewegung bei maximaler Palmarflexion, da sich dann die proximale Handwurzelreihe nicht verschieben bzw. nicht umkippen kann.

Handgelenke

Articulatio carpometacarpalis pollicis

Dieses Gelenk stellt ein **Sattelgelenk** dar und ermöglicht die *Ab- und Adduktion* des Daumens sowie seine *Opposition* und *Reposition.* Außerdem kann eine *Zirkumduktion* durchgeführt werden.

Articulationes carpometacarpales

Alle Gelenke zwischen Handwurzel- und Mittelhandknochen, außer dem Daumensattelgelenk, sind **Amphiarthrosen.** Sie sind durch straffe Bänder, Ligg. carpometacarpalia palmaria et dorsalia fixiert.

Articulationes intermetacarpales

Auch hier handelt es sich um **straffe Gelenke,** die durch die Ligg. metacarpalia dorsalia, palmaria et interossea fixiert sind.

Fingergelenke (D – E)

Bei den **Articulationes metacarpophalangeae** handelt es sich der **Form nach** um **Kugelgelenke** mit *schlaffen Gelenkkapseln. Die Kapseln sind an der palmaren Seite durch Ligg. palmaria und Faserknorpel verstärkt.* Die Gelenkkörper werden durch die Köpfe der Metakarpalknochen (**1**) und die Basen (**2**) der Grundphalangen gebildet. Durch die *Ligg. collateralia* (**3**), deren Ursprungstellen (**4**) dorsal vom Drehpunkt der Gelenke an den Köpfen der Metakarpalknochen liegen, sind Einschränkungen in der Beweglichkeit gegeben. Je größer die Beugung, desto stärker die Spannung dieser Bänder. Bei Beugung sind daher Abduktionsbewegungen fast nicht möglich. Passiv kann in diesen Gelenken bis zu 50 Grad rotiert werden. Die Gelenke zwischen den Fingerknochen, **Articulationes interphalangeae manus,** sind **Scharniergelenke,** in denen man beugen und strecken kann. Es finden sich auch hier Ligg. collateralia (**5**) und Ligg. palmaria.

Os trapezoideum (grün),
Os triquetrum (gelb),
Os trapezium (dunkelblau),
Os hamatum (orange),
Os pisiforme (schwarz gestrichelt).

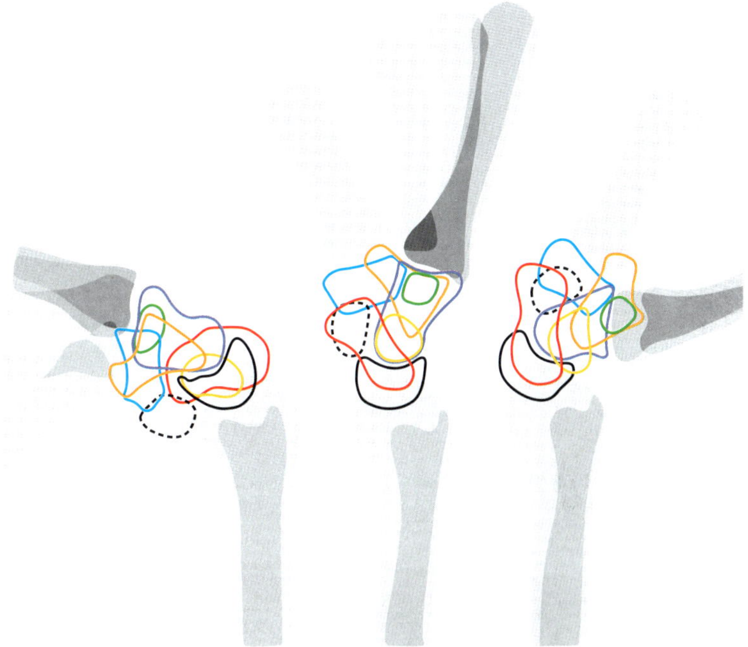

B rechte Hand in Palmarflexion (nach einem Röntgenbild)

A rechte Hand in Mittelstellung von der Seite gesehen (nach einem Röntgenbild)

C rechte Hand in Dorsalflexion (nach einem Röntgenbild)

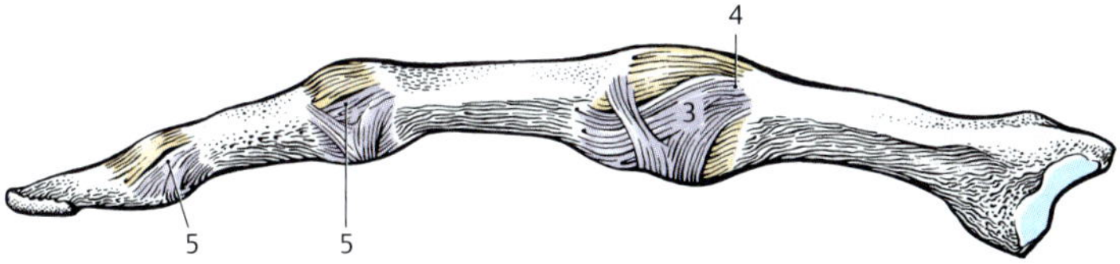

D Fingergelenke von der Seite

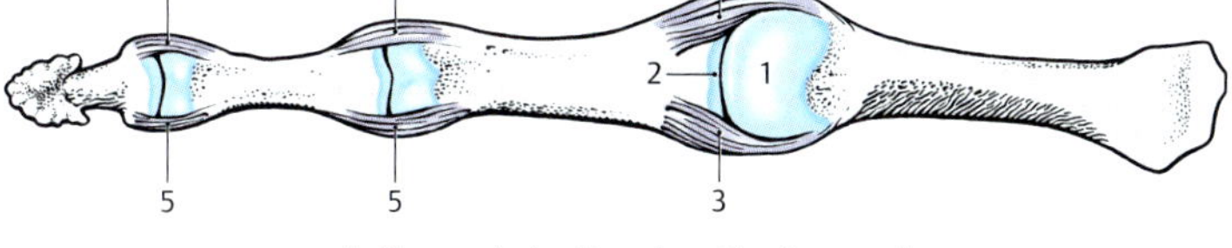

E Fingergelenke, Kapseln entfernt, von palmar

Muskulatur, Faszien und besondere Einrichtungen

Schultergürtel- und Oberarmmuskeln

Einteilung der Muskeln (A–C)

Die Muskulatur der Gliedmaßen entstammt entwicklungsgeschichtlich der ventralen Leibeswandmuskulatur. Ihre Einteilung in ventrale und dorsale Muskelgruppen erfolgt aus topographischen Überlegungen und unter Berücksichtigung der Innervation. Die Nerven entstammen einer ventralen und dorsalen Plexusschicht (s. Bd. 3). Durch die Einwanderung verschiedener Muskeln in die Gliedmaßenwurzel, die genetisch anderen Bereichen entstammen, wie z.B. der Kiemenmuskulatur, sind die einfachen Einteilungsprinzipien im Schultergürtel nicht ohne weiteres sichtbar. Hier muss auf entsprechende Lehrbücher der Entwicklungsgeschichte verwiesen werden. Bei der Besprechung der Muskulatur soll das genetische Prinzip nach Möglichkeit bei der Einteilung gewahrt bleiben und damit die Zusammengehörigkeit der einzelnen Muskeln herausgestellt werden.

Eine weitere Einteilungsmöglichkeit ist jene nach der funktionellen Zusammengehörigkeit. Daher sollen zusätzlich die Muskeln auch nach ihrer Wirkung auf einzelne Gelenke zusammengefasst werden.

Schultergürtelmuskeln

Die Schultergürtelmuskeln können genetisch gegliedert werden in solche, die vom Rumpf in die obere Gliedmaße eingewandert sind, solche, die vom Arm sekundär auf den Rumpf übergreifen, und solche, die als kraniothorakale Muskeln vom Kopf zum Schultergürtel gelangen.

Schultergürtelmuskeln mit Ansatz am Humerus:

Dorsale Muskelgruppe (s. S. 138)

M. supraspinatus (**1**),
M. infraspinatus (**2**),
M. teres minor (**3**),
M. deltoideus (**4**),
M. subscapularis (**5**),
M. teres major (**6**),
M. latissimus dorsi (**7**).

Ventrale Muskelgruppe (s. S. 142)

M. coracobrachialis (**8**),
M. pectoralis minor (Ausnahme: Ansatz an der Scapula!),
M. pectoralis major (**9**).

Eingewanderte Rumpfmuskeln mit Ansatz am Schultergürtel:

Dorsale Muskelgruppe (s. S. 144)

M. rhomboideus major,
M. rhomboideus minor,
M. levator scapulae,
M. serratus anterior.

Ventrale Muskelgruppe (s. S. 146)

M. subclavius,
M. omohyoideus.

Kopfmuskeln mit Ansatz am Schultergürtel (s. S. 146):

M. trapezius,
M. sternocleidomastoideus.

Oberarmmuskeln

Bei den Armmuskeln unterscheidet man der Lage nach Oberarm- und Unterarmmuskeln (S. 158). Bei den Oberarmmuskeln ist eine ventrale von einer dorsalen Muskelgruppe durch Septa intermuscularia getrennt.

Ventrale Muskelgruppe (s. S. 154):

M. brachialis (**10**),
M. biceps brachii (**11**) mit dem Caput longum (**12**) und dem Caput breve (**13**).

Dorsale Muskelgruppe (s. S. 156):

M. triceps brachii mit seinem Caput longum (**14**), Caput mediale (**15**) und Caput laterale (**16**),
M. anconaeus.

17 A. und V. axillaris,
18 A. brachialis,
19 Vv. brachiales,
20 V. basilica,
21 V. cephalica,
22 N. radialis,
23 N. medianus,
24 N. ulnaris,
25 N. cutaneus antebrachii medialis,
26 N. musculocutaneus,
27 N. axillaris.

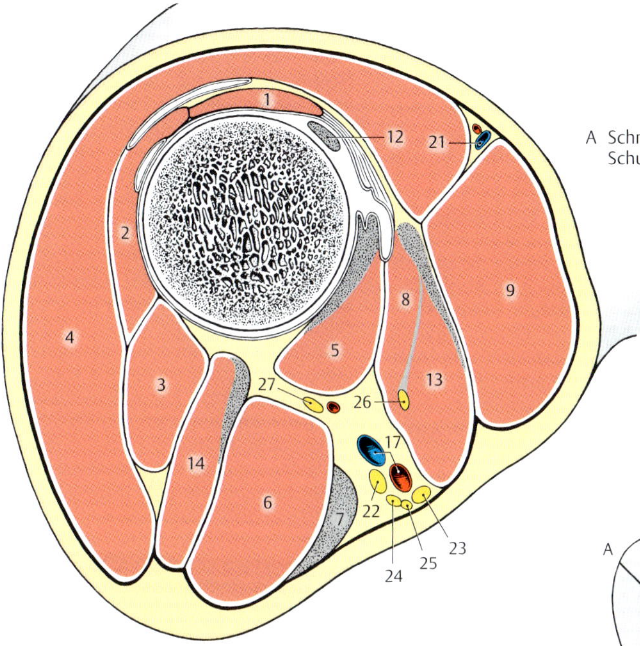

A Schnitt durch die Schultergegend

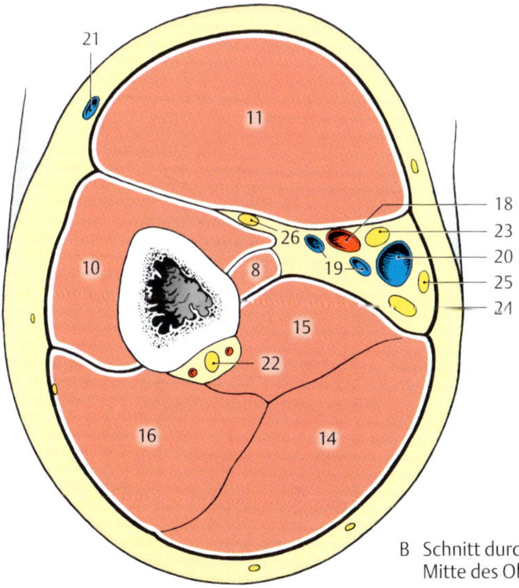

B Schnitt durch die Mitte des Oberarmes

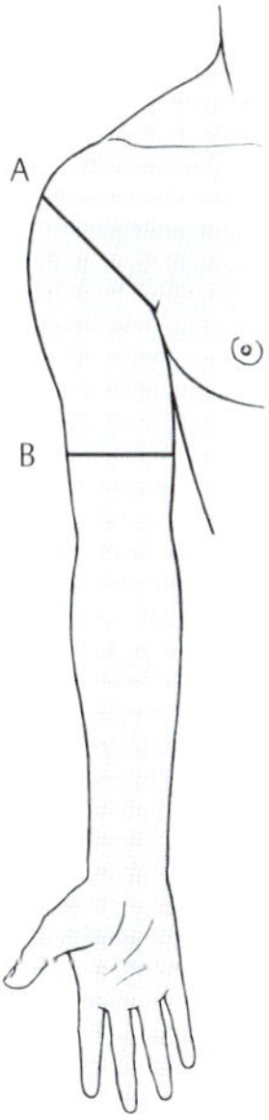

C Schnittebenen

Schultermuskeln mit Ansatz am Humerus

Dorsale Muskelgruppe (A–C):

Ansatz am Tuberculum majus und an der Crista tuberculi majoris bzw. deren Fortsetzung (M. supraspinatus, M. infraspinatus, M. teres minor und M. deltoideus).

Der **M. supraspinatus** (**1**) *entspringt von der Fascia supraspinata und in der Fossa supraspinata* (**2**). *Er zieht* über die Gelenkkapsel, mit der er verwachsen ist, *zur oberen Facette des Tuberculum majus* (**3**). Er hält den Humerus in der Pfanne, wirkt als Kapselspanner und abduziert den Arm. Manchmal findet sich nahe der Cavitas glenoidalis eine Bursa synovialis.
Innervation: N. suprascapularis (C4–C6).

Klinischer Hinweis: Eine häufige Erkrankung ist die **Tendopathie des M. supraspinatus,** die durch Überlastung oder durch Traumen entsteht. Es kommt dabei zu Kalkeinlagerungen in der Sehne, nahe dem Tuberculum majus. Dadurch treten starke Schmerzen bei der Abduktion auf. Es kann auch eine Ruptur seiner Sehne häufig nach dem 40. Lebensjahr auftreten.

Der **M. infraspinatus** (**4**) entspringt *in der Fossa infraspinata* (**5**), *von der Spina scapulae* (**6**) *und der Fascia infraspinata und zieht zum Tuberculum majus* (**7,** *mittlere Facette*). Der M. infraspinatus verstärkt die Kapsel des Schultergelenkes. Seine Hauptfunktion ist die Außenrotation. Nahe der Gelenkpfanne liegt häufig eine Bursa subtendinea m. infraspinati.
Innervation: N. suprascapularis (C4–C6).

Varietät: Häufig Verwachsung mit M. teres minor.

Der Ursprung des **M. teres minor** (**8**) *findet sich am Margo lateralis scapulae* (**9**) oberhalb des Ursprunges des M. teres major, *sein Ansatz* ist an der *unteren Facette des Tuberculum majus* (**10**) gelegen. Er wirkt als schwacher Außenrotator.
Innervation: N. axillaris (C5–C6).

Varietät: Verwachsung mit M. infraspinatus.

Am **M. deltoideus** (**11**) unterscheidet man drei Anteile, **Pars clavicularis** (**12**), **Pars acromialis** (**13**) und **Pars spinalis** (**14**). Die **Pars clavicularis** *entspringt am lateralen Drittel der Clavicula* (**15**), die **Pars acromialis** *am Acromion* (**16**) und die **Pars spinalis** *am Unterrand der Spina scapulae* (**17**). *Alle drei Anteile setzen an der Tuberositas deltoidea* (**18**) *an.* Im Bereich des Tuberculum majus liegt die Bursa subdeltoidea.

Die drei Anteile des Muskels wirken zum Teil synergistisch, zum Teil antagonistisch. Er ist der wichtigste **Abduktor** im Schultergelenk. Die Abduktion bis etwa 90 Grad wird im wesentlichen von ihm durchgeführt, wobei zunächst nur die Pars acromialis wirksam ist. Erst nachdem etwa $^{2}/_{3}$ der Abduktionsbewegung durchgeführt ist, wirken auch die anderen Anteile, die Pars clavicularis und die Pars spinalis, an dieser Bewegung mit. Die Pars clavicularis und die Pars spinalis können jedoch den Arm, nachdem er zu einem Drittel seines Bewegungsumfanges gesenkt wurde, **adduzieren.** Die Pars clavicularis führt, etwas unterstützt von Teilen der Pars acromialis, eine **Anteversion,** die Pars spinalis, unterstützt von anderen Teilen der Pars acromialis, eine **Retroversion** durch. Diese Bewegungsausschläge wirken bei Hintergrundbewegungen (Pendelbewegungen) des Armes mit. Sowohl die Pars clavicularis als auch die Pars spinalis besitzen eine rotatorische Komponente. Die Pars clavicularis kann einen adduzierten, nach außen rotierten Arm nach **innen rotieren,** während die Pars spinalis einen nach innen rotierten Arm nach **außen drehen kann.**
Innervation: N. axillaris (C4–C6),
Pars clavicularis zusätzlich von
Rr. pectorales (C4–C5).

Varietät: Verwachsungen mit benachbarten Muskeln; Fehlen der Pars acromialis; Auftreten überzähliger Muskelanteile.

19 M. teres major,
20 Caput longum m. tricipitis,
21 Caput laterale m. tricipitis,
22 M. trapezius,
23 M. levator scapulae.

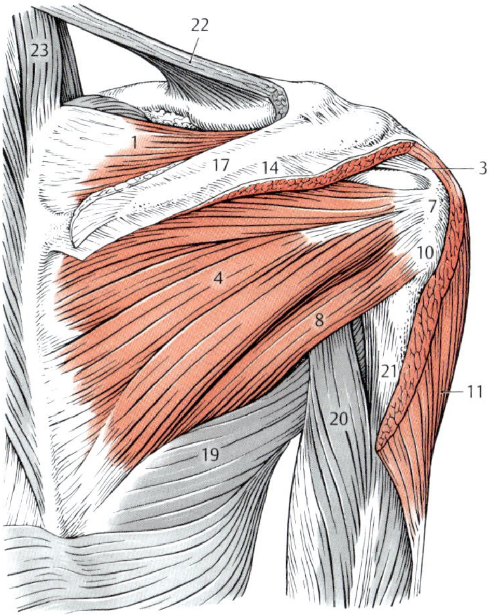

A dorsale Schultermuskeln
mit Ansatz am Tuberculum majus
und an der Crista tuberculi majoris.
Ansicht von hinten

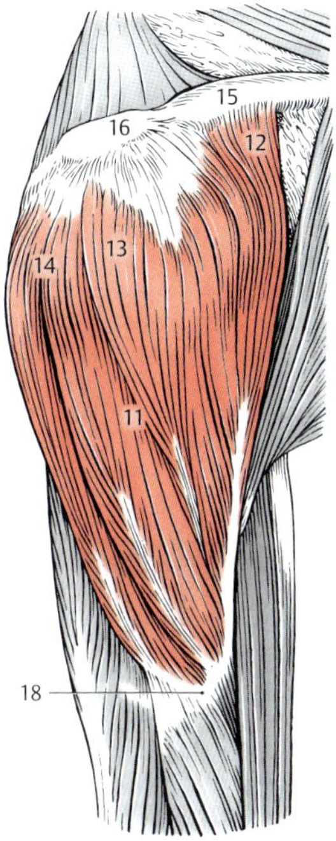

B M. deltoideus von der Seite

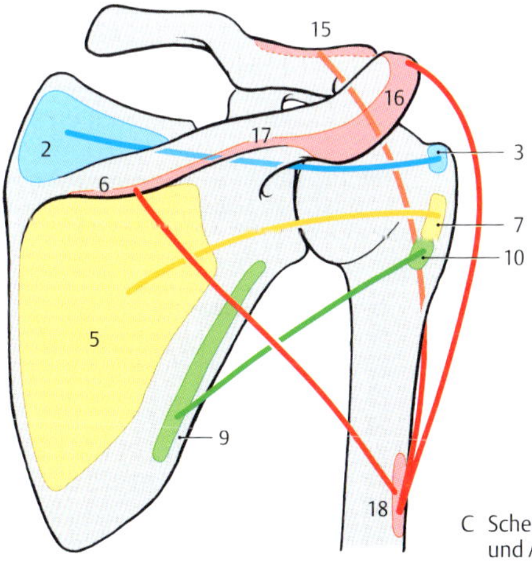

C Schema (Ursprung, Verlauf
und Ansatz der Muskeln)

Schultermuskeln mit Ansatz am Humerus

Dorsale Muskelgruppe, Fortsetzung (A–D)

Ansatz am Tuberculum minus und an der Crista tuberculi minoris (M. subscapularis, M. teres major, M. latissimus dorsi).

Der Unterschulterblattmuskel, der **M. subscapularis** (**1**) *entspringt in der Fossa subscapularis* (**2**) und *setzt am Tuberculum minus* (**3**) *und am proximalen Anteil der Crista tuberculi minoris an.* Nahe seinem Ansatz findet sich zwischen ihm und der Gelenkkapsel die Bursa subtendinea m. subscapularis (**4**) und zwischen ihm und der Basis des Processus coracoideus die Bursa subcoracoidea (**5**). Beide Gleitbeutel stehen mit dem Gelenkraum in Verbindung. Er wirkt als Innenrotator.
Innervation: N. subscapularis (C5–C8).

Varietät: Auftreten akzessorischer Bündel.

Klinischer Hinweis: Bei der **Lähmung** dieses Muskels kommt es zu einer maximalen Außenrotationsstellung der Extremität, was darauf hinweist, dass seine Funktion als Innenrotator eine besonders kräftige ist.
Fälschlich wird häufig für M. subscapularis, M. supraspinatus (**6**), M. infraspinatus (**7**) und M. teres minor (**8**) der Begriff **„Rotatorenmanschette"** verwendet. Richtiger wäre der Ausdruck „Muskel-Sehnen-Manschette" oder „Sehnenkappe".

Der große Rundmuskel, der **M. teres major** (**9**), der nahe dem Angulus inferior *vom Margo lateralis* (**10**) *der Scapula seinen Ursprung nimmt, zieht zur Crista tuberculi minoris* (**11**), an der er neben der Bursa subtendinea m. teretis majoris ansetzt. Seine Hauptfunktion ist die Retroversion des Armes nach medial. Unter einer Retroversion nach medial versteht man ein Retrovertieren mit einer gleichzeitigen geringgradigen Innenrotation. Diese Bewegung wird durch diesen Muskel besonders gut gesteuert, wenn sich der Arm vorher in einer Anteversion und einer leichten Abduktionsstellung befindet. Außerdem wirkt er bei der Adduktion mit.
Innervation: N. thoracodorsalis (C6–C7).

Varietät: Verschmelzung mit M. latissimus dorsi oder vollständiges Fehlen.

Der **M. latissimus dorsi** (**12**) ist ein breiter, flächenhafter Muskel (größter Muskel des Menschen). Er *entspringt von den Dornfortsätzen des 7.–12. Brustwirbels* als **Pars vertebralis** (**13**), *von der Fascia thoracolumbalis* (**14**) *und dem hinteren Drittel der Crista iliaca* (**15**) als **Pars iliaca,** *von der 10.–12. Rippe* (**16**) als **Pars costalis** und sehr häufig zusätzlich vom *Angulus inferior der Scapula* als **Pars scapularis** (**17**). Der M. latissimus dorsi besteht demnach aus vier Anteilen, die funktionell verschiedene Aufgaben haben. Entwicklungsgeschichtlich entsteht dieser Muskel gemeinsam mit dem M. teres major, mit dem er auch gemeinsam *an der Crista tuberculi minoris* (**18**) *ansetzt.* Unmittelbar vor der Vereinigung beider Muskeln befindet sich eine Bursa subtendinea m. latissimi dorsi. Der M. latissimus dorsi bildet die muskulöse Grundlage der hinteren Achselfalte. Er senkt den erhobenen Arm und adduziert ihn. Bei adduziertem Arm wird er diesen nach hinten medial ziehen und dabei so weit nach innen rotieren, bis der Handrücken auf das Gesäß zu liegen kommt. Der M. latissimus dorsi wird daher gerne auch als Fracktaschenmuskel bezeichnet. Die beiden Mm. latissimi dorsi können gemeinsam wirken und die Schultern nach hinten und unten ziehen. Sie wirken bei forcierter Exspiration und beim Husten mit (Hustenmuskel).
Innervation: N. thoracodorsalis (C6–C8).

Varietät: Vorkommen von aberranten Muskelfasern zum M. pectoralis major als muskulöser Achselbogen.

19 Caput longum m. tricipitis,
20 Caput longum m. bicipitis,
21 Lig. coracoacromiale,
22 Cavitas glenoidalis,
23 Labrum glenoidale,
24 Gelenkkapsel,
25 Bursa m. supraspinati,
26 M. obliquus externus abdominis,
27 M. trapezius (teilweise reseziert).

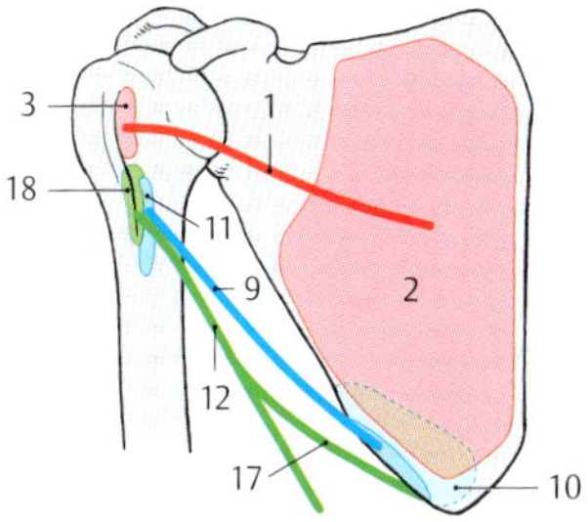

D Schema (Ursprung, Verlauf und Ansatz der Muskeln)

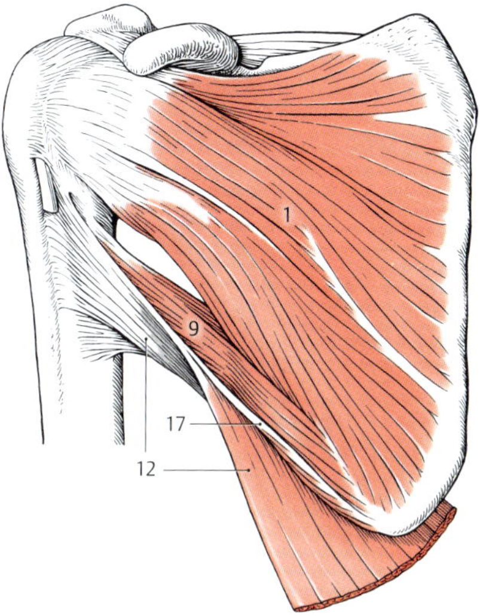

A dorsale Schultermuskeln mit Ansatz am Tuberculum minus und an der Crista tuberculi minoris, Ansicht von vorne

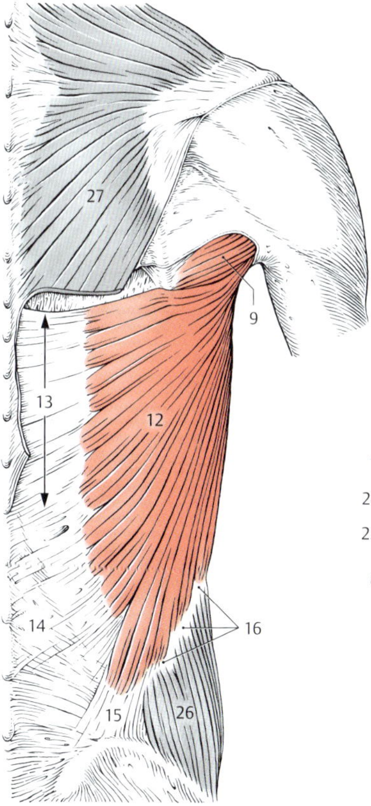

B M. latissimus dorsi, Ansicht von hinten

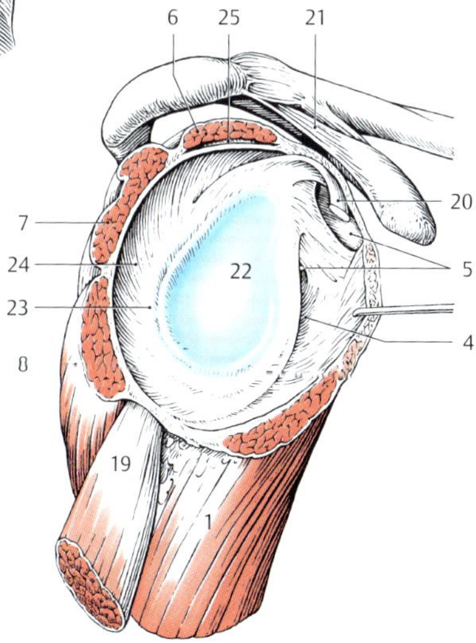

C Muskel-Sehnen-Manschette

Schultermuskeln mit Ansatz am Humerus, Fortsetzung

Ventrale Muskelgruppe (A, B)

Der **M. coracobrachialis** (**1**) *entspringt am Processus coracoideus* (**2**) gemeinsam mit dem Caput breve m. bicipitis. *Er setzt an der medialen Fläche des Humerus in der Verlängerung der Crista tuberculi minoris an* (**3**). Er wirkt bei der Anteversion des Armes mit und hält außerdem den Humeruskopf im Gelenk.
Innervation: N. musculocutaneus (C6 – C7).

Der kleine Brustmuskel, der **M. pectoralis minor** (**4**), der als einziger Schultermuskel nicht am Knochen der freien Gliedmaße ansetzt, *entspringt von der 3. – 5. Rippe* (**5**) und *setzt am Processus coracoideus* (**6**) *an.* Er senkt und dreht die Scapula.
Innervation: Nn. pectorales (C6 – C8).

Varietät: Mehrere oder weniger Ursprungszacken.

Der große Brustmuskel, der **M. pectoralis major** (**7**) gliedert sich in drei Teile, und zwar in die **Pars clavicularis,** die **Pars sternocostalis** und die **Pars abdominalis.**

Die **Pars clavicularis** *entspringt von der medialen Hälfte der Vorderfläche der Clavicula* (**8**), die **Pars sternocostalis** *nimmt ihren Ursprung von der Membrana sterni und den Knorpeln der 2. – 6. Rippe* (**9**). Vom 3.(4.) – 5. Rippenknorpel gibt es zusätzlich tiefe Ursprünge (**10**) der Pars sternocostalis. Die schwächere **Pars abdominalis** schließlich *stammt aus dem vorderen Blatt der Rektusscheide in ihrem obersten Bereich* (**11**). Der Muskel *setzt an der Crista tuberculi majoris* (**12**) *an,* wobei sich seine Fasern überkreuzen. Dabei setzt die Pars abdominalis am weitesten proximal an, und es entsteht eine nach proximal offene Tasche.

Er ist ein kräftiger Muskel, dessen Form bei herabhängendem Arm vierseitig ist, während bei erhobenem Arm seine Grenzen ein Dreieck ergeben. Er bildet die muskulöse Grundlage der vorderen Achselfalte.

Bei abduziertem Arm können die Pars clavicularis und die Pars sternocostalis eine Anteversionsbewegung durchführen, eine Bewegung wie man sie etwa vom Schwimmen her kennt. Der erhobene Arm wird durch alle Teile des M. pectoralis major nach vorne zu, mit Kraft und Schnelligkeit gesenkt. Außerdem kann der gesamte M. pectoralis major den Arm adduzieren und nach innen rotieren. Die Pars sternocostalis und Pars abdominalis können gemeinsam die Schulter nach vorne zu senken.

Schließlich hat der Muskel noch die Aufgabe, bei festgestellter Extremität als Hilfsmuskel bei der Inspiration tätig zu sein. Man kann ausgepumpte Sportler beobachten, die nach einem Wettlauf die Arme am Körper aufstützen und damit die Mm. pectorales majores als Hilfsmuskeln zur Thoraxbewegung in Tätigkeit setzen (auxiliärer Atemmuskel).
Innervation: Nn. pectorales (C5 – Th1).

Varietäten: Fehlen einzelner Abschnitte. Trennung der Pars sternocostalis in eine Pars sternalis und eine Pars costalis. Manchmal schließt die Pars clavicularis direkt an den M. deltoideus an, sodass ein Trigonum clavipectorale (S. 370) fehlt. Bildung eines muskulösen Achselbogens, der mit dem M. latissimus dorsi in Beziehung treten kann. Er findet sich bei rund 7 % der untersuchten Fälle in variabler Ausbildung.

13 Caput breve m. bicipitis,
14 Caput longum m. bicipitis,
15 M. deltoideus (teilweise reseziert).

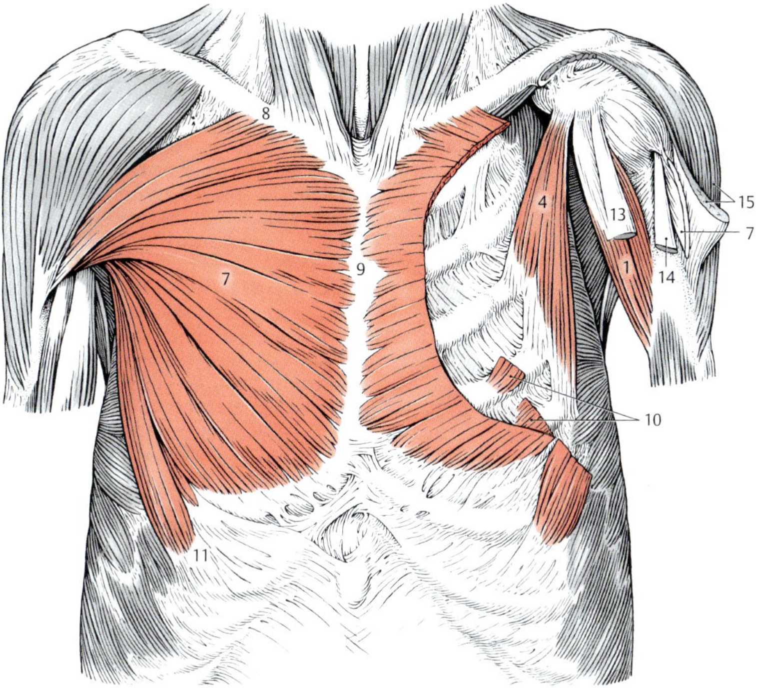

A ventrale Schultermuskeln, Ansicht von vorne

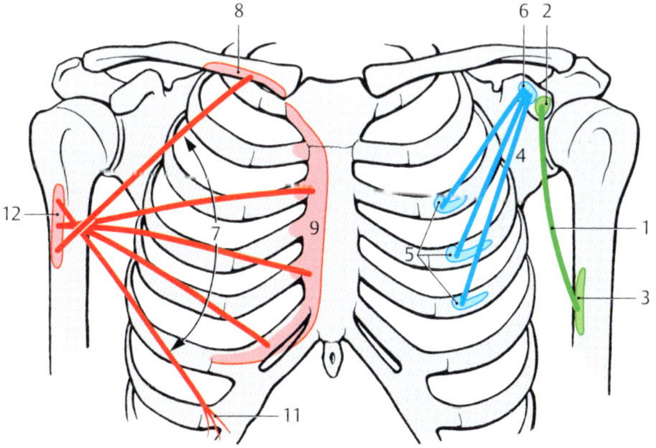

B Schema (Ursprung, Verlauf und Ansatz der Muskeln)

Eingewanderte Rumpfmuskeln mit Ansatz am Schultergürtel

Dorsale Muskelgruppe (A–D)

Der **M. rhomboideus minor** (**1**) *entspringt von den Dornfortsätzen des 6. und 7. Halswirbels* (**2**) und *inseriert am Margo medialis scapulae* (**3**).

Der **M. rhomboideus major** (**4**), kaudal vom M. rhomboideus minor gelegen, *entspringt von den Dornfortsätzen des 1.–4. Brustwirbels* (**5**) und *setzt ebenfalls am Margo medialis scapulae* (**3**), kaudal vom M. rhomboideus minor *an*.

Beide Muskeln besitzen die gleichen Funktionen, und zwar pressen sie die Scapula an den Brustkorb und können die Scapula zur Wirbelsäule ziehen.

Manchmal verschmelzen die beiden Mm. rhomboidei zu einem einheitlichen M. rhomboideus.
Innervation: N. dorsalis scapulae (C4–C5).

Der Schulterblattheber, der **M. levator scapulae** (**6**), der *von den dorsalen Höckerchen der Querfortsätze des 1.–4. Halswirbels entspringt* (**7**), *setzt am Angulus superior scapulae und dem angrenzenden Teil des Margo medialis* (**8**) *an*. Er hebt die Scapula bei gleichzeitigem Drehen des Angulus inferior nach medial.
Innervation: N. dorsalis scapulae (C4–C5).

Der vordere Sägemuskel, der **M. serratus anterior** (**9**) *entspringt* meist mit neun (zehn) Zacken *von der 1.–9. Rippe* (**10**), manchmal von der 1.–8. Rippe. Die Zahl der Zacken übertrifft die Zahl der Rippen, von denen er entspringt, da meistens zwei Zacken von der 2. Rippe stammen. Der *Ansatz* dieses Muskels *erstreckt sich vom Angulus superior bis zum Angulus inferior entlang des ganzen Margo medialis scapulae* (**3**). Aufgrund seiner Ansatzflächen gliedert man den Muskel in 3 Anteile, eine **Pars superior** (**11**), die am bzw. nahe dem Angulus superior scapulae inseriert, eine **Pars intermedia** (**12**), die entlang des Margo medialis der Scapula ihren Ansatz findet, und eine **Pars inferior** (**13**), die nahe oder unmittelbar am Angulus inferior scapulae fixiert ist.

Alle drei Partien ziehen die Scapula nach vorne, eine Bewegung, die die Voraussetzung für die Anteversion des Armes bildet. Dabei wirkt er antagonistisch zu den Mm. rhomboidei. Die Pars superior und Pars inferior haben gemeinsam die Aufgabe, die Scapula an den Brustkorb zu pressen. Dabei wirken die Mm. rhomboidei synergistisch. Die Pars inferior dreht die Scapula nach außen, zieht den Angulus inferior nach außen und vorne. Diese Bewegung ermöglicht die Elevation des Armes. Alle drei Partien können bei fixiertem Schultergürtel als Rippenheber und damit als Hilfsmittel bei der Atmung mitwirken.
Innervation: N. thoracicus longus (C5–C7).

Varietäten: Vermehrte oder verminderte Zahl von Ursprungszacken.

Klinischer Hinweis: Bei einer Lähmung des M. serratus anterior durch Schädigung des N. thoracicus longus kommt es zu einer **Scapula alata** auf der gelähmten Seite, außerdem ist eine Elevation des Armes, d. h. ein Heben über 90 Grad, nicht möglich (**Rucksacklähmung**). Differenzialdiagnostisch muss überlegt werden, ob nicht eine Schädigung der Mm. rhomboidei vorliegt, bei deren Lähmung es ebenfalls zu einer Scapula alata kommt, jedoch die Elevation des Armes unbehindert möglich ist. Siehe auch S. 148 und S. 150.

14 M. subscapularis,
15 M. teres major,
16 M. teres minor,
17 M. infraspinatus,
18 M. supraspinatus,
19 Clavicula,
20 M. subclavius,
21 M. obliquus externus abdominis,
22 Schnitt durch die Scapula.

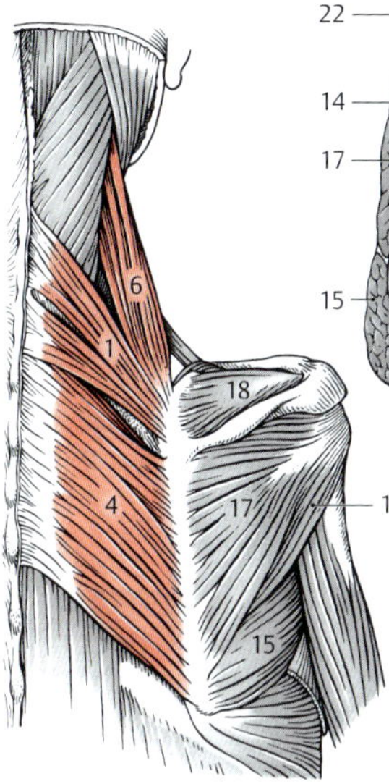

A Mm. rhomboidei und M. levator scapulae

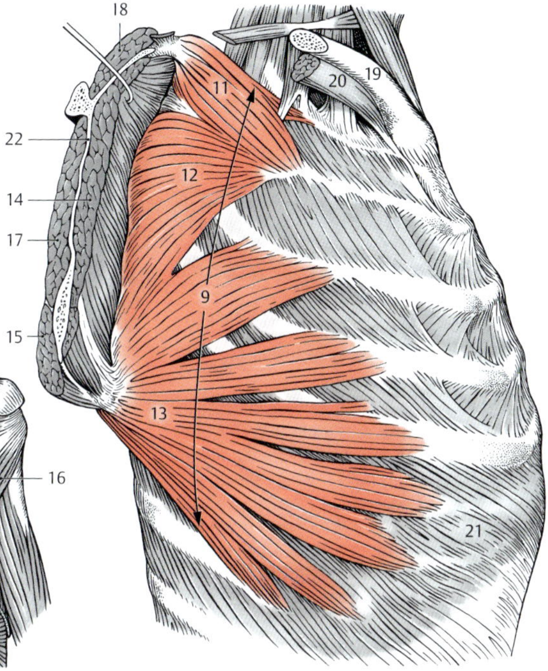

C M. serratus anterior

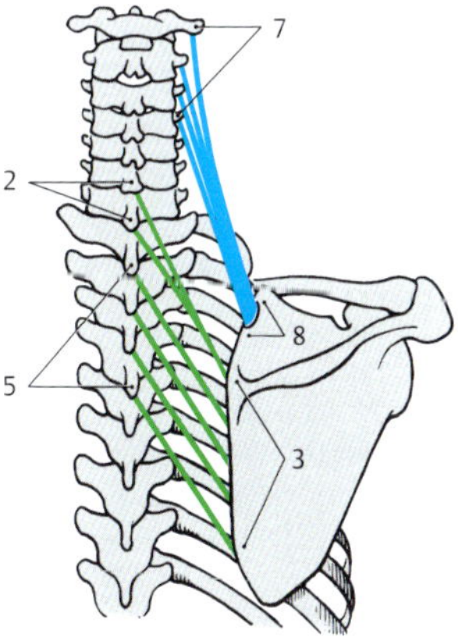

B Schema (Ursprung, Verlauf
und Ansatz der Muskeln)

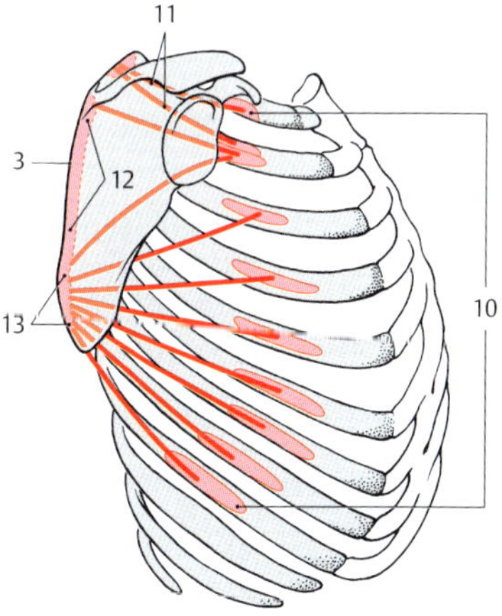

D Schema (Ursprung, Verlauf
und Ansatz des M. serratus anterior)

Eingewanderte Rumpfmuskeln mit Ansatz am Schultergürtel, Fortsetzung

Ventrale Muskelgruppe (A–C)

Der Unterschlüsselbeinmuskel, der **M. subclavius** (**1**) *entspringt an der* Knorpelknochengrenze der *1. Rippe* und setzt im *Sulcus musculi subclavii* an *der Unterfläche der Clavicula an.* Er zieht die Clavicula an das Sternum und sichert damit die Articulatio sternoclavicularis.
Innervation: N. subclavius (C5–C6).

Varietät: Der Muskel kann fehlen.

Der **M. omohyoideus,** ein zweibäuchiger Muskel, *entspringt* mit seinem **Venter inferior** (**2**) *vom oberen Rand der Scapula* neben der Incisura scapulae (**3**) *und gelangt* mit seinem **Venter superior** (**4**) *an das laterale Drittel der Unterkante des Corpus o. hyoidei* (**5**). Er ist unter anderem ein Faszienspanner und erweitert als Gefäßmuskel die darunter liegende V. jugularis interna. Siehe auch S. 326.
Innervation: Ansa cervicalis „profunda" (C1–C3).

Varietät: Er kann statt von der Scapula von der Clavicula entspringen und wird in diesen Fällen als **M. cleidohyoideus** bezeichnet.

Kopfmuskeln mit Ansatz am Schultergürtel (A–C)

Der Kapuzenmuskel, der **M. trapezius** (**6**) gliedert sich in eine **Pars descendens,** eine **Pars transversa** und eine **Pars ascendens.**

Die **Pars descendens** *entspringt von der Linea nuchae superior, von der Protuberantia occipitalis externa und vom Lig. nuchae* und *setzt am lateralen Drittel der Clavicula* (**7**) *an.* Die **Pars transversa** *entspringt vom 7. Halswirbel bis zum 3. Brustwirbel* (von den Dornfortsätzen und den Ligg. supraspinalia) und *erreicht das akromiale Ende der Clavicula, das Acromion* (**8**) *und einen Teil der Spina scapulae* (**9**). Die **Pars ascendens** nimmt ihren *Ursprung vom 2. bzw. 3. Brustwirbel bis zum 12. Brustwirbel* (von den Dornfortsätzen und den Ligg. supraspinalia) und *setzt am Trigonum spinae, bzw. am angrenzenden Teil der Spina scapulae an* (**10**). Siehe auch Abbildungen S. 329.

Der M. trapezius hat zunächst eine statische Aufgabe, d. h. er hält die Scapula und fixiert damit den Schultergürtel. Aktiv zieht er die Scapula und die Clavicula nach hinten zur Wirbelsäule. Die Pars descendens und die Pars ascendens drehen die Scapula. Die Pars descendens ermöglicht neben einer Adduktion auch eine geringe Hebung der Schulter. Damit unterstützt sie den M. serratus anterior. Fällt dieser infolge Lähmung aus, kann die Pars descendens des M. trapezius geringgradig ein Heben des Armes über die Horizontale ermöglichen.
Innervation: N. accessorius und
R. trapezius aus dem Plexus cervicalis (C2–C4).

Varietät: Der Ansatz an der Clavicula kann verbreitert sein und bis zum Ursprung des M. sternocleidomastoideus reichen. In diesen Fällen findet sich ein Sehnenbogen zum Durchtritt der Nn. supraclaviculares (S. 358).

Der **M. sternocleidomastoideus** (**11**) *entspringt* mit einem Kopf *vom Sternum* (**12**) *und* mit dem anderen *von der Clavicula* (**13**). *Er inseriert am Processus mastoideus* (**14**) *und an der Linea nuchalis superior* (**15**). Dort besteht eine sehnige Verbindung mit dem Ursprung des M. trapezius.

Da seine Funktion auf das Schultergelenk nur von geringer Bedeutung ist, soll hier darauf nicht eingegangen werden. Der M. sternocleidomastoideus wird bei den Kopfmuskeln (S. 328) abgehandelt.
Innervation: N. accessorius und
Plexus cervicalis (C1–C2).

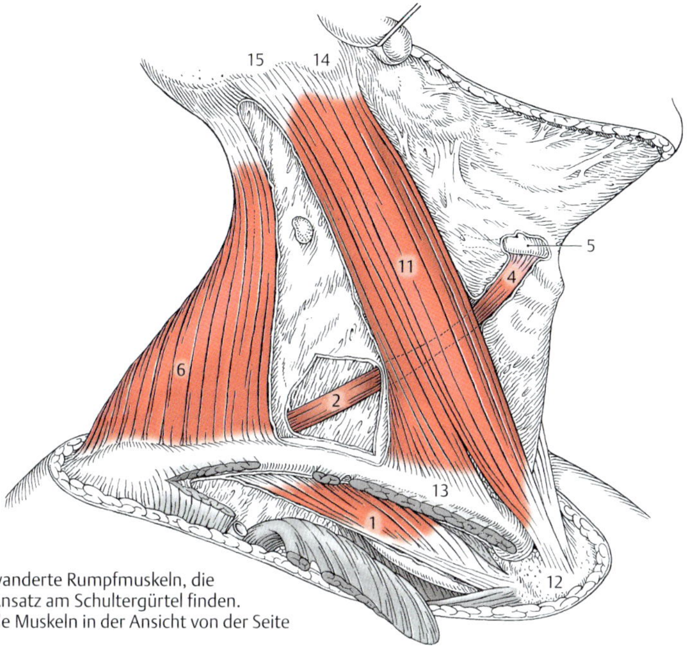

A Eingewanderte Rumpfmuskeln, die ihren Ansatz am Schultergürtel finden. Ventrale Muskeln in der Ansicht von der Seite

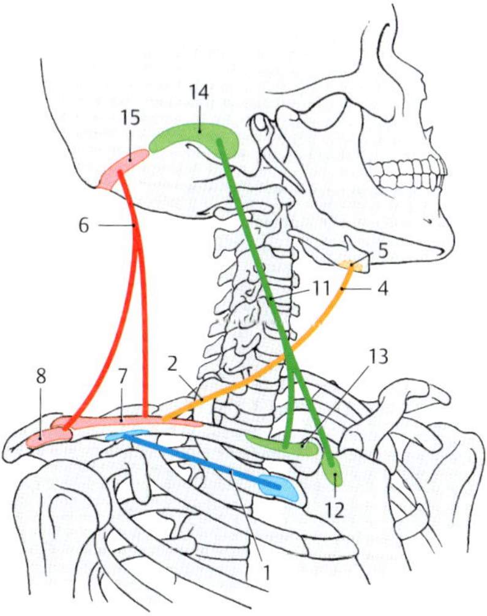

B Schema (Verlauf und Ansatz der Muskeln)

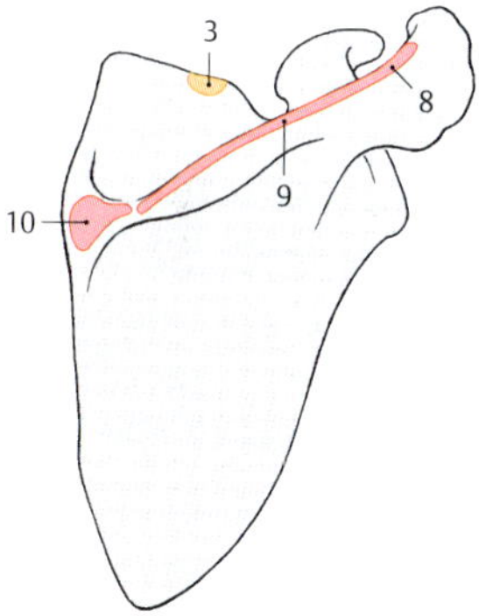

C Detailschema (Ansatz an der Scapula)

Funktion der Schultergürtelmuskeln (A–C)

Man unterscheidet die **Adduktion,** das Beiziehen des Armes, und die **Abduktion,** das seitliche Heben des Armes um 90 Grad um eine durch den Humeruskopf verlaufende **sagittale Achse.** Die **Elevation,** die sich an die Abduktion anschließen kann, wird nicht durch eine Bewegung innerhalb des Schultergelenkes, sondern durch eine **Drehung der Scapula** erreicht. Dabei wandert der Angulus inferior scapulae nach vorne und lateral.

Weiters kennt man eine **Anteversion,** ein nach vorne Heben des Armes und eine **Retroversion,** ein Rückheben des Armes. Beide Bewegungen erfolgen um eine **frontale Achse,** die durch den Humeruskopf verläuft.

Schließlich gibt es die **Rotation** des Armes. Diese wird bedingt durch die Drehung des herabhängenden Armes um eine **Achse, die vom Humeruskopf durch den Processus styloideus ulnae verläuft.** Damit entspricht sie jener Achse, durch die auch die Pro- und Supination im Unterarm erfolgt, sodass man sagen kann, dass die Rotation zu einer Verstärkung der Pro- und Supinationsbewegung führt. Man unterscheidet eine **Außenrotation,** ein Außenkreiseln, von einer **Innenrotation,** einem Innenkreiseln. Die zusammengesetzte Bewegung, das Armkreisen, **Zirkumduktion,** kann ebenfalls ein **Außen-** oder ein **Innenkreisen** sein. Dabei beschreibt der Humerus einen Kegelmantel. Sinngemäß werden die gleichen Muskeln, die bei den Rotationen mitwirken, auch beim Armkreisen in Funktion sein.

Als **Adduktoren** (**A**) wirken:
- M. pectoralis major (rot, Nn. pectorales),
- Caput longum m. tricipitis (blau, N. radialis, S. 156),
- M. teres major (gelb, N. thoracodorsalis),
- M. latissimus dorsi (orange, N. thoracodorsalis),
- Caput breve m. bicipitis (grün, N. musculocutaneus) und
- zum Teil der M. deltoideus mit seiner Pars clavicularis (braun, strichliert, R. pectorales) und seiner Pars spinalis (braun, strichliert, N. axillaris).

Die **Abduktion** (**B**) wird durchgeführt durch:
- M. deltoideus (rot, N. axillaris und Rr. pectorales),
- M. supraspinatus (blau, Nn. suprascapularis) und
- Caput longum m. bicipitis (gelb, N. musculocutaneus).

Sowohl der M. serratus anterior als auch der M. trapezius können diese Bewegung durch eine geringe Drehung der Scapula unterstützen.

Die **Elevation** (**C**) des Armes wird nur durch den M. serratus anterior (rot, N. thoracicus longus) ermöglicht. Bevor die Elevation durchgeführt werden kann, muss der Arm durch den M. deltoideus, das Caput longum m. bicipitis und den M. supraspinatus abduziert werden (grau dargestellt). Am Übergang der Abduktion in die Elevation unterstützt der M. trapezius (blau, N. accessorius) den M. serratus anterior. Dieser Muskel wirkt dabei durch seine Beeinflussung der Schlüsselbeingelenke (Articulatio acromioclavicularis und Articulatio sternoclavicularis) mit.

Klinischer Hinweis:
Bei **Serratuslähmung** ist nur eine geringe Elevation von etwa 15 Grad möglich, die durch den M. trapezius erreicht wird.

Bei **Frakturen des Humerus** ist die Höhe der Fraktur für die Verlagerung der Bruchstücke von Bedeutung. Befindet sich der Bruch proximal des Ansatzes des M. deltoideus, so wird das proximale Bruchstück durch das Überwiegen der Adduktoren nach medial gezogen. Liegt ein Bruch distal des Ansatzes des M. deltoideus vor, so wird das proximale Bruchstück durch das Überwiegen des M. deltoideus nach lateral und vorne verlagert (siehe auch S. 380).

Die Farbe der Pfeile gibt in folgender Reihenfolge die Bedeutung der Muskeln bei den einzelnen Bewegungen an:

rot, blau, gelb, orange, grün, braun.

In den Klammern ist der Nerv, der den Muskel innerviert, aufgeführt.

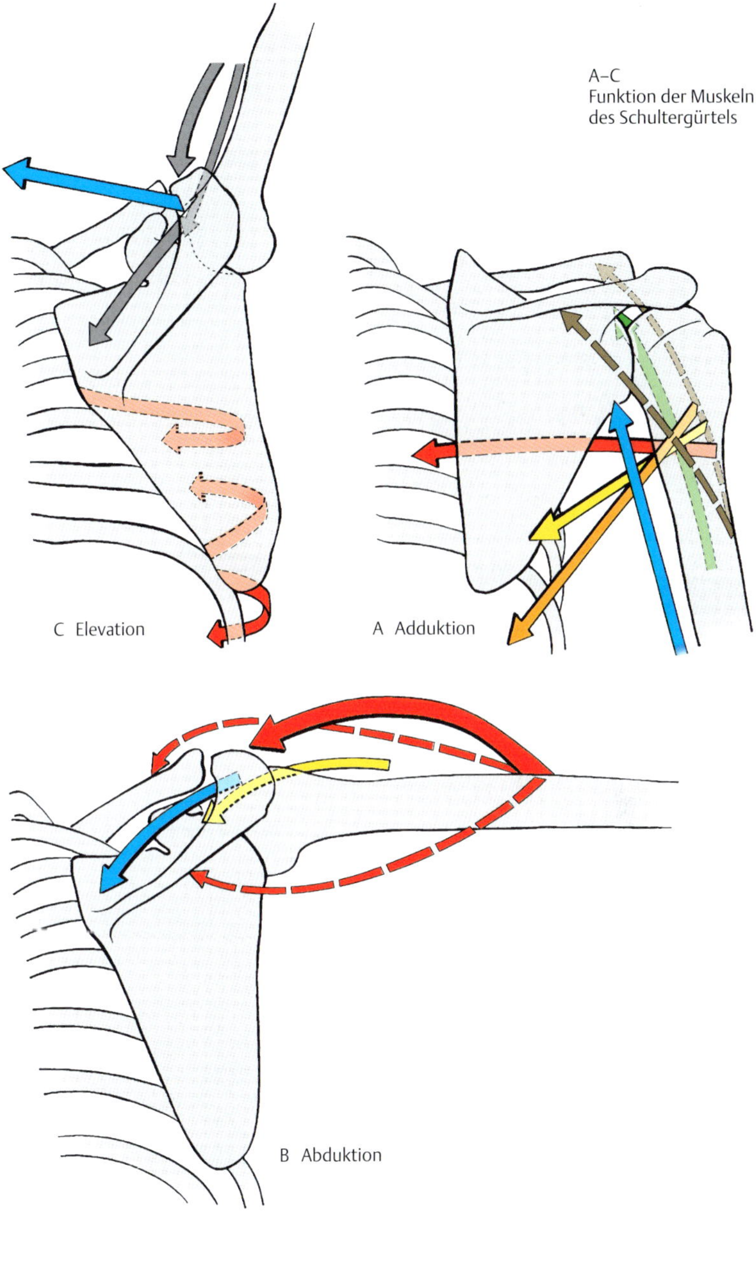

A–C
Funktion der Muskeln
des Schultergürtels

Funktion der Schultergürtelmuskeln, Fortsetzung (A–D)

Bei der **Anteversion** (**A**) des Armes wirken mit:
- Pars clavicularis und ein Teil der Pars acromialis des M. deltoideus (rot, Rr. pectorales und N. axillaris),
- M. biceps brachii (blau, N. musculocutaneus, S. 154),
- M. pectoralis major (gelb, Nn. pectorales) mit seiner Pars clavicularis und seiner Pars sternocostalis,
- M. coracobrachialis (orange, N. musculocutaneus) und
- M. serratus anterior (grün, N. thoracicus longus).

Klinischer Hinweis: Bei Serratuslähmung ist diese Bewegung möglich, jedoch kommt es zum deutlichen Abheben der Scapula vom Brustkorb (**Scapula alata).**

Für die **Retroversion** (**B**) benötigt man:
- M. teres major (rot, N. thoracodorsalis),
- M. latissimus dorsi (blau, N. thoracodorsalis),
- Caput longum m. tricipitis (gelb, N. radialis) und
- M. deltoideus (orange, N. axillaris) mit seiner Pars spinalis und einem Teil der Pars acromialis.

Bei der Retroversion erfolgt jedenfalls auch eine Bewegung in der Articulatio acromioclavicularis.

Für die **Außenrotation** (**C**) sind notwendig:
- M. infraspinatus (rot, N. suprascapularis),
- M. teres minor (blau, N. axillaris) und
- Pars spinalis des M. deltoideus (gelb, N. axillaris).

Der kräftigste Außenrotator, der M. infraspinatus, leistet ein mehrfaches an Arbeit als alle anderen zusammen. Bei der Außenrotation werden gleichzeitig die Scapula und die Clavicula durch den M. trapezius und die Mm. rhomboidei nach hinten gezogen. Dadurch kommt es auch zu Bewegungen in der Articulatio sternoclavicularis und der Articulatio acromioclavicularis.

Klinischer Hinweis: Bei einer plötzlichen Außenrotation kann der kräftigste Innenrotator, der M. subscapularis, durch seine antagonistische Zugwirkung einen Abriss des Tuberculum minus herbeiführen.

Die **Innenrotation** (**D**) wird durchgeführt durch:
- M. subscapularis (rot, N. subscapularis),
- M. pectoralis major (blau, Nn. pectorales),
- Caput longum m. bicipitis (gelb, N. musculocutaneus),
- Pars clavicularis des M. deltoideus (orange, Rr. pectorales),
- M. teres major (grün, N. thoracodorsalis) und
- M. latissimus dorsi (braun, N. thoracodorsalis).

Die weitaus stärkste Wirkung geht vom M. subscapularis aus. Die schwächste Wirkung erzielt der M. latissimus dorsi. Bei gestrecktem Ellbogen wirkt auch geringgradig das Caput breve m. bicipitis (nicht gezeichnet) mit.

Die angeführten Bewegungen erfolgen jedoch nicht ausschließlich im Schultergelenk. Beim Lebenden erfolgt immer eine Mitbewegung des Schultergürtels und bei bestimmten Bewegungen auch die des Rumpfes.

Die Farbe der Pfeile gibt in folgender Reihenfolge die Bedeutung der Muskeln bei den einzelnen Bewegungen an:

rot,
blau,
gelb,
orange,
grün,
braun.

In den Klammern ist der Nerv, der den Muskel innerviert, angeführt.

A–D
Funktion der Muskeln
des Schultergürtels
(Fortsetzung)

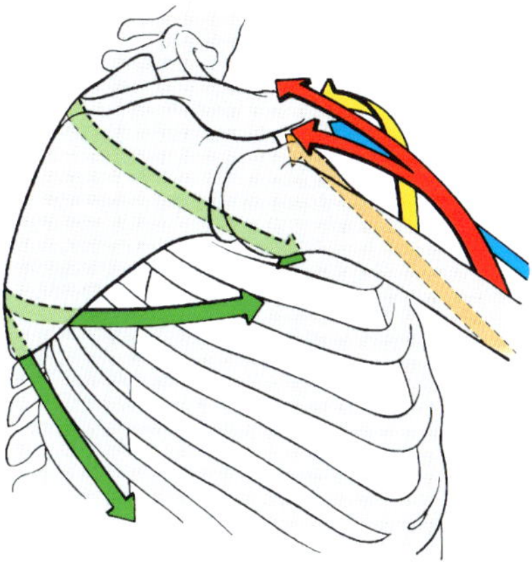

A Anteversion

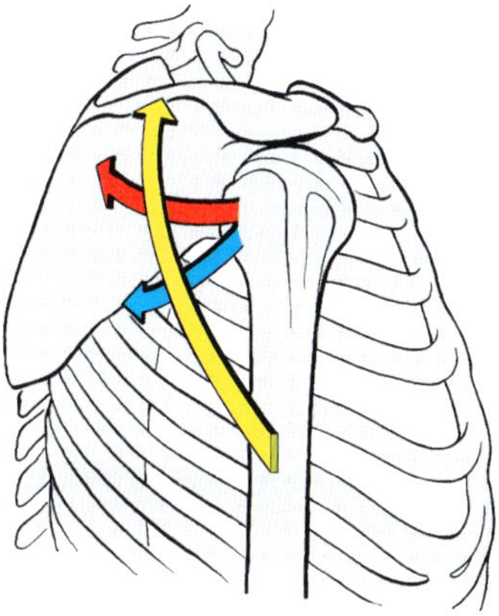

C Außenrotation

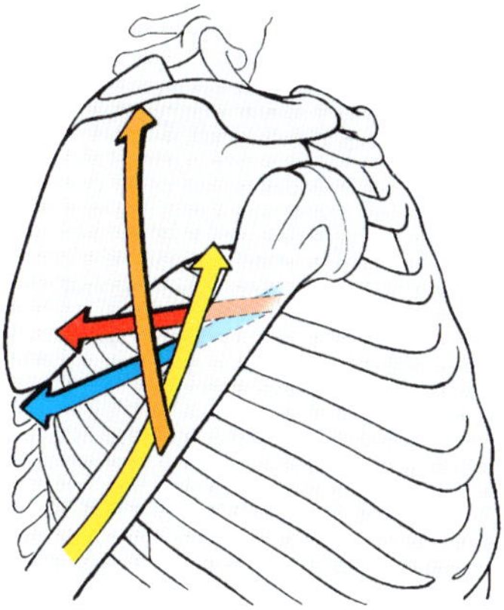

B Retroversion

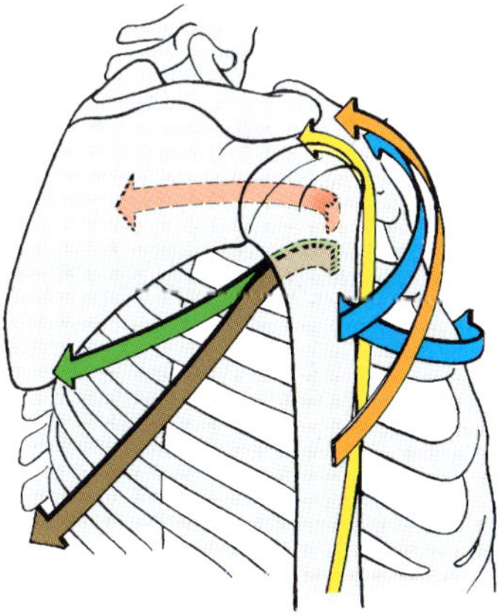

D Innenrotation

Faszien und Räume im Schultergürtelbereich

Faszien (A, B)

Die Muskeln des Schultergürtels sind jeweils von eigenen Faszien umhüllt, um die Beweglichkeit gegeneinander zu gewährleisten. An besonders verstärkten Faszien sind die **Fascia deltoidea** (**1**), die **Fascia pectoralis** (**2**) zu nennen, sowie die **Fascia clavipectoralis** (**3**).

Die **Fascia deltoidea** bedeckt den M. deltoideus und entsendet zahlreiche Septen zwischen die einzelnen Muskelbündel in die Tiefe. Sie steht vorne mit der Fascia pectoralis in Verbindung. Hinten, wo sie besonders verstärkt ist, geht sie in die den M. infraspinatus bedeckende Faszie über. Nach distal setzt sie sich auf die *Fascia brachii* (S. 180) fort. Außerdem ist sie an der Spina scapulae, am Acromion und an der Clavicula fixiert.

Die **Fascia pectoralis** überkleidet den M. pectoralis major oberflächlich und zieht vom M. pectoralis major, über den *Sulcus deltoideopectoralis* (**4**) hinweg, zum M. deltoideus. Sie steht in Verbindung mit der die Axilla bedeckenden, z. T. lockeren, z. T. derben **Fascia axillaris** (**5**).

Die **Fascia clavipectoralis** umhüllt den M. subclavius und den M. pectoralis minor. Sie erstreckt sich auch zum Teil auf den M. coracobrachialis. Durch die Fascia clavipectoralis ist der M. pectoralis major vom M. pectoralis minor getrennt. Sie strahlt am lateralen Rand des M. pectoralis minor auch in die Fascia axillaris ein.

An erwähnenswerten Besonderheiten der übrigen Muskelfaszien ist darauf hinzuweisen, dass im Bereich des M. infraspinatus und des M. teres minor die Faszie aponeurotischen Charakter annehmen kann und hier Muskelfasern von dieser Faszie entspringen können.

Die **Fascia axillaris** bildet die Fortsetzung der Fascia pectoralis bis zu der den M. latissimus dorsi bedeckenden Faszie. Sie wird nicht gleichmäßig von straffem Bindegewebe gebildet, sondern es befinden sich dazwischen lockere Bezirke, die leicht entfernt werden können. Nach Entfernung des lockeren Anteiles der Fascia axillaris findet man ein oval begrenztes Feld, dessen proximaler faszialer Rand auch als Achselbogen nach *Langer* bezeichnet wird.

Besondere Räume im Schulterbereich (Achsellücken und Achselhöhle)

Foramina axillaria (S. 374): Man unterscheidet eine **mediale** und eine **laterale Achsellücke.** Die mediale Achsellücke hat eine dreieckige Gestalt und wird begrenzt vom M. teres minor, M. teres major und vom Caput longum musculi tricipitis. Die laterale Achsellücke hat eine viereckige Gestalt und wird begrenzt vom Caput longum musculi tricipitis, M. teres minor, Humerus und M. teres major.

Fossa axillaris: Die Achselhöhle ist von pyramidenförmiger Gestalt und wird nach vorne zu durch die *vordere Achselfalte* (**6**) begrenzt. Die muskulöse Grundlage dieser Achselfalte ist der M. pectoralis major, weiter sind an der vorderen Wand in der Tiefe noch beteiligt der M. pectoralis minor und die Fascia clavipectoralis. Die hintere Wand der Achselhöhle wird von der *hinteren Achselfalte* (**7**) gebildet, deren Grundlage der M. latissimus dorsi ist. Außerdem sind an der Bildung der dorsalen Wand noch der M. subscapularis mit der Scapula und der M. teres major beteiligt. Die mediale Wand bildet der Thorax mit dem von einer Faszie überkleideten M. serratus anterior. Die laterale Wand wird vom oberen Anteil der freien Extremität gebildet. (Über den Inhalt der Achselhöhle s. S. 372.)

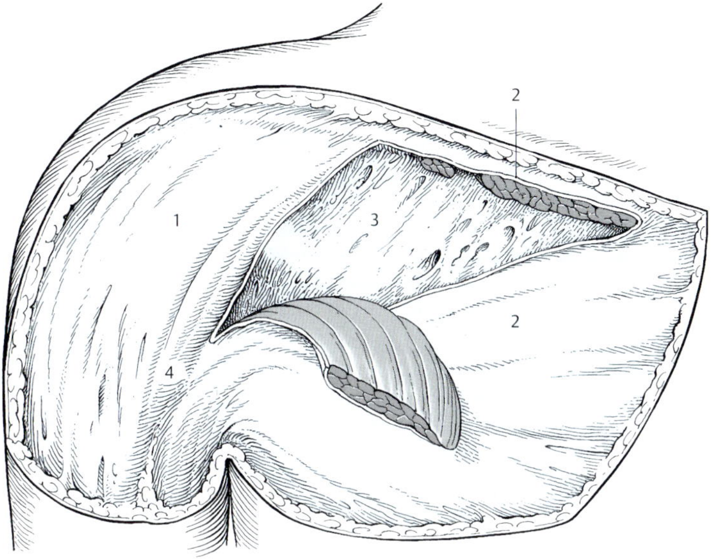

A Faszien im Bereich des Trigonum clavipectorale

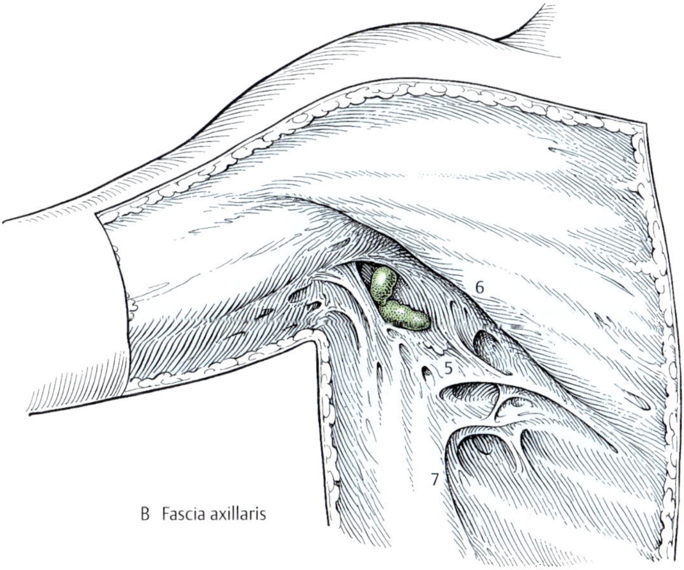

B Fascia axillaris

Oberarmmuskeln

Die Armmuskeln gliedern sich der Lage nach in Oberarm- und Unterarmmuskeln. Bei den Oberarmmuskeln ist eine ventrale Muskelgruppe von einer dorsalen Gruppe durch die Septa intermuscularia getrennt.

Ventrale Muskelgruppe (A–C)

Der Armmuskel, der **M. brachialis** (**1**) *entspringt von der distalen Hälfte der Vorderfläche des Humerus* (**2**) *und den Septa intermuscularia. Er setzt an der Tuberositas ulnae* (**3**) *sowie an der Gelenkkapsel* (als M. articularis) *an.* Er ist ein eingelenkiger Muskel und ist der wichtigste Beuger im Ellbogengelenk, unabhängig von Pro- oder Supinationsstellung des Unterarmes. Seine volle Wirkung kommt beim Heben schwerer Lasten zur Geltung. Dabei wird jedoch im Schultergelenk eine leichte Retroversion durchgeführt.
Innervation: N. musculocutaneus (C5 – C6). Ein kleiner lateraler Anteil des Muskels wird vom N. radialis (C5 – C6) innerviert.

Varietät: Ansatz an der Chorda obliqua oder am Radius.

Der zweiköpfige Armmuskel, der **M. biceps brachii** (**4**) *entspringt mit seinem* **Caput longum** (**5**) *vom Tuberculum supraglenoidale* (**6**), *mit* seinem **Caput breve** (**7**) *vom Processus coracoideus* (**8**). Die beiden Köpfe vereinigen sich meist in Höhe des Ansatzes des M. deltoideus zum M. biceps, der wiederum zwei Endsehnen besitzt. *Er setzt* mit einer kräftigen Sehne unter Einschluss einer Bursa bicipitoradialis *an der Tuberositas radii* (**9**) *an, und mit einer* zweiten flächenhaften Sehne, *der Aponeurosis m. bicipitis brachii (Lacertus fibrosus,* **10**), deren Fasern die Fortsetzung eines Teiles des Caput breve bilden, *strahlt er in die Unterarmfaszie an der ulnaren Seite ein.* Das Caput longum zieht durch das Schultergelenk hindurch, gelangt im Sulcus intertubercularis (**11**) in der Vagina synovialis intertubercularis auf den Humerus und benutzt für seine Funktion den Humeruskopf als Hypomochlion.

Der M. biceps brachii ist ein zweigelenkiger Muskel. Mit dem Caput longum abduziert er den Oberarm und rotiert ihn nach einwärts. Das Caput breve adduziert. Mit beiden Köpfen wirkt er im Schultergelenk bei der Anteversion mit. Im Ellbogengelenk wirkt er als Beuger und kräftiger Supinator. Seine Supinationswirkung nimmt mit der Beugung im Ellbogengelenk zu.

Grundsätzlich kann hier schon festgehalten werden, dass die Supinatoren stärker ausgebildet sind als die Pronatoren. Daher sind auch die hauptsächlichsten Drehbewegungen des Unterarmes Supinationsbewegungen (z. B. Schrauben eindrehen).
Mit seiner Aponeurose spannt er die Unterarmfaszie.
Innervation: N. musculocutaneus (C5 – C6).

Varietät: In manchen Fällen (10%) kann ein Caput tertium vom Humerus entspringen und sich dem Muskelbauch anschließen.

Klinischer Hinweis: Bei **Muskel-** bzw. **Sehnenrissen** ist besonders häufig die Sehne des Caput longum betroffen. Bei einer Ruptur der Sehne des Caput longum kommt es zu einem Humeruskopfhochstand.

12 Caput longum des M. triceps,
13 Caput laterale des M. triceps,
14 Caput mediale des M. triceps,
15 Septum intermusculare laterale,
16 Septum intermusculare mediale,
17 M. latissimus dorsi,
18 M. subscapularis,
19 M. pectoralis minor,
20 M. coracobrachialis.

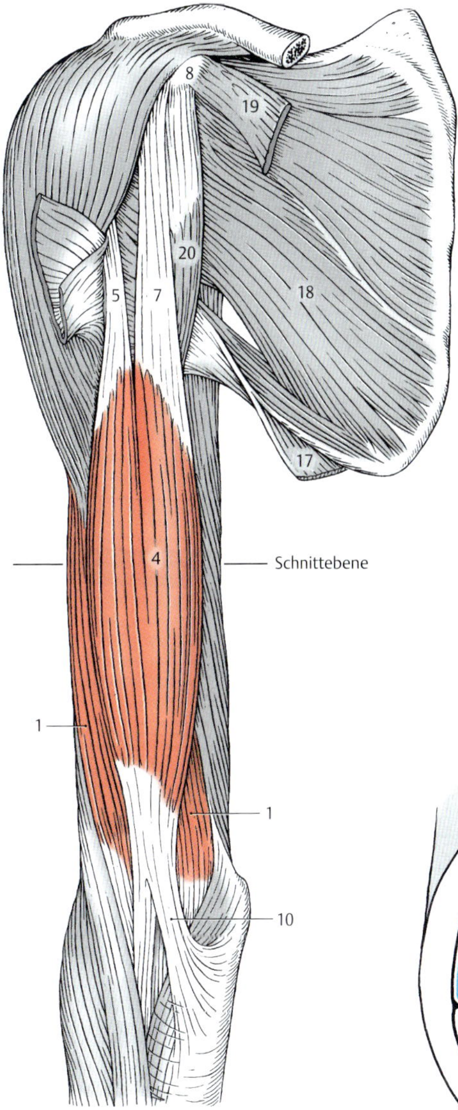

A Oberarmmuskeln
von vorne gesehen

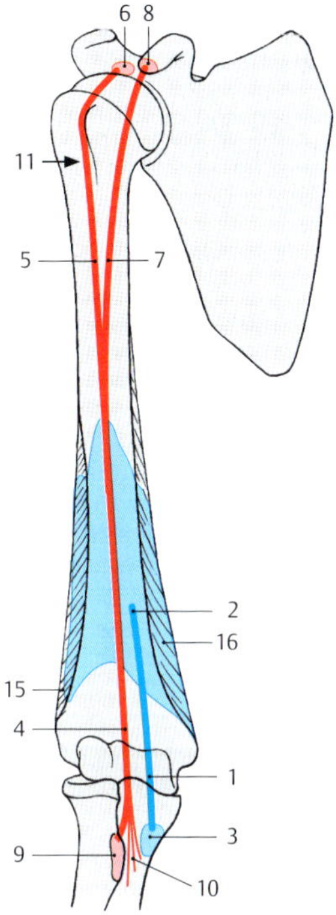

C Schema (Ursprung, Verlauf
und Ansatz der Muskeln)

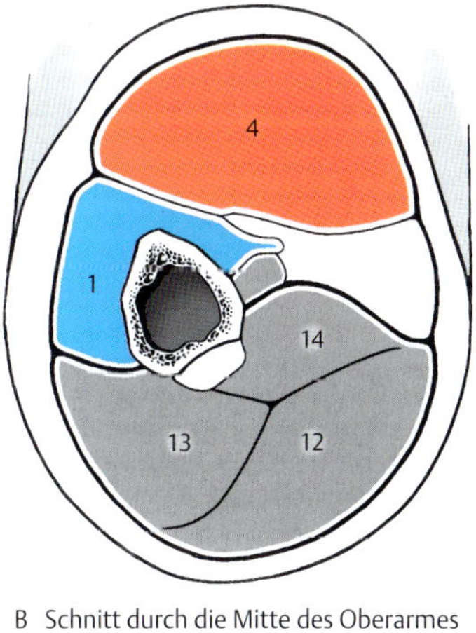

B Schnitt durch die Mitte des Oberarmes

Oberarmmuskeln, Fortsetzung

Dorsale Muskelgruppe (A—C)

Der dreiköpfige Armmuskel, der **M. triceps brachii** (**1**) wird von einem **Caput longum** (**2**), einem **Caput mediale** (**3**) und einem **Caput laterale** (**4**) gebildet.

Das **Caput longum** (**2**) *entspringt vom Tuberculum infraglenoidale scapulae* (**5**) und zieht, vor dem M. teres minor (**6**) und hinter dem M. teres major (**7**) verlaufend, nach distal. Das **Caput mediale** (**3**) *entspringt distal vom Sulcus n. radialis* (**8**), *von der dorsalen Humerusfläche* (**9**), *vom Septum intermusculare mediale* (**10**) und im distalen Teil *auch vom Septum intermusculare laterale* (**11**). Das Caput mediale wird vom Caput longum und vom Caput laterale zum größten Teil bedeckt. Es ist nur distal sichtbar, da es dem Humerus breitflächig anliegt. Das **Caput laterale** (**4**) *hat seinen Ursprung lateral und proximal vom Sulcus n. radialis von der dorsalen Humerusfläche* (**12**). *Proximal beginnt sein Ursprung knapp unterhalb des Tuberculum majus* (**13**) *und endet distal im Bereich des Septum intermusculare laterale* (**11**).

Die drei Köpfe bilden eine Sehnenplatte, die in eine gemeinsame Endsehne übergeht und *am Olecranon ulnae* (**14**) *und an der Hinterwand der Kapsel ansetzt.* Der M. triceps brachii ist mit seinem Caput longum ein zweigelenkiger, mit den anderen Köpfen ein eingelenkiger Muskel. Im Ellbogengelenk ist er **der** Strecker. Im Schultergelenk wirkt das Caput longum bei der Retroversion und auch bei der Adduktion des Armes mit.

Ein Teil der Trizepssehne strahlt in die Unterarmfaszie ein und kann den M. anconaeus fast vollständig überdecken. Im Bereich des Ansatzes am Olecranon werden regelmäßig Bursen (Bursa subcutanea olecrani, Bursa subtendinea m. tricipitis brachii) gefunden. Ein weiterer Gleitbeutel, die Bursa intratendinea olecrani, kann fallweise zusätzlich vorhanden sein.
Innervation: N. radialis (C6 – C8).

Varietäten: Sehr häufig findet sich ein Sehnenbogen zwischen dem Ursprung des Caput longum und der Ansatzsehne des M. latissimus dorsi. Sehr selten kann das Caput longum zusätzlich vom Margo lateralis scapulae und von der Capsula articularis des Schultergelenkes entspringen.

Der Knorrenmuskel, der **M. anconaeus** (**15**) entspringt an *der dorsalen Fläche des Epicondylus lateralis* (**16**) *und am Lig. collaterale radiale* und *setzt am proximalen Viertel der Dorsalseite der Ulna an* (**17**). Er schließt an das Caput mediale m. tricipitis an. In seiner Funktion unterstützt er den M. triceps beim Strecken und spannt die Kapsel. Innervation: N. radialis (C7 – C8).

18 M. trapezius,
19 M. deltoideus,
20 M. infraspinatus,
21 M. biceps brachii,
22 M. brachialis,
23 M. coracobrachialis,
24 Humerus.

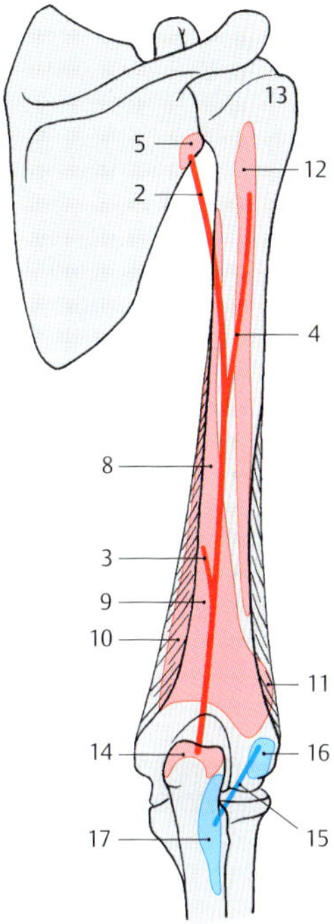

C Schema (Ursprung, Verlauf und Ansatz der Muskeln)

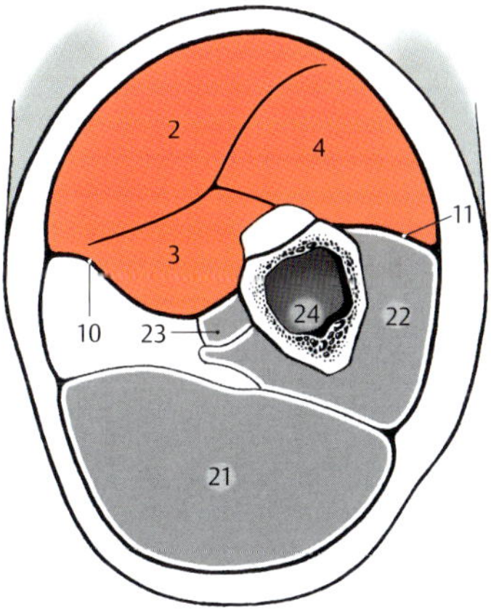

B Schnitt durch die Mitte des Oberarmes

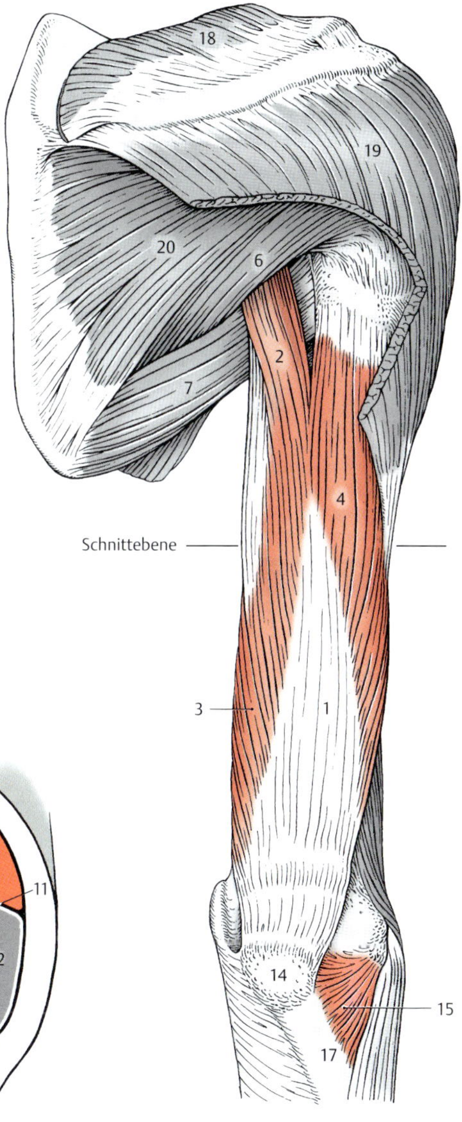

A Oberarmmuskeln von hinten gesehen

Unterarmmuskeln

Einteilung der Muskeln (A–D)

Bei den Unterarmmuskeln kann man nach ihrer Lage zu verschiedenen Gelenken, nach ihrem Ansatz und nach ihrer Wirkung drei verschiedene Gruppen unterscheiden.

- **Die erste Gruppe** umfasst jene Muskeln, die am Radius ansetzen und nur für Bewegungen der Unterarmknochen in Frage kommen.
- Eine **zweite Gruppe** von Unterarmmuskeln erreicht den Metacarpus und ermöglicht Bewegungen in der Handwurzel.
- Die **dritte Gruppe** umfasst jene Muskeln, die bis zu den Phalangen gelangen und für die Fingerbewegungen verantwortlich sind.

Eine andere Einteilung wird nach der Lage der Muskeln zueinander vorgenommen. Dabei trennen Ulna und Radius mit der Membrana interossea die ventral liegenden Muskeln, die Beuger, von den dorsalen Muskeln, den Streckern. Durch bindegewebige Septen wird zwischen ventralen und dorsalen Muskeln noch eine radiale Muskelgruppe abgegrenzt. Sowohl bei den Beugern, als auch bei den Streckern können oberflächliche und tiefe Muskeln unterschieden werden.

Schließlich kann man die Muskulatur des Unterarmes nach ihrer Innervation aus der ventralen oder aus der dorsalen Plexusschichte in zwei Gruppen gliedern.

Aus praktischen Gründen soll die Einteilung der Muskulatur nach ihrer Lage zueinander in der Beschreibung berücksichtigt werden. Diese Einteilung entspricht auch weitestgehend einer funktionellen Gliederung.

Ventrale Unterarmmuskeln

Oberflächliche Schichte (s. S. 160)

M. pronator teres (**1**),
M. flexor digitorum superficialis (**2**),
M. flexor carpi radialis (**3**),
M. palmaris longus (**4**),
M. flexor carpi ulnaris (**5**)

Tiefe Schichte (s. S. 162)

M. pronator quadratus (**6**),
M. flexor digitorum profundus (**7**),
M. flexor pollicis longus (**8**)

Radiale Unterarmmuskeln (s. S. 164)

M. extensor carpi radialis brevis (**9**),
M. extensor carpi radialis longus (**10**),
M. brachioradialis (**11**)

Dorsale Unterarmmuskeln

Oberflächliche Schichte (s. S. 166)

M. extensor digitorum (**12**),
M. extensor digiti minimi (**13**),
M. extensor carpi ulnaris (**14**)

Tiefe Schichte (s. S. 168)

M. supinator (**15**),
M. abductor pollicis longus (**16**),
M. extensor pollicis brevis (**17**),
M. extensor pollicis longus (**18**),
M. extensor indicis (**19**).

20 N. medianus,
21 N. ulnaris,
22 N. radialis, R. superficialis,
23 N. radialis, R. profundus,
24 R. muscularis n. mediani,
25 A. brachialis,
26 A. radialis,
27 A. ulnaris,
28 V. basilica,
29 V. cephalica,
30 Radius,
31 Ulna,
32 Membrana interossea,
33 A. und V. interossea communis,
34 A. interossea anterior,
35 A. interossea posterior.

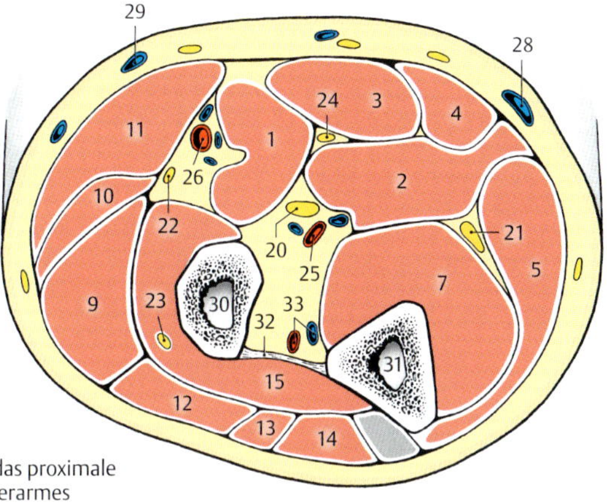

A Schnitt durch das proximale Drittel des Unterarmes

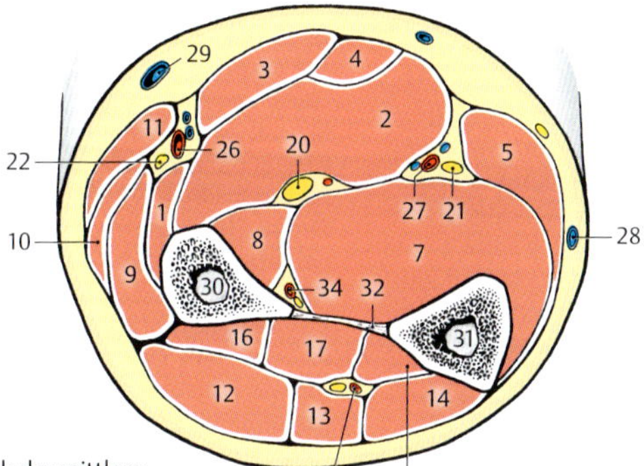

B Schnitt durch das mittlere Drittel des Unterarmes

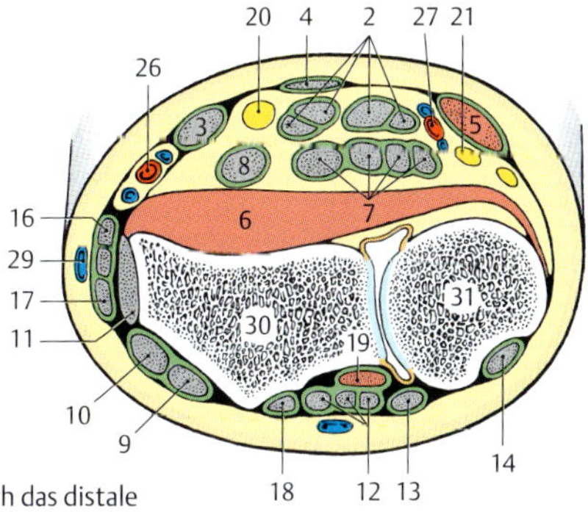

C Schnitt durch das distale Drittel des Unterarmes

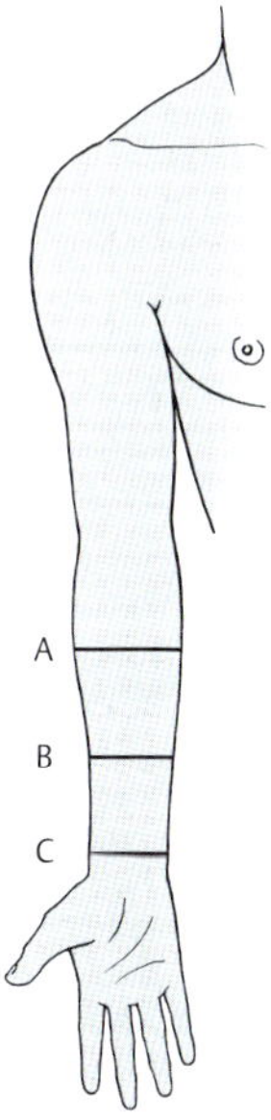

D Schnittebenen

Ventrale Unterarmmuskeln

Oberflächliche Schichte (A–D)

Der **M. pronator teres** (**1**) *entspringt mit seinem* **Caput humerale** *vom Epicondylus medialis humeri* (**2**) *und vom Septum intermusculare mediale,* mit seinem **Caput ulnare** *vom Processus coronoideus ulnae* (**3**). *Er inseriert an* der *Tuberositas pronatoria* (**4**) des Radius. Er proniert den Unterarm gemeinsam mit dem M. pronator quadratus und wirkt bei der Beugung im Ellbogengelenk mit.
Innervation: N. medianus (C6–C7).

Varietäten: Das Caput ulnare kann fehlen. Bei Vorhandensein eines Processus supracondylaris (S. 114) entspringt das Caput humerale auch von diesem.

Der **M. flexor digitorum superficialis** (**5**) *entspringt* mit seinem **Caput humerale** *vom Epicondylus medialis humeri* (**6**), mit dem **Caput ulnare** vom Processus coronoideus ulnae (**7**) und mit einem **Caput radiale** vom Radius (**8**). Zwischen den Köpfen spannt sich ein Sehnenbogen aus, der vom N. medianus und von A. und V. ulnaris unterkreuzt wird. Seine Sehnen ziehen in einer gemeinsamen Sehnenscheide (S. 182) durch den Canalis carpi. *Er setzt* mit 4 Sehnen an den *seitlichen Knochenleisten* (**9**) *in der Mitte der Mittelphalangen des 2.–5. Fingers an.* Dabei teilen sich die Sehnen (**M. perforatus, 10**), und die Sehnen des *M. flexor digitorum profundus* (**11**) gleiten wie in einer Rinne. Im Ellbogengelenk ist er ein sehr schwacher, im Handgelenk und in den proximalen Fingergelenken ein starker Beuger. Bei maximal gebeugten Handgelenken wird er insuffizient.
Innervation: N. medianus (C7–Th1).

Der **M. flexor carpi radialis** (**12**) *entspringt am Epicondylus medialis humeri* (**6**) *und* an der oberflächlichen *Faszie des Unterarmes. Er inseriert an der Palmarfläche der Basis des Os metacarpale II* (**13**). In Einzelfällen erstreckt sich sein Ansatz auch auf das Os metacarpale III. Er verläuft im Canalis carpi in einer Furche des Os trapezium, die zu einem osteofibrösen Kanal abgeschlossen ist. Er ist ein schwacher Beuger und Pronator im Ellbogengelenk, während er in den Handwurzelgelenken bei der Palmarflexion und gemeinsam mit dem M. extensor carpi radialis longus (S. 164) bei der Radialabduktion mitwirkt.
Innervation: N. medianus (C6–C7).

Der **M. palmaris longus** (**14**) *entspringt vom Epicondylus medialis humeri* und *strahlt* mit seiner **Palmaraponeurose** (**15**) *in der Palmarfläche der Hand aus* (S. 178). Er flektiert die Hand nach palmar und spannt die Palmaraponeurose.
Innervation: N. medianus (C7–Th1).

Varietät: Er kann fehlen, allerdings ist auch beim Fehlen dieses Muskels die Palmaraponeurose immer vorhanden.

Der an der medialen Seite gelegene **M. flexor carpi ulnaris** (**16**) entspringt mit einem **Caput humerale** vom *Epicondylus medialis humeri* (**6**) und mit einem **Caput ulnare** *vom Olecranon und den oberen* $^2/_3$ *des Margo posterior ulnae* (**17**). *Er setzt am Os pisiforme an* (**18**), setzt sich durch das *Lig. pisohamatum* auf das *Os hamatum* (**19**) und durch das *Lig. pisometacarpeum* zum *Os metacarpale V* (**20**) fort. Proximal seines Ansatzes am Os pisiforme entsendet der Muskel meistens schräg nach distal absteigende Sehnenfasern, die in die Fascia antebrachii einstrahlen. Er verläuft außerhalb des Canalis carpi. Er wirkt bei der Palmarflexion (wobei er wirksamer als der M. flexor carpi radialis ist) und der ulnaren Abduktion der Hand mit.
Innervation: N. ulnaris (C7–C8).

21 M. brachioradialis,
22 M. flexor pollicis longus,
23 M. pronator quadratus,
24 M. biceps brachii,
25 Retinaculum mm. flexorum,
26 Mm. lumbricales,
27 M. abductor pollicis brevis,
28 M. flexor pollicis brevis,
29 M. palmaris brevis,
30 Ulna,
31 Radius,
32 Vinculum tendinum longum,
33 Vinculum tendinum breve.

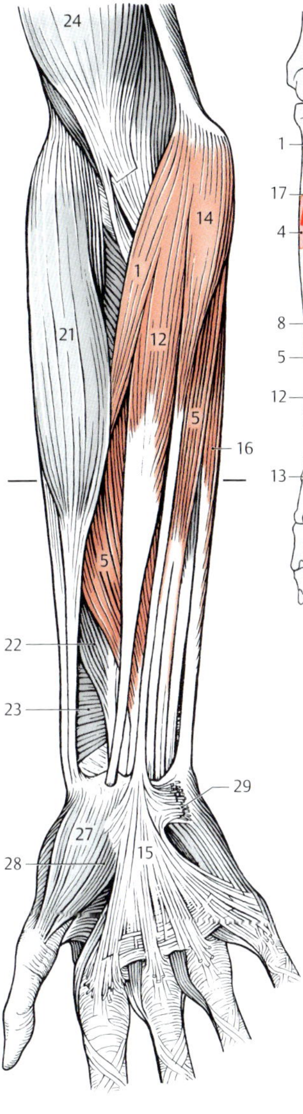

A oberflächliche Beugergruppe der ventralen Unterarmmuskeln

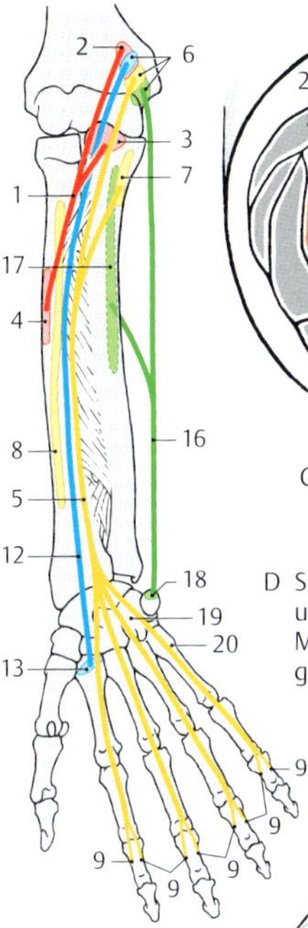

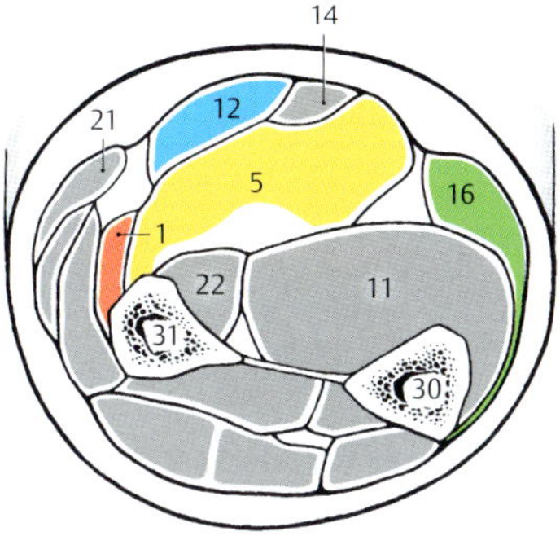

C Schnitt durch die Mitte des Unterarmes

D Schema (Ursprung, Verlauf und Ansatz der Muskeln; M. palmaris longus nicht gezeichnet)

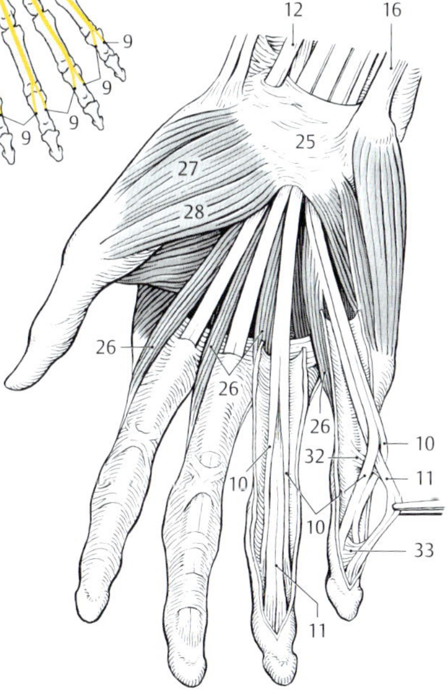

B oberflächliche Beugermuskeln an der Hand, Palmaraponeurose entfernt

Ventrale Unterarmmuskeln, Fortsetzung

Tiefe Schichte (A – C)

Der viereckige Einwärtsdreher, der **M. pronator quadratus** (**1**) *entspringt am distalen Viertel der Palmarfläche der Ulna* (**2**) und *setzt am distalen Viertel der Palmarfläche des Radius* (**3**) an. Er proniert den Unterarm und wird dabei vom M. pronator teres unterstützt.
Innervation: N. interosseus anterior des N. medianus (C8 – Th1).

Varietäten: Der Muskel kann weiter nach proximal reichen. Er kann auch verschiedene Handwurzelknochen und selten die Muskeln des Daumenballens erreichen. Manchmal kann der Muskel fehlen.

Der **M. flexor digitorum profundus** (**4**) *entspringt von den proximalen zwei Dritteln der Palmarfläche der Ulna* (**5**) *und der Membrana interossea.* Durch den Canalis carpi verlaufend, werden seine Sehnen und die Sehnen der oberflächlichen Fingerbeuger (S. 160) von einer gemeinsamen Sehnenscheide (S. 182) umhüllt. Sein *Ansatz* ist mit 4 Sehnen *an den Basen der Endphalangen des 2.–5. Fingers* (**6**). Aufgrund seines Verhaltens gegenüber dem M. flexor digitorum superficialis, dessen Endsehnen er durchbohrt, wird er auch als **M. perforans** bezeichnet. Außerdem entspringen von den radialen Seiten seiner Sehnen die Mm. lumbricales (**7**). Er beugt in den Handwurzel- und Fingergelenken.
Innervation: N. interosseus anterior des N. medianus und N. ulnaris (C7 – Th1).

Varietät: Die Sehne, die zum Zeigefinger (**Index**) gelangt, besitzt sehr häufig einen eigenen Muskelbauch (s. Abb. **A**).

Der **M. flexor pollicis longus** (**8**) *entspringt von der Vorderfläche des Radius* (distal von der Tuberositas radii) *und von der Membrana interossea* (**9**). Er zieht, von einer eigenen Sehnenscheide (S. 182) umgeben, durch den Canalis carpi, liegt anschließend zwischen den Köpfen des M. flexor pollicis brevis und *gelangt an die Basis der Endphalanx des Daumens* (**10**). In seiner Funktion ist er ein Beuger bis in das Endglied des Daumens und ist außerdem imstande, etwas nach radial zu abduzieren.
Innervation: R. interosseus anterior des N. medianus (C7 – C8).

Varietät: Bei 40% der Menschen besitzt er ein Caput humerale, das am Epicondylus medialis humeri entspringt. In diesen Fällen besteht eine sehnige Verbindung mit dem Caput humerale des M. flexor digitorum superficialis.

11 M. brachioradialis,
12 Retinaculum flexorum,
13 M. abductor pollicis brevis,
14 M. flexor pollicis brevis,
15 M. flexor carpi radialis,
16 M. palmaris longus,
17 M. flexor digitorum superficialis,
18 M. flexor carpi ulnaris,
19 M. pronator teres,
20 Radius,
21 Ulna.

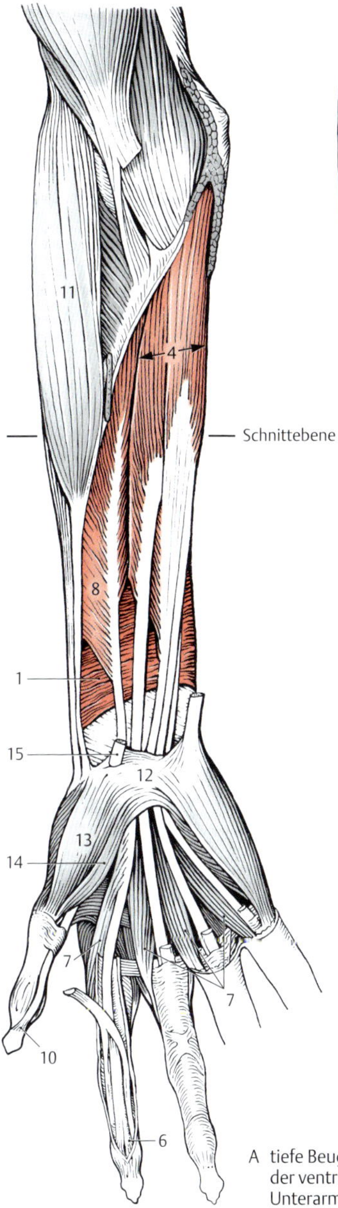

A tiefe Beugergruppe der ventralen Unterarmmuskeln

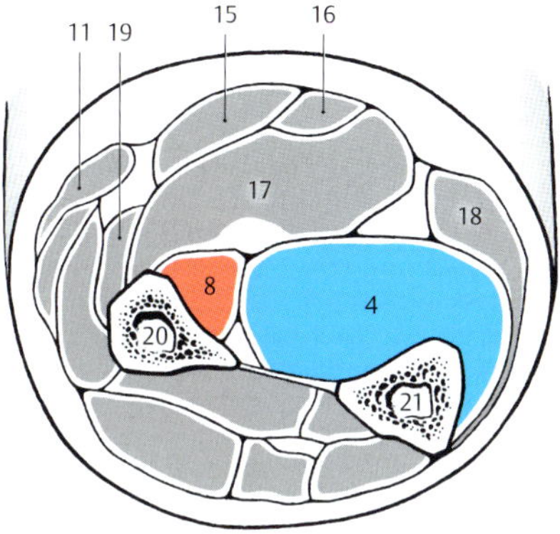

B Schnitt durch die Mitte des Unterarms

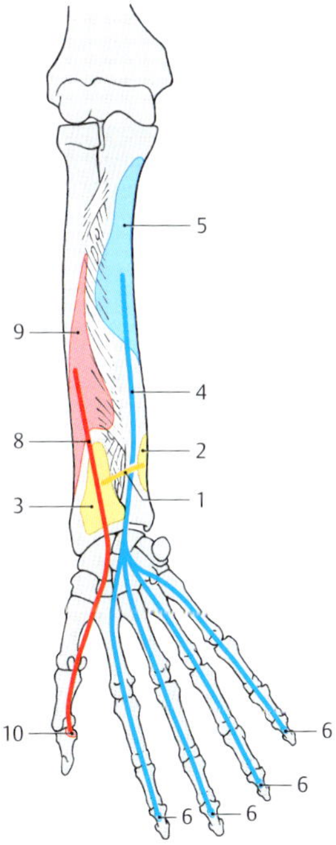

C Schema (Ursprung, Verlauf und Ansatz der Muskeln)

Radiale Unterarmmuskeln (A–D)

Die radiale Gruppe umfasst drei Muskeln, die im Ellbogengelenk beugend wirken.

Der **M. extensor carpi radialis brevis** (**1**) *entspringt* im Caput commune *vom Epicondylus lateralis humeri* (**2**), *vom Lig. collaterale radiale* und *vom Lig. anulare radii* und *setzt an der Basis des Os metacarpale III* (**3**) *an.* Er gelangt durch das zweite Sehnenfach (S. 180) an die Dorsalseite der Handwurzel. Der M. extensor carpi radialis brevis ist ein schwacher Beuger im Ellbogengelenk. Er bringt die Hand aus der Ulnarabduktion in Mittelstellung und flektiert sie nach dorsal.
Innervation: N. radialis, R. profundus (C7).

Der **M. extensor carpi radialis longus** (**4**) *entspringt an der Crista supracondylaris lateralis humeri* (**5**) und *am Septum intermusculare laterale* bis zum Epicondylus lateralis und verläuft gemeinsam mit dem M. extensor carpi radialis brevis durch das zweite Sehnenfach. Er *setzt an der Basis des Os metacarpale II* (**6**) *an.* In seiner Funktion ist er ein Beuger im Ellbogengelenk und schwacher Pronator bei gebeugtem Arm und ein Supinator bei gestrecktem Arm. In den Handwurzelgelenken vollführt er gemeinsam mit dem M. extensor carpi ulnaris eine Dorsalflexion und gemeinsam mit dem M. flexor carpi radialis eine Radialabduktion.
Innervation: N. radialis, R. profundus (C6–C7).

Sowohl der vorher genannte wie auch dieser Muskel werden als **Faustschlusshelfer** bezeichnet, da beim Faustschluss die Hand leicht nach dorsal flektiert sein muss, um eine Maximalwirkung der Beuger zu erreichen.

Klinischer Hinweis: Bei Faustschluss können am Epicondylus lateralis humeri Schmerzen auftreten, die als **Epicondylitis humeri** bezeichnet werden. Als Ursache nimmt man eine noch nicht bewiesene Periostreizung im Ursprungsgebiet der beiden radialen Strecker durch Überlastung an (Tennisellbogen).

Dem Oberarmspeichenmuskel, **M. brachioradialis** (**7**), dienen die *Crista supracondylaris lateralis humeri* (**8**) und das *Septum intermusculare laterale* zum Ursprung. Er inseriert an der radialen Fläche des *Processus styloideus radii* (**9**). Zum Unterschied von den vorher beschriebenen Muskeln des Unterarmes handelt es sich hier um einen eingelenkigen Muskel. Er bringt den Unterarm in Mittelstellung zwischen Pro- und Supination. In dieser Stellung wirkt er als Beuger. Seine Beugefunktion ist geringer bei langsamen Bewegungen und bei Supinationsstellung des Unterarmes.
Innervation: N. radialis (C5–C6).

Klinischer Hinweis: Unmittelbar proximal seines Ansatzes befindet sich zwischen seiner Sehne und der Sehne des M. flexor carpi radialis (S. 160) jene Stelle, an der der Puls an der A. radialis gefühlt wird (s. auch S. 386).

10 M. extensor digitorum,
11 M. extensor digiti minimi,
12 M. extensor carpi ulnaris,
13 M. extensor pollicis longus,
14 M. extensor pollicis brevis,
15 M. abductor pollicis longus,
16 Ulna,
17 Radius.

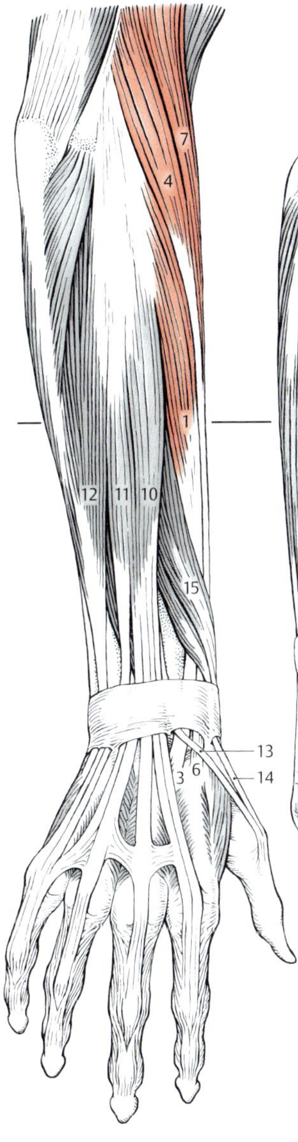

A radiale Gruppe der Unterarmmuskeln von dorsal gesehen

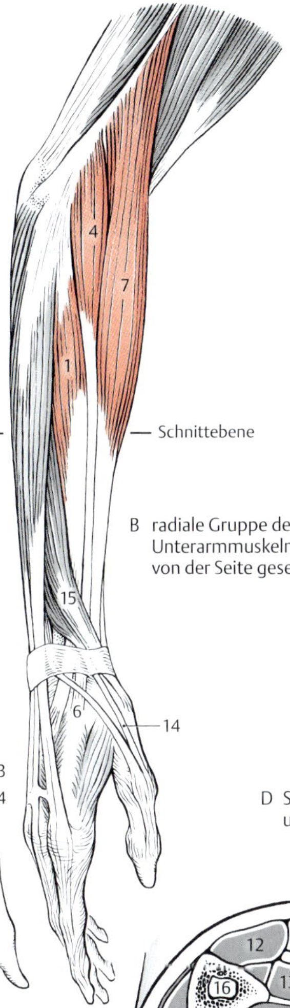

B radiale Gruppe der Unterarmmuskeln von der Seite gesehen

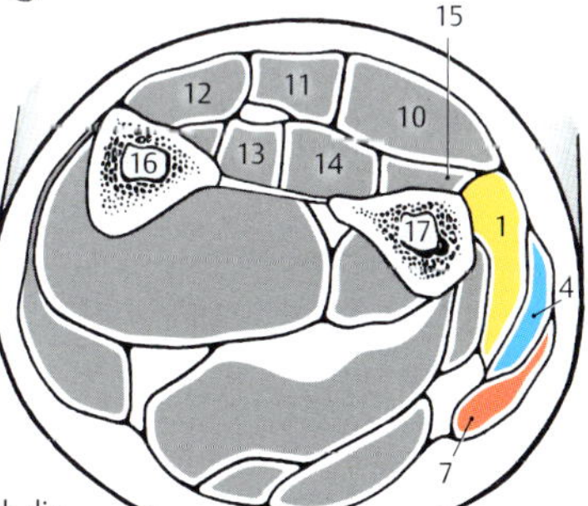

C Schnitt durch die Mitte des Unterarmes

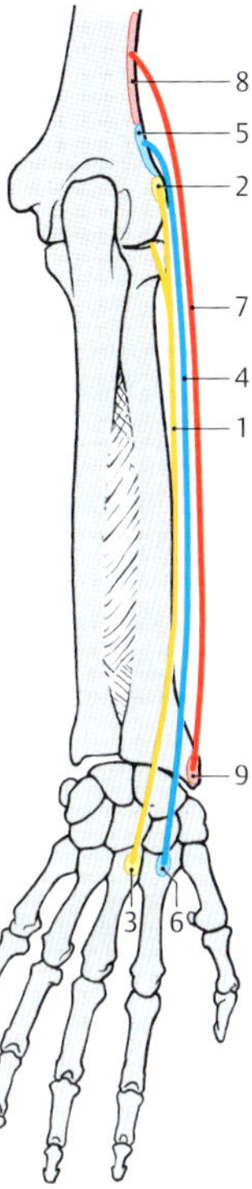

D Schema (Ursprung, Verlauf und Ansatz der Muskeln)

Dorsale Unterarmmuskeln

Oberflächliche Schichte (A–C)

Der **M. extensor digitorum** (**1**) hat einen flächenhaften *Ursprung vom Epicondylus lateralis humeri* (**2**), *Lig collaterale radiale, Lig. anulare radii* und *von der Fascia antebrachii.* Er zieht durch das vierte Sehnenfach (S. 182). Er *bildet* mit seinen Sehnen die *Dorsalaponeurose* (**3**) *des zweiten bis fünften Fingers,* und außerdem entsenden seine Sehnen Zügel zu den Basen der Grundphalangen (**4**) und zu den Gelenkkapseln der Grundgelenke.
Zwischen den einzelnen Sehnenstrahlen finden sich regelmäßig sehnige Verbindungen (**Connexus intertendinei, 5**) ausgehend vom vierten Finger (Digitus anularis) zum dritten (Digitus medius) und fünften (Digitus minimus) Finger. Der M. extensor digitorum streckt und spreizt die Finger. In den Handwurzelgelenken ist er der stärkste Muskel für eine Dorsalflexion. Außerdem wirkt er ulnarabduzierend.
Innervation: N. radialis, R. profundus (C6–C8).

Varietäten: Der Muskelbauch der Sehne für den zweiten Finger kann selbständig sein. Die Sehne zum fünften Finger kann fehlen. Andererseits können die Sehnen zu den einzelnen Fingern auch verdoppelt sein.

Der **M. extensor digiti minimi** (**6**) *entspringt gemeinsam mit dem vorher genannten in einem Caput commune* (**2**) und *gelangt* durch das fünfte Sehnenfach meist mit zwei Sehnen *zur Dorsalaponeurose des fünften Fingers.* Manchmal fehlt dieser Muskel, und der M. extensor digitorum übernimmt dann mit einer weiteren Sehne seine Funktion. Er streckt den fünften Finger und wirkt an der Dorsalflexion und Ulnarabduktion der Hand mit.
Innervation: N. radialis, R. profundus (C6–C8).

Auch der **M. extensor carpi ulnaris** (**7**) *entspringt vom Caput commune* (**2**), gemeinsam mit dem M. extensor digitorum, *und von der Ulna* (**8**) und zieht an der medialen dorsalen Seite der Ulna durch das sechste Sehnenfach *bis zu der Basis des Os metacarpale V* (**9**).
Sein Name ist missverständlich, da er funktionell ein kräftiger Abduktor ist. Seine Wirkung wird durch den Verlauf seiner Sehne verständlich. Seine Sehne verläuft dorsal vom Radiokarpalgelenk jedoch palmar vom Mediokarpalgelenk in Bezug auf die Bewegungsachse (S. 134). Daher kommt es zu einer Dorsalflexion in der Articulatio radiocarpalis und zu einer Palmarflexion in der Articulatio mediocarpalis, d. h. die beiden Funktionen heben sich auf. Daher wirkt dieser Muskel im wesentlichen als reiner Abduktor. Der Antagonist dieses Muskels ist der M. abductor pollicis longus.
Innervation: N. radialis, R. profundus (C7–C8).

Varietät: Häufig findet sich an der radialen Seite eine zusätzliche Sehne, die die Phalanx proximalis erreicht.

10 M. extensor carpi radialis longus,
11 M. extensor carpi radialis brevis,
12 M. abductor pollicis longus,
13 M. extensor pollicis brevis,
14 M. extensor pollicis longus,
15 M. extensor indicis,
16 Radius,
17 Ulna,
18 M. anconaeus.

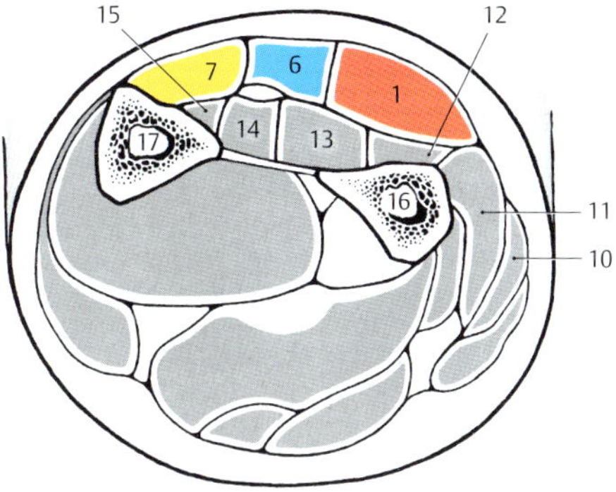

B Schnitt durch die
Mitte des Unterarms

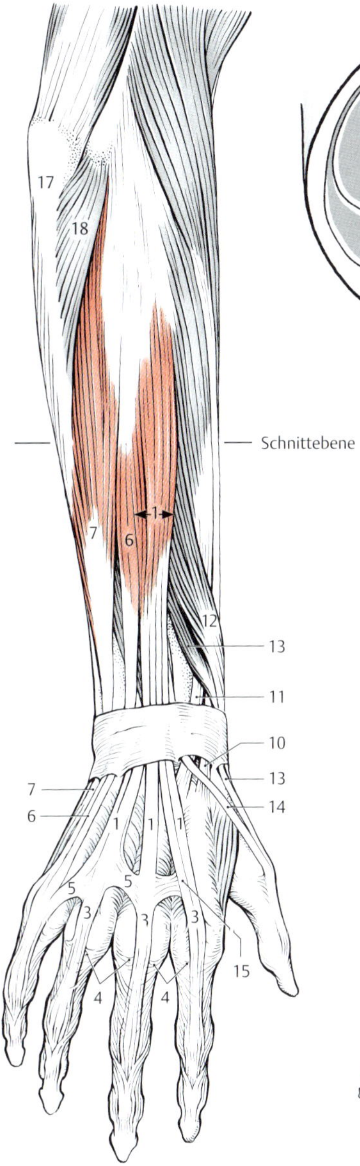

A oberflächliche Schichte der
dorsalen Unterarmmuskeln

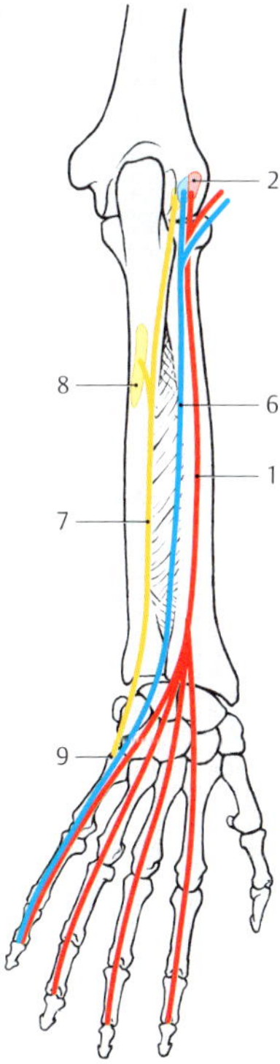

C Schema (Ursprung, Verlauf
und Ansatz der Muskeln)

Dorsale Unterarmmuskeln, Fortsetzung

Tiefe Schichte (A–C)

Die *Crista m. supinatoris ulnae* (**1**), der *Epicondylus lateralis humeri* (**2**), das *Lig. collaterale radiale* und das *Lig. anulare radii dienen* dem **M. supinator** (**3**) *als Ursprungsflächen.* Jene Fasern, die vom hintersten Anteil des Lig. collaterale radiale entspringen, verlaufen oberflächlich und bilden einen nach distal konvexen Sehnenbogen. Zwischen diesen Fasern und den übrigen zieht der R. profundus n. radialis (s. S. 384) an die Dorsalfläche des Unterarmes. *Er setzt am Radius* (**4**) zwischen der Tuberositas radii und dem Ansatz des M. pronator teres *an.* Dabei umschlingt er den Radius und supiniert den Unterarm zum Unterschied vom M. biceps brachii in jeder Beuge- bzw. Streckstellung.
Innervation: N. radialis, R. profundus (C5–C6).

Der **M. abductor pollicis longus** (**5**) *entspringt von der Facies dorsalis ulnae* (**6**), und zwar distal von der Crista m. supinatoris ulnae, *von der Membrana interossea* (**7**) *und von der Facies dorsalis radii* (**8**). Er verläuft durch das erste Sehnenfach (S. 182) und *setzt an der Basis des Os metacarpale I* (**9**) *an.* Ein Teil der Sehne gelangt zum Os trapezium, ein weiterer Teil verschmilzt häufig mit der Sehne des M. extensor pollicis brevis und mit dem M. abductor pollicis brevis.

Bedingt durch seine Lage, flektiert er die Hand nach palmar und abduziert sie nach radial. Die Hauptfunktion dieses Muskels ist die Abduktion des Daumens.
Innervation: N. radialis, R. profundus (C7–C8).

Der **M. extensor pollicis brevis** (**10**) *entspringt von der Ulna* (**11**), und zwar distal vom M. abductor pollicis longus, *von der Membrana interossea* (**12**) und *von der Facies dorsalis radii* (**13**), und *gelangt zur Basis der Grundphalanx des Daumens* (**14**). Er streckt und abduziert den Daumen, bedingt durch seine enge Beziehung zum M. abductor pollicis longus, mit dem er gemeinsam durch das erste Sehnenfach verläuft.
Innervation: N. radialis, R. profundus (C7–Th1).

Varietät: Häufig ist seine Endsehne verdoppelt. In seltenen Fällen kann er fehlen.

Der **M. extensor pollicis longus** (**15**) *hat seine Ursprungsfläche an der Facies dorsalis ulnae* (**16**) *und an der Membrana interossea* (**17**). Er gelangt durch das dritte Sehnenfach an die Dorsalseite der Handwurzel. Seine *Insertion liegt an der Basis der Endphalanx* (**18**) *des Daumens.* Er benützt die lateral des dritten Sehnenfaches liegende Knochenleiste am Radius, das Tuberculum dorsale, als Hypomochlion und streckt den Daumen. In den Handwurzelgelenken flektiert er nach dorsal und abduziert nach radial.
Innervation: N. radialis, R. profundus (C7–C8).

Das distale Drittel der *Facies dorsalis ulnae* (**19**) und der *Membrana interossea* (**20**) dienen dem **M. extensor indicis** (**21**) als *Ursprungsflächen.* Er zieht gemeinsam mit dem M. extensor digitorum durch das vierte Sehnenfach und *strahlt* mit seiner Sehne *in die Dorsalaponeurose des Zeigefingers ein.* Er streckt den Zeigefinger und wirkt an der Dorsalflexion in den Handwurzelgelenken mit.
Innervation: N. radialis, R. profundus (C6–C8).

Varietät: Häufig finden sich zwei bis drei Sehnen. Manchmal kann der Muskel fehlen.

22 M. extensor digitorum,
23 M. extensor digiti minimi,
24 M. extensor carpi ulnaris,
25 Ulna,
26 Radius.

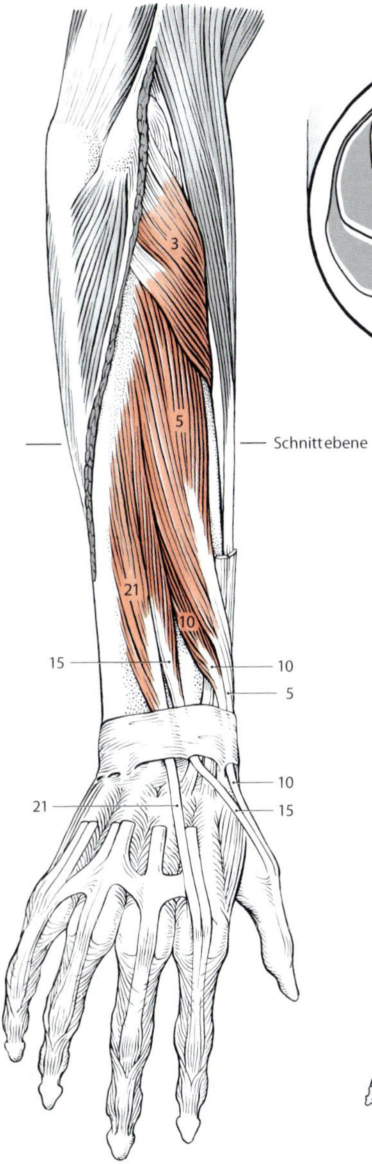

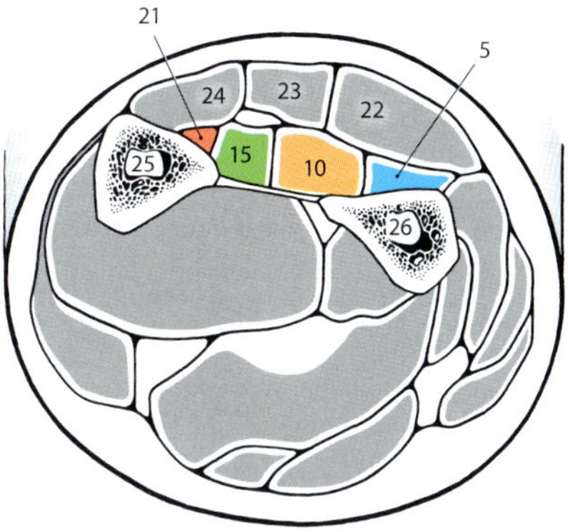

B Schnitt durch die Mitte des Unterarmes

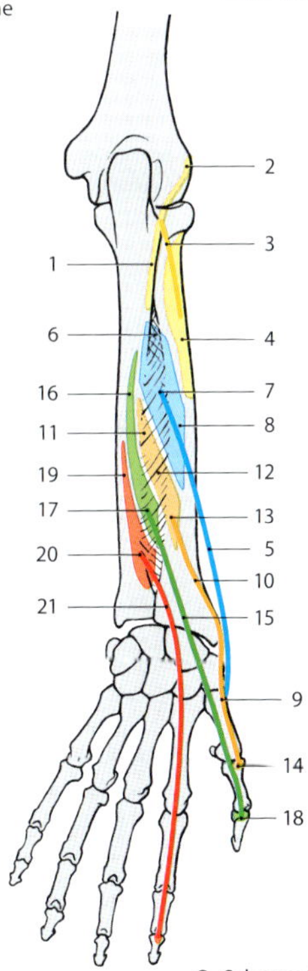

A tiefe Schichte der dorsalen Unterarmmuskeln

C Schema (Ursprung, Verlauf und Ansatz der Muskeln)

Funktion der Muskeln im Ellbogengelenk und am Unterarm (A – D)

Im Ellbogengelenk unterscheidet man zunächst die Beugung, **Flexion,** und die Streckung, **Extension.**

Die **Bewegungsachse verläuft durch die Epikondylen des Humerus.** Alle Muskeln, die vor dieser Achse verlaufen, wirken beugend, alle die dorsal von ihr ziehen, strecken im Ellbogengelenk. Da eine große Zahl der Muskeln mehrgelenkig ist, sind deren Bezeichnungen für ihre Funktion im Ellbogengelenk nicht immer zutreffend. Außerdem ist ihre Wirkung im Ellbogengelenk abhängig von der Einstellung der Nachbargelenke.

Bei der **Beugung** (**A**) wirken mit:
- M. biceps brachii (rot, N. musculocutaneus),
- M. brachialis (blau, N. musculocutaneus),
- M. brachioradialis (gelb, N. radialis),
- M. extensor carpi radialis longus (orange, N. radialis) und
- M. pronator teres (grün, N. medianus).

Von geringerer Bedeutung sind (nicht gezeichnet): der M. flexor carpi radialis, der M. extensor carpi radialis brevis und der M. palmaris longus.
Am kräftigsten wird die Beugung in Pronationsstellung, bedingt durch die Verkürzung fast aller Beuger, ausgeführt. Ausgenommen sind nur der M. brachialis, dessen Kraft in allen Einstellungen gleichbleibt, und der M. biceps brachii, bei dem die Beugekraft in Pronationsstellung abnimmt.

Für die **Streckung** (**B**) ist der M. triceps brachii (rot, N. radialis) der einzige Muskel von Bedeutung. Dabei wirken besonders das Caput laterale und das Caput mediale, während das Caput longum m. tricipitis erst in zweiter Linie wirksam wird. Der M. anconaeus kann als Strecker vernachlässigt werden.

Die Unterarmbewegungen sind **Umwendebewegungen** in der Articulatio radioulnaris distalis und in der Articulatio radioulnaris proximalis unter Mitwirkung der Articulatio humeroradialis. Diese Umwendebewegungen werden als **Pronation** und **Supination** (S. 122) bezeichnet und **erfolgen um eine Achse, die von der Fovea capitis radii zum Processus styloideus ulnae zieht.**

Pro- und Supination werden annähernd gleich stark (jedoch mit größerer Kraft bei gebeugtem Ellbogengelenk) ausgeführt. Das Überwiegen der Pronation wird nach *Lanz* und *Wachsmuth* durch eine Innenrotation im Schultergelenk vorgetäuscht.

Bei der **Supination** (**C**) wirken mit:
- M. supinator (rot, N. radialis),
- M. biceps brachii (blau, N. musculocutaneus),
- M. abductor pollicis longus (gelb, N. radialis),
- M. extensor pollicis longus (orange, N. radialis) und
- M. brachioradialis (nicht gezeichnet).

  Ebenso wirkt bei gestrecktem Arm der M. extensor carpi radialis longus als Supinator.

Die **Pronation** (**D**) wird durchgeführt von:
- M. pronator quadratus (rot, N. medianus),
- M. pronator teres (blau, N. medianus),
- M. flexor carpi radialis (gelb, N. medianus),
- M. extensor carpi radialis longus bei gebeugtem Arm (orange, N. radialis),
- M. brachioradialis (nicht gezeichnet) und
- M. palmaris longus (nicht gezeichnet).

Die Farbe der Pfeile gibt in folgender Reihenfolge die Bedeutung der Muskeln bei den einzelnen Bewegungen an:
rot, blau, gelb, orange, grün.

In Klammern ist der Nerv, der den Muskel innerviert, angeführt.

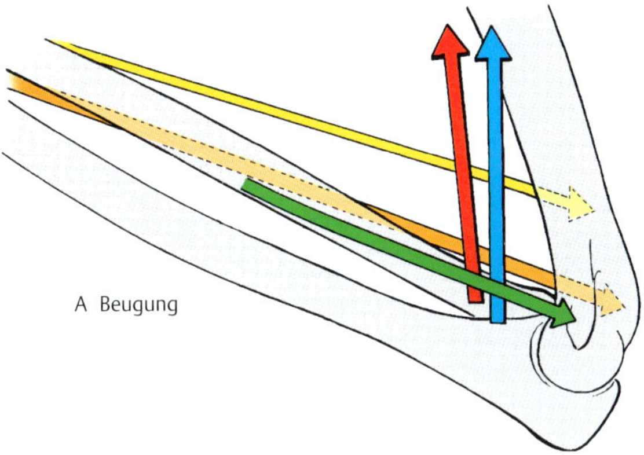

A Beugung

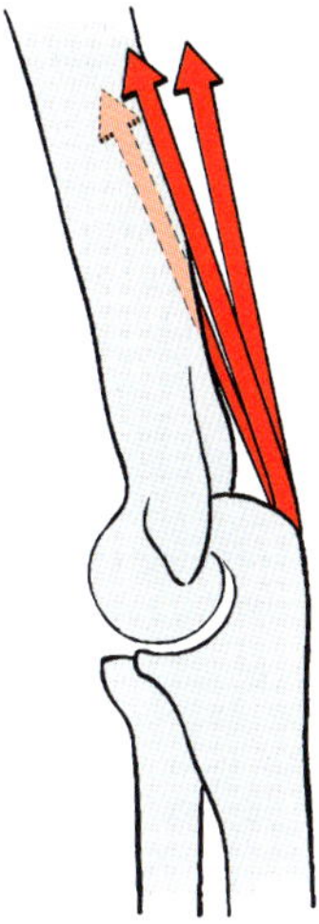

B Streckung

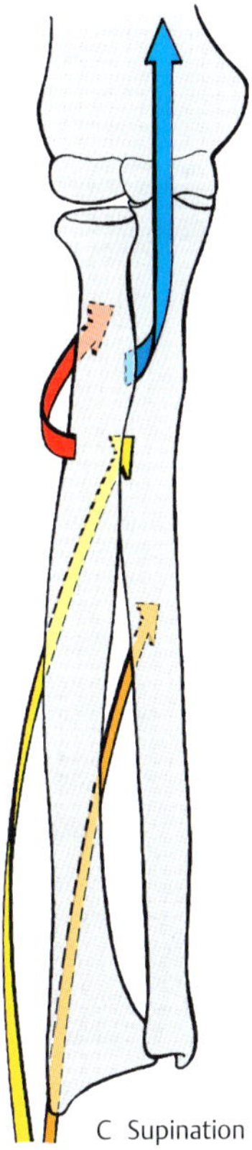

C Supination

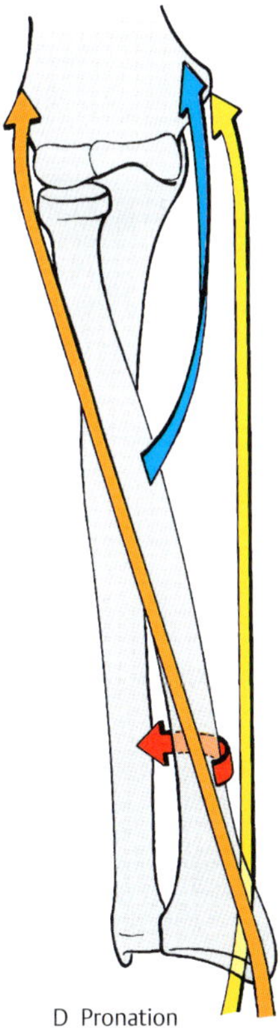

D Pronation

A–D
Funktion der Muskeln im Ellbogenbereich

Funktion der Muskeln in den Handwurzelgelenken (A–D)

Man unterscheidet die **Dorsalflexion** (**A**), das Heben des Handrückens, und die **Palmarflexion** (**B**), das Senken des Handrükkens.

Diese Bewegungen erfolgen sowohl im proximalen als auch im distalen Handwurzelgelenk um eine **gedachte transversale Achse, die durch das Os capitatum verläuft.** Weiters kennt man eine **Radialabduktion** (**C**) und eine **Ulnarabduktion** (**D**) **um eine dorsopalmar verlaufende Achse durch das Os capitatum.**

Dabei muss beachtet werden, dass bei der „Normalhaltung" der Hand die Längsachsen durch das Os metacarpale III, die durch das Os capitatum und die Konstruktionsachse des Unterarmes zueinander parallel sind. Die Konstruktionsachse des Unterarmes verläuft von der Mitte des Caput radii zum Processus styloideus ulnae. Diese Achse entspricht der Bewegungsachse bei Pronation und Supination.

Von der oben angeführten Bewegung ist die Palmarflexion diejenige, die am kräftigsten ist. Die Beuger sind den Streckern deutlich überlegen, und unter diesen sind wiederum die Fingerbeuger die kräftigsten.

Klinischer Hinweis: Durch das Überwiegen der Beuger kommt es nach länger dauernder Ruhigstellung (**Frakturheilung**) zu einer Einstellung der Hand in Palmarflexion. Daher soll während der Heilung eine Ruhigstellung immer in leichter Dorsalflexion erfolgen.

Bei der **Dorsalflexion** wirken mit:
- M. extensor digitorum (rot, N. radialis),
- M. extensor carpi radialis longus (blau, N. radialis),
- M. extensor carpi radialis brevis (gelb, N. radialis),
- M. extensor indicis (orange, N. radialis),
- M. extensor pollicis longus (grün, N. radialis) und
- M. extensor digiti minimi (nicht gezeichnet).

Die **Palmarflexion** wird ermöglicht durch:
- M. flexor digitorum superficialis (rot, N. medianus),
- M. flexor digitorum profundus (blau, N. medianus und N. ulnaris),
- M. flexor carpi ulnaris (gelb, N. ulnaris),
- M. flexor pollicis longus (orange, N. medianus),
- M. flexor carpi radialis (grün, N. medianus) und
- M. abductor pollicis longus (braun, N. radialis).

Die beiden Fingerbeuger sind die kräftigsten Beuger in den Handwurzelgelenken.

Die **Radialabduktion** wird durchgeführt von:
- M. extensor carpi radialis longus (rot, N. radialis),
- M. abductor pollicis longus (blau, N. radialis),
- M. extensor pollicis longus (gelb, N. radialis),
- M. flexor carpi radialis (orange, N. medianus) und
- M. flexor pollicis longus (grün, N. medianus).

Die **Ulnarabduktion** bewirken:
- M. extensor carpi ulnaris (rot, N. radialis),
- M. flexor carpi ulnaris (blau, N. ulnaris),
- M. extensor digitorum (gelb, N. radialis) und
- M. extensor digiti minimi (nicht gezeichnet).

Die Farbe der Pfeile gibt in folgender Reihenfolge die **Bedeutung** der Muskeln **bei den einzelnen Bewegungen** an:

rot,
blau,
gelb,
orange,
grün,
braun.

In den Klammern ist der Nerv, der den Muskel innerviert, angeführt.

A–D
Funktion der Muskeln
im Handwurzelbereich

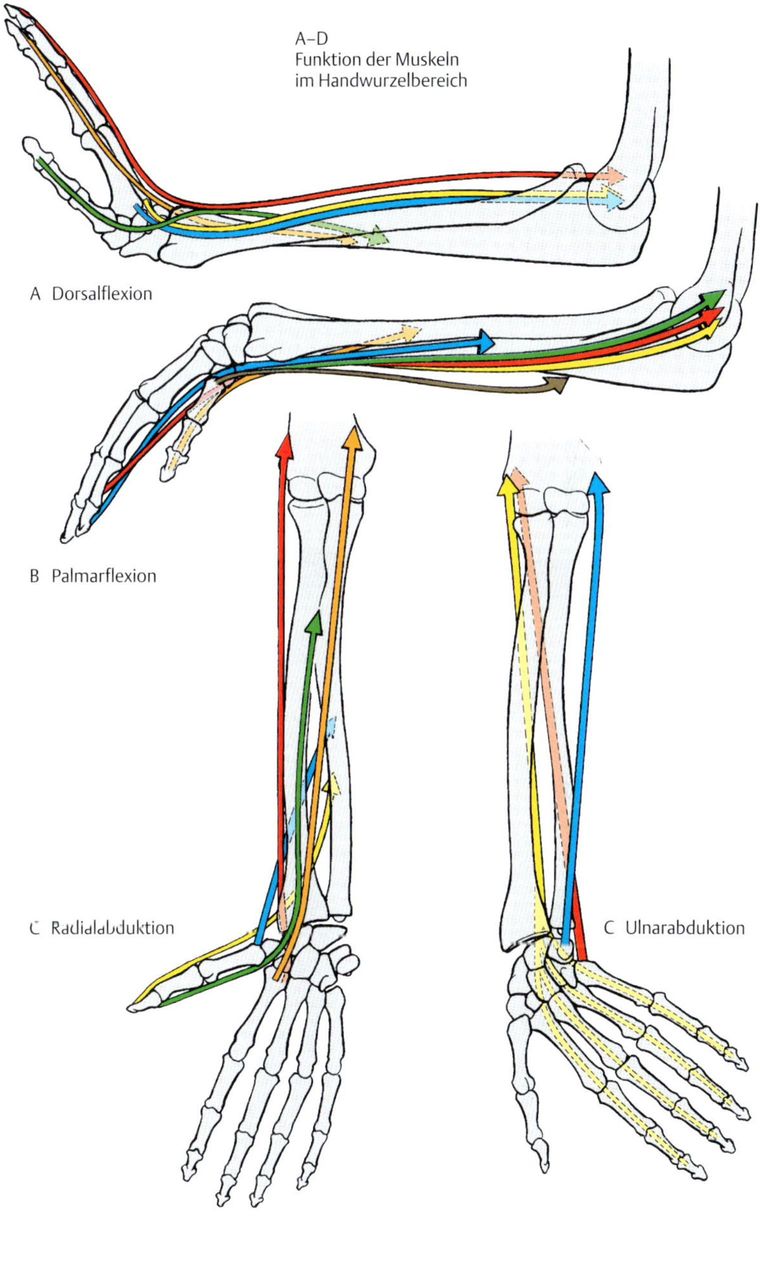

A Dorsalflexion

B Palmarflexion

C Radialabduktion

C Ulnarabduktion

Kurze Muskeln der Hand

Die kurzen Muskeln der Hand gliedern sich in drei palmare Gruppen: Man unterscheidet:
- die **Muskeln der Mittelhand**,
- die des **Daumenballens, Thenar,** und
- die des **Kleinfingerballens, Hypothenar.**

An der dorsalen Seite der Finger finden sich die Streckaponeurosen.

Muskeln der Mittelhand (A–D)

Man gliedert die sieben kurzen, gefiederten **Mm. interossei** in **drei palmare einköpfige** und **vier dorsale zweiköpfige Muskeln.**

Die **Mm. interossei palmares** (**1**) *entspringen vom Os metacarpale II, IV und V* (**2**). *Sie gelangen zu den Basen der entsprechenden Grundphalangen* (**3**), *an denen sie* mit den kurzen Sehnen *ansetzen, außerdem strahlen sie* mit einem zweiten Anteil *in* die entsprechenden *Sehnen der Dorsalaponeurose* (**4**) *ein.*

Sie verlaufen dorsal von den *Ligg. metacarpalia transversa profunda* (**5**) und palmar von der Achse der Grundgelenke. Daher beugen sie in den Grundgelenken, und durch ihre Einstrahlung in die Dorsalaponeurose strecken sie in den Mittel- und Endgelenken. Durch ihre Lage zu den Metakarpal- und Phalangealknochen haben sie außerdem eine adduktorische Wirkung, bezogen auf eine Achse, die durch den Mittelfinger gelegt wird. Sie führen also den 2., 4. und 5. Finger zum Mittelfinger.

Die **Mm. interossei dorsales** (**6**) *entspringen zweiköpfig von den zueinandergekehrten Seiten der fünf Metakarpalknochen* (**2, 7**). *Sie erreichen* entsprechend wie die Mm. interossei palmares *die proximalen Phalangen und strahlen in die Dorsalaponeurose* (**4**) *ein.* Der M. interosseus dorsalis I erreicht die Phalanx proximalis des 2. Fingers an der Radialseite, die Mm. interossei II u. III erreichen die proximale Phalanx des Mittelfingers einerseits an der radialen und andererseits an der ulnaren Seite und der M. interosseus dorsalis IV erreicht die proximale Phalanx des vierten Fingers an der ulnaren Seite.

Ebenso wie die Mm. interossei palmares wirken sie beugend in den Grundgelenken, streckend in den Mittel- und Endgelenken. Bezogen auf die Achse durch den Mittelfinger wirken sie abduktorisch (Spreizen der Finger).
Innervation: N. ulnaris, R. profundus (C8–Th1).

Die vier **Mm. lumbricales** (**8**) *entspringen an den radialen Seiten der Sehnen des M. flexor digitorum profundus* (**9**). Da diese Sehnen beweglich sind, haben die Lumbrikalmuskeln einen transportablen Ursprung. *Sie ziehen,* bedeckt von der Palmaraponeurose und palmar von den Ligg. metacarpalia transversa profunda (**5**), *zu den Streckaponeurosen* (**4**) *und zu den Gelenkkapseln der Grundgelenke.* Sie wirken beugend auf das Grundgelenk und streckend auf die Mittel- und Endgelenke der Finger.
Innervation: Die zwei radialen Mm. lumbricales werden vom N. medianus, die zwei ulnaren vom R. profundus des N. ulnaris innerviert (C8–Th1).

10 Retinaculum mm. flexorum,
11 M. abductor pollicis brevis,
12 M. flexor pollicis brevis,
13 M. adductor pollicis, Caput transversum,
14 M. abductor digiti minimi,
15 M. flexor carpi ulnaris,
16 M. flexor carpi radialis.

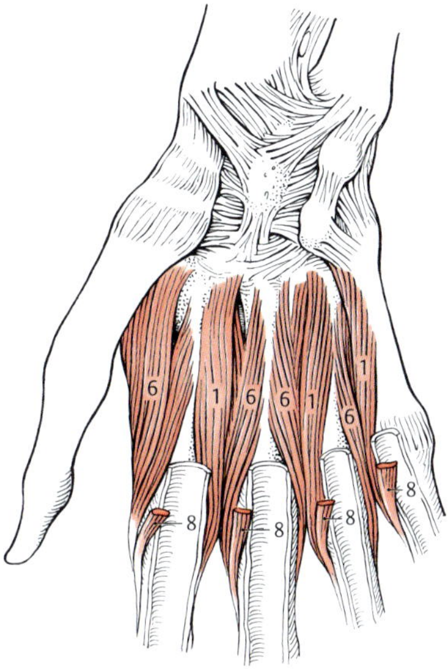

A Mm. interossei palmares

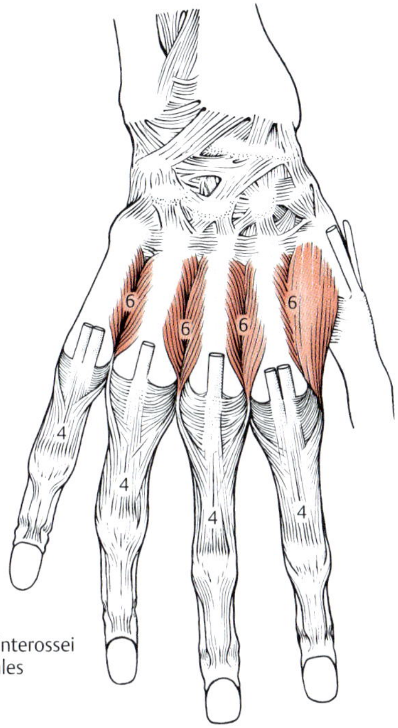

B Mm. interossei dorsales

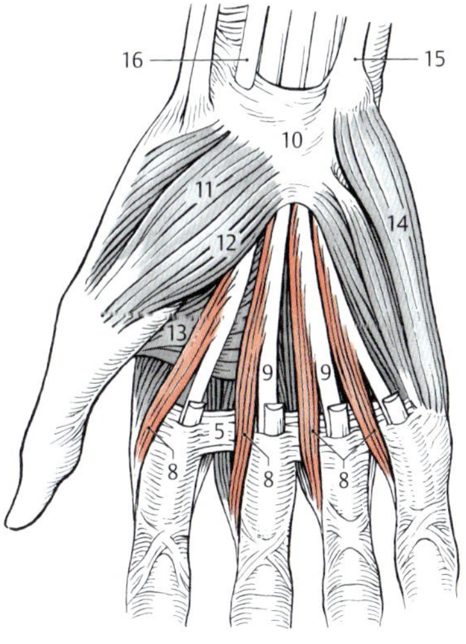

C Mm. lumbricales

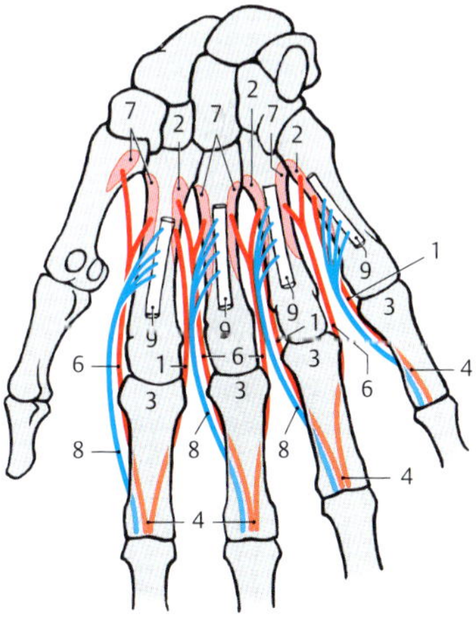

D Schema (Ursprung, Verlauf und Ansatz der Muskeln)

Kurze Muskeln der Hand, Fortsetzung

Muskulatur des Thenar (A–D)

Sie besteht aus:
- M. abductor pollicis brevis,
- M. flexor pollicis brevis,
- M. adductor pollicis und
- M. opponens pollicis.

Der **M. abductor pollicis brevis** (**1**) *entspringt vom Tuberculum ossis scaphoidei* (**2**) *und vom Retinaculum mm. flexorum* (**3**). *Er setzt am radialen Sesambein* (**4**) *und der Grundphalanx* (**5**) *des Daumens an.* Der M. abductor pollicis brevis abduziert den Daumen.
Innervation: N. medianus (C8–Th1).

Der **M. flexor pollicis brevis** besitzt ein **Caput superficiale** (**6**) und ein **Caput profundum** (**7**). *Das erstere nimmt seinen Ursprung vom Retinaculum mm. flexorum* (**3**), das letztere vom *Os trapezium* (**8**), *Os trapezoideum* (**9**) *und Os capitatum* (**10**). Dieser Muskel *setzt am radialen Sesambein* (**4**) *des Daumengrundgelenkes an.* Er wirkt auf das Daumengrundgelenk beugend, adduktorisch, abduktorisch und kann den Daumen in Oppositionsstellung bringen.
Innervation: das Caput superficiale vom N. medianus, das Caput profundum vom N. ulnaris (C8–Th1).

Auch der **M. adductor pollicis** entspringt mit 2 Köpfen, *mit dem* **Caput transversum** (**11**) *von der ganzen Länge des Os metacarpale III* (**12**), *mit dem* **Caput obliquum** (**13**) *von den benachbarten Handwurzelknochen.* Er findet seinen *Ansatz am ulnaren Sesambein* (**14**) *des Daumengrundgelenkes.* Er adduziert und wirkt bei der Opposition und bei der Beugung des Daumens mit.
Innervation: N. ulnaris, R. profundus (C8–Th1).

Der **M. opponens pollicis** (**15**) *entspringt vom Tuberculum ossis trapezii* (**16**) *und vom Retinaculum mm. flexorum* (**3**). Er *inseriert am radialen Rand des Os metacarpale I* (**17**). Er bringt den Daumen in Oppsitionsstellung und wirkt auch bei der Adduktion des Daumens mit.
Innervation: N. medianus (C6–C7).

Zusammenfassend kann man nun die Muskeln für den Thenar nach ihrer Funktion gliedern:

Die **Adduktion** des Daumens wird vom M. adductor pollicis unter Mitwirkung des M. flexor pollicis brevis und des M. opponens pollicis durchgeführt.

Für die **Abduktion** ist der M. abductor pollicis brevis, außerdem noch zu einem kleinen Teil der M. flexor pollicis brevis verantwortlich.

In die **Oppositionsstellung** wird der Daumen in erster Linie durch den M. opponens pollicis gebracht; dieser wird vom M. flexor pollicis brevis und vom M. adductor pollicis unterstützt.

Die **Reposition** erfolgt durch lange Muskeln an der Dorsalseite, und zwar durch den M. extensor pollicis brevis, den M. extensor pollicis longus und den M. abductor pollicis longus.

Klinischer Hinweis: Von den Ansätzen des M. abductor pollicis brevis und des M. adductor pollicis führen sogenannte **„retinakuläre Bänder"** *(Landsmeer)*, die zu den Strecksehnen gelangen und mit diesen an den Endphalangen inserieren. Sie sind in der Handchirurgie von Bedeutung.

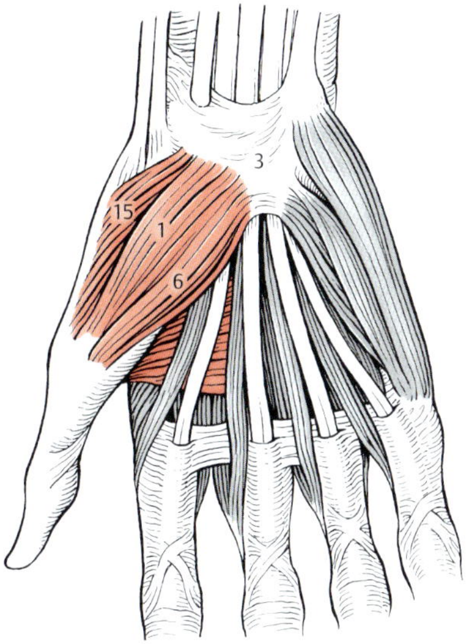

A Muskulatur des Thenar, 1. Schichte

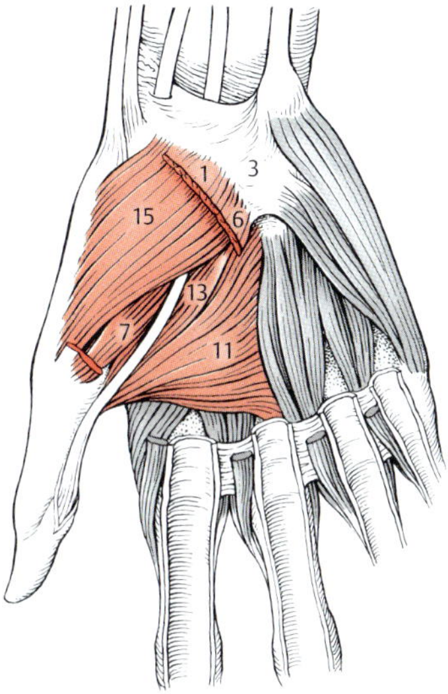

B Muskulatur des Thenar, 2. Schichte

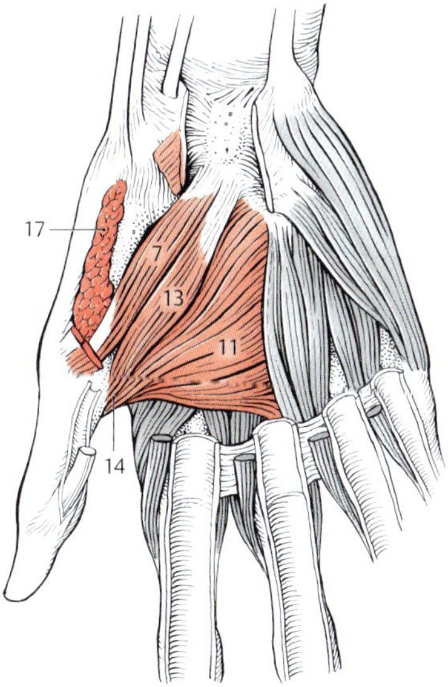

C Muskulatur des Thenar, 3. Schichte

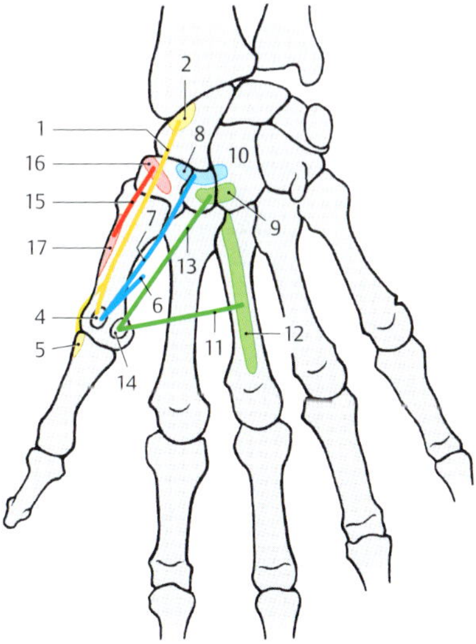

D Schema (Ursprung, Verlauf und Ansatz der Muskeln)

Kurze Muskeln der Hand, Fortsetzung

Palmaraponeurose (A)

Die **Palmaraponeurose** (s. auch S. 388) besteht *aus Fasciculi longitudinales* (**1**) und *Fasciculi transversi* (**2**). Die Längsfasern gelangen zu den Sehnenscheiden der Beugersehnen (**3**), den Ligg. metacarpalia transversa profunda (**4**) und an den Bandapparat der Fingergrundgelenke. Außerdem strahlen sie noch in das Corium der Palma manus (**5**) ein. Die Palmaraponeurose ist mit der tiefen Hohlhandfaszie (s. 180) durch neun Septen (**6**) verbunden. Acht dieser Septen begrenzen jederseits die Sehnen der Mm. flexores digitorum superficialis et profundus, während das neunte Septum an der radialen Seite des ersten M. lumbricalis (S. 174) gelegen ist. Diese Septen entspringen sowohl von den Fasciculi longitudinales als auch von den Fasciculi transversi.

Durch die Verbindung der tiefen Hohlhandfaszie mit den Mittelhandknochen ist eine entsprechende Verankerung der Palmaraponeurose am Handskelett gegeben. Die Fasciculi longitudinales erreichen den zweiten (Index) bis fünften Finger (Digitus minimus) und strahlen zum größten Teil in die Haut und in die Vaginae fibrosae (S. 182) ein. Ein kleiner Teil dieser Fasern verbindet sich mit dem Lig. metacarpale transversum superficiale. Die Fasciculi transversi liegen proximal tiefer als die Fasciculi longitudinales. Distal sind die Fasciculi transversi (**2**) sichtbar und liegen in der gleichen Schichte wie die Längsfasern.

Die Palmaraponeurose ist mit den Bändern, Septen und Faszien eine funktionelle Einheit. Sie fixiert bei kraftvollem Zugriff die Haut der Palma manus an die Mittelhandknochen.

Im Bereich des Hypothenar findet sich der in Rückbildung begriffene **M. palmaris brevis** (**7**), *der Palmaraponeurose und Retinaculum mm. flexorum* (**8**) *mit der Haut des ulnaren Randes der Hand verbindet.*
Innervation: N. ulnaris, R. superficialis (C8–Th1).

Muskulatur des Hypothenar (B–D)

Die Muskulatur des Hypothenar besteht aus

- M. abductor digiti minimi (**9**),
- M. flexor digiti minimi brevis (**10**) und
- M. opponens digiti minimi (**11**).

Der **M. abductor digiti minimi** (**9**) *entspringt vom Os pisiforme* (**12**), *Lig. pisohamatum* (**13**) *und vom Retinaculum mm. flexorum* (**8**) und *setzt am ulnaren Rand der Basis der Grundphalanx des fünften Fingers* (**14**) *an.* Zum Teil strahlt er auch in die Streckaponeurose des fünften Fingers ein. Funktionell ist er ein reiner Abduktor.
Innervation: N. ulnaris, R. profundus (C8–Th1).

Auch der **M. flexor digiti minimi brevis** (**10**) *entspringt vom Retinaculum mm. flexorum* (**8**) *und außerdem vom Hamulus des Os hamatum* (**15**). Er verschmilzt an seinem Ansatz mit der Sehne des M. abductor digiti minimi und *setzt an der Palmarfläche der Basis der Grundphalanx an* (**16**). Er ist ein Beuger im Grundgelenk.
Innervation: N. ulnaris, R. profundus (C8–Th1).

Varietät: Dieser Muskel kann sehr häufig fehlen.

Der **M. opponens digiti minimi** (**11**) *entspringt* wie der M. flexor digiti minimi brevis *vom Hamulus o. hamati* (**15**) *und vom Retinaculum mm. flexorum* (**8**). Sein *Ansatz* ist *am ulnaren Rand des Os metacarpale V* (**17**). Er bringt den fünften Finger in Oppositionsstellung.
Innervation: N. ulnaris, R. profundus (C8–Th1).

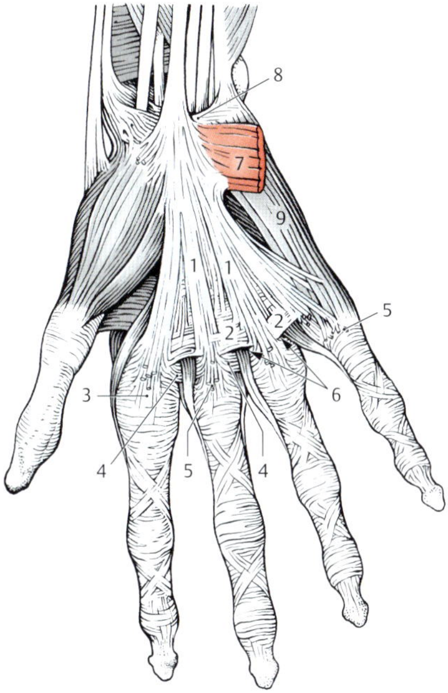

A Palmaraponeurose und M. palmaris brevis

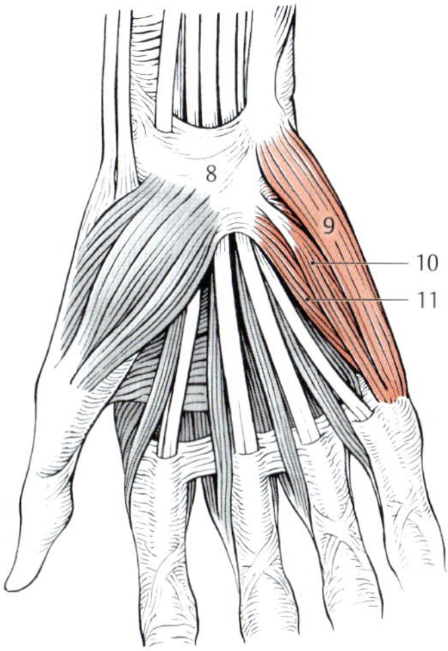

B Muskulatur des Hypothenar, 1. Schichte

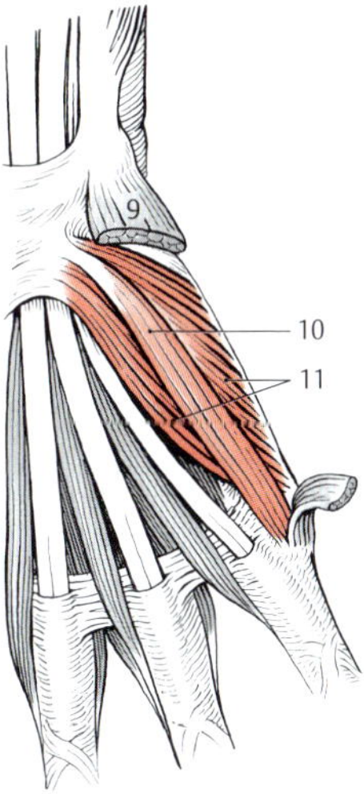

C Muskulatur des Hypothenar, 2. Schichte

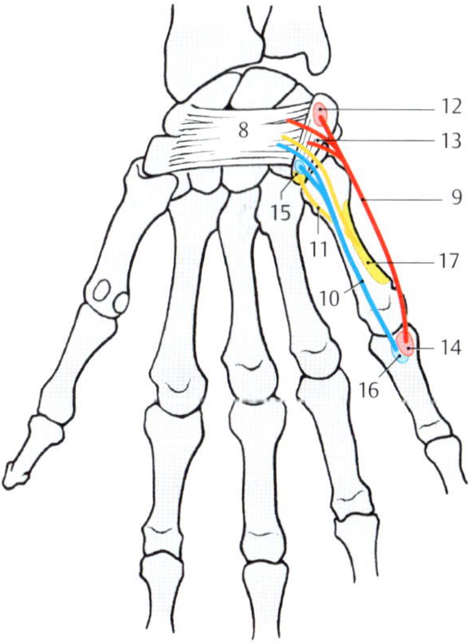

D Schema (Ursprung, Verlauf und Ansatz der Muskeln)

Faszien und besondere Einrichtungen der freien oberen Extremität

Faszien (A–D)

Am Oberarm umhüllt die **Fascia brachii** (**1**) Beuger und Strecker. Zwischen der Beuger- und Streckergruppe befindet sich an der medialen und lateralen Seite des Humerus ein *Septum intermusculare brachii mediale* (**2**) und *laterale* (**3**). Durch diese Septa steht die Fascia brachii mit dem Humerus in Verbindung. Das Septum intermusculare mediale beginnt proximal in Höhe des Ansatzes des M. coracobrachialis, während das laterale Septum unmittelbar distal der Tuberositas deltoidea beginnt. An den Rändern des Humerus befestigt, reichen beide Septa bis zu den entsprechenden Epicondyli. Die Oberarmfaszie setzt sich kontinuierlich aus der **Fascia axillaris** (**4**) fort und geht in die **Fascia antebrachii** (**5**) über. An der Vorderfläche des Oberarmes findet sich knapp oberhalb der Cubita eine Lücke, der *Hiatus basilicus* (**6,** S. 376).

Die **Fascia antebrachii** (**5**) steht in einer festen Verbindung mit der dorsalen Fläche der Ulna. In die Unterarmfaszie strahlt die *Aponeurosis m. bicipitis brachii (= Lacertus fibrosus,* **7**) ein. Zwischen die einzelnen Muskelgruppen (S. 158) entsendet die Unterarmfaszie stärkere Septen (**8**) in die Tiefe.
Am distalen Ende des Unterarmes wird die Faszie durch quere Züge verstärkt, sodass sich an der Dorsalfläche ein Retinaculum mm. extensorum ausbildet. Dieses Retinaculum dient als Leitschiene für verschiedene Muskeln. So finden sich unter dem Retinaculum mm. extensorum sechs Fächer für die verschiedenen Strecksehnen. An der palmaren Fläche strahlen nach radial und distal absteigende Sehnenfasern des M. flexor carpi ulnaris nahe der Handwurzel in die Fascia antebrachii ein. Durch diese Faserbündel und die die tiefen Muskeln bedeckende Faszie entsteht ein eigener Raum (**Guyonsche Loge,** s. S. 388).

Die **Fascia dorsalis manus** (**9**) stellt oberflächlich die unmittelbare, derbe, aus festen querverlaufenden Fasern bestehende Fortsetzung des Retinaculum mm. extensorum (S. 182) dar. Nach distal geht sie in die Dorsalaponeurose der Finger über. Ebenso steht sie mehr oder minder fest mit den Connexus intertendinei (S. 166) in Verbindung. Die Fascia dorsalis manus ist an den Metakarpalknochen am ulnaren und radialen Rand des Handrückens angeheftet. Zwischen den Sehnen der langen Fingerstrecker und den dorsalen Mm. interossei (S. 174) findet sich ein zartes tiefes Blatt (**10**) dieser Faszie.

An der Palmarseite bildet die **Palmaraponeurose** (**11,** S. 178) als Fortsetzung des Retinaculum mm. flexorum (S. 182) den oberflächlichen und seitlichen Abschluss des zentralen Mittelhandfaches. Über neun Septen steht sie mit der **tiefen Hohlhandfaszie** (**12**), die die Mm. interossei palmares bedeckt, in Verbindung. Eine eigene Faszie überkleidet als zarte **Fascia adductoria** (**13**) den M. adductor pollicis (**14**).

An den Fingerwurzeln findet sich das Lig. metacarpale transversum superficiale, ein dünnes, querverlaufendes Band, in das die Fasciculi longitudinales der Palmaraponeurose zum Teil einstrahlen. Enger Kontakt dieses Bandes besteht zur Subcutis.

15 Mm. interossei palmares,
16 Mm. interossei dorsales.

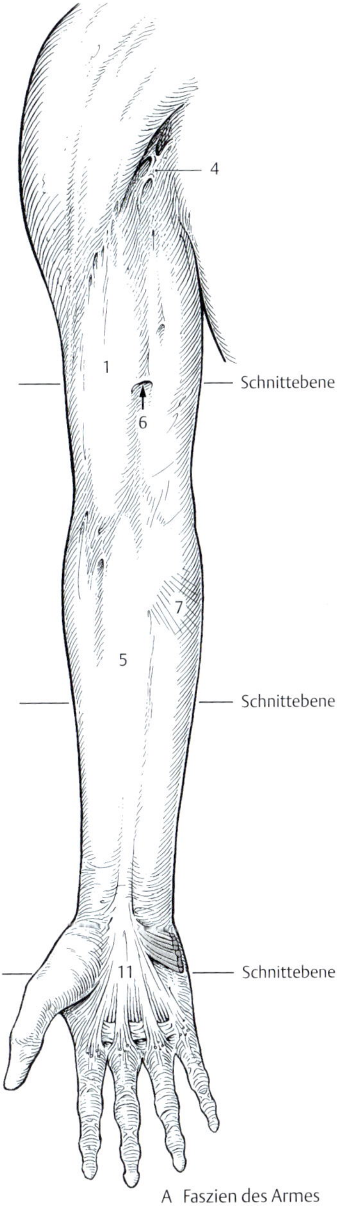

A Faszien des Armes

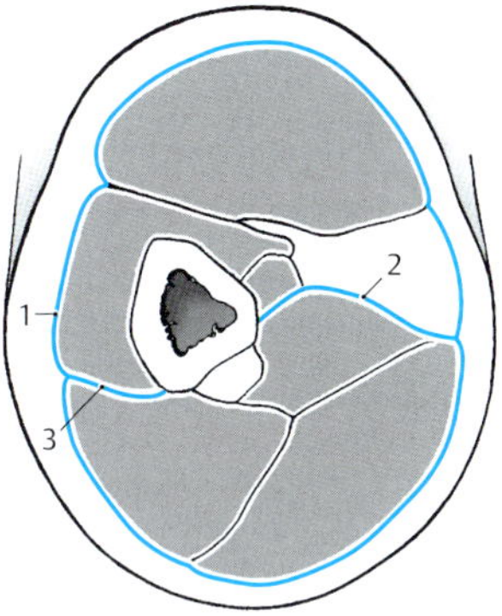

B Faszien des Oberarmes im Schnitt

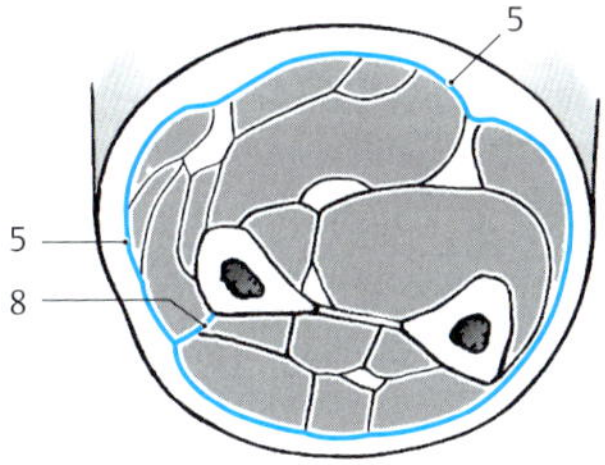

C Faszien des Unterarmes im Schnitt

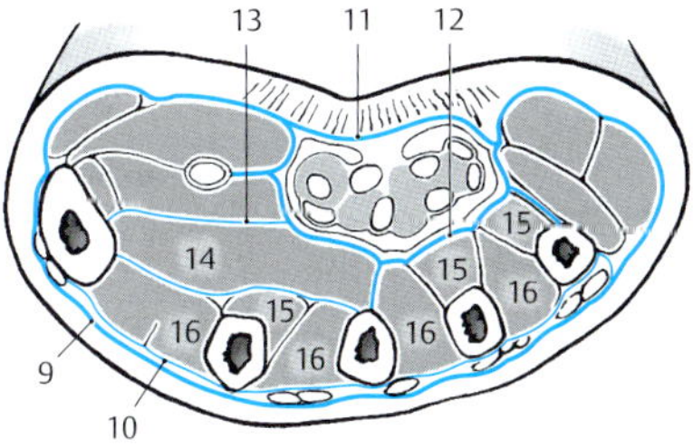

D Faszien der Hand im Schnitt

Vaginae tendinum carpales (A–E)

Man unterscheidet die dorsalen karpalen Sehnenscheiden von den palmaren karpalen und den palmaren digitalen Sehnenscheiden.

Dorsale karpale Sehnenscheiden (A)

Die **Vaginae tendinum carpales dorsales** liegen in sechs Sehnenfächern, die vom *Retinaculum mm. extensorum* (**1**) und von *Septen* (**2**), die von dessen Unterfläche entspringen und an Knochenleisten des Radius und der Ulna befestigt sind, gebildet werden. Die entstandenen osteofibrösen sechs Fächer enthalten verschieden lange Vaginae synoviales für neun Sehnen. Sie werden von radial nach ulnar gezählt.

Im *ersten Fach* findet sich die *Vagina tendinum musculorum abductoris longi et extensoris pollicis brevis* (**3**) mit den Sehnen des M. abductor pollicis longus und des M. extensor pollicis brevis. Im *zweiten Fach* liegt die Sehnenscheide für die Sehnen des M. extensor carpi radialis longus et brevis, *Vagina tendinum musculorum extensorum carpi radialium* (**4**). Im *dritten* etwas schräg eingestellten *Kanal* verläuft in der *Vagina tendinis musculi extensoris pollicis longi* (**5**) die Sehne des M. extensor pollicis longus. Das *vierte Fach* enthält als letztes mit dem Radius in Verbindung stehendes Fach die *Vagina tendinum musculorum extensoris digitorum et extensoris indicis* (**6**). Durch das *fünfte Fach* gelangt die Sehne des Streckers des kleinen Fingers in die *Vagina tendinis musculi extensoris digiti minimi* (**7**) zum fünften Finger, während im *sechsten Fach* die *Vagina tendinis musculi extensoris carpi ulnaris* (**8**) liegt.

Palmare karpale Sehnenscheiden (B)

Durch das *Retinaculum mm. flexorum* (**9**) wird der Canalis carpi (S. 124) vervollständigt, durch den, neben dem N. medianus, die Sehnen verschiedener Beugermuskeln in drei **Vaginae tendinum carpales palmares** hindurch ziehen. In einer *eigenen Furche* des *Os trapezium* zieht am weitesten radial die Sehne des M. flexor carpi radialis in der *Vagina tendinis musculi flexoris carpi radialis* (**10**), dabei den radialen Ansatz des Retinaculum mm. flexorum in zwei Anteile trennend. Anschließend liegt die *Vagina tendinis musculi flexoris pollicis longi* (**11**), die sich in die digitale Sehnenscheide des Daumens fortsetzt. M. flexor digitorum superficialis et M. flexor digitorum profundus verlaufen gemeinsam in einer *Vagina tendinum communis musculorum flexorum* (**12**).

Digitale Sehnenscheiden (B)

Die fünf **Vaginae synoviales digitorum manus** sind von **Vaginae fibrosae digitorum manus** umgeben, die aus einer *Pars anularis vaginae fibrosae* (**13**) und einer *Pars cruciformis vaginae fibrosae* (**14**) bestehen. Zwischen dem parietalen und dem viszeralen Blatt einer Vagina synovialis (S. 32) befindet sich ein Mesotendineum mit Blutgefäßen und Nerven. Ein *Mesotendineum* im Bereich der digitalen Sehnenscheiden wird als *Vinculum tendinum longum* (S. 160) bzw. *Vinculum tendinum breve* bezeichnet (S. 160).

Varietäten (C–E): Die *digitale Sehnenscheide des kleinen Fingers* (**15**) steht bei rund 72% der Menschen in direkter Verbindung mit der karpalen Sehnenscheide (**12**), während die übrigen Sehnenscheiden im Regelfall von den Grundgelenken bis zu den Basen der Endgelenke reichen. Bei rund 18% der Menschen besteht keine Verbindung der Sehnenscheide des kleinen Fingers (**15**) mit den karpalen Sehnenscheiden. Neben einer direkten Verbindung der Sehnenscheide des kleinen Fingers mit den karpalen Sehnenscheiden kann auch die *Sehnenscheide des Zeigefingers* (**16**) in etwa 2,5% oder die *Sehnenscheide des Ringfingers* (**17**) in rund 3% direkt mit der karpalen Sehnenscheide kommunizieren.

Klinischer Hinweis: Entzündungen der Sehnenscheide für die Sehnen des M. abductor pollicis longus und des M. extensor pollicis brevis sind häufig und führen zu Schmerzen im Bereich des Processus styloideus radii.

18 Connexus intertendinei.

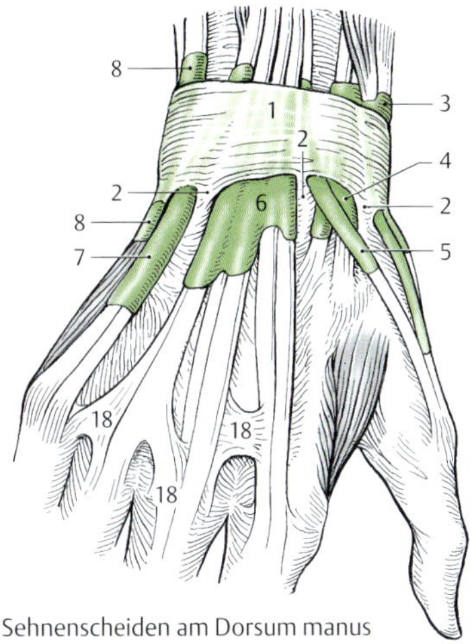

A Sehnenscheiden am Dorsum manus

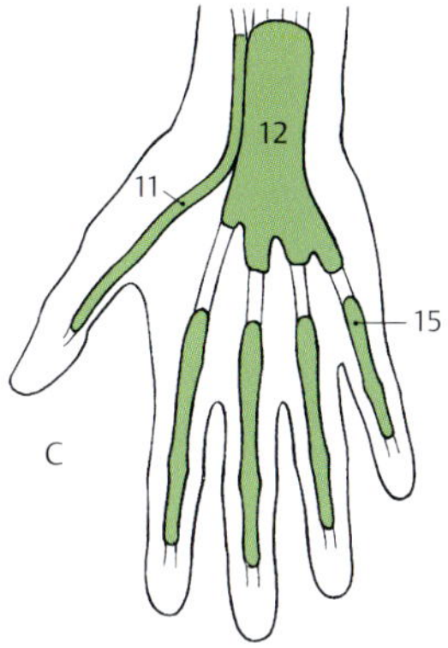

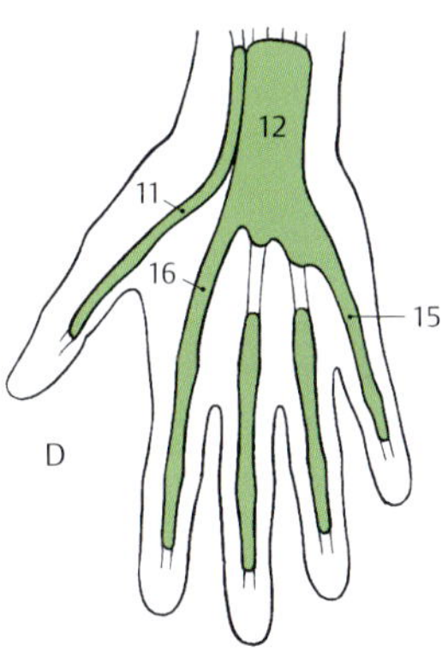

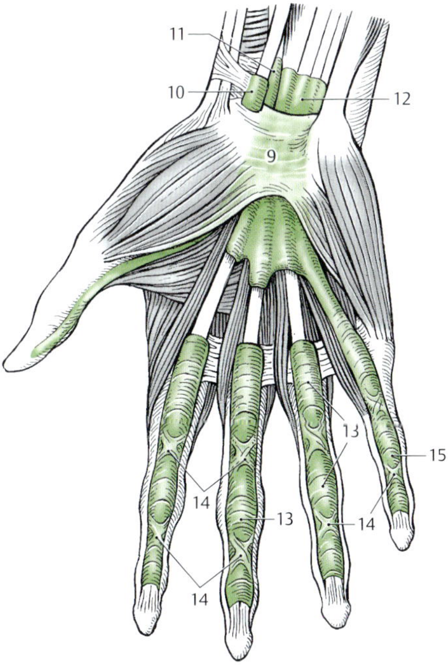

B Sehnenscheiden an der Palma manus und den Fingern

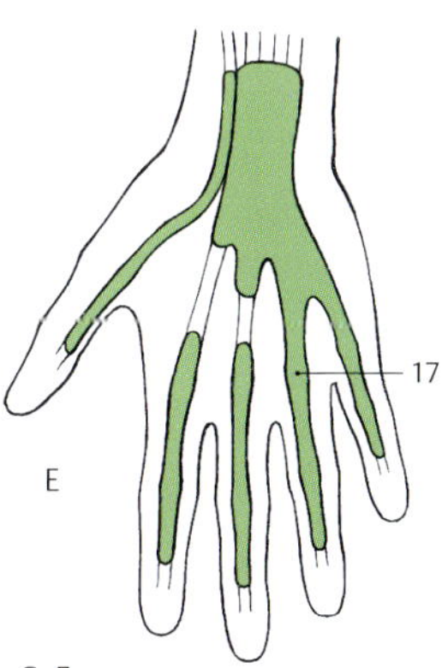

C–E
Variationen der Sehnenscheiden der Palma manus

Membrum superius	Obere Extremität
Dysostosis cleidocranialis	Schlüsselbein-Gesichtsknochen-Fehlbildung
Fascia adductoria	Beizieherbinde
Fascia antebrachii	Unterarmbinde
Fascia axillaris	Achselbinde
Fascia brachii	Armbinde
Fascia dorsalis manus	Handrückenbinde
Fossa supra-(infra-)spinata	Ober-(Unter-)grätengrube
Lig. conoideum	Kegelförmiges Band
Lig. coracoclaviculare	Rabenschnabelfortsatz-Schlüsselbein-Band
Lig. costoclaviculare	Rippen-Schlüsselbein-Band
Lig. trapezoideum	Trapezförmiges Band
M. abductor digiti minimi	Kleinfingerabzieher
M. abductor pollicis longus (brevis)	Langer (kurzer) Daumenabzieher
M. adductor pollicis	Daumenbeizieher
M. coracobrachialis	Rabenschnabel-Oberarm-Muskel
M. extensor carpi radialis longus (brevis)	Langer (kurzer) äußerer Handstrecker
M. extensor carpi ulnaris	Innerer Handstrecker
M. extensor digiti minimi	Kleinfingerstrecker
M. extensor indicis	Zeigefingerstrecker
M. extensor digitorum	Fingerstrecker
M. flexor carpi radialis	Äußerer Handbeuger
M. flexor carpi ulnaris	Innerer Handbeuger
M. flexor digiti minimi brevis	Kurzer Kleinfingerbeuger
M. flexor digitorum superficialis (profundus)	Oberflächlicher (tiefer) Fingerbeuger
M. flexor pollicis longus (brevis)	Langer (kurzer) Daumenbeuger
M. infraspinatus	Untergrätenmuskel
M. latissimus dorsi	Breiter Rückenmuskel
M. omohyoideus	Schulterblatt-Zungenbein-Muskel
M. opponens digiti minimi	Kleinfingergegenübersteller
M. opponens pollicis	Daumengegenübersteller
M. palmaris longus (brevis)	Langer (kurzer) Handflächenmuskel
M. pronator teres	runder Einwärtsdreher
M. rhomboideus major (minor)	Großer (kleiner) Rautenmuskel
M. sternocleidomastoideus	Kopfwender und -heber (NICHT Kopfnicker!)
M. supinator	Auswärtsdreher
M. supraspinatus	Obergrätenmuskel
M. teres minor	Kleiner Rundmuskel
Mm. interossei	Zwischenknochenmuskeln
M. lumbricales	Regenwurmmuskeln

Systematische Anatomie des Bewegungsapparates

Untere Extremität

Knochen, Bänder und Gelenke

Becken

Das knöcherne Becken, **Pelvis,** besteht aus:
- den beiden **Ossa coxae**,
- dem **Os sacrum** und
- dem **Os coccygis** (S. 48).

Os coxae (A–C)

Das Hüftbein, **Os coxae,** besteht aus drei Teilen. Diese drei Teile, das Schambein, **Os pubis,** das Darmbein, **Os ilium,** und das Sitzbein, **Os ischii,** synostosieren innerhalb des vom *Limbus acetabuli* (**1**) begrenzten Acetabulum in der *Fossa acetabuli* (**2**), die von der *Facies lunata* (**3**) umgeben ist. Die *Incisura acetabuli* (**4**) öffnet das Acetabulum nach unten und begrenzt so das *Foramen obturatum* (**5**).

Das **Os pubis** besteht aus einem *Corpus ossis pubis* (**6**), einem *Ramus superior* (**7**) und einem *Ramus inferior* (**8**). Beide Rami begrenzen das Foramen obturatum nach vorne und unten. Nahe der nach medial gerichteten Fläche, der *Facies symphysialis* (**9**), findet sich an der oberen Fläche ein *Tuberculum pubicum* (**10**), von dem aus nach medial die *Crista pubica* (**11**), nach lateral der *Pecten ossis pubis* (**12**) zur *Linea arcuata o. ilii* (**13**) zieht. Am Übergang des Ramus superior ossis pubis in das Os ilium erhebt sich die *Eminentia iliopubica* (**14**). Unter dem Unterrand des Tuberculum pubicum findet sich der *Sulcus obturatorius* (**15**), der vom *Tuberculum obturatorium anterius* (**16**) und vom (nicht immer vorhandenen) *Tuberculum obturatorium posterius* (**17**) begrenzt wird.

Das **Os ilium** gliedert sich in das *Corpus ossis ilii* (**18**) und die Darmbeinschaufel, *Ala ossis ilii*. Das Corpus ossis ilii ist an der Bildung des Acetabulum mitbeteiligt und wird außen durch einen *Sulcus supraacetabularis* (**19**), innen durch die Linea arcuata (**13**) begrenzt. An der Ala ossis ilii ist außen die *Facies glutaea* (**20**) und innen die *Fossa iliaca* (**21**) zu sehen. Hinter der Fossa iliaca befindet sich die *Facies sacropelvina* mit der *Tuberositas iliaca* (**22**) und der *Facies auricularis* (**23**). Der Darmbeinkamm, *Crista iliaca* (**24**), beginnt vorne mit der *Spina iliaca anterior superior* (**25**) und setzt sich in *2 Lippen (Labium externum* [**26**] und *internum* [**27**]) und in der *Linea intermedia* (**28**) nach oben und hinten fort, wobei sich das Labium externum als *Tuberculum iliacum* (**29**) nach lateral vorbuchtet. Die Crista iliaca endet mit der *Spina iliaca posterior superior* (**30**). Darunter liegt die *Spina iliaca posterior inferior* (**31**), vorne unter der Spina iliaca anterior superior die *Spina iliaca anterior inferior* (**32**). An der Facies glutaea verlaufen die *Linea glutaea inferior* (**33**), die *Linea glutaea anterior* (**34**) und die *Linea glutaea posterior* (**35**). Außerdem findet man verschiedene Gefäßkanälchen, darunter mindestens eines, das funktionell einem Emissarium entspricht.

Das **Os ischii** gliedert sich in das *Corpus ossis ischii* (**36**) und in den *Ramus ossis ischii* (**37**), der mit dem Ramus inferior ossis pubis die untere Begrenzung des Foramen obturatum bildet. Das Os ischii bildet die *Spina ischiadica* (**38**), die die *Incisura ischiadica major* (**39**) von der *Incisura ischiadica minor* (**40**) trennt. Die Incisura ischiadica major wird nur zum Teil vom Os ischii, zum anderen Teil vom Os ilium gebildet und reicht bis an die Unterfläche der Facies auricularis. Der Sitzbeinknorren, *Tuber ischiadicum* (**41**), ist dem Ramus ossis ischii aufgelagert.

Entwicklung: 3 Anlagen, und zwar im 3. Fetalmonat (Os ilium), im 4.–5. Fetalmonat (Os ischii), im 5.–6. Fetalmonat (Os pubis). Verschmelzung der drei Anlagen in der Mitte des Acetabulum in einer Y-förmigen Figur. Im Acetabulum entstehen im 10.–12. Lebensjahr noch ein oder mehrere eigene Knochenkerne (Os acetabuli). Die Synostosierung der drei vorher genannten Knochen erfolgt zwischen dem 5. und 7. Lebensjahr, innerhalb des Acetabulum jedoch erst im 15.–16. Lebensjahr. Epiphysäre Knochenanlagen finden sich an den Spinae (16. L.J.), am Tuber ischiadicum (13.–15. L.J.) und an der Crista iliaca (13.–15. L.J.).

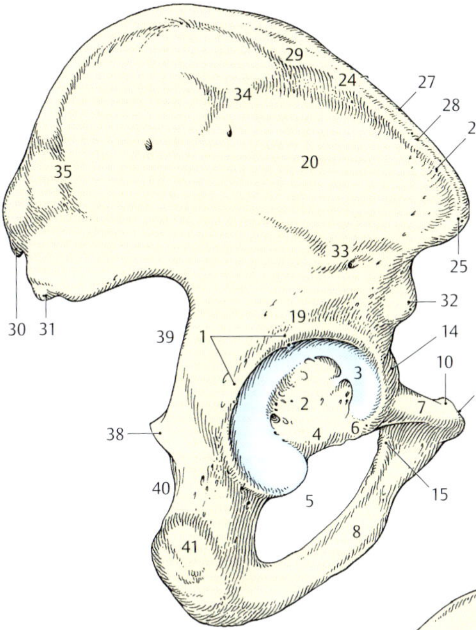

A Os coxae von lateral

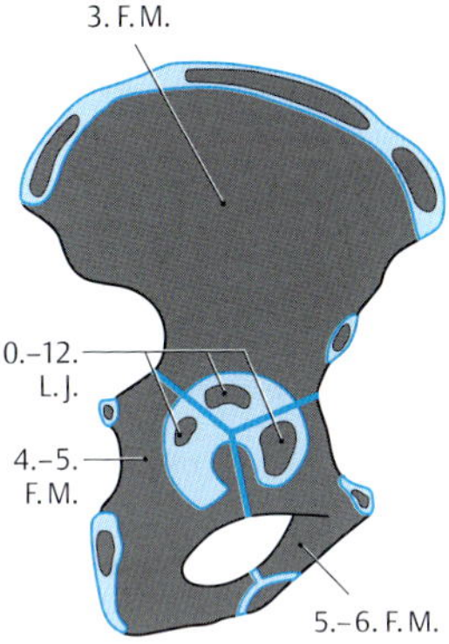

C Entwicklung

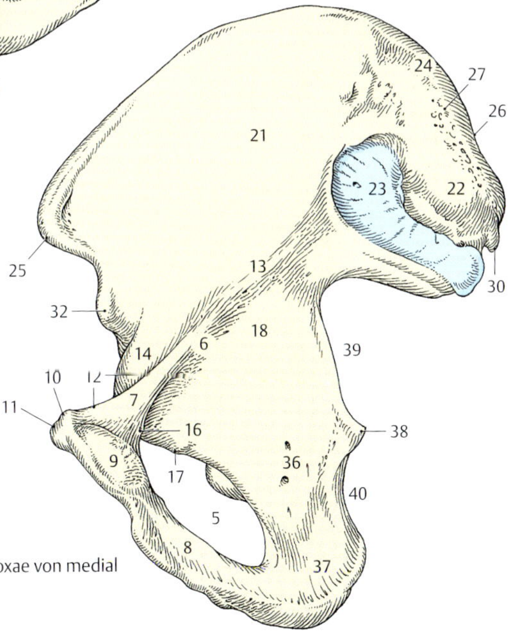

B Os coxae von medial

Verbindungen der das Becken bildenden Knochen (A, B)

Symphyse

Die beiden Ossa coxae sind in der *Symphysis pubica* (**1**) durch einen Faserknorpel mit hyalinem Überzug, den *Discus interpubicus*, miteinander verbunden. Im Discus interpubicus kann ein Cavum symphyseos vorhanden sein. Nach kranial und kaudal wird die Verbindung verstärkt durch das *Lig. pubicum superius* (**2**) und das *Lig. pubicum inferius* (**3**).

Articulatio sacroiliaca (4)

Die Gelenkflächen werden von der Facies auricularis des Os coxae und von der Facies auricularis des Os sacrum gebildet. Beide sind mit Faserknorpel überkleidet. Eine straffe Gelenkkapsel umgibt das beim Mann nahezu unbewegliche, bei der Frau geringfügig bewegliche Gelenk (Amphiarthrose). Die Kapsel wird durch die *Ligg. sacroiliaca anteriora* (**5**), *interossea* (**6**) und *posteriora* (**7**) verstärkt. Als indirekte Verstärkungsbänder sind noch das *Lig. iliolumbale* (**8**), das das Os ilium (**9**) mit den Lendenwirbeln (**10**) verbindet, sowie das *Lig. sacrotuberale* (**11**) und das *Lig. sacrospinale* (**12**) zu nennen.

Bänder im Bereich des Beckens

Die **Membrana obturatoria** (**13**) verschließt das Foramen obturatum, wobei eine kleine Öffnung, der **Canalis obturatorius** (**14**), zum Durchtritt der gleichnamigen Gefäße und Nerven ausgespart wird.

Die **Ligg. sacrospinale** (**12**) und **sacrotuberale** (**11**) ziehen vom Seitenrand des Os sacrum (**15**) und des Os coccygis (**16**) fächerförmig zur Spina ischiadica (**17**) bzw. zum Tuber ischiadicum (**18**). Das Lig. sacrotuberale ist stärker und länger als das Lig. sacrospinale.

Durch diese beiden Bänder wird die Incisura ischiadica major zum *Foramen ischiadicum majus* (**19**), die Incisura ischiadica minor zum *Foramen ischiadicum minus* (**20**) vervollständigt. An der Begrenzung des Foramen ischiadicum majus ist neben dem Lig. sacrospinale auch das Lig. sacrotuberale beteiligt.

Klinischer Hinweis: Durch den Canalis obturatorius kann, wenn auch selten (häufiger bei Frauen als Männern), eine **Hernia obturatoria** den Oberschenkel, bedeckt vom M. pectineus, erreichen. Ebenso selten finden sich auch **Herniae ischiadicae**, die durch die Foramina ischiadica hindurchtreten und sich kaudal des Unterrandes des M. glutaeus maximus vorwölben.

Das **Lig. iliolumbale** (**8**) zieht von den Processus costales des vierten und des fünften Lendenwirbels (**21**) zur Crista iliaca (**22**) und den angrenzenden Bereich der Tuberositas iliaca (**23**). Das **Lig. transversum acetabuli** verschließt die Incisura acetabuli und vervollständigt die Gelenkfläche für den Femurkopf.

Das **Lig. inguinale** (**24**), auch *Vesalsches Band*, bildet die Begrenzung der Aponeurose des M. obliquus externus abdominis. Es reicht von der Spina iliaca anterior superior (**25**) bis zum Tuberculum pubicum (**26**). An seiner Ansatzstelle wird es durch das **Lig. lacunare** (**27**) breitflächig befestigt. Zwischen dem Leistenband und dem vorderen Rand des Os coxae befinden sich die *Lacuna musculorum* (**28**) und die *Lacuna vasorum* (**29**), die durch den **Arcus iliopectineus** (**30**) voneinander getrennt sind.

Morphologie des knöchernen Beckens (S. 190)

Man unterscheidet ein großes und ein kleines Becken. Unter dem kleinen Becken, **Pelvis minor**, versteht man den Bereich unterhalb der Linea terminalis. Der Beckeneingang, *Apertura pelvis superior*, führt in das kleine Becken. Er wird begrenzt von Promontorium, der Linea arcuata, der Eminentia iliopubica, dem Pecten ossis pubis und dem Oberrand der Symphyse *(Linea terminalis)*. Der Beckenausgang, *Apertura pelvis inferior*, ist der Bereich zwischen Angulus bzw. Arcus pubis, Tubera ischiadica und Os coccygis.

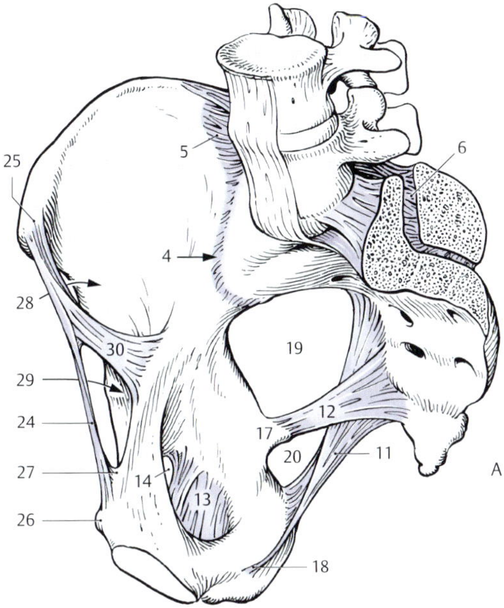

A Bänder des Beckens von medial

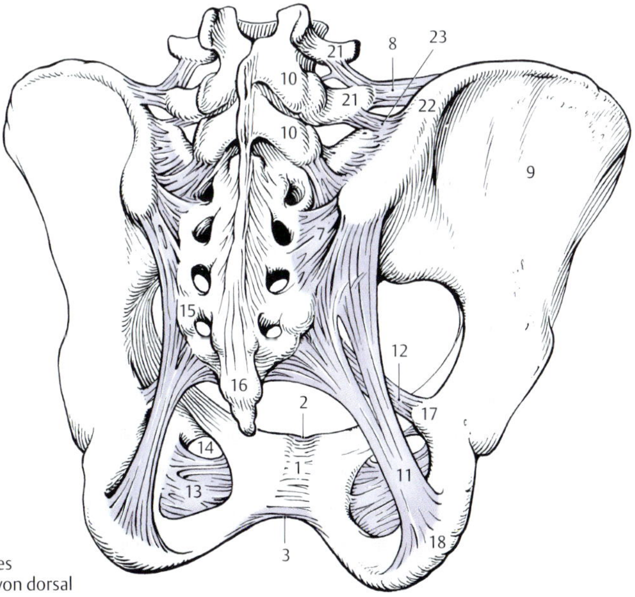

B Bänder des Beckens von dorsal

Morphologie des knöchernen Beckens, Fortsetzung

Einstellung des Beckens und Geschlechtsunterschiede (A – F)

Das Becken schließt zwischen der Ebene, die durch den Beckeneingang gelegt werden kann, und der Horizontalebene einen Winkel von ca. 60 Grad ein. Diese Einstellung wird als Beckenneigung, **Inclinatio pelvis** bezeichnet. Dabei liegen die Spinae iliacae anteriores superiores und die Tubercula pubica bei aufrechtem Stand in einer frontalen (koronalen) Ebene.

Einteilung der Becken

Man unterscheidet bei der Frau verschiedene Beckenformen, wobei die häufigste (50%) die gynäkoide Form darstellt. Andere Formen sind die androide, anthropoide und platipeloide. Die Einteilung in 4 Haupttypen wird errechnet aus bestimmten Beckendurchmessern. Beckendurchmesser, **Diameter** bzw. **Conjugatae** werden am Beckeneingang, am Beckenausgang und als schräge Durchmesser bestimmt.

Durchmesser und äußere Beckenmaße (A – C)

Die **Diameter transversa** (**1**) (13,5 – 14 cm) verbindet die am weitesten seitlich liegenden Punkte des Beckeneinganges. Die **Diameter obliqua I** (**2**) (12 – 12,5 cm) ist die Verbindungslinie zwischen der Articulatio sacro-iliaca dextra und der Eminentia iliopubica sinistra. Die **Diameter obliqua II** (**3**) (11,5 bis 12 cm) stellt die Verbindung zwischen der Articulatio sacro-iliaca sinistra und der Eminentia iliopubica dextra dar.

Die **Conjugata anatomica** (**4**) (etwa 12 cm) ist die Verbindung zwischen Symphyse und Promontorium. Die **Conjugata vera** (**5**) verbindet die hintere Fläche der Symphyse (Eminentia retropubica) mit dem Promontorium. Sie ist der kürzeste Durchmesser des Beckeneinganges (11,5 cm), und wird auch, da sie in der Geburtshilfe von besonderer Bedeutung ist, als *Conjugata obstetricia* bezeichnet. Da die Conjugata vera an der Lebenden nicht direkt gemessen werden kann, wird aus der **Conjugata diagonalis,** als schrägem Durchmesser (13 cm), rückgeschlossen. Die Conjugata diagonalis (**6**) reicht vom Lig. pubicum inferius bis zum Promontorium und wird per vaginam gemessen.

Die **Conjugata recta** (**7**), im Beckenausgang, stellt die Verbindung vom Unterrand der Symphyse zur Spitze des Steißbeines dar (9,5 bis 10 cm). Da sie meist durch die Flexibilität des Os coccygis veränderbar ist, spielt die **Conjugata mediana** (**8**) der Beckenenge, die Verbindung zwischen Unterrand der Symphyse und Unterrand des Kreuzbeines (11,5 cm) als Längsdurchmesser eine größere Rolle. Ferner gibt es die **Diameter transversa des Beckenausganges** mit rund 10 – 11 cm zwischen den beiden Tubera ischiadica.

Unter Benützung eines Beckenzirkels können zwei Abstände am Becken gemessen werden. Die **Distantia interspinosa** (**9**) zwischen den beiden Spinae iliacae anteriores superiores soll 26 cm (♀) und die **Distantia intercristalis** (**10**) zwischen den am weitest voneinander entfernten Punkten der beiden Cristae iliacae 29 cm (♀) betragen. Schließlich kann die **Conjugata externa,** die Distanz von Processus spinosus des 5. Lendenwirbels zum oberen Symphysenrand (etwa 20 cm), mit einem Beckenzirkel gemessen werden. An den Oberschenkelknochen kann die **Distantia intertrochanterica** (31 cm) bestimmt werden.

Das **Becken der Frau** (**D,** rot) zeigt breiter ausladende Darmbeinschaufeln, quer eingestellte Foramina obturata und einen **Arcus pubis.** Das kleine Becken ist größer als beim Mann.

Das **Becken des Mannes** (**D,** grau) mit steiler eingestellten Darmbeinschaufeln, längsgerichteten Foramina obturata besitzt einen **Angulus subpubicus.**

E *Arcus pubis,* Bestimmung durch Anlegen der Hand (zwischen Daumen und Zeigefinger).

F *Angulus subpubicus,* Bestimmung durch Anlegen der Hand (zwischen Zeige- und Mittelfinger).

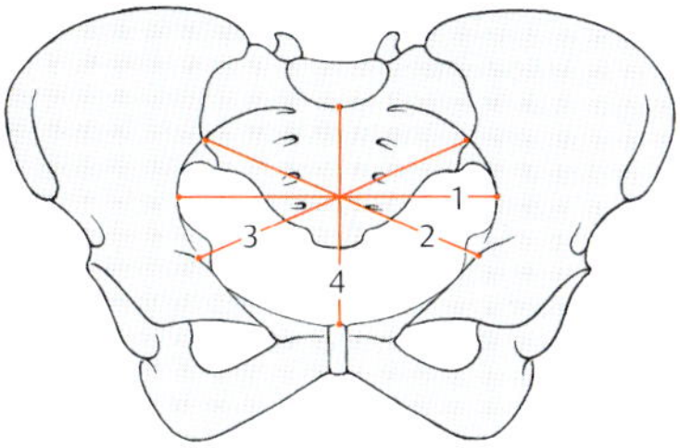

B Beckendurchmesser

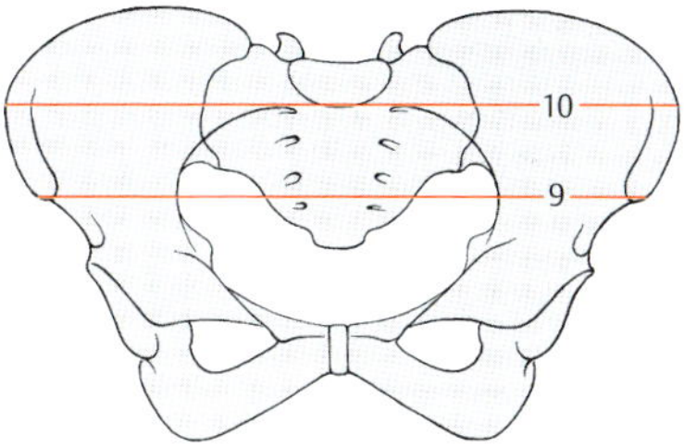

C äußere Beckenmaße

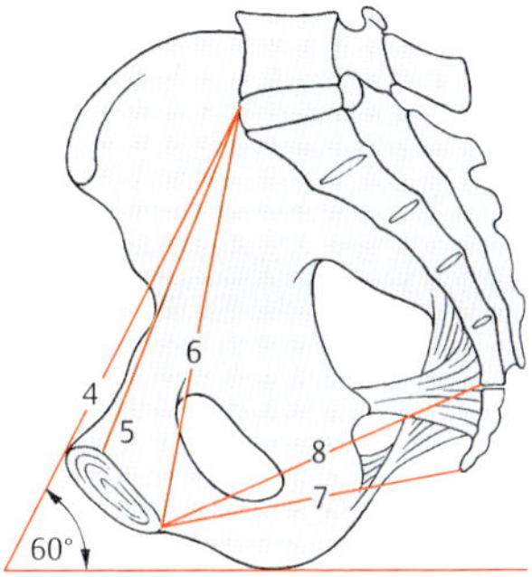

A Beckenneigung

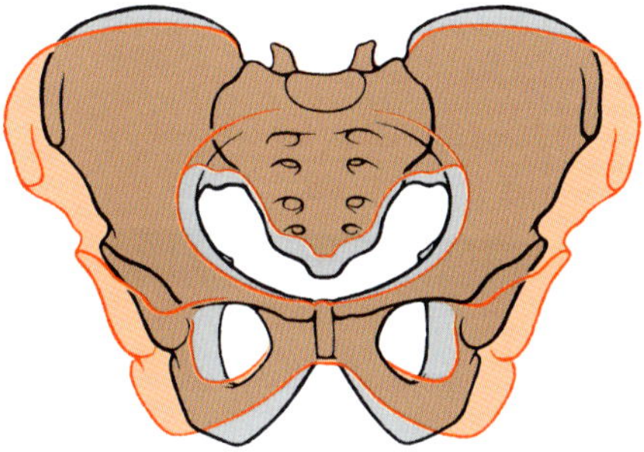

D Vergleich zwischen einem männlichen und einem weiblichen Becken

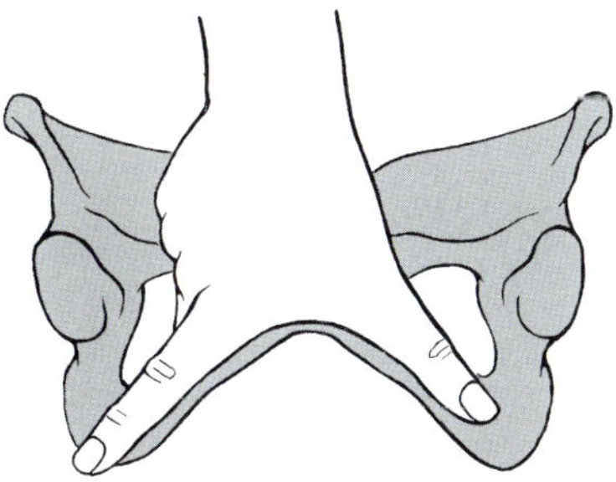

E Arcus pubis

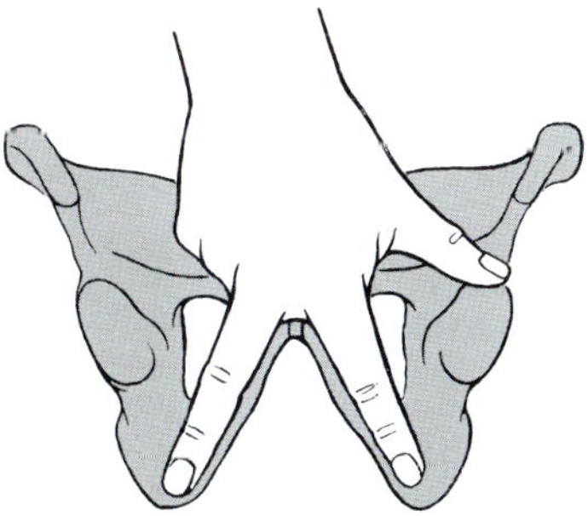

F Angulus subpubicus

Die freie untere Extremität

Femur (A–C)

Der Oberschenkelknochen, das **Femur** (auch **Os femoris**), ist der größte Röhrenknochen des Körpers und gliedert sich in das **Corpus femoris** (**1**) mit dem **Collum femoris** (**2**) und eine **Extremitas proximalis** und **distalis.** Zwischen Corpus femoris und Collum femoris besteht ein Winkel, der **Corpus-Collum-Winkel** (S. 196, fälschlich auch Collo-Diaphysen-Winkel genannt).

Am Corpus unterscheidet man drei Flächen, eine *Facies anterior* (**3**), eine *Facies lateralis* (**4**) und eine *Facies medialis* (**5**). Facies lateralis und Facies medialis sind an der dorsalen Seite durch eine zweilippige Rauhigkeit, *Linea aspera* (**6**), die eine Verdickung der Compacta darstellt, getrennt. Nahe der Linea aspera befindet sich ein Foramen nutricium. *Labium mediale* (**7**) und *Labium laterale* (**8**) der Linea aspera divergieren proximal und distal, wobei das Labium laterale proximal in die *Tuberositas glutaea* (**9**) ausläuft. Diese kann manchmal besonders kräftig ausgebildet sein und wird dann als *Trochanter tertius* (**10**) bezeichnet. Das Labium mediale reicht bis an die Unterfläche des Collum femoris.

Etwas lateral vom Labium mediale findet sich eine vom Trochanter minor absteigende Leiste, *Linea pectinea* (**11**). Sowohl nach proximal wie nach distal zu verliert der Femurschaft seine dreiseitige Form und wird eher vierseitig.

Das *Caput femoris* (**12**) mit einer nabelförmigen Einziehung, *Fovea capitis* (**13**), ist gegen das Collum unregelmäßig begrenzt. Der Übergang des Collum femoris in das Corpus femoris ist an der Vorderfläche durch die *Linea intertrochanterica* (**14**), an der Hinterfläche durch die *Crista intertrochanterica* (**15**) markiert. An der Grenze zwischen mittlerem und proximalem Drittel der Crista intertrochanterica ist eine plumpe Erhebung, das *Tuberculum quadratum* (**16**) zu sehen. Unmittelbar unterhalb des *Trochanter major* (**17**) findet sich eine grubige Vertiefung, *Fossa trochanterica* (**18**). Der *Trochanter minor* (**19**) wölbt sich nach hinten medial vor.

Das distale Ende bilden der *Condylus medialis* (**20**) und der *Condylus lateralis* (**21**). Beide sind an der Vorderfläche durch die *Facies patellaris* (**22**) verbunden, während sie an der Hinterfläche durch die *Fossa intercondylaris* (**23**) getrennt sind. Diese ist gegen die Schafthinterfläche durch die *Linea intercondylaris* (**24**) abgegrenzt, die die Basis eines Dreiecks bildet (= *Facies poplitea,* **25**), dessen Schenkel die Fortsetzung der Labia der Linea aspera darstellen. Diese Schenkel werden auch als *Linea supracondylaris medialis et lateralis* bezeichnet.

Medial und oberhalb des Condylus medialis wölbt sich der *Epicondylus medialis* (**26**) vor. Er trägt eine Erhabenheit, das *Tuberculum adductorium* (**27**). An der lateralen Seite findet sich der *Epicondylus lateralis* (**28**), der durch den *Sulcus popliteus* (**29**) vom Condylus lateralis abgegrenzt ist.

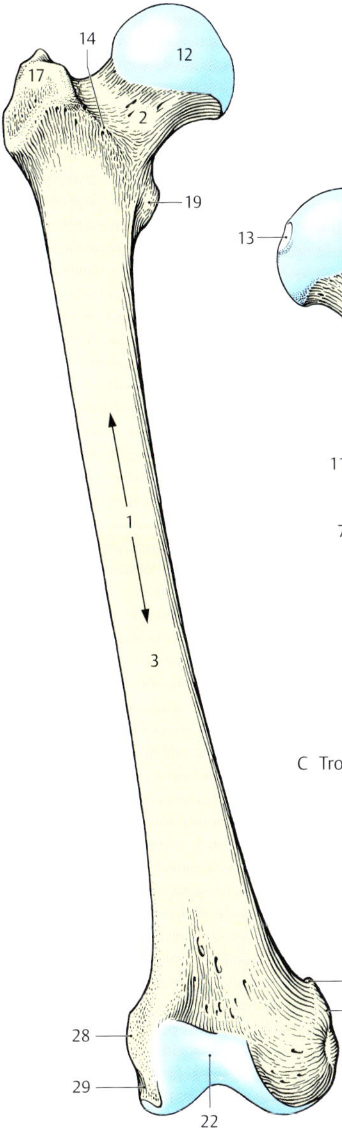

A rechtes Femur von vorne

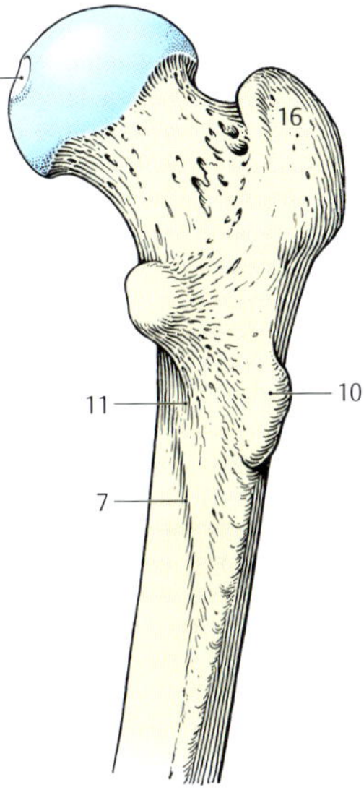

C Trochanter tertius

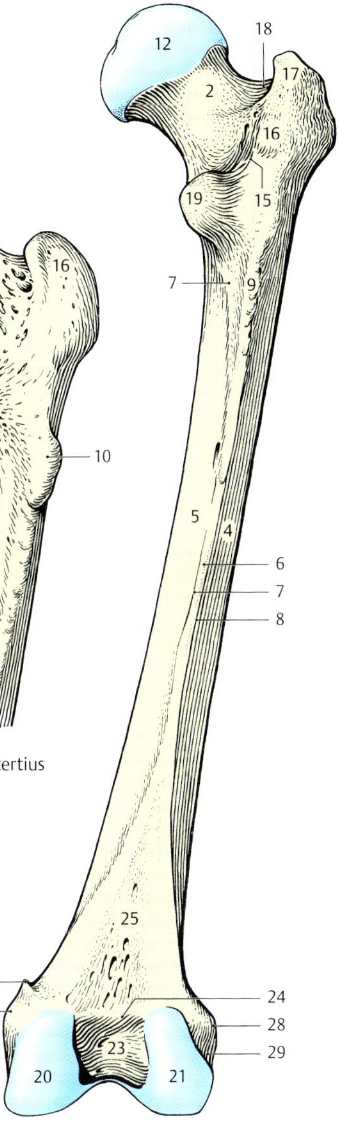

B rechtes Femur von hinten

Femur, Fortsetzung (A–C)

Condylus medialis (**1**) und *Condylus lateralis* (**2**) unterscheiden sich sowohl in ihrer Größe als auch in ihrer Form. Sie divergieren nach distal und nach hinten. Der Condylus lateralis ist vorne breiter als hinten, während der Condylus medialis eine gleichmäßige Breite besitzt. Durch die Schrägstellung der Femurschaftachse haben beide Condyli, obwohl nicht von gleicher Größe, bei aufrechtem Stand eine horizontale Auflagefläche.

Beide Condyli sind in der transversalen Ebene um eine *sagittale Achse* nur leicht und annähernd gleichmäßig gekrümmt (**3**). In einer sagittalen Ebene findet sich eine Krümmung (**4**), die nach hinten zunimmt. Dies bedeutet, dass der Krümmungsradius nach hinten zu kleiner wird. Die Krümmungsmittelpunkte liegen damit auf einer Spirallinie, einer „Evolute", also auf einer Kurve, die aus einer aufeinanderfolgenden Reihe von Krümmungsmittelpunkten einer anderen Kurve entsteht. Damit besitzen wir aber nicht eine, sondern unzählige *transversale Achsen,* die die typische Beugebewegung des Kniegelenkes (S. 212), die sich aus Gleit- und Abrollbewegungen zusammensetzt, ermöglicht. Gleichzeitig wird dadurch gewährleistet, dass die Kollateralbänder dabei erschlaffen, also insuffizient werden, wodurch erst Rotationen im Kniegelenk möglich werden. Der Condylus medialis besitzt eine zusätzliche Krümmung um eine *vertikale Achse,* die sogenannte „Rotationskrümmung" (**5**).

Entwicklung: In der 7. Embryonalwoche tritt die perichondrale Knochenmanschette am Corpus auf. Im 10. Fetalmonat wird ein (endochondraler) Kern in der distalen Epiphyse sichtbar **(Reifezeichen!).** Die weiteren Knochenkerne treten im Kopf im 1. Lebensjahr, im Trochanter major um das 3. Lebensjahr und im Trochanter minor um das 11.–12. Lebensjahr auf. Der Schluss der Epiphysenfugen findet proximal früher (17.–19. L.J.), distal später (19.–20. L.J.) statt.

Patella (D–H)

Die Kniescheibe, **Patella,** der größte Sesamknochen, ist dreieckig, ihre Basis sieht nach proximal und ihre Spitze, *Apex patellae* (**6**), nach distal. Es gibt eine zum Femur und eine nach vorne gerichtete Fläche. Beide Flächen gehen an einem lateralen (dünneren) und medialen (dickeren) Rand ineinander über. Die *Facies anterior,* die in die Sehne des M. quadriceps femoris eingebaut ist, wird in drei Drittel eingeteilt.

Im oberen Drittel findet man eine plumpe abgeplattete rauhe Fläche (häufig mit Exostosen), die der Sehne des M. quadriceps großteils zum Ansatz dient. Das mittlere Drittel zeichnet sich durch zahlreiche Gefäßkanälchen aus, während am unteren Drittel, Apex, das Lig. patellae entspringt.

Die innere Fläche ist in eine etwa $^3/_4$ umfassende Gelenkfläche und ein distales Viertel mit Gefäßkanälchen zu unterteilen. Das distale Viertel wird von Fettgewebe, Corpus adiposum infrapatellare, erfüllt.

Die *Facies articularis* ist durch eine verschieden gut ausgebildete Leiste in eine laterale (**7**) und eine mediale (**8**) Facette gegliedert, wobei man vier Typen unterscheiden kann: Typ 1, der häufigste, zeigt eine lateral größere und medial kleinere Gelenkfläche. Typ 2 zeigt etwa zwei gleich große Flächen und Typ 3 zeigt eine kleine, hypoplastische mediale Gelenkfläche. Beim Typ 4 ist die Leiste angedeutet.

Die Gelenkfläche der Patella beträgt beim Erwachsenen etwa 12 cm^2 und wird von einem bis zu 6 mm dicken Knorpel bedeckt. Das Maximum der Knorpeldicke liegt etwa beim 30jährigen. Beim älter werdenden Menschen kommt es zu einer Dickenabnahme.

Entwicklung (F): Knochenkern im 3.–4. L.J.

Varietäten: Patellae zeigen am lateralen proximalen Rand häufig eine Emargination (Eindellung), **Patella emarginata** (**G**). Vorkommen einer **Patella bipartita** (**H**) bzw. **Patella multipartita** als Ossifikation einer Knorpelauflagerung im gleichen Abschnitt, in dem eine Emargination auftritt. Die ursprüngliche Annahme von mehreren Knochenkernen einer Patella, die nicht verschmelzen, ist heute (*Olbrich*) nicht mehr haltbar. Eine Patella partita tritt fast nur beim Mann auf. Sie ist von einer Fraktur durch Lage und Form zu unterscheiden.

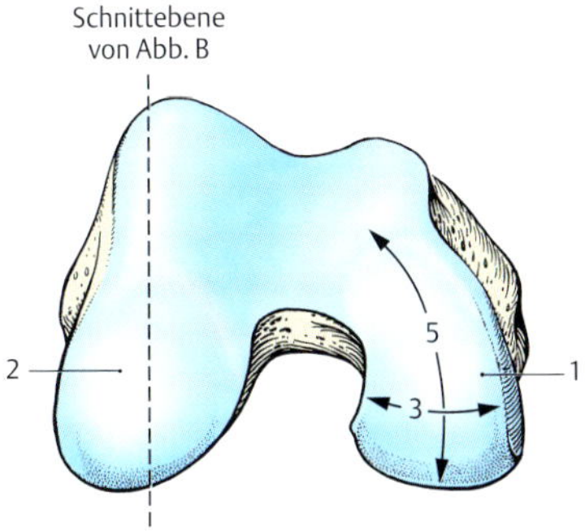

A Condyli femoris, Ansicht von distal

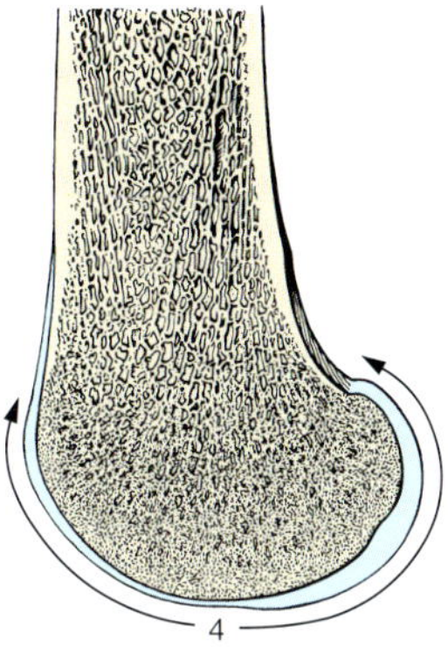

B Schnitt durch den Condylus lateralis

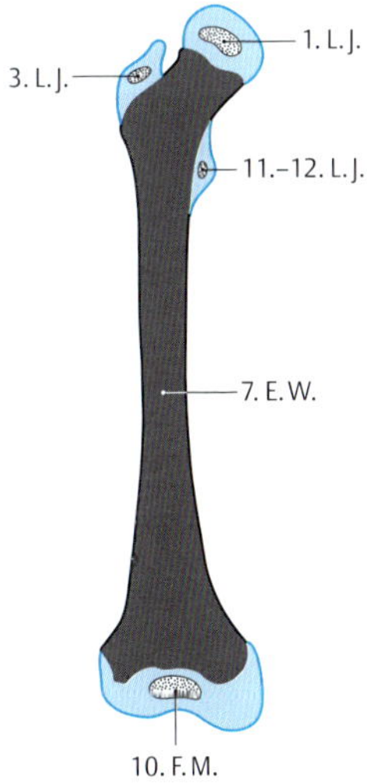

C Femur, Entwicklung

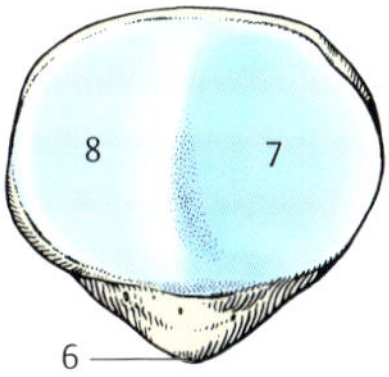

D rechte Patella von hinten

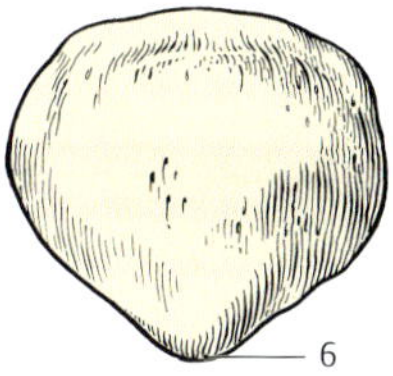

E rechte Patella von vorne

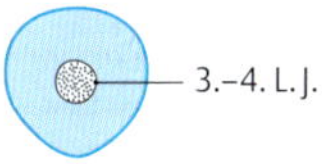

F Patella, Entwicklung

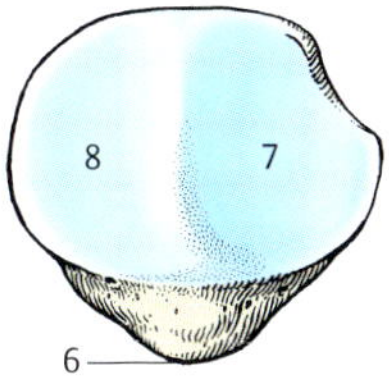

G Patella emarginata

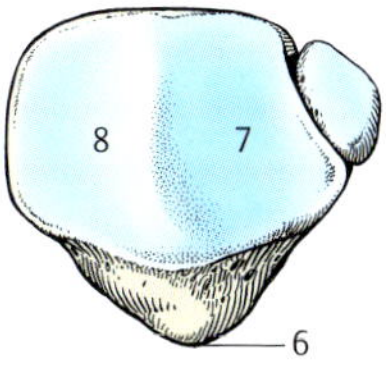

H Patella bipartita

Femur, Einstellungen (A–G)

Der Winkel, den das Collum und das Corpus femoris miteinander einschließen, wird als Collo-Diaphysen-Winkel oder richtiger als **Collum-Corpus-Winkel** bezeichnet. Er beträgt beim Neugeborenen etwa 150 Grad und sinkt beim Dreijährigen (**A**) auf 145 Grad ab. Beim reifen Menschen (**B**) schwankt der Winkel zwischen 126 Grad und 128 Grad und erreicht beim Greis (**C**) schließlich 120 Grad.

Klinischer Hinweis: Bei **krankhaften Veränderungen** (z. B. Rachitis) des Knochens kann der Collum-Corpus-Winkel bis auf etwa 90 Grad zurückgehen. Der Collum-Corpus-Winkel ist für die Stabilität des Oberschenkelknochens von entscheidender Bedeutung. Je kleiner der Winkel, desto größer ist die Gefahr einer **Schenkelhalsfraktur**. Die Häufigkeit des Schenkelhalsbruches bei Greisen wird neben dem Elastizitätsverlust des Knochengewebes auch durch den kleineren Collum-Corpus-Winkel bedingt.

Der Collum-Corpus-Winkel beeinflusst die Stellung des Femurschaftes zur **Traglinie des Beines.** Unter Traglinie (s. auch S. 214) des (gesunden) Beines ist eine Gerade zu verstehen, die von der Mitte des Oberschenkelkopfes durch die Mitte des Kniegelenkes bis zur Mitte des Calcaneus verläuft. Die Ebene, die durch die Unterfläche der Condyli femoris gelegt wird, steht senkrecht zur Traglinie. Damit ergibt sich ein Winkel zwischen Schaftachse des Oberschenkelknochens und der Traglinie. Dieser Winkel ist unter anderem wiederum abhängig vom Collum-Corpus-Winkel und wichtig für die korrekte Stellung des Beines (s. auch S. 214).

Klinischer Hinweis: Pathologische Veränderungen des Collum-Corpus-Winkels führen auch zu Stellungsanomalien der Beine. Ein abnorm kleiner Collum-Corpus-Winkel unter 120° bedingt eine **Coxa vara** (**D**), ein abnorm großer Winkel über 135° eine **Coxa valga** (**E**). Eine Coxa valga ist in der Regel mit einem Genu varum (S. 214) kombiniert, da Formänderungen des Oberschenkelknochens sich naturgemäß auf das Kniegelenk auswirken. Eine Coxa vara führt zu einem Genu valgum (S. 214).

Man findet am Femur auch eine **Torsion** (Verdrehungswinkel, **F**). Wenn man eine Gerade durch das Collum und eine Gerade quer durch die Kondylen legt, dann sieht man, dass diese beiden Geraden, aufeinander projiziert, miteinander einen Winkel einschließen. Im Mittelwert beträgt er beim Europäer etwa 12 Grad. Er zeigt eine Schwankungsbreite zwischen 4 Grad und 20 Grad. Dieser Verdrehungswinkel, der im Zusammenhang mit der Beckenneigung steht, ermöglicht erst die Übertragung von Beugebewegungen im Hüftgelenk in Drehbewegungen am Caput femoris.

Abnorme Werte der Torsion führen zu einer atypischen Einstellung der Beine. Ist der Verdrehungswinkel größer, ist das Bein einwärtsgedreht, ist der Winkel kleiner oder überhaupt nicht vorhanden, steht das Bein nach außen gedreht. Damit kommt es jeweils zu einer Einschränkung des Bewegungsumfanges nach einer Seite.

Klinischer Hinweis: Bei mäßig gebeugter Hüfte überschreitet die Spitze des Trochanter major nicht die Linie zwischen Spina iliaca anterior superior und Tuber ischiadicum. Man bezeichnet diese gedachte Gerade als die **Roser-Nélatonsche Linie** (**G**). Bei einer Schenkelhalsfraktur oder einer Luxation projizieren sich diese drei Punkte nicht mehr in eine Gerade. Daher kann diese Hilfslinie zur Diagnose von Frakturen mit herangezogen werden. Ihr praktischer Wert ist allerdings umstritten.

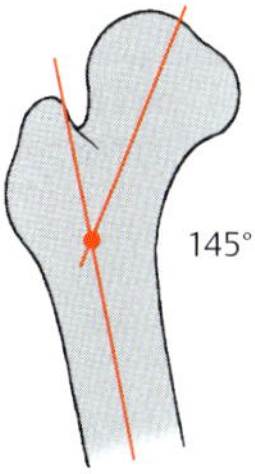

A
Collum-Corpus-Winkel
beim dreijährigen Kind

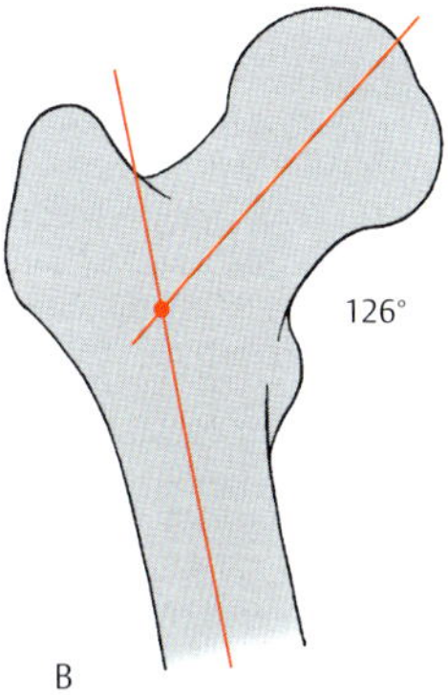

B
Collum-Corpus-Winkel
beim reifen Menschen

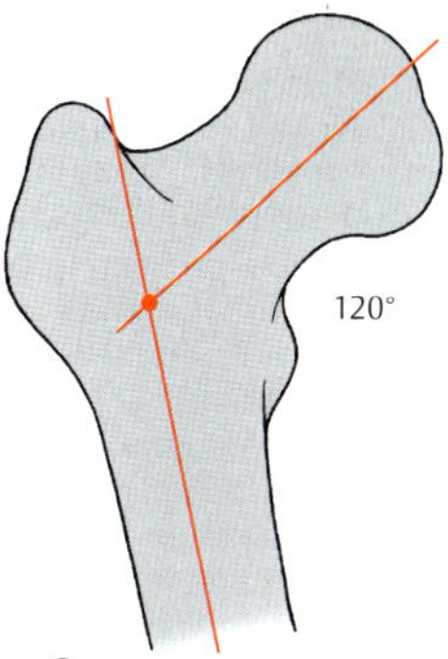

C
Collum-Corpus-Winkel
beim Greis

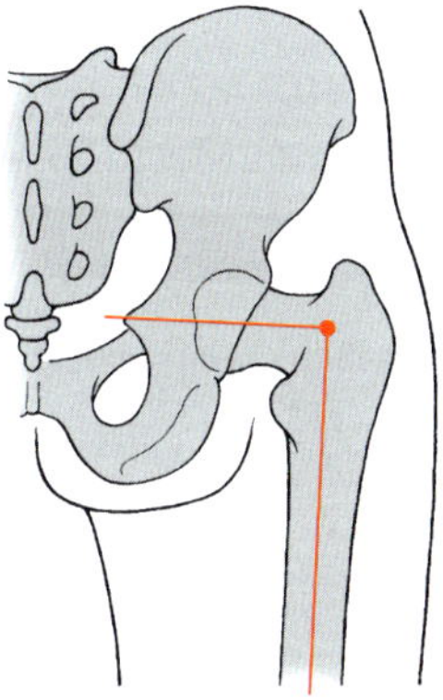

D Coxa vara (kombiniert mit Genu valgum)

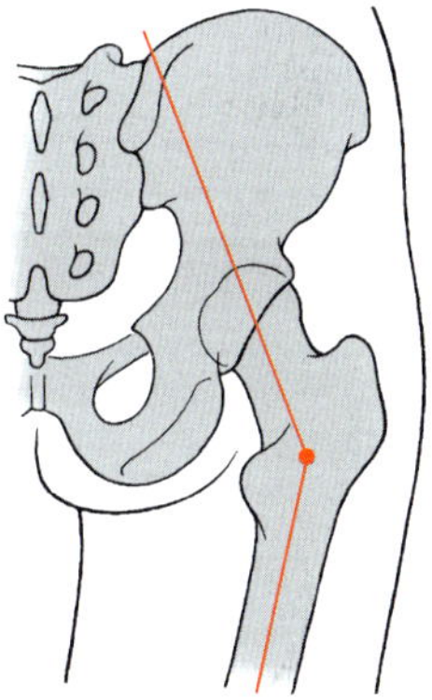

E Coxa valga

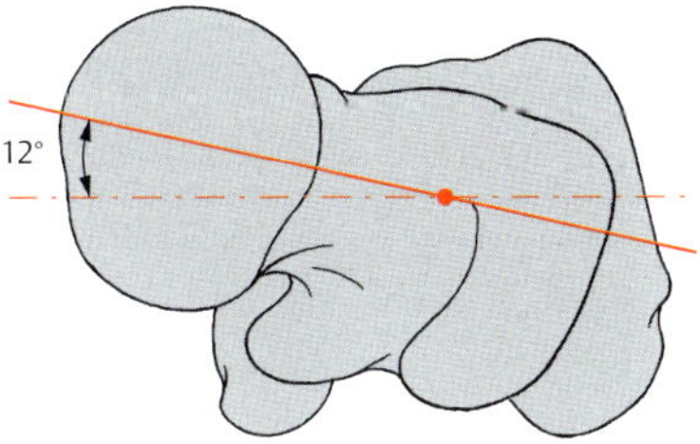

F Torsion am Femur

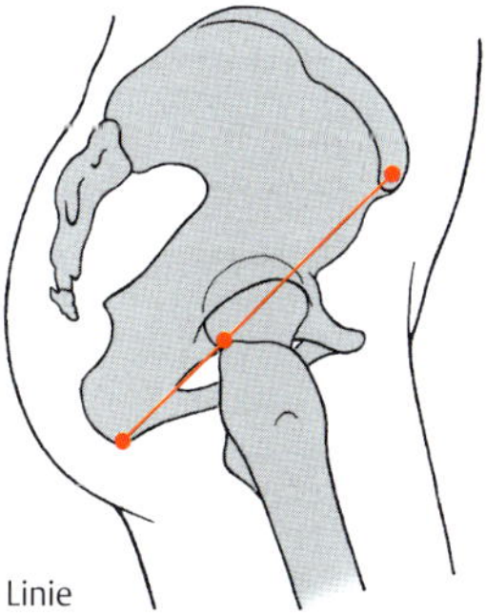

G Roser-Nélatonsche Linie

Hüftgelenk (A–D)

Die Gelenkflächen der **Articulatio coxae** werden von der **Facies lunata acetabuli** (**1**) und vom **Caput femoris** (**2**) gebildet. Die Facies lunata als Gelenkpfanne stellt den Ausschnitt aus einer Hohlkugel dar und wird durch das **Labrum acetabuli** (**3**) über den Äquator hinaus fortgesetzt. Das Labrum acetabuli besteht aus faserknorpelartigem Material. Die Facies lunata und das Labrum bedecken so $^2/_3$ des Femurkopfes. Die knöcherne Pfanne ist unvollständig ausgebildet und wird nach unten zu durch das **Lig. transversum acetabuli** (**4**) vervollständigt. Im Bereich dieses Bandes findet sich das Labrum acetabuli an dessen freiem Rand. Aus der Fossa acetabuli, die ein Fettpolster enthält (**5**), zieht das von der Membrana synovialis überkleidete *Lig. capitis femoris* (**6**) zum Caput femoris. Über dieses Band gelangt die A. capitis femoris des R. acetabularis a. obturatoriae zum Femurkopf. Außerdem wird der Femurkopf noch von Zweigen der Aa. circumflexae femoris medialis et lateralis versorgt.

Unter dem Begriff **Pfannendach** versteht man die mittlere Partie des oberen Pfannenrandes, die im Röntgenbild verdichtet erscheint.

Die **Gelenkkapsel** ist außerhalb des Labrum acetabuli am Os coxae befestigt, sodass das Labrum acetabuli frei in den Kapselraum hinein vorragt. Am Kopf ist der Kapselansatz (**8**) ringsherum etwa im gleichen Abstand vom Knorpelrand des Caput femoris befestigt. Der extrakapsuläre Halsanteil ist daher vorne kürzer als hinten. Vorne ist die Ansatzlinie im Bereich der *Linea intertrochanterica* (**7**), während hinten diese Ansatzlinie (**8**) etwa fingerbreit von der *Crista intertrochanterica* (**9**) entfernt ist.

Bänder des Hüftgelenkes. Unter den Ligamenta findet sich das stärkste Band des menschlichen Körpers, das *Lig. iliofemorale* (**10**), das eine Zugfestigkeit von etwa 350 kg besitzt. Dieses Band, erstmalig von *Bellini* beschrieben, wird häufig nach dem Zweitbeschreiber Bertin als *Bertinsches Band* bezeichnet.

Man unterscheidet 5 Bänder, von denen 4 extra- und eines intrakapsulär liegen.

Die **extrakapsulären Bänder** sind das Ringband, die *Zona orbicularis* (**11**), das *Lig. iliofemorale* (**10**), das *Lig. ischiofemorale* (**12**) und das *Lig. pubofemorale* (**13**). Die zuletzt genannten drei Bänder verstärken einerseits die Kapsel, hemmen jedoch andererseits zu große Bewegungsausschläge. Das Ringband, die Zona orbicularis, liegt wie ein Kragen um die engste Stelle des Collum femoris. An der Innenfläche der Kapsel ist sie als deutlicher Ringwulst zu sehen, während sie außen durch die anderen Bänder, die teilweise in sie einstrahlen, verdeckt ist. Der Femurkopf steckt in der Zona orbicularis wie ein Knopf im Knopfloch. Die Zona orbicularis dient neben dem Labrum und dem Luftdruck als eine weitere Einrichtung zur Kontakterhaltung zwischen Kopf und Pfanne.

Intrakapsulär verläuft das *Lig. capitis femoris.*

Die nicht von den Bändern verstärkten Bereiche der Kapsel gelten als schwache Stellen. Zwischen der Kapsel und dem M. iliopsoas befindet sich die *Bursa iliopectinea,* die in 10–15% der Fälle mit dem Hüftgelenk in Verbindung steht.

Klinischer Hinweis: Bei entzündlichen Prozessen (**Gelenkergüssen**) werden die schwachen Stellen nach außen vorgetrieben und sind dann sehr druckschmerzhaft.
Bei Luxationen wird die Kapsel eingerissen, und es kann das Lig. capitis femoris mit der A. capitis femoris abreißen. Ernährungsstörungen des Femurkopfes sind dadurch möglich.
Man unterscheidet eine **mediale** und eine **laterale Schenkelhalsfraktur**. Bei der ersteren ist die Frakturlinie innerhalb, bei der lateralen außerhalb der Gelenkkapsel.

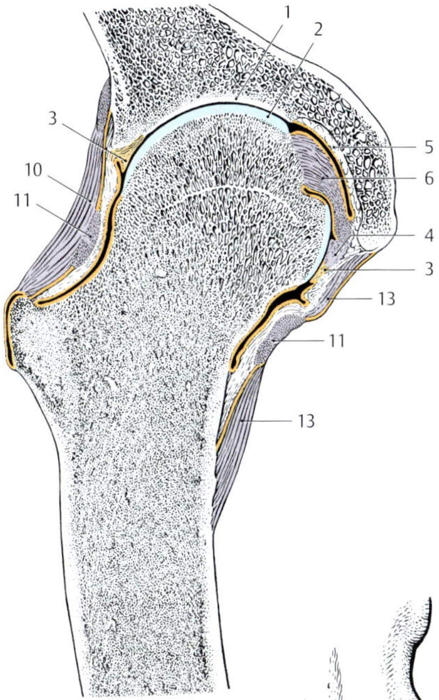

A Schnitt durch das Hüftgelenk

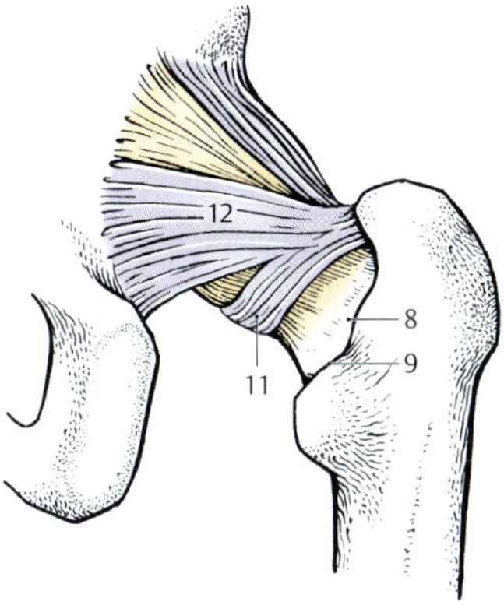

C Hüftgelenk von hinten

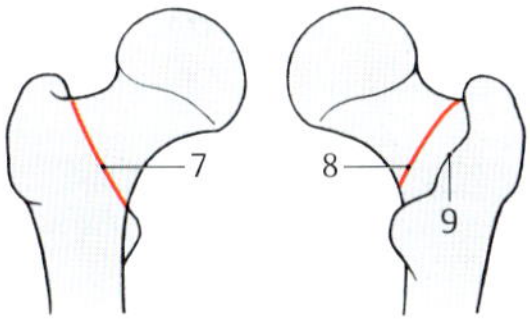

D Kapselansatz am Femur

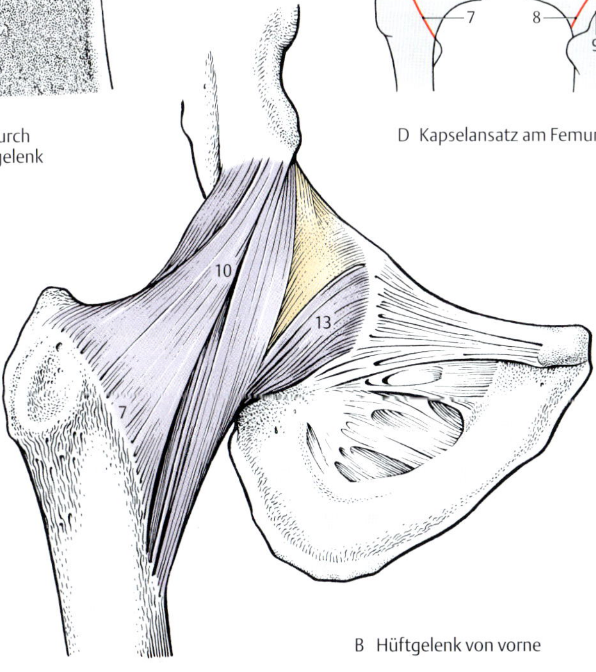

B Hüftgelenk von vorne

Hüftgelenk, Fortsetzung

Bänder des Hüftgelenkes (A, B)

Das **Lig. iliofemorale** (**1**) entspringt an der *Spina iliaca anterior inferior* (**2**) und *vom Rand des Acetabulum* und gelangt zur *Linea intertrochanterica* (**3**). Man unterscheidet an ihm eine stärkere **Pars transversa** (**4**), die weiter kranial gelegen ist und parallel zur Collumachse verläuft, und eine schwächere **Pars descendens** (**5**), die etwas weiter kaudal und parallel zur Korpusachse gelegen ist.
Die beiden Anteile, von denen die laterale Portion schraubig verdreht ist, wirken verschieden und zeigen etwa eine umgekehrte Y-Form. Dieses Band ermöglicht bei aufrechtem Stand und etwas nach hinten geneigtem Becken durch Verdrehung und Spannung der beiden Anteile den amuskulären Stand und verhindert ein Nachhintenkippen des Stammes. Außerdem dient das Lig. iliofemorale der Kontakterhaltung zwischen Schenkelkopf und Pfanne. Bei gebeugten Oberschenkeln kommt es zu einer Entspannung der beiden Ligg. iliofemoralia, damit kann das Becken etwas weiter nach dorsal absinken, d. h. das Sitzen wird möglich.
Die dickere Pars transversa hemmt die Außenrollung des Oberschenkels. Die Pars descendens hemmt die Einwärtsrollung. Bei erhobenem Oberschenkel erschlafft das gesamte Band, sodass eine wesentlich stärkere Rotation möglich ist.

Das **Lig. ischiofemorale** (**6**) nimmt seinen Ursprung vom *Os ischii* unterhalb des Acetabulum, zieht nahezu horizontal über das Collum femoris auf den Ansatz der Pars transversa des Lig. iliofemorale. Es strahlt außerdem in die **Zona orbicularis** (**7**) ein. Es hemmt die Einwärtsrollung (Innenrotation) des Oberschenkels.

Das **Lig. pubofemorale** (**8**) entspringt an der *Crista obturatoria* und am angrenzenden Teil der *Membrana obturatoria* (**9**). Es ist das schwächste der 3 Bänder. Es strahlt in die Kapsel ein, und zwar in die **Zona orbicularis** (**7**), um sich über diese dann auf das Femur fortzusetzen. Es wirkt hemmend auf Abduktionsbewegungen.

Das intrakapsuläre **Lig. capitis femoris** reicht von der *Incisura acetabuli* bis zur *Fovea capitis femoris*. Es dient nicht der Kontakterhaltung. Erst bei der Luxation kann es bis zu einem gewissen Grad eine weitere Abweichung verhindern, da es erst dann gespannt wird.

Bewegungen im Hüftgelenk

Der Muskeltonus wirkt beim Lebenden hemmend auf das Gelenk, die stärkste Einschränkung erfolgt bei Erhebung des gestreckten Beines nach vorne.

Man kennt im Hüftgelenk die **Anteversion** und **Retroversion,** die **Abduktion** und **Adduktion,** die **Zirkumduktion** und die **Rotation.** Die **Anteversion** (auch als Flexion bezeichnet) **und Retroversion erfolgen um eine transversale Achse durch das Caput femoris.** Bei gebeugtem Knie kann der Oberschenkel bis zum Bauch angehoben werden. Die Anteversion ist wesentlich weiter möglich als die Retroversion, die nur knapp über die Vertikale durchgeführt werden kann.

Die **Abduktion und Adduktion erfolgen um eine anteriorposteriore Achse durch den Femurkopf.**

Die **Rotation** des Femur **erfolgt um eine vertikale Achse, die durch das Caput femoris und durch den Condylus medialis femoris hindurchgeht.** Eine Rotation ist um etwa 60 Grad bei gestrecktem Bein möglich.

Die **Zirkumduktion** (Beinkreisen) **ist eine zusammengesetzte Bewegung,** wobei das Bein um einen unregelmäßigen Kegelmantel schwingt, dessen Spitze im Femurkopf gelegen ist.

10 Labrum acetabuli,
11 Tuber ischiadicum,
12 Trochanter major.

B Bänder des Hüftgelenkes von hinten

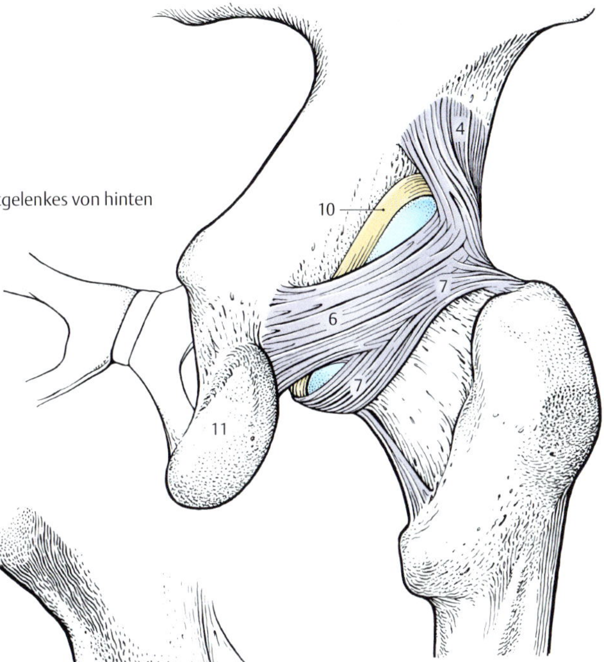

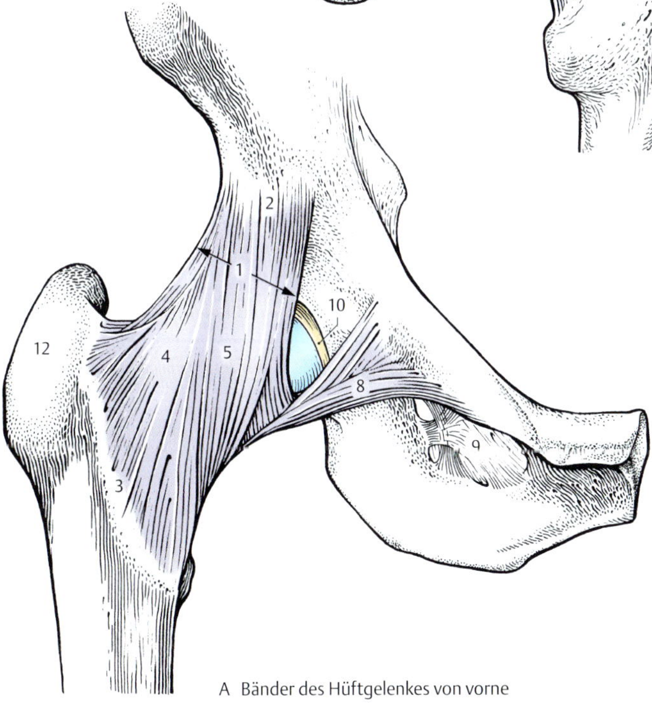

A Bänder des Hüftgelenkes von vorne

Unterschenkelknochen

Die knöcherne Grundlage des Unterschenkels wird von zwei Knochen, dem Schienbein, Tibia, und dem Wadenbein, Fibula, gebildet. Die Tibia ist der kräftigere Knochen, der allein die Verbindung zwischen Femur und Fußskelett herstellt.

Tibia (A–D)

Die **Tibia** besitzt einen etwa dreiseitigen Schaft, das **Corpus tibiae** (**1**), und ein **proximales** und **distales Ende.**

Am **proximalen Ende** liegen der *Condylus medialis* (**2**) und der *Condylus lateralis* (**3**). Die nach proximal gerichtete Fläche, *Facies articularis superior,* ist durch die *Eminentia intercondylaris* (**4**) unterbrochen. Diese Erhebung gliedert sich in ein *Tuberculum intercondylare mediale* (**5**) und ein *Tuberculum intercondylare laterale* (**6**). Vor und hinter der Eminentia liegen die *Area intercondylaris anterior* (**7**) und *posterior* (**8**). Am Abhang des Condylus lateralis findet sich eine nach lateral und distal gerichtete kleine Gelenkfläche, die *Facies articularis fibularis* (**9**), zur gelenkigen Verbindung mit dem Kopf der Fibula.

Das dreiseitige **Corpus tibiae** besitzt vorne einen scharfen Rand, den *Margo anterior* (**10**), der nach proximal in die *Tuberositas tibiae* (**11**) übergeht, nach distal zu jedoch flach ausläuft. Er trennt die *Facies medialis* (**12**) von der *Facies lateralis* (**13**). Die Facies lateralis geht am *Margo interosseus* (**14**) in die *Facies posterior* (**15**) über, die wiederum durch den *Margo medialis* (**16**) von der Facies medialis abgetrennt ist. An der Hinterfläche des Corpus tibiae findet sich im proximalen Anteil, von distal medial nach proximal lateral ziehend, eine leichte Rauhigkeit, die *Linea m. solei* (**17**). Lateral davon findet sich ein mehr oder minder großes *Foramen nutricium* (**18**).

Das **distale Ende** ist medial zinkenartig verlängert und bildet den *Malleolus medialis* (**19**) mit der *Facies articularis malleoli medialis.* An der Hinterfläche verläuft der *Sulcus malleolaris* (**20**). Die an der Unterfläche des distalen Endes gelegene *Facies articularis inferior tibiae* dient zur Artikulation mit dem Talus. An der lateralen Seite, in der *Incisura fibularis* (**21**), ist die Fibula syndesmotisch mit der Tibia verbunden.

Das proximale Ende der Tibia ist beim Erwachsenen etwas zurückgebogen. Man spricht von der **Retroversion** oder richtiger **Reklination** der Tibia. Der Winkel, den die Facies articularis superior der Condyli tibiae mit der Horizontalen bilden, beträgt im Durchschnitt ca. 4–6 Grad. In utero kommt es in den letzten Fetalmonaten zu einer Zunahme des ursprünglich sehr kleinen Winkels bis auf ca. 30 Grad. In den ersten Lebensmonaten und vor allen Dingen mit dem Erlernen des aufrechten Standes im ersten Lebensjahr kommt es dann zu einer Verkleinerung dieses Winkels.

Legt man durch das Corpus tibiae die Längsachse, so liegt die Facies articularis superior hinter dem Durchstoßpunkt dieser Achse. Dies bedeutet, dass das proximale Ende der Tibia nach dorsal verlagert ist. Diese Verlagerung wird als **Retropositio** bezeichnet.

Die Tibia zeigt auch eine **Torsion,** und zwar ist eine Verdrehung zwischen dem proximalen und dem distalen Schienbeinende gegeben. Diese Torsion, die beim Erwachsenen häufig gefunden werden kann, wird auf das verstärkte Wachstum des Condylus medialis tibiae zurückgeführt.

Entwicklung: In der 7. Embryonalwoche beginnt die perichondrale Verknöcherung des Corpus tibiae, am proximalen Ende tritt im 10. Fetalmonat bzw. im ersten Lebensjahr ein endochondraler Knochenkern auf, während die distale Epiphyse ihren endochondralen Knochenkern am Beginn des 2. Lebensjahres erhält. Der Epiphysenfugenschluss erfolgt distal früher, zwischen dem 17. und 19. Lebensjahr, proximal später, zwischen dem 19. und 20. Lebensjahr.

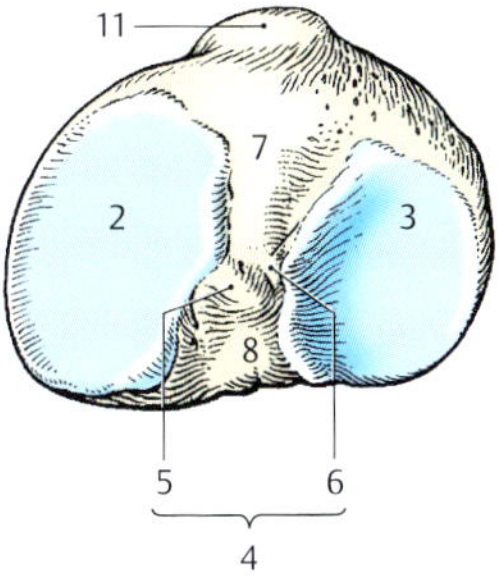

B rechte Tibia von oben

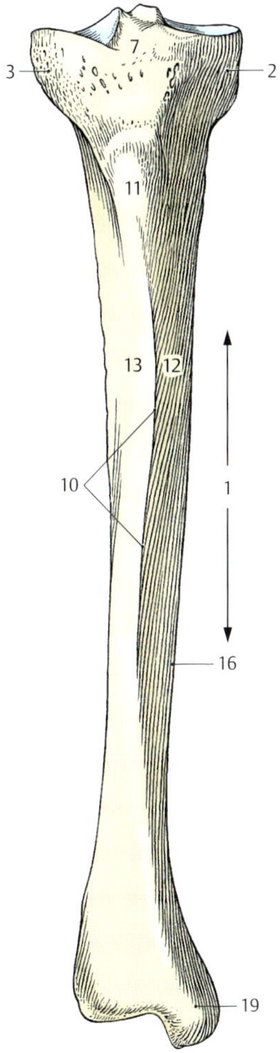

A rechte Tibia von vorne

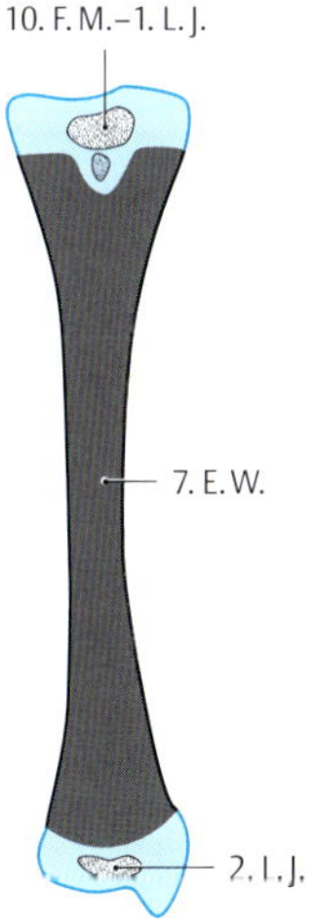

D Entwicklung

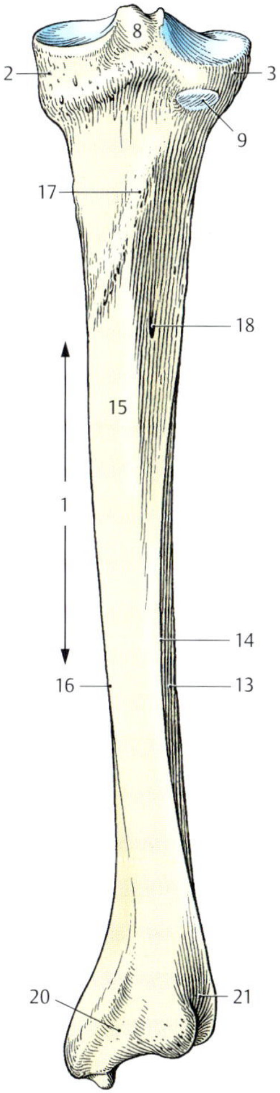

C rechte Tibia von hinten

Unterschenkelknochen, Fortsetzung

Fibula (A – D)

Die in der Länge etwa der Tibia entsprechende **Fibula** ist ein schlanker und dadurch elastischer Knochen. Auch die Fibula besteht aus **zwei Extremitates** und einem Schaft, **Corpus fibulae.**

Die **proximale Extremitas** bildet das *Caput fibulae* (**1**) mit der *Facies articularis capitis* (**2**) und einem kleinen Höcker, dem *Apex capitis* (**3**). Über das *Collum fibulae* setzt sich das Caput fibulae in das Corpus fibulae fort.

Der Fibulaschaft, das **Corpus fibulae** (**4**), der in der Mitte etwa dreiseitig erscheint, besitzt 3 Kanten und 3 Flächen. Im distalen Drittel findet sich eine weitere, 4. Kante. Man unterscheidet als schärfste Kante den nach vorne gerichteten *Margo anterior* (**5**), der die *Facies lateralis* (**6**) von der *Facies medialis* (**7**) trennt. Die *Crista medialis* (**8**) trennt die mediale Fläche von der *Facies posterior* (**9**) ab. Diese wird durch den *Margo posterior* (**10**) von der *Facies lateralis* (**6**) geschieden. An der medialen Fläche findet sich eine niedrige, jedoch sehr scharfe Knochenleiste, der *Margo interosseus* (**11**). Zwischen diesem und dem Margo interosseus der Tibia spannt sich die *Membrana interossea* (**12**) aus. Etwa in der Mitte der Facies posterior oder am Margo posterior liegt ein Foramen nutricium.

An der **distalen Extremitas** findet sich an der Außenfläche, die nach unten zu breiter wird, der platte, große *Malleolus lateralis* (**13**), der an seiner Innenfläche eine Gelenkfläche zur Artikulation mit dem Talus, die *Facies articularis malleoli lateralis* (**14**) trägt. Dahinter sieht man eine tiefe Grube, die *Fossa malleoli lateralis* (**15**), in der das Lig. talofibulare posterius ansetzt. An der Außenfläche findet sich hinter dem Malleolus lateralis eine unterschiedlich gut ausgebildete Furche, der *Sulcus malleolaris* (**16**). Im Sulcus malleolaris verlaufen die Sehnen der Mm. fibulares (peronaei) (S. 260).

Entwicklung: Im Bereich des Corpus entwickelt sich im 2. Embryonalmonat die perichondrale Knochenmanschette. Im Malleolus tritt ein endochondraler Knochenkern im 2. Lebensjahr, im Caput fibulae im 4. Lebensjahr auf.
Der Epiphysenfugenschluss erfolgt distal etwas früher, zwischen dem 16. und 19., und proximal etwas später, zwischen dem 17. und 20. Lebensjahr. Die Epiphysenfugenlinien verlaufen proximal unterhalb des Caput fibulae, distal oberhalb des Malleolus.

Klinischer Hinweis: Es ist darauf zu achten, dass diese Epiphysenfugen, insbesondere im Bereich der distalen Epiphyse, nicht mit Frakturlinien verwechselt werden.

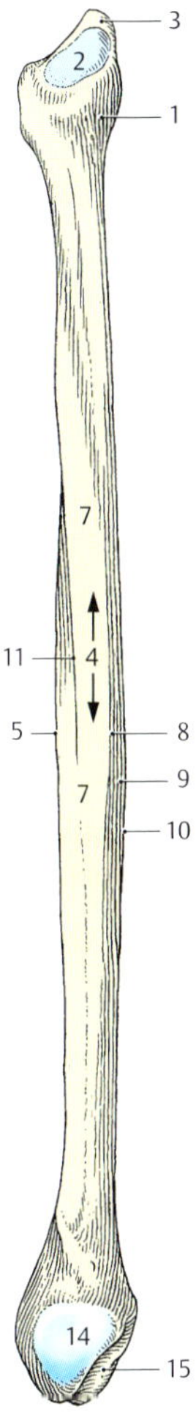

A rechte Fibula von medial

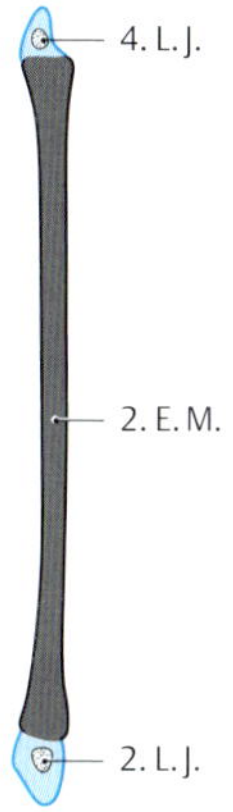

D Entwicklung

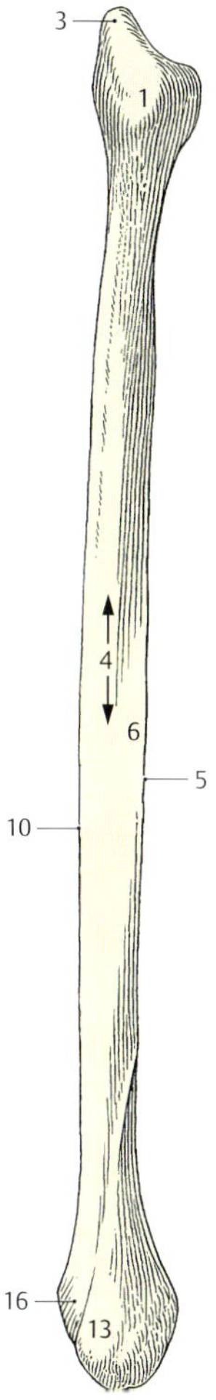

B rechte Fibula von lateral

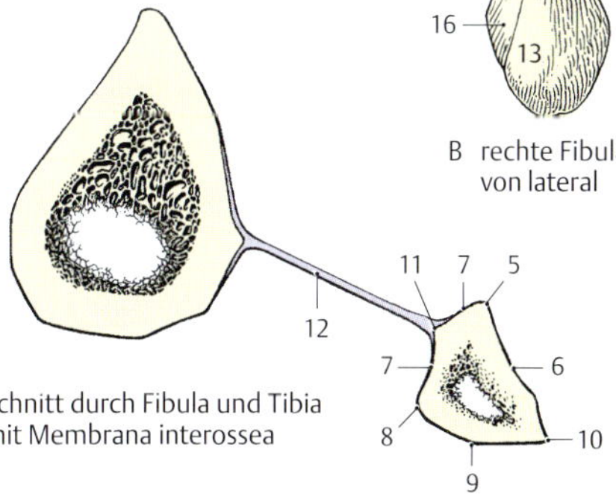

C Schnitt durch Fibula und Tibia mit Membrana interossea

Kniegelenk (A–C)

Die **Articulatio genus** ist als größtes Gelenk des menschlichen Körpers ein Getriebegelenk, eine Sonderform eines transportablen Drehscharniergelenkes. Die Beugung setzt sich aus Abroll- und Gleitbewegungen zusammen. Im gebeugten Zustand ist eine Rotation möglich.

Die **Gelenkkörper** werden von den **Condyli femoris** und den **Condyli tibiae** gebildet. Die Inkongruenz dieser Gelenkflächen wird neben dem relativ dicken Knorpelüberzug durch die Einschaltung von **Menisci** ausgeglichen. Am Kniegelenk ist neben Tibia und Femur auch noch die **Patella** beteiligt. Der Kliniker spricht auch vom *Femoropatellargelenk* und meint den Bereich des Kniegelenkes, in dem die Patella in Kontakt mit dem Femur tritt.

Die Femurkondylen divergieren etwas nach distal und hinten. Der *Condylus lateralis* ist vorne breiter als hinten, während der *Condylus medialis* eine gleichmäßige Breite besitzt. In transversalen Ebenen sind die Kondylen um eine sagittale Achse nur leicht gekrümmt. In der sagittalen Ebene nimmt die Krümmung nach hinten zu, d.h. der Krümmungsradius wird kleiner (S. 194). Der Condylus medialis ist noch zusätzlich um eine vertikale Achse gekrümmt (Rotationskrümmung). Die *Facies articularis superior tibiae* wird von den Kondylen gebildet, die durch die Eminentia intercondylaris und die beiden Areae intercondylares voneinander getrennt sind.

Die schlaffe, weite **Kapsel** (**1**) ist vorne und seitlich dünn und wird durch Bänder verstärkt. In die vordere Kapselwand ist die Patella eingelassen.

An besonderen Einrichtungen besitzt das Kniegelenk **Bänder, Menisci** und **kommunizierende Bursae.**

Bänder: Das **Lig. patellae** (**2**) stellt die Fortsetzung der *Quadrizepssehne* (**3**) dar und gelangt von der *Patella* zur *Tuberositas tibiae* (**4**). Aus den Fasern des M. vastus lateralis und aus einigen Fasern des M. rectus femoris bildet sich das **Retinaculum patellae laterale** (**5**), in das auch Fasern des Tractus iliotibialis einstrahlen. Es setzt lateral der Tuberositas tibiae an der Tibia an. Vorwiegend aus den Fasern des M. vastus medialis entsteht das **Retinaculum patellae mediale** (**6**), das medial des Lig. patellae nach distal gelangt und vor dem Lig. collaterale tibiale an der Tibia ansetzt. In dieses Retinaculum patellae mediale strahlen vom *Epicondylus medialis* (**7**) entspringende, transversal verlaufende Fasern (**8**) ein. Zwei Seitenbänder dienen für die Beuge- und Streckbewegung als Führungsbänder. Das **Lig. collaterale tibiale** (**9**) ist ein dreieckiges plattes Band, das in die Membrana fibrosa der Kapsel eingebaut und mit dem Meniscus medialis (S. 208) fest verwachsen ist. Es sind drei Fasergruppen zu unterscheiden. Die *vorderen langen Fasern* (**10**) ziehen vom Epicondylus medialis (**7**) bis zum *Margo medialis tibiae* (**11**). Die *hinteren oberen kurzen Fasern* (**12**) strahlen in den Meniscus medialis ein, während die *hinteren unteren Fasern* (**13**) vom Meniscus medialis zur Tibia gelangen. Es wird zum Teil vom Pes anserinus (superficalis) bedeckt und unterkreuzt von jenem Teil der *Sehne des M. semimembranosus* (**14**), der an der Tibia ansetzt. Das runde **Lig. collaterale fibulare** (**15**) ist weder mit der Kapsel noch mit dem Meniscus lateralis verwachsen. Es entspringt am *Epicondylus lateralis* (**16**) und setzt am *Caput fibulae* (**17**) an.

An der dorsalen Fläche stellt das **Lig. popliteum obliquum** (**18**) die laterale Ausstrahlung der Sehne des M. semimembranosus (**14**) dar und zieht nach lateral und proximal. Das **Lig. popliteum arcuatum** (**19**) entspringt am *Apex capitis fibulae* (**20**) und strahlt unter Überkreuzung der Sehne des *M. popliteus* (**21**) in die Kapsel ein.

22 Bursa suprapatellaris,
23 Bursa subtendinea m. gastrocnemii medialis,
24 Caput mediale m. gastrocnemii,
25 Caput laterale m. gastrocnemii.

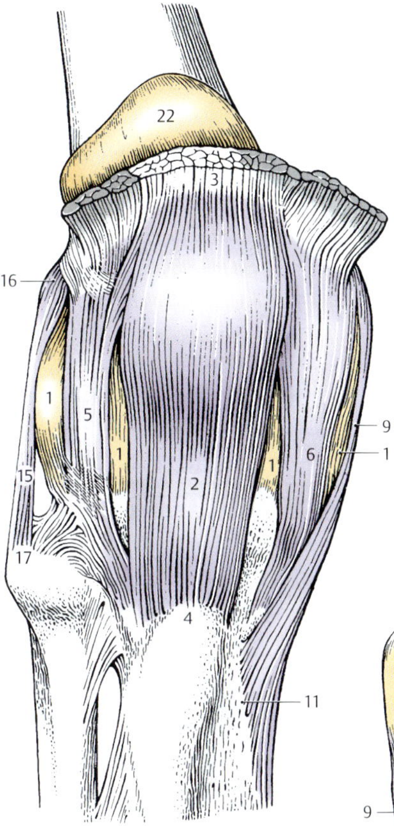

A rechtes Kniegelenk von vorne

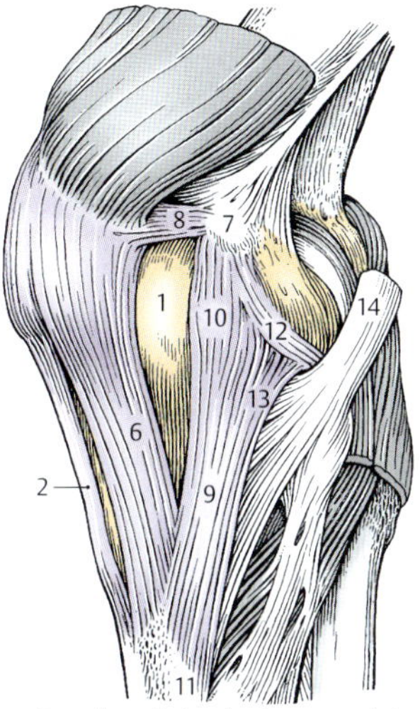

B rechtes Kniegelenk von medial

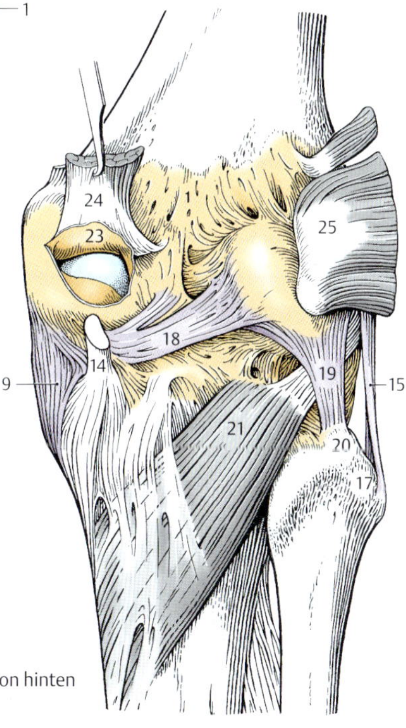

C rechtes Kniegelenk von hinten

Kniegelenk, Fortsetzung (A – C)

Eine weitere Gruppe von **Bändern** des Kniegelenkes sind die Kreuzbänder, die *Ligg. cruciata*. Diese Bänder dienen vor allem der Kontakterhaltung bei Drehbewegungen. Diese Bänder liegen zwar intrakapsulär, jedoch extraartikulär (S. 210).

Das vordere Kreuzband, das **Lig. cruciatum anterius** (**1**), zieht von der Area intercondylaris anterior tibiae zur Innenfläche des Condylus lateralis femoris. Seine lateral entspringenden Fasern ziehen weiter nach dorsal als die medialen.

Das **Lig. cruciatum posterius** (**2**) ist stärker als das vordere Kreuzband und zieht von der lateralen Fläche des medialen Femurkondyls zur Area intercondylaris posterior.

Die **Menisci** bestehen aus Bindegewebe mit reichlichem kollagenen Fasermaterial und eingelagerten knorpelähnlichen Zellen. Die kollagenen Fasern bevorzugen in ihrem Verlauf zwei Hauptrichtungen. Die stärkeren Fasern folgen der Form der Menisci zwischen deren Befestigungen. Die schwächeren Fasern verlaufen radiär zu einem gedachten Mittelpunkt und durchflechten die längsverlaufenden Fasern. Daraus kann bereits abgeleitet werden, dass bogenförmige Längsrisse (s. unten) leichter entstehen können als Querrisse. Die knorpelähnlichen Zellen liegen meist nahe der Oberfläche der Menisci.

Im Querschnitt sind die Menisci nach innen zu abgeplattet und sind an ihrer Außenseite mit der Membrana synovialis der Capsula articularis verwachsen. Sie sind jedoch auf ihrer Unterlage, der Tibia, verschieblich. Die Gefäßversorgung erfolgt über die A. media genus und die Aa. inferiores genus, die zusammen perimeniskale Randarkaden bilden.

Der **mediale Meniscus** (**3**) ist halbmondförmig und mit dem *Lig. collaterale tibiale* (**4**) verwachsen. Die Ansatzstellen liegen relativ weit auseinander. Er ist hinten breiter als vorne, d.h. das *Crus anterius* (**5**) ist viel dünner als das *Crus posterius* (**6**). Er ist durch seine Befestigung viel weniger beweglich als der laterale Meniscus. Bei Außenrotation des Unterschenkels wird er am stärksten verlagert und gezerrt. Bei Innenrotation wird er entlastet.

Der **laterale Meniscus** (**7**) ist nahezu kreisförmig. Seine Ansatzstellen liegen dicht beieinander und er ist überall etwa gleich breit. Er ist beweglicher als der mediale Meniscus, da er mit dem *Lig. collaterale fibulare* (**8**) nicht verwachsen ist. Durch seine größere Beweglichkeit ist er bei den verschiedenen Bewegungen geringer belastet. Von seinem Hinterhorn können ein oder zwei Bänder, das **Lig. meniscofemorale anterius** (**9**) vor, das **Lig. meniscofemorale posterius** (**10**) hinter dem Lig. cruciatum posterius zum medialen Femurkondyl ziehen. Das Lig. meniscofemorale posterius kommt häufiger vor als das anterius (ca. 30%). In selteneren Fällen (s. Abb. **C**) können beide Bänder gemeinsam vorkommen. Vorne sind beide Menisci durch das **Lig. transversum genus** (**11**) verbunden. Dieses Band ist in 10% der Fälle in mehrere Streifen aufgespalten.

Klinischer Hinweis: Der Kliniker unterscheidet am Meniscus ein **Vorder-** und ein **Hinterhorn.** Verletzungen der Menisci können durch andauernde Überbeanspruchung oder durch unkoordinierte Bewegungen (z.B. Beugung mit Außenrotation bei fixiertem Fuß) entstehen.
Es kommt etwa **20mal häufiger zu Verletzungen des medialen als des lateralen Meniscus,** bedingt durch dessen geringere Beweglichkeit und sein dünnes Crus anterius. Dabei kann entweder ein *Längsriss (Korbhenkelriss) oder* aber ein *Abriss* des *Vorder- oder Hinterhorns* erfolgen. Bei einer Meniscusverletzung ist das Schmerzempfinden bei gestrecktem Bein typisch vorne und bei gebeugtem Bein hinten vorhanden. Nach operativer Entfernung eines Meniscus kann sich, bei Erhaltenbleiben der kapsulären Randzone, ein meniskoides Gewebe bilden, das die Funktion des Meniscus übernimmt. Ligg. meniscofemoralia können bei Operationen im Bereich des Hinterhornes Schwierigkeiten bereiten.

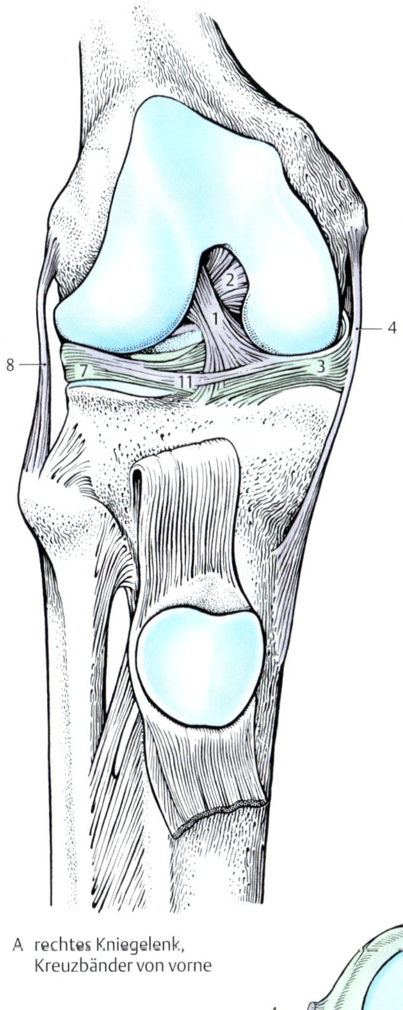

A rechtes Kniegelenk,
Kreuzbänder von vorne

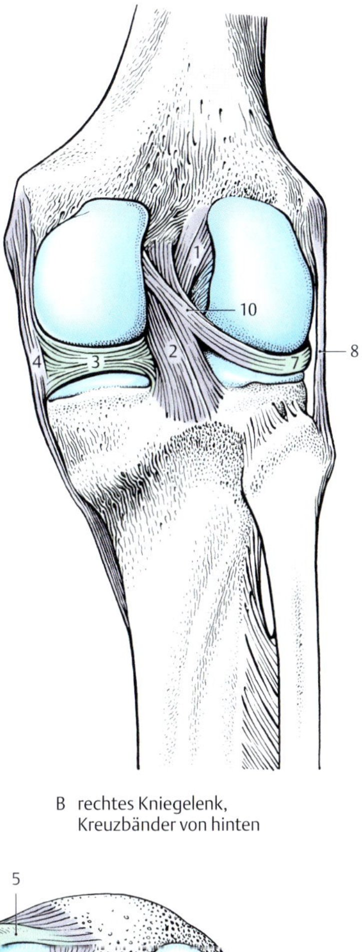

B rechtes Kniegelenk,
Kreuzbänder von hinten

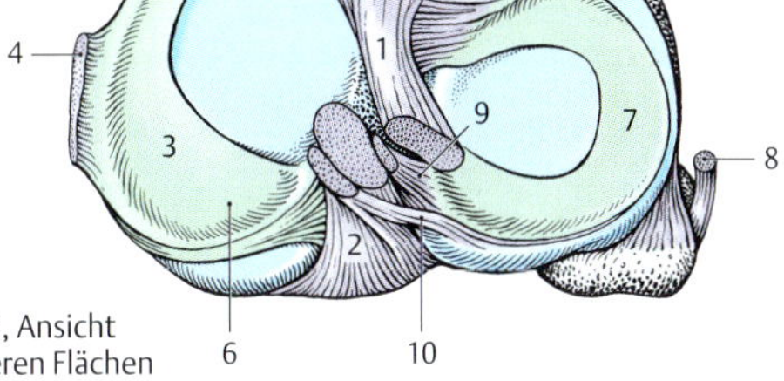

C Menisci, Ansicht
der oberen Flächen

Kniegelenk, Fortsetzung (A–D)

Die *Membrana synovialis* (**1**) und die *Membrana fibrosa* (**2**) der **Capsula articularis** sind durch Fetteinlagerungen sowohl an der Vorder- als auch an der Hinterfläche voneinander getrennt. Die Umschlagstelle der **Membrana synovialis** befindet sich vorne am *Femur* (**3**) meist in einiger Entfernung von der Knorpelgrenze, an der die Membrana synovialis beginnt (**4**). Dies wird durch die mit dem Gelenkraum kommunizierende *Bursa suprapatellaris* (**5**) bedingt. Allerdings muss dabei beachtet werden, dass diese Umschlagstelle (**6**) der Membrana synovialis vom Knochen durch periostales Bindegewebe (**7**) etwas abgehoben erscheint. An der *Tibia* (**8**) liegen Ansatz und Umschlagstelle der Membrana synovialis vorne unmittelbar nahe der Knorpelgrenze. Hinten liegt die Ansatzstelle der Membrana synovialis am Femur, unmittelbar an der *Knorpelgrenze* (**9**) der *Condyli femoris,* wodurch der Gelenkraum zwei nach dorsal gerichtete Buchten (**10**) erhält. In der Mitte gelangt die Membrana synovialis vor das *Lig. cruciatum anterius* (**11**) und das *Lig. cruciatum posterius* (**12**), sodass die Bänder zwar intrakapsulär, also zwischen Membrana synovialis (**1**) und Membrana fibrosa (**2**), aber extraartikulär liegen. An der Tibia ist hinten der Ansatz unmittelbar an der Knorpelgrenze (**13**). Die *Menisci* (**14**) sind in die Membrana synovialis eingebaut.

Der **Gelenkraum** selbst zeigt einen komplizierten Bau. Vorne findet man, bei eröffnetem Gelenk zwischen Membrana synovialis und Membrana fibrosa einen breiten Fettwulst, das *Corpus adiposum infrapatellare* (**15**), eingelagert. Dieser erstreckt sich vom Unterrand der in die Vorderwand der Kapsel eingeschlossenen *Patella* (**16**) bis zur *Plica synovialis infrapatellaris* (**17**), die den Rest einer ursprünglichen Unterteilung des Gelenkes in zwei Kammern darstellt.

Die Plica synovialis infrapatellaris zieht mit einem freien oberen Rand durch den Gelenkraum und setzt sich auf die Ligg. cruciata fort, indem sie diese von vorne her umhüllt (s. oben). Seitlich vom Corpus adiposum infrapatellare und der Plica synovialis infrapatellaris finden sich die *Plicae alares* (**18**).

Beim Kniegelenk findet man zahlreiche **Bursae,** von denen einige mit der Gelenkhöhle kommunizieren. Als größte dieser **kommunizierenden Bursae** ist die *Bursa suprapatellaris* (**5**) bekannt, die vorne gelegen ist und den Gelenkraum proximalwärts vergrößert. Hinten liegen der Recessus subpopliteus und die *Bursa m. semimembranosi,* die wesentlich kleiner ist. Am Ursprung der beiden Gastroknemiusköpfe findet man die *Bursa subtendinea m. gastrocnemii lateralis* und die *Bursa subtendinea m. gastrocnemii medialis.*

Von den **nichtkommunizierenden Bursae synoviales** sind noch die *Bursa subcutanea praepatellaris,* die unmittelbar vor der Patella gelegen ist, sowie die *Bursa infrapatellaris profunda* (**19**), die zwischen *Lig. patellae* (**20**) und die Membrana fibrosa der Capsula articularis gelegen ist, zu erwähnen. Diese letztere kann in Einzelfällen auch mit der Gelenkhöhle in Verbindung stehen. Weitere nicht regelmäßig vorhandene kleinere Gleitbeutel sind die *Bursa subfascialis praepatellaris,* die *Bursa subtendinea praepatellaris* und die *Bursa subcutanea infrapatellaris.*

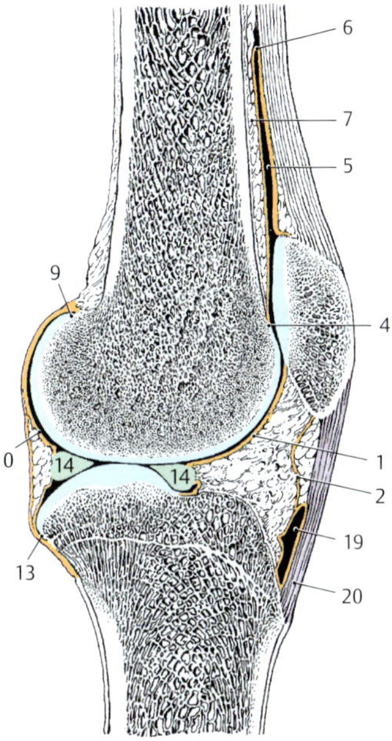

A Sagittalschnitt durch das Knie

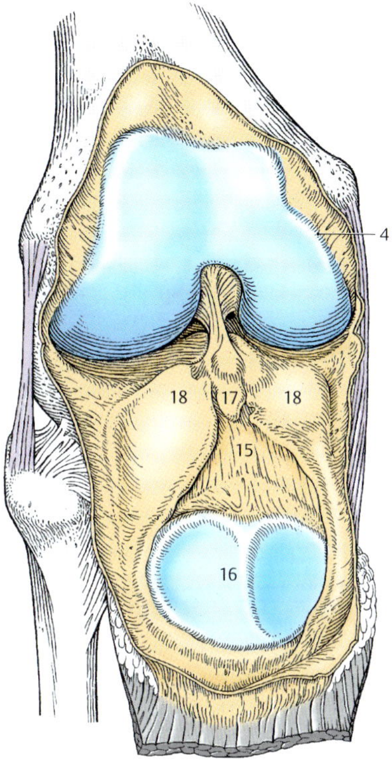

B rechtes Knie eröffnet, Patella nach distal geklappt

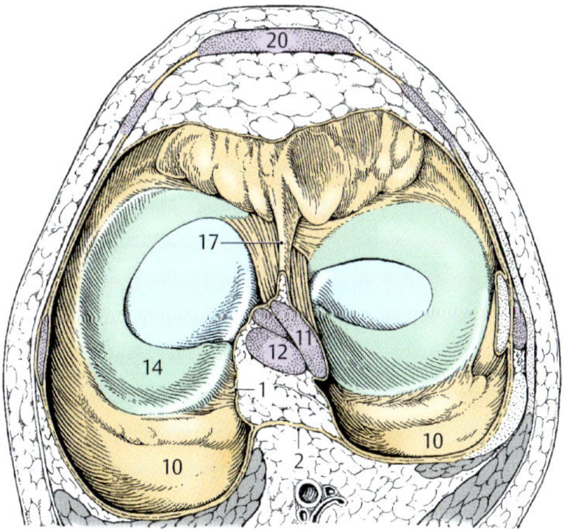

C Transversalschnitt durch das Kniegelenk, distaler Teil von proximal gesehen

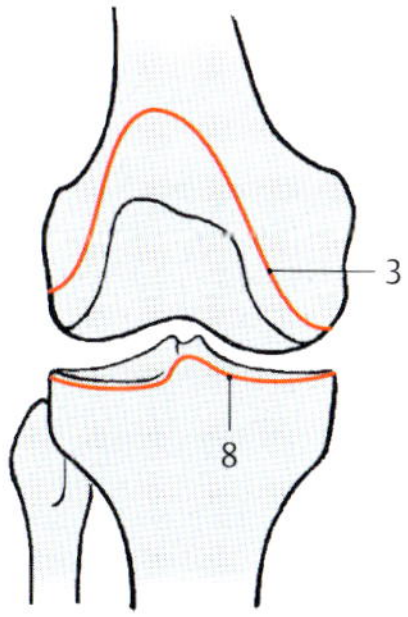

D Kapselansatz

Bewegungen im Kniegelenk (A–E)

Im Kniegelenk kann man eine **Beugung** und **Streckung** um annähernd transversale Achsen durchführen, in gebeugter Stellung auch eine **Rotation** um die Unterschenkelachse.

Bei **gestrecktem Knie** (**A**) sind *beide Kollateralbänder* (**1, 2**) und der vordere Anteil des *Lig. cruciatum anterius* (**3**) gespannt. Bei der Streckung gleiten die Femurkondylen in eine der Extremstellung nahe Lage, wobei sich das *Lig. collaterale tibiale* (**1**) vollständig entfaltet. Bei den letzten 10 Grad der Streckung, vor Erreichung der Extremstellung, kommt es zur **zwangsläufigen Schlussrotation**, die etwa 5 Grad beträgt. *Verursacht wird diese durch die Anspannung des Lig. cruciatum anterius, begünstigt durch die Form des Condylus medialis femoris* (S. 194) *und unterstützt durch den Tractus iliotibialis* (S. 254). Beide Seitenbänder werden dabei straff angespannt. Gleichzeitig kommt es zu einer leichten Auseinanderwicklung der Kreuzbänder (**3, 4**). Die Schlussrotation am Spielbein wird erreicht durch eine Außenrotation der Tibia, am Standbein durch eine Innenrotation des Oberschenkels. Bei der extremen Streckstellung sind neben den Kollateralbändern (**1, 2**) auch die Kreuzbänder gespannt (**A**).

Die normale Streckung beträgt 180 Grad, bei Kindern und Jugendlichen ist eine geringe (etwa 5 Grad mehr) Überstreckung möglich. Beim Neugeborenen gibt es keine maximale Streckung, bedingt durch die Retroversio tibiae (S. 202).

Bei **gebeugtem Knie** (**B**) sind das *Lig. collaterale fibulare* (**2**) vollständig, das *Lig. collaterale tibiale* (**1**) zum großen Teil entspannt und das *Lig. cruciatum anterius* (**3**) sowie das *Lig. cruciatum posterius* (**4**) gespannt. In Beugestellung kann die Rotation unter Führung der Kreuzbänder durchgeführt werden. Der Umfang der **Innenrotation des Unterschenkels** (**C**) ist geringer als der der **Außenrotation.** *Bei der Innenrotation wickeln sich die Kreuzbänder umeinander und hemmen dadurch eine zu starke Einwärtsdrehung. Ebenso werden die dorsalen Fasern des Lig. collaterale tibiale* (**1**) *am Ende der Innenrotation angespannt. Bei der Außenrotation drehen sich die Kreuzbänder auseinander.* Die Beendigung der Außenrotation wird primär durch das *Lig. collaterale tibiale* und sekundär durch das *Lig. collaterale fibulare* (**2**) bedingt. Der maximale Rotationsumfang beträgt zwischen 45 Grad und 60 Grad. Die Rotation kann bei vom Boden abgehobenem Bein an der Bewegung des Fibulaköpfchens (**5**) überprüft werden.

Durch die schräge Stellung der Kreuzbänder sind in jeder Stellung immer ein Kreuzband, bzw. Teile eines solchen Bandes, gespannt. Sie übernehmen in jedem Fall die Führung im Gelenk, sobald die Kollateralbänder insuffizient werden.

Bei der Rotation bewegen sich auf der Tibia das Femur und die *Menisci* (**6**), bei der Beugung und Streckung wiederum bewegt sich das Femur mit Abroll- und Gleitbewegungen auf den Menisci, daher spricht man auch von einem **transportablen Gelenk.**

Klinischer Hinweis: Die relativ großen und inkongruenten Gelenkflächen, die großen Belastungen ausgesetzt sind, zeigen im Alter häufig Schädigungen des Knorpelüberzuges oder aber auch Knochenveränderungen. Bei einem durchrissenen vorderen Kreuzband (**D**) kommt es zum sogenannten **vorderen Schubladenphänomen** (**E**), d. h. es kann in der Beugestellung (bei insuffizienten Kollateralbändern) der Unterschenkel um 2–3 cm nach vorne geschoben werden. (Pfeil).
Bei einer Verletzung des hinteren Kreuzbandes und des Lig. collaterale fibulare kommt es zum **hinteren Schubladenphänomen**, d. h. der Unterschenkel kann nach hinten geschoben werden.
Abnorme seitliche Beweglichkeit findet sich bei einem gerissenen Seitenband (**Wackelgelenk**).

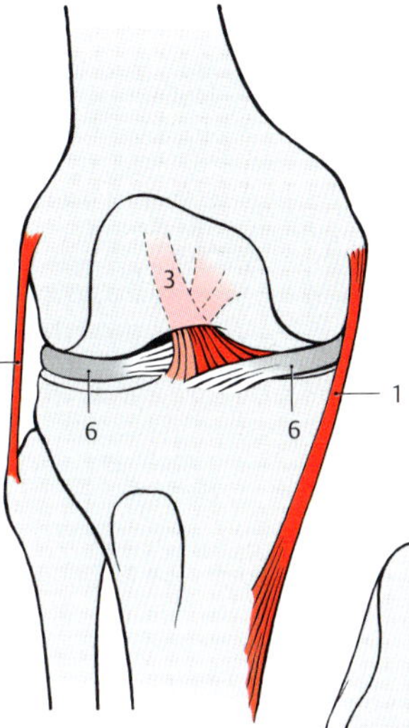

A Streckstellung

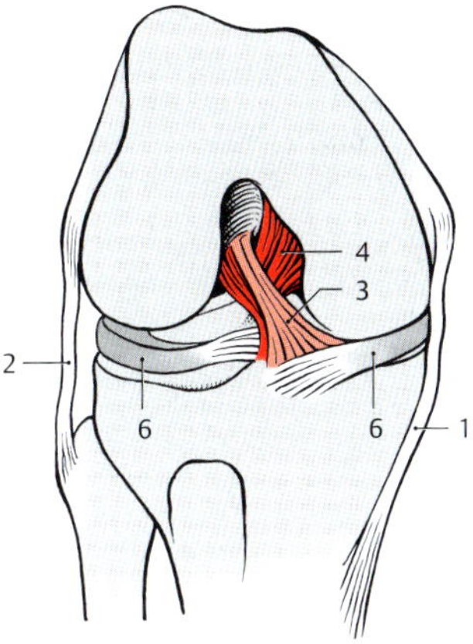

B Beugestellung

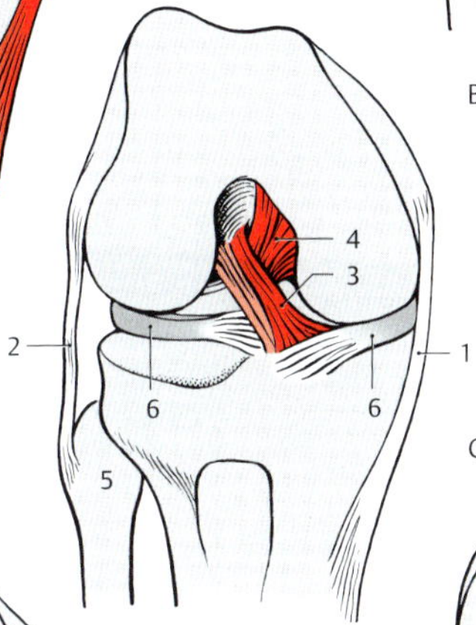

C Innenrotation

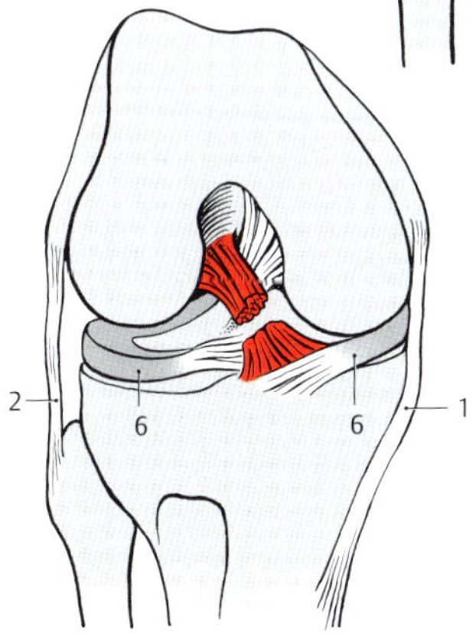

D durchrissenes vorderes Kreuzband

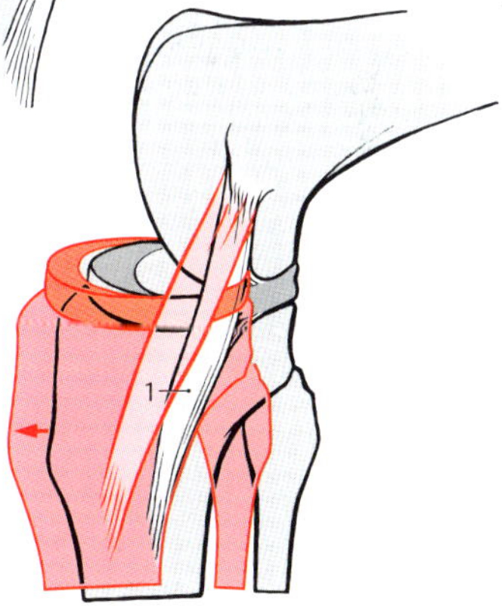

E Schubladenphänomen, Vorschieben der Tibia bei durchrissenem vorderen Kreuzband

Beinstellung und Kniegelenk (A – C)

Die Stellung bzw. Form des Beines hängt, abgesehen vom Collum-Corpus-Winkel des Oberschenkelknochens (S. 196), von der richtigen Ausbildung des Kniegelenkes ab. Eine Fehlhaltung des Beines bedingt eine abnorme Belastung und daher frühzeitige Abnützungserscheinungen des Kniegelenkes.

Beim normal ausgebildeten Kniegelenk findet sich ein gerades Bein, **Genu rectum** (**A**). Dabei verläuft die *Traglinie* (**1**) *durch die Mitte des Caput femoris* (**2**), *durch die Mitte des Kniegelenkes* und in der Verlängerung *durch die Mitte des Calcaneus* (**3**).

Bei einem Abweichen der Traglinie (**1**) nach lateral, d.h. die *Traglinie* verläuft *durch den lateralen Femurkondyl* (**4**) bzw. das Fibulaköpfchen (**5**), sieht man ein X-Bein, **Genu valgum** (**B**). Dabei ist das *Lig. collaterale tibiale* (**6**) überdehnt, der Meniscus lateralis (**7**) und die knorpelüberkleideten Gelenkflächen des lateralen Femurkondyls (**4**) und des lateralen Tibiakondyls (**8**) werden übermäßig beansprucht. Der Gelenkspalt ist an der Medialseite weiter als an der lateralen Seite. Beim X-Bein hat man eine stärkere Schlussrotation. Bei X-Beinen berühren sich die Innenflächen der Beine im Bereich des Kniegelenkes, während die beiden medialen Knöchel keinen Kontakt haben.

Verläuft die *Traglinie* (**1**) *durch den medialen Femurkondyl* (**9**) oder medial davon, dann spricht man von einem O-Bein, **Genu varum** (**C**). Dabei ist das *Lig. collaterale fibulare* (**10**) überdehnt, die Abnutzung und Belastung am *Meniscus medialis* (**11**) und an den knorpelüberkleideten Gelenkflächen ist stärker. Die Beine können im Bereich der Kniegelenke nicht aneinandergebracht werden, außerdem wird beim O-Bein keine vollständige Streckung erreicht und daher auch keine Schlussrotation durchgeführt.

Verbindungen zwischen Tibia und Fibula (D)

Das Schienbein-Wadenbein-Gelenk, die **Articulatio tibiofibularis** (**12**), ist eine nahezu unbewegliche gelenkige Verbindung (**Amphiarthrose**) *zwischen* dem *Caput fibulae* (**13**) *und der Facies articularis fibularis* des *Condylus lateralis tibiae* (**14**). Es besitzt eine **straffe Kapsel**, die durch die *Ligg. capitis fibulae anterius et posterius* verstärkt ist. Es wird auch als **Kompensationsgelenk** bezeichnet, da es bei maximalem Vorwärtsbeugen im oberen Sprunggelenk zu einer Spannung der Malleolengabel und dadurch kompensatorisch zu Bewegungen in diesem Gelenk kommt.

Neben der gelenkigen Verbindung zwischen den beiden Unterschenkelknochen findet man noch die **Membrana interossea cruris** (**15**), die als **Syndesmose** die beiden Knochen aneinander fixiert. Die Faserrichtung in der Membrana interossea verläuft absteigend von der Tibia zur Fibula. Sie ist von großer Festigkeit.

Am distalen Ende der beiden Knochen findet sich zusätzlich die **Syndesmosis tibiofibularis** (**16**). Man beschreibt dabei das *Lig. tibiofibulare anterius*, ein relativ flaches Band, das schräg über die Vorderfläche der beiden distalen Knochenenden zieht, und das *Lig. tibiofibulare posterius*, das an der Hinterfläche gelegen ist. Die Zugrichtung des hinteren Bandes ist eher horizontal. Beide Bänder sind geringfügig dehnbar, sodass bei einer Dorsalflexion eine Verlagerung der beiden Unterschenkelknochen zueinander in einem geringen Maße möglich ist.

17 M. semitendinosus, M. gracilis, M. sartorius besonders belastet.
18 M. biceps femoris und Tractus iliotibialis besonders belastet.

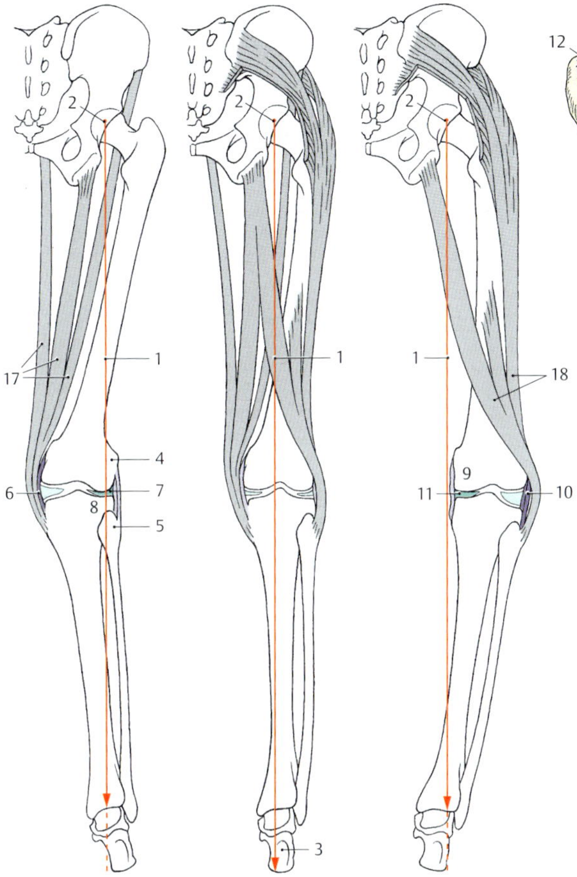

B Genu valgum   A Genu rectum   C Genu varum

A–C Beinstellung und Kniegelenk (nach Lanz-Wachsmuth)

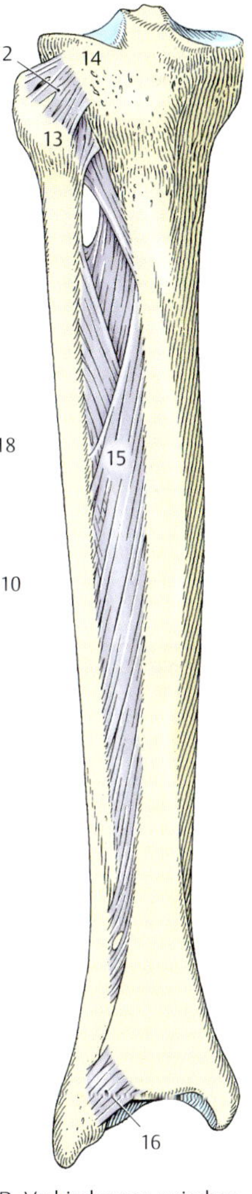

D Verbindungen zwischen Tibia und Fibula

Fußskelett (A–G)

Das Fußskelett gliedert sich in:

- die Fußwurzel, **Tarsus,**
- den Mittelfuß, **Metatarsus** und
- die Zehen, **Digiti.**

Der **Tarsus** besteht aus sieben Knochen, Ossa tarsi: dem Sprungbein, **Talus,** dem Fersenbein, **Calcaneus,** dem Kahnbein, **Os naviculare,** dem Würfelbein, **Os cuboideum,** und den 3 Keilbeinen, **Ossa cuneiformia.**
Der **Metatarsus** enthält **fünf Metatarsalknochen,** während die **Zehen** von den **Phalangen** gebildet werden.

Ossa tarsi

Der **Talus** (**A–C**) überträgt die Last des ganzen Körpers auf den Fuß. Am Talus grenzt man das **Caput tali** (**1**) vom **Corpus tali** (**2**) durch das **Collum tali** (**3**) ab. Das Caput tali trägt die *Facies articularis navicularis* zur gelenkigen Verbindung mit dem Os naviculare, während das Collum tali kleinere Gefäßkanälchen und Rauhigkeiten besitzt. Am Corpus tali unterscheidet man die *Trochlea tali* (**4**) und dahinter den *Processus posterior tali* mit *Tuberculum laterale* (**5**) und *Tuberculum mediale* (**6**). Unmittelbar neben dem Tuberculum mediale liegt der *Sulcus tendinis m. flexoris hallucis longi* (**7**). Die Trochlea tali (*Facies superior*) ist vorne breiter als hinten. Dies ist deutlicher bei rechten Tali ausgebildet als bei linken. An der lateralen Seite setzt sich diese Facies superior in die *Facies malleolaris lateralis* (**8**) fort, die bis zum *Processus lateralis tali* (**9**) reicht. Medial sieht man die kleinere *Facies malleolaris medialis* (**10**). Die drei Flächen dienen zur Artikulation mit der Malleolengabel. In Fortsetzung der Facies articularis navicularis findet sich an der Unterfläche die *Facies articularis calcanea anterior* (**11**), die kontinuierlich mit der zuerst genannten Gelenkfläche zusammenhängt. An die Facies articularis calcanea anterior schließt sich (selten ist dazwischen eine knorpelfreie Fläche) die *Facies articularis calcanea media* (**12**) an. Hinter dieser finden sich der *Sulcus tali* (**13**) und die große *Facies articularis calcanea posterior* (**14**).

Der Talus steht noch mit Bändern, die Knorpelauflagerungen besitzen, gelenkig in Verbindung (s. S. 224). Daher finden sich variabel ausgebildete Gelenkfacetten an seiner Unterfläche. Man spricht von einer größeren *Facies articularis lig. calcaneonaviularis plantaris* und einer kleineren *Facies articularis partis calcaneonavicularis lig. bifurcati.*

Entwicklung: Im Talus tritt im 7.–8. Fetalmonat ein Knochenkern auf.

Varietäten: Das Tuberculum laterale des Processus posterior tali kann in Ausnahmefällen selbständig sein und wird dann als **Os trigonum** bezeichnet.

Der **Calcaneus** (**D–G**) ist der größte Fußwurzelknochen. Nach hinten zu sieht das mächtige **Tuber calcanei** (**15**), das am Übergang zur Unterfläche zwei nach vorne gerichtete Fortsätze, den *Processus lateralis* und den *Processus medialis tuberis* trägt. An der Rauhigkeit des Tuber calcanei inseriert die Achillessehne. Vorne findet sich die *Facies articularis cuboidea* (**16**). An der oberen Fläche des Calcaneus sieht man meistens 3 Gelenkflächen, *Facies articularis talaris anterior* (**17**), *media* (**18**) und *posterior* (**19**). Zwischen den beiden letzteren liegt der *Sulcus calcanei* (**20**), der gemeinsam mit dem Sulcus tali (s. oben) den **Sinus tarsi** bildet. Die beiden vorderen Gelenkflächen können miteinander vereinigt sein. An der medialen Fläche wölbt sich das **Sustentaculum tali** (**21**) vor. Es trägt die Facies articularis talaris media. Darunter findet sich der *Sulcus tendinis m. flexoris hallucis longi* (**22**). An der lateralen Fläche zeigt sich eine in den meisten Fällen schwach vorgewölbte Knochenverstärkung, die *Trochlea fibularis* (peronaealis **23**), unter der der *Sulcus tendinis m. fibularis (peronaei) longi* (**24**) verläuft.

Entwicklung: Im Calcaneus entwickelt sich im 4.–7. Fetalmonat ein Knochenkern.

Klinischer Hinweis: In manchen Fällen findet sich vom Processus medialis tuberis ein nach vorne gerichteter Knochenfortsatz, **Kalkaneussporn,** an dem verschiedene Muskeln der Fußsohle ihren Ursprung nehmen. Dieser Kalkaneussporn kann sehr schmerzhaft sein.

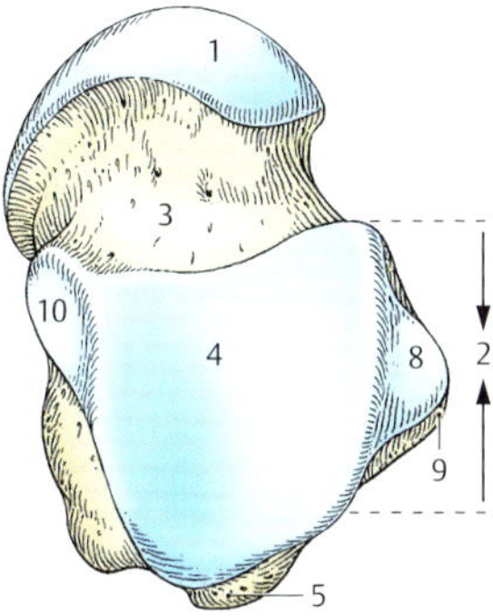

A rechter Talus von oben

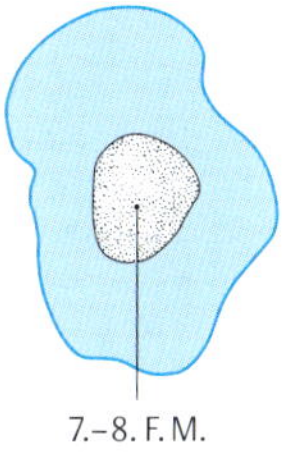

C Talus, Entwicklung

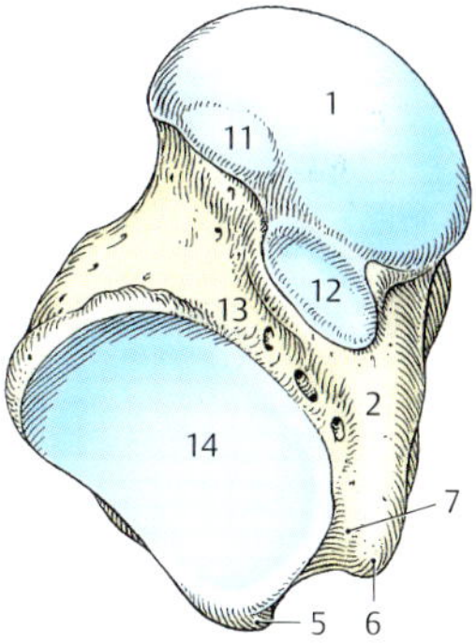

B rechter Talus von unten

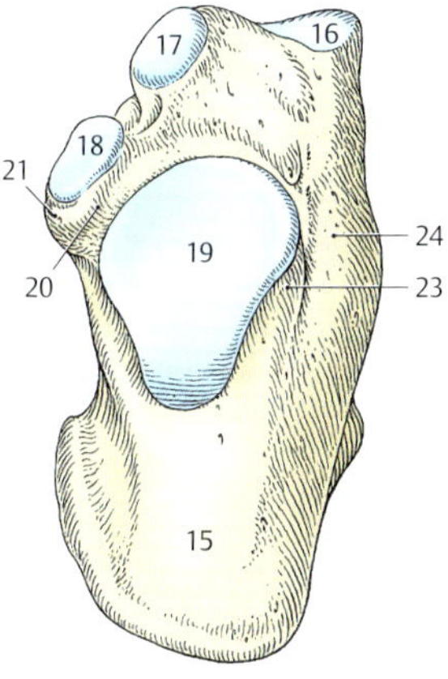

D rechter Calcaneus von oben

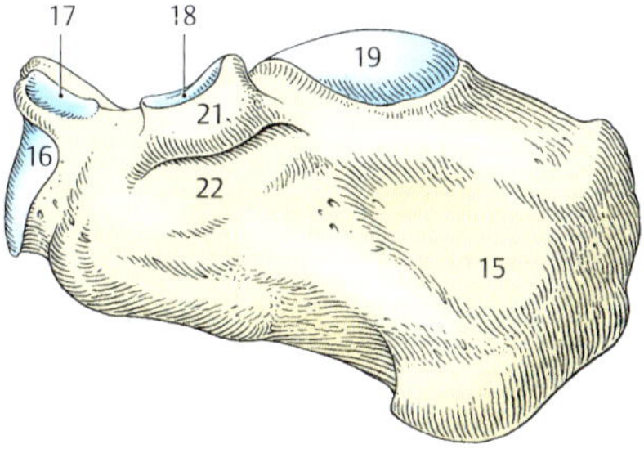

E rechter Calcaneus von medial

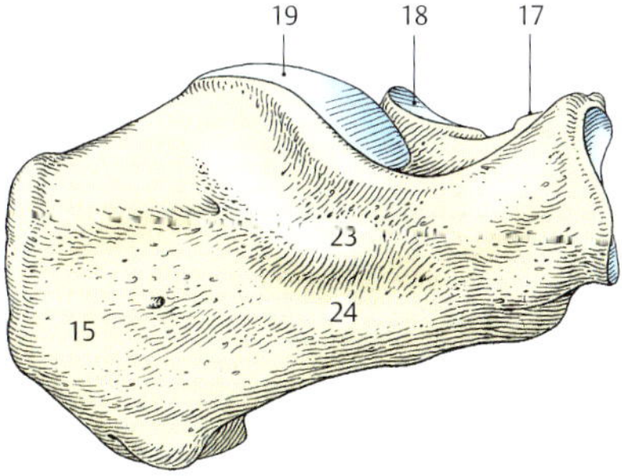

F rechter Calcaneus von lateral

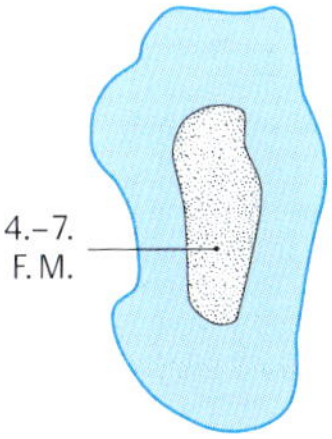

G Calcaneus, Entwicklung

Fußskelett

Ossa tarsi, Fortsetzung (A–P)

Das Kahnbein, das **Os naviculare** (**A–C**) steht gelenkig mit dem Talus und mit den drei Ossa cuneiformia in Verbindung. An der dem Taluskopf zugewendeten Fläche findet man die gehöhlte Gelenkfläche für den Taluskopf. Nach medial zu sieht die nach plantar abgebogene *Tuberositas ossis navicularis* (**1**), nach distal zu findet man drei, nur durch kleine Firste voneinander getrennte, Gelenkflächen für die drei Ossa cuneiformia.

Entwicklung: Auftreten eines Knochenkernes im 3.–4. Lebensjahr.

Das Würfelbein, das **Os cuboideum** (**D–F**) ist lateral kürzer als medial. Distal befinden sich die Gelenkflächen für das 4. und 5. Os metatarsale, die durch eine Kerbe voneinander getrennt sind. Medial findet man eine Gelenkfläche zur Artikulation für das Os cuneiforme laterale und manchmal dahinter ein kleines Areal zur Artikulation mit dem Os naviculare. Nach hinten gerichtet ist der *Processus calcaneus* (**2**) mit der Gelenkfläche zur Artikulation mit dem Calcaneus. An der Unterfläche verläuft der *Sulcus tendinis m. fibularis (peronaei) longi* (**3**). Hinter dieser Sehnenfurche zeigt sich eine quer verlaufende wulstartige Verdikkung des Knochens, die *Tuberositas ossis cuboidei* (**4**).

Entwicklung: Der Knochenkern im Os cuboideum tritt im 10. Fetalmonat auf **(Reifezeichen!)**.

Die drei Keilbeine, die **Ossa cuneiformia** (**G–P**) unterscheiden sich voneinander in der Größe und in ihrer Lage innerhalb des Fußskelettes. Das **Os cuneiforme mediale** (**G, H**) ist das größte, das **Os cuneiforme intermedium** (**J, K**) das kleinste der Keilbeine. Das Os cuneiforme mediale sieht mit der breiten Fläche zur Planta pedis, während die beiden Ossa cuneiformia intermedium und **laterale** (**L, M**) mit ihrem zugeschärften Rand zur Planta pedis gerichtet sind.

Nach proximal zu haben alle drei Keilbeine Artikulationsflächen zur gelenkigen Verbindung mit dem Os naviculare (**5**).
Nach distal, zehenwärts, gerichtet, besitzen sie gelenkige Verbindungen mit den Metatarsalknochen. Das Os cuneiforme mediale artikuliert mit dem Os metatarsale I und zu einem kleinen Teil mit dem Os metatarsale II (**6**), das Os cuneiforme laterale zeigt Gelenkflächen zur Artikulation mit dem Os metatarsale III, eine kleine zum Os metatarsale II (**7**) und manchmal eine ebenfalls kleine Gelenkfläche zum Os metatarsale IV. Das Os cuneiforme intermedium artikuliert distal nur mit dem Os metatarsale II.
Untereinander stehen die drei Keilbeine ebenfalls gelenkig in Verbindung. Das Os cuneiforme laterale besitzt außerdem eine Gelenkfläche (**8**) zur Artikulation mit dem Würfelbein.

Entwicklung: Im Os cuneiforme mediale (**N**) entsteht ein Knochenkern im 2.–3. Lebensjahr, im Os cuneiforme intermedium (**O**) im 3. Lebensjahr und im Os cuneiforme laterale (**P**) im 1.–2. Lebensjahr.

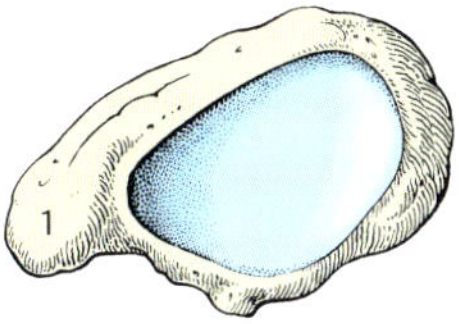

A rechtes Os naviculare von proximal

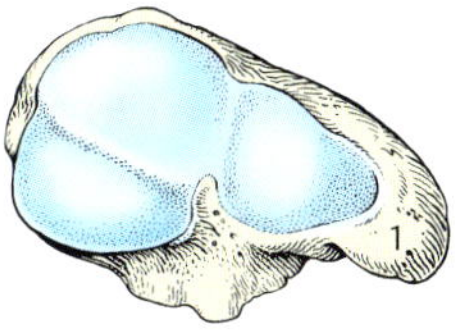

B rechtes Os naviculare von distal

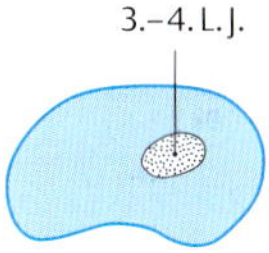

C Os naviculare, Entwicklung

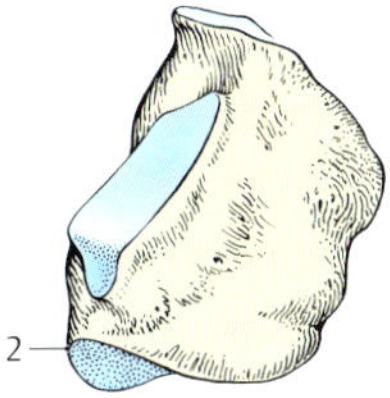

D rechtes Os cuboideum von dorsal

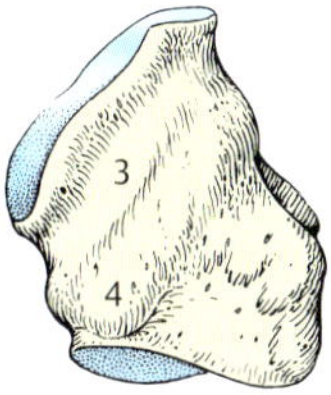

E rechtes Os cuboideum von plantar

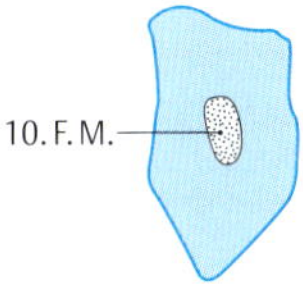

F Os cuboideum, Entwicklung

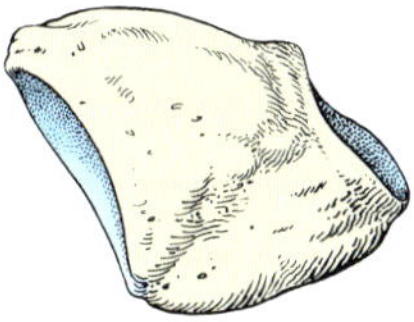

G rechtes Os cuneiforme mediale von medial

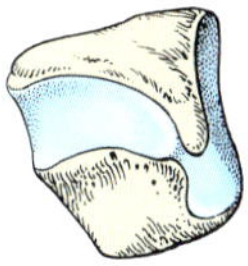

J rechtes Os cuneiforme intermedium von medial

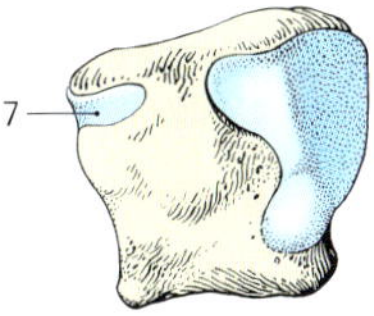

L rechtes Os cuneiforme laterale von medial

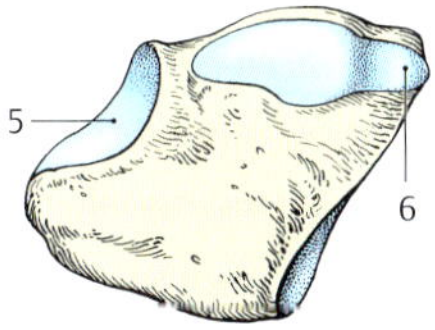

H rechtes Os cuneiforme mediale von lateral

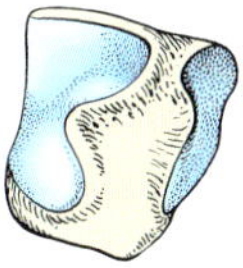

K rechtes Os cuneiforme intermedium von lateral

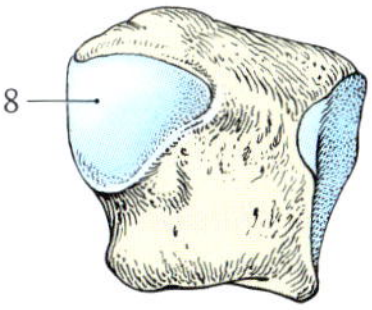

M rechtes Os cuneiforme laterale von lateral

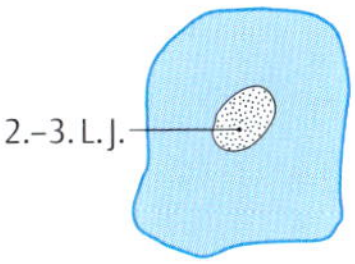

N Os cuneiforme mediale, Entwicklung

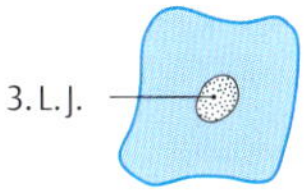

O Os cuneiforme intermedium, Entwicklung

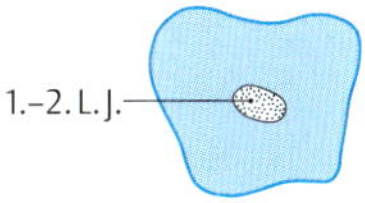

P Os cuneiforme laterale, Entwicklung

Fußskelett, Fortsetzung

Ossa metatarsi (A, B)

Die 5 Mittelfußknochen, **Ossa metatarsi,** sind Röhrenknochen mit einer nach dorsal gerichteten Wölbung. Alle besitzen eine *Basis* (**1**), ein *Corpus* (**2**) und ein *Caput* (**3**). Das **Os metatarsale I** ist der kürzeste und dickste der Metatarsalknochen. An der Basis des Os metatarsale I ist plantar ein Höcker, die *Tuberositas ossis metatarsi I,* gelegen. Im Bereich dieses Höckers steht es nicht allzu selten nach lateral zu mit der Basis des Os metatarsale II in gelenkiger Verbindung, nach hinten zu regelmäßig über eine gebogene Gelenkfläche mit dem Os cuneiforme mediale (**4**). Am vorderen Ende besitzt das Caput an der Plantarfläche einen kleinen First und jederseits davon zwei kleine Furchen. In diesen Furchen finden sich zwei regelmäßig vorkommende **Sesambeine** (**5**).

Die **Ossa metatarsi II, III und IV** zeigen eine schlanke Konfiguration, die Basen sind an der dorsalen Seite breiter als an der plantaren, und sie tragen an den zueinandergekehrten Seiten Gelenkflächen zur gelenkigen Verbindung untereinander und nach hinten zu (proximal) die Gelenkflächen zur Verbindung mit den Ossa cuneiformia bzw. mit dem Os cuboideum. Die Köpfe dieser drei Metatarsalknochen sind seitlich zusammengedrückt, sodass sie rollenähnlich erscheinen.

Das **Os metatarsale V** zeichnet sich dadurch aus, dass es an der lateralen Seite eine *Tuberositas ossis metatarsi V* (**6**) trägt.

Ossa digitorum pedis (A, B)

Die zweite bis fünfte Zehe (Digitus secundus bis quintus) besitzen eine **Phalanx proximalis,** eine **Phalanx media** und eine **Phalanx distalis,** während die erste Zehe, der Hallux, nur 2 Phalangen besitzt.

Man unterscheidet an den Phalangen jeweils eine *Basis phalangis* (**7**), ein *Corpus phalangis* (**8**) und ein *Caput phalangis* (**9**). Bei der Phalanx distalis (**10**) findet sich eine *Tuberositas phalangis distalis.* An den Köpfen der proximalen und mittleren Phalangen findet man kleine Furchen.

Varietät: Bei der 5. Zehe können als Besonderheit die Phalanx media und distalis miteinander vereint sein, wobei diese Vereinigung schon im knorpeligen Stadium vor der Geburt vorhanden ist.

Ossa sesamoidea

Nahe den Articulationes metatarsophalangeae finden sich zahlreiche Sesamknöchelchen, wobei allerdings regelmäßig nur jene im Bereich des Caput des Os metatarsale I vorhanden sind.

Entwicklung: Die knorpeligen Metatarsalknochenanlagen erhalten am Corpus im 2.–3. Fetalmonat perichondrale Knochenmanschetten, außerdem ist jeweils eine epiphysäre Knochenanlage vorhanden. Ähnlich wie bei den Mittelhandknochen hat man im ersten Metatarsalknochen den epiphysären Knochenkern an der Basis, in den übrigen Metatarsalknochen jeweils im Caput ossis metatarsalis. Diese epiphysären endochondralen Knochenkerne treten im 2.–4. Lebensjahr auf. In manchen Fällen können der erste und der fünfte Metatarsalknochen allerdings zusätzlich eine zweite epiphysäre Anlage besitzen.

In den Phalangen treten in den Basen die epiphysären Kerne im 1.–5. Lebensjahr auf, während sich der perichondrale Knochenmantel am Körper im 2.–8. Fetalmonat ausbildet. Auch hier kommt es zu einer Verschmelzung während der Pubertät. Die einzelnen Knochenanlagen können allerdings sehr variabel sein und man wird immer wieder verschiedene Zeitpunkte im Auftreten dieser Knochenanlagen finden, sodass die hier angegebenen Zahlen nur als Richtwerte zu betrachten sind.

11 Os cuneiforme intermedium,
12 Os cuneiforme laterale,
13 Os cuboideum,
14 Os naviculare.

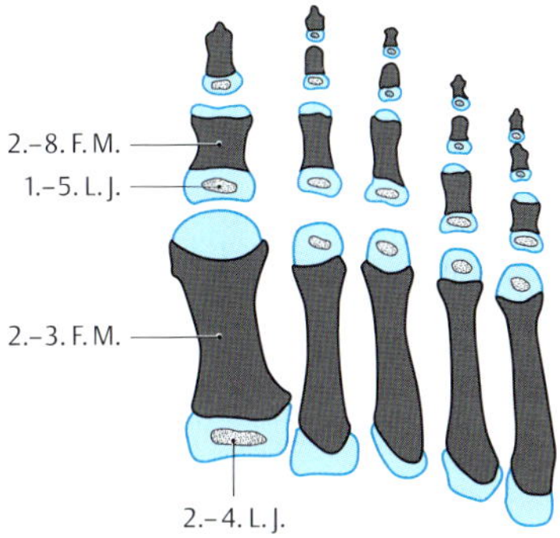

B Entwicklung

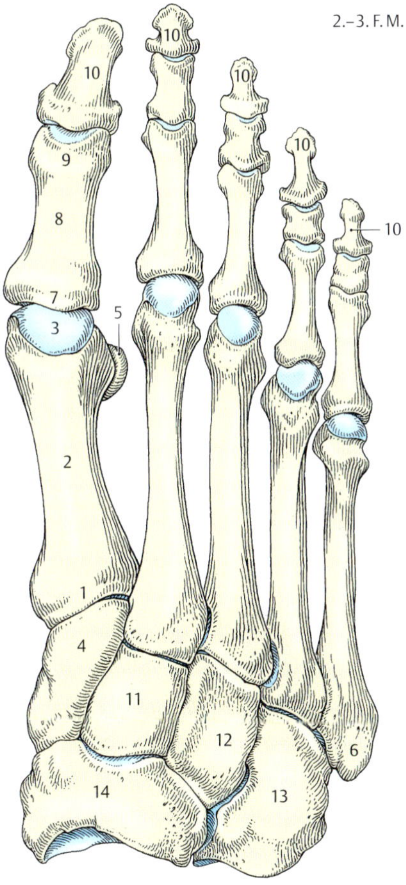

A Mittelfuß- und Zehenknochen des rechten Fußes von dorsal

Articulationes pedis (A–C)

Bei den Fußgelenken, **Articulationes pedis,** unterscheidet man das obere Sprunggelenk, **Articulatio talocruralis,** und das untere Sprunggelenk, **Articulatio subtalaris** und **talocalcaneonavicularis.**
Außerdem gibt es die **Articulatio cuneonavicularis** und die **Articulationes calcaneocuboidea, cuneocuboidea** und **intercuneiformes.**
Die **Articulationes tarsometatarsales** sind Gelenke zwischen der Fußwurzel und den Mittelfußknochen.
Gelenkige Verbindungen zwischen den Basen der Mittelfußknochen sind die **Articulationes intermetatarsales** und zwischen den Mittelfußknochen und den Zehenknochen die **Articulationes metatarsophalangeae.**
Weiter sind noch die Zehengelenke, **Articulationes interphalangeae pedis,** vorhanden.

Oberes Sprunggelenk

Die **Gelenkflächen** der Articulatio talocruralis werden von der *Malleolengabel* (**1**), der *Trochlea tali* mit der Facies superior und der Facies malleolaris medialis und lateralis gebildet. Tibia und Fibula bilden die Klammer für die Talusrolle (S. 216). Die Fibula steht mit ihrer Gelenkfläche etwas tiefer als die Tibia.

Die **Gelenkkapsel** (**2**) setzt am Rand der überknorpelten Gelenkflächen an. Der Gelenkspalt enthält sowohl vorne als auch hinten synoviale Falten.

Bänder des oberen Sprunggelenkes. Das größte Band ist das medial liegende *Lig. collaterale mediale* (**3**), auch Lig. deltoideum genannt, das aus einer Pars tibionavicularis (**4**), einer Pars tibiocalcanea (**5**), einer Pars tibiotalaris anterior und einer Pars tibiotalaris posterior (**6**) besteht. Die Pars tibionavicularis (**4**) gelangt von der Tibia (**7**) zum Os naviculare (**8**) und bedeckt die Pars tibiotalaris anterior, die das Collum tali erreicht. Die Pars tibiocalcanea (**5**) zieht zum Sustentaculum tali (**9**) und bedeckt teilweise die Pars tibionavicularis (**4**). Weitere Bänder sind noch das *Lig. talofibulare anterius* (**10**), das *Lig. talofibulare posterius* und das *Lig. calcaneofibulare* (**11**), die gemeinsam das Lig. collaterale laterale bilden. Das Lig. talofibulare anterius verbindet den Malleolus lateralis mit dem Collum tali. Das Lig. talofibulare posterius zieht in fast horizontaler Richtung von der Fossa malleoli lateralis zum Processus posterior tali. Distal und proximal von diesem Band wölbt sich die Gelenkkapsel vor. Die Malleolengabel wird durch die *Ligg. tibiofibulare anterius* (**12**) und *posterius* fixiert.

Bewegungen. Möglich ist eine **Plantar-** und **Dorsalflexion.** Bei der Plantarflexion können, da die Talusrolle hinten schmäler ist und die Gabel dadurch mehr Spielraum hat, Wackelbewegungen durchgeführt werden. Das obere Sprunggelenk ist ein **Scharniergelenk** mit einer **transversal verlaufenden Gelenkachse,** *die knapp unter der Spitze des medialen Malleolus beginnt und durch die dickste Stelle des Malleolus lateralis verläuft.* Der Bewegungsumfang beträgt zwischen maximaler Dorsal- und maximaler Plantarflexion bis zu 70 Grad.

Klinischer Hinweis: Zwei Gelenklinien ermöglichen das Absetzen (Amputieren) des Vorfußes bzw. des Vor- und Mittelfußes. Die **Chopartsche Gelenklinie** (**C**, rot), fälschlich *Articulatio tarsi transversa* genannt, erstreckt sich zwischen Talus (**13**) und Calcaneus (**14**) und Os naviculare (**8**) und Os cuboideum (**15**). Das *Lig. bifurcatum*, auch *Choparts Band*, (**16**, S. 226) gilt auch als Schlüssel, da seine Durchtrennung die Voraussetzung zur Eröffnung der Chopartschen Gelenklinie ist. Die **Lisfrancsche Gelenklinie** (**C**, blau) befindet sich zwischen Fußwurzelknochen und Metatarsalknochen. Man beachte, dass das Os metatarsale II (**17**) nach proximal vorspringt, sodass die Gelenkslinie nicht geradlinig verläuft.

18 Lig. calcaneocuboideum plantare,
19 Lig. plantare longum,
20 Os cuneiforme mediale,
21 Os cuneiforme intermedium,
22 Os cuneiforme laterale,
23 Tuberculum mediale processus posterioris tali,
24 Lig. calcaneonaviculare plantare.

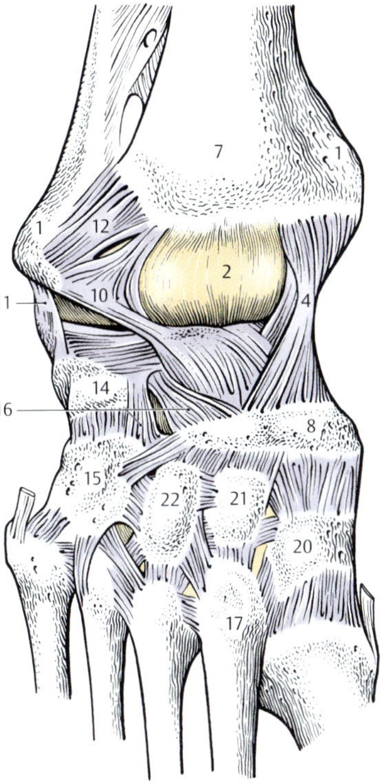

A Fußgelenke von vorne und dorsal

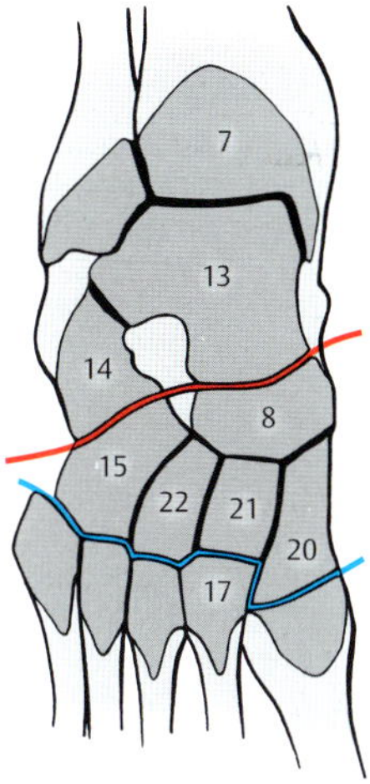

C Schnitt durch die Fußwurzel

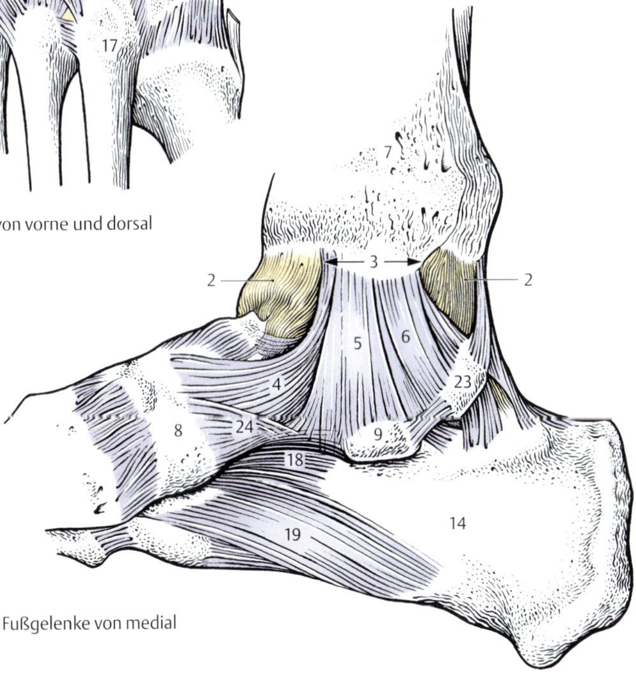

B Fußgelenke von medial

Articulationes pedis, Fortsetzung

Unteres Sprunggelenk (A, B)

Es besteht aus zwei voneinander getrennten Gelenken, der **Articulatio subtalaris** (**1**), die den hinteren Teil, und der **Articulatio talocalcaneonavicularis** (**2**), die den vorderen Anteil des unteren Sprunggelenkes bildet. Die beiden voneinander getrennten Gelenke wirken jedoch gemeinsam. Die **Gelenkflächen der Articulatio subtalaris** werden von *Talus* (**3**) und *Calcaneus* (**4**) gebildet. Die **Kapsel** ist schlaff und dünn und wird durch die *Ligg. talocalcanea mediale et laterale* (**5**) verstärkt. Die **Articulatio talocalcaneonavicularis** besitzt 3 knöcherne Gelenkkörper. Neben den **Gelenkflächen** des *Talus, Calcaneus* und des *Os naviculare* (**6**) ist noch eine weitere von Faserknorpel überkleidete Gelenkfläche am *Lig. calcaneonaviculare plantare* (**7**) vorhanden. Es verbindet den Calcaneus im Bereich der Facies articularis media mit dem Os naviculare und bildet mit diesem eine Pfanne für den Taluskopf (**Pfannenband**).

Die **Kapsel** im unteren Sprunggelenk (vordere Abteilung) setzt unmittelbar an der Knorpelgrenze an, bzw. erreicht das Lig. calcaneonaviculare plantare. Kapselverstärkend wirkt das straffe *Lig. bifurcatum* (**8**, S. 226), das Calcaneus (**4**), Os naviculare (**6**) und Os cuboideum (**9**) aneinander fixiert. Das im Sinus tarsi liegende *Lig. talocalcaneum interosseum* (**10**) trennt vorderen und hinteren Anteil des unteren Sprunggelenkes voneinander.

Zusammenfassend lässt sich sagen, dass im oberen Sprunggelenk eine **Scharnierbewegung** möglich ist, während im unteren Sprunggelenk **gedreht** werden kann. Das obere Sprunggelenk ist ein Scharniergelenk, ein **Ginglymus,** das untere Sprunggelenk ein Zapfengelenk, eine **Articulatio trochoidea,** sodass beide Sprunggelenke zusammen die Funktion einer **Articulatio cylindrica** besitzen. Die Drehbewegungen werden, wie bei der Hand auch, als **Pro-** und **Supination** bezeichnet.

Unter Supination versteht man das Aufheben des medialen Fußrandes, unter Pronation das Heben des lateralen Fußrandes unter gleichzeitigem Drehen nach außen. Der Gesamtumfang der Pro- und Supination zwischen den Extremstellungen beträgt 60 Grad.

Gelenke zwischen den übrigen Fußwurzel- und Mittelfußknochen (A, B)

Die **Articulatio calcaneocuboidea** (**11**) ist eine Amphiarthrose. Der Gelenkspalt ist ein Teil der sogenannten *Chopartschen* Gelenkslinie, der Articulatio tarsi transversa (S. 222). Die **Articulatio cuneonavicularis** und die **Articulationes tarsometatarsales** sowie die **Articulatio cuneocuboidea** stellen ebenfalls Amphiarthrosen dar. Die Bänder, die die Gelenkkapseln verstärken, werden auf S. 226 besprochen. Zu den Amphiarthrosen gehören auch die übrigen **Articulationes intertarsales** und die **Articulationes intermetatarsales,** die zwischen den zueinandergekehrten Seiten der Basen der Metatarsalknochen II–V liegen.

Zehengelenke

Die **Articulationes metatarsophalangeae** und **Articulationes interphalangeae pedis** gliedern sich einerseits in die Grund- und andererseits in die Mittel- und Endgelenke. Die Grundgelenke stellen der Form nach Kugelgelenke dar, die in ihrer Funktion durch Kollateralbänder eingeschränkt sind. Die Mittel- und Endgelenke sind der Form nach reine Scharniergelenke.

12 Lig. calcaneocuboideum dorsale,
13 Lig. cuboideonaviculare dorsale,
14 Lig. talonaviculare,
15 Ligg. tarsometatarsalia dorsalia,
16 Ligg. metatarsalia dorsalia,
17 Lig. plantare longum,
18 Ligg. metatarsalia plantaria,
19 Sehne des M. fibularis longus,
20 Sehne des M. tibialis anterior,
21 Sehne des M. tibialis posterior,
22 Sehne des M. fibularis brevis,
23 Lig. calcaneocuboideum plantare,
24 Lig. cuboideonaviculare plantare.

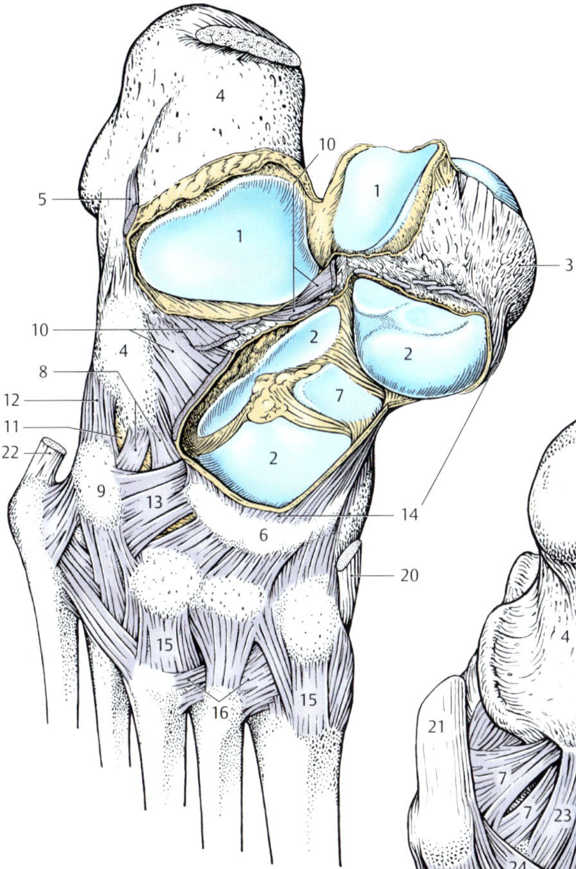

A Gelenke des Fußes von dorsal

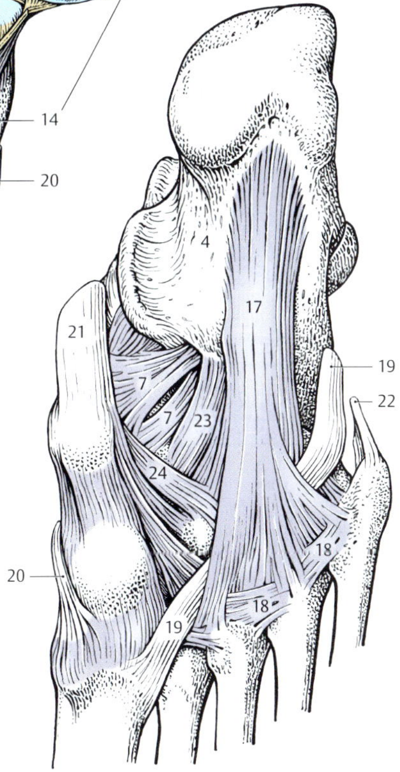

B Gelenke des Fußes von plantar

Bänder der Fußgelenke (A, B)

Die Bänder der Fußwurzel können in mehreren Gruppen eingeteilt werden:

Bänder, die die Unterschenkelknochen untereinander und mit den Tarsalknochen verbinden (rot). Dazu gehören das *Lig. collaterale mediale* (**1**), das *Lig. collaterale laterale*, bestehend aus dem *Lig. talofibulare anterius* (**2**), *Lig. talofibulare posterius* (**3**), und dem *Lig. calcaneofibulare* (**4**). Außerdem gehören dazu das *Lig. tibiofibulare anterius* (**5**) und das *Lig. tibiofibulare posterius* (**6**).

Bänder, die den Talus mit den übrigen Tarsalknochen verbinden (grün). Es sind dies das *Lig. talonaviculare* (**7**), das *Lig. talocalcaneum interosseum* (**8**), das *Lig. talocalcaneum laterale* (**9**) und *mediale* (**10**) und das *Lig. talocalcaneum posterius* (**11**).

Alle übrigen dorsalen Bänder, Ligg. tarsi dorsalia (gelb). Zu diesen gehören das *Lig. bifurcatum* (**12**) mit seinen 2 Anteilen (Lig. calcaneonaviculare und calcaneocuboideum, die *Ligg. intercuneiformia dorsalia* (**13**), das *Lig. cuneocuboideum dorsale* (**14**), das *Lig. cuboideonaviculare dorsale* (**15**), die *Ligg. cuneonavicularia dorsalia* (**16**) und die *Ligg. calcaneocuboidea dorsalia* (**17**).

Ligg. tarsi plantaria (blau), **die die einzelnen Fußknochen an der plantaren Seite verbinden.** Das *Lig. plantare longum* (**18**) zieht vom Tuber calcanei zum Os cuboideum und zu den Metatarsalknochen. Ein für die Statik des Fußes wichtiges Band ist das *Lig. calcaneonaviculare plantare* (**19,** S. 228). Als medialer Teil des Lig. plantare longum wird das *Lig. calcaneocuboideum plantare* (**20**) gesondert bezeichnet. Außerdem gibt es die *Ligg. cuneonavicularia plantaria*, das *Lig. cuboideonaviculare plantare*, die *Ligg. intercuneiformia plantaria*, das *Lig. cuneocuboideum plantare* und interossäre Bänder: das *Lig. cuneocuboideum interosseum* und die *Ligg. intercuneiformia interossea*.

Bänder zwischen Tarsus und Metatarsus (violett). Sie gliedern sich in die *Ligg. tarsometatarsalia dorsalia et plantaria* und in die *Ligg. cuneometatarsalia interossea*.

Bänder zwischen den Mittelfußknochen (rosa). Dazu gehören die *Ligg. metatarsalia interossea, dorsalia et plantaria*. Sie befinden sich alle im Bereich der Basen der Metatarsalknochen.

Morphologie und Funktion des Fußskelettes (C, D)

Bei Betrachtung des Fußskelettes fällt auf, daß im hinteren Abschnitt die Knochen übereinander, jedoch im mittleren und vorderen Abschnitt nebeneinander gelegen sind. Dadurch entsteht das Fußgewölbe bzw. die Fußwölbung. Man unterscheidet eine sagittale und eine transversale, also eine **Längs-** und eine **Querwölbung.**

Fälschlich wird immer wieder von einem „Gewölbe" (Längs- und Quer-) gesprochen. Dies ist sachlich falsch.
Bei Gewölben unterscheidet man Tonnen-, Kreuz- und Haubengewölbe. Jedes Gewölbe muss **in sich** verspannt sein (Schlussstein!), was bei einer Wölbung nicht der Fall ist.

Vom Talus aus setzt sich eine innere Knochenreihe (hellgrau) fort, während vom Calcaneus eine äußere Reihe (dunkelgrau) nach vorne ausstrahlt.
Zu der **inneren Reihe** gehören der *Talus* (**21**), das *Os naviculare* (**22**), die *Ossa cuneiformia* (**23**) und die *3 medialen Mittelfußknochen*.
Die **äußere Reihe** gliedert sich in den *Calcaneus* (**24**), das *Os cuboideum* (**25**) und die *beiden lateralen Mittelfußknochen mit den entsprechenden Zehenknochen*.
Daraus ergibt sich, dass der Fuß vorne breit und nieder und hinten schmal und hoch ist. Schließlich ist er ein von innen her zugängliches Nischengewölbe, das eine Längs- und eine Querwölbung erkennen läßt. Die Längswölbung ist am inneren Fußrand stärker ausgebildet als im äußeren. Die Querwölbung ist nur im Mittel- und Vorfußbereich gut ausgebildet.

Klinischer Hinweis: Talus und Calcaneus werden vom Kliniker auch als der **Rückfuß**, die übrigen Fußwurzelknochen als **Mittelfuß** und die Metatarsal- und Zehenknochen als **Vorfuß** bezeichnet.

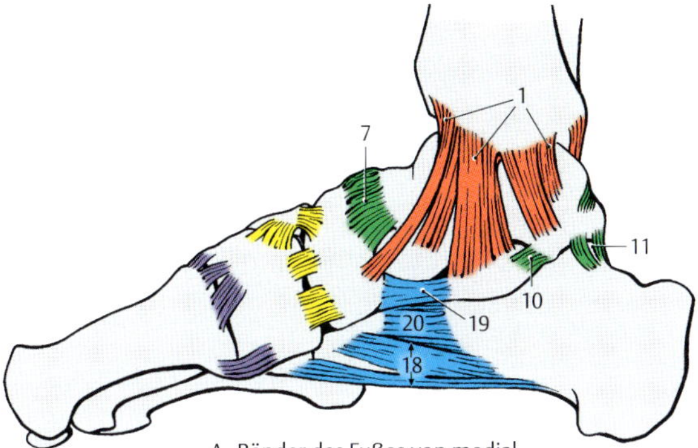

A Bänder des Fußes von medial

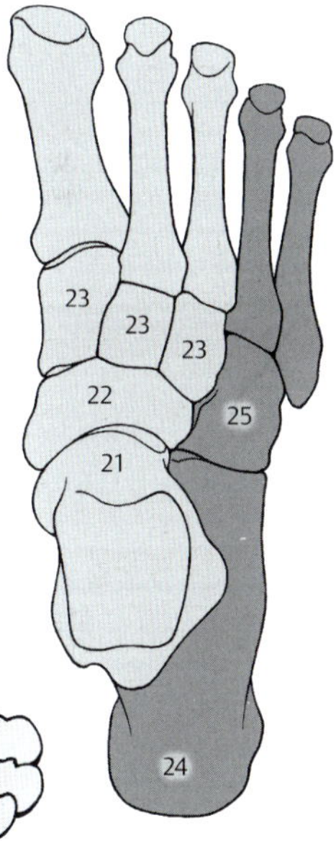

C die beiden Reihen des Fußskelettes von oben

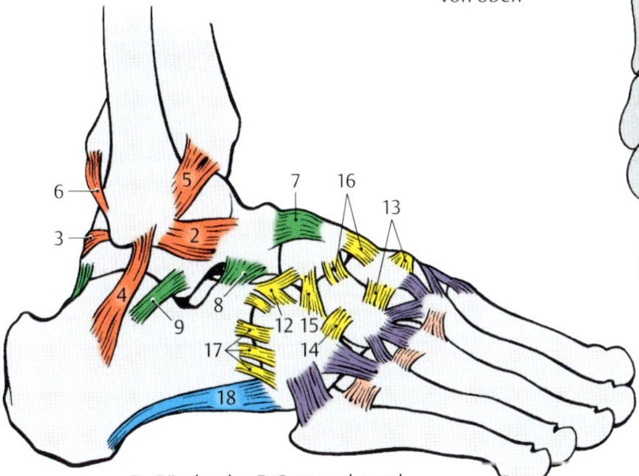

B Bänder des Fußes von lateral

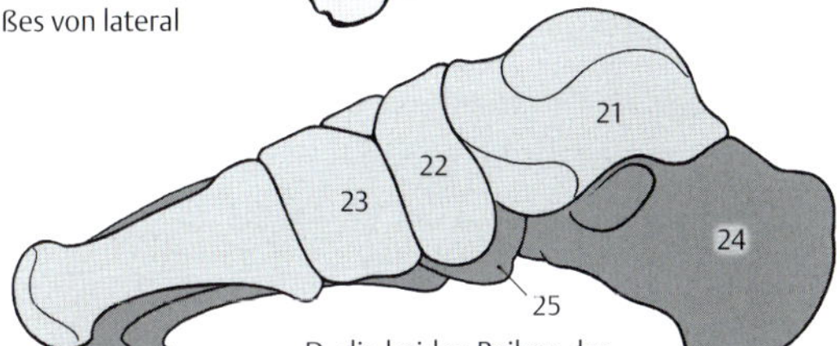

D die beiden Reihen des Fußskelettes von medial

Wölbung und Funktion des Fußes (A – C)

Die Fußwölbung ist normalerweise in der Lage, die Last des Körpers zu tragen. Als **knöcherne Stützpunkte der Wölbung** sind auf ebener Grundlage das *Tuber calcanei* (**1**), das *Caput des Os metatarsale I* (**2**) und das *Caput des Os metatarsale V* (**3**) anzusehen. Damit ergibt sich als Unterstützungsfläche die Form eines Dreieckes (**A**, rot strichliert). Betrachtet man einen **Fußabdruck** (**B**), dann sieht man allerdings eine wesentlich größere Unterstützungsfläche, die durch die vorhandenen Weichteile hervorgerufen wird. Die **Druckfortpflanzung** erfolgt *von der Tibia* (**4**) *zum Calcaneus* (**5**) *und zum Mittel- und Vorfuß* (**6**). Durch die Druckübertragung nach beiden Richtungen besteht die Tendenz, die Wölbung einzudrücken. Dieser Tendenz wirken der Bandapparat und die plantaren Muskeln entgegen.

Der Bandapparat. *Er ist unermüdbar und hat eine größere Widerstandskraft als die Muskeln.* Die Größe seiner Widerstandsfähigkeit ändert sich nicht. Ist er allerdings geschädigt, so kann er seine alte Form aus sich heraus nicht wieder gewinnen.

Der Bandapparat gliedert sich in die **Aponeurosis plantaris** (**7**), das **Lig. plantare longum** (**8, 9**), das **Lig. calcaneonaviculare plantare** (**10**) und die **kurzen plantaren Bänder.**

Die oberflächlich liegende **Aponeurosis plantaris** (**7**) verbindet den Fersenhöcker mit der Plantarfläche der Zehen. Sie wirkt besonders beim Stand. Im Mittelfußabschnitt halten die Querfaserzüge der Aponeurose nicht nur die Längs-, sondern auch die Querwölbung.

Das **Lig. plantare longum** (**8, 9**) verklammert die laterale Reihe der Fußwurzelknochen. Es entspringt an der Plantarseite des Fersenbeines, zieht nach distal, wobei es sich verbreitert, und reicht als eine *längliche, oberflächliche Faserschichte* (**8**) über der Sehne des M. fibularis (peronaeus) longus bis zu den Basen der Mittelfußknochen. Außerdem zieht es mit kurzen Fasern, dem *Lig. calcaneocuboideum plantare* (**9**), zur Tuberositas ossis cuboidei.

Das **Lig. calcaneonaviculare plantare** (**10**) stellt mit den **kurzen plantaren Bändern** die tiefste Schichte im Bandapparat dar. *Es vergrößert die Pfanne für den Kopf des Talus.* An seiner Innenfläche wird es von Faserknorpel überkleidet und kann in einzelnen Fällen sogar Kalkeinlagerungen aufnehmen. Die Stärke dieses Bandes kann bis zu 5 mm betragen.

Die plantaren Muskeln. Sie wirken ebenfalls den Druckausstrahlungen entgegen und umgeben wie eine Klammer die Fußwölbung. *Sie sind ermüdbar und schwächer als der Bandapparat.* Allerdings ist die Spannung der Muskulatur je nach Belastung regulierbar und wird nach neueren Untersuchungen erst bei besonderer Belastung in Aktion treten. Dabei sind die medialen Abduktoren den Abduktoren der lateralen Seite überlegen.

Die plantaren Muskeln gliedern sich in die **kurzen Fußmuskeln** (**11**), die sich zwischen den Tarsalknochen und den Metatarsal- bzw. Phalangealknochen ausspannen, und in die **Sehnen der langen Fußmuskeln,** die vom Unterschenkel her absteigen und an verschiedenen Tarsal-, Metatarsal- oder Zehenknochen ansetzen. Die kurzen Fußmuskeln ermöglichen die Beweglichkeit der Zehen gegenüber den Metatarsalknochen und den Tarsalknochen. Beim Stand werden die Zehen und die Metatarsalknochen an den Boden gepreßt. Dabei funktionieren die kurzen Fußmuskeln als Spanner der Fußwölbung, da sie der Tendenz des Absinkens der Metatarsalknochen entgegenwirken.

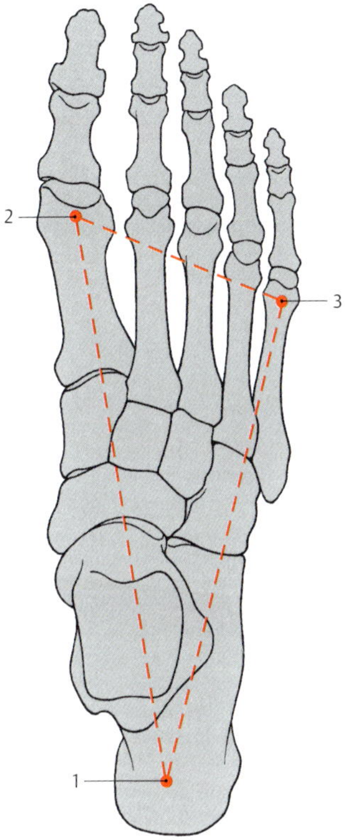

A Fußskelett von oben, Auflagepunkte

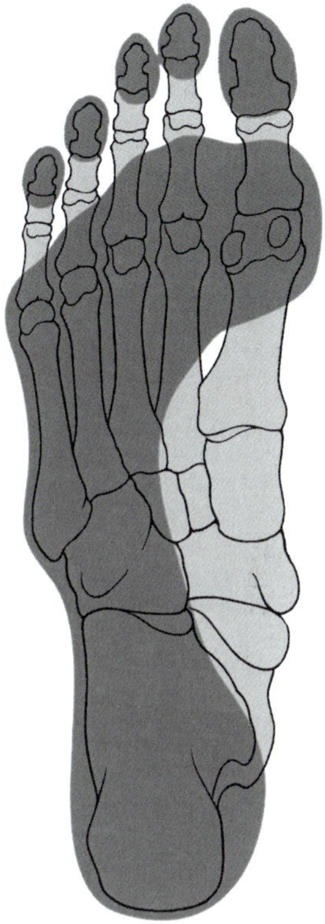

B Fußabdruck eines rechten Fußes mit eingezeichnetem Skelett von unten

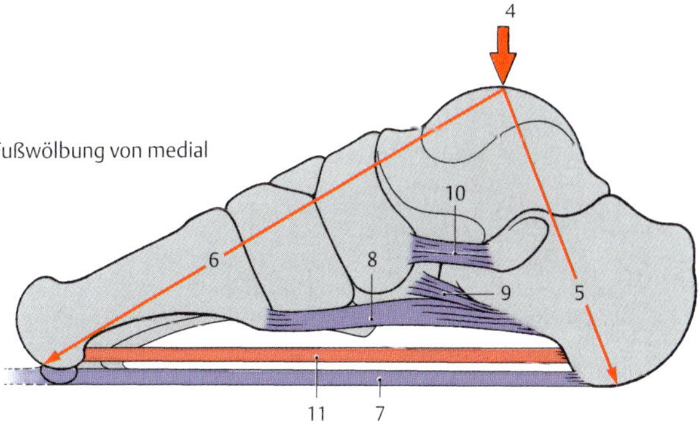

C Fußwölbung von medial

Fußformen (A – J)

Die Normalstellung des Fußes kann am Lebenden anhand eines Fußabdruckes überprüft werden. Beim gesunden Fuß, **Pes rectus** (**A**), soll der *Fußabdruck fünf Zehenfelder, ein vorderes und ein hinteres Sohlenfeld mit einem Verbindungsstreifen zeigen.* Die *Hauptlast* beim gesunden Fuß (**E**) liegt medial auf dem *Calcaneus* (**1**) und dem *Caput* (**2**) *des ersten Metatarsalknochens.*

Klinischer Hinweis: Gibt es eine *breite flächenhafte Auflage* (**B**) der ganzen Fußsohle, dann spricht man von einem Plattfuß, **Pes planus.** Ein Pes planus entsteht durch ein Versagen der kurzen plantaren Muskeln. Dies führt zu einer Überlastung des Bandapparates und damit zu einem Einbruch der Fußwölbung. Dabei kommt es zu einer Pronation des Talus, und dieser kann medial über den Calcaneus abrutschen (**F**). Ein Knochenumbau aller beteiligten Fußwurzelknochen (Calcaneus, Talus, Os naviculare, Os cuboideum) ist die Folge.

Während der Entstehung eines Plattfußes treten starke Schmerzen im Fuß und Unterschenkel (durch Überdehnung der langen Fußsohlenmuskeln) auf.

Ein *zweigeteilter Fußsohlenabdruck* (**C**) weist auf einen Hohlfuß, **Pes cavus,** hin. Dabei ist der Calcaneus supiniert, während die übrigen Fußskeletteile proniert sind.

Der Knickplattfuß, **Pes planovalgus,** zeigt einen *nach medial ausgebuchteten Fußabdruck* (**D**). Er entsteht aus einem Platt- und einem Knickfuß, **Pes valgus** (**H**). Dabei steht der Calcaneus in einer Pronationsstellung.

Beim **Pes rectus** (**G**) *verläuft die Traglinie des Beines* (s. auch S. 214) *durch die Mitte des Calcaneus bis zu seiner Unterfläche.*

Klinischer Hinweis: Bei einem Knickfuß, **Pes valgus** (**H**), *ist die vertikale Längsachse durch Talus und Calcaneus gegenüber der Längsachse des Unterschenkels stark abgeknickt, sodass ein nach außen offener Winkel entsteht.* Der Fuß befindet sich in Pronationsstellung. Eine Lähmung der supinatorisch wirkenden Muskeln (M. triceps surae, M. tibialis posterior, M. flexor hallucis longus, M. flexor digitorum longus und M. tibialis anterior) kann die Ursache dieser Fehlstellung sein.

Der Klumpfuß, **Pes varus** (**J**), zeigt ein genau umgekehrtes Verhalten. Dabei bilden die *Längsachse durch Talus und Calcaneus und die Unterschenkellängsachse einen nach innen offenen Winkel.* Dazu kommt es z. B. bei einer Lähmung der Pronatoren (Mm. fibulares [peronaei], M. extensor digitorum longus und M. extensor hallucis longus), und eine Supinationsstellung des Fußes ist die Folge.

Beim **Pes rectus** (**G**) steht der Malleolus lateralis tiefer als der Malleolus medialis. Beim **Pes valgus** (**H**) wird diese Stellung der Malleolen zueinander verstärkt, während sie beim **Pes varus** (**J**) aufgehoben bzw. sogar entgegengesetzt sein kann.

Weitere Fehlstellungen des Fußes sind der Spitzfuß, **Pes equinus,** und der Hakenfuß, **Pes calcaneus.** Ein Spitzfuß entsteht durch Lähmung der Extensoren, ein Hakenfuß durch Lähmung der Flexoren.

Eine Kombination des Klumpfußes und des Spitzfußes stellt der **Pes equinovarus** dar, der nach Peronaeuslähmungen und Schädigungen des M. tibialis anterior auftritt.

Cave: Der Fußabdruck wird auch bei Fehlstellungen in der Wirbelsäule verändert!

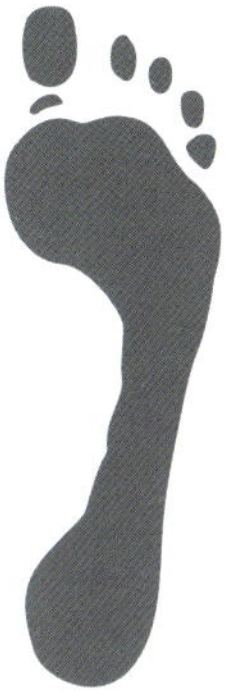

A gesunder Fuß

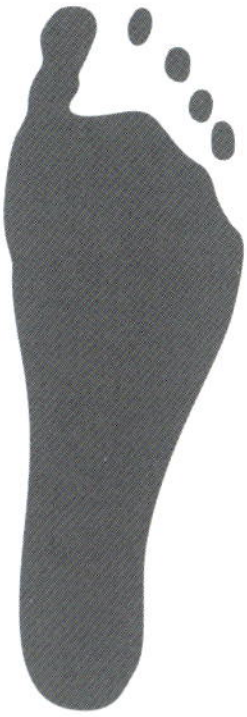

B Plattfuß

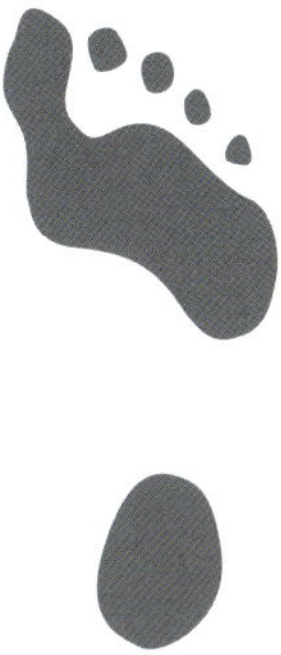

C Hohlfuß

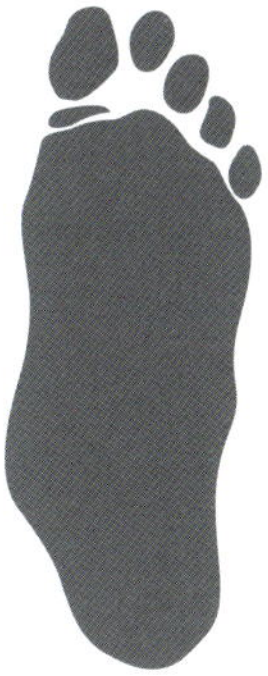

D Knickplattfuß

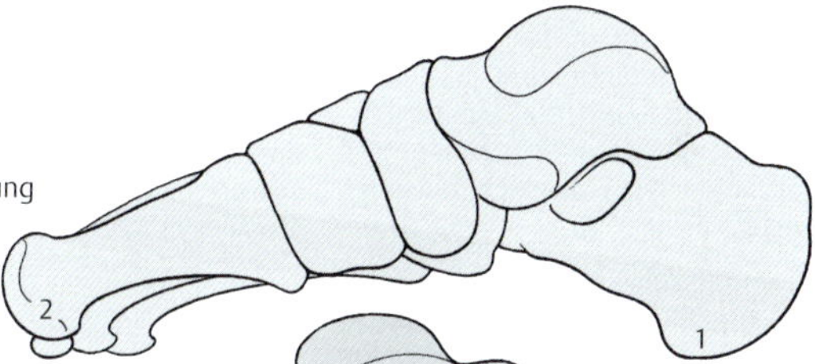

E gesunde Fußwölbung von medial

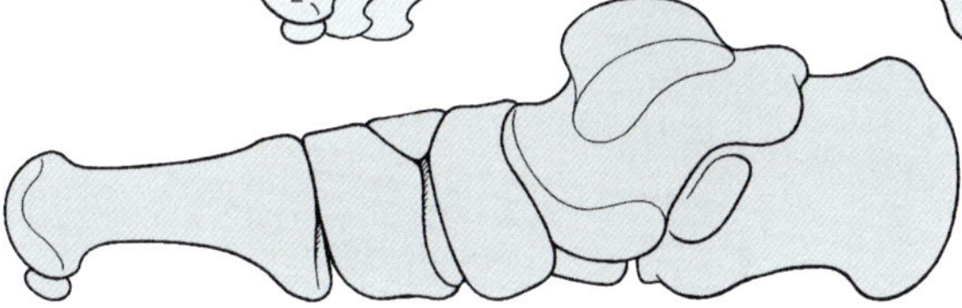

F eingebrochene Fußwölbung von medial

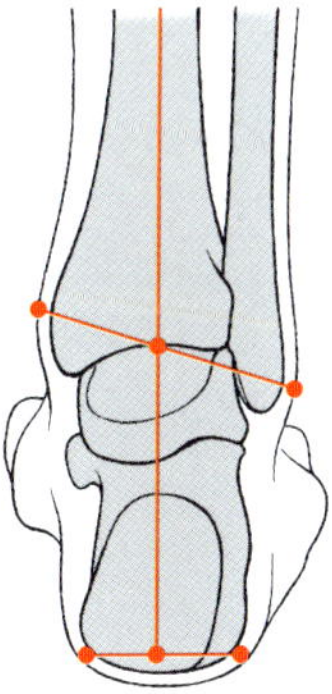

G Pes rectus

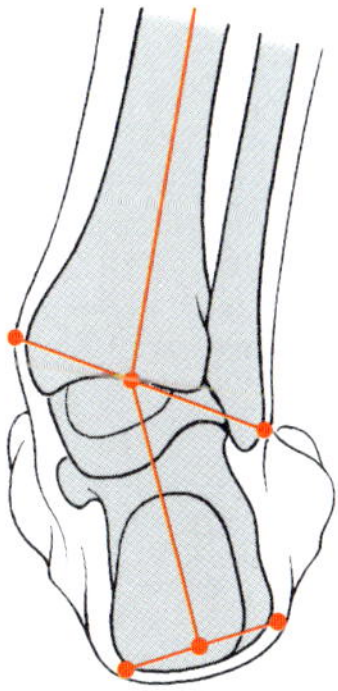

H Pes valgus

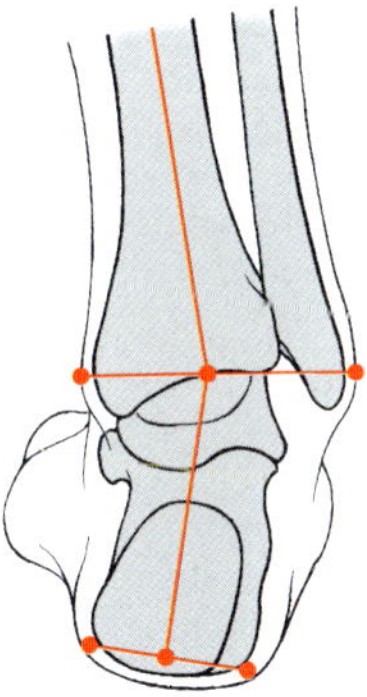

J Pes varus

Muskulatur, Faszien und besondere Einrichtungen

Muskeln der Hüfte und des Oberschenkels

Einteilung der Muskeln (A–C)

Bei der Hüftmuskulatur kann eine Einteilung nach verschiedenen Gesichtspunkten vorgenommen werden. Ebenso wie bei der Muskulatur des Schultergürtels kann einerseits die Gliederung nach der topischen Lage, andererseits nach der Innervation aus der ventralen und dorsalen Plexusschichte (s. Bd. 3) erfolgen. Außerdem kann man unter Berücksichtigung der Entwicklung aufgrund der Insertionsstelle die Muskulatur einteilen. Dabei sind dorsale Hüftmuskeln mit einer vorderen und hinteren Gruppe und ventrale Hüftmuskeln zu unterscheiden. Eine weitere Einteilung ist nach der Funktion der Hüftgelenkmuskulatur möglich.

Die Schenkelmuskeln können ebenfalls nach ihrer Lage, ihrer Funktion und ihrer Innervation eingeteilt werden. Ihrer Lage nach kann man vordere und hintere Schenkelmuskeln und die Adduktoren unterscheiden. Hinsichtlich der Adduktoren ist jedoch zu berücksichtigen, dass sie mit Ausnahme des M. gracilis nur auf das Hüftgelenk wirken und daher am Femur ihren Ansatz finden. Die eigentlichen Schenkelmuskeln wirken in erster Linie auf das Kniegelenk und setzen am Unterschenkel an. Dabei sind die Strecker, Extensoren, von den Beugern, Flexoren, zu unterscheiden. Die Extensoren des Kniegelenkes liegen an der Vorderfläche des Oberschenkelknochens, während die Flexoren an seiner Hinterfläche zu suchen sind. Der M. sartorius ist genetisch den Streckern zuzurechnen, da er erst sekundär verlagert wurde und dadurch im Kniegelenk beugt.

Die Besprechung der Hüftmuskulatur soll sowohl aufgrund der Ansatzstellen als auch anschließend nach ihrer Funktion erfolgen. Die Schenkelmuskulatur wird zuerst der Lage nach und dann ihrer Funktion nach besprochen.

Dorsale Hüftmuskeln: (s. S. 234)

Vordere Gruppe, die im Bereich des Trochanter minor ihren Ansatz findet:

M. psoas major und M. iliacus =
M. iliopsoas (**1**), M. psoas minor.

Hintere Gruppe, die im Bereich des Trochanter major und dessen Fortsetzung ansetzt:

M. piriformis (**2**),
M. glutaeus minimus (**3**),
M. glutaeus medius (**4**),
M. tensor fasciae latae (**5**),
M. glutaeus maximus (**6**).

Ventrale Hüftmuskeln und Adduktoren des Oberschenkels: (s. S. 238)

M. obturatorius internus (**7**),
Mm. gemelli (**8**),
M. quadratus femoris (**9**),
M. obturatorius externus (**10**),
M. pectineus (**11**),
M. gracilis (**12**),
M. adductor brevis (**13**),
M. adductor longus (**14**),
M. adductor magnus (**15**),
M. adductor minimus (**16**).

Vordere Oberschenkelmuskeln: (s. S. 248)

M. quadriceps femoris bestehend aus dem
- M. rectus femoris (**17**),
- M. vastus intermedius (**18**),
- M. vastus medialis (**19**) und
- M. vastus lateralis (**20**);

M. sartorius (**21**).

Hintere Oberschenkelmuskeln: (s. S. 250)

M. biceps femoris (**22**),
M. semitendinosus (**23**),
M. semimembranosus (**24**),
M. popliteus (S. 264).

25 Fascia lata,
26 Septum intermusculare vastoadductorium,
27 Septum intermusculare femoris laterale,
28 Collum femoris,
29 A. femoralis,
30 V. femoralis,
31 N. saphenus,
32 V. saphena magna,
33 N. ischiadicus,
34 A. profunda femoris,
35 N. femoralis.

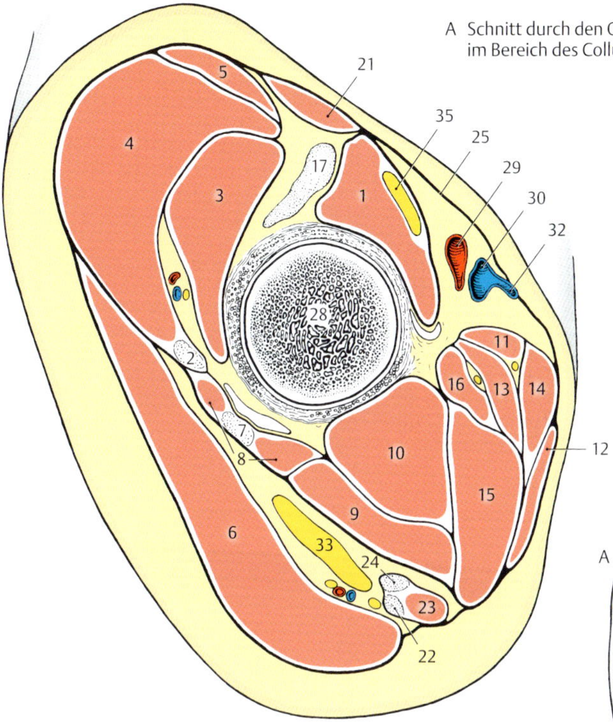

A Schnitt durch den Oberschenkel im Bereich des Collum femoris

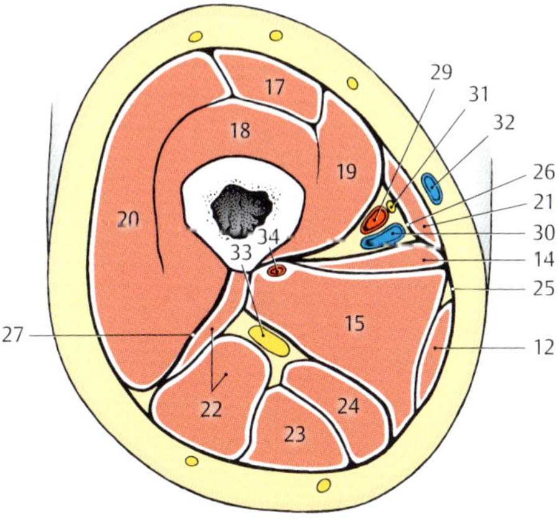

B Schnitt durch die Mitte des Oberschenkels

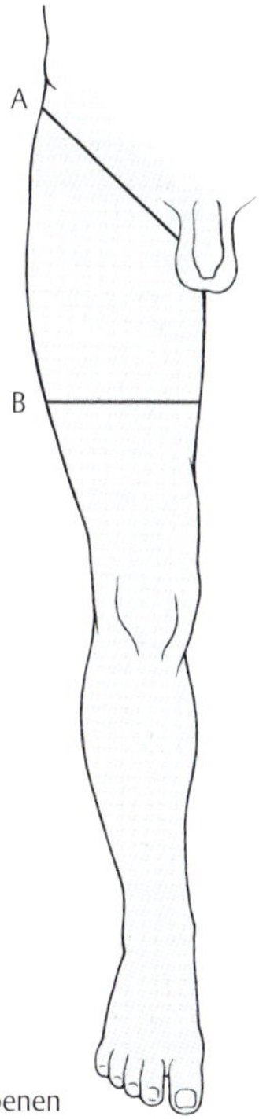

C Schnittebenen

Dorsale Hüftmuskeln

Vordere Gruppe mit Ansatz im Bereich des Trochanter minor (A, B)

Der große Lendenmuskel, der **M. psoas major** (**1**) gliedert sich in einen **oberflächlichen** und einen **tiefen Anteil.** Der **oberflächliche Anteil** *entspringt von den Seitenflächen des zwölften Brustwirbels und des ersten bis vierten Lendenwirbels* (**2**) *sowie von den dazwischenliegenden Disci intervertebrales.* Der **tiefe Anteil** *entspringt von den Processus costales des ersten bis fünften Lumbalwirbels* (**3**).

Der M. psoas major vereinigt sich mit dem M. iliacus (**4**) und *gelangt,* umhüllt von der Fascia iliaca als **M. iliopsoas** (**5**), über die Eminentia iliopubica verlaufend, durch die Lacuna musculorum *zum Trochanter minor* (**6**), *an dem er ansetzt.* Im Bereich der Eminentia iliopubica liegt zwischen Muskel und Knochen eine Bursa iliopectinea, die bis auf die Vorderfläche der Hüftgelenkskapsel reicht. Sie kann mit dem Hüftgelenk kommunizieren. Eine Bursa subtendinea iliaca findet sich zwischen Trochanter minor und Ansatz des M. iliopsoas. Zwischen den beiden Schichten des M. psoas major findet sich der Plexus lumbalis (s. auch S. 404).

Der Darmbeinmuskel, der **M. iliacus** (**4**) *entspringt in der Fossa iliaca* (**7**) *und außerdem vom Bereich der Spina iliaca anterior inferior.* Er vereinigt sich mit dem M. psoas major (**1**) zum **M. iliopsoas** (**5**). *Die Fasern des M. iliacus setzen regelmäßig vor den Fasern des M. psoas major an, wobei sie über den Trochanter minor nach distal hinausreichen.*

Der M. iliopsoas stellt den wichtigsten Muskel für das Vorheben des Beines dar, er ermöglicht das Gehen und er dient weiter für das Vorbeugen des Rumpfes und das Rumpfheben im Liegen. Der M. iliopsoas wirkt auch als Außenrotator im Hüftgelenk. Der M. psoas major ist zum Unterschied vom M. iliacus ein vielgelenkiger Muskel, da er die Wirbelgelenke und die Articulatio sacroiliaca überkreuzt. Dadurch kann er auch am Seitwärtsbeugen der Wirbelsäule mitwirken.

Innervation: Plexus lumbalis und N. femoralis. M. psoas major (L1 – L3), M. iliacus (L2 – L4).

Varietäten: Ein **M. psoas minor** findet sich bei weniger als 50% der Menschen. Er *entspringt vom zwölften Brust- und ersten Lendenwirbel* und *strahlt in die Fascia iliaca ein.* Durch diese Faszie setzt er an der Eminentia iliopubica an, bzw. strahlt er in den Arcus iliopectineus ein. Innervation: Plexus lumbalis (L1 – L3).

Der M. psoas major kann auch vom Köpfchen der 12. Rippe, der M. iliacus von der Hüftgelenkkapsel und vom Os sacrum entspringen.

Klinischer Hinweis: Über **Senkungsabszesse** s. S. 94.

8 M. pectineus,
9 M. adductor minimus,
10 M. adductor longus,
11 Arcus iliopectineus,
12 Lig. inguinale.

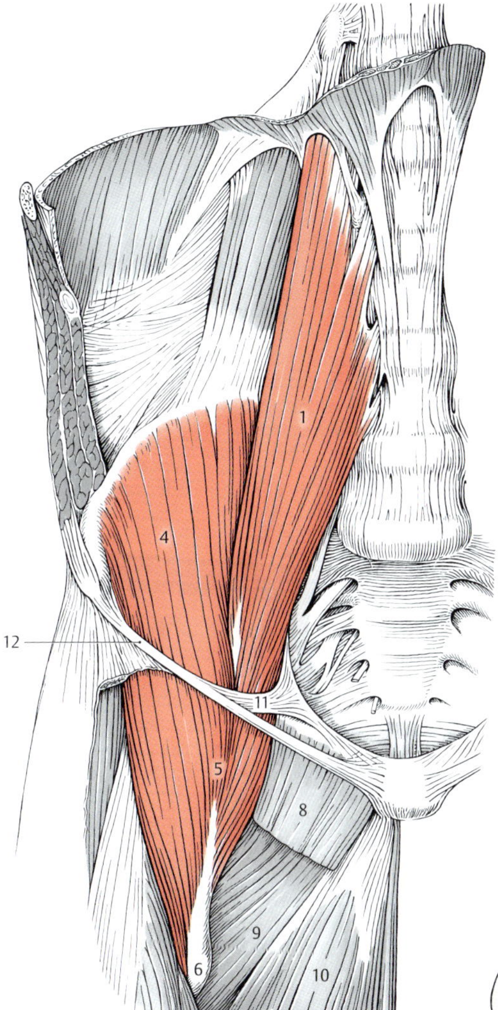

A dorsale Hüftmuskeln, die am Trochanter minor ansetzen

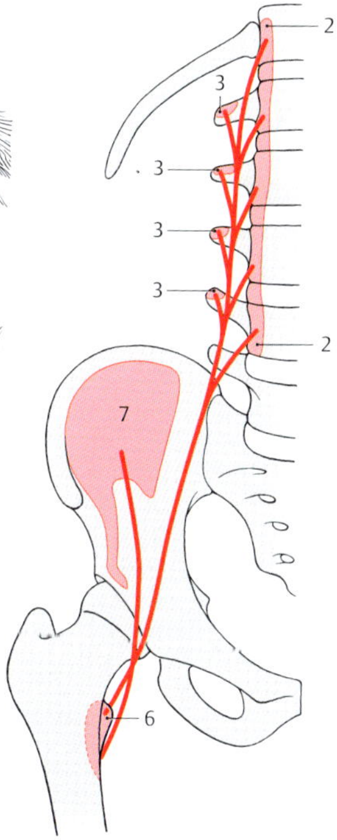

B Schema (Ursprung, Verlauf und Ansatz der Muskeln)

Dorsale Hüftmuskeln, Fortsetzung

Hintere Gruppe mit Ansatz im Bereich des Trochanter major (A–D)

Der **M. tensor fasciae latae** (**1**) *entspringt* im Bereich der *Spina iliaca anterior superior* (**2**) *und geht* unterhalb des Trochanter major *in den Tractus iliotibialis* (**3**) *über, der am Condylus lateralis tibiae befestigt ist.* Er presst den Oberschenkelkopf gegen die Hüftpfanne. Ferner ist er ein Beuger, Innenrotator und Abduktor und unterstützt die vorderen Bündel der Mm. glutaei medius et minimus.
Innervation: N. glutaeus superior (L4–L5).

Der kräftige **M. glutaeus maximus** (**4**) gliedert sich dem Ursprung nach in einen **oberflächlichen** und einen **tiefen Anteil.** Der **oberflächliche Anteil** *entspringt von der Crista iliaca* (**5**), *Spina iliaca posterior superior* (**6**), *Fascia thoracolumbalis,* dem *Os sacrum* (**7**) und dem *Os coccygis* (**8**). Der **tiefe Anteil** *entspringt von der Ala ossis ilii* (**9**) hinter der Linea glutaea posterior, vom *Lig. sacrotuberale* (**10**) und von der *Faszie des M. glutaeus medius (Aponeurosis glutaea).* Sein **proximaler Teil** *strahlt in den Tractus iliotibialis* (**3**) *ein,* während der **distale Anteil** *an der Tuberositas glutaea* (**11**) *ansetzt.* Zwischen ihm und dem Trochanter major befindet sich eine große Bursa trochanterica musculi glutaei maximi (**12**). Seine Lage zum Tuber ischiadicum ist von der Körperhaltung abhängig. Im Stehen überkleidet er das Tuber ischiadicum, während er es beim Sitzen frei lässt.

Er ist vorwiegend ein Strecker und Außenrotator im Hüftgelenk und stellt eine muskulöse Sicherung gegen das Umkippen des Beckens nach vorne dar. Er wird verwendet beim Treppensteigen und beim Aufrichten des Körpers aus dem Sitzen. Er kann mit seinen verschiedenen Ansätzen sowohl als Abduktor als auch als Adduktor wirken. Jener Teil, der die Fascia lata spannt, abduziert, jener, der an der Tuberositas glutaea seinen Ansatz findet, adduziert. Beide Mm. glutaei maximi können Kontraktionen des M. sphincter ani externus unterstützen.
Innervation: N. glutaeus inferior (L5–S2).

Der **M. glutaeus medius** (**13**) *entspringt von der Facies glutaea der Ala ossis ilii* (**14**) zwischen Linea glutaea anterior und posterior, *vom Darmbeinkamm* (**15**) und *seiner Faszie* (Aponeurosis glutaea). *Er setzt kappenförmig am Trochanter major* (**16**) an. Zwischen Ansatzsehne und Trochanter major liegt die Bursa trochanterica m. glutaei medii. Der M. glutaeus medius wirkt mit dem vorderen Teil seiner Fasern als Innenrotator und Beuger, mit dem hinteren Teil als Außenrotator und Strecker, in seiner Gesamtheit als Abduktor (Tanzen).
Innervation: N. glutaeus superior (L4–L5).

Der **M. glutaeus minimus** (**17**) nimmt seinen *Ursprung an der Facies glutaea der Ala ossis ilii* (**18**) zwischen Linea glutaea anterior und inferior und *setzt am Trochanter major* (**19**) an.

An seinem Ansatz findet sich die Bursa m. glutaei minimi. In seiner Funktion entspricht er dem M. glutaeus medius, wobei er jedoch ein schwächerer Abduktor ist.
Innervation: N. glutaeus superior (L4–S1).

Der **M. piriformis** (**20**) *entspringt* mit mehreren Zacken *an der Facies pelvina des Os sacrum,* lateral von den Foramina sacralia anteriora (**21**) und *vom Rand der Incisura ischiadica major.* Er zieht durch das Foramen ischiadicum majus und *setzt an der Innenseite der Spitze des Trochanter major* (**22**) *an.* Im Stehen wirkt er als Außenrotator, Abduktor und beteiligt sich an der Retroversion.
Innervation: Plexus sacralis (L5–S2).

Varietäten: Der Muskel kann durch den N. ischiadicus oder andere Äste des Plexus sacralis in mehrere Anteile gespalten sein. Manchmal kann er zum Teil oder vollständig fehlen.

23 M. obturatorius internus,
24 M. quadratus femoris.

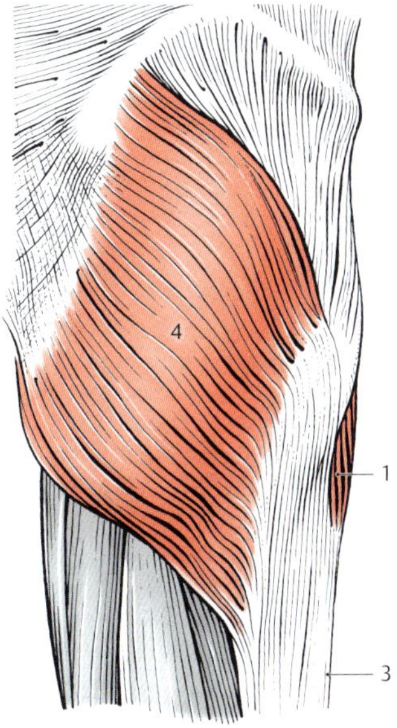

A hintere Gruppe der Hüftmuskeln, M. tensor fasciae latae und M. glutaeus maximus

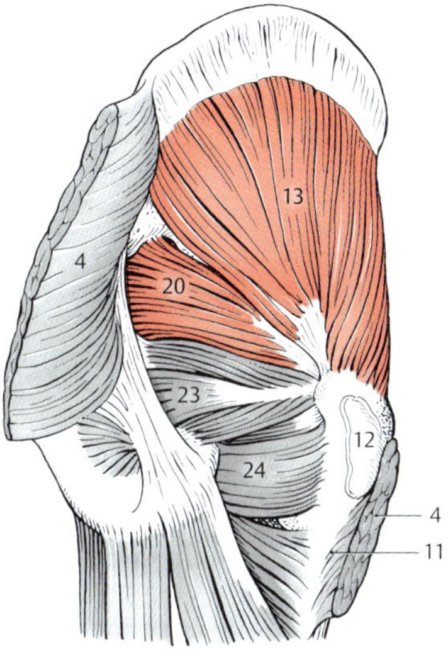

B hintere Gruppe der Hüftmuskeln, M. piriformis und M. glutaeus medius

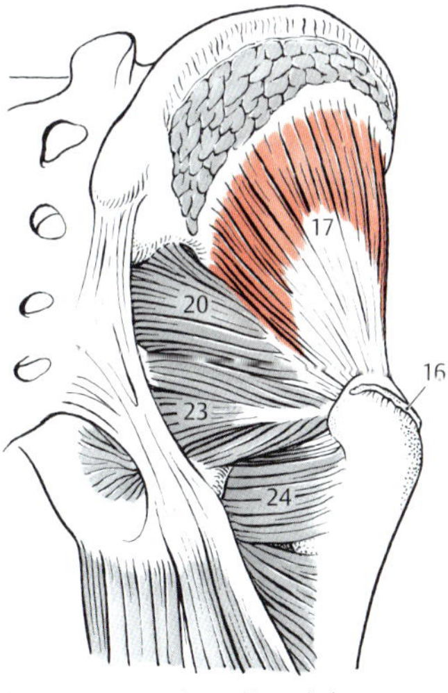

C hintere Gruppe der Hüftmuskeln, M. piriformis und M. glutaeus minimus

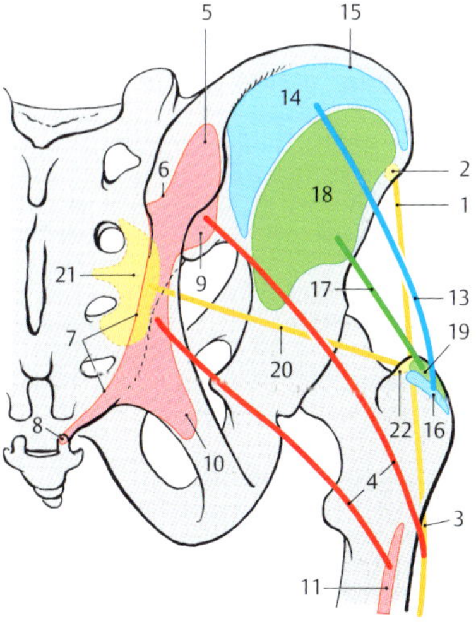

D Schema (Ursprung, Verlauf und Ansatz der Muskeln)

Ventrale Hüftmuskeln (A – D)

Die ventralen Muskeln, die von der ventralen Plexusschichte innerviert werden, sind funktionell Außenrotatoren. Sie sind wichtig für die Kontrolle der Erhaltung des Gleichgewichtes des Körpers. Grundsätzlich überwiegen die Auswärtsroller die Innenroller. Daher ist auch die normale Stellung des Beines so, dass die Fußspitze etwas nach außen sieht und damit eine bessere Standfläche für den Körper erreicht wird.

Der **M. obturatorius internus** (**1**) *entspringt an der Innenfläche des Os coxae um das Foramen obturatum und an der Membrana obturatoria.* Der Muskel zieht durch das Foramen ischiadicum minus, das er fast vollständig ausfüllt, und *setzt in der Fossa trochanterica* (**2**) an. Im Bereich der Incisura ischiadica minor findet sich eine Bursa ischiadica m. obturatorii interni. Der Knochen wirkt als Hypomochlion für die Funktion dieses Muskels. Er ist mit dem M. glutaeus maximus und dem M. quadratus femoris der stärkste Außenrotator im Hüftgelenk. Beim Sitzen, bei nach vorne gehobenem Bein, wirkt er abduktorisch.

Beide **Mm. gemelli** stellen sozusagen Randpartien des M. obturatorius internus dar. Sie werden mit ihm gemeinsam nach *Lanz* auch als **Triceps coxae** bezeichnet. Der **M. gemellus superior** (**3**) *entspringt von der Spina ischiadica* (**4**), der **M. gemellus inferior** (**5**) *vom Tuber ischiadicum* (**6**). *Beide erreichen die Fossa trochanterica* (**2**). In ihrer Funktion unterstützen sie den M. obturatorius internus.
Innervation: N. glutaeus inferior, Plexus sacralis (L5 – S2).

Varietäten: Es kommt häufig vor, dass der eine oder andere Gemellus fehlen kann, manchmal können auch beide Mm. gemelli fehlen. Manchmal erhält der M. obturatorius internus überzählige Muskelbündel, die von den benachbarten Bändern entspringen.

Der **M. quadratus femoris** (**7**) *entspringt vom Tuber ischiadicum* (**6**) und *zieht* als viereckige Muskelplatte *zur Crista intertrochanterica* (**8**). In seiner Funktion handelt es sich um einen kräftigen Außenrotator und einen Adduktor des Oberschenkels.
Innervation: N. glutaeus inferior, Plexus sacralis (L5 – S2).

Varietäten: Er kann fehlen. Manchmal verschmilzt er mit dem M. adductor magnus.

Der **M. obturatorius externus** (**9**). Die *Außenfläche der medialen Knochenumrandung des Foramen obturatum sowie die Membrana obturatoria dienen diesem Muskel als Ursprung. Er zieht zur Fossa trochanterica* (**2**) *und* (selten) *zur Gelenkkapsel.*

Der Muskel liegt in der Tiefe und kann erst dargestellt werden, wenn alle Nachbarmuskeln entfernt werden. An seinem Ursprung wird er von den Adduktoren, am Oberschenkel vom M. quadratus femoris bedeckt. Er ist ein Auswärtsroller und ein schwacher Adduktor.
Innervation: N. obturatorius (L1 – L4).

10 M. piriformis,
11 Os sacrum.

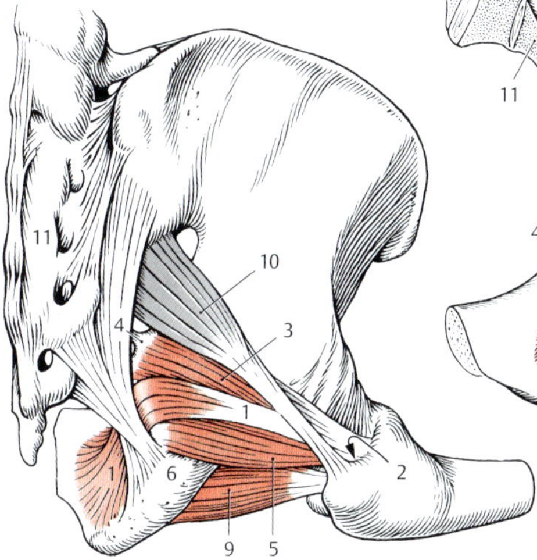

A Ventrale Hüftmuskeln von dorsal bei gebeugtem Oberschenkel

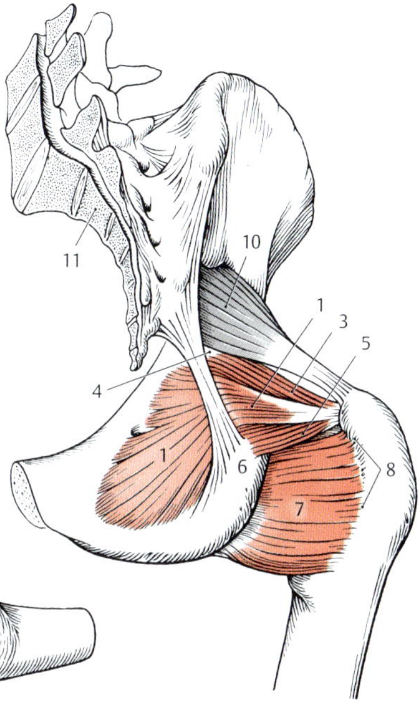

B Ventrale Hüftmuskeln von dorsal bei gestrecktem Oberschenkel

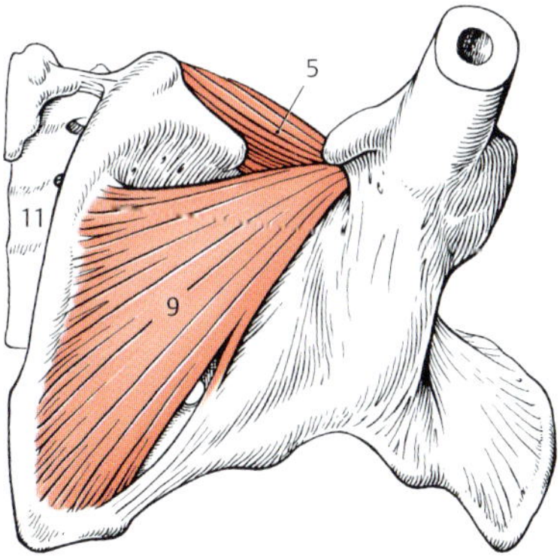

C M. obturatorius externus von distal

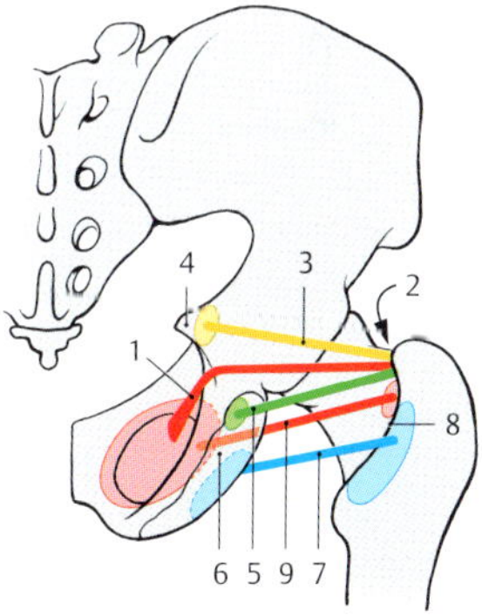

D Schema (Ursprung, Verlauf und Ansatz der Muskeln)

Adduktoren des Oberschenkels (A – E)

Zu den Adduktoren des Oberschenkels gehören **funktionell**

- der M. obturatorius externus (S. 238),
- der M. gracilis,
- der M. pectineus,
- der M. adductor brevis,
- der M. adductor longus (S. 242) und
- der M. adductor magnus (S. 242) mit dem M. adductor minimus (S. 242).

Alle Adduktoren werden vom N. obturatorius innerviert. Zusätzliche Innervationen stammen vom N. femoralis (M. pectineus) und vom N. tibialis (M. adductor magnus).

Der Schlankmuskel, der **M. gracilis** (**1**) *entspringt symphysennahe vom Ramus inferior ossis pubis* (**2**) und zieht als einziger zweigelenkiger Muskel der **funktionellen** Adduktorengruppe bis zur *medialen Tibiafläche* (**3**), an der er gemeinsam mit dem M. semitendinosus und dem M. sartorius *im Pes anserinus superficialis* (**4**) *ansetzt.* Er liegt am weitesten medial direkt unter der Oberfläche. Bei abduziertem Oberschenkel wölbt sich sein Ursprung unter der Haut deutlich vor.

Bei gestrecktem Knie wirkt er als Adduktor des Oberschenkels und Beuger des Hüftgelenkes. Außerdem beugt er im Kniegelenk. Im Bereich des Pes anserinus findet sich zwischen den Ansatzsehnen der drei genannten Muskeln und der Tibia regelmäßig ein Gleitbeutel, die Bursa anserina.
Innervation: R. anterior des N. obturatorius (L2 – L4).

Der Kammmuskel, der **M. pectineus** (**5**) *entspringt von der Eminentia iliopubica entlang des Pecten ossis pubis* (**6**) *bis zum Tuberculum pubicum* (**7**). Er zieht, von länglich rechteckiger Form, schräg nach abwärts. Dabei verlaufen seine proximalen Fasern unmittelbar hinter dem Trochanter minor. Sein *Ansatz ist an der Linea pectinea* (**8**) *und am proximalen Abschnitt der Linea aspera* (**9**) zu finden.

Der M. pectineus bildet gemeinsam mit dem M. iliopsoas (S. 234) den Boden der Fossa iliopectinea. Der M. pectineus beugt im Hüftgelenk (Anteversion), adduziert den Oberschenkel und wirkt nach elektromyografischen Beobachtungen als *schwacher Innenrotator.*
Innervation: N. femoralis (L2 – L3) und R. anterior des N. obturatorius (L2 – L4).

Der **M. adductor brevis** (**10**) *entspringt vom Ramus inferior ossis pubis* (**11**) nahe der Symphyse und *erreicht das obere Drittel des Labium mediale der Linea aspera* (**9**). Er steht in enger Beziehung zum M. adductor longus. Neben seiner adduktorischen Funktion wirkt er auch als ein Außenrotator und als schwacher Beuger im Hüftgelenk.
Innervation: R. anterior des N. obturatorius (L2 – L4).

12 M. adductor longus,
13 M. adductor magnus,
14 M. adductor minimus,
15 M. obturatorius externus,
16 M. quadratus femoris,
17 M. semitendinosus,
18 M. sartorius,
19 M. iliopsoas.

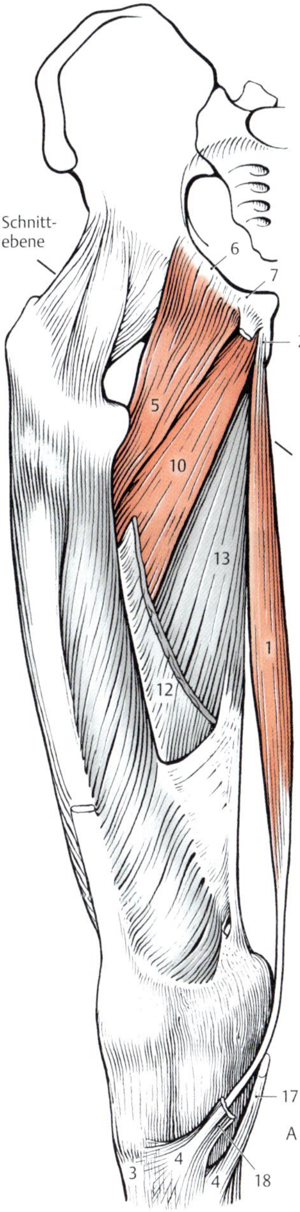

A Adduktoren des Oberschenkels, M. gracilis, M. pectineus und M. adductor brevis

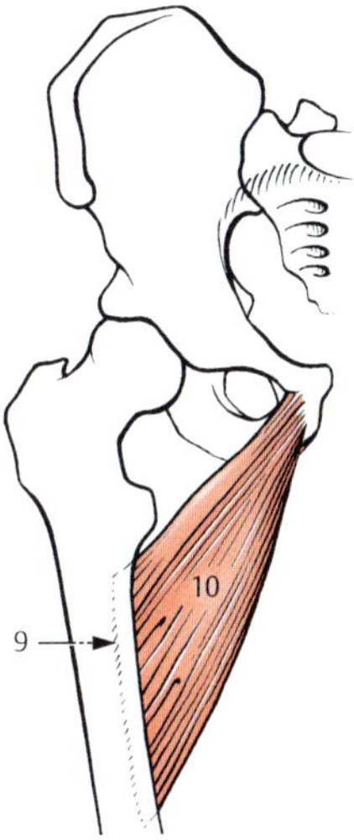

B M. adductor brevis isoliert dargestellt

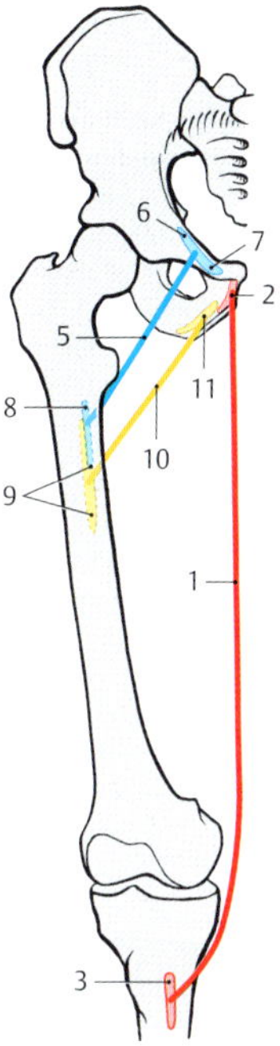

D Schema (Ursprung, Verlauf und Ansatz der Muskeln)

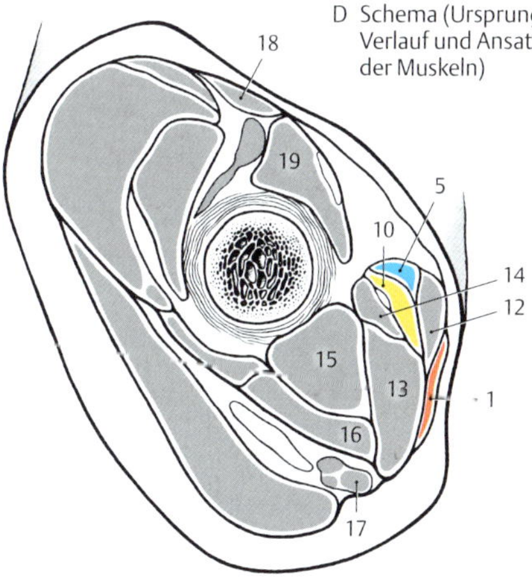

C Schnitt durch den proximalen Bereich des Oberschenkels (durch das Collum femoris)

Adduktoren des Oberschenkels, Fortsetzung (A–D)

Der **M. adductor longus** (**1**) *entspringt vom Ramus superior ossis pubis* (**2**). *Er endet im mittleren Drittel der medialen Lippe der Linea aspera* (**3**). Der M. adductor longus liegt ventral dem M. adductor magnus (**4**) auf, nur proximal schiebt sich nahe dem Oberschenkelknochen der M. adductor brevis (**5**) dazwischen. Distal reichen die Fasern des M. adductor longus bis in den Canalis adductorius (s. unten). Er ist in erster Linie ein Adduktor und ein Außenrotator und kann außerdem eine geringgradige Anteversion (Beugung) durchführen.
Innervation: R. anterior des N. obturatorius (L2–L4).

Der **M. adductor magnus** (**4**) *entspringt von der Vorderfläche des Ramus inferior ossis pubis* (**6**) *und des Ramus ossis ischii* (**7**) *bis zum Tuber ischiadicum* (**8**). Der mächtige Muskelbauch zieht an der medialen Seite des Oberschenkels nach abwärts und spaltet sich in **zwei Anteile.** Der **eine Anteil** (**9**) *setzt muskulös an der medialen Lippe der Linea aspera* (**10**), **der andere** (**11**) *sehnig am Tuberculum adductorium* (**12**) *des Epicondylus medialis an.* Der sehnige Anteil bildet gleichzeitig das Septum intermusculare femoris mediale und trennt an der medialen Seite die Beuger von den Streckern.

Zwischen den beiden Ansätzen des Adductor magnus entsteht eine schlitzförmige Öffnung, **Hiatus (tendineus) adductorius** (**13**). Der sehnige Anteil kann hinter dem M. vastus medialis und vor dem medialen Kniegrübchen (hinter dem Vastus medialis) durch die Haut hindurch getastet werden.

Der M. adductor magnus ist ein mächtiger Adduktor, der am Kreuzen der Beine entscheidend beteiligt ist. Jener Teil, der an der Linea aspera ansetzt, wirkt als Außenrotator. Lediglich jener Anteil, der zum Epicondylus medialis gelangt, wirkt bei nach auswärts gedrehtem und gebeugtem Bein als Innenrotator. Außerdem wirkt er als Strecker des Hüftgelenkes.

Der **M. adductor minimus** (**14**) stellt eine unvollständige Abspaltung vom M. adductor magnus dar. *Seine Fasern entspringen als vorderster Anteil des M. adductor magnus vom Ramus inferior ossis pubis* (**6**) *und gelangen* unter Überkreuzung der oberen Faseranteile des eigentlichen M. adductor magnus *an das Labium mediale der Linea aspera* (**10**). Er adduziert und rotiert den Oberschenkel nach außen.

Innervation: für beide Muskeln gemeinsam. Der N. obturatorius innerviert den Muskelteil, der an der Linea aspera ansetzt, der N. tibialis den Teil, der am Tuberculum adductorium ansetzt (L3–L5).

Vom muskulösen Anteil (**9**) des M. adductor magnus (**4**) spalten sich aponeurotisch angelegte Sehnenfasern ab, die in die sehnige Oberfläche des M. vastus medialis (**15**, S. 248) übergehen. Sie werden als **Septum intermusculare vastoadductorium = Membrana vastoadductoria** (**16**) bezeichnet. In dieses Septum können noch Fasern des M. adductor longus (**1**) einstrahlen. *Zwischen dem Septum intermusculare vastoadductorium, dem M. adductor magnus, dem M. adductor longus und dem M. vastus medialis* befindet sich damit ein Tunnel, der **Canalis adductorius,** der sich im **Hiatus adductorius** (s. oben) in die Kniekehle öffnet.

17 M. gracilis,
18 M. sartorius,
19 Femur.

A Adduktoren des Oberschenkels, M. adductor minimus, M. adductor magnus, M. adductor longus

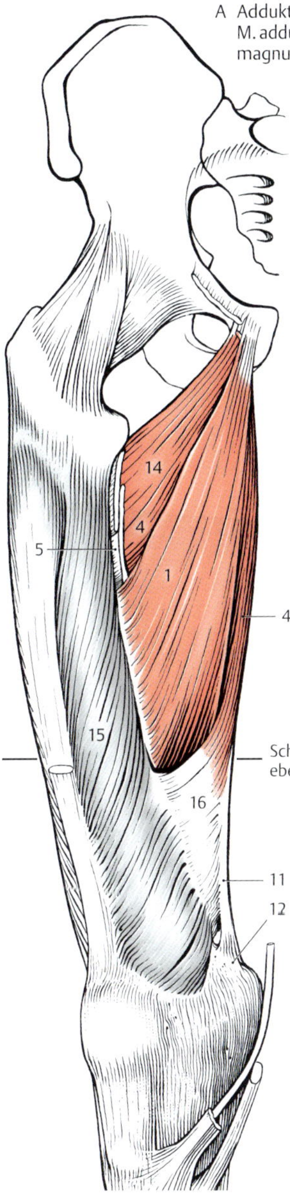

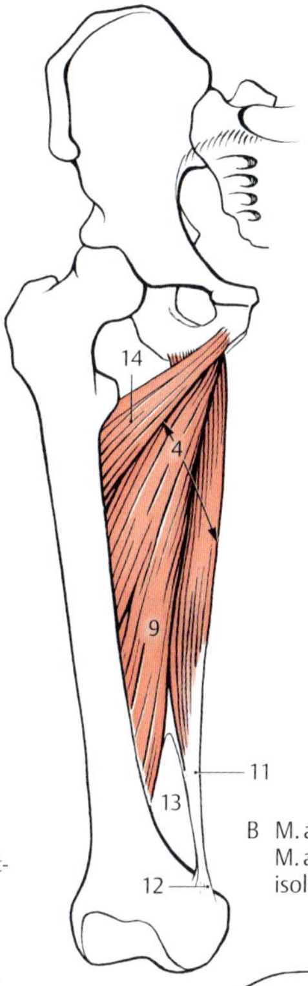

B M. adductor minimus, M. adductor magnus isoliert dargestellt

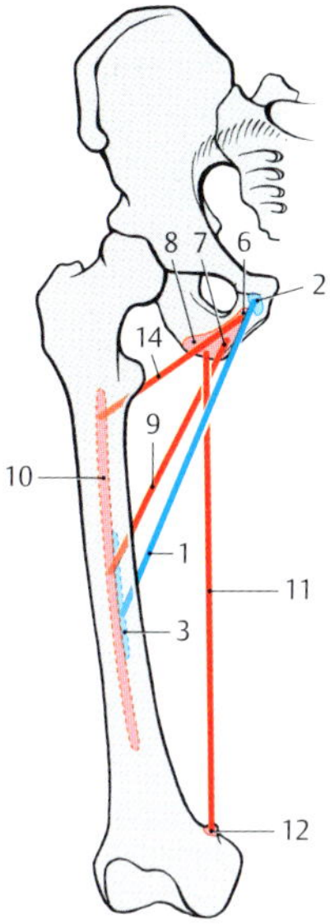

D Schema (Ursprung, Verlauf und Ansatz der Muskeln)

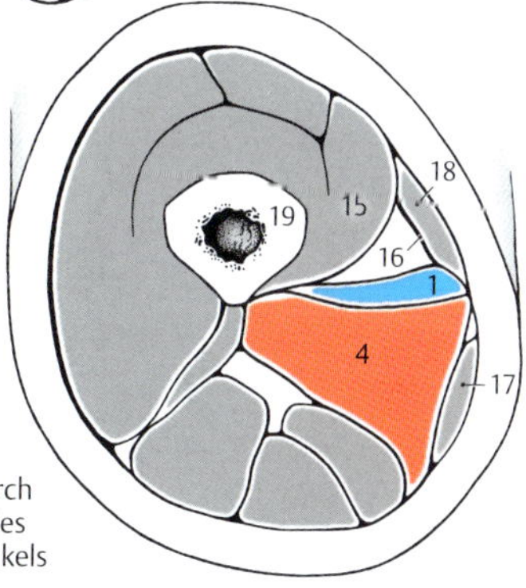

C Schnitt durch die Mitte des Oberschenkels

Funktion der Hüftmuskeln und der Adduktoren des Oberschenkels (A, B)

Da einige Muskeln der Hüfte sowohl große Ursprungs- als auch Ansatzflächen besitzen, können einzelne Abschnitte eines Muskels sehr unterschiedliche Bewegungen ermöglichen. Außerdem ist zu berücksichtigen, dass einige Muskeln nicht nur das Hüftgelenk, sondern auch Wirbelgelenke bzw. das Kniegelenk überspannen.

Es wirken zusätzlich:
auf die Wirbelgelenke
- M. psoas major

auf das Kniegelenk
- M. gracilis
- M. tensor fasciae latae
- M. sartorius
- M. rectus femoris
- M. semimembranosus
- M. semitendinosus und
- Caput longum M. bicipitis

So werden nicht nur Hüftmuskeln, sondern auch Oberschenkelmuskeln an Bewegungen im Hüftgelenk mitwirken.

Man unterscheidet die Außenkreiselung, **Außenrotation,** und die Innenkreiselung, **Innenrotation,** als Bewegungen um die **Längsachse des Beines.** Bei gestreckter Hüfte ist die Innenrotation größer, die Außenrotation kleiner. Bei gebeugter Hüfte werden die Hemmungsbänder entspannt, und die Außenrotation wird in wesentlich größerem Umfang möglich als die Innenrotation.

Bewegungen um eine **transversale Achse** sind die Streckung, **Extension** (Dorsalflexion, Retroversion), und die Beugung, **Flexion** (Anteflexion, Anteversion).

Um eine **sagittale Achse** werden die Abspreizung, **Abduktion,** und die Heranführung, **Adduktion,** durchgeführt.

Bei der **Außenrotation** (**A**) wirken mit:
- M. glutaeus maximus (rot, N. glutaeus inferior),
- M. quadratus femoris (blau, N. glutaeus inferior, Plexus sacralis),
- M. obturatorius internus (gelb, N. glutaeus inferior, Plexus sacralis),
- M. glutaeus medius und M. glutaeus minimus mit ihren dorsalen Fasern (orange, N. glutaeus superior),
- M. iliopsoas (grün, Plexus lumbalis, N. femoralis),
- M. obturatorius externus (braun, N. obturatorius),
- alle funktionell als Adduktoren wirkenden Muskeln (violett, N. obturatorius, N. tibialis; S. 242, ausgenommen der M. pectineus und der M. gracilis),
- M. piriformis (grau, Plexus sacralis) und
- M. sartorius (S. 248; nicht gezeichnet).

Die **Innenrotation** (**B**) wird durchgeführt durch:
- M. glutaeus medius und M. glutaeus minimus mit ihren vorderen Fasern (rot, N. glutaeus superior),
- M. tensor fasciae latae (blau, N. glutaeus superior) und
- M. adductor magnus mit jenem Teil, der am Tuberculum adductorium ansetzt (gelb, N. tibialis).

Ebenso wirkt der M. pectineus (nicht gezeichnet) bei abduziertem Bein als Innenrotator.

Die Farbe der Pfeile gibt in folgender Reihenfolge die Bedeutung der Muskeln bei den einzelnen Bewegungen an:

rot,
blau,
gelb,
orange,
grün,
braun,
violett,
grau.

In den Klammern ist der Nerv, der den Muskel innerviert, angeführt.

A–B
Funktion der Muskeln
des Hüftbereiches

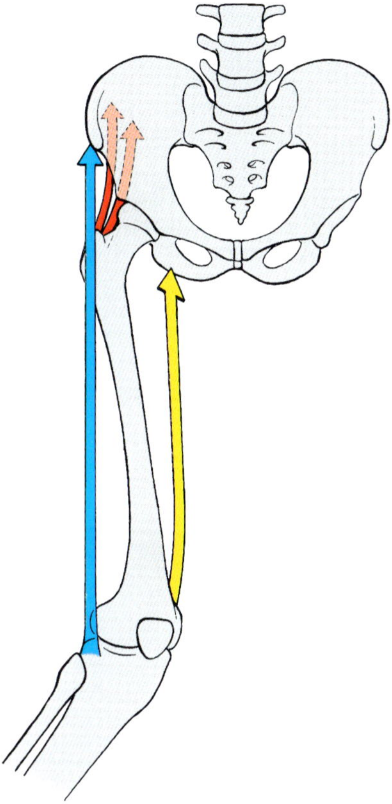

B Innenrotation

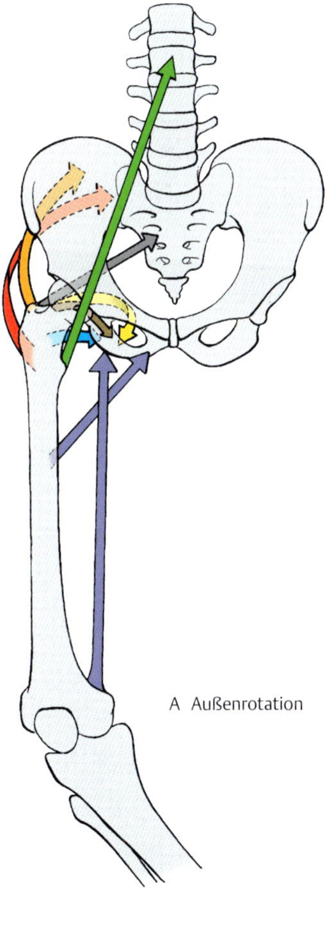

A Außenrotation

Funktion der Hüftmuskeln und der Adduktoren des Oberschenkels, Fortsetzung (A–D)

Als **Strecker** (**A**) im Hüftgelenk wirken:

- M. glutaeus maximus (rot, N. glutaeus inferior),
- M. glutaeus medius und M. glutaeus minimus mit ihren dorsalen Fasern (blau, N. glutaeus superior),
- M. adductor magnus (grün, N. obturatorius, N. tibialis; S. 242) und
- M. piriformis (braun, Plexus sacralis).

Außerdem beteiligen sich noch folgende Oberschenkelmuskeln (ischiocrurale Muskelgruppe) am Strecken in der Hüfte:

- M. semimembranosus (gelb, N. tibialis; S. 250),
- M. semitendinosus (orange, N. tibialis, N. peronaeus communis; S. 250) und das
- Caput longum m. bicipitis femoris (violett, N. tibialis; S. 250).

Klinischer Hinweis: Falls der wichtigste Strecker, der M. glutaeus maximus, ausfällt, ist ein aktives Aufstehen aus dem Sitzen nicht möglich, wohl aber Stehen und Gehen in der Ebene.

Bei der **Beugung** (**B**) wirken mit:

- M. iliopsoas (rot, Plexus lumbalis, N. femoralis),
- M. tensor fasciae latae (orange, N. glutaeus superior),
- M. pectineus (grün, N. femoralis, N. obturatorius),
- M. adductor longus (braun, N. obturatorius),
- M. adductor brevis (braun, N. obturatorius) und
- M. gracilis (braun, N. obturatorius).

Folgende Oberschenkelmuskeln sind Beuger im Hüftgelenk:

- M. rectus femoris (blau, N. femoralis S. 248) und
- M. sartorius (gelb, N. femoralis S. 248).

Klinischer Hinweis: Bei Ausfall des M. iliopsoas ist ein Beugen über die Horizontale beim Sitzen nicht mehr möglich.

Für die **Abduktion** (**C**) sind zuständig:

- M. glutaeus medius (rot, N. glutaeus superior),
- M. tensor fasciae latae (blau, N. glutaeus superior),
- M. glutaeus maximus mit seinem Ansatz an der Fascia lata (gelb, N. glutaeus inferior),
- M. glutaeus minimus (orange, N. glutaeus superior),
- M. piriformis (grün, Plexus sacralis)
- M. obturatorius internus (braun, N. glutaeus inferior).

Klinischer Hinweis: Bei Lähmung der Abduktoren kann das Becken auf der gesunden Seite nicht fixiert werden bei Stehen auf dem erkrankten Bein. Das Becken sinkt auf der gesunden Seite ab (**Trendelenburg-Zeichen**, einseitig positiv).
Bei Ausfall aller Abduktoren auf beiden Seiten (z. B. bei angeborener Hüftluxation) kommt es zum Watschelgang (**Trendelenburg-Zeichen**, doppelseitig positiv).

Als **Adduktoren** (**D**) wirken:

- M. adductor magnus mit M. adductor minimus (rot, N. obturatorius, N. tibialis),
- M. adductor longus (blau, N. obturatorius),
- M. adductor brevis (blau, N. obturatorius),
- M. glutaeus maximus mit seinem Ansatz an der Tuberositas glutaealis (gelb, N. glutaeus inferior),
- M. gracilis (orange, N. obturatorius),
- M. pectineus (braun, N. obturatorius),
- M. quadratus femoris (violett, N. glutaeus inferior, Plexus sacralis) und
- M. obturatorius externus (nicht gezeichnet).

Von den Oberschenkelmuskeln ist im wesentlichen beteiligt:

- M. semitendinosus (grün, N. tibialis).

Die Farbe der Pfeile gibt in folgender Reihenfolge die Bedeutung der Muskeln bei den einzelnen Bewegungen an:

rot, blau, gelb, orange, grün, braun, violett, grau.

In den Klammern ist der Nerv, der den Muskel innerviert, angeführt.

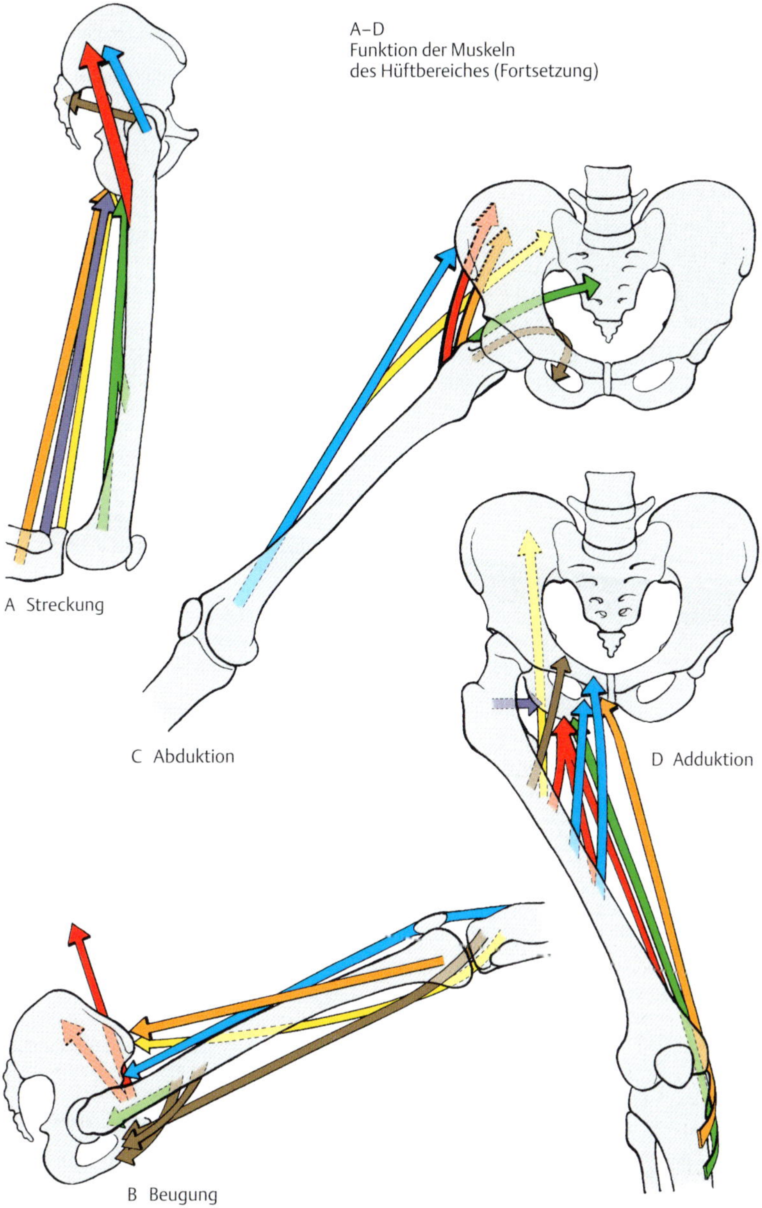

A–D
Funktion der Muskeln
des Hüftbereiches (Fortsetzung)

A Streckung

C Abduktion

D Adduktion

B Beugung

Vordere Muskeln des Oberschenkels (A–D)

Der **M. quadriceps femoris** besteht aus **vier Anteilen,** wobei der gerade Muskel, der M. rectus femoris, ein zweigelenkiger Muskel ist und in die von den übrigen drei eingelenkigen Muskeln gebildete Rinne zu liegen kommt.

Der **M. rectus femoris** (**1**) *entspringt mit* seinem Caput rectum *an der Spina iliaca anterior inferior* (**2**) *und* mit seinem Caput reflexum *im Sulcus supra-acetabularis am oberen Rand der Pfanne des Hüftgelenkes.*

Der **M. vastus intermedius** (**3**) *nimmt seinen Ursprung von der vorderen und lateralen Femurfläche* (**4**), ist gut gegen den Vastus lateralis, schlechter gegen den Vastus medialis zu abgegrenzt. Er bedeckt den distal von ihm entspringenden *M. articularis genus,* der in die Kapsel des Kniegelenkes einstrahlt.

Der **M. vastus medialis** (**5**) *entspringt an der medialen Lippe der Linea aspera* (**6**).

Der **M. vastus lateralis** (**7**) *nimmt seinen Ursprung* (**8**) *an der lateralen Fläche des Trochanter major, an der Linea intertrochanterica, an der Tuberositas gluataealis und am Labium laterale der Linea aspera.*

Die vier Muskeln vereinigen sich zu einer *gemeinsamen Sehne, die an der Patella* (**9**) *ansetzt.* Distal von der Patella setzen sich die Sehnenzüge als *Lig. patellae* (**10**) fort und *inserieren an der Tuberositas tibiae* (**11**). Dabei ziehen die oberflächlichen Fasern über die Patella hinweg, während die tiefen Sehnenfasern an ihrem oberen Rand und an den seitlichen Rändern ansetzen.

Vorwiegend Fasern des M. vastus medialis und wenige Fasern des M. rectus femoralis bilden das *Retinaculum patellae mediale* und Fasern des M. vastus lateralis und des M. rectus femoris das *Retinaculum patellae laterale.* In das Retinaculum patellae laterale strahlen auch Fasern des Tractus iliotibialis ein. Diese Retinacula ziehen unter Umgehung der Patella zu den Condyli tibiae. Der M. quadriceps femoris ist *der* Strecker im Kniegelenk. Der M. rectus femoris beugt auch im Hüftgelenk. Der M. articularis genus schützt die Kapsel des Kniegelenks vor einer Einklemmung bei der Streckung.
Innervation: N. femoralis (L2–L4).

Varietäten: Der Ursprungsteil des M. rectus femoris vom Oberrand des Acetabulum (Sulcus supra-acetabularis) kann fehlen; ebenso kann auch der M. articularis genus nicht vorhanden sein.

Der **M. sartorius** (**12**) *entspringt an der Spina iliaca anterior superior* (**13**) und zieht, in einem Faszienschlauch liegend, schräg über den Oberschenkel zum *Pes anserinus superficialis* (**14**). *Mit diesem setzt er medial von der Tuberositas tibiae und an der Fascia cruris an* (**15**). Er ist ein zweigelenkiger Muskel, der im Kniegelenk beugt und bei gebeugtem Knie mit den übrigen Muskeln des Pes anserinus als Innenrotator des Unterschenkels wirkt. Außerdem ermöglicht er eine Anteversion (Beugung) im Hüftgelenk. Auf das Hüftgelenk wirkt der M. sartorius aufgrund seines Verlaufes jedoch auch als Außenrotator des Oberschenkels.
Innervation: N. femoralis (L1–L3).

16 M. gracilis,
17 M. adductor longus,
18 M. adductor brevis,
19 M. pectineus,
20 M. iliopsoas,
21 M. tensor fasciae latae,
22 Schnittrand der Fascia lata,
23 Septum intermusculare vastoadductorium.

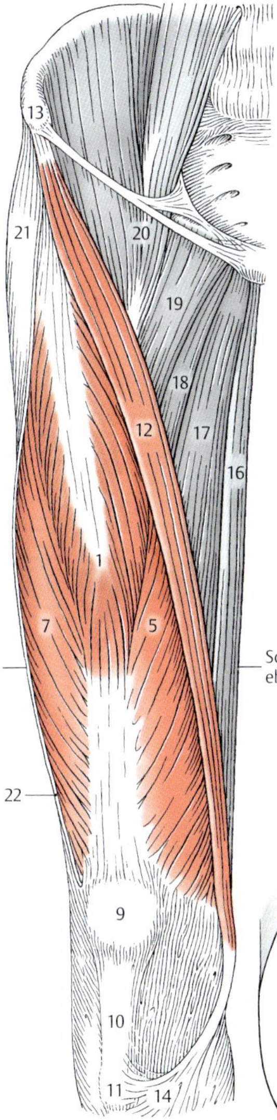

A vordere Muskeln des Oberschenkels

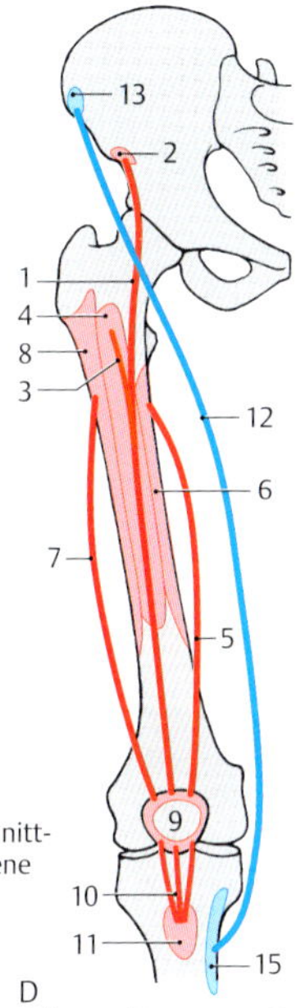

D Schema (Ursprung, Verlauf und Ansatz der Muskeln)

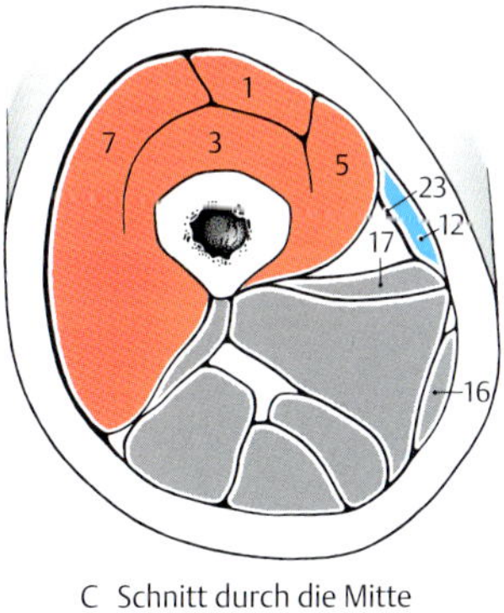

C Schnitt durch die Mitte des Oberschenkels

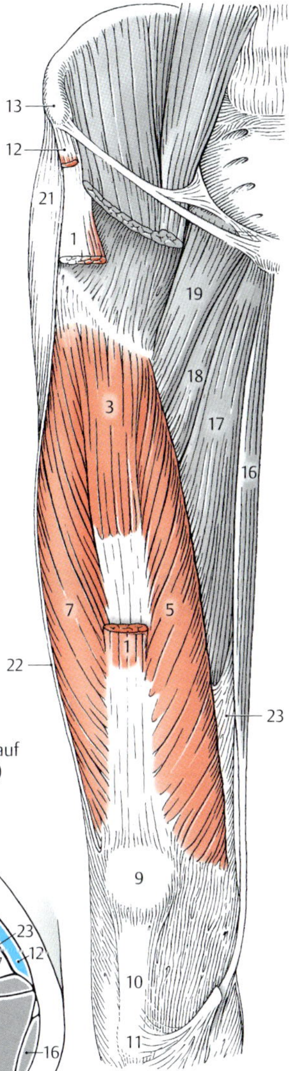

B vordere Muskeln des Oberschenkels, oberflächliche Muskeln abgetragen, Darstellung des M. vastus intermedius

Hintere Muskeln des Oberschenkels (A – D)

Der **M. biceps femoris** (**1**) besteht aus dem zweigelenkigen **Caput longum** und dem eingelenkigen **Caput breve.**
Das **Caput longum** (**2**) *entspringt am Tuber ischiadicum* (**3**) in einem Caput commune mit dem M. semitendinosus (**4**).
Das **Caput breve** (**5**) *entspringt vom mittleren Drittel der lateralen Lippe der Linea aspera* (**6**) *und dem Septum intermusculare laterale.* Die Köpfe vereinigen sich zum M. biceps (**1**), der *am Caput fibulae* (**7**) *ansetzt.* Dabei liegt zwischen dem Muskel und dem Lig. collaterale fibulare des Kniegelenkes die Bursa subtendinea m. bicipitis femoris inferior.
Im Hüftgelenk wirkt das Caput longum im Sinne einer Retroversion. Im Kniegelenk beugt der M. biceps femoris und rotiert den Unterschenkel in gebeugter Stellung nach außen. Er ist der einzige Außenrotator im Kniegelenk und hält allen Einwärtsrotatoren die Waage.
Innervation: Caput longum: N. tibialis (L5 – S2), Caput breve: N. fibularis communis (S1 – S2).

Varietäten: Das Caput breve kann fehlen; es können auch zusätzliche Muskelfasern vorhanden sein.

Der **M. semitendinosus** (**4**) *entspringt* im Caput commune (s. oben) *vom Tuber ischiadicum* (**3**), *zieht zur medialen Tibiafläche, an der er im Pes anserinus superficialis* (**8**) gemeinsam mit dem M. gracilis (**9**) und dem M. sartorius (**10**) *ansetzt.* Zwischen der Tibiafläche und dem Pes anserinus befindet sich vor dem Ansatz eine große Bursa anserina. Als zweigelenkiger Muskel ist er im Hüftgelenk an der Retroversion beteiligt, im Kniegelenk beugt und rollt er den Unterschenkel nach innen.
Innervation: N. tibialis (L5 – S2).

Varietät: Innerhalb seines Muskelbauches kann sich eine schräg verlaufende Intersectio tendinea befinden.

Der **M. semimembranosus** (**11**) *entspringt vom Tuber ischiadicum* (**3**). Er steht in enger Beziehung zum M. semitendinosus. *Seine Sehne spaltet sich unterhalb des Lig. collaterale tibiale in* **drei Teile**. *Der* **erste Teil** *zieht* nach vorne *zum Condylus medialis tibiae, der* **zweite Teil** der Sehne *geht in die Faszie des M. popliteus über,* während der **dritte Teil** *in die Hinterwand der Kapsel als Lig. popliteum obliquum einstrahlt.* Diese Dreiteilung des Ansatzes kann auch als **Pes anserinus profundus,** tiefer Gänsefuß, bezeichnet werden.
Als zweigelenkiger Muskel hat er eine ähnliche Funktion wie der M. semitendinosus. Im Hüftgelenk retrovertiert er, im Kniegelenk beugt er bei gleichzeitiger Innenrotation. Zwischen seiner Sehne (vor der Aufteilung) und dem medialen Kopf des M. gastrocnemius liegt die Bursa m. semimembranosi. Sie kann mit der Bursa subtendinea m. gastrocnemii medialis (S. 210) manchmal in Verbindung stehen.
Innervation: N. tibialis (L5 – S2).

Varietäten: Der Muskel kann manchmal fehlen oder mit dem M. semitendinosus vollständig verschmelzen. Das Lig. popliteum obliquum muss nicht immer vorhanden sein.

12 M. adductor magnus,
13 M. adductor longus,
14 M. vastus medialis,
15 Septum intermusculare vastoadductorium = Membrana vastoadductoria.

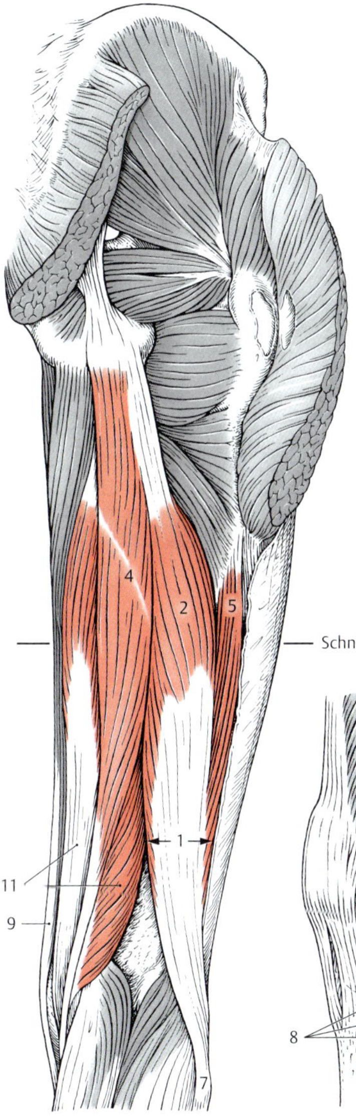

A hintere Muskeln des Oberschenkels

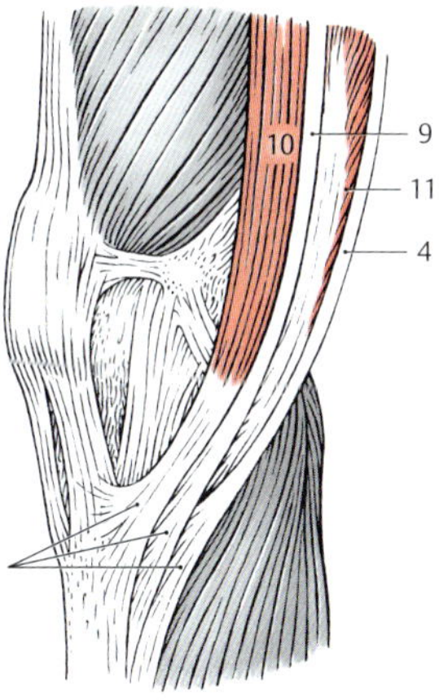

B Pes anserinus superficialis

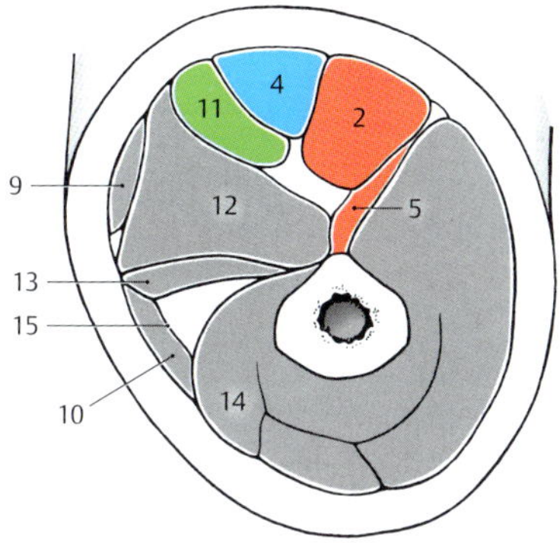

C Schnitt durch die Mitte des Oberschenkels

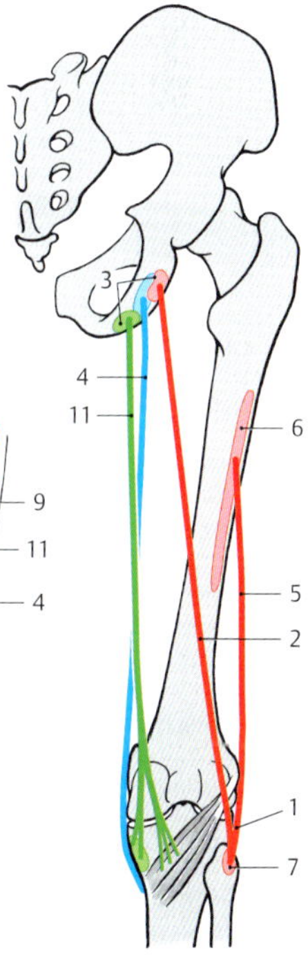

D Schema (Ursprung, Verlauf und Ansatz der Muskeln)

Funktion der Kniegelenkmuskeln (A–D)

Nur wenige Muskeln wirken ausschließlich auf das Kniegelenk. Die meisten Muskeln wirken zusätzlich auf die Sprunggelenke.

Man unterscheidet die Streckung, **Extension,** und die Beugung, **Flexion,** um **quere Achsen,** die durch die Condyli femoris verlaufen (S. 194). Um die **Unterschenkellängsachse** erfolgen Rotationsbewegungen, und zwar die **Innenrotation** und die **Außenrotation.** Die Rotation ist nur bei entspannten Seitenbändern (S. 212) möglich, d. h., dass in gestreckter Stellung eine aktive Rotation nicht durchgeführt werden kann. Passiv erfolgt bei maximaler Streckung eine Außenrotation des Unterschenkels am Spielbein bzw. eine Innenrotation des Oberschenkels beim Standbein von etwa 5 Grad, die sog. *„Schlussrotation"* (S. 212). Hervorgerufen wird die Schlussrotation durch das Lig. cruciatum anterius, begünstigt durch die Form des Condylus medialis femoris und unterstützt durch den Tractus iliotibialis (S. 254).

Für die **Extension** (**A**) ist verantwortlich: fast ausschließlich der
- M. quadriceps femoris (rot, N. femoralis).

Eine unwesentliche Unterstützung erfährt er durch den M. tensor fasciae latae. Die Wirkung des M. quadriceps femoris ist besser bei gestrecktem Hüftgelenk, da dann auch der M. rectus femoris (rot), neben den Mm. vasti (blau) voll zur Wirkung kommt.

Klinischer Hinweis: Der M. quadriceps femoris übertrifft mit seiner Kraft alle Beuger ganz wesentlich. Bei einer Lähmung dieses Muskels ist ein Aufrichten aus dem Sitzen aktiv nicht möglich. Ein Stehen ist nur möglich, wenn die Schwerlinie des Körpers vor den queren Bewegungsachsen verläuft.

Bei der **Flexion** (**B**) wirken mit:
- M. semimembranosus (rot, N. tibialis),
- M. semitendinosus (blau, N. tibialis),
- M. biceps femoris (gelb, N. tibialis, N. peronaeus communis),
- M. gracilis (orange, N. obturatorius),
- M. sartorius (grün, N. femoralis),
- M. popliteus (braun, N. tibialis) und
- M. gastrocnemius (violett, N. tibialis).

Klinischer Hinweis: Obwohl der M. gastrocnemius bei der Beugung nur eine geringe Wirkung hat, zieht er bei einer suprakondylären Fraktur des Corpus femoris das distale Bruchstück nach dorsal und distal.

Als **Innenrotatoren** (**C**) wirken:
- M. semimembranosus (rot, N. tibialis),
- M. semitendinosus (blau, N. tibialis),
- M. gracilis (gelb, N. obturatorius),
- M. sartorius (orange, N. femoralis), und
- M. popliteus (grün, N. tibialis).

Bei der **Außenrotation** (**D**) wirkt:
- M. biceps femoris (rot, N. tibialis, N. peronaeus communis).

Er ist nahezu der einzige Außenrotator des Unterschenkels und hält allen innenrotatorisch wirkenden Muskeln die Waage. Geringfügig kann er, beim Spielbein, vom M. tensor fasciae latae (nicht gezeichnet) unterstützt werden (Schlussrotation).

Die Farbe der Pfeile gibt in folgender Reihenfolge die Bedeutung der Muskeln bei den einzelnen Bewegungen an:

rot,
blau,
gelb,
orange,
grün,
braun,
violett.

In den Klammern ist der Nerv, der den Muskel innerviert, angeführt.

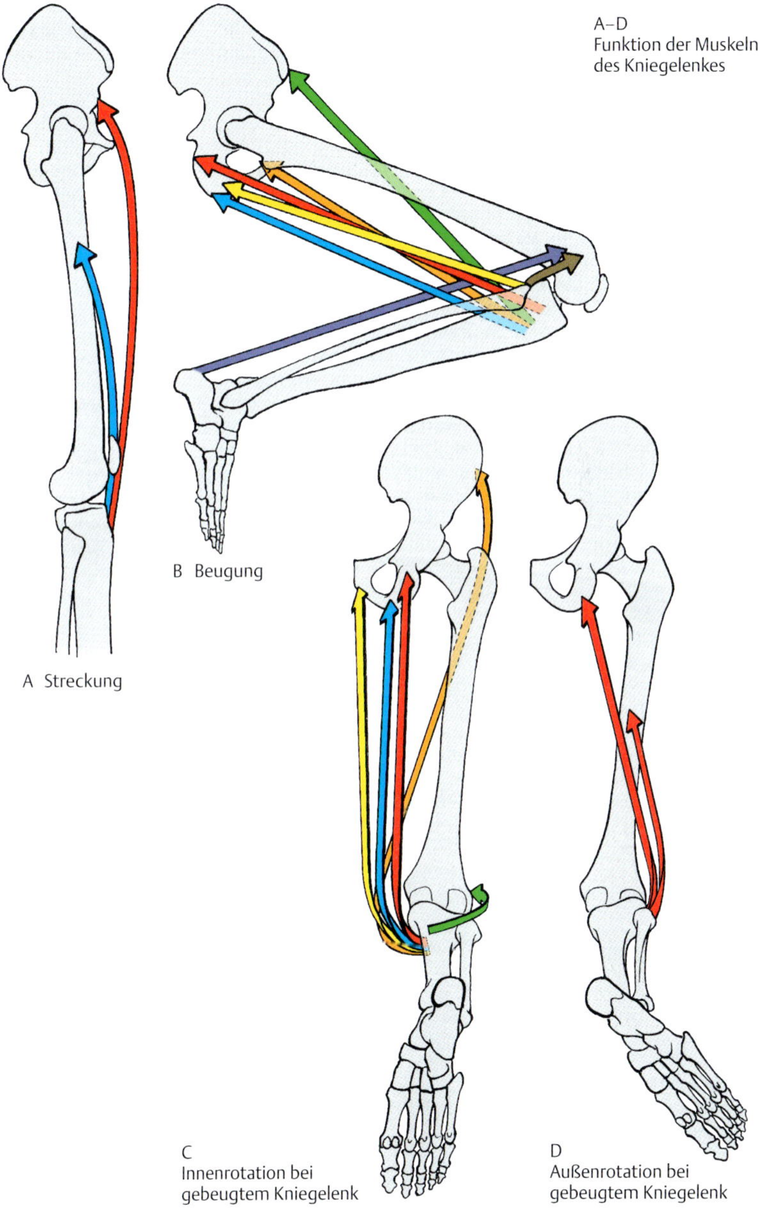

A–D
Funktion der Muskeln des Kniegelenkes

A Streckung

B Beugung

C
Innenrotation bei gebeugtem Kniegelenk

D
Außenrotation bei gebeugtem Kniegelenk

Faszien der Hüfte und des Oberschenkels (A–C)

Die Muskeln im Hüftbereich werden von verschiedenen Faszien umhüllt, so wird z. B. der M. iliopsoas von der **Fascia iliopsoas (= Fascia iliaca)** mit der *Pars psoatica,* die am Arcus lumbocostalis medialis (= Lig. arcuatum mediale) als derber, den M. psoas major umhüllender Faszienschlauch beginnt, eingeschlossen. Sie setzt sich gemeinsam mit der *Pars iliaca* bis zum Lig. inguinale fort. Sie bildet den *Arcus iliopectineus,* der die Lacuna musculorum (S. 100) von der Lacuna vasorum trennt.

An der Vorderfläche, unterhalb des Leistenbandes, wird der M. pectineus von der kräftigen Kammbinde, der **Fascia pectinea** eingehüllt, die die Pars pubica der Fascia lata (auch **Coopersches Band** genannt) bildet. Gemeinsam mit der Fascia iliaca bildet sie die bindegewebige Auskleidung der Fossa iliopectinea, welche nach proximal durch das Leistenband begrenzt wird.

In der Regio glutaealis findet sich eine zarte **Fascia glutaea** (**1**), die den M. glutaeus maximus bedeckt, und von der, zwischen die einzelnen Muskelbündel, Septen in die Tiefe eindringen. Zwischen dem M. glutaeus maximus und dem darunterliegenden M. glutaeus medius findet sich die derbe, feste flächenhafte Gesäßbinde, die **Aponeurosis glutaea** (S. 236), von der Teile des M. glutaeus maximus entspringen. Im Bereich des Sulcus glutaealis geht dann die oberflächliche Fascia glutaea in die Oberschenkelfaszie, die Fascia lata (**2**), über.

Die **Fascia lata,** Oberschenkelbinde, ist an der lateralen Seite des Oberschenkels eine feste, parallelfaserige Bindegewebsschichte, die nach medial zu schwächer wird. Ein Faserzug wird an der lateralen Seite als **Tractus iliotibialis** (**3,** S. 236 u. S. 422) herausgehoben. In diesen Tractus iliotibialis strahlen der M. glutaeus maximus und der M. tensor fasciae latae ein. Der einige Zentimeter breite Tractus iliotibialis zieht an der lateralen Seite nach distal und setzt am lateralen Tibiakondyl an, in dessen Bereich das Retinaculum patellae laterale mit ihm eine Verbindung eingeht.
An der Vorderfläche des Oberschenkels ist der M. sartorius (**4**) in eine eigene Faszienhülle eingeschlossen. Er bedeckt das **Septum intermusculare vastoadductorium** = die *Membrana vastoadductoria* (**5**). Ebenso hat auch der M. gracilis (**6**) einen eigenen Faszienschlauch, der sich von der übrigen Faszie trennen lässt. Selbstverständlich besitzen alle Muskeln des Oberschenkels eigene, lockere, zarte Hüllen, die ein gegenseitiges Verschieben der Muskeln ermöglichen.
Von der Fascia lata strahlt von lateral und medial in Richtung der Linea aspera je ein Septum intermusculare in die Tiefe ein. Das *Septum intermusculare laterale* (**7**) ist relativ breit und dient verschiedenen Muskeln zum Ursprung. Es trennt den Vastus lateralis (**8**) vom Caput breve m. bicipitis (**9**). Das *Septum intermusculare mediale* (**10**) grenzt den Vastus medialis (**11**) vom Canalis adductorius (**12**) ab.

An der Vorderfläche des Oberschenkels, unterhalb des Leistenbandes, und zwar im Bereich der Fossa iliopectinea, die oberflächlich von der Fascia lata gedeckt wird, findet sich in dieser eine lockere Stelle, die von einer **Fascia cribrosa** bedeckt wird. Diese Fascia cribrosa wird von Gefäßen und Nerven durchbohrt. Nach ihrer Entfernung sieht man den **Hiatus saphenus** (**13**), dessen lateraler Rand, der *Margo falciformis* (**14**), scharf begrenzt ist. Der Margo falciformis läuft mit einem *Cornu superius* (**15**), auch als **Lig. of Scarpa** bezeichnet, und einem *Cornu inferius* (**16**) nach medial zu aus.

Über den Schenkelkanal und die Schenkelbrüche s. S. 100.

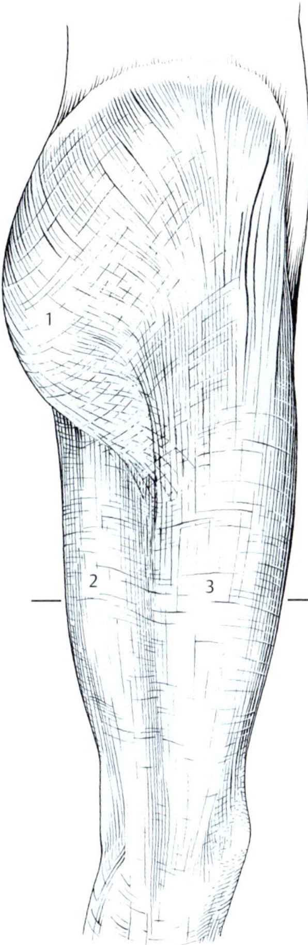

A Faszien des Oberschenkels von lateral

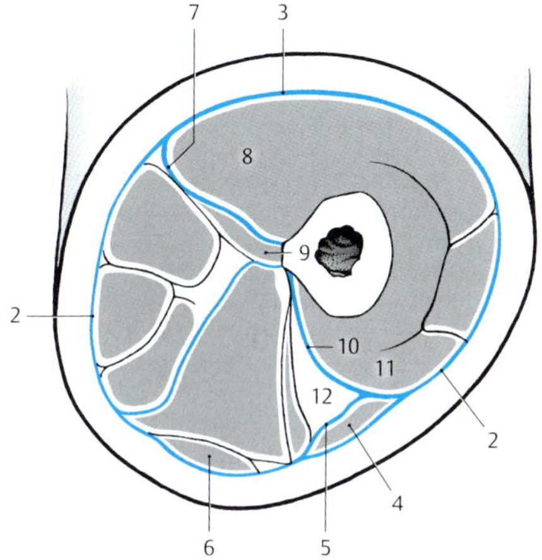

B Faszien des Oberschenkels im Schnitt

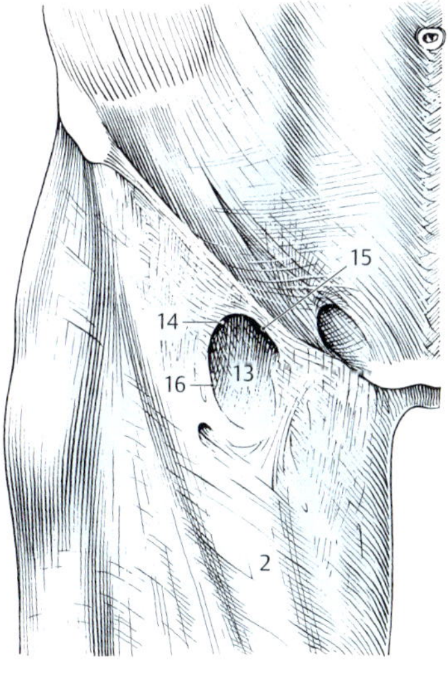

C Faszien im Bereich der Regio subinguinalis

Lange Muskeln des Unterschenkels und des Fußes

Einteilung der Muskeln (A–D)

Alle am Unterschenkel entspringenden Muskeln setzen am Fußskelett an. Ausgenommen davon ist nur der M. popliteus, der am Unterschenkel ansetzt und den Oberschenkelmuskeln zuzuordnen ist. Die Unterschenkelmuskeln können nun nach ihrer Lage eingeteilt werden. Zunächst sind eine vordere und eine hintere Hauptgruppe zu unterscheiden. Diese zwei Hauptgruppen sind durch Tibia und Fibula und die Membrana interossea getrennt.

Die Hauptgruppen gliedern sich wiederum in Untergruppen bzw. Schichten. Die vordere Muskelgruppe besteht aus der vorderen Streckergruppe und der lateralen Untergruppe, der Peronaeusgruppe. Die an der Hinterseite des Unterschenkels gelegenen Beuger sind zu unterteilen in die oberflächlichen oder Wadenmuskeln und in die tiefen Muskeln.

Funktionell teilt man die Unterschenkelmuskeln ein in die an der Vorderfläche gelegene Streckmuskulatur, die für die Dorsalflexion des Fußes verantwortlich ist, und in die hinten gelegenen Beuger, die die Plantarflexion des Fußes ermöglichen.

Aufgrund der Innervation schließlich gliedert man die Muskulatur in jene Muskeln, die aus der dorsalen Plexusschichte, und solche, die aus der ventralen Plexusschichte ihre Nerven erhalten.

Aus praktischen Gründen sollen, wie beim Unterarm, die Muskeln des Unterschenkels nach ihrer Lage besprochen werden.

Vordere Unterschenkelmuskeln

Streckergruppe (s. S. 258)

M. tibialis anterior (**1**),
M. extensor digitorum longus (**2**),
M. extensor hallucis longus (**3**).

Fibularisgruppe = Peronaeusgruppe (s. S. 260)

M. fibularis (peronaeus) longus (**4**),
M. fibularis (peronaeus) brevis (**5**).

Hintere Unterschenkelmuskeln

Oberflächliche Schichte (s. S. 262)

M. triceps surae (**6,** mit Achillessehne) bestehend aus:
M. soleus (**7**),
M. gastrocnemius (**8**);
M. plantaris (**9**).

Tiefe Schichte (s. S. 264)

M. tibialis posterior (**10**),
M. flexor hallucis longus (**11**),
M. flexor digitorum longus (**12**).

13 M. popliteus,
14 M. semimembranosus,
15 M. sartorius,
16 M. gracilis,
17 M. semitendinosus,
18 A. und V. poplitea,
19 N. tibialis,
20 N. fibularis (peronaeus) communis,
21 V. saphena magna,
22 V. saphena parva,
23 N. saphenus,
24 N. fibularis (peronaeus) superficialis,
25 N. fibularis (peronaeus) profundus,
26 N. cutaneus surae lateralis,
27 N. suralis,
28 A. fibularis (peronaea),
29 A. und V. tibialis anterior,
30 A. und V. tibialis posterior,
31 Tibia,
32 Fibula.

A Schnitt durch das proximale Drittel des Unterschenkels

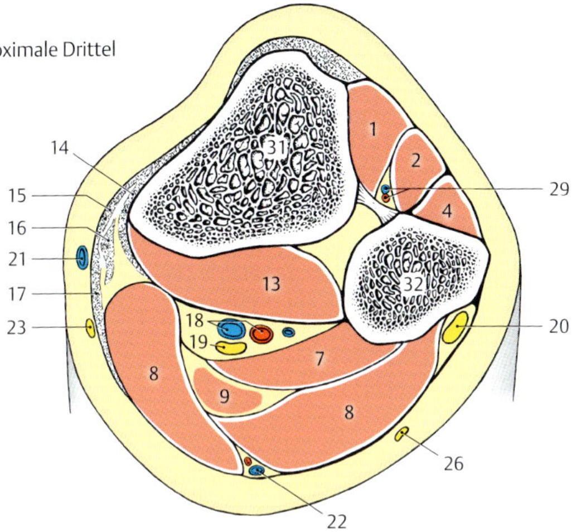

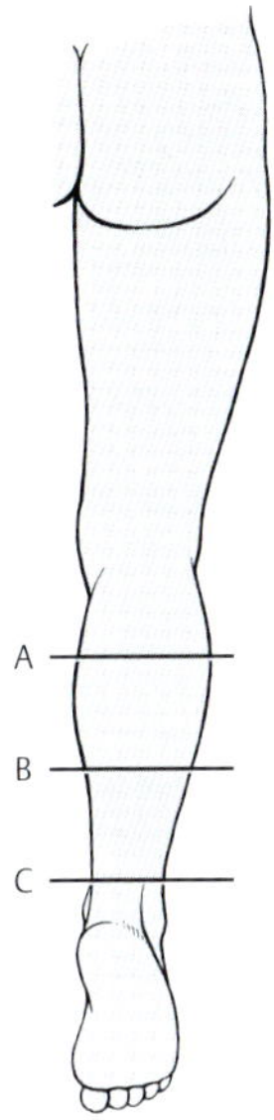

D Schnittebenen

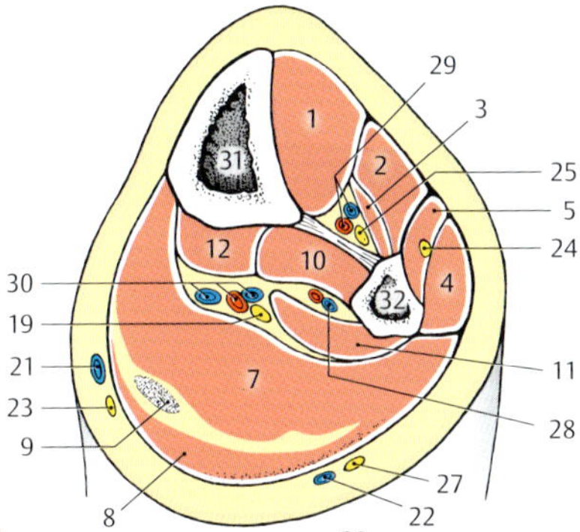

B Schnitt durch das mittlere Drittel des Unterschenkels

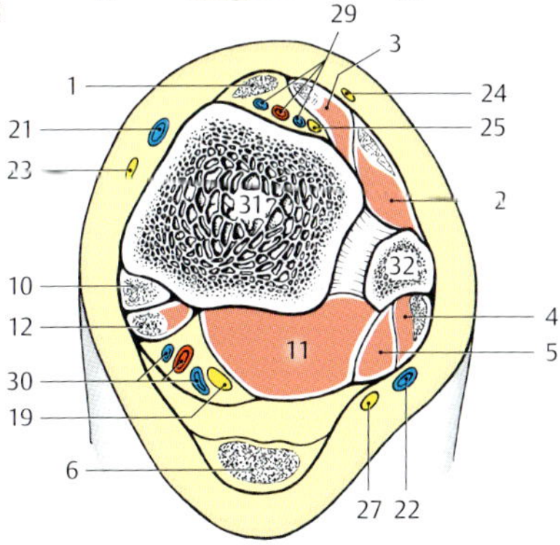

C Schnitt durch das distale Drittel des Unterschenkels

Vordere Unterschenkelmuskeln

Streckergruppe (A – C)

Der **M. tibialis anterior** (**1**) *entspringt großflächig* (**2**) *von der Facies lateralis tibiae, der Membrana interossea und der Fascia cruris.* Der dreiseitige Muskelbauch läuft in eine Sehne aus, die unter den Retinacula mm. extensorum superius (**3**) et inferius (**4**), umhüllt von einer Vagina synovialis, hindurchzieht und *an der plantaren Fläche des Os cuneiforme mediale* (**5**) *und des Os metatarsale I* (**6**) *ansetzt.* Zwischen der Ansatzsehne und den Knochen liegt eine Bursa subtendinea m. tibialis anterioris.

Am Spielbein beugt der M. tibialis anterior den Fuß nach dorsal und hebt dabei den medialen Fußrand (Supination). Am Standbein nähert er den Unterschenkel dem Fußrücken, wie es z. B. beim schnellen Vorwärtsgehen oder beim Schifahren der Fall ist. Eine geringfügige Mitwirkung bei der Pronation wird beschrieben.
Innervation: N. fibularis (peronaeus) profundus (L4 – L5).

Klinischer Hinweis: Bei besonderer Belastung kommt es zu Ermüdungserscheinungen des M. tibialis anterior und in deren Folge zum Auftreten von Schmerzen entlang dieses Muskels.

Der **M. extensor digitorum longus** (**7**) *entspringt* von einem großen Areal (**8**), und zwar vom *Condylus lateralis tibiae, von Caput und Margo anterior fibulae, von der Fascia cruris und der Membrana interossea.* Die aus dem Muskel entstehende Sehne spaltet sich im Bereich der Knöchelgegend in 4 Teilsehnen für die zweite bis fünfte Zehe auf.

Diese Sehnen liegen in einer Vagina synovialis und *ziehen* unter den Retinacula mm. extensorum superius (**3**) et inferius (**4**) lateral vom M. tibialis anterior über den Fußrücken *zu den Dorsalaponeurosen der zweiten bis fünften Zehe.*

Am Spielbein ermöglicht dieser Muskel die Dorsalflexion der Zehen und des Fußes. Am Standbein wirkt er wie der M. tibialis anterior.
Innervation: N. fibularis (peronaeus) profundus (L5 – S1).

Besonderheiten: Der M. extensor digitorum longus kann eine zusätzliche Sehne besitzen, die zur Basis des Os metatarsale V, manchmal auch zur Basis des Os metatarsale IV gelangt. Diese zusätzliche Sehne wird als **M. peronaeus tertius** (**9**) bezeichnet und kann auch als eigener Teil des M. extensor digitorum longus vom distalen Drittel der vorderen Fibulakante seinen Ursprung nehmen. In seiner Funktion ist er ein Pronator und Abduktor im unteren Sprunggelenk.

Der **M. extensor hallucis longus** (**10**) *entspringt an der Facies medialis fibulae und an der Membrana interossea* (**11**). Er setzt sich in eine Sehne fort, die in einer eigenen Vagina synovialis zwischen der Vagina synovialis für die Sehne des M. tibialis anterior und der des M. extensor digitorum longus unter den Retinacula mm. extensorum superius (**3**) et inferius (**4**) hindurchzieht. Sie gelangt über das Os metatarsale I zur Dorsalaponeurose der großen Zehe (Hallux) und *inseriert an der Nagelphalanx dieser Zehe* (**12**).
Der M. extensor hallucis longus flektiert die große Zehe nach dorsal und hilft am Spielbein bei der Dorsalflexion des Fußes mit. Am Standbein wirkt er wie der M. tibialis anterior, indem er den Unterschenkel dem Fußrücken nähert. Geringfügig kann er sowohl bei der Pro- als auch bei der Supination des Fußes mitwirken.
Innervation: N. fibularis (peronaeus) profundus (L4 – S1).

Besonderheiten: Ein selbständiges Muskel- oder Sehnenbündel kann sich häufig abspalten, um als **M. extensor hallucis accessorius** (**13**) am Os metatarsale I bzw. im Bereich der Articulatio metatarsophalangealis anzusetzen. Dieser Muskel findet sich vor allem an der medialen Seite der Hauptsehne.

14 Tibia,
15 Fibula.

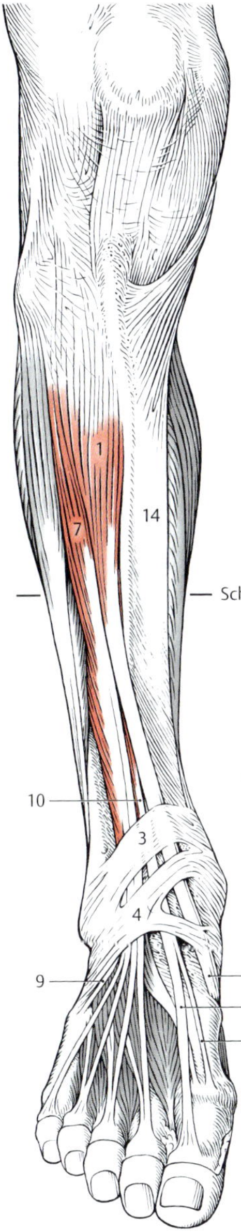

A vordere Unterschenkelmuskeln, Streckergruppe

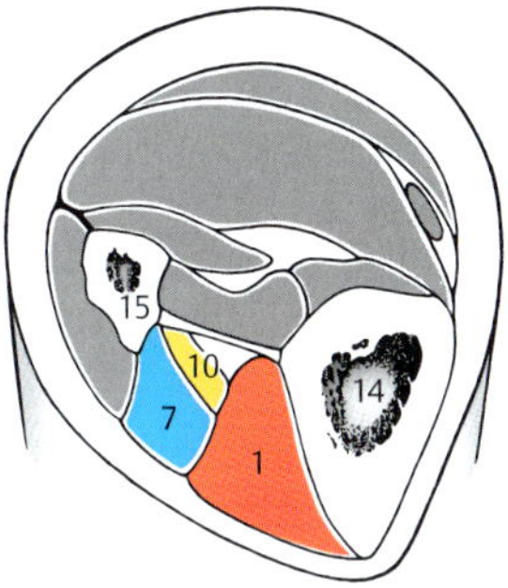

B Schnitt durch die Mitte des Unterschenkels

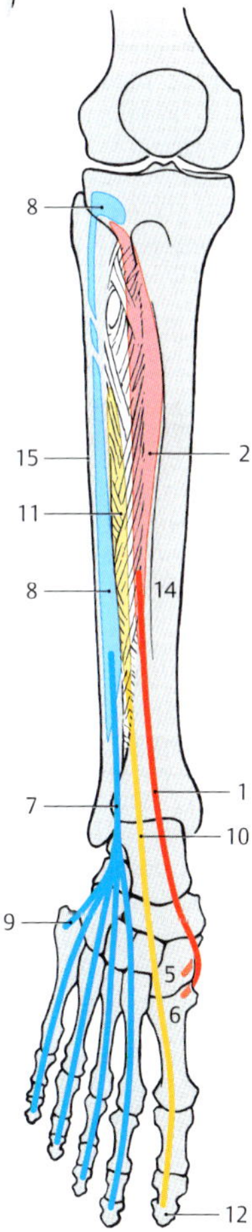

C Schema (Ursprung, Verlauf und Ansatz der Muskeln)

Vordere Unterschenkelmuskeln, Fortsetzung

Fibularisgruppe = Peronaeusgruppe (A–D)

Die Wadenbeinmuskeln, Mm. fibulares, wirken im Sinne einer Plantarflexion, wobei allerdings diese Funktion erst sekundär entstanden ist, bedingt durch ihre Verlagerung hinter den Malleolus lateralis. Ursprünglich lagen sie vor diesem Malleolus, wie man es bei den Raubtieren noch sehen kann.

Der **M. fibularis (peronaeus) longus** (**1**) *entspringt* (**2**) *von der Kapsel der Articulatio tibiofibularis, vom Caput fibulae und vom proximalen Bereich der Fibula.*
Er besitzt eine lange Sehne, die hinter dem Wadenbeinknöchel im Sulcus malleolaris gemeinsam mit der Sehne des *M. fibularis brevis* (**3**) unter dem *Retinaculum mm. fibularium superius* (**4**) in einer gemeinsamen Vagina synovialis verläuft. Die Sehne des M. fibularis longus *zieht distal* von der Trochlea fibularis calcanei in einer Ausstülpung der gemeinsamen Vagina synovialis (fixiert durch das *Retinaculum mm. fibularium inferius,* **5**) zur *Tuberositas des Os metatarsale I* (**6**) *und zum Os cuneiforme mediale* (**7**). Er erreicht seine Ansatzstellen durch die Sehnenfurche des *Os cuboideum* (**8**) in einem eigenen fibrösen Kanal, wobei er von lateral her, hinter der Tuberositas ossis metatarsalis V schräg zum medialen Fußrand gelangt. Innerhalb dieses Kanales an der Planta pedis findet sich eine weitere Vagina synovialis, in die die Sehne eingeschlossen ist.
Durch seinen Verlauf wirkt er wie die Sehne bei einem Bogen (*Kummer*) und verspannt so die Querwölbung des Fußes. Er senkt den medialen Fußrand und ist gemeinsam mit dem M. fibularis brevis der kräftigste Pronator. Außerdem wirkt er bei der Plantarflexion mit.
Innervation: N. fibularis (peronaeus) superficialis (L5–S1).

Der **M. fibularis (peronaeus) brevis** (**3**) *entspringt von der lateralen Fläche der Fibula* (**9**). Die Sehne dieses Muskels verläuft gemeinsam mit der Sehne des M. fibularis longus in einer Vagina synovialis, im Sulcus tendinis m. fibularis (peronaei) longi, unter dem Retinaculum mm. fibularium superius (**4**). An der lateralen Fläche des Calcaneus wird diese Sehne proximal, d. h. oberhalb der Trochlea fibularis calcanei durch das Retinaculum mm. fibularium inferius (**5**) fixiert, wobei eine Ausstülpung der gemeinsamen Sehnenscheide diese Sehne umhüllt. *Sie setzt an der Tuberositas des Os metatarsale V* (**10**) *an.* Der Muskel wirkt wie der M. fibularis (peronaeus) longus.
Innervation: N. fibularis (peronaeus) superficialis (L5–S1).

Besonderheiten: M. fibularis (peronaeus) quartus, ein von der Fibula entspringender, nur selten vorhandener Muskel, der an der lateralen Fläche des Calcaneus oder am Os cuboideum ansetzt und eine enge Beziehung zur Sehne des langen Zehenstreckers hat. Außerdem kann er eine kleine Sehne zur 5. Zehe entsenden.

11 Tibia,
12 Fibula,
13 M. soleus,
14 M. gastrocnemius,
15 Membrana interossea.

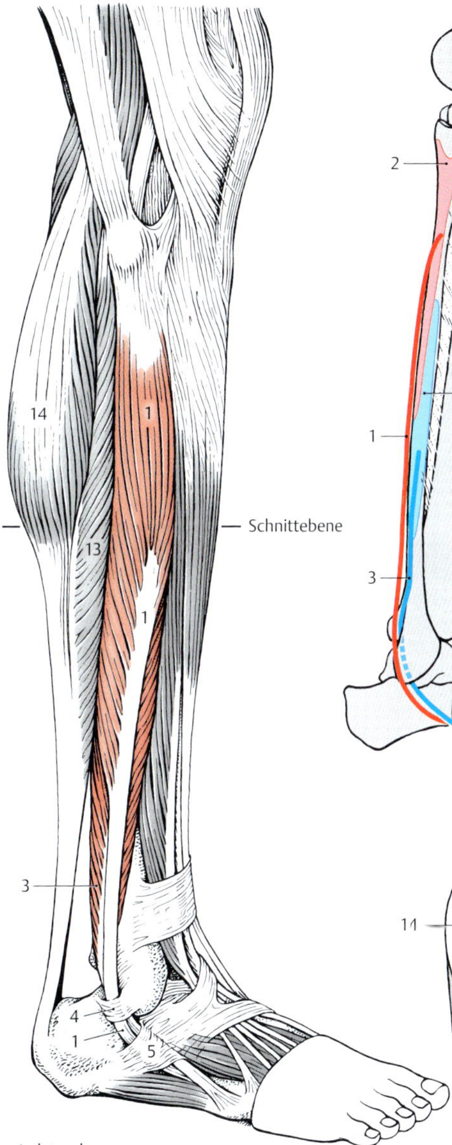

A laterale Unterschenkelmuskulatur

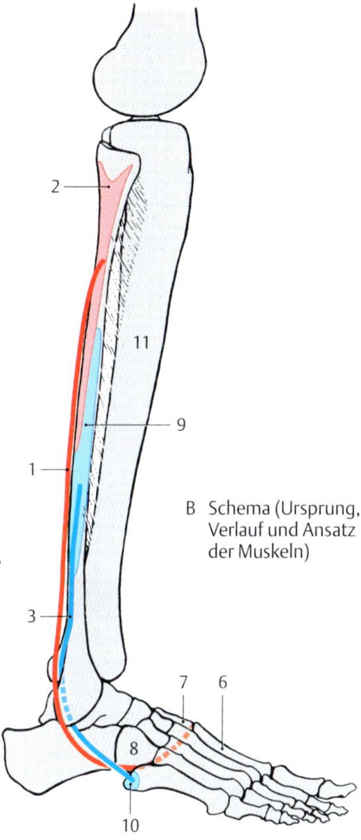

B Schema (Ursprung, Verlauf und Ansatz der Muskeln)

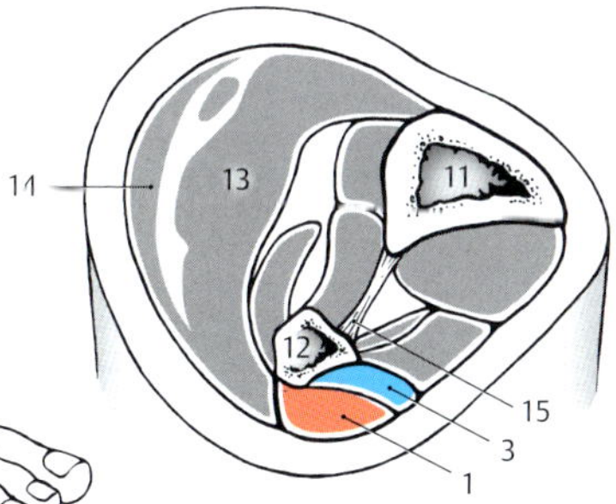

C Schnitt durch die Mitte des Unterschenkels

Hintere Unterschenkelmuskeln

Oberflächliche Schichte (A – D)

Die oberflächliche Muskelschichte wird durch den dreiköpfigen Unterschenkelmuskel, den **M. triceps surae** gebildet. Dieser Muskel besteht aus dem Schollenmuskel, dem **M. soleus** (**1**) und aus dem Zwillingswadenmuskel, dem **M. gastrocnemius** (**2**) mit dem Caput mediale und dem Caput laterale. Außerdem ist der *M. plantaris* (**3**) zur oberflächlichen Muskelschicht zu rechnen.

Der **M. soleus** *entspringt vom Kopf und vom oberen dorsalen Drittel der Fibula* (**4**), *von der Linea m. solei tibiae* (**5**) *und vom* Sehnenbogen zwischen dem Caput fibulae und der Tibia, *Arcus tendineus m. solei,* distal des M. popliteus (**6**). Seine mächtige Endsehne verbindet sich mit der Endsehne des M. gastrocnemius und *setzt als „Achillessehne", Tendo calcaneus* (**7**), *am Tuber calcanei* (**8**) *an.* Zwischen der proximalen Fläche des Tuber calcanei und dieser Sehne befindet sich die Bursa tendinis calcanei.

Der **M. gastrocnemius** (**2**) *entspringt mit einem* **Caput mediale** (**9**) *proximal vom Condylus medialis* (**10**) *und mit einem* **Caput laterale** (**11**) *proximal vom Condylus lateralis femoris* (**12**). Ein Teil der Fasern der Köpfe entspringt auch von der Gelenkkapsel. Er zieht nach distal, begrenzt die Kniekehle nach unten und vereinigt sich mit der Sehne des M. soleus, mit der er *am Tuber calcanei* (**8**) *ansetzt.*

Der Sohlenspanner, der **M. plantaris** (**3**) ist ein sehr schlanker, zarter Muskel mit einer sehr langen Endsehne. Er *entspringt* im Bereich des Caput laterale des M. gastrocnemius *proximal des Condylus lateralis femoris und von der Kapsel des Kniegelenkes. Seine Sehne* verläuft zwischen dem M. gastrocnemius und dem M. soleus nach distal und *legt sich dem medialen Rand der Achillessehne an.*

Innervation: für alle Muskeln: N. tibialis (S1 – S2).

Varietät: Der M. plantaris kann in 5 – 10% der Fälle fehlen.

Der **M. triceps surae** ist der Muskel der Plantarflexion schlechthin. Er ist imstande, das Gewicht des Körpers beim Stehen und Gehen zu heben. Besonders deutlich wird seine Kraft beim Spitzentanz, bei dem eine maximale Plantarflexion notwendig ist. Die volle Wirkung des M. triceps surae kann nur bei gestrecktem Knie erreicht werden, da bei Beugung im Kniegelenk der M. gastrocnemius bereits verkürzt ist. Daher ist der M. gastrocnemius beim Gehen von besonderer Bedeutung, da er nicht nur beim Abheben der Ferse, sondern auch beim Beugen im Kniegelenk wirksam wird. Dabei wird er geringfügig vom M. plantaris unterstützt.

Der M. triceps surae gilt auch als stärkster Supinator für das untere Sprunggelenk.

Klinischer Hinweis: Achillessehnenrisse können bei kurzzeitiger Belastung vorkommen. Besonders gefährdet sind sportlich ungeübte Menschen, die ohne Training die Achillessehne plötzlich belasten. Allerdings ist meistens eine Vorschädigung der Sehne gegeben.
Im Caput laterale m. gastrocnemii ist in etwa 10% der Menschen (häufiger bei Frauen als Männern) ein kleiner bohnenförmiger Sesamknochen, die **Fabella**, eingelagert. Diese kann mit dem Condylus lateralis femoris artikulieren und ist im seitlichen Röntgenbild dorsal und proximal des Kniegelenksspaltes zu sehen.
Ist sie druck- oder spontanschmerzhaft, eine sogenannte **Fabella dolorosa**, so muss sie entfernt werden.

13 M. flexor digitorum longus,
14 M. flexor hallucis longus,
15 M. tibialis posterior,
16 Membrana interossea,
17 Tibia,
18 Fibula.

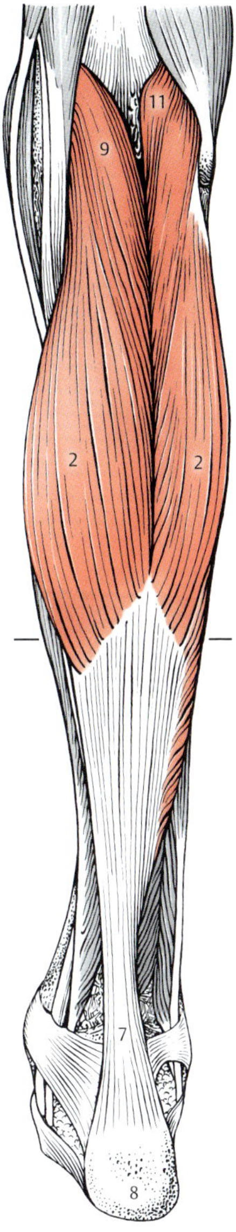

A oberflächliche Schichte der hinteren Unterschenkelmuskeln (M. triceps surae)

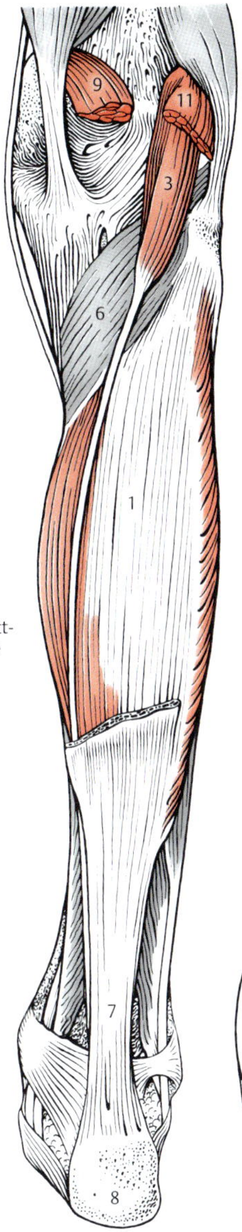

B M. soleus (M. gastrocnemius entfernt)

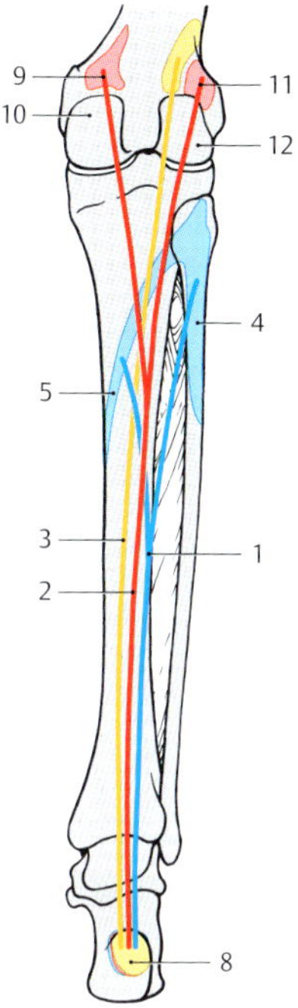

C Schema (Ursprung, Verlauf und Ansatz des M. triceps surae)

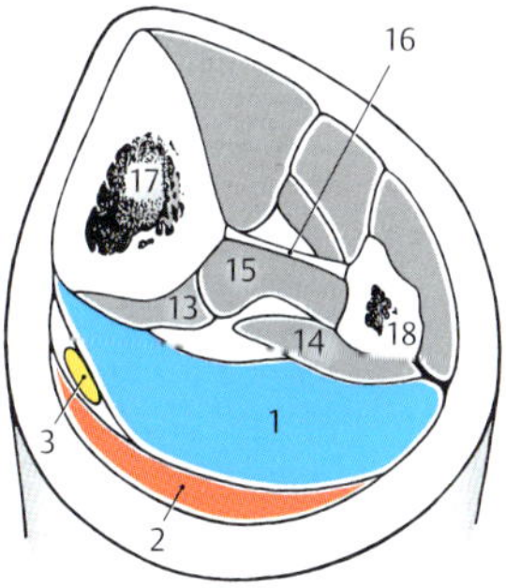

D Schnitt durch die Mitte des Unterschenkels

Hintere Unterschenkelmuskeln, Fortsetzung

Tiefe Schichte (A–E)

Der **M. tibialis posterior** (**1**) *entspringt von der Membrana interossea* (**2**) *und den angrenzenden Flächen der Tibia* (**3**) *und Fibula* (**4**). Die Sehne (**5**) zieht hinter dem medialen Knöchel (**6**) im Sulcus malleoli in einer Vagina synovialis abwärts und gelangt dann zwischen dem Sustentaculum tali und der Tuberositas ossis navicularis zur Fußsohle. *Sie teilt sich in* **zwei Stränge.** *Der* **stärkere, mediale Strang** (**7**) ist *an der Tuberositas ossis navicularis befestigt. Der* etwas **schwächere, laterale Strang** (**8**) *inseriert an den drei Ossa cuneiformia.* Am Spielbein dient der M. tibialis posterior der Plantarflexion unter gleichzeitiger Supination. Am Standbein nähert der M. tibialis posterior den Unterschenkel der Ferse.
Innervation: N. tibialis (L4–L5).

Varietäten: Der Ansatz des Muskels erstreckt sich häufig auch auf die Basis des Os metatarsale II, III und IV und auf das Os cuboideum. In seltenen Fällen kann der Muskel auch fehlen.

Der **M. flexor hallucis longus** (**9**) *entspringt an den distalen zwei Dritteln der Hinterfläche der Fibula* (**10**), *an der Membrana interossea* (**11**) *und am Septum intermusculare posterius cruris* (**12**). Sein relativ starker Muskelbauch reicht weit nach abwärts und geht dann in die im Sulcus tendinis m. flexoris hallucis longi tali et calcanei gelegene Sehne über, die in eine Vagina synovialis gehüllt ist. Er zieht unter dem Retinaculum mm. flexorum (**13**) zur Fußsohle, *und setzt an der Basis der Endphalanx der ersten Zehe* (**14**) *an.* Distal vom Sustentaculum tali wird er von der Sehne des M. flexor digitorum longus überkreuzt. Der Muskel wirkt durch Unterstützung der Fußwölbung einem Knickplattfuß entgegen. Er ermöglicht eine Plantarflexion der großen Zehe und allenfalls auch der anderen Zehen. Außerdem hilft er bei der Supination mit.
Innervation: N. tibialis (S1–S3).

Varietäten: Er kann Endsehnen auch zur 2. und 3. Zehe abgeben.

Der **M. flexor digitorum longus** (**15**) *entspringt an der Hinterfläche der Tibia* (**16**), und seine Sehne (**17**) verläuft unter dem Retinaculum mm. flexorum (**13**) in einer Vagina synovialis zur Planta pedis. Am Unterschenkel überkreuzt er den M. tibialis posterior, an der Fußsohle überkreuzt er den M. flexor hallucis longus. An der Planta teilt sich die Sehne in vier *Endsehnen, die zu den Endphalangen der vier lateralen Zehen* (**18**) *ziehen.* Distal von dieser Aufteilung strahlt in sie der M. quadratus plantae (S. 274) ein. Im Bereich der Mittelphalangen durchbohren seine Endsehnen die Sehnen des M. flexor digitorum brevis. Am Spielbein beugt er die Zehen und in weiterer Folge den Fuß nach plantar. Weiters wirkt er supinatorisch. Am Standbein unterstützt er die Fußwölbung.
Innervation: N. tibialis (S1–S3).

Der **M. popliteus** (**19** u. S. 232) *entspringt am Epicondylus lateralis femoris* (**20**). *Er setzt an der Facies posterior tibiae* (**21**) *an.* Zwischen dem Muskel und dem Kniegelenk befindet sich der Recessus subpopliteus, der mit dem Gelenk stets in Verbindung steht. Der M. popliteus beugt im Kniegelenk und rotiert den Unterschenkel nach innen.
Innervation: N. tibialis (L4–S1).

22 M. gastrocnemius,
23 M. soleus,
24 M. plantaris.

Abbildung **A**: Pfeil in dem vom Arcus tendineus m. solei gebildeten Kanal, der dem Durchtritt des N. tibialis und der Vasa tibialia post. dient.
In Abbildung **B** sind der M. flexor digitorum und Teile des Ursprunges des M. soleus entfernt.

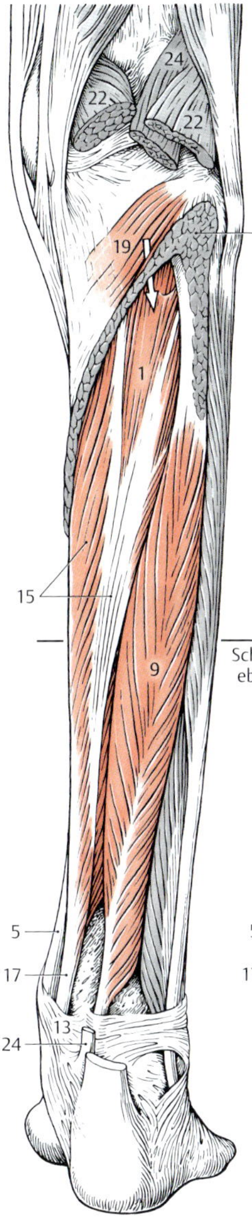

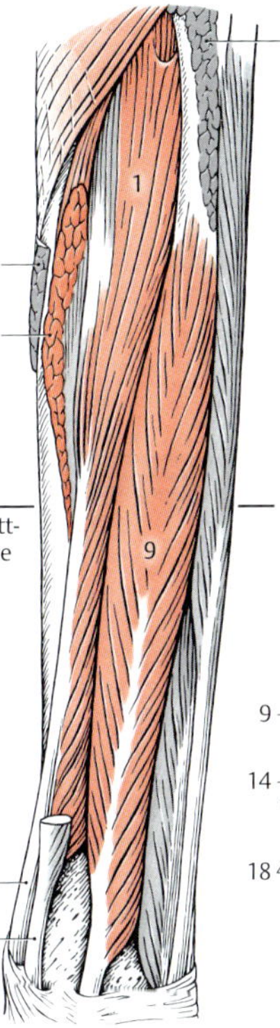

B

A, B tiefe Schichte der hinteren Unterschenkelmuskeln

D, E Schema (Ursprung, Verlauf und Ansatz der Muskeln)

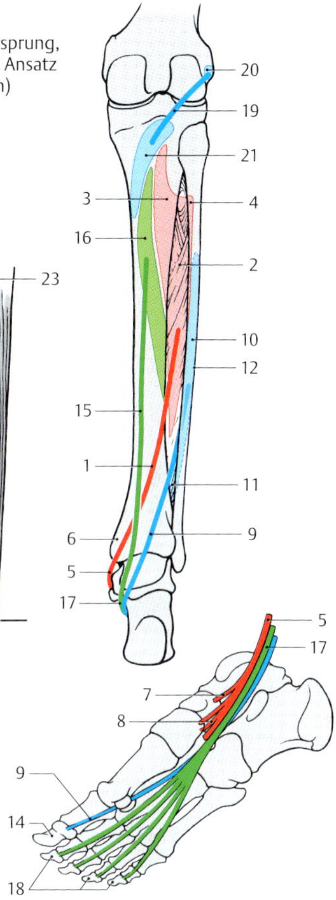

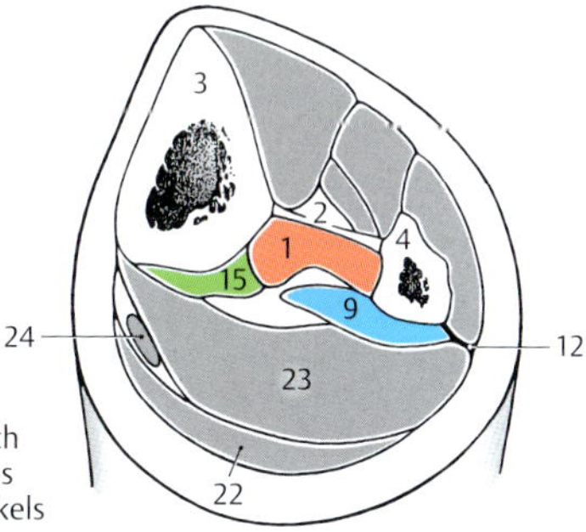

C Schnitt durch die Mitte des Unterschenkels

Funktion der Sprunggelenkemuskeln (A – D)

Alle Muskeln wirken auf mehrere Gelenke. Hier sollen nur die Wirkungen der Muskeln auf die Sprunggelenke beschrieben werden.

Um die **transversale Achse** der Articulatio talocruralis (S. 222), die durch die Spitze des Malleolus medialis und durch den Malleolus lateralis verläuft, erfolgt eine Streckung, **Dorsalflexion,** und eine Beugung, **Plantarflexion.**

Um eine **schräge Achse** der Articulatio subtalaris erfolgt eine **Pronation** (Heben des lateralen Fußrandes) und eine **Supination** (Heben des medialen Fußrandes). Die Achse verläuft von hinten unten außen nach vorne oben innen.

An der **Dorsalflexion** (**A**) wirken mit:
- M. tibialis anterior (rot, N. peronaeus profundus),
- M. extensor digitorum longus (blau, N. peronaeus profundus)
  und
- M. extensor hallucis longus (gelb, N. peronaeus profundus).

Die **Plantarflexion** (**B**) wird durchgeführt von:
- M. triceps surae (rot, N. tibialis),
- M. fibularis (peronaeus) longus (blau, N. peronaeus superficialis),
- M. fibularis (peronaeus) brevis (gelb, N. peronaeus superficialis),
- M. flexor hallucis longus (orange, N. tibialis)
- M. flexor digitorum longus (grün, N. tibialis) und
- M. tibialis posterior (braun, N. tibialis).

Der M. triceps surae ist der wichtigste Muskel bei der Plantarflexion, während die übrigen Muskeln nur eine sehr geringe Wirkung entfalten.

Für die **Pronation**, Heben des lateralen Fußrandes (**C**), sind verantwortlich:
- M. fibularis (peronaeus) longus (rot, N. peronaeus superficialis),
- M. fibularis (peronaeus) brevis (blau, N. peronaeus superficialis),
- M. extensor digitorum longus (gelb, N. peronaeus profundus)
  und
- M. fibularis (peronaeus) tertius (orange, N. peronaeus profundus).

Bei der **Supination**, Heben des medialen Fußrandes (**D**), wirken mit:
- M. triceps surae (rot, N. tibialis),
- M. tibialis posterior (blau, N. tibialis),
- M. flexor hallucis longus (gelb, N. tibialis),
- M. flexor digitorum longus (orange, N. tibialis)
  und
- M. tibialis anterior (grün, N. peronaeus profundus).

Die Farbe der Pfeile gibt in folgender Reihenfolge die Bedeutung der Muskeln bei den einzelnen Bewegungen an:

rot,
blau,
gelb,
orange,
grün,
braun.

In den Klammern ist der Nerv, der den Muskel innerviert, angeführt.

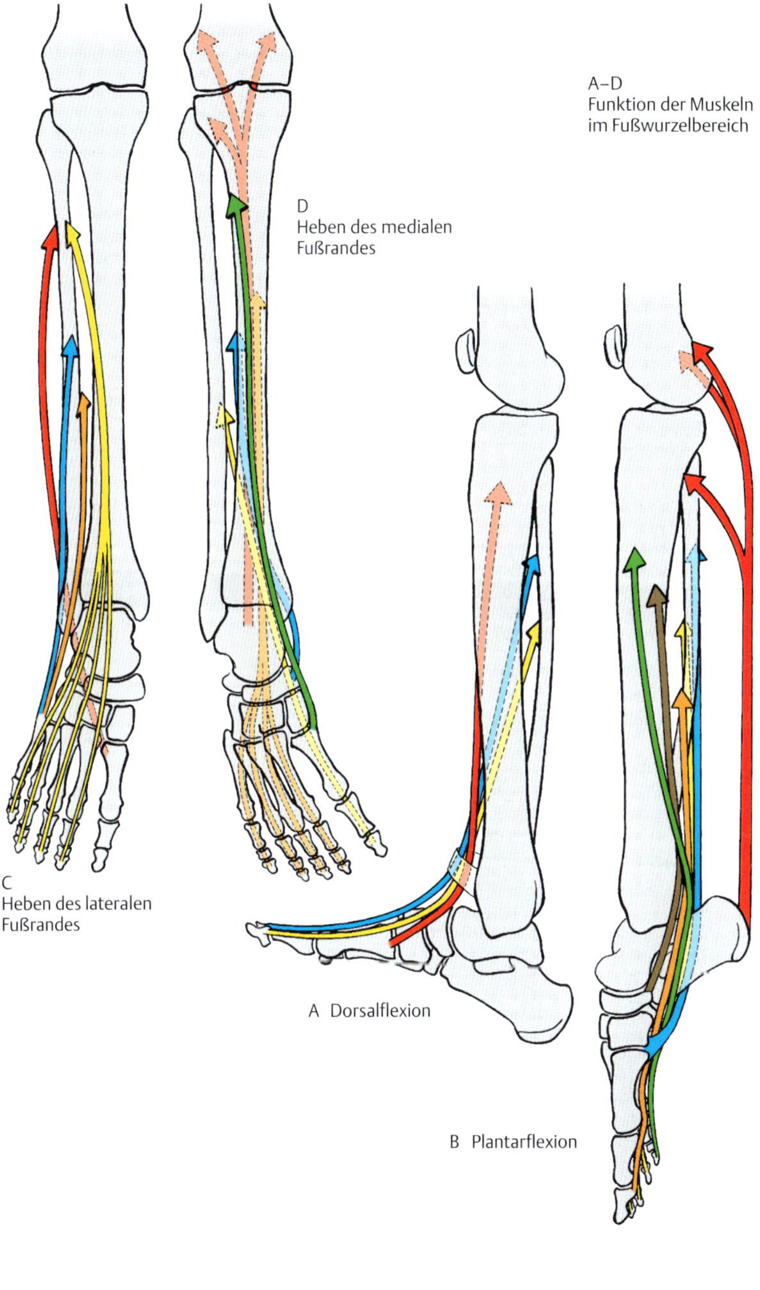

A–D
Funktion der Muskeln im Fußwurzelbereich

D
Heben des medialen Fußrandes

C
Heben des lateralen Fußrandes

A Dorsalflexion

B Plantarflexion

Kurze Muskeln des Fußes

Ähnlich wie an der Hand ziehen am Fuß nur die Sehnen der langen Fußmuskeln. Die Muskelbäuche dieser Sehnen liegen am Unterschenkel. Zusätzlich zu diesen Sehnen kommen die kurzen Fußmuskeln, die einerseits am Fußrücken, Dorsum pedis, und andererseits an der Fußsohle, Planta pedis, liegen.
Neben dieser topographischen Gliederung kann man die kurzen Fußmuskeln nach ihrer Innervation einteilen, und zwar werden die Fußmuskeln des Fußrückens aus der dorsalen Plexusschichte, die Muskeln der Fußsohle aus der ventralen Plexusschichte innerviert.
Bei den Muskeln der Fußsohle sind, ähnlich wie bei der Hand, drei Gruppen zu unterscheiden, jene, die

- die **Eminentia plantaris medialis** (Muskeln des Großzehenbereiches), jene, die
- die **Eminentia plantaris lateralis** (Muskeln des Kleinzehenbereiches) und jene, die
- die **Eminentia plantaris media** (Muskeln des mittleren Bereiches) bilden.

Muskeln des Dorsum pedis (A – C)

Die Sehnen der langen Zehenstrecker, **M. extensor digitorum longus** (**1,** S. 258) und **M. extensor hallucis longus** (**2,** S. 258), liegen oberflächlich von den kurzen Muskeln des Dorsum pedis. Sie werden durch das *Retinaculum mm. extensorum superius* (**3** und S. 276) und das *Retinaculum mm. extensorum inferius* (**4** und S. 276) in ihrer Lage gehalten. Die langen Zehenstrecker bilden mit ihren Sehnen die **Dorsalaponeurose** der Zehen, in die auch die kurzen Zehenstrekker und die *Mm. interossei plantares et dorsales* (**5** und S. 274) einstrahlen.
Innervation: N. fibularis (peronaeus) profundus (L5 – S1).

Der **M. extensor digitorum brevis** (**6**) *entspringt vom Calcaneus* (**7**) nahe dem Eingang zum Sinus tarsi *und von einem Schenkel des Retinaculum mm. extensorum inferius* (**4**). *Er zieht mit drei Sehnen zu der Dorsalaponeurose* (**8**) *der zweiten bis vierten Zehe.* Er ist für die Dorsalflexion dieser Zehen verantwortlich.
Innervation: N. fibularis (peronaeus) profundus (S1 – S2).

Varietäten: Einzelne Sehnen können fehlen. Die Sehne für die fünfte Zehe ist nur ausnahmsweise vorhanden.

Der **M. extensor hallucis brevis** (**9**), *der zur Dorsalaponeurose der ersten Zehe zieht, spaltet sich vom M. extensor digitorum brevis ab. Er hat einen gemeinsamen Ursprung mit diesem am Calcaneus.* Wie der vorhergenannte Muskel, dient er auch der Dorsalflexion, und zwar der Dorsalflexion der ersten Zehe.
Innervation: N. fibularis (peronaeus) profundus (S1 – S2).

10 M. tibialis anterior,
11 M. fibularis (peronaeus) tertius.

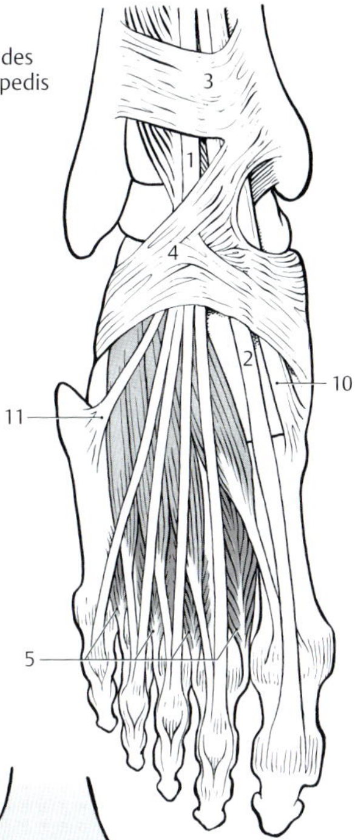

A Muskeln des Dorsum pedis

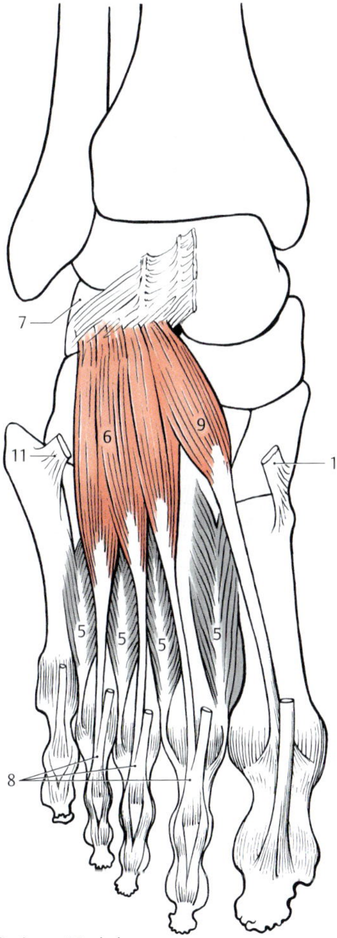

B kurze Muskeln des Dorsum pedis

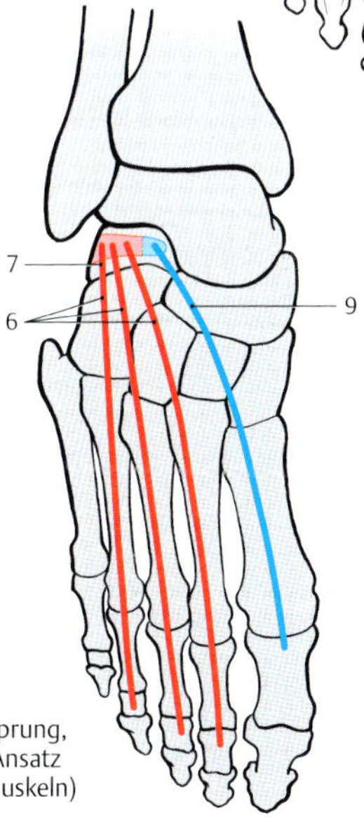

C Schema (Ursprung, Verlauf und Ansatz der kurzen Muskeln)

Muskeln der Planta pedis (A–C)

An der Fußsohle sind drei Muskelgruppen zu unterscheiden, und zwar:
- die **Muskeln des Großzehenbereiches**,
- des **Kleinzehenbereiches** und
- die **Muskeln des mittleren Bereiches**.

Zum Großzehenbereich sind der M. abductor hallucis und der M. flexor hallucis brevis zu rechnen. Im weiteren Sinne gehört auch der M. adductor hallucis dazu, der jedoch ursprünglich ein eigenes System darstellte.

Der Kleinzehenbereich umfasst den M. abductor digiti minimi, den M. flexor digiti minimi brevis und den M. opponens digiti minimi.

Die mittlere Muskelgruppe besteht aus den Mm. lumbricales, dem M. quadratus plantae, den Mm. interossei und dem M. flexor digitorum brevis.

Alle Muskeln der Planta pedis werden bedeckt von der derben und festen Fußsohlenbinde, der **Aponeurosis plantaris** (**1**), die aus der oberflächlichen Faszie entstanden ist. Die Plantaraponeurose besteht aus **Längsfaserzügen** (**2**), die, vom Tuber calcanei kommend, in die Zehen ausstrahlen. **Fasciculi transversi** (**3**) verbinden diese Längsfaserzüge. Am medialen und lateralen Fußrand geht die Plantaraponeurose in die dünne Fascia dorsalis pedis über. Zwei derbe Septen ziehen von der Oberfläche in die Tiefe, und zwar ein *Septum plantare mediale* und ein *Septum plantare laterale* (**4**). Das erstere ist am Os metatarsale I, am Os cuneiforme mediale und am Os naviculare, das letztere am Os metatarsale V und am Lig. plantare longum fixiert.

Die durch diese Septen und die Plantaraponeurose gebildeten drei Bindegewebsräume enthalten jeweils die drei oben angeführten Muskelgruppen und Fettgewebe. Über diese Polster wird die Last des Körpers auf die Unterlage übertragen. *Plantaraponeurose, Septen, Muskeln, Fettgewebe und Fußskelett bilden eine funktionelle Einheit.* Damit leistet die Plantaraponeurose einen wichtigen Beitrag zur Erhaltung der Längswölbung (S. 226). Außerdem besitzt die Plantaraponeurose eine Schutzfunktion für die Gefäße und Nerven gegenüber Druckeinwirkungen.

Großzehenmuskeln

Der **M. abductor hallucis** (**5**) *entspringt vom Processus medialis des Tuber calcanei* (**6**), *vom Retinaculum mm. flexorum und von der Plantaraponeurose* (**7**). Durch seinen Ursprung bedingt wird ein Sehnenbogen gebildet, unter dem die Sehnen der langen Zehenbeuger im Canalis tarsi verlaufen. *Er setzt am medialen Sesambein* (**8**) *und an der Basis der Grundphalanx* (**9**) *an.* Meistens ist zwischen seiner Ansatzsehne und dem Grundgelenk eine Bursa synovialis vorhanden. Er wirkt abduktorisch und leicht beugend und hält die Fußwölbung.
Innervation: N. plantaris medialis (L5–S1).

Der **M. flexor hallucis brevis** (**10**) *entspringt vom Os cuneiforme mediale* (**11**), *vom Lig. plantare longum und von der Sehne des M. tibialis posterior.* Er besitzt **zwei Köpfe.** Der **mediale Kopf** (**12**) ist mit dem M. abductor hallucis verwachsen und *gelangt an das mediale Sesambein* (**13**) *und an die Grundphalanx* (**14**), der **laterale Kopf** (**15**) ist mit dem M. adductor hallucis verwachsen und *gelangt zum lateralen Sesambein* (**16**) *und zur Grundphalanx* (**17**). Er ist ein wichtiger Muskel für die Plantarflexion der großen Zehe und wird vor allen Dingen beim Spitzentanz notwendig.
Innervation: N. plantaris medialis (L5–S1).

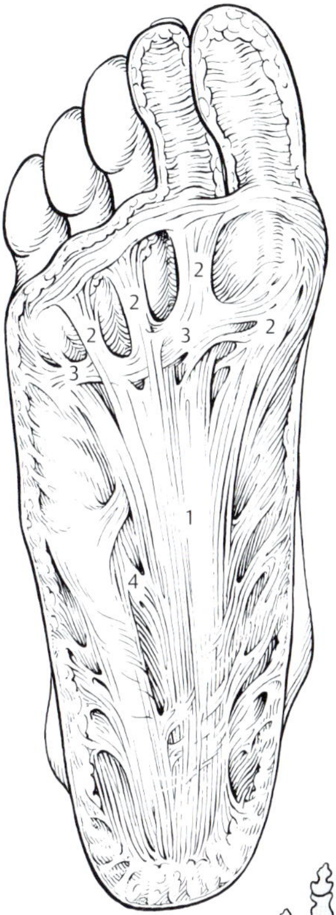

A Plantaraponeurose

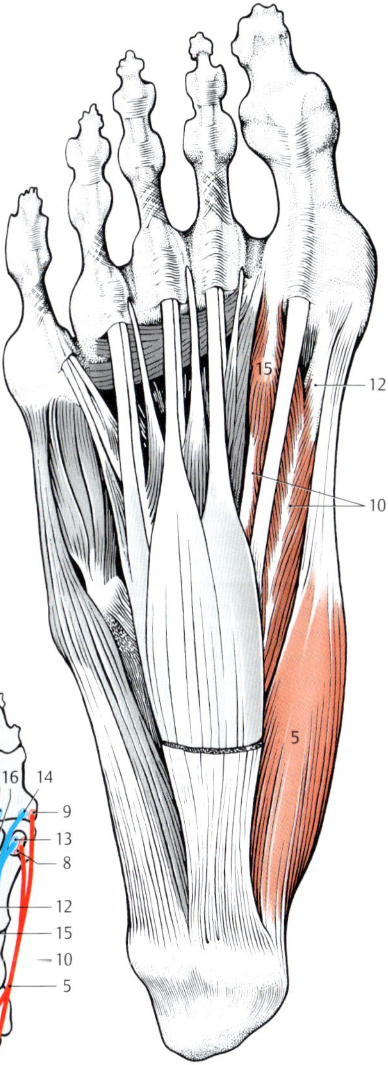

B Muskeln im Großzehenbereich
M. abductor hallucis und
M. flexor hallucis brevis

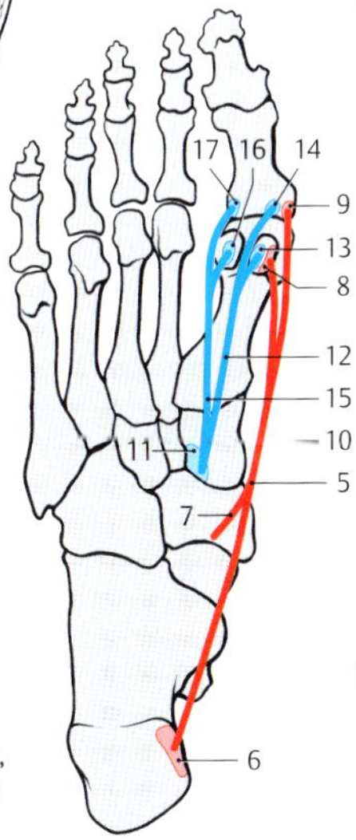

C Schema (Ursprung, Verlauf und Ansatz der Muskeln)

Muskeln der Planta pedis

Großzehenmuskeln, Fortsetzung (A – C)

Der Beizieher der großen Zehe, der **M. adductor hallucis** (**1**) besitzt **zwei Köpfe** und wird erst nach Entfernung des M. flexor digitorum longus und des M. flexor digitorum brevis (**2**) sichtbar (**A**).
Mit seinem kräftigen **Caput obliquum** (**3**) *entspringt er vom Os cuboideum* (**4**), *vom Os cuneiforme laterale* (**5**) *und von den Basen der Ossa metatarsalia II und III* (**6**). Weitere Ursprungsflächen können noch am Os metatarsale IV, am Lig. calcaneocuboideum plantare, am Lig. plantare longum (**7**) und an der Sehnenscheide (**8**) des M. fibularis (peronaeus) longus vorhanden sein.
Das **Caput transversum** (**9**) *entspringt von den Kapselbändern der Grundgelenke der 3.–5. Zehe* (**10**) *und außerdem vom Lig. metatarseum transversum profundum.*
Beide Köpfe *setzen am lateralen Sesambein* (**11**) *der großen Zehe an.* Er dient insbesondere als Spanner der Fußwölbung. Außerdem adduziert er die große Zehe und kann deren Grundphalanx plantarwärts beugen.
Innervation: R. profundus des N. plantaris lateralis (S1 – S2).

Kurze Muskeln der Kleinzehe (A – C)

Der Kleinzehengegenübersteller **M. opponens digiti minimi** (**12**) *entspringt vom Lig. plantare longum* (**7**) *und von der Sehnenscheide des M. fibularis (peronaeus) longus* (**13**). *Er setzt am Os metatarsale V* (**14**) *an.* In seiner Funktion dient er dazu, das Os metatarsale V plantarwärts zu bewegen. Außerdem hat er die Aufgabe, die Fußwölbung zu stützen. Er kann häufig fehlen.
Innervation: N. plantaris lateralis (S1 – S2).

Der Kleinzehenbeuger, der **M. flexor digiti minimi** (**15**) *entspringt an der Basis des Os metatarsale V* (**16**), *vom Lig. plantare longum* (**7**) *und von der Sehnenscheide des M. peronaeus longus. Er zieht zur Basis der Grundphalanx* (**17**) *der kleinen Zehe* und ist mit dem M. abductor digiti minimi meistens verschmolzen. Er dient der Plantarflexion der kleinen Zehe.
Innervation: N. plantaris lateralis (S1 – S2).

Der Kleinzehenabzieher, der **M. abductor digiti minimi** (**18**) ist der größte und längste der Muskeln der Kleinzehe. Er formt im Wesentlichen den lateralen Fußrand. *Er entspringt vom Processus lateralis des Tuber calcanei* (**19**), *von der Unterfläche des Calcaneus* (**20**), *der Tuberositas des Os metatarsale V* (**21**) *und der Plantaraponeurose und gelangt zur Grundphalanx* (**22**) *der fünften Zehe.* Ebenso wie die anderen Muskeln stützt er die Fußwölbung. Außerdem beugt er die Kleinzehe nach plantar und kann in geringem Maße abduzierend wirken.
Innervation: N. plantaris lateralis (S1 – S2).

23 M. quadratus plantae.

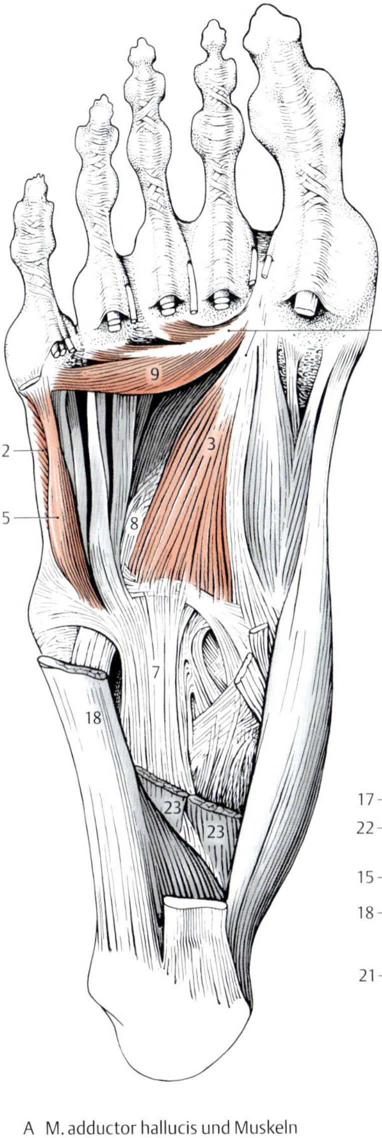

A M. adductor hallucis und Muskeln des Kleinzehenbereiches nach Entfernung der Beuger

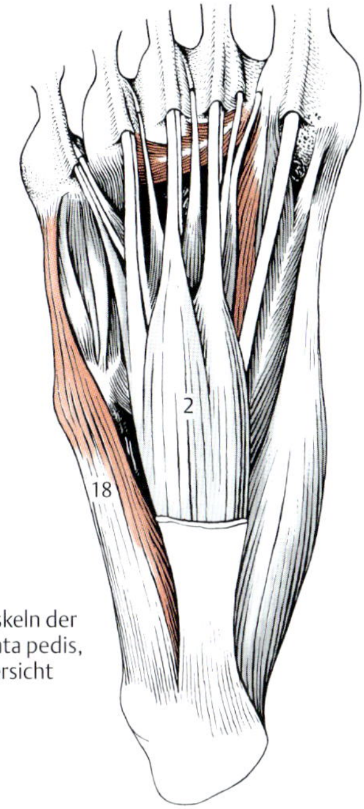

B Muskeln der Planta pedis, Übersicht

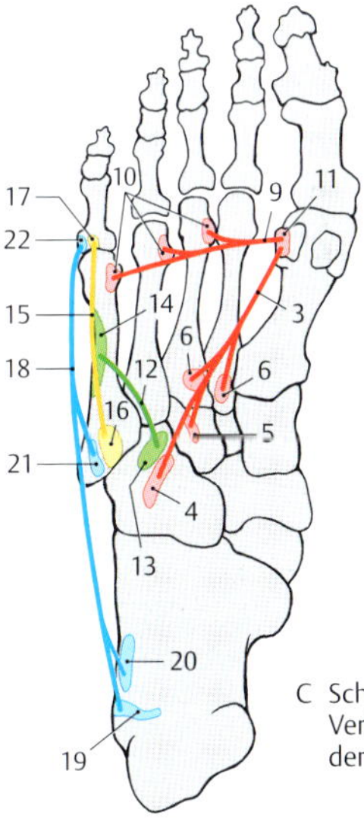

C Schema (Ursprung, Verlauf und Ansatz der Muskeln)

Muskeln der Planta pedis, Fortsetzung

Kurze Muskeln im mittleren Bereich der Planta pedis (A–C)

Die **vier Mm. lumbricales** (**1**) *entspringen von den medialen Seiten der Einzelsehnen* (**2**) *des langen Zehenbeugers. Sie ziehen zum medialen Rand der Grundphalangen der zweiten bis fünften Zehe und strahlen in die Dorsalaponeurose ein.* Die Muskeln wirken bei der Plantarflexion mit und adduzieren die vier lateralen Zehen zur Großzehe. Außerdem wirken sie an der Versteifung der Fußwölbung mit.
Innervation: N. plantaris medialis zum 1., 2., 3. M. lumbricalis, N. plantaris lateralis zum 4. M. lumbricalis (L5–S2).

Besonderheiten: Zum Unterschied von den Mm. lumbricales der Hand sind sie sehr variabel. Sie können fehlen, können aber auch vermehrt vorhanden sein. Sie setzen sowohl an den Gelenkkapseln der Grundgelenke als auch an den Grundphalangen selbst an.

Der Sohlenviereckmuskel, der **M. quadratus plantae** (**3**) wird auch als der plantare Kopf des langen Zehenbeugers bezeichnet (M. flexor accessorius). Er *entspringt zweizipfelig vom medialen und lateralen Rand der Sohlenfläche des Calcaneus und strahlt in den Lateralrand der Sehne* (**4**) *des langen Zehenbeugers ein.*
Innervation: N. plantaris lateralis (S1–S2).

Besonderheiten: Er kann entweder in die gemeinsame Sehne des langen Zehenbeugers einstrahlen oder in die vier aufgespaltenen Sehnenanteile dieses Muskels, wobei er dann nur die beiden lateralen Sehnen erreicht.

Bei den **Mm. interossei** unterscheidet man **Mm. interossei plantares** (**5,** blau) und **Mm. interossei dorsales** (**6,** rot). Die Zuordnung erfolgt zur zweiten Zehe.

Die **drei plantaren Mm. interossei** *entspringen* **einköpfig**, *jeweils an der Medialseite des dritten bis fünften Os metatarsale* (**7**), *außerdem können sie noch Fasern vom Lig. plantare longum erhalten. Sie ziehen zur Medialseite der Basen der Grundphalangen der dritten bis fünften* (**8**) *Zehe. Die* **vier Mm. interossei dorsales** *entspringen* **zweiköpfig** *von den einander zugekehrten Flächen aller Metatarsalia* (**9**) *und vom Lig. plantare longum. Sie setzen an den Basen der Grundphalangen der zweiten bis vierten Zehe an* (**10**).

Die plantaren Zwischenknochenmuskeln wirken adduktorisch und ziehen die 3., 4. und 5. Zehe zur zweiten Zehe. Die dorsalen Zwischenknochenmuskeln wirken abduktorisch, wobei an der Grundphalanx der zweiten Zehe zwei und der dritte und vierte Zwischenknochenmuskel an der Grundphalanx der 3. bzw. der 4. Zehe ansetzen.

Zum Unterschied von den Zwischenknochenmuskeln an der Hand erreichen sie üblicherweise nicht die Dorsalaponeurose. Sie wirken neben ihren ab- bzw. adduktorischen Funktionen gemeinsam plantarflektierend in den Grundgelenken.
Innervation: N. plantaris lateralis, R. profundus (S1–S2).

Der **M. flexor digitorum brevis** (**11**) *entspringt an der Unterfläche des Tuber calcanei und am proximalen Abschnitt der Plantaraponeurose. Seine Sehnen, die an den Mittelphalangen der zweiten bis vierten Zehe ansetzen, sind gespalten* (**12**). Zwischen diesen gespaltenen Sehnen ziehen die Sehnen des langen Zehenbeugers (**2**) hindurch. Man bezeichnet den M. flexor digitorum brevis daher auch als den M. perforatus. Die Sehnen sind in diesem Bereich gemeinsam mit den Sehnen des langen Zehenbeugers in eine Vagina synovialis eingehüllt. Er flektiert die Mittelphalangen nach plantar.
Innervation: N. plantaris medialis (L5–S1).

Besonderheiten: Eine Sehne zur fünften Zehe fehlt sehr häufig. In manchen Fällen kann sogar der gesamte Muskel fehlen.

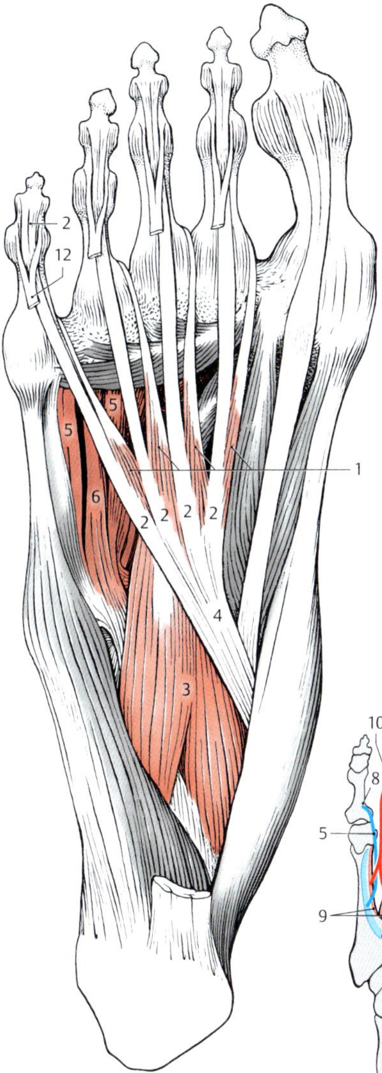

A kurze Muskeln im mittleren Bereich der Planta pedis

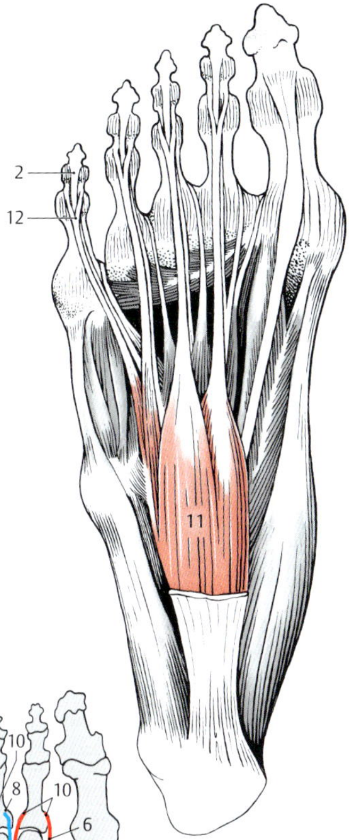

B M. flexor digitorum brevis

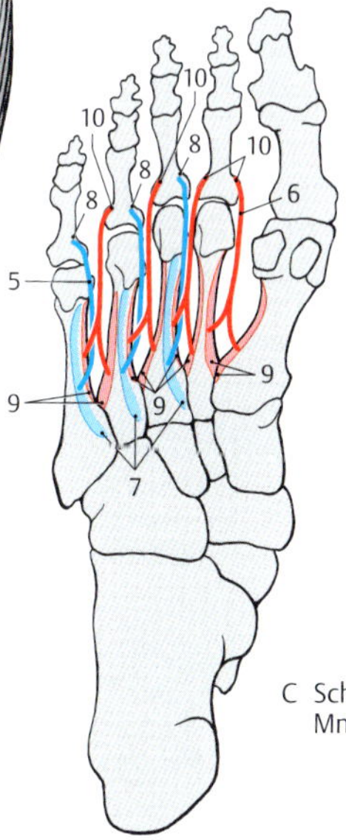

C Schema der Mm. interossei

Faszien an Unterschenkel und Fuß (A–D)

Die oberflächliche Unterschenkelfaszie, **Fascia cruris** (**1**), stellt die Fortsetzung der aus der Fascia lata hervorgegangenen Fascia poplitea dar. Sie umhüllt die oberflächlichen Muskelschichten des Unterschenkels. In diese Unterschenkelfaszie sind Verstärkungsfasern eingewebt, die einzelne Besonderheiten sichtbar werden lassen. So sieht man über den Streckern im vorderen distalen Bereich des Unterschenkels quere Verstärkungsfasern, die auch als *Retinaculum mm. extensorum superius* (**2**) bezeichnet werden, im Bereich der Fußwurzel am Dorsum pedis das *Retinaculum mm. extensorum inferius* (**3**), das ebenfalls durch Verstärkungsfasern innerhalb der Faszie sichtbar wird. Beide Retinacula sind künstlich aus der Faszie darstellbar.

An der lateralen Seite findet sich jeweils vor und hinter den Mm. fibulares (peronaeii) ein Septum intermusculare von der Unterschenkelfaszie zur Tiefe, zur Fibula einstrahlend. Man unterscheidet hier ein *Septum intermusculare cruris anterius* (**4**) und ein *Septum intermusculare cruris posterius* (**5**). Am distalen Ende im Bereich des lateralen Knöchels sind kräftige Faserzüge in die Faszie eingewebt und bilden die *Retinacula mm. fibularium (peronaeorum) superius et inferius* (**6**), die ebenfalls künstlich begrenzt werden müssen.

Über den dorsal liegenden Wadenmuskeln ist die Faszie dünn. Nur im distalen Bereich ist sie wiederum verstärkt, und so findet sich zwischen dem Malleolus medialis und dem Calcaneus eine derbe Faserstruktur, das *Retinaculum mm. flexorum* (**7,** Lig. laciniatum), dessen oberflächliche Schichte als Begrenzung für die Sehnen der tiefen Schienbeinmuskeln dient.

Die Wadenmuskulatur gliedert sich in eine oberflächliche und tiefe Muskelschichte. Zwischen diesen beiden Schichten findet sich eine **Fascia cruris profunda** (**8**), die proximal *am Arcus tendineus m. solei* beginnt. Von ihr entspringt auch ein Teil des M. soleus. Am distalen Ende bildet sie stärkere Fasern, und zwar die *tiefe Schichte des Retinaculum mm. flexorum* an der medialen Seite, an der lateralen Seite das *Retinaculum mm. fibularium (peronaeorum) superius.* Durch die Bindegewebsverhältnisse am Unterschenkel und durch die Membrana interossea sind also die vier verschiedenen Muskelgruppen voneinander getrennt.

Am Fußrücken ist die oberflächliche Fußrückenbinde, die **Fascia dorsalis pedis** (**9,** superficialis) distal des *Retinaculum mm. extensorum inferius* (**3**) sehr zart und dünn. Sie bildet die unmittelbare Fortsetzung der Fascia cruris und strahlt distalwärts in die Dorsalaponeurose der Zehen ein. Seitlich ist sie an den Fußrändern fixiert.
Proximal bildet sie im Anschluss an das Retinaculum mm. extensorum superius das kreuzförmige *Retinaculum mm. extensorum inferius,* das allerdings nur künstlich darzustellen ist und bei dem lateral der proximale Schenkel häufig fehlt. In diesem Fall erscheinen diese verstärkten Faserzüge innerhalb der Faszie „Y"-förmig.
Unterhalb der Sehnen der langen Zehenstrecker findet sich dann eine tiefe Bindegewebsschichte, die **Fascia dorsalis pedis profunda,** die derb und fest ist und ebenfalls an den Fußrändern fixiert wird.

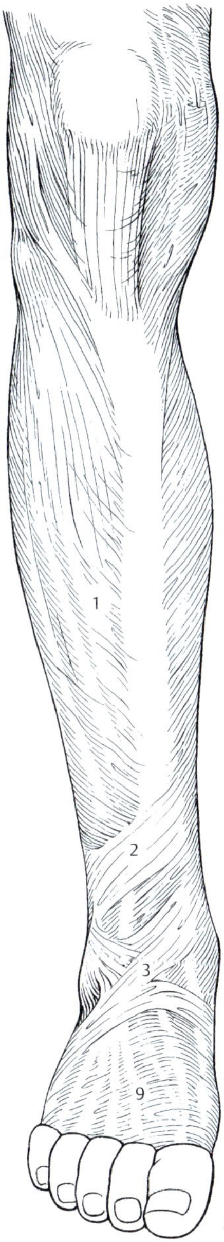

A Faszien des Unterschenkels

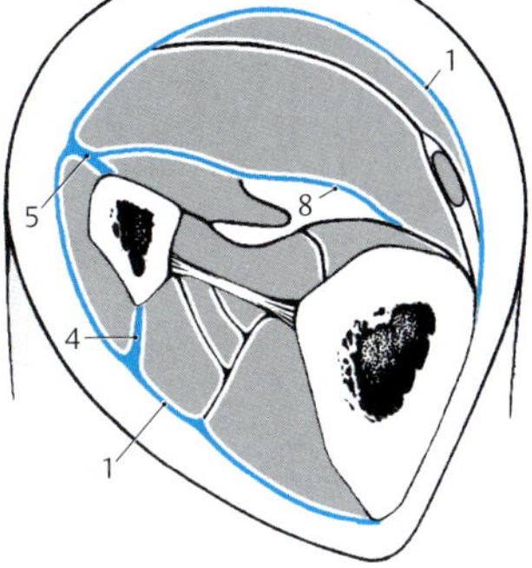

D Faszien des Unterschenkels im Schnitt

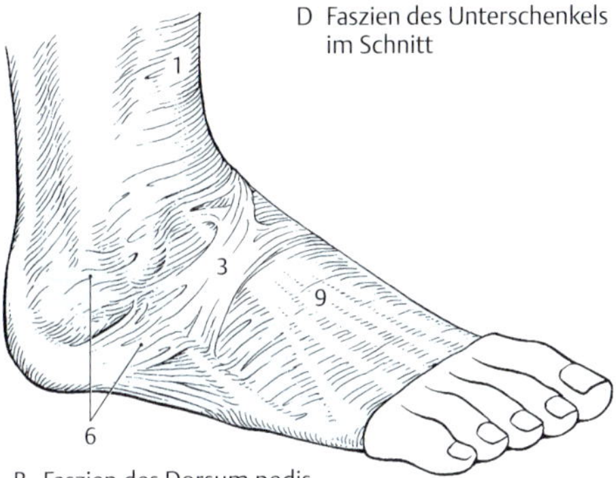

B Faszien des Dorsum pedis

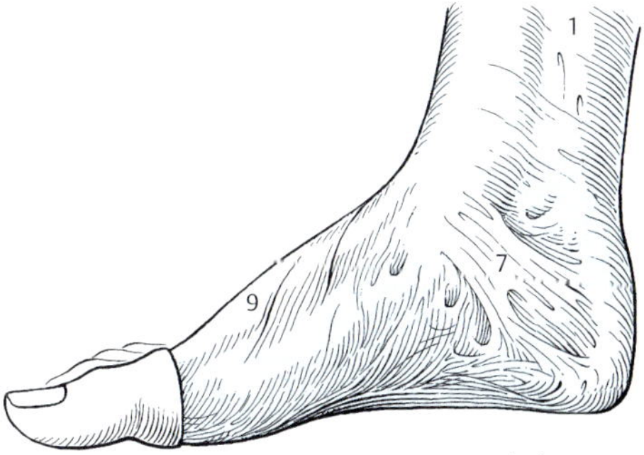

C Faszien im Bereich der Regio retromalleolaris medialis

Sehnenscheiden im Bereich des Fußes (A–C)

Wie im Bereich der Hand unterscheidet man am Fuß verschiedene **Vaginae tendinum.**

Am **Dorsum pedis** finden sich **Vaginae synoviales** für die Sehnen

- des M. tibialis anterior (**1**),
- des M. extensor hallucis longus (**2**),
- des M. extensor digitorum longus (**3**) und
- des M. fibularis (peronaeus) tertius (falls vorhanden).

Die Sehnen bzw. Sehnenscheiden am Fußrücken, am **Dorsum pedis** werden durch das *Retinaculum mm. extensorum superius* (**4**) und durch das *Retinaculum mm. extensorum inferius* (**5**) in ihrer Lage gehalten. An der lateralen Seite der Fußwurzel, im Bereich der Trochlea fibularis (peronaealis) des Calcaneus, findet sich die *Vagina communis tendinum mm. fibularium (peronaeorum)* für die Mm. fibulares (peronaei) (**6**), die sich über den plantaren Abschnitt der Sehne des M. fibularis (peronaeus) longus (**7**) auf die Planta pedis als *Vagina plantaris tendinis m. fibularis (peronei) longi* fortsetzt. Lateral ist die gemeinsame Sehnenscheide für die Mm. fibulares (peronaei) durch das *Retinaculum mm. fibularium (peronaeorum) superius* (**8**) und durch das *Retinaculum mm. fibularium (peronaeorum) inferius* (**9**) fixiert.

Die Sehnen der Beuger liegen an der medialen Seite unmittelbar hinter dem Malleolus medialis. Die Sehnenscheiden verlaufen unter dem *Retinaculum mm. flexorum* (= Lig. laciniatum). Dieses besteht aus einem oberflächlichen Blatt, *Stratum superficiale* (**10**), das eine Verstärkung der Fascia cruris darstellt, und einem tiefen Blatt, *Stratum profundum* (**11**). Unter dem tiefen Blatt verlaufen die Sehnen des M. tibialis posterior (**12**) in der *Vagina tendinis m. tibialis posterioris* und des M. flexor digitorum longus (**13**) in der *Vagina tendinum m. flexoris digitorum longi.* Die Sehnenscheide, die die Sehne des M. flexor hallucis longus (**14**) umhüllt *(Vagina tendinis m. flexoris hallucis longi),* verläuft ebenfalls unter dem Stratum profundum (s. auch S. 436).

An der **Planta pedis** finden sich entsprechend den einzelnen Zehen **fünf Vaginae synoviales digitorum pedis** (**15**), die miteinander im Regelfall nicht kommunizieren. Diese synovialen Sehnenscheiden werden durch derbe **Vaginae fibrosae digitorum pedis** (**16**) verstärkt.
Jede Vagina fibrosa besitzt eine *Pars anularis vaginae fibrosae* (**17**), die aus ringförmigen Faserzügen besteht und im Bereich eines Gelenkes liegt. Zwischen den Gelenken befindet sich eine *Pars cruciformis vaginae fibrosae* (**18**), die aus kreuzförmigen Bindegewebsfasern besteht. Zum Unterschied von der Hand befindet sich im Mittelfach der Fußsohle keine Sehnenscheide. Nur die beiden vorher genannten Sehnenscheiden für den M. flexor hallucis longus (**14**) und den M. flexor digitorum longus (**13**) reichen bis in den Mittelfuß hinein.

C Sehnenscheiden an der Planta pedis

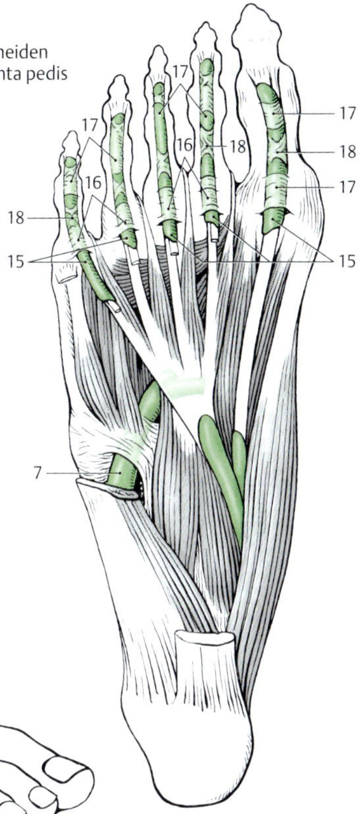

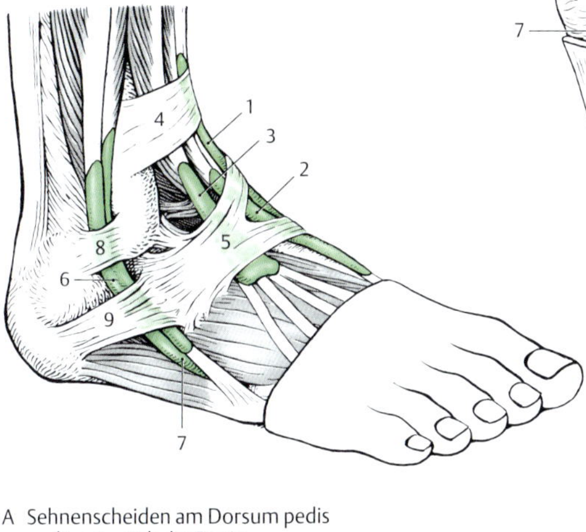

A Sehnenscheiden am Dorsum pedis und im Bereich der Regio retromalleolaris lateralis

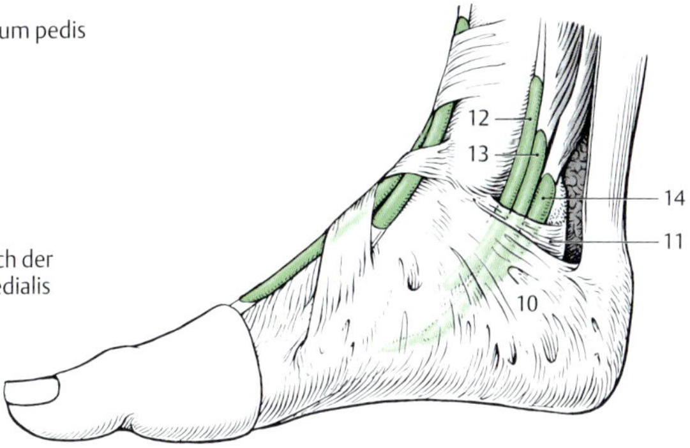

B Sehnenscheiden im Bereich der Regio retromalleolaris medialis

Membrum inferius	Untere Extremität
Articulatio sacroiliaca	Kreuzbein-Darmbein-Gelenk
Fascia cribrosa	Lockere, lückenhafte Binde
Fascia glutaea	Gesäßbinde
Hiatus saphenus	Spalt in der Schenkelbinde
M. abductor hallucis	Großzehenabzieher
M. adductor hallucis	Großzehenanzieher
M. adductor longus (brevis)	Langer (kurzer) Oberschenkelbeizieher[1]
M. adductor magnus (minimus)	Großer (kleiner) Oberschenkelbeizieher[1]
M. biceps femoris	Zweiköpfiger Schenkelmuskel
M. flexor digitorum longus (brevis)	Langer (kurzer) Zehenbeuger
M. flexor hallucis longus (brevis)	Langer (kurzer) Großzehenbeuger
M. glutaeus maximus (medius, minimus)	Großer (mittlerer, kleiner) Gesäßmuskel
M. iliopsoas	Darmbein-Lendenmuskel
M. obturatorius externus (internus)	Äußerer (innerer) Hüftlochmuskel
M. piriformis	Birnenförmiger Muskel
M. popliteus	Kniekehlenmuskel
M. quadratus femoris	Vierseitiger Schenkelmuskel
M. quadriceps femoris	Vierköpfiger Schenkelstrecker
M. rectus femoris	Gerader Schenkelmuskel
M. sartorius	Schneidermuskel
M. semimembranosus	Plattsehnenmuskel
M. semitendinosus	Halbsehnenmuskel
M. tensor fasciae latae	Spanner der Oberschenkelbinde
M. tibialis anterior (posterior)	Vorderer (hinterer) Schienbeinmuskel
M. vastus intermedius	Mittlerer Schenkelmuskel
M. vastus medialis (lateralis)	Innerer (äußerer) Schenkelmuskel
Mm. gemelli	Zwillingsmuskeln
Mm. lumbricales	Fuß-Wurmmuskeln
Sustentaculum tali	Sprungbeinstütze
Tractus iliotibialis	Darmbein-Schienbein-Strang

[1] Poetisch wurden diese Muskeln auch „Custodes virgines“ genannt.

Systematische Anatomie des Bewegungsapparates

Kopf und Hals

Schädel (A, B)

Die knöcherne Grundlage des Kopfes, der Schädel, **Cranium,** bildet den Abschluss des Stammes nach oben. Er dient einerseits als Kapsel für das Gehirn und für die Sinnesorgane, andererseits bildet er die Grundlage für das Gesicht und enthält den Beginn des Verdauungs- und Atmungstraktes. Durch die Verschiedenheit der Aufgaben ist der Bau des Schädels entsprechend differenziert.

Gliederung des Schädels

Der Schädel besteht aus 2 Anteilen
- dem Gehirnschädel, **Neurocranium,** und
- dem Gesichtsschädel, **Splanchnocranium oder Viscerocranium.**

Die Grenze zwischen beiden Anteilen liegt im Bereich der Nasenwurzel, dem oberen Rand der Augenhöhlen und reicht bis zu den äußeren Gehörgängen.

Die Form des Schädels ist abhängig einerseits von den Muskeln, die durch ihre Funktion bestimmte Veränderungen hervorrufen können, und andererseits vom Inhalt des Schädels. So besteht eine Korrelation zwischen der knöchernen Hirnkapsel, Neurocranium, und dem Gehirn innerhalb derselben. Die Beeinflussung erfolgt hier wechselseitig, und zwar kann einerseits ein übermäßig wachsendes Gehirn eine Vergrößerung des Neurocranium bedingen (Hydrozephalus, S. 310). Andererseits kann ein vorzeitiges Aufhören des Wachstums des Neurocranium eine Missbildung des Gehirnes ergeben. Es besteht jedoch nicht nur eine Wechselwirkung innerhalb des Neurocranium, sondern auch eine enge Beziehung zum Gesichtsschädel. So hängen die Ausbildung der Muskulatur und des Verspannungssystems der harten Hirnhaut innerhalb der Schädelkapsel voneinander ab.

Schädelentwicklung

Zwei Entwicklungsvorgänge sind innerhalb des Schädels festzustellen. Diese Anteile beruhen auf der Art der Knochenbildung. Der eine Anteil ist das **Chondrocranium,** der andere das **Desmocranium.** Beim Chondrocranium findet man eine Ersatzknochenbildung, während beim Desmocranium die einzelnen Knochen sich als Deckknochen aus dem Bindegewebe direkt entwickeln. Beide Entwicklungsvorgänge kommen in beiden funktionellen Anteilen (Neurocranium und Viscerocranium) vor. Dabei können Anteile, die sich einerseits auf desmaler und andererseits auf chondraler Grundlage entwickeln, miteinander verschmelzen und einen einheitlichen Knochen bilden, wie es z. B. beim Schläfenbein vorkommt.

Das **Neurocranium** (**A**, orange) besteht aus dem Os occipitale (**1**), dem Os sphenoidale (**2**), den Partes squamosae ossium temporalium (**3**), den Partes petrosae ossium temporalium (**4**), den Ossa parietalia (**5**) und dem Os frontale (**6**).

Das **Splanchnocranium** (**A**, violett) gliedert sich in das Os ethmoidale (**7**), die Conchae nasales inferiores, die Ossa lacrimalia (**8**), die Ossa nasalia (**9**), den Vomer, die Maxillae (**10**) mit dem Os incisivum, die Ossa palatina, die Ossa zygomatica (**11**), die Partes tympanicae (**12**) und die Processus styloidei (**13**) der Ossa temporalia, die Mandibula (**14**) und das Os hyoideum (nicht gezeichnet).

Auf knorpeliger Grundlage (**B**, blau) bilden sich das Os occipitale (**1**, ausgenommen der obere Anteil der Squama, **15**), das Os sphenoidale (**2**, ausgenommen die mediale Lamelle des Processus pterygoideus), das Os temporale mit der Pars petrosa (**4**) und den Gehörknöchelchen, das Os ethmoidale (**7**), die Concha nasalis inferior und das Os hyoideum.

Als Deckknochen auf bindegewebiger Grundlage (**B**, grün) entwickeln sich: der obere Teil der Squama des Os occipitale (**15**), die Concha sphenoidalis, die mediale Lamelle des Processus pterygoideus, die Pars tympanica (**12**) und die Pars squamosa ossis temporalis (**3**), das Os parietale (**5**), das Os frontale (**6**), das Os lacrimale (**8**), das Os nasale (**9**), der Vomer, die Maxilla (**10**), das Os palatinum, das Os zygomaticum (**11**) und die Mandibula (**14**).

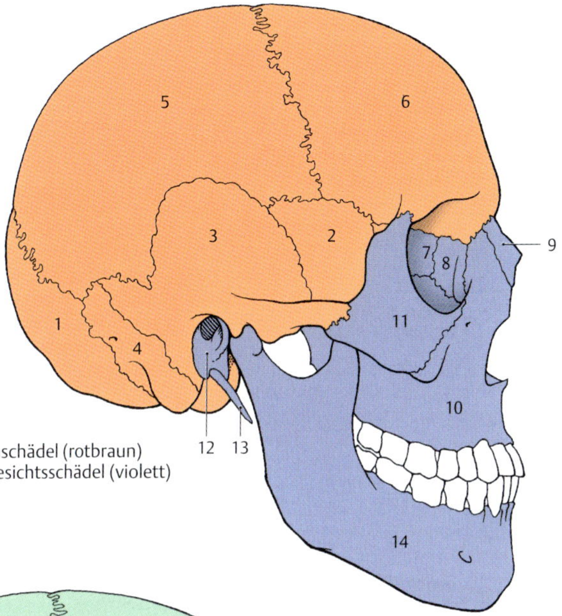

A Gehirnschädel (rotbraun)
und Gesichtsschädel (violett)

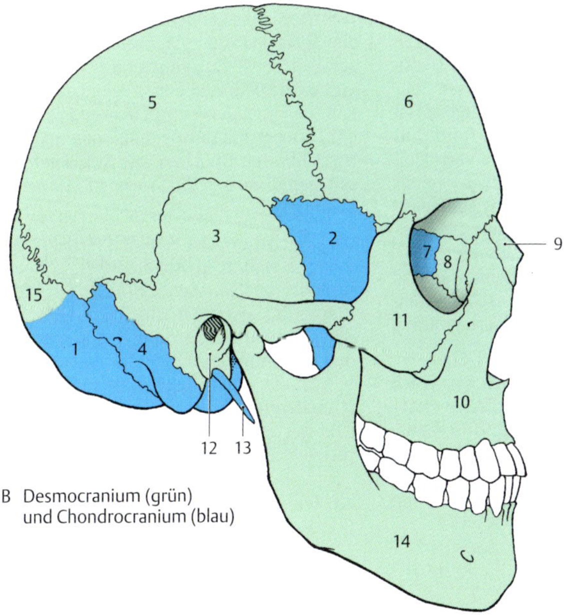

B Desmocranium (grün)
und Chondrocranium (blau)

Besonderheiten im Bereich der Deckknochenentwicklung (A–D)

Das auf bindegewebiger Grundlage entstehende Schädeldach besitzt Verknöcherungspunkte, von denen die Knochenbildung strahlig nach allen Seiten ausgeht. Dadurch entstehen paarige Höcker, und zwar zwei Stirnhöcker, die *Tubera frontalia* (**1**), und zwei Scheitelhöcker, die *Tubera parietalia* (**2**). Von diesen Höckern aus entwickeln sich die Knochen. Dabei verbleiben bei der Geburt zwischen den einzelnen Knochen noch größere bindegewebige Areale, die **Fonticuli,** Fontanellen.

Unter den Fontanellen ist der unpaare bindegewebig verschlossene *Fonticulus anterior* (**3**) von annähernd viereckiger Gestalt und besitzt bei der Geburt einen Längsdurchmesser von 2,5–3 cm, während der kleinere, unpaare, bindegewebig verschlossene *Fonticulus posterior* (**4**) von dreieckiger Form ist. Der Fonticulus anterior befindet sich zwischen den beiden Stirnbeinanlagen und den beiden parietalen Anlagen. Der Fonticulus posterior ist zwischen den beiden Scheitelbeinanlagen und der Anlage der Oberschuppe des Hinterhauptbeines gelegen. Die paarigen Fontanellen sind seitlich gelegen, und es ist der bindegewebig verschlossene *Fonticulus sphenoidalis* (**5**) als der größere vom kleineren knorpelig verschlossenen (einer Synchondrose entsprechenden) *Fonticulus mastoideus* (**6**) zu unterscheiden. Der Fonticulus sphenoidalis liegt zwischen Stirnbein, Scheitelbein und Keilbein, während der Fonticulus mastoideus zwischen Scheitelbein, Schläfenbein und Hinterhauptbein zu finden ist.

Die Fontanellen schließen sich erst nach der Geburt, und zwar verschmilzt als erster der Fonticulus posterior im 3. Lebensmonat. Der Fonticulus sphenoidalis schließt sich im 6., der Fonticulus mastoideus im 18. und der Fonticulus anterior im 36. Lebensmonat.

Klinischer Hinweis: Der Fonticulus anterior ist beim Neugeborenen und Säugling zu Blutentnahmen aus dem Blutleitersystem der harten Gehirnhaut von Bedeutung. Ebenso können durch die große, vordere Fontanelle Punktionen durchgeführt werden.

Suturae und Synchondrosen

Die zwischen den Schädelknochen verbleibenden Reste von Bindegewebe bilden die Schädelnähte, **Suturae** (S. 22), die ein weiteres Wachstum der Schädelknochen gestatten. Erst bei einer vollständigen Verschmelzung, einer Synostosierung, wird das Wachstum eingestellt.

Zwischen einigen Knochen, bedingt durch knorpelige Präformation (Chondrocranium), befinden sich Knorpelhaften, **Synchondroses cranii.** Von praktischem Interesse ist die *Synchondrosis sphenooccipitalis,* die etwa im 18. Lebensjahr verknöchert *(Os tribasilare).* Im Bereich des Keilbeinkörpers befindet sich die *Synchondrosis intersphenoidalis,* die frühzeitig ossifiziert, während zwischen dem Keilbein und dem Siebbein die *Synchondrosis sphenoethmoidalis* erst zur Zeit der Reife synostosiert. Außerdem gibt es die während des ganzen Lebens erhalten bleibenden Knorpelhaften zwischen der Pars petrosa des Os temporale und den benachbarten Knochen, die *Synchondrosis sphenopetrosa* und die *Synchondrosis petrooccipitalis.*

Das Wachstum des Schädels erfolgt, wie schon erwähnt, in Abhängigkeit von der Funktion und vom Schädelinhalt. So ist das Wachstum zwischen Hirn- und Gesichtsschädel nicht im gleichen Tempo gegeben, und es kommt erst sekundär nach der Geburt in den ersten Lebensjahren zu einem schnelleren Wachstum des Gesichtsschädels, der anfangs in seinem Wachstum zurückgeblieben ist.

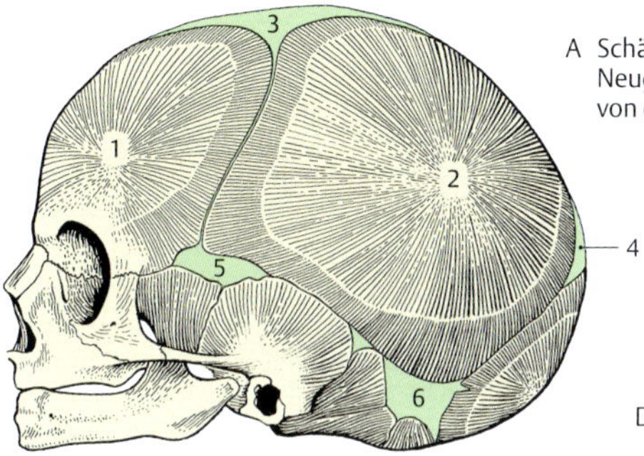

A Schädel eines Neugeborenen von der Seite

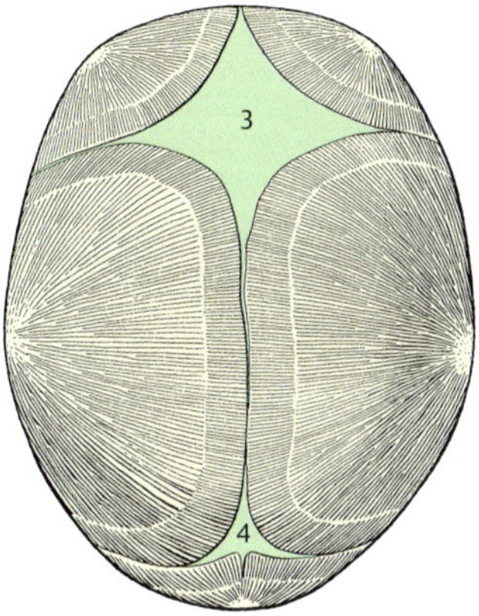

B Schädel eines Neugeborenen von oben

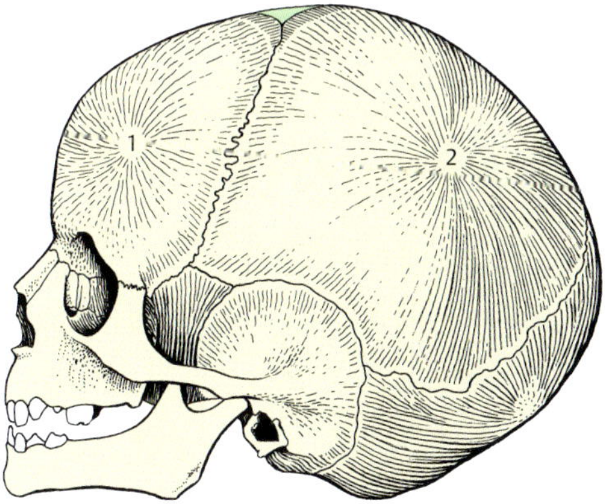

C Schädel eines zweijährigen Kindes von der Seite

D Schädel eines zweijährigen Kindes von oben

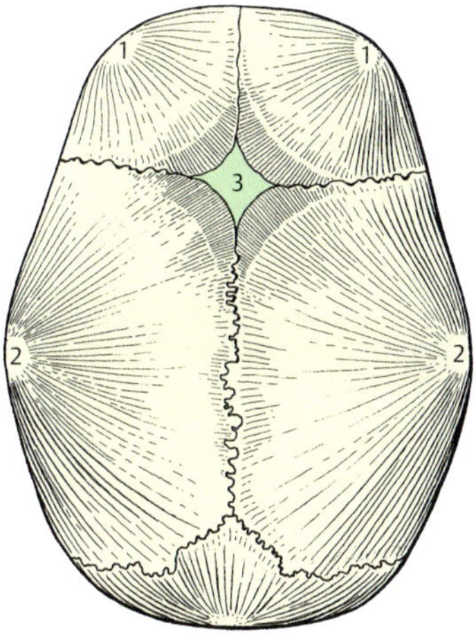

Aufbau der Schädelknochen

Die platten Schädelknochen bestehen aus:

- einer äußeren kompakten Lamelle, **Lamina externa,**
- einer inneren kompakten Lamelle, **Lamina interna,**
- und dazwischen aus der **Diploë** (spongiösem Material), in der innerhalb der *Canales diploici* zahlreiche Venen gelegen sind.

Die anderen Schädelknochen enthalten zum Teil luftgefüllte Räume, die in Verbindung mit den Nasenhöhlen stehen, bzw. enthält das Schläfenbein die Sinneskapsel für das Gehör- und Gleichgewichtsorgan.

Der Schädel ist außen von einer Knochenhaut, dem **Pericranium,** überkleidet, und die Schädelhöhle ist vom **Endocranium,** der harten Hirnhaut, **Dura mater,** ausgekleidet.

Es ist sinnvoll, zunächst den Schädel als Ganzes von verschiedenen Seiten zu betrachten, um die funktionellen Zusammenhänge besser erkennen und um die Besonderheiten an den einzelnen Schädelknochen verstehen zu können. Anschließend sollen besondere Räume besprochen werden.

Calvaria (A – C)

Das Schädeldach besteht aus dem **Os frontale** (gelb), den **Ossa parietalia** (braun), Teilen der **Ossa temporalia** (altrosa) und dem obersten Anteil des **Os occipitale** (orange). Bei der Betrachtung von außen erkennt man zunächst die Nähte, und zwar die *Sutura coronalis* (**1**), die Kranznaht, die die *Squama frontalis* (**2**) mit den *Tubera frontalia* (**3**) mit den beiden Ossa parietalia verbindet. Am Os parietale findet sich ebenfalls ein Höcker, das *Tuber parietale* (**4**). Zwischen den beiden Ossa parietalia liegt die *Sutura sagittalis* (**5**), die von der Sutura coronalis bis zur *Sutura lambdoidea* (**6**), der Naht zwischen den Ossa parietalia und der *Squama occipitalis* (**7**), verläuft. In der Scheitelgegend sind seitlich die *Lineae temporales,* und zwar die *Linea temporalis inferior* (**8**) und die *Linea temporalis superior* (**9**), zu sehen. In naher Nachbarschaft der Sutura sagittalis, unmittelbar vor der Sutura lambdoidea, finden sich die *Foramina parietalia* (**10**). (Über Besonderheiten s. S. 290.)

An der *Innenfläche der Calvaria* findet man beim Schädel des Erwachsenen die vorhergenannten Nähe, an der Schnittfläche sieht man die *Lamina externa* (**11**), die *Diploë* (**12**) und die *Lamina interna* (**13**). Im vordersten Anteil der Squama frontalis findet sich die *Crista frontalis* (**14**), die gegen den Scheitel zu ausläuft. Im Bereich der Sutura sagittalis ist eine seichte Furche, der *Sulcus sinus sagittalis superioris* (**15**), zu sehen. Von unten zur Mitte und nach hinten zu aufsteigend liegen die *Sulci arteriosi* (**16**), die die Äste der *A. meningea media* und ihre Begleitvenen enthalten. Seitlich des Sulcus sinus sagittalis superioris und seitlich von der Crista frontalis finden sich in variabler Zahl und Größe Grübchen, *Foveolae granulares* (**17**), in die die Granulationes arachnoideales hineinragen.

Sowohl an der Innen- als auch an der Außenseite der Calvaria sind am Os parietale der *Angulus frontalis* (**18**) und der *Angulus occipitalis* (**19**) zu sehen, während der Angulus sphenoidalis und der Angulus mastoideus erst an der Schädelbasis zu finden sind.

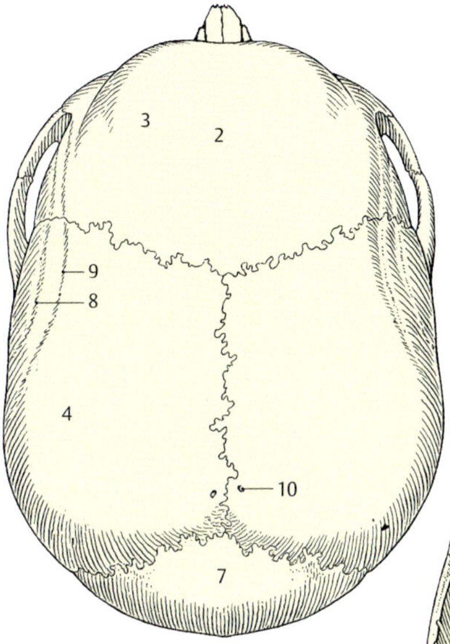

A Calvaria von außen

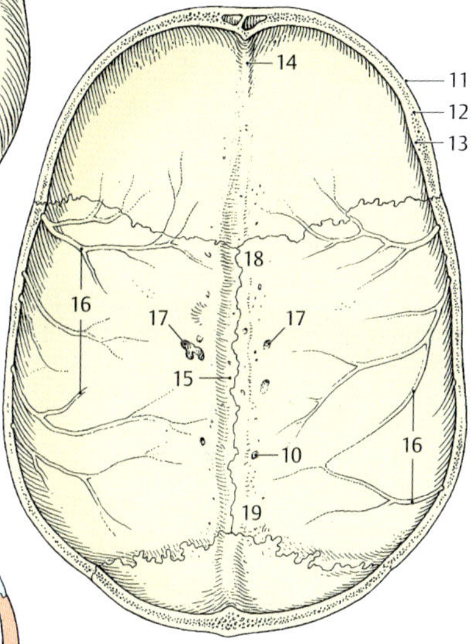

C Calvaria von innen

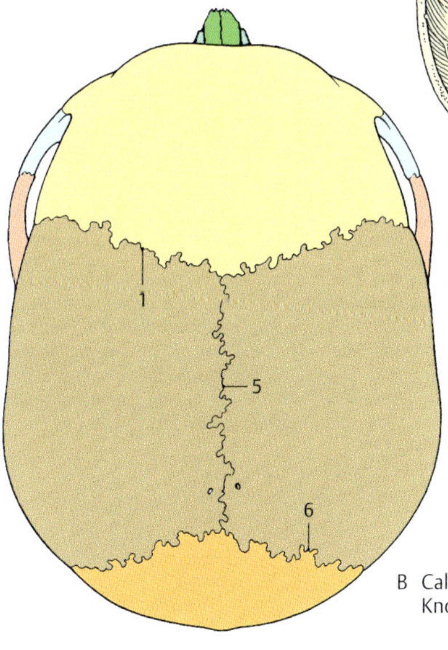

B Calvaria von außen, Knochen in verschiedenen Farben

Der Schädel von der Seite (A – C)

An dem in der deutschen Horizontalen (die durch den Unterrand der Augenhöhle und durch den Oberrand des Meatus acusticus externus verläuft) eingestellten Schädel sieht man im Bereich des **Neurocranium** die *Fossa temporalis* (**1**), an der neben dem **Os temporale** (altrosa) das **Os parietale** (braun), Teile des **Os frontale** (gelb) und das **Os sphenoidale** (ziegelrot) beteiligt sind.
Die Fossa temporalis wird durch die etwas stärkere *Linea temporalis inferior* (**2**) und die etwas schwächere *Linea temporalis superior* (**3**) nach oben zu abgegrenzt. Von der *Pars squamosa ossis temporalis* (**4**) erstreckt sich der *Processus zygomaticus* (**5**) nach vorne, der mit dem *Processus temporalis* (**6**) des **Os zygomaticum** (blau) den *Arcus zygomaticus* (**7**) bildet. Unterhalb der Wurzel des Processus zygomaticus findet sich der *Meatus acusticus externus* (**8**), der zum größeren Teil von der **Pars tympanica** (**9**, u. **C**, hellblau), zum kleineren Teil von der **Pars squamosa** (**4**, u. **C**, altrosa) des **Os temporale** (**B**, altrosa) begrenzt wird. Unmittelbar darüber findet man häufig eine kleine *Spina suprameatica* (**10**) und ein kleines Grübchen, *Foveola suprameatica*. Hinter dem äußeren Gehörgang ist der als Muskelapophyse entstandene Warzenfortsatz, der *Processus mastoideus* (**11**), zu sehen. Zwischen diesem Fortsatz und der Pars tympanica befindet sich eine unterschiedlich stark ausgebildete Spalte, die *Fissura tympanomastoidea* (**12**). An der Wurzel des Processus mastoideus liegt das *Foramen mastoideum* (**13**). Unterhalb der Pars tympanica (**9**) findet sich der variabel große *Processus styloideus* (**C**, hellgrün).

Betrachtet man den **Gesichtsschädel,** so sieht man über der Orbita den *Arcus superciliaris* (**14**) als wulstförmige Erhebung. Darunter befindet sich der *Margo supraorbitalis* (**15**). Dieser setzt sich dann über den *Margo lateralis*, die laterale, vordere Begrenzung des Orbitaleinganges in den *Margo infraorbitalis* (**16**) fort, der vom **Os zygomaticum** und vom *Processus frontalis maxillae* (**17**) gebildet wird. Medial findet sich eine Grube, die *Fossa sacci lacrimalis* (**18**). (Über die Orbita s. S. 306.)

Im Os zygomaticum findet sich eine (oder zwei) kleine Lücke(n), das *Foramen zygomaticofaciale* (**19**). Unterhalb des Margo infraorbitalis liegt das *Foramen infraorbitale* (**20**). Am unteren Ende der Nasenöffnung ist die *Spina nasalis anterior* (**21**) sichtbar. Die **Maxilla** (hellgrün) besitzt den nach unten gerichteten *Processus alveolaris* (**22**), der die Zähne trägt. Hinter diesem wölbt sich das *Tuber maxillae* (**23**) vor. (Über die Mandibula s. S. 302.)

Nähte

Die *Sutura coronalis* (**24**) grenzt das Os frontale vom Os parietale ab. Sie trifft auf die Sutura sphenofrontalis (**25**), die zwischen dem *großen Keilbeinflügel* (**26**) und dem Os frontale liegt. Das Os frontale ist durch die *Sutura frontozygomatica* (**27**) mit dem Os zygomaticum verbunden. Zwischen Os zygomaticum und Maxilla findet sich die *Sutura zygomaticomaxillaris* (**28**), zwischen dem Jochbein und dem Os temporale die *Sutura temporozygomatica* (**29**) und zwischen Os frontale und Maxilla die *Sutura frontomaxillaris* (**30**); zwischen Maxilla und Os nasale (dunkelgrün) liegt die *Sutura nasomaxillaris* (**31**). Die *Sutura sphenosquamosa* (**32**) bildet die Grenze zwischen dem großen Keilbeinflügel und der Schläfenbeinschuppe. Das Schläfenbein (altrosa) verbindet sich mit dem Os parietale durch die *Sutura squamosa* (**33**). Diese kann sich in den Processus mastoideus hinein als Sutura petrosquamosa (**34**) zwischen Pars squamosa (**C**, altrosa) und Pars petrosa (**C**, olivgrün) fortsetzen.

Zwischen dem Os parietale und Os occipitale (orange) findet sich die *Sutura lambdoidea* (**35**).

Mit einem kleinen Anteil schiebt sich der große Keilbeinflügel bis an das Os parietale heran, so dass hier eine *Sutura sphenoparietalis* (**36**) zu beschreiben ist. Zwischen Processus mastoideus und Os parietale einerseits und Os occipitale andererseits gibt es die *Sutura parietomastoidea* (**37**) und die *Sutura occipitomastoidea* (**38**).

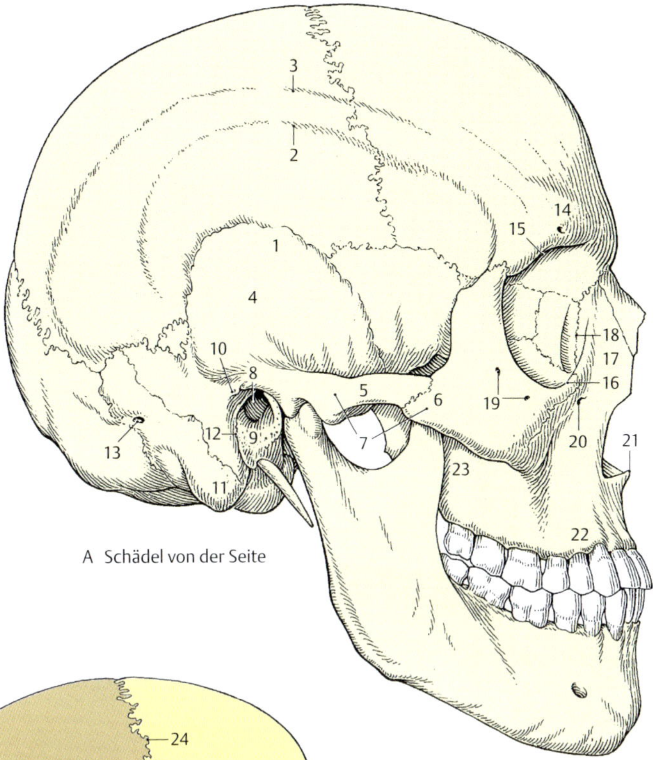

A Schädel von der Seite

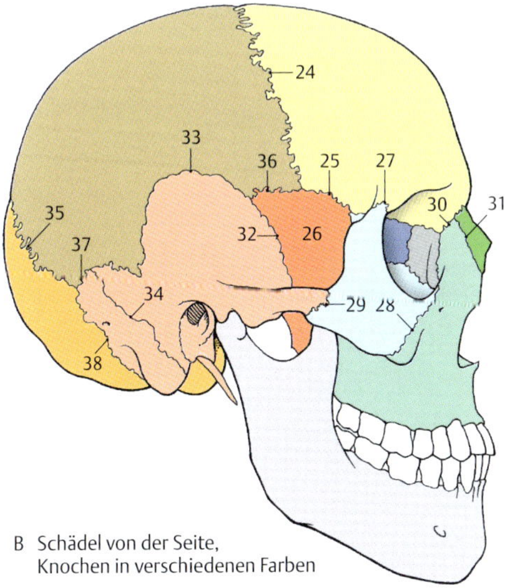

B Schädel von der Seite,
Knochen in verschiedenen Farben

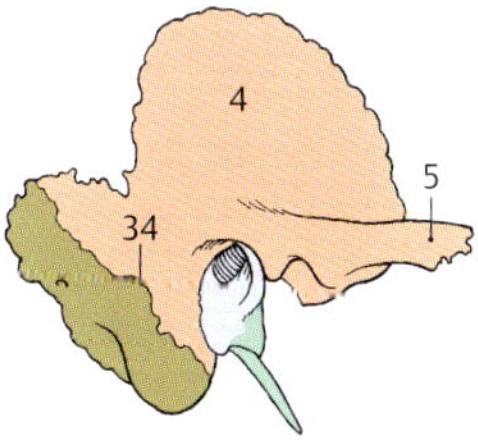

C Os temporale

Der Schädel von hinten (A, B)

In der Ansicht von hinten (Dorsalansicht) sieht man die beiden **Ossa parietalia** (braun, **1**), die durch die *Sutura sagittalis* (**2**) verbunden sind. Die *Sutura lambdoidea* (**3**) grenzt die beiden Ossa parietalia vom **Os occipitale** (orange, **4**) ab.

Am Os occipitale imponiert in der Medianen die *Protuberantia occipitalis externa* (**5**). Die Protuberantia occipitalis externa ist durch die Haut hindurch tastbar. Von ihr zieht nach aufwärts und lateral die *Linea nuchalis suprema* (**6**). Unterhalb der Linea nuchalis suprema findet sich die *Linea nuchalis superior* (**7**), die eine Querleiste seitlich von der Protuberantia darstellt, und unter ihr die *Linea nuchalis inferior* (**8**), die etwa in der Mitte zwischen Protuberantia occipitalis externa und Foramen magnum zur Seite zieht. Der Beginn dieser Linea nuchalis inferior kann an einer mehr oder minder deutlich ausgebildeten *Crista occipitalis externa* (**9**) liegen.

Seitlich vom Os occipitale findet sich, durch die *Sutura occipitomastoidea* (**10**) verbunden, der *Processus mastoideus* (**11**), der dem Os temporale angehört. Eine als *Sutura petrosquamosa* (**12**) zu bezeichnende Naht kann am Warzenfortsatz vollständig oder unvollständig vorhanden sein. Diese Naht zeigt, dass der Processus mastoideus sowohl von der Pars squamosa als auch von der Pars petrosa des Os temporale gebildet wird. Im Bereich der *Sutura occipitomastoidea* (**10**) findet sich ein *Foramen mastoideum* (**13**), durch das die V. emissaria mastoidea hindurchzieht. An der medialen Seite des Processus mastoideus ist die *Incisura mastoidea* (**14**) ausgebildet. Medial davon findet sich der *Sulcus a. occipitalis* (**15**). Im Bereich der Scheitelbeine sieht man die *Foramina parietalia* (**16**).

Varietäten: Manchmal kann die Protuberantia occipitalis externa besonders mächtig ausgebildet sein. Die Oberschuppe kann als eigener Knochen, **Inkabein** (S. 314), vorhanden sein.
Die Foramina parietalia können besonders groß sein, **Foramina parietalia permagna**, und im Röntgenbild zu Fehlschlüssen (Bohrlöcher) führen.

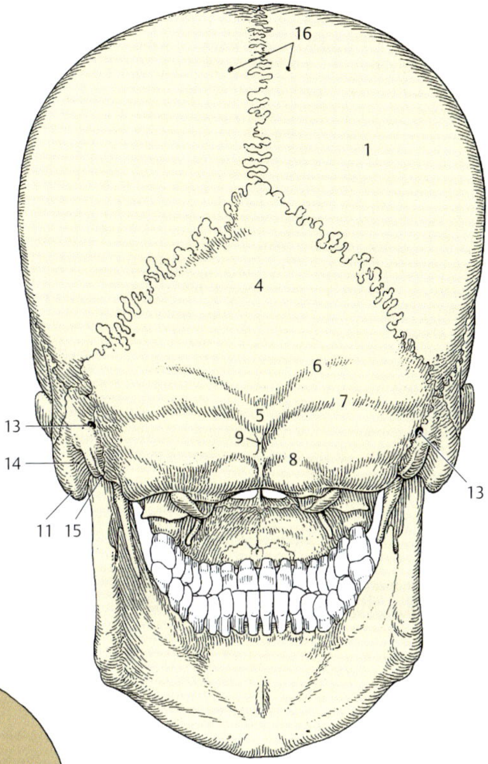

A Schädel von hinten

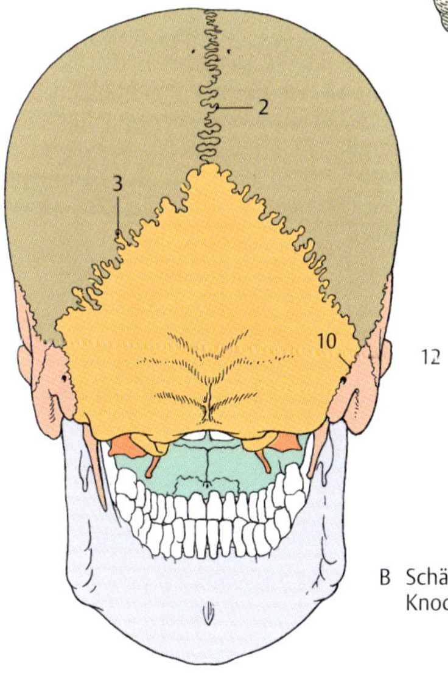

B Schädel von hinten,
Knochen in verschiedenen Farben

Der Schädel von vorne (A, B)

Bei der Betrachtung von vorne ist der **Gesichtsschädel** in seiner Gesamtheit zu überblicken. Die Stirngegend wird vom **Os frontale** (gelb) gebildet. Dieses ist im Bereich der *Squama frontalis* (**1**) durch die *Sutura coronalis* (**2**) von den **Ossa parietalia** (braun) abgegrenzt.

Im Bereich der Stirngegend findet sich zwischen den Augenbrauenwülsten, den *Arcus superciliares* (**3**), die Stirnglatze, *Glabella* (**4**). Das Stirnbein begrenzt den Eingang in die Augenhöhle durch den *Margo supraorbitalis* (**5**), in dem eine verschieden gut ausgebildete *Incisura supraorbitalis* zu finden ist. In manchen Fällen kann diese Incisura zu einem *Foramen supraorbitale* (**6**) umgebildet sein. Medial davon kann manchmal eine kleine *Incisura frontalis* (**7**) bzw. ein Foramen frontale vorhanden sein.

Zwischen den beiden Orbitae grenzt das Stirnbein durch die *Suturae frontonasales* (**8**) an die **Ossa nasalia** (dunkelgrün) und durch die *Suturae frontomaxillares* (**9**) an die **Maxillae** (hellgrün). Die beiden Ossa nasalia sind durch die *Sutura internasalis* (**10**) verbunden. Seitlich des Orbitaleinganges findet sich die *Sutura frontozygomatica* (**11**), die die Grenze zwischen Os frontale und Os zygomaticum darstellt. Das **Os zygomaticum** (blau) bildet gemeinsam mit der Maxilla die weitere Begrenzung des Einganges in die Orbita (über die Orbita s. S. 306).

Im Bereich des Oberkiefers findet sich knapp unterhalb des *Margo infraorbitalis* (**12**) nahe der *Sutura zygomaticomaxillaris* (**13**) das *Foramen infraorbitale* (**14**). Diese Öffnung dient dem Durchtritt eines Zweiges des N. maxillaris (N. infraorbitalis), einer Arterie und einer Vene. Die Maxilla ist im Bereich des *Corpus maxillae* unterhalb der Orbita eingezogen, sodass sich eine grubige Vertiefung, die *Fossa canina* (**15**), ausbildet.

Vom Corpus maxillae nach lateral gerichtet findet sich der *Processus zygomaticus* (**16**). Der Anschluss an das Stirnbein ist durch den vom Corpus maxillae aufsteigenden *Processus frontalis* (**17**) gegeben, der durch die *Sutura nasomaxillaris* (**18**) mit dem Os nasale verbunden ist. Der nach medial gerichtete *Processus palatinus* (s. S. 294) bildet eine der Grundlagen des harten Gaumen. Schließlich findet sich beim bezahnten Oberkiefer der nach abwärts gerichtete *Processus alveolaris* (**19**).

Am Processus frontalis liegt in Fortsetzung des Margo infraorbitalis die *Crista lacrimalis anterior* (**20**). Im Zentrum der Maxilla findet sich das schon erwähnte *Corpus maxillae.* Dieses Corpus maxillae grenzt mit der *Incisura nasalis* (**21**) die *Apertura piriformis,* den Eingang in die Nasenhöhlen, ab. Am unteren Rand dieses Einganges, im Bereich der *Sutura intermaxillaris* (**22**), wölbt sich ein nach vorne gerichteter Sporn, die *Spina nasalis anterior* (**23**), vor. Im Bereich des Os zygomaticum finden sich ein oder zwei *Foramina zygomaticofacialia* (**24**).

Der Unterkiefer, die **Mandibula** (hellviolett), wird von vorne her mit seinem *Corpus mandibulae* (**25**), der *Pars alveolaris* (**26**) und dem *Ramus mandibulae* (**27**) sichtbar. Im Bereich des Corpus mandibulae findet sich etwa in einer Vertikalen, die durch den 2. Prämolaren zu legen ist, das *Foramen mentale* (**28**). In der Mitte der Mandibula ist die *Protuberantia mentalis* (**29**) ausgebildet (s. S. 302).

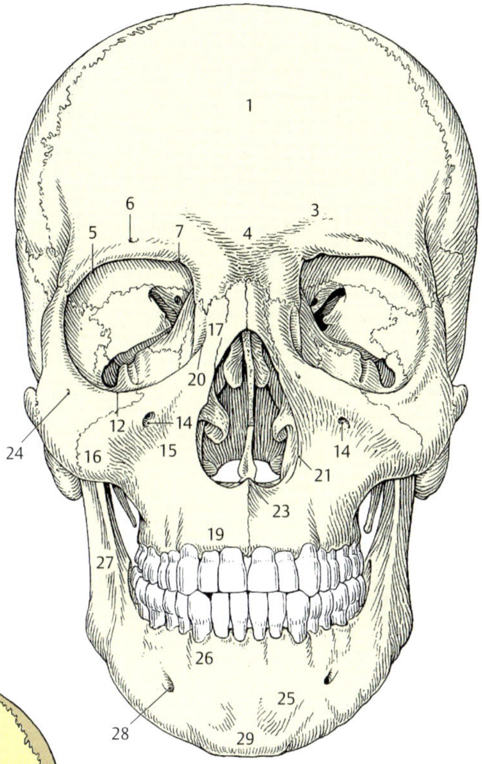

A Schädel von vorne

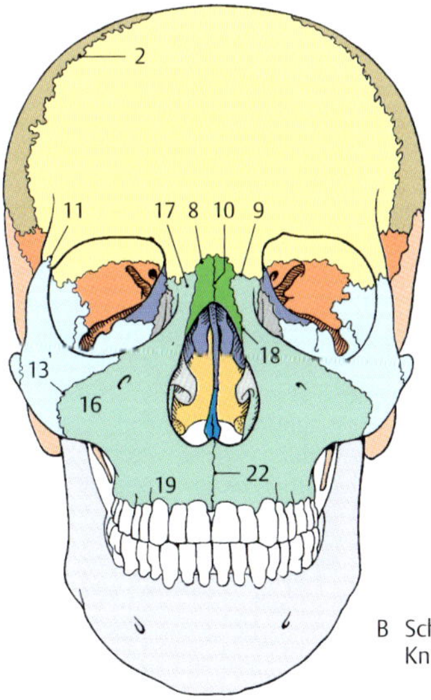

B Schädel von vorne,
Knochen in verschiedenen Farben

Die Schädelbasis von unten (A, B)

An der Unterfläche der Schädelbasis ist ein vorderer, viszeraler, und ein hinterer, neuraler, Anteil zu unterscheiden.

Der **vordere Teil** wird jederseits von *Processus palatinus maxillae* (**1**, hellgrün), *Lamina horizontalis ossis palatini* (**2**, mittelgrün), *Processus alveolaris maxillae, Tuber maxillae* (**3**) und **Os zygomaticum** (**4**, blau) gebildet. Der **Vomer** (dunkelblau) begrenzt die *Choanen* (**5**) nach medial. Die beiden Processus palatini sind in der *Sutura palatina mediana* (**6**) vereinigt, deren vorderes Ende durch die *Fossa incisiva* (**7**), in der der Canalis incisivus beginnt, gegeben ist. Von der Fossa zieht bis zum 2. Schneidezahn die manchmal erhalten gebliebene *Sutura incisiva* (**8**). Die Lamina horizontalis ossis palatini enthält das *Foramen palatinum majus* (**9**) und die *Foramina palatina minora* (**10**). Vom Foramen palatinum majus ziehen *Sulci palatini*, die durch *Spinae palatinae* begrenzt sind, nach vorne. Zwischen **Maxilla** (hellgrün) und **Os palatinum** (mittelgrün) befindet sich die *Sutura palatina transversa* (**11**).

Zum **hinteren Teil** der Schädelbasis sind **Os sphenoidale** (ziegelrot), **Ossa temporalia** (altrosa) und **Os occipitale** (orange) zu rechnen. Die Processus pterygoidei begrenzen lateral die Choanen. Man unterscheidet eine *Lamina medialis* (**12**) mit dem *Hamulus* und eine *Lamina lateralis* (**13**). Dazwischen liegt die *Fossa pterygoidea*. An der Wurzel der Lamina medialis findet man die *Fossa scaphoidea* (**14**) und daneben das *Foramen lacerum* (**15**).

In der Mitte liegt das *Corpus ossis sphenoidalis* (**16**), *seitlich die Ala major* (**17**) mit der *Crista infratemporalis* (**18**). Die Ala major trägt die *Spina ossis sphenoidalis* (**19**), die vom *Foramen spinosum* (**20**) durchbohrt wird. Zwischen Foramen spinosum und Foramen lacerum öffnet sich das *Foramen ovale* (**21**). Zwischen Os sphenoidale und Pars petrosa ossis temporalis befindet sich die *Fissura sphenopetrosa* (**22**). Davon ausgehend erstreckt sich der *Sulcus tubae auditivae* (**23**) nach lateral hinten. An die *Apertura externa canalis carotici* (**24**) schließt sich die *Apertura (externa) canaliculi cochleae* an, der die *Fossa jugularis* (**25**) benachbart ist. Diese wird lateral durch den *Processus jugularis o. occipitalis* begrenzt. Zwischen der Fossa jugularis und der Apertura externa canalis carotici findet sich die *Fossula petrosa*. An diese schließen die *Pars tympanica* (**26**) und der *Processus styloideus* (**27**) mit der *Vagina processus styloidei* an. Unmittelbar dahinter liegt das *Foramen stylomastoideum* (**28**). Am *Processus mastoideus* (**29**) findet sich die *Incisura mastoidea* (**30**) und medial davon die *Sutura occipitomastoidea* (**31**) mit dem *Sulcus a. occipitalis* (**32**). Vor dem Processus mastoideus liegt der von der *Pars tympanica* (**26**) und der *Pars squamosa* (**33**) begrenzte *Porus acusticus externus* (**34**).

Pars tympanica und Pars squamosa sowie eine kleine Leiste der Pars petrosa, *Crista tegmentalis*, die durch die *Fissura petrotympanica* und die *Fissura petrosquamosa* begrenzt wird, bilden die *Fossa mandibularis* (**35**). Diese wird nach vorn zu durch das *Tuberculum articulare* (**36**) begrenzt. Nach lateral vorn erstreckt sich der *Processus zygomaticus ossis temporalis* (**37**).

Das Os occipitale verschmilzt durch seine *Pars basilaris* (**38**), die das *Tuberculum pharyngeum* (**39**) trägt, mit dem *Corpus ossis sphenoidalis* (**16**). Zwischen Pars petrosa und Os occipitale verläuft die *Fissura petrooccipitalis*. Die Fossa jugularis wird durch das angrenzende Os occipitale zum Foramen jugulare erweitert. Das *Foramen magnum* (**40**) ist seitlich durch die *Condyli occipitales* (**41**) begrenzt. An deren Hinterrand ist je ein *Canalis condylaris* (**42**) vorhanden, der in der Fossa condylaris beginnt. Am Foramen magnum beginnend, zieht die *Crista occipitalis externa* (**43**) nach aufwärts zur *Protuberantia occipitalis externa* (**44**).

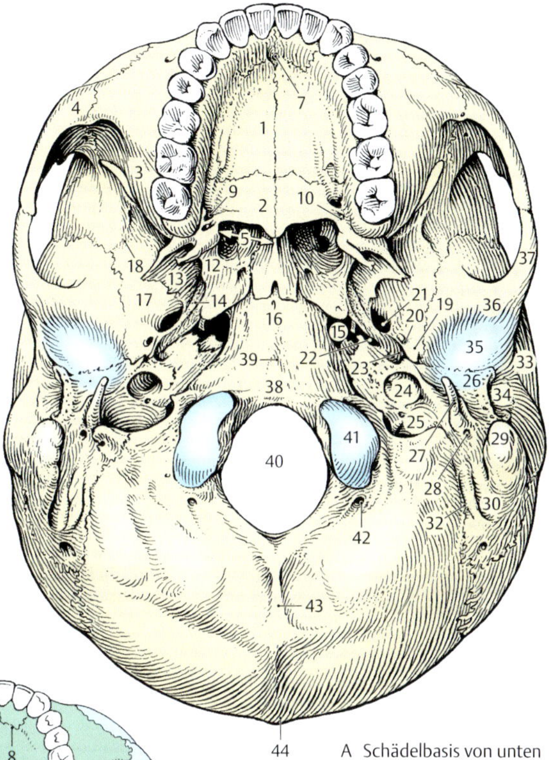

A Schädelbasis von unten

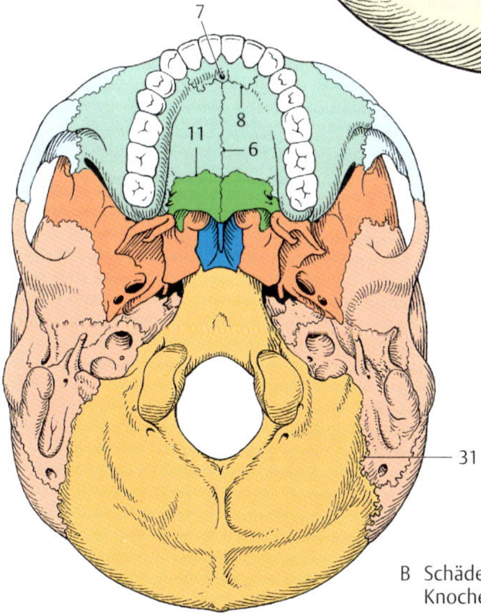

B Schädelbasis von unten,
Knochen in verschiedenen Farben

Die Schädelbasis von innen (A, B)

Die Schädelbasis gliedert sich in drei Gruben:

- die **Fossa cranii anterior,**
- die **Fossa cranii media** und
- die **Fossa cranii posterior.**

Folgende Knochen bilden die Innenfläche der Basis cranii: **Os ethmoidale** (blauviolett), **Os frontale** (gelb), **Os sphenoidale** (ziegelrot), **Ossa temporalia** (altrosa), **Os occipitale** (orange) und die **Ossa parietalia** (braun).

Die vordere Schädelgrube wird von der mittleren durch die *Alae minores ossis sphenoidalis* (**1**) und das *Jugum sphenoidale* (**2**) abgegrenzt. Mittlere und hintere Schädelgrube sind durch die *Margines superiores* (**3**) der Felsenbeine und das *Dorsum sellae* (**4**) getrennt.

Fossa cranii anterior. Die vom Os ethmoidale gebildete *Lamina cribrosa* (**5**) besitzt zahlreiche kleine Lücken und trägt in der Mitte die vertikal eingestellte *Crista galli* (**6**) mit den *Alae cristae galli.* Davor findet sich das *Foramen caecum* (**7**) und seitlich die *Partes orbitales* (**8**) des Os frontale mit *Impressiones digitatae.* An die Lamina cribrosa schließt sich mit der *Sutura sphenoethmoidalis* (**9**) das Os sphenoidale an. Im mittleren Bereich liegt zwischen den beiden *Canales optici* (**10**) der *Sulcus praechiasmatis* (**11**). Die Canales optici sind von den *Processus clinoidei anteriores* (**12**) begrenzt.

In der **Fossa cranii media** sieht man in der Mitte die *Sella turcica* mit der *Fossa hypophysialis* (**13**) und seitlich der Sella den *Sulcus caroticus* (**14**), der den Canalis caroticus fortsetzt. Der Canalis caroticus, an der Vorderwand der Pars petrosa des Os temporale gelegen, ist in seinem medialen Bereich, nahe dem *Foramen lacerum* (**15**) dehiszent. An seinem medialen Ende findet man als Begrenzung die *Lingula sphenoidalis* (**16**). Seitlich des Sulcus caroticus liegt das *Foramen ovale* (**17**), vor diesem das *Foramen rotundum* (**18**) und lateral von ihm das *Foramen spinosum* (**19**). Vom Foramen spinosum zieht der *Sulcus a. meningeae mediae* (**20**) nach lateral.
An der Pars petrosa sieht man nahe des Apex partis petrosae die *Impressio trigeminalis* (**21**), nach lateral zu und etwas weiter hinten den *Hiatus canalis n. petrosi majoris* (**22**), der sich in den *Sulcus n. petrosi majoris* (**23**) zur Fissura sphenopetrosa fortsetzt. Der *Hiatus canalis n. petrosi minoris* (**24**) liegt unmittelbar vor dem erstgenannten. Der *Margo superior partis petrosae* (**3**) trägt einen mehr oder minder gut ausgebildeten *Sulcus sinus petrosi superioris* (**25**). Eine deutliche Vorwölbung, die *Eminentia arcuata* (**26**), wird durch den vorderen Bogengang hervorgerufen. Die Pars squamosa ossis temporalis ist mit dem Keilbein durch die *Sutura sphenosquamosa* (**27**) verbunden.

In der Mitte der **Fossa cranii posterior** liegt das *Foramen magnum* (**28**). Von diesem erstreckt sich der *Clivus* (**29**) nach aufwärts, der im *Dorsum sellae* (**4**) mit den *Processus clinoidei posteriores* (**30**) endet.
Zwischen dem Os occipitale und der Pars petrosa findet sich ein *Sulcus sinus petrosi inferioris* (**31**) und des weiteren die Synchondrosis petrooccipitalis, die am mazerierten Schädel als *Fissura petro-occipitalis* (**32**) zur Darstellung kommt. Der Sulcus sinus petrosi inferioris endet im *Foramen jugulare* (**33**). An der Hinterfläche der Pars petrosa findet sich der *Porus acusticus internus* (**34**). Lateral davon liegt die unter einer kleinen Knochenleiste verborgene *Apertura (externa) canaliculi vestibuli.*
Das Foramen jugulare (**33**) wird von den gleichnamigen Incisurae des Os temporale und des Os occipitale gebildet. Die *Incisura jugularis ossis occipitalis* wird nach vorne zu durch ein Höckerchen, das *Tuberculum jugulare,* begrenzt, und das Foramen jugulare wird durch den *Processus intrajugularis ossis temporalis* (**35**) unvollständig unterteilt. Das Foramen jugulare wird von lateral erreicht durch den *Sulcus sinus sigmoidei* (**36**), der sich nach hinten zu in den *Sulcus sinus transversi* (**37**) fortsetzt. Dieser reicht bis zur *Protuberantia occipitalis interna* (**38**), von der sich die *Crista occipitalis interna* (**39**) zum Foramen magnum (**28**) erstreckt. An dessen vorderen Rand liegt jederseits die innere Öffnung des *Canalis n. hypoglossi* (**40**).
Der Clivus wird vom Corpus ossis sphenoidalis und der Pars basilaris ossis occipitalis gebildet. Beide verschmelzen während der Pubertät (**Os tribasilare**) und sind vorher durch die Synchondrosis spheno-occipitalis verbunden.

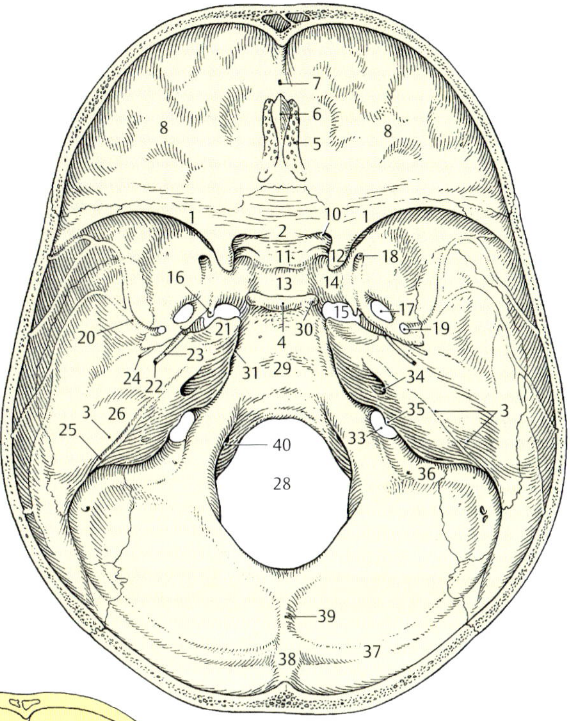

A Schädelbasis von innen

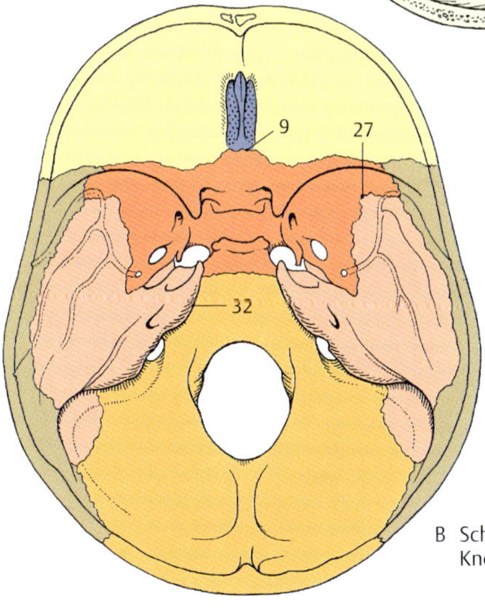

B Schädel von innen,
Knochen in verschiedenen Farben

Varietäten an der Innenfläche der Schädelbasis (A–E)

In der mittleren Schädelgrube im Bereich der Sella turcica finden sich verschiedene Varietäten, die bei Röntgenaufnahmen und bei Rekonstruktion auf Grund von CT-Schichten oder MRI-Aufnahmen sichtbar werden.

So kann die vom Os sphenoidale in Richtung Os temporale eingestellte *Lingula sphenoidalis* (**1**) in manchen Fällen mit dem Os temporale verschmolzen sein. Dadurch ist die Apertura interna canalis carotici deutlich abgegrenzt.

Zwischen Processus clinoideus anterior und Processus clinoideus posterior kann ein eigener Fortsatz, *Processus clinoideus medius* (**2**) auftreten. Dieser Processus clinoideus medius kann nun mit dem Processus clinoideus anterior verschmelzen, sodass eine eigene Öffnung, ein *Foramen caroticoclinoideum* (**3**), entsteht. Dadurch wird die medial vom Processus clinoideus anterior gelegene Incisura carotica in eine allseits knöchern begrenzte Öffnung umgewandelt.

Eine weitere Varietät ist das Vorhandensein einer *Taenia interclinoidea* (**4**) zwischen Processus clinoideus anterior und Processus clinoideus posterior. Diese knöcherne Verschmelzung der beiden Fortsätze wird vom Radiologen auch als *Sellabrükke* (**4**) bezeichnet. Sie kann sowohl ein- als auch beidseitig auftreten und kann, falls ein Processus clinoideus medius vorhanden ist, mit diesem verschmelzen (**5**).

Als sehr seltene Varietät kann ein *Canalis craniopharyngeus* (**6**) in der Fossa hypophysialis vorhanden sein.

Zwischen Foramen ovale und dem Corpus ossis sphenoidalis findet sich manchmal ein Loch, welches dem Durchtritt einer Vene dient. Diese Öffnung, *Foramen venosum* (**7**), wird auch Emissarium sphenoidale oder Foramen *Vesalii genannt*. Sie findet sich nicht so selten, und es kommt durch dieses Foramen zu einer Verbindung des Sinus cavernosus mit außerhalb des Schädels gelegenen Venen. Das Foramen venosum kann ein- oder beidseitig auftreten.

Das Dorsum sellae kann durch eine stärker in Schlingen gelegte A. carotis interna von seitlich her in manchen Fällen soweit arrodiert werden, dass es keinen knöchernen Zusammenhang mit dem Clivus mehr besitzt. Am mazerierten Schädel fehlt dann das Dorsum sellae (**D**).

Manchmal findet sich die Crista occipitalis interna zweigeteilt, dazwischen ein deutlich ausgebildeter *Sulcus sinus occipitalis*. Dieser kann sich dann in einen *Sulcus marginalis* (**8**), der seitlich des Foramen magnum (**9**) verläuft, fortsetzen. Er erreicht das Foramen jugulare (**10**). Der *Canalis condylaris* (**11**) kann mit einer besonders großen Öffnung in den Sinus sigmoideus einmünden.

Die Foramina jugularia können ungleich groß sein, häufiger findet man das linke Foramen jugulare kleiner als das auf der rechten Seite. Selten ist der *Sulcus sinus petrosi inferioris* (**12**) besonders tief ausgebildet. *Der Canalis nervi hypoglossi kann zweigeteilt sein* (**13**).

Die Spitze der Pars petrosa des Schläfenbeines kann mit dem Dorsum sellae knöchern verbunden sein. Diese knöcherne Brücke wird auch als *Abduzensbrücke* (**14**) bezeichnet, da unter ihr der N. abducens hindurchzieht.

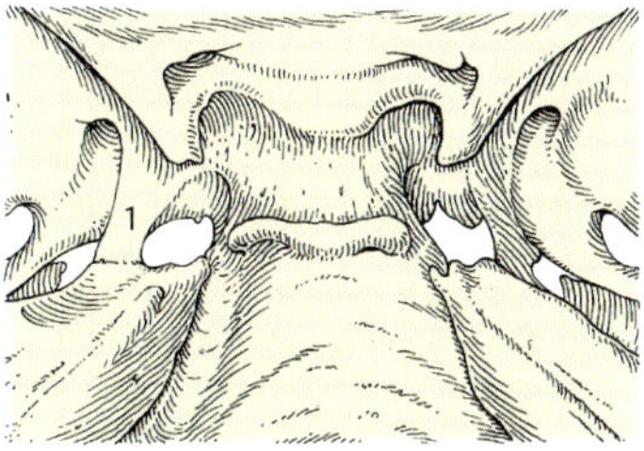

A Sella turcica, Lingula sphenoidalis dextra verknöchert mit Os temporale

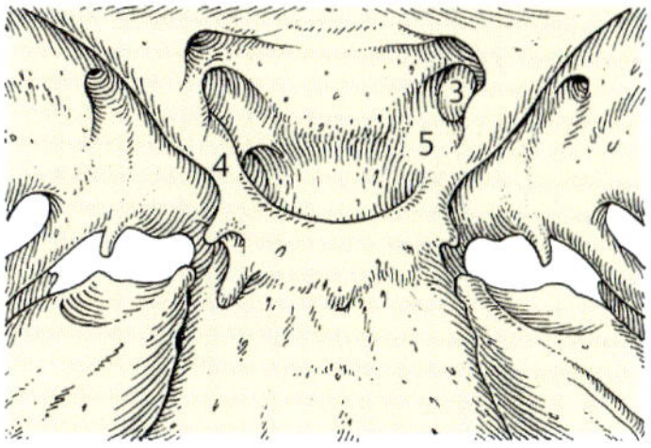

C Sella turcica, Taenia interclinoidea, Foramen caroticoclinoideum dextrum

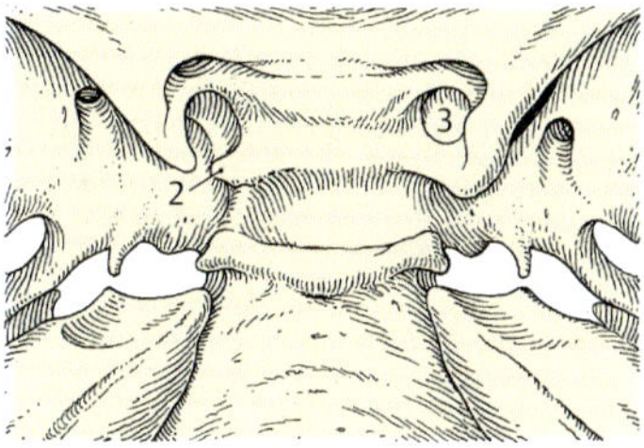

B Sella turcica, Processus clinoideus medius sinister, Foramen carotico-clinoideum dextrum

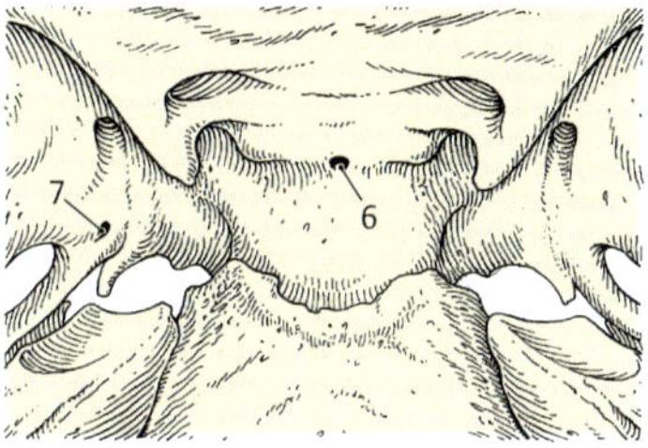

D Sella turcica, Dorsum sellae fehlt, Foramen venosum, Canalis craniopharyngeus

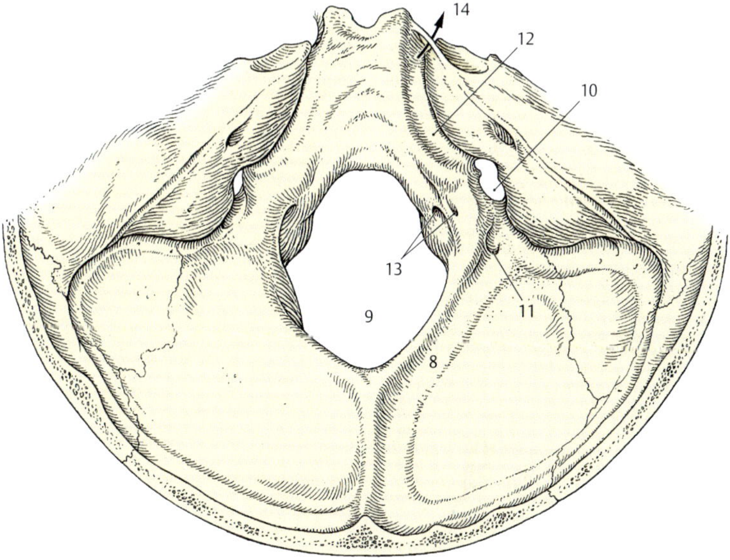

E Sulcus sinus occipitalis dexter, geteilter Canalis hypoglossi

Durchtrittsstellen für Gefäße und Nerven (A, B)

Die Öffnungen an der Schädelbasis dienen dem Durchtritt der Gefäße und Nerven.

Im Bereich der vorderen Schädelgrube gelangen die *Nn. olfactorii* (**1**) und die *A. ethmoidalis anterior* (**2**) durch die **Lamina cribrosa** in die Nasenhöhle.

Durch den **Canalis opticus** ziehen der *N. opticus* (**3**) und die *A. ophthalmica* (**4**).

Neben dem Canalis opticus stellt auch die **Fissura orbitalis superior** die Verbindung zwischen Schädel- und Augenhöhle her. Im lateralen Abschnitt ziehen die *V. ophthalmica superior* (**5**), der *N. lacrimalis* (**6**), der *N. frontalis* (**7**) und der *N. trochlearis* (**8**). Medial verlaufen der *N. abducens* (**9**), der *N. oculomotorius* (**10**) und der *N. nasociliaris* (**11**).

Der *N. maxillaris* (**12**) zieht durch das **Foramen rotundum,** während der *N. mandibularis* (**13**) gemeinsam mit einem *Plexus venosus foraminis ovalis,* der den Sinus cavernosus mit dem Plexus pterygoideus verbindet, durch das **Foramen ovale** verläuft. Ein rückläufiger Ast des N. mandibularis, der *R. meningeus* (**14**), erreicht gemeinsam mit der *A. meningea media* (**15**), durch das **Foramen spinosum** die Schädelhöhle.

Als größtes Gebilde innerhalb der mittleren Schädelgrube gelangt die *A. carotis interna* (**16**) durch den **Canalis caroticus** in das Schädelinnere. Die A. carotis interna wird von einem *Plexus sympathicus caroticus internus* (**17**) und einem *Plexus venosus caroticus internus* umgeben. Am **Hiatus canalis n. petrosi majoris** wird der *N. petrosus major* (**18**) sichtbar, während der *N. petrosus minor* (**19**) gemeinsam mit einer *A. tympanica superior* (**20**) durch den **Hiatus canalis n. petrosi minoris** zieht.

In der hinteren Schädelgrube ziehen durch das **Foramen magnum** die *Medulla oblongata* (**21**), seitlich von dieser jederseits die *Radix spinalis n. accessorii* (**22**) hindurch. Zwei große *Aa. vertebrales* (**23**), sowie die kleine *A. spinalis anterior* (**24**) und die paarigen kleinen *Aa. spinales posteriores* (**25**) und eine *V. spinalis* (**26**) verlaufen ebenfalls durch das Foramen magnum.

Durch den **Canalis n. hypoglossi** zieht der *N. hypoglossus* (**27**) mit einem *Plexus venosus canalis n. hypoglossi* (**28**). *N. glossopharyngeus* (**29**), *N. vagus* (**30**) und der *R. externus des N. accessorius* (**31**) verlaufen mit dem *Sinus petrosus inferior* (**32**), der *V. jugularis interna* (**33**) und der *A. meningea posterior* (**34**) durch das **Foramen jugulare.**

Der **Porus acusticus internus** dient der *A. und V. labyrinthi* (**35**) sowie dem *N. vestibulocochlearis* (**36**) und dem *N. facialis* (**37**) zum Durchtritt.

An der Außenfläche der Schädelbasis wird der *N. facialis* (**37**) im **Foramen stylomastoideum** sichtbar, durch das die *A. stylomastoidea* (**38**) eintritt.

Durch die **Fissura petrotympanica** ziehen die *A. tympanica anterior* (**39**) und die *Chorda tympani* (**40**).

Am harten Gaumen verlaufen die *A. palatina major* (**41**) und der *N. palatinus major* (**42**) durch das **Foramen palatinum majus,** während *Aa. und Nn. palatini minores* (**43**) durch **Foramina palatina minora** hindurchziehen. Durch den **Canalis incisivus** gelangen der *N. nasopalatinus* und eine Arterie (**44**) zum Gaumen.

Durch den **Canalis condylaris** zieht die *V. emissaria condylaris* (**45**).

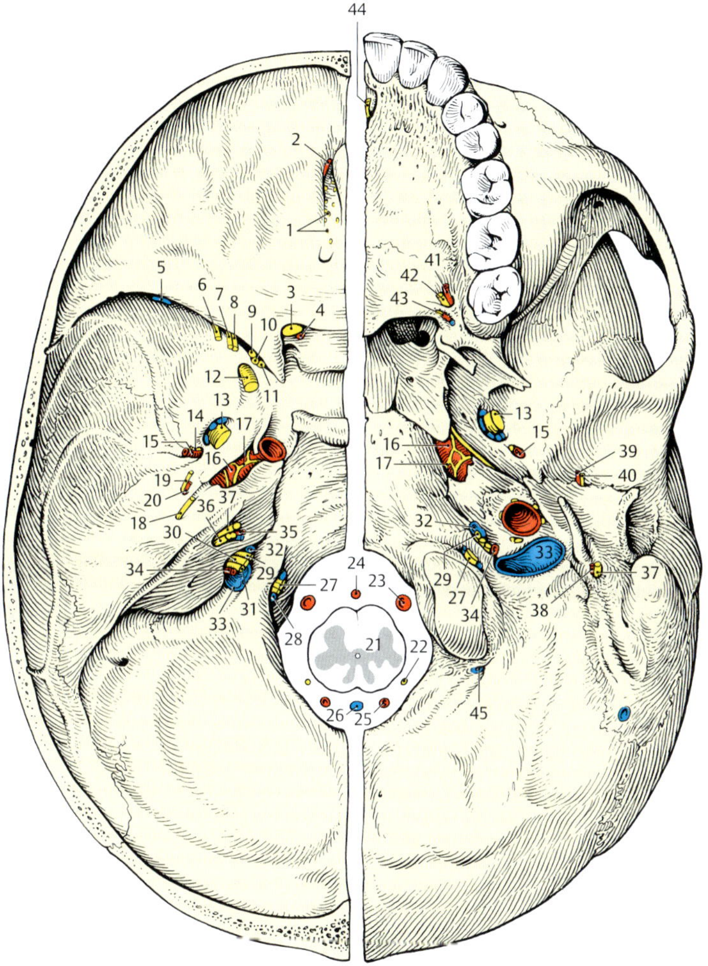

A Schädelbasis von innen, linke Hälfte

B Schädelbasis von unten, linke Hälfte

Durchtrittstellen der Gefäße und Nerven an der Schädelbasis

Mandibula (A–C)

Der Unterkiefer steht mit den übrigen Schädelknochen gelenkig in Verbindung. Auf bindegewebiger Grundlage entstanden, gliedert er sich in einen Körper, **Corpus mandibulae** (**1**), und in jederseits einen aufsteigenden Ast, **Ramus mandibulae** (**2**).

Das **Corpus mandibulae** trägt beim Erwachsenen die *Pars alveolaris* (**3**), die nach außen durch die sich vorwölbenden *Juga alveolaria* (**4**) markiert ist. Beim Greisenkiefer (nach dem Zahnverlust) wird diese Pars alveolaris zurückgebildet (S. 304). Am Corpus mandibulae bildet sich vorne die *Protuberantia mentalis* (**5**), die jederseits einen Höcker, das *Tuberculum mentale*, trägt. An der Außenfläche befindet sich etwa in einer Vertikalen, die man durch den 2. Prämolaren legen kann, eine Öffnung, das *Foramen mentale* (**6**). Die Unterfläche des Corpus mandibulae wird als *Basis mandibulae* bezeichnet. Vom Corpus mandibulae zieht die *Linea obliqua* (**7**) zum R. mandibulae. Das Corpus mandibulae geht an der Hinterseite im *Angulus mandibulae* (**8**) in den Ramus mandibulae über.

Der **Ramus mandibulae** besitzt 2 Fortsätze, und zwar den vorderen *Processus coronoideus* (**9**), der zum Ansatz eines Muskels dient, und den hinteren *Processus condylaris* (**10**), der die Gelenkfläche trägt.

Zwischen den beiden Fortsätzen findet sich die *Incisura mandibulae* (**11**). Der Processus condylaris besitzt das *Collum mandibulae* (**12**) und das *Caput mandibulae* mit der *Facies articularis* (**13**). Aufgrund der walzenförmigen Gestalt des Caput mandibulae wird häufig auch vom *Condylus mandibulae* gesprochen. An der Innenfläche des Caput mandibulae sieht man unterhalb der Gelenkfläche eine kleine grubige Vertiefung, die *Fovea pterygoidea* (**14**), für den Ansatz eines Teiles des M. pterygoideus lateralis. In der Nähe des Angulus mandibulae ist manchmal eine Rauhigkeit zu beobachten, die *Tuberositas masseterica* (**15**), die dem Ansatz des M. masseter dient. An der Innenfläche der Mandibula sieht man im Bereich des Ramus mandibulae das *Foramen mandibulae* (**16**), das die äußere Öffnung des *Canalis mandibulae* darstellt. Diese Öffnung wird durch ein zartes Knochenblättchen, die *Lingula mandibulae* (**17**), zum Teil verdeckt. Direkt am Foramen mandibulae beginnt der *Sulcus mylohyoideus* (**18**), der nach unten zu ausläuft. Unterhalb des Sulcus mylohyoideus befindet sich am Angulus mandibulae die *Tuberositas pterygoidea* (**19**), die dem Ansatz des M. pterygoideus medialis dient.

Das Corpus mandibulae wird an seiner Innenseite durch eine schräg verlaufende Leiste, die *Linea mylohyoidea* (**20**), unterteilt. Unterhalb dieser Linea mylohyoidea, an der der M. mylohyoideus entspringt, findet sich die *Fovea submandibularis* (**21**), während oberhalb, etwas weiter vorne, die *Fovea sublingualis* (**22**) ausgebildet ist.

Zwischen den Alveolen sind die *Septa interalveolaria* (**23**) gelegen, die die *Alveoli dentales* voneinander trennen. Innerhalb der Alveolen sind bei den Mahlzähnen *Septa interradicularia* aufzufinden. Hinter dem letzten Mahlzahn befindet sich das variabel große *Trigonum retromolare*.

An der Innenfläche des Corpus liegt vorne die *Spina mentalis* (**24**), die ebenfalls Muskeln zum Ursprung dient, und seitlich etwas darunter befinden sich jederseits die *Fossae digastricae* (**25**) als Insertionsstellen für die Mm. digastrici.

Varietät: Manchmal finden sich auch zwei Spinae mentales, eine obere und eine untere.

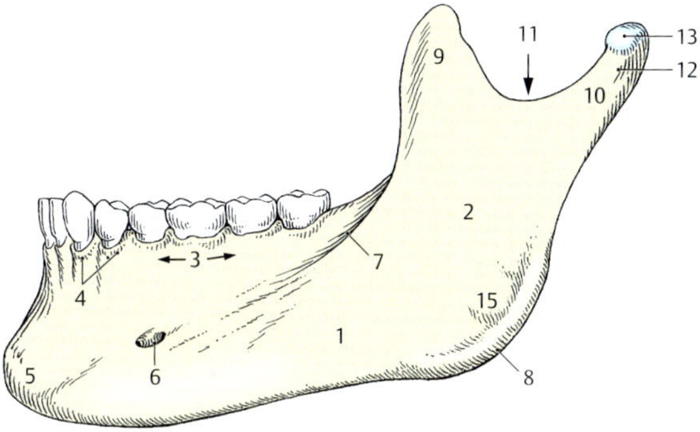

A Mandibula von der Seite

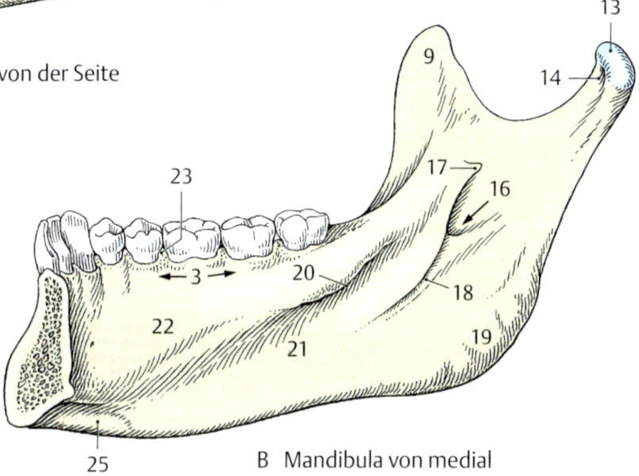

B Mandibula von medial

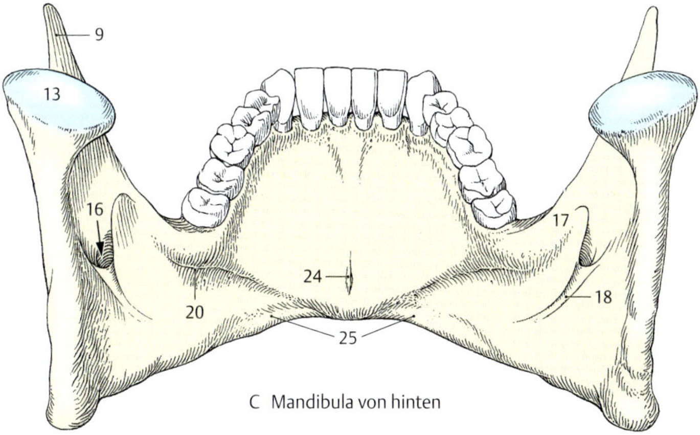

C Mandibula von hinten

Mandibulaformen (A–E)

Der *Angulus mandibulae* verhält sich in den verschiedenen Stadien des Lebens unterschiedlich. So ist er bei Neugeborenen (**A**) noch relativ groß und beträgt 150 Grad, während er beim Kind (**B**) geringer wird. Beim reifen Erwachsenen (**C**) sinkt er auf etwa 120–130 Grad. Beim Greis (**D**) steigt der Winkel auf annähernd 140 Grad wieder an.

Die Änderung des Angulus mandibulae ist abhängig vom Vorhandensein der Pars alveolaris mit dem Arcus alveolaris bzw. der Zähne. Mit dem Auftreten der Zähne kommt es zu einer Änderung des kindlichen Kieferwinkels. Dieser ändert sich dann neuerlich im Alter beim Zahnverlust.

Abgesehen von der Änderung des Kieferwinkels in den verschiedenen Lebensaltern zeigt sich auch ein unterschiedliches Verhalten des Corpus mandibulae. Der Körper des Unterkiefers trägt den Zahnfortsatz, der sich im Greisenalter bzw. nach Zahnverlust zurückbildet. Dadurch wird das Corpus mandibulae verkleinert und u.U. flacher, wodurch sich die Kinnpartie weiter nach vor schieben kann.

Klinischer Hinweis: Die moderne Zahnheilkunde kann durch die **Implantation** von Zähnen Veränderungen der Form der Mandibula bzw. der Maxilla in Grenzen halten. Unter Implantation versteht man das operative Einbringen von Metallsockeln in die Mandibula bzw. Maxilla. Auf diese Sockeln werden die entsprechenden Kronen aufgesetzt. Damit erspart man auch dem Patienten eine Prothese, die immer ein Fremdkörper bleibt. Allerdings erfordert diese Methode der Implantation große Erfahrung.

Die Pars alveolaris kann verschieden angelegt sein. In manchen Fällen, insbesondere bei den tierischen Primaten, findet man eine nach vorne vorspringende Pars alveolaris und dadurch eine andere Zahnstellung als beim rezenten Menschen.

Entwicklung: Die Mandibula entwickelt sich, wie schon auf S. 282 angegeben, auf bindegewebiger Grundlage. Sie entsteht im ersten Viszeralbogen jederseits als ein Deckknochen, der sich auf dem *Meckel*schen Knorpel (*Meckel der Jüngere*, 1781–1833) bildet. Im Symphysenbereich, d.h. also vorne, können Teile des Meckelschen Knorpels Grundlage der auf knorpeliger Grundlage entstehenden Ossicula mentalia sein. Diese verschmelzen mit der Mandibula.
Die ersten Knochenzellen treten in der 6. Embryonalwoche auf. Gemeinsam mit der Clavicula gehört sie daher zu den ersten sich bildenden Knochen des menschlichen Körpers. Im 2. Lebensmonat beginnt die Synostosierung der beiden Mandibulateile.

Os hyoideum (F)

Das Os hyoideum, das Zungenbein, das dem Schädelskelett zuzurechnen ist, steht in keiner unmittelbar knöchernen Beziehung mit dem Schädel, sondern ist nur über Muskulatur und Bänder mit diesem in Verbindung. Es gliedert sich in das *Corpus ossis hyoidei* (**1**), den vorderen Abschnitt, und die beiden seitlich gelegenen großen Hörner (**2**). Man sieht das nach aufwärts gerichtete kleinere *Cornu minus* (**3**) und das größere nach hinten gerichtete *Cornu majus* (**2**).

Entwicklung: Im Körper entstehen ebenso wie im großen Horn auf knorpeliger Grundlage Knochenkerne knapp vor der Geburt, während im kleinen Zungenbeinhorn erst wesentlich später (etwa um das 20. Lebensjahr) ein Knochenkern auftreten kann. Allerdings muss das kleine Horn nicht verknöchern, sondern kann auch knorpelig bleiben. Ebenso wie die Mandibula entwickelt sich auch das Zungenbein aus dem Viszeralbogenskelett.

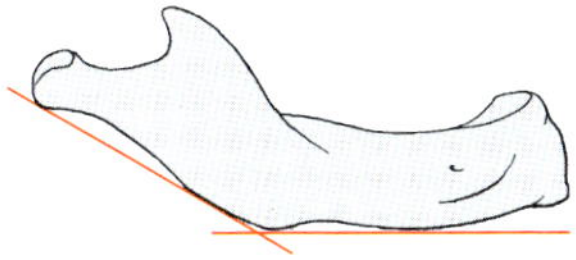

A Mandibula des Neugeborenen

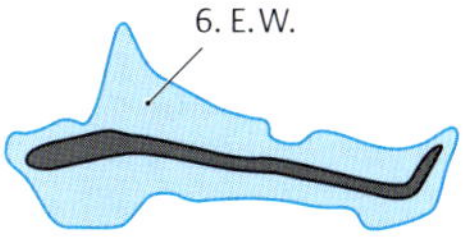

E Mandibulahälfte von medial, Entwicklung

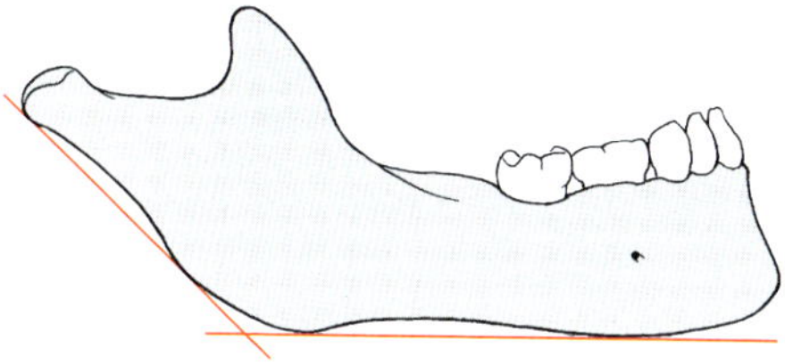

B Mandibula des Kindes (Milchgebiss)

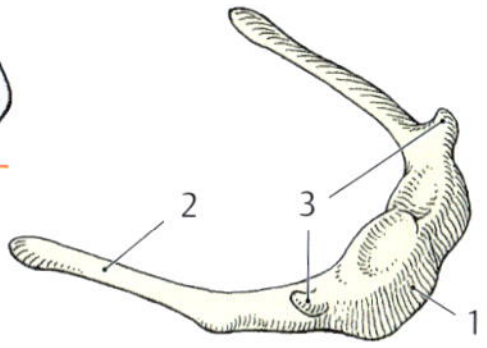

F Os hyoideum

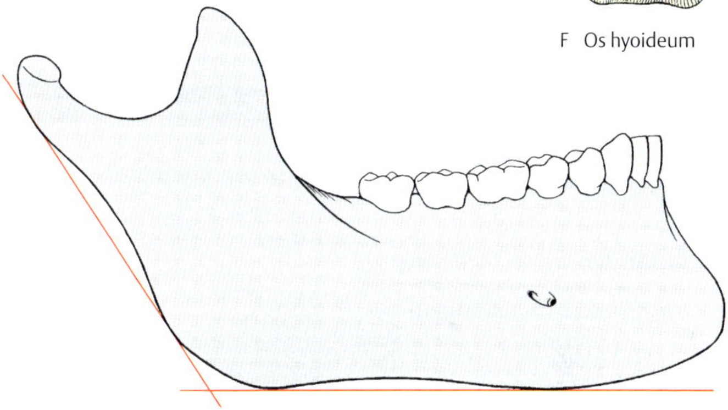

C Mandibula des reifen Erwachsenen (Dauergebiss)

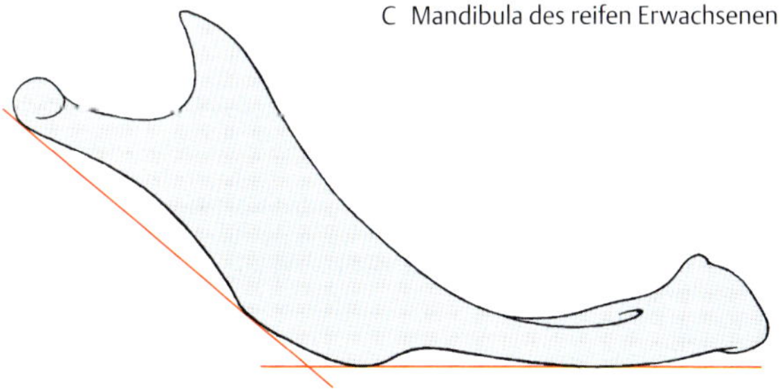

D Mandibula des Greises

Orbita (A, B)

Die Augenhöhle, **Orbita = Cavitas orbitalis**, entspricht in ihrer Form etwa einer vierseitigen Pyramide. Ihre Spitze liegt in der Tiefe, und ihre Basis wird vom Eingang in die Augenhöhle gebildet. Sie wird von verschiedenen Knochen begrenzt.

Dach: Das Dach der Orbita (= Cavitas orbitalis) wird vorn von der *Pars orbitalis ossis frontalis* (**1**), hinten von der *Ala minor ossis sphenoidalis* (**2**) gebildet.

Laterale Wand: An der lateralen Wand beteiligt sich neben dem *Os zygomaticum* (**3**) die *Ala major ossis sphenoidalis* (**4**).

Boden: Der Boden wird vorn im wesentlichen von der *Facies orbitalis des Corpus maxillae* (**5**) und hinten vom *Processus orbitalis ossis palatini* (**6**) gebildet. Am Margo infraorbitalis, also vorn, wird der Boden noch durch das *Os zygomaticum* (**3**) ergänzt.

Mediale Wand: Die dünne mediale Wand wird von der *Lamina orbitalis ossis ethmoidalis* (**7**), vom *Os lacrimale* (**8**) und vom *Os sphenoidale* (**9**) gebildet. Zusätzlich sind noch das *Os frontale* (**1**) und die *Maxilla* beteiligt.

Öffnungen der Orbita: Die den Eingang, *Aditus orbitalis*, begrenzenden *Margines supra- et infraorbitalis* wurden bereits beschrieben (S. 292). Medial bzw. lateral sind sie durch den *Margo medialis* bzw. den *Margo lateralis* miteinander verbunden. Hinten sind zwei ineinander übergehende Spalten, die *Fissura orbitalis superior* (**10**) zur Verbindung mit der Schädelhöhle und die *Fissura orbitalis inferior* (**11**), die die Verbindung zur Flügel-Gaumen-Grube herstellt. Medial vereinigen sich beide Spalten. Knapp darüber findet sich der *Canalis opticus* (**12**). Die Fissura orbitalis inferior entlässt einen nach vorn ziehenden *Sulcus infraorbitalis* (**13**), der in den *Canalis infraorbitalis* übergeht und sich unterhalb des Margo infraorbitalis im *Foramen infraorbitale* (**14**) öffnet. An der lateralen Wand dient das *Foramen zygomatico-orbitale* (**15**) dem Durchtritt des N. zygomaticus. An der medialen Wand finden sich an der Grenze des Os ethmoidale zum Os frontale das *Foramen ethmoidale anterius* (**16**) und das *Foramen ethmoidale posterius* (**17**). Durch sie treten die gleichnamigen Nerven und Arterien hindurch. Das Foramen ethmoidale anterius führt in die Schädelhöhle, das Foramen ethmoidale posterius in die Siebbeinzellen. Nahe dem Eingang in die Orbita liegt die *Fossa sacci lacrimalis* (**18**), die durch die *Crista lacrimalis anterior* (**19**) und die *Crista lacrimalis posterior* (**20**) abgegrenzt ist. Sie führt in den *Canalis nasolacrimalis*, der sich in die Nasenhöhle (S. 308) öffnet.

In unmittelbarer Nachbarschaft der Orbita befinden sich die **Nasennebenhöhlen.** Im Dach erstreckt sich der *Recessus orbitalis des Sinus frontalis* (**21**), der von variabler Größe sein kann. Medial sind die Siebbeinzellen gelegen und dorsal der Sinus sphenoidalis. Nach unten zu ist die Orbita durch eine Knochenlamelle vom *Sinus maxillaris* (**22**) getrennt.

Fossa pterygopalatina (B, C)

Die Flügel-Gaumengrube, **Fossa pterygopalatina**, wird von lateral durch die *Fissura pterygomaxillaris* (**23**) erreicht. Nach vorne wird sie von dem *Tuber maxillae* (**24**), nach hinten vom *Processus pterygoideus* (**25**) und nach medial von der *Lamina perpendicularis ossis palatini* (**26**) begrenzt. Sie stellt einen wichtigen Verkehrsraum für Gefäße und Nerven dar und steht mit der Schädelhöhle das *Foramen rotundum* (**27**) und mit der Unterfläche der Schädelbasis durch den *Canalis pterygoideus* (**28**) in Verbindung. Der *Canalis palatinus major* (**29**) und die Canales palatini minores führen zum Gaumen, das *Foramen sphenopalatinum* (**30**) in die Nasenhöhle und die *Fissura orbitalis inferior* (**11**) in die Augenhöhle.

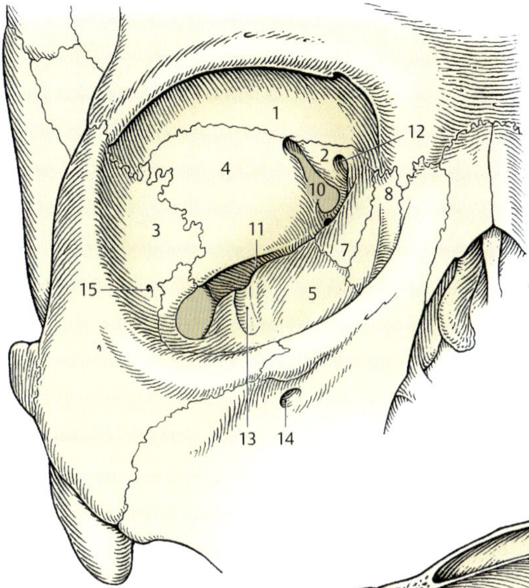

A Orbita von vorne

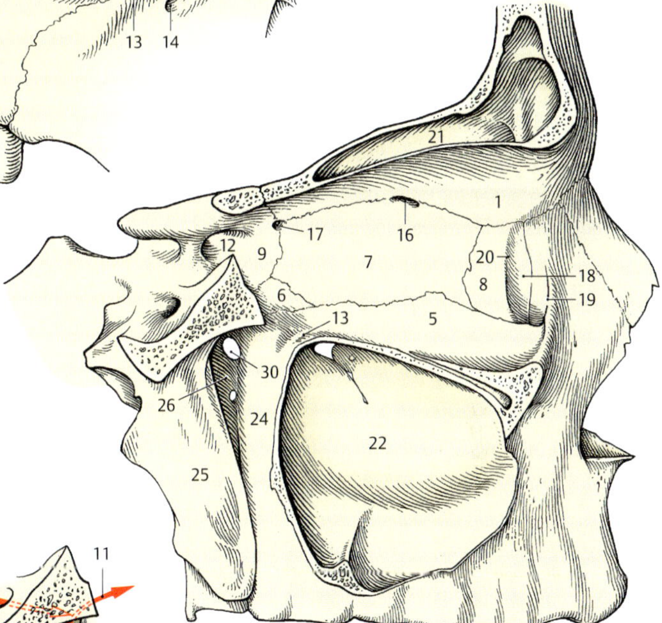

B Sagittalschnitt durch die Orbita und Fossa pterygopalatina

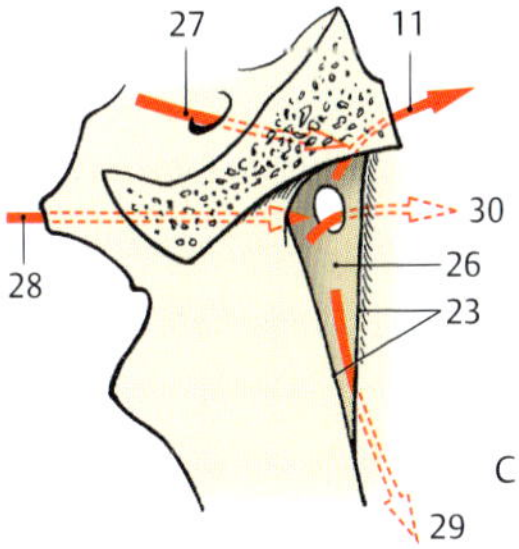

C Schema der Verbindungen der Fossa pterygopalatina

Cavitas nasi (A–C)

Man unterscheidet eine rechte und linke Nasenhöhle, **Cavitas nasalis ossea,** die durch die in der Medianen liegende Nasenscheidewand, **Septum nasi,** getrennt sind. Die Nasenscheidewand zeigt häufig eine aus der Medianen abweichende Krümmung, *Deviatio septi.* Beide Nasenhöhlen öffnen sich nach vorn in der **Apertura piriformis** (S. 292), nach hinten führt jede Nasenhöhle über eine **Choana** in den Pharynx (s. Bd. 2).

Das **Septum nasi** (**A**) besteht aus **knorpeligen** und **knöchernen Elementen.** Die **Cartilago septi nasi** (**1**) mit ihrem *Processus posterior cartilaginis septi* (**2**) vervollständigt die knöcherne Trennwand. Der Cartilago septi ist jederseits das **Crus mediale cartilaginis alaris majoris** (**3**) als mediale Begrenzung der vorderen Nasenöffnung aufgelagert. Die knöcherne Trennwand, das **Septum nasi osseum,** wird gebildet von der *Lamina perpendicularis ossis ethmoidalis* (**4**), der *Crista sphenoidalis* (**5**) und dem *Vomer* (**6**).

Den **Boden** bilden die *Maxilla* (**7**) und das *Os palatinum* (**8**).

Das **Dach** wird vorne oben durch das Os nasale (**9**) und nach oben durch die *Lamina cribrosa ossis ethmoidalis* (**10**) gebildet.

Die **laterale Wand** (**B, C**) jeder Nasenhöhle ist durch die **drei** Nasenmuscheln, **Conchae nasales,** und die dahinterliegenden Cellulae ethmoidales reich gegliedert. Die *Concha nasalis superior* (**11**) und die *Concha nasalis media* (**12**) gehören zum Os ethmoidale, während die *Concha nasalis inferior* (**13**) ein eigener Knochen ist.

Hinter der oberen Muschel liegt der *Recessus sphenoethmoidalis* (**14**), in den der Sinus sphenoidalis mündet. An der lateralen Wand findet sich im Bereich des Recessus das *Foramen sphenopalatinum* (**15**), das die Verbindung mit der Fossa pterygopalatina (S. 306) herstellt. Nach Abtragung der drei Muscheln werden der *Meatus nasi superior,* der *Meatus nasi medius* und der *Meatus nasi inferior* sichtbar. Ebenso kommt die *Lamina perpendicularis ossis palatini* (**16**) vollständig zur Ansicht. Im Meatus nasi superior sieht man die Öffnungen (**17**) der hinteren Siebbeinzellen.

Im Meatus nasi medius bedeckt der *Processus uncinatus* (**18**) z. T. den *Hiatus maxillaris* (**19**), der den Sinus maxillaris mit der Nasenhöhle verbindet. Oberhalb dieses Fortsatzes findet sich die *Bulla ethmoidalis* (**20**), eine besonders große vordere Siebbeinzelle. Oberhalb und unterhalb der Bulla öffnen sich mittlere und vordere Siebbeinzellen in die Nasenhöhle.

Zwischen Bulla ethmoidalis und Processus uncinatus findet sich das *Infundibulum ethmoidale* (**21**), über das der *Sinus frontalis* (**22**), der *Sinus maxillaris* (**23**) und vordere Siebbeinzellen mit der Nasenhöhle in Verbindung stehen. Der Processus uncinatus bedeckt auch z. T. das *Os lacrimale* (**24**), das an der Bildung der lateralen Wand neben der Maxilla (**7**) und dem Os ethmoidale beteiligt ist.

Im Meatus nasi inferior findet sich die nasale Öffnung, *Ostium canalis nasolacrimalis* (**25**) des Ductus nasolacrimalis.

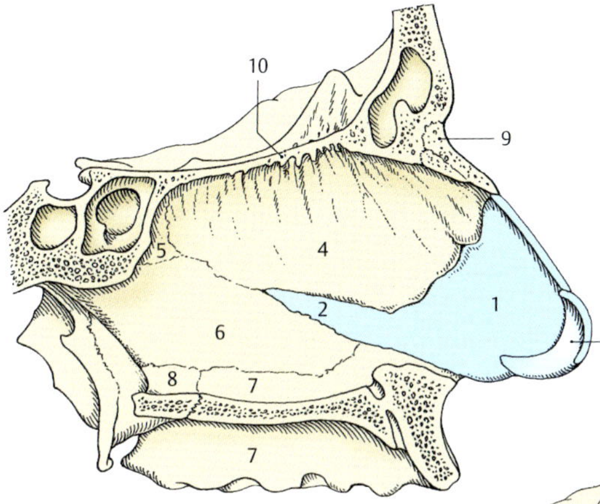

A Nasenscheidewand

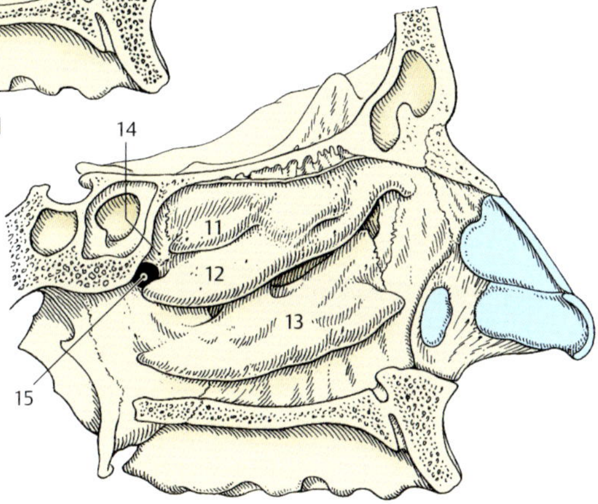

B laterale Nasenwand

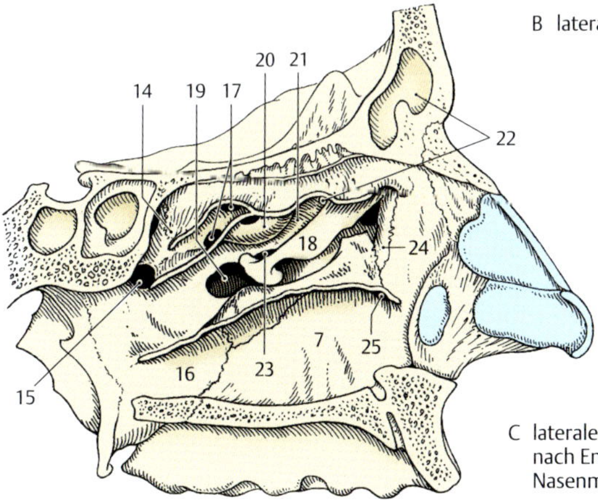

C laterale Nasenwand nach Entfernung der Nasenmuscheln

Schädelformen (A – C)

Anatomie und Anthropologie kennen am Schädel eine Reihe von Messpunkten, Linien und Winkeln, die einerseits einen Vergleich verschiedener gesunder Schädelformen (**A**) erlauben, und es andererseits ermöglichen, pathologische Formen (**B**, **C**) festzustellen.

Einige der wichtigen Messpunkte sind: *Glabella* (**1**) = Stirnglatze, *Opisthokranion* = am weitesten in der Mediansagittalen nach hinten vorspringender Punkt des Os occipitale, *Basion* = Vorderrand des Foramen magnum, *Bregma* (**2**) = Kontaktpunkt zwischen Sutura sagittalis und Sutura coronalis, *Nasion* (**3**) = Kreuzungspunkt der Sutura nasofrontalis mit der Median-Sagittalebene, *Gnathion* (**4**) = Punkt der Basis mandibulae, der in der Median-Sagittalebene am weitesten nach unten vorragt, *Zygion* (**5**) = Punkt des Jochbogens, der am weitesten nach lateral vorragt. Von Bedeutung ist ferner das *Gonion* (**6**) = der am weitesten nach unten, hinten und außen gerichtete Punkt am Angulus mandibulae, *Vertex* = höchster Punkt des Schädels in der Mediansagittalebene bei Einstellung in der Augen-Ohr-Ebene, *Inion* = Spitze der Protuberantia occipitalis externa.

Weitere Messpunkte sowie Linien und Winkel s. Lehrbücher der Anthropologie.

Aufgrund des Vergleiches der Distanzen zwischen einzelnen Messpunkten werden Indizes aufgestellt, wovon wiederum die wichtigsten angeführt werden sollen.

Längen-Breiten-Index des Gehirnschädels:

$$\frac{\text{größte Schädelbreite} \times 100}{\text{größte Schädellänge (Glabella-Opisthokranion)}}$$

Langschädel, Dolichozephalus = Index (I) unter 75,
Mittelschädel, Mesozephalus = I. 75 – 80,
Kurzschädel, Brachyzephalus = I. über 80.

Längen-Höhen-Index des Gehirnschädels:

$$\frac{\text{Basion – Bregmahöhe} \times 100}{\text{größte Schädellänge}}$$

niedrigköpfig, platyzephal = I. unter 70,
mittelköpfig, orthozephal = I. 70 – 75,
hochköpfig, hypsizephal = I. über 75.

Gesichtsindex:

$$\frac{\text{Gesichtshöhe} \times 100}{\text{Jochbogenbreite}}$$

Gesichtshöhe = geradlinige Entfernung vom Nasion zum Gnathion,
breitgesichtig, euryprosop = I. unter 85,
mittelgesichtig, mesoprosop = I. 85 – 90,
schmalgesichtig, leptoprosop = I. über 90.

Grundsätzlich besteht eine Wechselwirkung zwichen Gehirn- und Schädelwachstum. Kommt es zu einer krankhaften Vergrößerung des Schädelinhaltes, so resultiert zugleich eine starke Vergrößerung des knöchernen Schädels. Die krankhafte Gehirnvergrößerung ist auf eine Vergrößerung der mit Liquor erfüllten Hirnhohlräume zurückzuführen, bzw. auf eine übermäßige Produktion von Liquor cerebrospinalis (s. auch Bd. 3).

Klinischer Hinweis: Missbildungen. Ein relativ mächtiger Gehirnschädel gegenüber einem normal großen Gesichtsschädel wird als **Hydrozephalus** (**B**) bezeichnet. Die Knochen des Schädels beim Hydrozephalus sind dünn. Es kommt zu einem späten Verschluss der vergrößerten Fontanellen, die Tubera (frontalia, parietalia) können besonders kräftig ausgebildet sein. Die Orbitae sind flach und klein.

Eine vorzeitige Nahtverknöcherung führt zum **Mikrozephalus** (**C**). Diese vorzeitige Nahtverknöcherung kann z.B. eintreten aufgrund eines geringen Gehirnwachstumes. Beim Mikrozephalus findet man tiefe Orbitae und kräftige Jochbögen.

Weitere Missbildungen sind der Kahnschädel, **Skaphozephalus,** bei dem es zu einer vorzeitigen Synostosierung der Sagittalnaht kommt, und der Turmschädel, **Oxyzephalus.** Beim Turmschädel verknöchert die Kranznaht vorzeitig.

Diese verschiedenen Missbildungen sind von künstlich deformierten Schädeln zu unterscheiden.

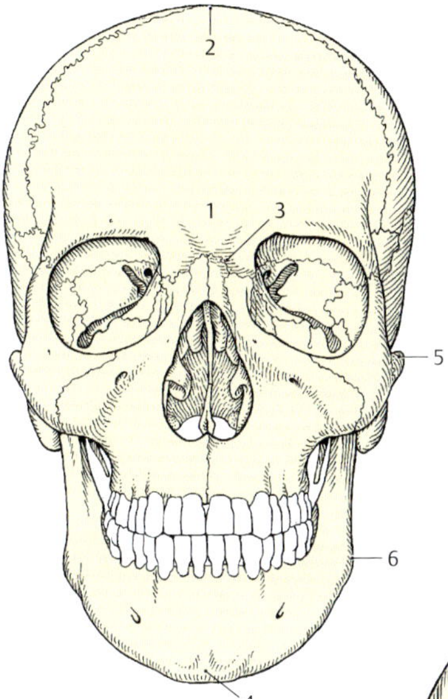

A Schädel von vorne

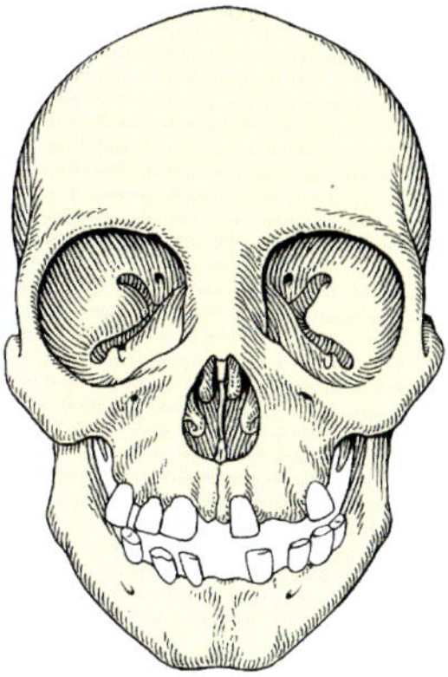

C Mikrozephalus von vorne

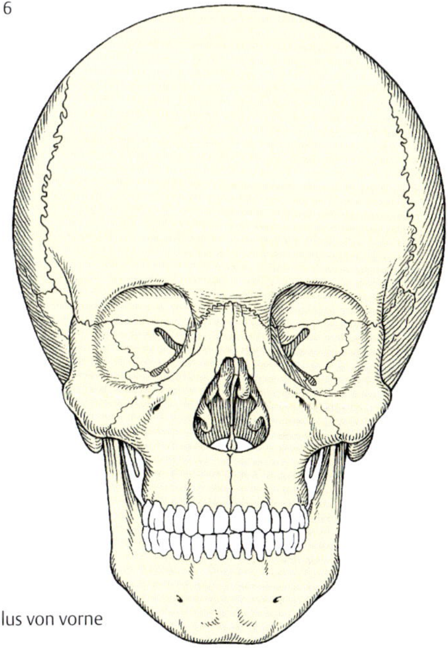

B Hydrozephalus von vorne

Besondere Schädelformen und Schädelnähte (A – D)

Die Größe und Form des Gehirnschädels wird vom Wachstum des Gehirns, die Größe des Gesichtsschädels von der Funktion des Kauapparates wesentlich beeinflusst. Auch der Einfluss anderer Elemente (z. B. Verspannungssystem der Dura mater) ist zu berücksichtigen. Dabei sind auch die verschiedenen Formen der Schädelnähte von Interesse.

Man unterscheidet am Schädel im Bereich der bindegewebig vorgebildeten Knochen grundsätzlich drei verschiedene Arten von Nähten (S. 22). Es sind dies:
- die **Sutura plana** (= Harmonie = Glattnaht),
- die **Sutura serrata** (Zackennaht) und
- die **Sutura squamosa** (Schuppennaht).

In der Entwicklung sind alle Nähte anfangs ziemlich geradlinig, man könnte alle Nähte als Harmonien bezeichnen. Erst im weiteren Verlauf der Schädelausbildung kommt es zu den verschiedenartig geformten Nähten. Daher kommt es immer wieder vor, dass zusätzlich Unterformen wie z. B. die Sutura limbosa als eine spezielle Sutura squamosa beschrieben werden. Außerdem sind in der Entwicklung der Schädelknochen beim Neonatus mehr Nähte vorhanden als beim Erwachsenen. So gibt es aufgrund der paarigen Anlage des Os frontale eine *Sutura frontalis persistens* = Sutura metopica (**1**), die sich üblicherweise zwischen dem ersten und zweiten Lebensjahr schließt. Bleibt sie erhalten (**A**), so spricht man vom **Kreuzschädel,** da sich die *Kranznaht* (**2**) *mit der Frontalnaht und der Sagittalnaht* (**3**) *kreuzt. Reste der Sutura frontalis können häufig im Bereich der Nasenwurzel beobachtet werden* (**4**). Bleibt eine Sutura frontalis erhalten, so kann die Stirnpartie durch stärkeres Wachstum der beiden Anteile des Os frontale besonders mächtig ausgebildet sein.

Klinische Hinweise: Durch atypische Knochenanlagen können **zusätzliche Nähte** auftreten. So kennen wir eine Sutura occipitalis transversa bei einem Inkabein (S. 314). Eine Besonderheit stellt eine *Sutura parietalis horizontalis* (**5**) dar, die durch die Anlage eines *Os parietale superius* (**6**) und eines *Os parietale inferius* (**7**) entsteht. Diese nicht typischen Nähte können am Röntgenbild bei der Betrachtung zu Missverständnissen führen (Fraktur!).

Etwa nach dem 30. Lebensjahr beginnen einzelne Nähte zu synostosieren, womit das Knochenwachstum abgeschlossen ist. Meist verschmilzt als erste die Sutura sagittalis, seltener beginnt die Synostosierung bei der Sutura coronalis.

Klinischer Hinweis: Kommt es vorzeitig zu einem allgemeinen Nahtverschluss, entsteht ein Mikrozephalus (S. 310). Erfolgt die Synostosierung nur einer Naht, entstehen verschiedene atypische Schädelformen, wie z. B. ein Kahn- oder Turmschädel. Verschmilzt nur ein Teil einer Naht vorzeitig, wie es bei der Sutura coronalis zu beobachten ist, so entsteht ein **Plagiozephalus,** ein Schiefschädel (**C, D**). Schiefschädel sind von künstlich deformierten Schädeln zu unterscheiden.

8 Kontur des Schiefschädels,
9 Kontur eines normal entwickelten Schädels.

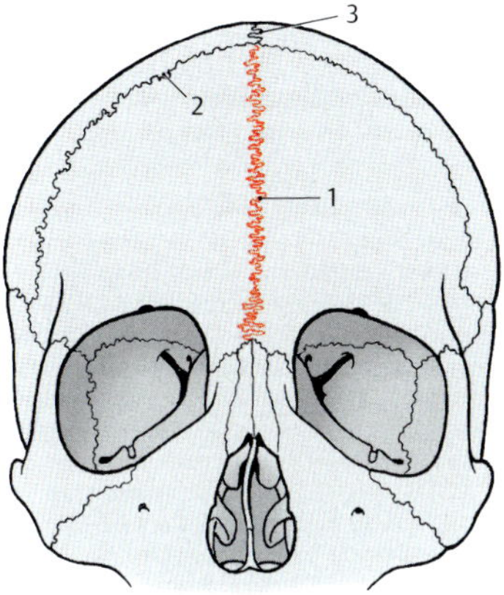

A Sutura frontalis

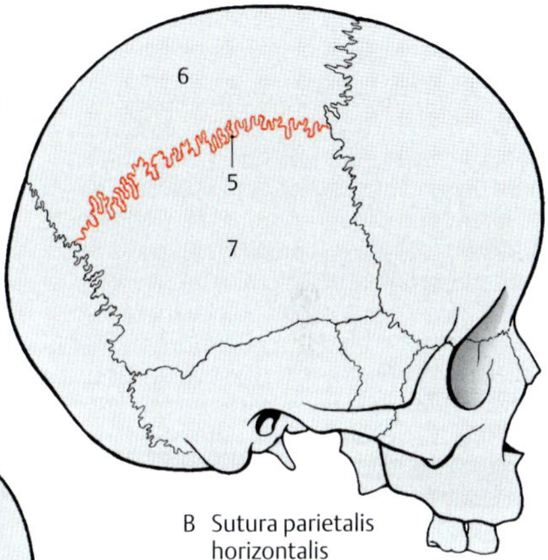

B Sutura parietalis horizontalis

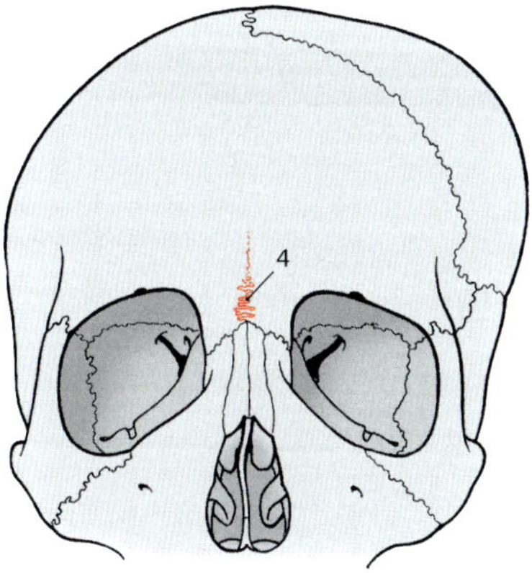

C einseitige Synostosierung der Sutura coronalis

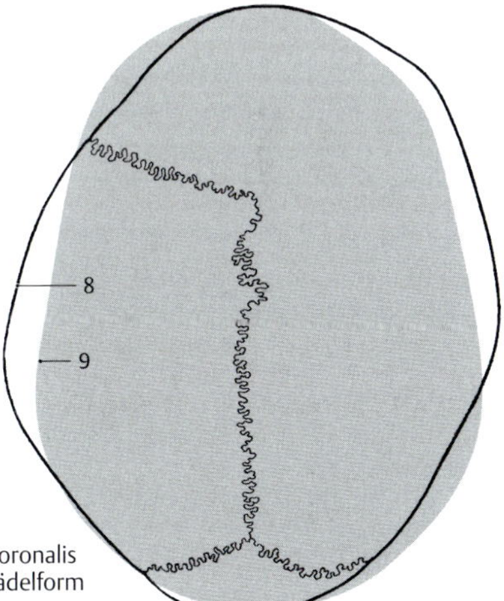

D einseitige Synostosierung der Sutura coronalis von oben gesehen (symmetrische Schädelform grau unterlegt)

Akzessorische Knochen des Schädels (A–E)

Sehr häufig findet man zwischen oder innerhalb der anderen Schädelknochen überzählige, selbständige Knochen. Entweder werden sie als **Schaltknochen** oder, wenn sie innerhalb der Naht zwischen zwei anderen Schädelknochen liegen, als **Nahtknochen,** Ossa suturarum, bezeichnet. Bei diesen überzähligen Knochen, die sich meist aus dem Bindegewebe entwikkeln, sind zwei Gruppen zu unterscheiden.

Die eine Gruppe sind jene, die an typischen Stellen und u.U. symmetrisch auftreten. Dabei kann es sich um Knochen handeln, die in der Entwicklung gesonderte Knochenanlagen haben und mit dem übrigen Knochen nicht verschmelzen. Diese sind von sehr großem praktischen Interesse, da Nähte zwischen solchen Knochenanteilen im Röntgenbild zu Verwechslungen mit Fissuren führen können. Die zweite Gruppe von überzähligen Knochen sind jene, die sowohl in Bezug auf Zahl, Lage und Form völlig regellos sind und sehr häufig individuellen Schwankungen unterliegen.

Zu der ersten Gruppe ist insbesondere das Inkabein, **Os incae** (**1**), zu rechnen. Die Bezeichnung Inkabein beruht darauf, dass es in einem besonders hohen Prozentsatz (20%) bei altperuanischen Schädeln gefunden wurde. *Es entspricht dem oberen Anteil des Os interparietale, der auf bindegewebiger Grundlage entstanden ist* und die Oberschuppe des Os occipitale bildet.

Der untere Anteil des Os interparietale *(Lamina triangularis)* verschmilzt als bindegewebiger Anteil mit einem auf knorpeliger Grundlage entstandenen Anteil *(Os supraoccipitale)* und bildet die Unterschuppe. Das Inkabein wird begrenzt von den beiden Ossa parietalia (**2**) und von der Unterschuppe (**3**) des Os occipitale. Die Naht zwischen dem Inkabein und der Unterschuppe des Os occipitale entspricht der *Sutura mendosa* des Fetus und wird als *Sutura occipitalis transversa* (**4**) bezeichnet. Das Inkabein kann auch zwei- oder dreigeteilt sein.

Weitere an typischer Stelle vorkommende Knochen sind jene im Bereich der Fontanellen. Unmittelbar anschließend an das Inkabein kann man in der hinteren Fontanelle den Spitzenknochen, **Os apicis** (**5**), finden, der als eigener Knochen erhalten bleiben kann. Im Bereich der großen Fontanelle kann ein **Os bregmaticum** (**6**), auch Os frontoparietale genannt, auftreten, ein Schaltknochen, der von rundlicher oder rhomboider Form ist und seltener vorkommt.

Ein weiterer typischer Schaltknochen wird als **Os epiptericum** (**7**) bezeichnet, wobei ein *Os epiptericum anterius* von einem *Os epiptericum posterius* unterschieden werden kann. Dieses Os epiptericum findet sich im Fonticulus sphenoidalis und grenzt an das Os frontale (**8**), an das Os parietale (**2**), an die Pars squamosa des Os temporale (**9**) und an das Os sphenoidale (**10**). Ein Os epiptericum anterius erreicht nicht immer das Os parietale, ein Os epiptericum posterius erreicht nicht immer das Os frontale. Man findet entweder ein einheitliches Os epiptericum oder aber die beiden oben angeführten Anteile oder einen dieser Anteile allein. Schließlich kann man noch im Bereich der hinteren seitlichen Fontanelle eine eigene Knochenanlage (**11**) finden.

Die zweite Gruppe umfasst insbesondere die Nahtknochen, die besonders häufig zu finden sind. Nahtknochen treten im Bereich der Sutura lambdoidea, der Sutura sagittalis und der Sutura coronalis (**12**) auf. Außerdem können Nahtknochen auch bei einer Sutura occipitalis transversa (s. oben) beobachtet werden.

Sehr selten findet man innerhalb eines Knochens eine weitere selbständige Knochenanlage (**13**). Solche Schaltknochen treten vereinzelt im Os parietale (**2**), sehr selten auch im Os frontale auf.

Klinischer Hinweis: Schalt- und Nahtknochen können die ganze Dicke der Schädeldecke durchdringen, können aber auch nur an der Oberfläche oder nur im Inneren des Schädeldaches sichtbar werden.

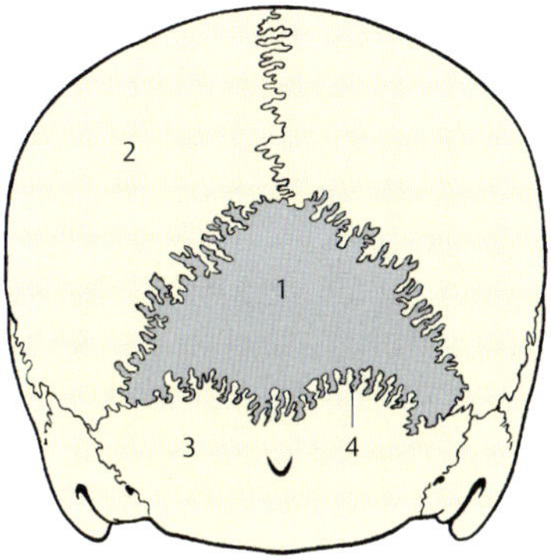

A Os incae, Schädel von hinten

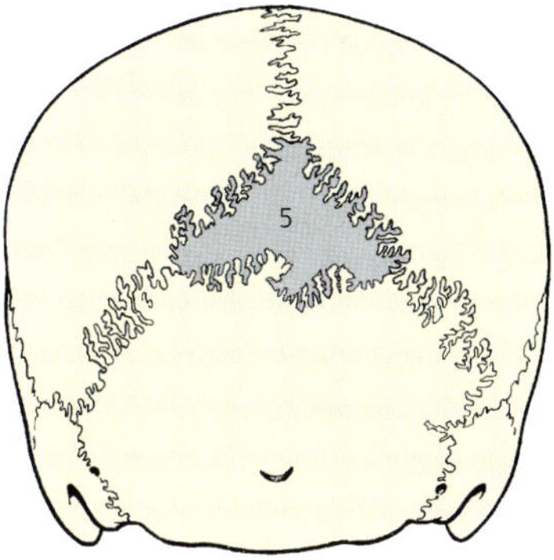

B Os apicis, Schädel von hinten

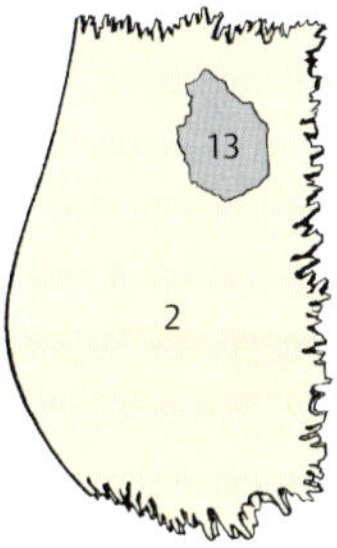

C eigener Knochen innerhalb eines Os parietale

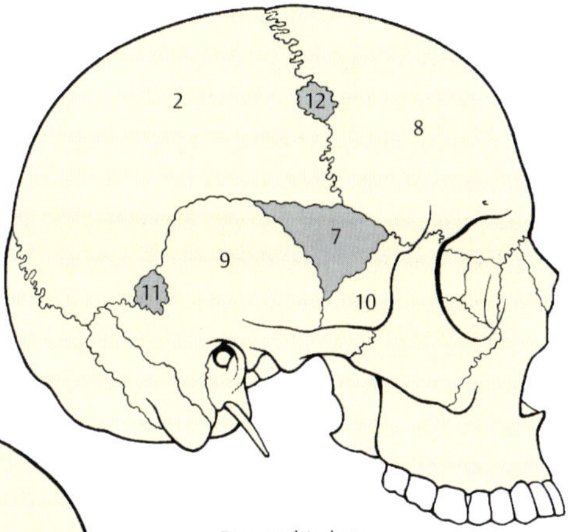

D verschiedene Schalt- und Nahtknochen

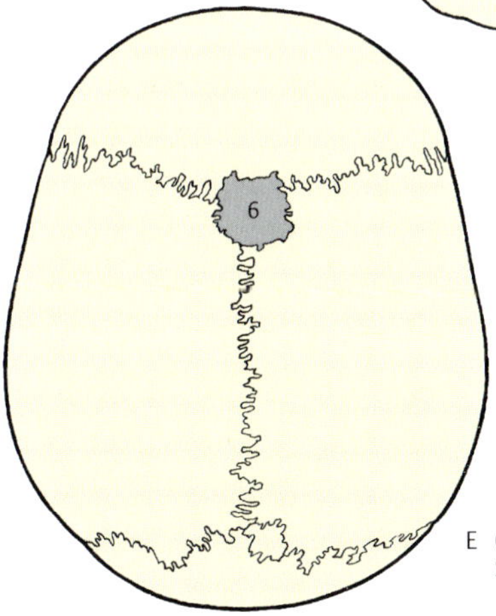

E Os bregmaticum, Schädel von oben

Kiefergelenk (A–C)

Die **Articulatio temporomandibularis** wird durch den **Discus articularis** (**1**) in zwei Abteilungen gegliedert. Die Gelenkkörper werden einerseits vom **Caput (Condylus) mandibulae** (**2**) und andererseits von der **Fossa mandibularis** (**3**) mit dem **Tuberculum articulare** (**4**) gebildet.

Das annähernd walzenförmige Caput mandibulae ist so eingestellt, dass seine Längsachse sich in der Medianebene unter einem Winkel von etwa 160 Grad knapp vor dem Foramen magnum mit der Längsachse des Gelenkkörpers der Gegenseite trifft. Der Kopf ist von Faserknorpel überkleidet, ebenso besitzt auch die Fossa mandibularis eine faserknorpelige Auskleidung.

Der **Discus articularis** (**1**) stellt für das Caput mandibulae eine transportable Pfanne dar. Er besteht in den vorderen Abschnitten aus fibrösem Material mit eingestreuten Knorpelzellen. Der hinterste Abschnitt des Discus articularis ist bilaminär. Der obere Anteil (**5**), der an der hinteren Wand der Fossa mandibularis befestigt ist, besteht aus lockerem fibroelastischen Gewebe, während der untere Anteil (**6**), der am Hinterrand des Caput mandibulae ansetzt, aus einem sehr straffen fibrösen Gewebe besteht. Zwischen beiden Anteilen findet sich ein retroartikuläres Venengeflecht als plastisches Polster *(Zenker)*. Vorn ist der Discus articularis mit der Gelenkkapsel und dem *Caput infratemporale* des *M. pterygoideus lateralis* (**7**) fest verbunden.

Die **Capsula articularis** (**8**) ist relativ schlaff und dünn und wird insbesondere an der lateralen Seite vom *Lig. laterale* (**9**) verstärkt. Das Band erstreckt sich vom Arcus zygomaticus zum Processus condylaris knapp unterhalb des Caput mandibulae. An dieser Stelle findet sich sehr häufig ein Höcker, manchmal eine leistenartige Erhebung, seltener eine grubige Vertiefung. In der älteren Literatur sprach man von einem Tuberculum condylare, bzw. einer Crista condylaris oder einer Fovea condylaris.

Außerdem wirken noch das **Lig. stylomandibulare** (**10**) und das **Lig sphenomandibulare** (**11**) als Führungsbänder. Beide stehen jedoch nicht in unmittelbarem Zusammenhang mit der Kapsel. Das Lig. sphenomandibulare erstreckt sich von der *Spina ossis sphenoidalis* (**12**) zur *Lingula mandibulae* (**13**), während das Lig. stylomandibulare vom *Processus styloideus* (**14**) zum *Angulus mandibulae* (**15**) gelangt. Es steht im Zusammenhang mit dem *Lig. stylohyoideum* (**16**). Vom Angulus mandibulae gelangen ebenfalls Faserzüge zum Os hyoideum, die als *Lig. hyomandibulare* (**17**) bezeichnet werden sollten.

Funktionell stellt das Kiefergelenk eine Kombination zweier Gelenke dar. Dabei ist ein Gelenk zwischen Discus articularis und Caput mandibulae und ein Gelenk zwischen Discus articularis und Fossa mandibularis vorhanden. Bei aktiver Öffnung des Mundes kommt es immer zu einer **Drehbewegung** im unteren und einer **Schiebebewegung** nach vorn im oberen Anteil. Die Schiebebewegung wird insbesondere durch den M. pterygoideus lateralis bedingt. Neben Öffnungsbewegungen kommt es zu lateralen oder **Mahlbewegungen.**

Das Kiefergelenk bzw. die Form seiner Gelenkkörper sind abhängig von der Ausbildung des Gebisses und damit auch vom Lebensalter. Bei fehlenden Zähnen (Säugling, Greis) ist die Fossa mandibularis flach und das Tuberculum articulare unauffällig.

Unmittelbar hinter dem Kiefergelenk findet sich der äußere Gehörgang (**18**) und unmittelbar darüber die mittlere Schädelgrube. Enge Beziehungen zum Kiefergelenk besitzen auch die Glandula parotidea (s. Bd. 2) und verschiedene Gefäße und Nerven.

19 Os hyoideum.

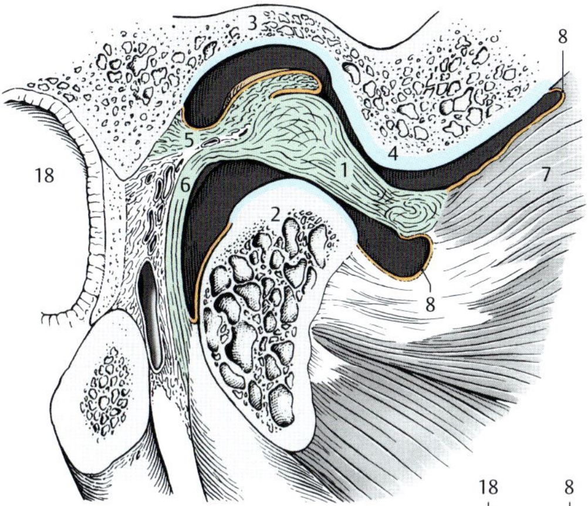

A Kiefergelenk im Schnitt (Gelenkkörper distrahiert)

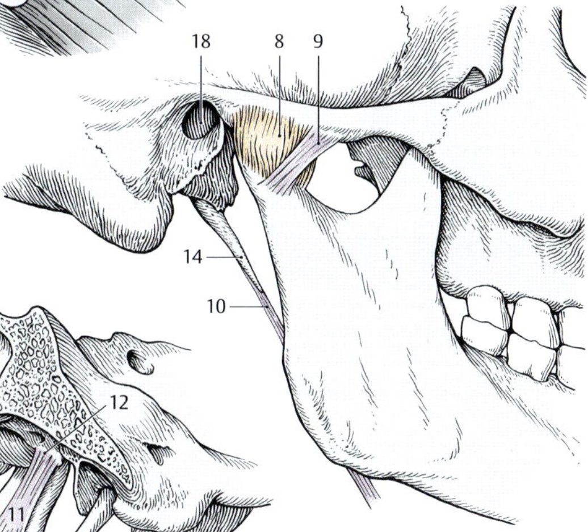

B Kiefergelenk von lateral

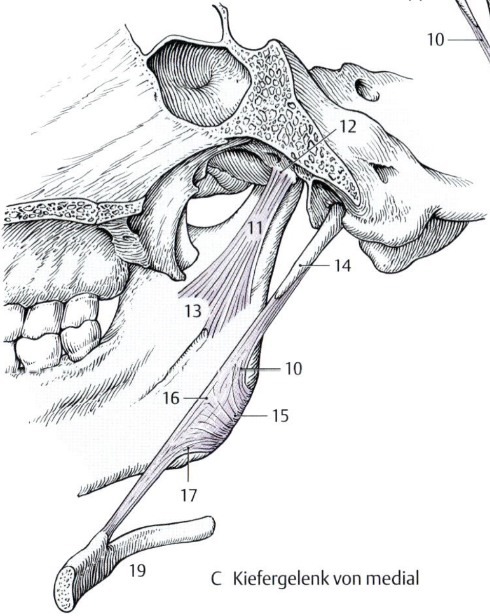

C Kiefergelenk von medial

Muskulatur und Faszien

Kopfmuskeln

Mimische Muskulatur

Die **mimische Muskulatur** strahlt in die Haut des Gesichtes bzw. des Kopfes ein. Dadurch kommt es bei Kontraktionen dieser Muskeln zu Verschiebungen der Haut. Diese Verschiebungen der Haut, die in Form von Falten und Furchen auftreten, bilden die Grundlagen der Mimik, des sprechenden Gesichtsausdruckes.

Die Mimik ist unter anderem abhängig von den genetischen Anlagen, der geistigen Leistung und vom Alter des Betreffenden. Bei jugendlicher, elastischer Haut sind die Veränderungen nach Muskelkontraktionen rückführbar, während beim alten Menschen, bei dem die Elastizität der Haut geringer ist, die Falten bestehen bleiben können. Im nachfolgenden Abschnitt soll bei den einzelnen Muskeln deren Funktion im Sinne der Mimik gedeutet werden.

Klinischer Hinweis: Die Mimik ist auch abhängig vom Gesundheitszustand. Verschiedene Erkrankungen des Herzens, der Schilddrüse, des Magens und der Leber können Auswirkungen auf den Gesichtsausdruck haben. Besonders wirken sich auch Lähmungen des N. facialis aus.

Die mimische Muskulatur kann in die

- **Muskulatur des Schädeldaches,**
- **Muskulatur im Bereich der Lidspalte,**
- **Muskulatur im Nasenbereich und**
- **Muskulatur im Bereich der Mundöffnung**

gegliedert werden.

Mimische Muskulatur des Schädeldaches (A, B)

Die Muskeln des Schädeldaches bilden den Schädelhaubenmuskel, den **M. epicranius.** Dieser ist sehr locker mit dem Periost, jedoch sehr fest mit der Kopfhaut verbunden. Zwischen den paarigen vorderen und hinteren Bäuchen ist eine straffe Sehne, die Sehnenhaube, die **Galea aponeurotica** (**1**), ausgespannt. In diese Galea aponeurotica strahlen jedoch nicht nur die vorderen und hinteren Muskelbäuche ein, sondern sie wird auch von den Muskelfasern der Mm. temporoparietales als Ursprungsfeld benützt.

Der **M. occipitofrontalis** besteht jederseits aus dem *Venter occipitalis* (**2**) und dem *Venter frontalis* (**3**). *Der erstere entspringt von den lateralen zwei Dritteln der Linea nuchalis suprema, der letztere* besitzt keinen knöchernen Ursprung, sondern *entsteht aus der Haut und Unterhaut der Augenbrauen- und Stirnglatzengegend.* Der Venter frontalis steht außerdem in enger Beziehung zum *M. orbicularis oculi* (**4**).

Der **M. temporoparietalis** (**5**) *entspringt im Bereich der Galea aponeurotica und erreicht die Cartilago auriculae.* Der hinterste Anteil dieses Muskels wird auch als *M. auricularis superior* bezeichnet.

Durch den M. epicranius, und im besonderen durch die vorderen Bäuche, kommt es zur Faltenbildung der Stirnhaut. Außerdem können bei Kontraktion der beiden frontalen Bäuche die Augenbrauen und die Oberlider gehoben werden. Es entsteht dadurch ein Gesichtsausdruck im Sinne der Verwunderung.
Innervation: N. facialis.

Kopf und Hals

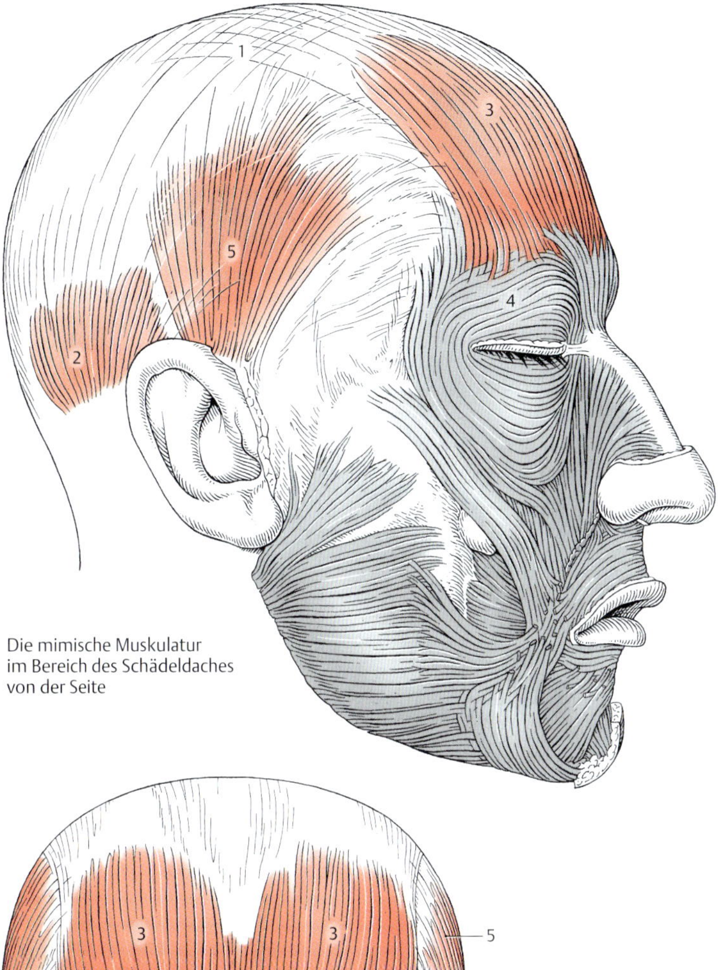

A Die mimische Muskulatur im Bereich des Schädeldaches von der Seite

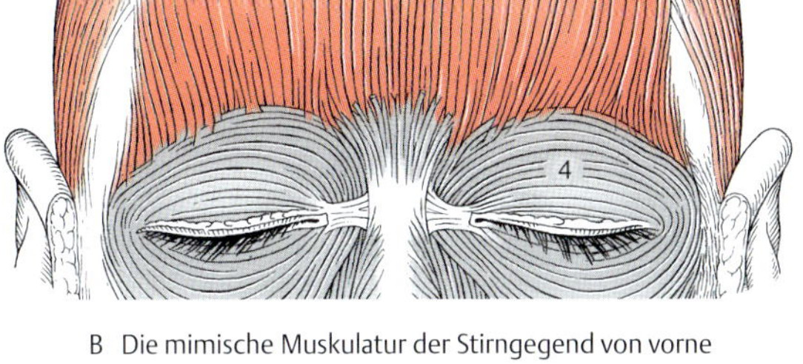

B Die mimische Muskulatur der Stirngegend von vorne

Kopfmuskeln, Fortsetzung

Mimische Muskulatur im Bereich der Lidspalte (A–F)

Der **M. orbicularis oculi** besteht aus 3 Teilen, **Pars orbitalis** (**1**), **Pars palpebralis** (**2**) und **Pars lacrimalis** (**3**), die heute als **Pars profunda** der Pars palpebralis bezeichnet wird. Die dicke **Pars orbitalis** (**1**) *ist rund um die Orbita angeordnet. Fixiert ist sie am Lig. palpebrale mediale* (**4**), *am Processus frontalis maxillae und an der Crista lacrimalis anterior.* Im Oberlid strahlen die medialen Fasern der Pars orbitalis fächerförmig aus, sodass sie Richtung Augenbraue ziehen. Diese Fasern können auch als *M. depressor supercilii* bezeichnet werden. Die zarte **Pars palpebralis** (**2**) liegt unmittelbar den Augenlidern auf und erreicht auch das Lig. palpebrale mediale. Zum Teil liegt sie unmittelbar dem Tarsus (**5**), zum Teil dem Septum orbitale an. Die **Pars lacrimalis** (**3,** *Hornerscher* Muskel, Pars profunda der Pars palpebralis) *liegt medial vom inneren Schenkel des Lig. palpebrale mediale und entspringt im wesentlichen an der Crista lacrimalis posterior* (**6**).

Die Pars orbitalis sorgt für einen festen Lidschluss während die Pars palpebralis primär dem Lidschlagreflex dient. Die Funktion der Pars lacrimalis ist nicht vollständig geklärt, einerseits soll sie erweiternd auf den Tränensack wirken, andererseits soll sie seinen Inhalt auspressen.

Durch die enge Beziehung des Muskels zur Haut kommt es zu dem Auftreten von radiären Falten im Bereich des äußeren Lidwinkels. Diese Falten werden als Krähenfüße bezeichnet. Gedeutet wird die Funktion des M. orbicularis oculi im Gesichtsausdruck als Besorgtsein (**D**) und als zukunftsdenkend.

Der **M. corrugator supercilii** (**7**) durchsetzt den M. orbicularis oculi und den Venter frontalis (**8**). *Er entspringt von der Glabella und vom Margo supraorbitalis und strahlt in die Haut der Augenbrauen ein.*

Er zieht die Haut der Augenbraue nach unten und medial und erzeugt eine längsverlaufende Furche. Er hat eine Schutzfunktion bei grellem Sonnenlicht und wird auch als der Muskel des pathetischen Schmerzes bezeichnet. Seine Kontraktion wird auch als Ausdruck einer Denkerstirn angesprochen (**E**).

Mimische Muskulatur im Nasenbereich (A–F)

Der **M. procerus** (**9**) *entspringt vom Nasenrücken und strahlt in die Stirnhaut ein.* Als relativ dünne Muskelplatte ruft er bei Kontraktion eine quere Falte über der Nasenwurzel hervor.

In der Mimik des Gesichtes drückt er eine Drohung aus. Im Alter kann diese Falte häufig erhalten bleiben.

Der **M. nasalis** besteht aus einer **Pars transversa** (**10**) und einer **Pars alaris** (**11**). *Er entspringt von den Juga alveolaria des Eckzahnes und des lateralen Schneidezahnes und erreicht die Haut des Nasenflügels.* Die Pars transversa stellt eine dünne, breite Platte dar, die mit der Pars transversa des Muskels der Gegenseite durch eine Sehnenplatte verbunden ist, während die Pars alaris in die Haut des Nasenflügels einstrahlt.

Die Kontraktion dieses Muskels zieht den Nasenflügel nach abwärts und hinten und verkleinert das Nasenloch. In der Mimik ruft die Kontraktion dieses Muskels einen fröhlich-erstaunten Gesichtsausdruck hervor und erweckt den Eindruck von Verlangen, Begehren und Lüsternheit (**F**).

Der **M. levator labii superioris alaeque nasi** (**12**) *entspringt am Margo infraorbitalis und strahlt in die Haut der Oberlippe und des Nasenflügels ein.* Er zieht nicht nur die Haut des Nasenflügels, sondern auch die der Oberlippe nach oben. Bei gleichzeitiger Kontraktion des rechten wie des linken Muskels wird die Nasenspitze etwas angehoben.

Er wirkt als Heber der Nasenflügel und erweitert die Nasenlöcher. Bei stärkerer Kontraktion bildet er in der Haut eine Falte. Der Gesichtsausdruck, der dabei entsteht, drückt Missvergnügen und Unzufriedenheit aus (**G**).

Bei Abb. **C** ist der M. orbicularis oculi mit den Lidplatten nach medial umgeklappt. Ansicht der Hinterfläche.

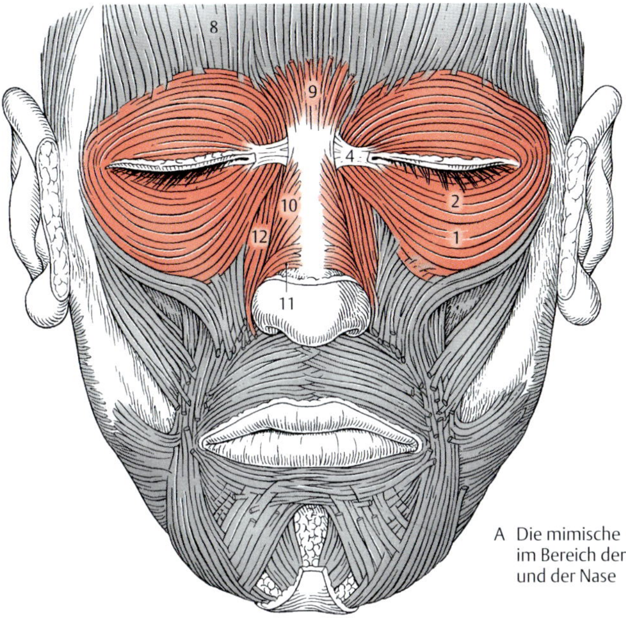

A Die mimische Muskulatur im Bereich der Lidspalte und der Nase

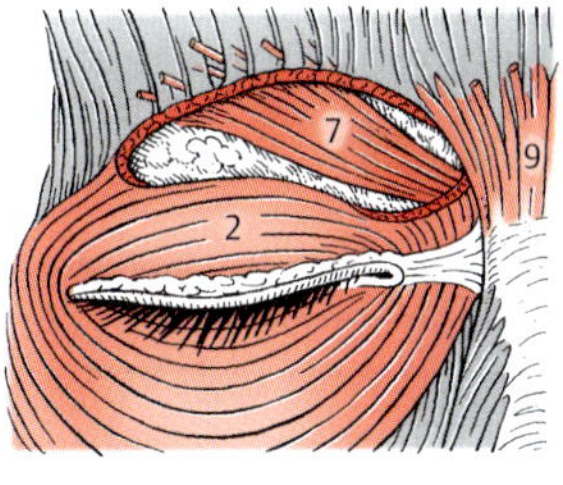

B M. corrugator supercilii

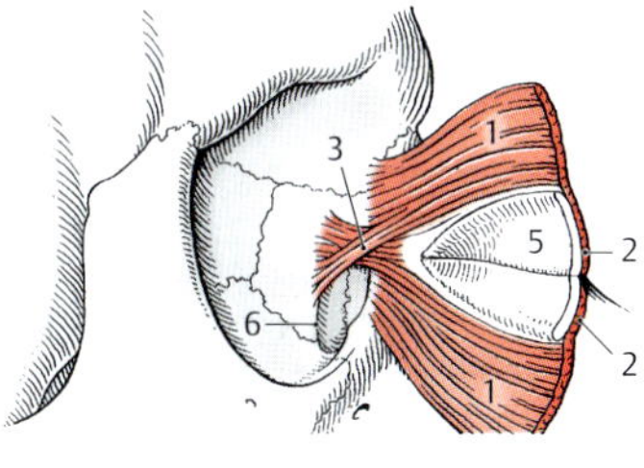

C Pars lacrimalis m. orbicularis oculi, von innen gesehen

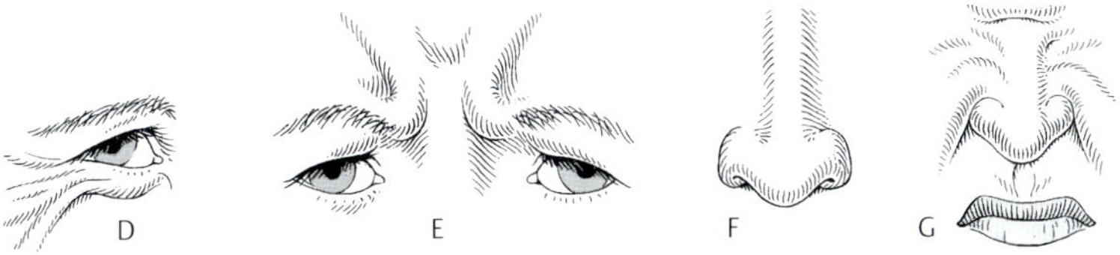

D–F Wirkung der Muskeln auf die Mimik (nach Rouillé)

Kopfmuskeln, Fortsetzung

Mimische Muskulatur im Bereich des Mundes (A–L)

Der **M. orbicularis oris** (**1**) ist nur scheinbar ein Ringmuskel und besteht in Wirklichkeit aus 4 Teilen (**A**). Außerdem unterscheidet man eine innere **Pars labialis** und eine äußere **Pars marginalis.** Der Muskel bestimmt durch seinen Tonus gemeinsam mit der Form des darunter liegenden Knochens und der Zähne die Form des Mundes.

Bei schwacher Kontraktion werden die Lippen aneinandergelegt, während sie bei starker Kontraktion nach vorn geschoben und dadurch rüsselförmig vorgewölbt werden. Die Hauptwirkung dieses Muskels zeigt sich beim Essen und Trinken. In der Mimik entsteht bei seiner Kontraktion der Eindruck von Verschlossenheit (**D**).

Der viereckige **M. buccinator** (**2**) *entspringt von der Mandibula im Bereich des 1.–2. Molaren und von der Raphe pterygomandibularis* (**3**). Er zieht zum Mundwinkel und bildet die laterale Wand des Vestibulum oris.

Er ermöglicht das Ausblasen der Luft, zieht die Mundwinkel nach außen und sorgt für die faltenlose Ausbreitung der Wangenschleimhaut. Er wirkt beim Lachen und Weinen mit, der Gesichtsausdruck zeigt Genugtuung (**E**).

Der **M. zygomaticus major** (**4**) *entspringt vom Os zygomaticum und zieht zum Mundwinkel,* wobei er z.T. die Fasern des M. depressor anguli oris überkreuzt.

Er hebt den Mundwinkel nach oben und lateral. In der Mimik drückt seine Kontraktion Lachen oder Vergnügen aus (**F**).

Der **M. zygomaticus minor** (**5**) *zieht von der Außenfläche des Os zygomaticum zum Sulcus nasolabialis.*

Der **M. risorius** (**6**) besteht aus oberflächlichen Muskelbündeln, die *von der Fascia masseterica kommen und zum Mundwinkel ziehen.*

Er erzeugt gemeinsam mit dem M. zygomaticus major die Nasolabialfalten. Er wird wie dieser als Lachmuskel bezeichnet. In der Mimik drückt sich seine Kontraktion so aus, dass ein Gesichtsausdruck des Handelns entsteht (**G**).

Der **M. levator labii superioris** (**7**) steht in Verbindung mit dem M. levator labii superioris alaequae nasi. *Er entspringt am Margo infraorbitalis und strahlt in die Haut der Oberlippe ein.*

Der **M. levator anguli oris** (M. caninus, **8**) *entspringt unterhalb des Foramen infraorbitale und erreicht die Haut des Mundwinkels.*

Er hebt den Mundwinkel, bei seiner Kontraktion drückt sich in der Mimik Selbstgefühl aus (**H**).

Der dreieckige **M. depressor anguli oris** (M. triangularis, **9**) *entspringt am Unterrand der Mandibula und zieht ebenfalls zum Mundwinkel.*

Er zieht den Mundwinkel nach abwärts und wird als Muskel der Traurigkeit bezeichnet (**I**).

Der **M. transversus menti,** der nur bei starker Ausbildung des M. depressor anguli oris vorhanden ist, zieht im Kinnbereich quer und soll mit der Ausbildung des Doppelkinns in Beziehung stehen.

Der **M. depressor labii inferioris** (M. quadratus labii inferioris, **10**) *entspringt unterhalb des Foramen mentale von der Mandibula und strahlt in die Haut der Unterlippe ein.*

Er senkt die Unterlippe und drückt Beständigkeit aus (**K**).

Der **M. mentalis** (**11**) *entspringt von der Mandibula im Bereich des Jugum alveolare des lateralen Schneidezahnes und strahlt in die Haut des Kinnes ein.*

Er erzeugt die Kinn-Lippen-Furche und drückt Zweifel und Unentschlossenheit aus (**L**).

Das **Platysma** (**12**) strahlt vom Hals in den Gesichtsbereich ein und steht mit dem M. risorius, dem M. depressor anguli oris und dem M. depressor labii inferioris in Zusammenhang.

Alle mimischen Muskeln werden vom N. facialis innerviert.

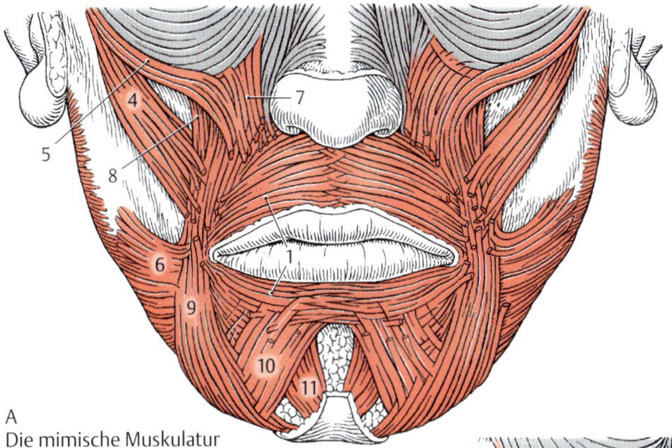

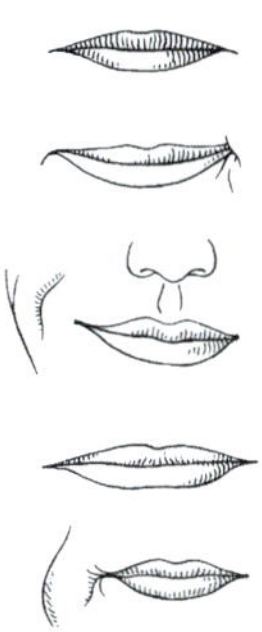

A
Die mimische Muskulatur
im Bereich des Mundes
von vorne

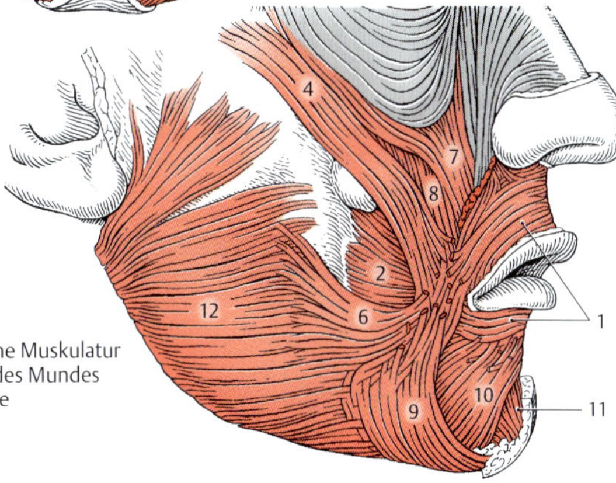

B Die mimische Muskulatur
im Bereich des Mundes
von der Seite

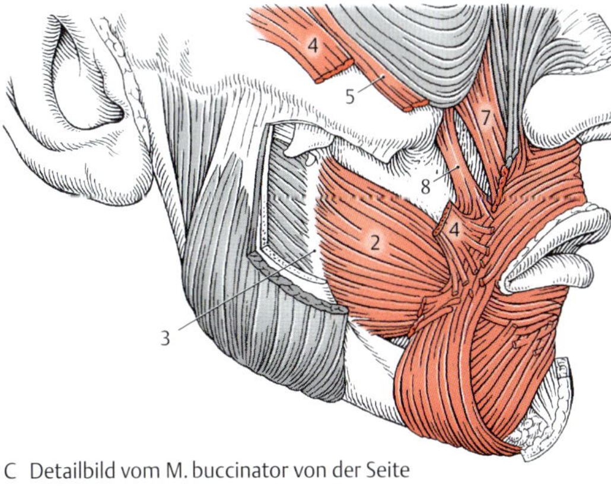

C Detailbild vom M. buccinator von der Seite

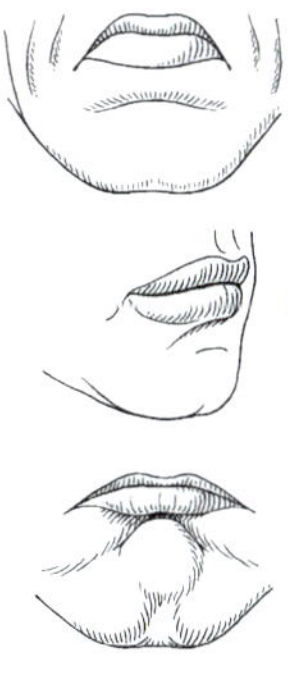

D–L
Wirkung der Muskulatur
auf die Mimik (nach Rouillé)

Kopfmuskeln, Fortsetzung

Kaumuskulatur (A – E)

Die Kaumuskeln werden von Zweigen des N. mandibularis innerviert. Sie entstammen entwicklungsgeschichtlich dem ersten Viszeralbogen.

Zu den Kaumuskeln im engeren Sinne gehören:

- **M. masseter** (**1**),
- **M. temporalis** (**2**),
- **M. pterygoideus lateralis** (**3**) und
- **M. pterygoideus medialis** (**4**).

Der **M. masseter** (**1**) *entspringt vom Arcus zygomaticus* (**5**) und *inseriert an der Tuberositas masseterica* (**6**) am Angulus mandibulae. Der Muskel gliedert sich in einen **oberflächlichen,** kräftigeren **Anteil** (**7**), dessen Fasern schräg verlaufen, und einen **tiefen Anteil** (**8**), dessen senkrechte Fasern an der Innenfläche des Processus zygomaticus des Os temporale und auch von der Fascia temporalis ihren Ursprung nehmen. Der M. masseter ist ebenso wie der M. temporalis ein kräftiger Schließer des Mundes, er hebt also die Mandibula.
Innervation: N. massetericus.

Der **M. temporalis** (**2**) ist der stärkste Heber des Unterkiefers. Er *entspringt von der Fossa temporalis* (**9**) *bis zur Linea temporalis inferior und von der Fascia temporalis* (**10**). *Mit einer kräftigen Sehne gelangt er zum Processus coronoideus mandibulae und setzt an diesem an* (**11**). Dabei erstreckt sich sein Ansatz an der Innen- und Vorderseite des Ramus mandibulae nach abwärts.
Innervation: Nn. temporales profundi.

Der **M. pterygoideus lateralis** (**3**) ist jener Muskel, der bei allen Bewegungen der Mandibula mitwirkt. Er gilt als Führungsmuskel für das Kiefergelenk. Er besteht aus 2 Anteilen, und zwar *entspringt* er *mit dem* **Caput inferius** (**12**) *von der Außenfläche der Lamina lateralis des Processus pterygoideus. Mit dem* **Caput superius** (**13**) *entspringt er von der Facies infratemporalis und der Crista infratemporalis* (**14**) *der Ala major ossis sphenoidalis. Der letztere Anteil erreicht den Discus articularis, während der erstere Anteil in der Fovea pterygoidea* (**15**) ansetzt.
Innervation: N. pterygoideus lateralis.

Der **M. pterygoideus medialis** (**4**) zieht annähernd senkrecht zu dem vorher genannten Muskel. Er *entspringt in der Fossa pterygoidea, und zwar mit einem* **größeren Teil** *an der Innenfläche der Lamina lateralis, mit einem* **kleineren Teil** *von der Außenseite der Lamina lateralis sowie mit wenigen Fasern auch vom Tuber maxillae. Er zieht* zum Angulus mandibulae und *inseriert an der Tuberositas pterygoidea,* sodass der Angulus mandibulae einerseits durch den M. masseter und andererseits durch den M. pterygoideus medialis in einer Muskelschlinge gelegen ist. Er hebt die Mandibula und wirkt auch beim Vorschieben der Mandibula mit. Außerdem kann er auch bei der lateralen Verschiebung des Unterkiefers und bei Drehbewegungen mitwirken.
Innervation: N. pterygoideus medialis.

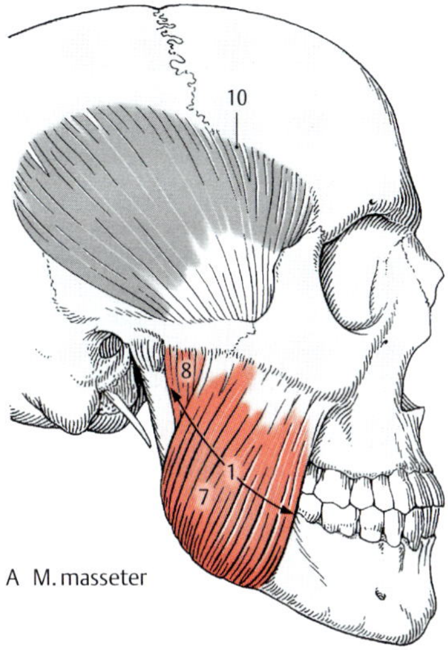

A M. masseter

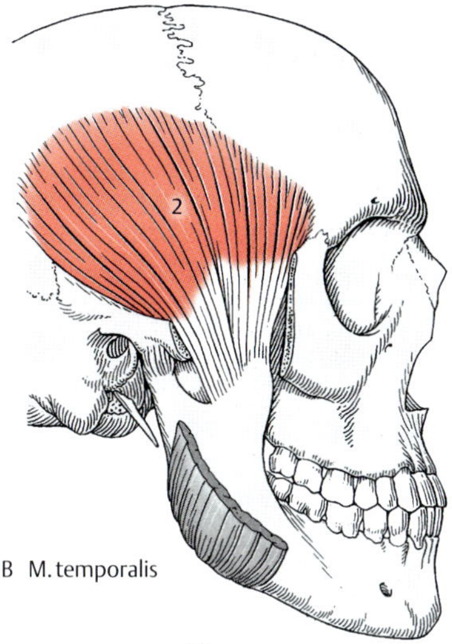

B M. temporalis

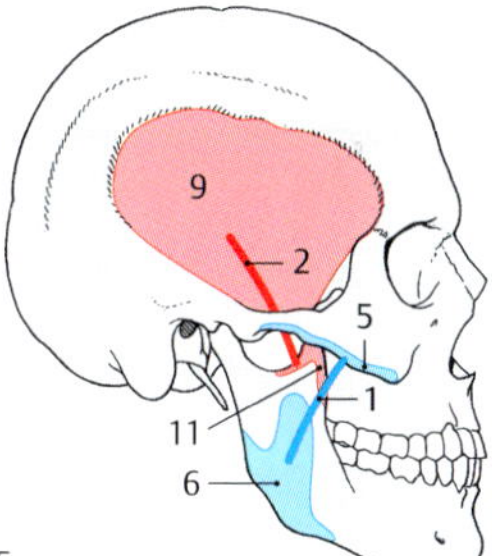

E
Schema (Ursprung, Verlauf und Ansatz der Muskeln)

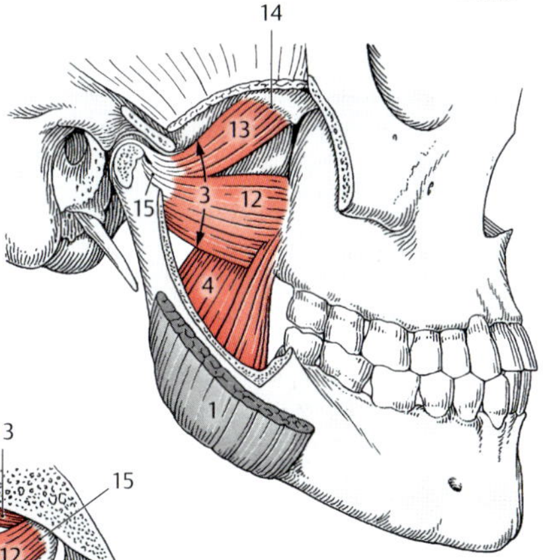

C M. pterygoideus lateralis und M. pterygoideus medialis

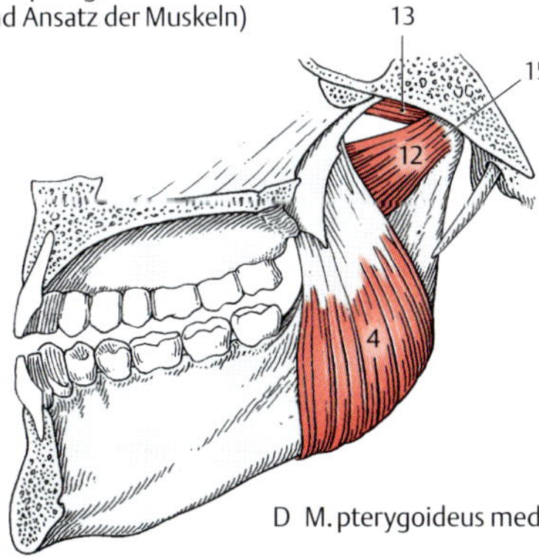

D M. pterygoideus medialis

Vordere Halsmuskeln

Untere Zungenbeinmuskeln (A, B)

Die unteren Zungenbeinmuskeln wirken sowohl auf das Zungenbein und damit auf den Unterkiefer, als auch auf die Halswirbelsäule.

Zur infrahyalen Muskulatur gehören:
- **M. sternohyoideus,**
- **M. omohyoideus,**
- **M. sternothyroideus** und
- **M. thyrohyoideus.**

Entwicklungsgeschichtlich sind sie dem großen ventralen Längsmuskelsystem zuzurechnen. Der M. omohyoideus wird auch den Schultergürtelmuskeln zugezählt (S. 146).

Der **M. sternohyoideus** (**1**) *entspringt von der Hinterfläche des Manubrium sterni* (**2**) *und von der Articulatio sternoclavicularis sowie manchmal vom sternalen Ende der Clavicula. Er inseriert im lateralen Bereich an der Innenfläche des Corpus o. hyoidei* (**3**).

Der **M. omohyoideus** (**4**) besitzt zwei Bäuche, einen **Venter superior** und einen **Venter inferior,** die durch eine Zwischensehne miteinander in Verbindung stehen. Der **Venter inferior** *entspringt am Margo superior der Scapula* knapp neben der Incisura scapulae (**5**) und steigt schräg nach aufwärts. Dabei steht er in der Regio colli lateralis in enger Beziehung zur Fascia cervicalis media. In der Regio colli lateralis geht er in eine Zwischensehne über, die den Gefäß-Nerven-Strang des Halses kreuzt. An dieser Zwischensehne beginnt der **Venter superior,** der schräg aufsteigend das Zungenbein erreicht. *Er setzt,* meistens muskulös, *im lateralen Drittel an der Unterkante des Corpus o. hyoidei* und mit einigen Fasern an der Innenfläche des Zungenbeinkörpers *an* (**6**).

Der **M. sternothyroideus** (**7**) ist breiter als der oberflächlich von ihm gelegene M. sternohyoideus. Er *entspringt an der Hinterfläche des Manubrium sterni* (**8**) *und erreicht die Linea obliqua der Cartilago thyroidea* (**9**). Er liegt der Schilddrüsenkapsel unmittelbar an.

Der **M. thyrohyoideus** (**10**) setzt den M. sternothyroideus fort, *entspringt an der Linea obliqua des Schildknorpels* (**9**) und *setzt an der Innenfläche des lateralen Drittels* (**11**) *des Corpus o. hyoidei und dem Unterrand der medialen Fläche des Cornu majus an* (*Fischer*).

Alle unteren Zungenbeinmuskeln wirken zusammen, und zwar können sie einerseits die Cartilago thyroidea dem Os hyoideum nähern, bzw. können sie bei der Öffnung des Mundes die Kehlkopfknorpel und das Zungenbein fixieren bzw. nach abwärts ziehen. Der M. omohyoideus besitzt noch durch seine Beziehung zum Gefäß-Nerven-Strang und der Fascia cervicalis media (= Lamina praetrachealis fasciae cervicalis) eine zusätzliche Funktion als Entlastungsmuskel für die unter ihm ziehende große Vene. Er hält die V. jugularis interna offen und erleichtert damit den Rückfluss des Blutes vom Kopfbereich zur V. cava superior.

Die unteren Zungenbeinmuskeln können gemeinsam mit den oberen (s. Bd. 2) bei geschlossenem Mund den Kopf nach vorne beugen. Der M. omohyoideus wirkt beim Öffnen des Mundes, beim Vorbeugen sowie bei der Seitbeugung und Rotation des Kopfes mit (*Fischer* und *Ransmayr*).
Innervation: Ansa cervicalis (profunda) und R. thyrohyoideus (C1, C2 und C3).

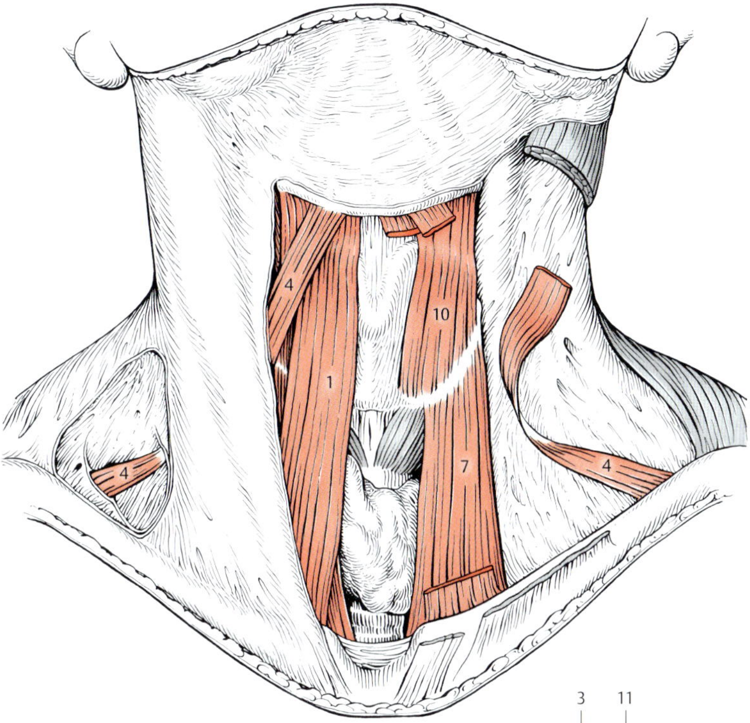

A untere Zungenbeinmuskulatur

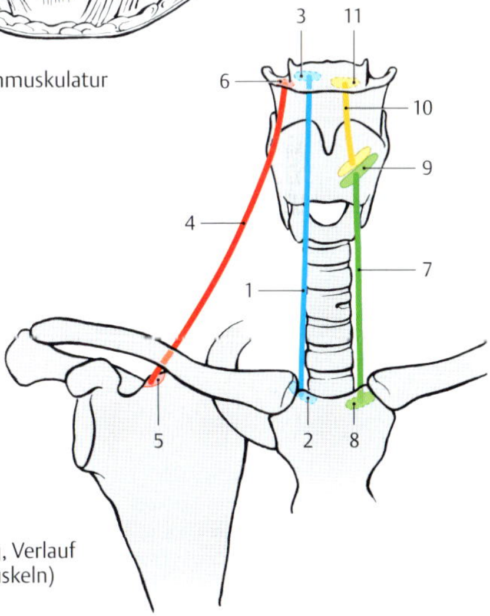

B Schema (Ursprung, Verlauf und Ansatz der Muskeln)

Kopfmuskeln mit Ansatz am Schultergürtel (A–C)

Die beiden Kopfmuskeln, die am Schultergürtel ansetzen, sind der M. trapezius (Kapuzenmuskel) und der M. sternocleidomastoideus (Kopfwender und -heber).

Der **M. trapezius** (**1**, s. auch S. 146) gliedert sich in eine **Pars descendens** (**2**), eine **Pars transversa** (**3**) und eine **Pars ascendens** (**4**).

Die **Pars descendens** (**2**) *entspringt von der Linea nuchalis superior, von der Protuberantia occipitalis externa* (**5**) *und vom Lig. nuchae* (**6**, S. 56) *und setzt am lateralen Drittel der Clavicula* (**7**) *an.*
Die **Pars transversa** (**3**) *entspringt vom 7. Halswirbel bis zum 3. Brustwirbel* (**8**, von den Dornfortsätzen und den Ligg. supraspinalia) *und erreicht das akromiale Ende der Clavicula* (**9**), *das Acromion* (**10**) *und einen Teil der Spina scapulae* (**11**).
Die **Pars ascendens** (**4**) *nimmt ihren Ursprung vom 3. Brustwirbel bis zum 12. Brustwirbel* (**12**, von den Dornfortsätzen und den Ligg. supraspinalia) *und setzt am Trigonum spinae bzw. am angrenzenden Teil der Spina scapulae an* (**13**).

Der M. trapezius hat zunächst eine statische Aufgabe, d. h., er hält die Scapula und fixiert damit den Schultergürtel. Aktiv zieht er die Scapula und die Clavicula nach hinten zur Wirbelsäule. Die Pars descendens und die Pars ascendens drehen die Scapula. Die Pars descendens ermöglicht neben einer Adduktion auch eine geringe Hebung der Schulter. Damit unterstützt sie den M. serratus anterior. Fällt dieser infolge Lähmung aus, kann die Pars descendens des M. trapezius geringgradig ein Heben des Armes über die Horizontale ermöglichen.
Innervation: N. accessorius und R. trapezius (C2–C4).

Der **M. sternocleidomastoideus** (**14**, s. auch S. 146) *entspringt mit* **einem Kopf** *vom Sternum* (**15**) *und mit* **dem anderen** *von der Clavicula* (**16**). *Er inseriert am Processus mastoideus und an der Linea nuchalis superior.* Dort besteht eine sehnige Verbindung mit dem Ursprung des M. trapezius.

Bei einseitiger Innervation dreht der M. sternocleidomastoideus den Kopf nach der anderen Seite und neigt ihn dabei zur gleichen Seite. **Bei Kontraktion beider Muskeln wird der Kopf gehoben.** Fälschlich wird häufig vom „Kopfnicker" gesprochen. Schließlich und endlich kann der M. sternocleidomastoideus als Hilfsmuskel bei der Atmung tätig werden. Dabei muss aber die Ruhigstellung des Kopfes bzw. die Lähmung der Interkostalmuskeln vorausgesetzt werden. Ist die Interkostalmuskulatur nicht ausgeschaltet, kommt der M. sternocleidomastoideus nicht zur Wirkung.
Innervation: N. accessorius und Fasern aus C1–C2 vom Plexus cervicalis.

Varietäten: Da sich der M. sternocleidomastoideus und der M. trapezius aus dem gleichen Material entwickeln, bleibt manchmal eine engere Beziehung zwischen den beiden Muskeln erhalten. So kann einerseits der Ansatz des M. trapezius an der Clavicula sehr weit nach medial rücken und andererseits der Ursprung des M. sternocleidomastoideus nach lateral. Damit wird die von diesen beiden Muskeln und der Clavicula begrenzte Grube, die Fossa supraclavicularis major, verkleinert.

Klinischer Hinweis: Etwa 3 cm oberhalb der Clavicula und 1–2 cm dorsal des Hinterrandes des M. sternocleidomastoideus findet sich der *Erb'sche Punkt II* (**17**). Er markiert jene Stelle, an der der obere Teil des Plexus brachialis (s. Band 3) elektrisch gereizt werden kann.

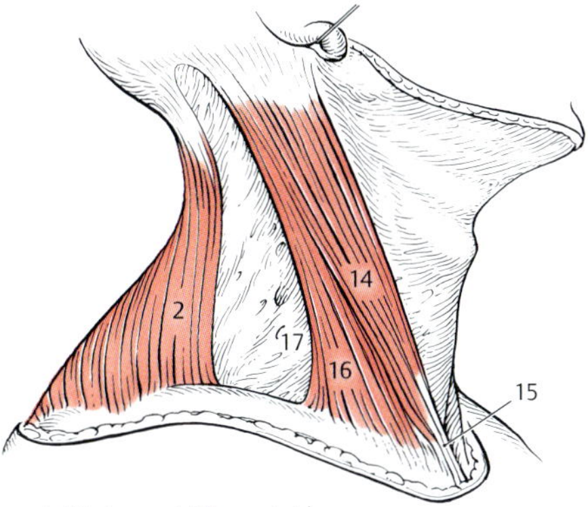

A M. sternocleidomastoideus und M. trapezius

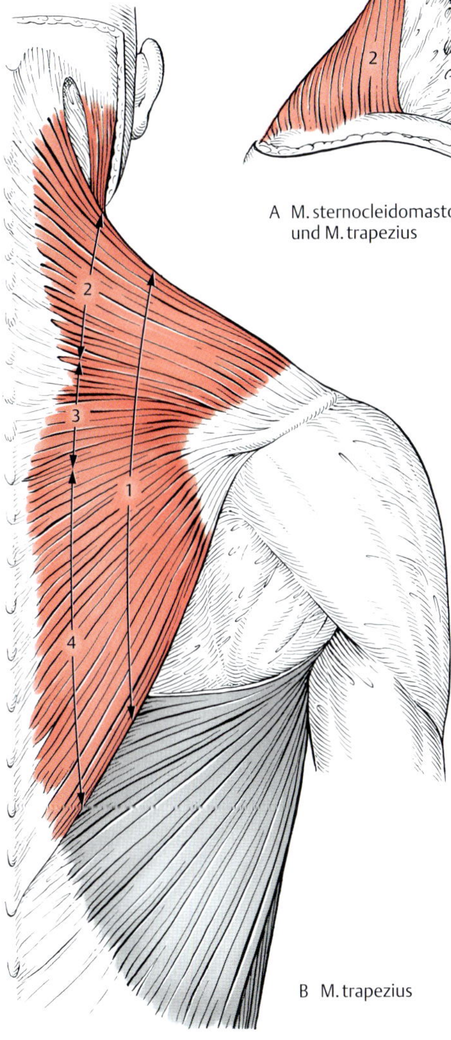

B M. trapezius

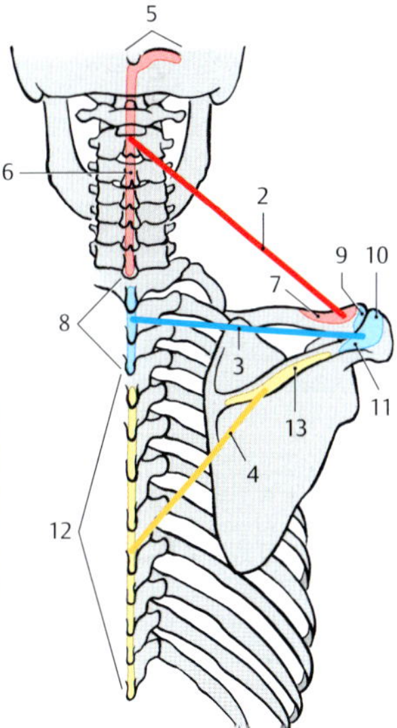

C Schema (Ursprung, Verlauf und Ansatz der Muskeln)

Faszien des Halses (A, B)

Man unterscheidet am Hals zwischen Os hyoideum und Schultergürtel drei Faszienblätter der Fascia cervicalis.

Die **Lamina superficialis fasciae cervicalis** (**1** = Fascia cervicalis superficialis) umhüllt oberflächlich alle Gebilde des Halses mit Ausnahme des Platysma (**2**) und setzt sich nach dorsal in die Fascia nuchae fort. In sie sind der M. sternocleidomastoideus (**3**) und der M. trapezius (**4**) eingescheidet. Sie erstreckt sich vom Os hyoideum bis zum Manubrium sterni und zu den Claviculae. Zwischen Os hyoideum und Mandibula spricht man nur von der Fascia cervicalis (s. u.).

Ihr folgt die **Lamina praetrachealis fasciae cervicalis** (**5** = Fascia cervicalis media), die die Unterzungenbeinmuskulatur (S. 326) einscheidet. Dieses Faszienblatt ist im Bereich der infrahyalen Muskeln (**6**) von fester Beschaffenheit, endet jedoch nicht an den lateralen Rändern der Mm. omohyoidei, sondern setzt sich als dünnes Blatt nach lateral fort. Es erreicht die Lamina praevertebralis fasciae cervicalis (**7** = Fascia cervicalis profunda) und verschmilzt mit dieser. Außerdem verbindet dieses Blatt sich noch mit dem den Gefäß-Nerven-Strang (A. carotis communis, V. jugularis interna, N. vagus) umhüllenden Bindegewebe, der **Vagina carotica** (**8**).

Die Lamina praetrachealis reicht in kraniokaudaler Richtung vom Os hyoideum bis zum Manubrium sterni und zu den Claviculae. Kranial des Zungenbeines verschmilzt die Lamina praetrachealis mit der Lamina superficialis zu einer einheitlichen Fascia cervicalis.

Zwischen Lamina superficialis (**1**) und Lamina praetrachealis (**5**) findet sich im Bereich der Regio mediana cervicalis ein *Spatium interfasciale suprasternale* (**9**, s. auch S. 354).

Die **Lamina praevertebralis fasciae cervicalis** (**7** = Fascia cervicalis profunda) bedeckt die Wirbelsäule und die mit ihr verbundene tiefe Halsmuskulatur. Zu dieser tiefen Halsmuskulatur sind der M. longus capitis, M. longus colli (**10**) und die Mm. scaleni (**11**) zu rechnen. Die Lamina praevertebralis beginnt an der Schädelbasis und reicht bis in den Brustraum hinab, in dem sie in die Fascia endothoracica übergeht.

Zwischen mittlerer und tiefer Faszienlamelle liegen die Eingeweide des Halses, wie Larynx, Pharynx, Oesophagus (**12**), Trachea (**13**) und Schilddrüse (**14**) mit den Glandulae parathyroideae.

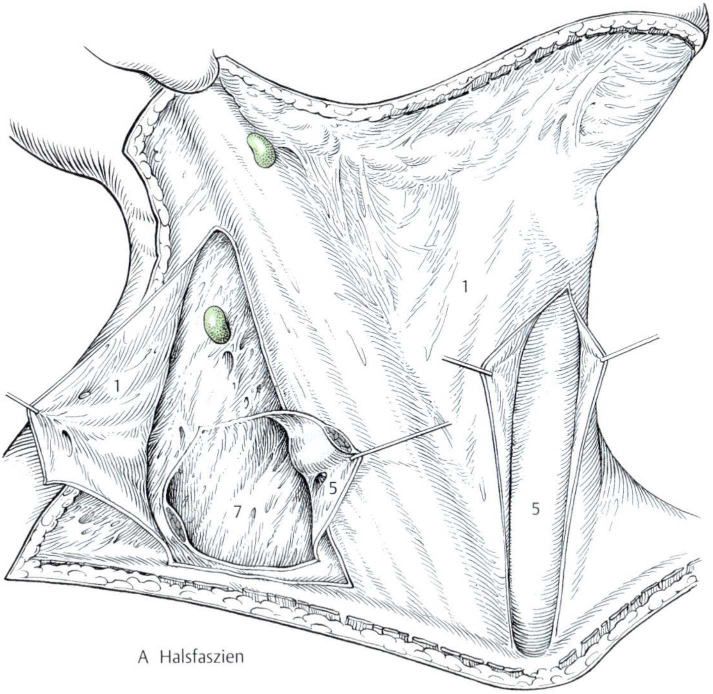

A Halsfaszien

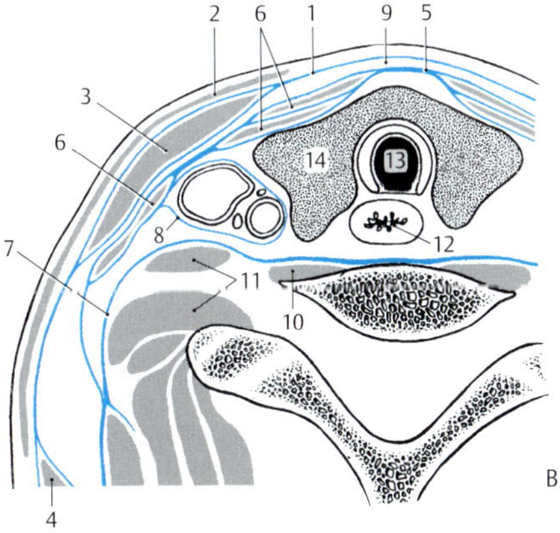

B Halsfaszien im Schnitt

Caput et collum	Kopf und Hals
Fascia cervicalis	Halsbinde
M. buccinator	Trompetenmuskel
M. corrugator suoercilii	Runzler der Augenbrauen
M. levator labii superioris alaeque nasi	Heber der Oberlippe und der Nase
M. masseter	Kaumuskel
M. omohyoideus	Schulterblatt-Zungenbein-Muskel
M. orbicularis oculi	Augenringmuskel
M. orbicularis oris	Lippenmuskel (kein Ringmuskel!)
M. procerus	Senker der Stirnglatze
M. pterygoideus lateralis (medialis)	Äußerer (innerer) Flügelmuskel
M. risorius	Lachmuskel
M. sternohyoideus	Brust-Zungenbein-Muskel
M. sternothyroideus	Brust-Schildknorpel-Muskel
M. temporalis	Schläfenmuskel
M. thyrohyoideus	Schildknorpel-Zungenbein-Muskel
Maxilla	Oberkiefer
Os ethmoidale	Siebbein
Os frontale	Stirnbein
Os nasale	Nasenbein
Os occipitale	Hinterhauptsbein
Os palatinum	Gaumenbein
Os parietale	Scheitelbein
Os sphenoidale	Keil- oder Wespenbein
Os temporale	Schläfenbein
Os zygomaticum	Jochbein
Vomer	Pflugscharbein

Topografie der peripheren Leitungsbahnen

Kopf und Hals

Regionen (A, B)

Der Kopf wird vom Hals durch eine Linie abgegrenzt, die am Kinn beginnt, entlang der Basis mandibulae, Processus mastoideus und der Linea nuchalis superior verläuft und die Protuberantia occipitalis externa erreicht.

Der Hals grenzt sich vom Stamm durch die Incisura jugularis sterni und die Claviculae ab. Dorsal ist eine genaue Grenze nicht festzulegen.

Regionen des Kopfes

Die **Regio frontalis** (**1**) umfasst den Stirnbereich bis zur Sutura coronalis. Anschließend findet sich jederseits über dem Os parietale die **Regio parietalis** (**2**) und über der Squama ossis temporalis die **Regio temporalis** (**3**). Die **Regio infratemporalis** (**4**) wird vom Arcus zygomaticus bedeckt. Dorsal liegt die **Regio occipitalis** (**5**) im Bereich des Os occipitale.

Die Regionen des Gesichtes sind die **Regio nasalis** (**6**) für den Nasenbereich, die **Regio oralis** (**7**) für den Bereich des Mundes und die **Regio mentalis** (**8**) für die Kinngegend. Die **Regio orbitalis** (**9**) umfasst den Augenbereich, die **Regio infraorbitalis** (**10**) den Abschnitt seitlich der Nase und die **Regio buccalis** (**11**) den Bereich seitlich der Regio oralis. Die **Regio zygomatica** (**12**) liegt im Bereich des Os zygomaticum, und die **Regio parotideomasseterica** (**13**) beinhaltet den M. masseter und die Glandula parotidea.

Regionen des Halses

Bei den Regionen des Halses kann man die **Regio cervicalis posterior** oder **Regio nuchae** (**14**) und die Regiones ventrolaterales unterscheiden. Die ventrolateralen Regionen werden durch die **Regio sternocleidomastoidea** (**15**) in eine unpaare **Regio cervicalis anterior** und die paarigen Regiones cervicales laterales unterteilt. Die Regio cervicalis anterior umfasst das Areal zwischen dem Unterkiefer und den Vorderrändern der beiden Mm. sternocleidomastoidei und wird in weitere Regionen unterteilt. In der Mitte liegt die **Regio mediana cervicalis** (**16**), die vom Zungenbein, den Mm. omohyoidei, den Mm. sternocleidomastoidei und kaudal durch die Incisura jugularis (sterni) begrenzt ist. Der eingesunkene Anteil der Regio mediana cervicalis unmittelbar oberhalb der Incisura jugularis sterni wird als *Fossa suprasternalis* (**17**) besonders hervorgehoben.

Zwischen Zungenbein und Regio mentalis erstreckt sich schließlich das **Trigonum submentale** = die **Regio submentalis** (**18**). Nach lateral ist diese Region durch den Venter anterior m. digastrici von dem **Trigonum submandibulare** (**19**) abgegrenzt. Dieses Dreieck wird nach kranial von der Mandibula begrenzt. Zweckmäßigerweise trennt man das Trigonum submandibulare durch den Tractus angularis fasciae cervicalis von seinem hinteren Anteil der **Fossa retromandibularis** (**20**), die den Halsteil der Glandula parotidea und den Stamm des N. facialis enthält. Eine praktisch besonders wichtige Region stellt das **Trigonum caroticum** (**21**) dar, das die Aufteilung der A. carotis communis enthält. Es wird kranial vom Venter posterior m. digastrici, vorne vom Venter superior m. omohyoidei und dorsal vom M. sternocleidomastoideus begrenzt.

Die **Regio cervicalis lateralis = Trigonum cervicale posterius** (**22**) endet vorne am M. sternocleidomastoideus, hinten am M. trapezius und kaudal an der Clavicula. Aus dieser Region wird das Trigonum omoclaviculare als *Fossa supraclavicularis major* (**23**) besonders hervorgehoben. Es wird begrenzt vom M. sternocleidomastoideus, vom Venter inferior m. omohyoidei und der Clavicula. Bei mageren Menschen ist außerdem die *Fossa supraclavicularis minor* (**24**) zwischen den beiden Ursprüngen des M. sternocleidomastoideus zu sehen.

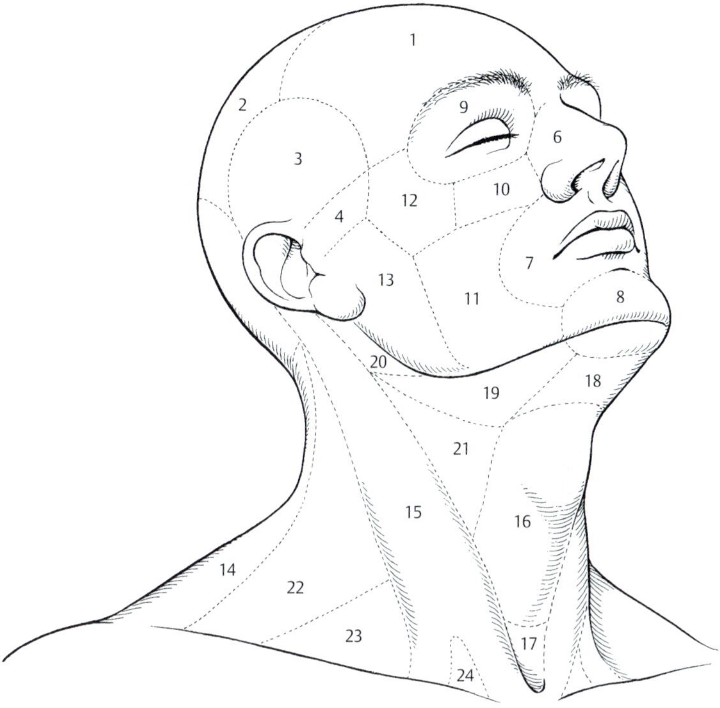

A Regionen des Kopfes und Halses von der Seite

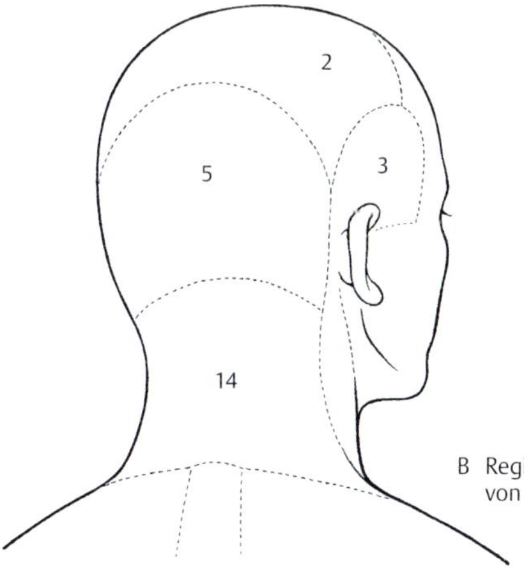

B Regionen des Kopfes und Halses von hinten

Vordere Gesichtsregionen (A, B)

Die Blutversorgung der Gesichtsregionen, Regiones faciei, erfolgt vorwiegend durch Äste der A. carotis externa und zum kleineren Teil von Zweigen aus der A. carotis interna. Am Vorderrand des *M. masseter* (**1**) zieht die *A. facialis* (**2**) nach aufwärts, die über die *A. angularis* (**3**) mit der *A. dorsalis nasi* (**4**) aus der A. ophthalmica anastomosiert. An größeren Ästen entsendet die A. facialis in ihrem Gesichtsteil Äste zu den Lippenregionen (S. 340). Die seitlichen Gesichtsregionen können entweder von der A. facialis oder von der *A. transversa faciei* (**5**), einem Ast der *A. temporalis superficialis* (**6**), versorgt werden.
Die tiefen Schichten der vorderen Gesichtsregionen erhalten ihr Blut aus der *A. infraorbitalis* (**7**), einem Endast der A. maxillaris. Die A. temporalis superficialis (**6**) versorgt die Schläfen- und Scheitelregionen mit Blut, während der unmittelbare Stirnbereich durch die *A. supratrochlearis* (**8**) und die *A. supraorbitalis* (**9**), Endäste aus der A. ophthalmica, versorgt wird. An größeren Venen liegen im Gesichtsbereich oberflächlich nur die *V. facialis* (**10**), die durch die *V. angularis* (**11**) mit der *V. dorsalis nasi* anastomosiert, und die *V. temporalis superficialis* (**12**).

Die mimische Muskulatur wird von den Ästen des N. facialis innerviert. Es sind dies die *Rr. temporales* (**13**), die *Rr. zygomatici* (**14**), die *Rr. buccales* (**15**) und der *R. marginalis mandibularis* (**16**).

Sensibel wird die Haut des Gesichtes von den Ästen des **N. trigeminus,** dem N. ophthalmicus, N. maxillaris und N. mandibularis innerviert.
N. ophthalmicus: Die Haut der Stirnregion wird vom N. frontalis mit dem *N. supratrochlearis* (**17**) und dem *N. supraorbitalis* (**18**) innerviert. Im Bereich des lateralen Augenwinkels durchbricht der *N. lacrimalis* (**19**) mit einigen Zweigen den M. orbicularis oculi (**20**) und innerviert die Haut in diesem Bereich. Der *R. nasalis externus* (**21**), ein Zweig des N. nasociliaris, ist für den Nasenrücken und die Nasenspitze zuständig.
N. maxillaris: Unterlid, Wangengegend, seitliche Nasengegend, Oberlippe und vordere Schläfengegend werden von Zweigen des *N. infraorbitalis* (**22**) und dem *R. zygomaticofacialis* und *R. zygomaticotemporalis* (aus dem N. zygomaticus) innerviert.
N. mandibularis: Die Haut von Unterlippe, Bereich des Corpus mandibulae (ausgenommen der Angulus mandibulae) und Kinngegend versorgt der *N. mentalis* (**23**), den Bereich des Ramus mandibulae, das Cavum conchae, den größten Teil des Meatus acusticus externus, den Großteil der Außenfläche des Trommelfells und die hintere Schläfengegend der *N. auriculotemporalis* (**24**). Der N. mentalis tritt beim Foramen mentale aus, während der N. auriculotemporalis vor der Ohrmuschel gemeinsam mit der A. u. V. temporalis superficialis aufsteigt.

Klinischer Hinweis: Wichtig ist die Anastomose zwischen V. facialis (**10**) und V. dorsalis nasi (s. S. 338), da dadurch eine direkte Verbindung zum Sinus cavernosus (s. Bd. 2) hergestellt wird und daher Keime, z. B. bei einem Lippenfurunkel in das Schädelinnere verschleppt werden können.

Druckpunkte des N. trigeminus (B) und klinischer Hinweis

Die Empfindlichkeit der drei Hauptäste des N. trigeminus kann an Zweigen dieser Äste geprüft werden. Als Druckpunkte dienen die *Incisura supraorbitalis* (**25**) für den **N. supraorbitalis** (**18**), das *Foramen infraorbitale* (**26**) für den **N. infraorbitalis** (**22**) und das *Foramen mentale* (**27**) für den **N. mentalis** (**23**). Alle drei Druckpunkte liegen etwa in einer senkrechten Linie (**28**), die ungefähr durch die Mitte der Pupille ca. 2–3 cm lateral von der Medianen verläuft.

Die gestrichelten blauen Linien zeigen die Grenzen der Innervationsgebiete der drei Äste des N. trigeminus.

Leitungsbahnen

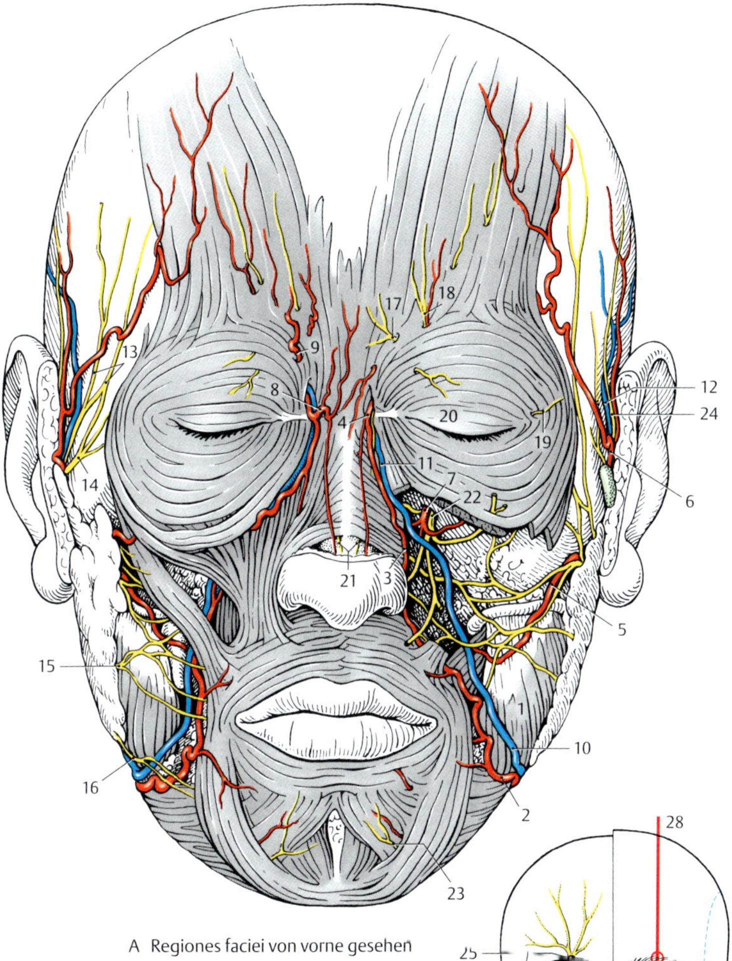

A Regiones faciei von vorne gesehen

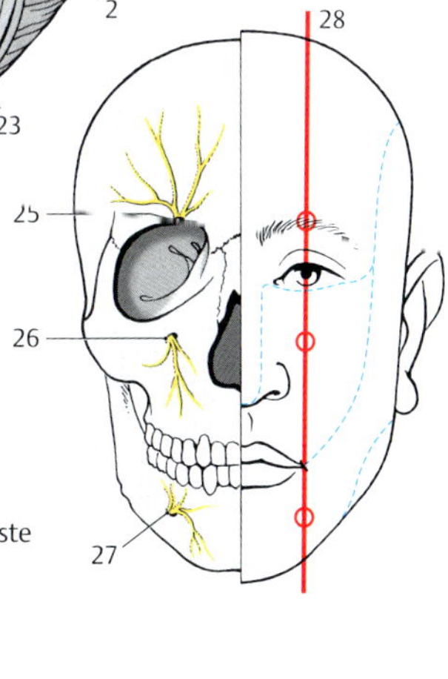

B Druckpunkte der Äste des N.trigeminus

Regio orbitalis (A, B)

Die Regio orbitalis, der Augenhöhlenbereich, entspricht bei der Betrachtung von vorne etwa dem Bereich des M. orbicularis oculi. In dieser Region kommt es zu Verbindungen zwischen Gefäßen des Gesichtes und des Schädelinneren. Diese Anastomosen sind von praktischer Bedeutung, sei es als Kollateralkreisläufe, sei es beim Verschleppen von Keimen von der Gesichtsoberfläche durch die Venen in das Schädelinnere.

Bei der **Regio orbitalis** (**A**) trennt das *Septum orbitale* (**1**) die oberflächlichen Gebilde von den Gebilden der Augenhöhle. Oberflächlich finden sich an Gefäßen als Fortsetzung von *A. u. V. facialis* (**2**) die *A. und V. angularis* (**3**). Vor dem *Lig. palpebrale mediale* (**4**) liegen *A. und V. dorsalis nasi* (**5**). Die A. dorsalis nasi kann sich außerhalb (s. Abb.) oder innerhalb der Orbita von der *A. supratrochlearis* (**6**) trennen. Mit der A. dorsalis nasi durchbricht auch der *N. infratrochlearis* (**7**) das Septum orbitale. Häufig anastomosiert er mit dem *N. supratrochlearis* (**8**), der von ihm nur durch die *Trochlea* (B, **9**) getrennt ist.

Der N. supratrochlearis, der die Haut des medialen Stirnbereiches und die Nasenwurzel innerviert, wird von der *A. supratrochlearis und Vv. supratrochleares* (**10**) begleitet. Lateral vom N. supratrochlearis durchbricht der *R. medialis* (**11**) das Septum und anschließend daran der *R. lateralis* (**12**) des *N. supraorbitalis*, der von der *A. supraorbitalis* (**13**) begleitet ist. Diese Arterie und der Nerv hinterlassen am Knochen eine Eindellung, Incisura supraorbitalis, die manchmal auch zu einem Foramen supraorbitale vervollständigt ist (S. 292).

Im lateralen Augenwinkel durchbrechen Zweige des *N. lacrimalis* (**14**) das Septum orbitale. Wird das Oberlid von diesem und den Zweigen des N. frontalis innerviert, so erreichen das Unterlid Rr. palpebrales inferiores des *N. infraorbitalis* (**15**), der im Foramen infraorbitale gemeinsam mit der *A. infraorbitalis* (**16**) austritt.

Innerhalb der **Orbita** (**B**) wird nach Entfernung des Septum orbitale der *M. obliquus superior bulbi* (**17**), der sich um die Trochlea (**9**) schlingt, sichtbar. Ebenso sieht man den *M. levator palpebrae superioris* (**18**) und den *M. tarsalis superior* (**19**). Der M. levator palpebrae superioris teilt mit einem lateralen Sehnenzipfel die Tränendrüse in eine *Pars orbitalis* (**20**), auch *Galen'sche Drüse* genannt, und eine *Pars palpebralis* (**21**). Diese wurde früher (fälschlich) als *Rosenmüller'sche* oder *Cloquet'sche Drüse* beschrieben. Unterhalb des Bulbus oculi entspringt vom Margo infraorbitalis der *M. obliquus inferior bulbi* (**22**).

Im medialen Augenwinkel kommt nach Durchtrennung des äußeren Schenkels des Lig. palpebrale mediale der *Saccus lacrimalis* (**23**) mit den in ihn einmündenden *Canaliculi lacrimales* (**24**) zur Ansicht.

25 Schnittfläche des lateralen Teiles der Sehne des M. levator palpebrae superioris,

26 äußerer Schenkel des Lig. palpebrale mediale, durchschnitten und umgeklappt.

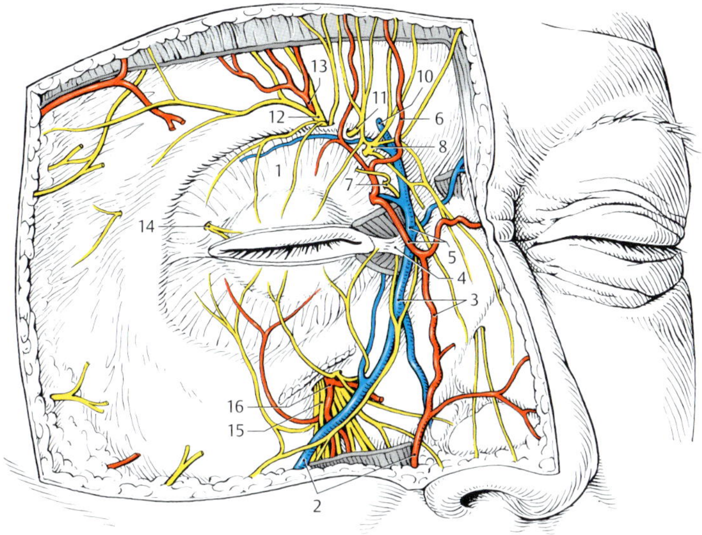

A Regio orbitalis, Septum orbitale

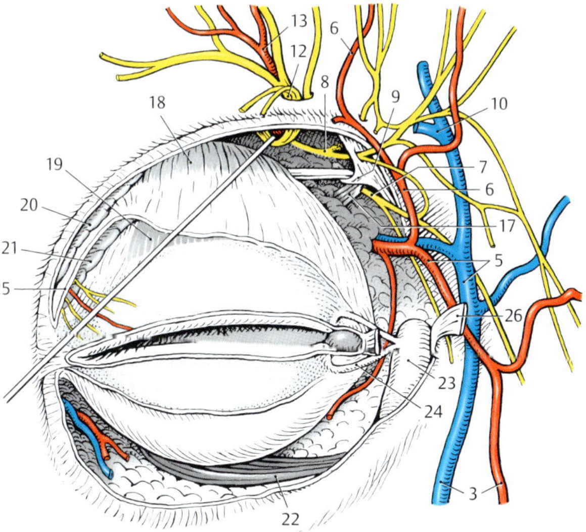

B Regio orbitalis, Tränenapparat, Gefäße und Nerven in der Orbita

Seitliche Gesichtsregionen (A, B)

Regio parotideomasseterica (A)

Unter den seitlichen Gesichtsregionen stellt die **Regio parotideomasseterica** die wichtigste Region dar. In ihr liegt die Glandula parotidea (s. Bd. 2), an der ein oberflächlicher und ein tiefer Teil zu unterscheiden sind. Vorne liegt die *Glandula parotidea* (**1**) dem *M. masseter* (**2**) auf, während sie hinten die Fossa retromandibularis ausfüllt. Am Vorderrand der Ohrspeicheldrüse verlässt der *Ductus parotideus* (**3**) die Drüse, um sich vor dem *Corpus adiposum buccae* (**4**) in die Tiefe zu senken. Begleitet wird er von einer variabel gut ausgebildeten *A. transversa faciei* (**5**), einem Ast der *A. temporalis superficialis* (**6**). Sie versorgt Teile des Gesichtes mit Blut.

Zwischen oberflächlichem und tiefem Teil der Drüse ist der Plexus intraparotideus n. facialis gelegen, dessen Äste als *Rr. temporales* (**7**), *Rr. zygomatici* (**8**), *Rr. buccales* (**9**) und als *R. marginalis mandibularis* (**10**) am oberen und vorderen Rand sichtbar werden und zu der mimischen Muskulatur gelangen. Am unteren Parotisrand wird der *R. colli n. facialis* (**11**) sichtbar, der manchmal gemeinsam mit dem R. marginalis mandibularis ein Stück verlaufen kann und der mit dem N. transversus colli (S. 358) die Ansa cervicalis „superficialis" bildet.

Am Unterrand der Glandula parotidea zieht gemeinsam mit dem R. colli n. facialis bzw. mit dem R. marginalis mandibularis die *V. retromandibularis* (**12**). Mit dieser Vene vereinigt sich die am Vorderrand des M. masseter (**2**) verlaufende *V. facialis* (**13**). Meist vor der V. facialis zieht die *A. facialis* (**14**) um die Mandibula (**Knochendruckpunkt!**). Sie gelangt als A. angularis (S. 336) zum medialen Augenwinkel und gibt die *A. labialis inferior* (**15**) und die *A. labialis superior* (**16**) ab.

Am Oberrand der Glandula parotidea, unmittelbar vor der Ohrmuschel, findet sich die A. temporalis superficialis (**6**), die hier neben Ästen zur Ohrmuschel, *Rr. auriculares anteriores* eine *A. zygomaticoorbitalis* abgibt. Anschließend entsendet sie eine *A. temporalis media*, um sich schließlich in einen *R. frontalis* (**17**) und einen *R. parietalis* (**18**) aufzuteilen. Sie kann sehr geschlängelt verlaufen und wird von der *V. temporalis superficialis* (**19**) begleitet. Dem R. parietalis (**18**) folgt ein Zweig des N. mandibularis, der *N. auriculotemporalis* (**20**), der die Haut der hinteren Schläfenregion innerviert. *Nodi lymphoidei parotidei superficiales* (**21**) finden sich in variabler Zahl meist unmittelbar vor der Ohrmuschel.

Plexus intraparotideus (B)

Nach Entfernung der Pars superficialis der Glandula parotidea findet sich üblicherweise ein *oberer* (**22**) und ein *unterer Ast* (**23**) des N. facialis. Der obere Ast entsendet die Rr. temporales (**7**) und die Rr. zygomatici (**8**), während der untere Ast die Rr. buccales (**9**), den R. marginalis mandibularis (**10**) und den R. colli (**11**) abgibt. Da beide Äste sowie deren Zweige in der Regel durch Anastomosen verbunden sind, entsteht dadurch der Plexus intraparotideus.

Parallel zum unteren Ast verläuft die V. retromandibularis (**12**). Eine fallweise vorhandene *Glandula parotidea accessoria* (**24**) kann sehr klein sein und wird dann vom oberflächlichen Anteil der Glandula parotidea bedeckt. Ist sie größer, liegt sie dem Ductus parotideus vor der Ohrspeicheldrüse an.

Klinischer Hinweis: Bösartige Geschwülste der Glandula parotidea führen zu Schädigungen des N. facialis bzw. seiner Äste.
Am Oberrand der Glandula parotidea, vor dem äußeren Gehörgang, ist der **Puls** an der A. temporalis superficialis zu tasten. Am Vorderrand des M. masseter wird an der Basis mandibulae der Puls an der A. facialis getastet.

25 N. auricularis magnus,
26 Platysma.

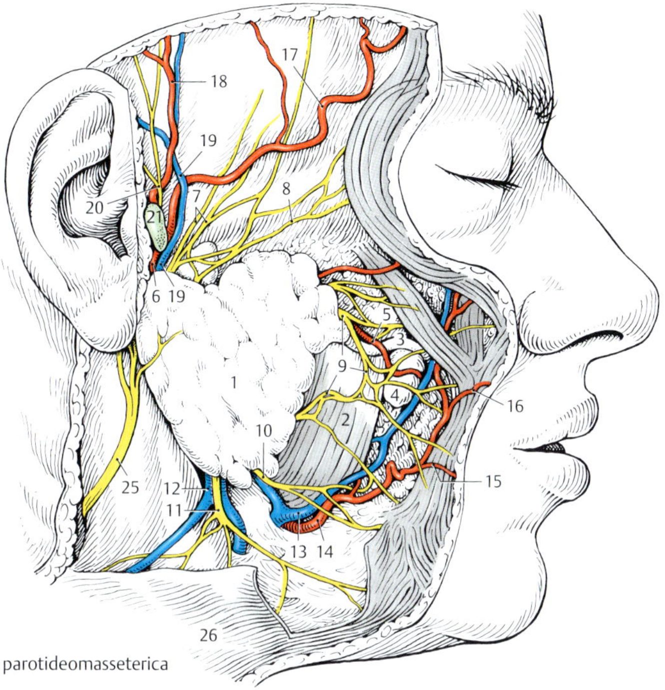

A Regio parotideomasseterica

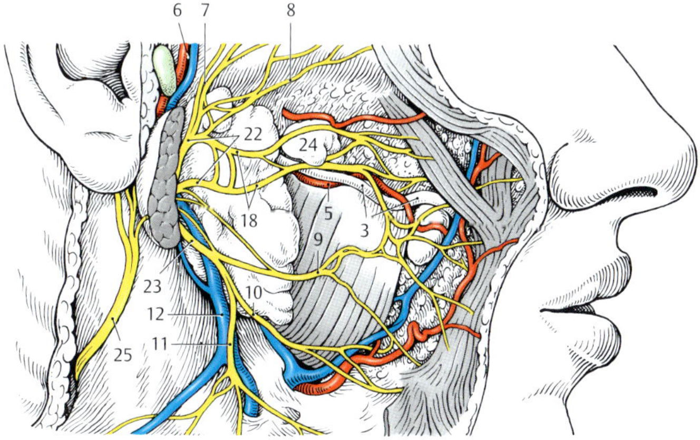

B Plexus intraparotideus

Fossa infratemporalis (A – G)

I. Schichte (A)

Die Fossa infratemporalis wird durch Abtragen des Arcus zygomaticus und des Processus coronoideus mandibulae zugänglich gemacht. Dabei werden der *M. pterygoideus lateralis* (**1**) und der *M. pterygoideus medialis* (**2**) sichtbar. Nach vorne zu wird die Fossa infratemporalis durch das *Tuber maxillae* (**3**) und die *Raphe pterygomandibularis* (**4**) begrenzt.

Die *A. maxillaris* (**5**) kann zwischen den beiden Köpfen des M. pterygoideus lateralis verlaufen. Sie gibt in diesem Abschnitt, neben Ästen zu der Kaumuskulatur, die *A. buccalis* (**6**) und die *A. alveolaris superior posterior* (**7**) ab, bevor sie sich in die Fossa pterygopalatina einsenkt. Die A. maxillaris wird von einem Venengeflecht, dem *Plexus pterygoideus* umgeben, der sich in die *Vv. maxillares* fortsetzt.
Zwischen den beiden Köpfen des M. pterygoideus lateralis zieht auch der *N. buccalis* (**8**), während unterhalb des M. pterygoideus lateralis der *N. lingualis* (**9**) und der *N. alveolaris inferior* (**10**) und oberhalb des Muskels der *N. massetericus* (**11**) sichtbar werden.

II. Schichte (B)

Erst nach Entfernung des M. pterygoideus lateralis und des Processus condylaris mandibulae sind alle Gefäße und Nerven der Fossa infratemporalis vollständig zu sehen. Die A. maxillaris (**5**) ist lateral des *Lig. sphenomandibulare* (**12**) und lateral der großen Äste des *N. mandibularis* (**13**) in ihrer ganzen Länge zu verfolgen. In ihrer Pars mandibularis entlässt sie die *A. tympanica anterior* (**14**) und die *A. auricularis profunda* (**15**) sowie die *A. meningea media* (**16**), die die Schädelhöhle über das Foramen spinosum erreicht.

Die A. meningea media wird von zwei Wurzeln des *N. auriculotemporalis* (**17**) umgriffen, der häufig noch weitere Fasern (**18**) vom N. alveolaris inferior (**10**) erhalten kann. Der N. auriculotemporalis (**17**) anastomosiert durch *Rr. communicantes cum nervo faciale* (**19**) mit Zweigen des *N. facialis* (**20**). Über die Anastomose, die die *A. temporalis superficialis* (**21**) umschlingen kann, gelangen parasympathische Fasern vom Ganglion oticum zum N. facialis (N. intermedius) und über diesen zur Glandula parotidea (s. Bd. 3).

Der N. alveolaris inferior (**10**) entlässt, bevor er den Canalis mandibulae erreicht, den *N. mylohyoideus* (**22**), der vom *R. mylohyoideus* (**23**), der aus der *A. alveolaris inferior* (**24**) entspringt, begleitet wird. In den N. lingualis (**9**) senkt sich von dorsal die *Chorda tympani* (**25**) ein, welche parasympathische und sensorische Fasern führt. Aus dem vorderen Teil des N. mandibularis (**13**) entstammt der N. buccalis (**8**), der die Schleimhaut der Wange innerviert und außerdem parasympathische Fasern vom Ganglion oticum zu den Wangendrüsen bringt. Aus dem gleichen Teil entstammen auch die rein motorischen Äste, wie der N. massetericus (**11**), die Nn. pterygoidei medialis et lateralis und die *Nn. temporales profundi* (**26**).

Besonderheiten (C – G)

Der Verlauf der A. maxillaris unterliegt aufgrund der Entwicklung einer großen Variabilität. So findet sich die A. maxillaris (**5**) sehr häufig lateral vom M. pterygoideus lateralis (**C**), weniger häufig medial von diesem Muskel (**A, D**). Bei medialem Verlauf zieht die Arterie üblicherweise lateral (**E**) vom N. alveolaris inferior (**10**) und N. lingualis (**9**), jedoch medial vom N. buccalis (**8**) zur Fossa pterygopalatina. Allerdings kann die Arterie auch zwischen den Ästen (**F**) oder aber (selten) medial vom Stamm des N. mandibularis (**G**) verlaufen.

Klinischer Hinweis: Die Fossa infratemporalis ist der klinische Zugangsweg zum Ganglion trigeminale. Bei **Trigeminusneuralgien** gibt es als eine der therapeutischen Möglichkeiten Eingriffe (z. B. Injektionen) am Ganglion trigeminale, das durch das Foramen ovale erreicht wird.

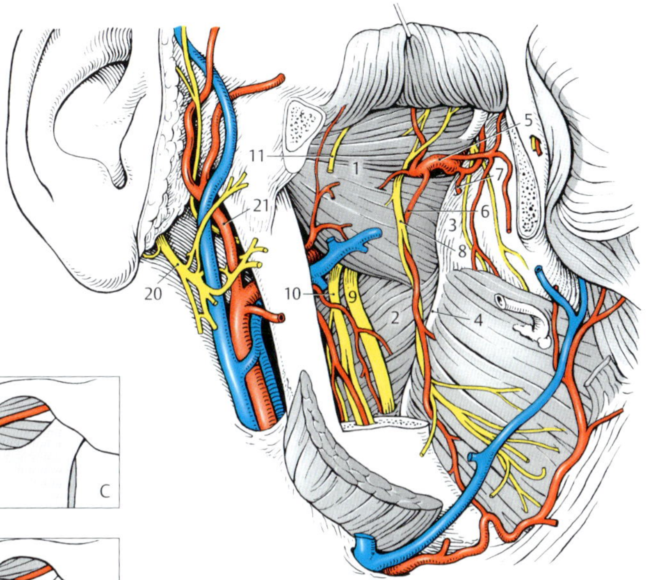

A Fossa infratemporalis, I. Schichte

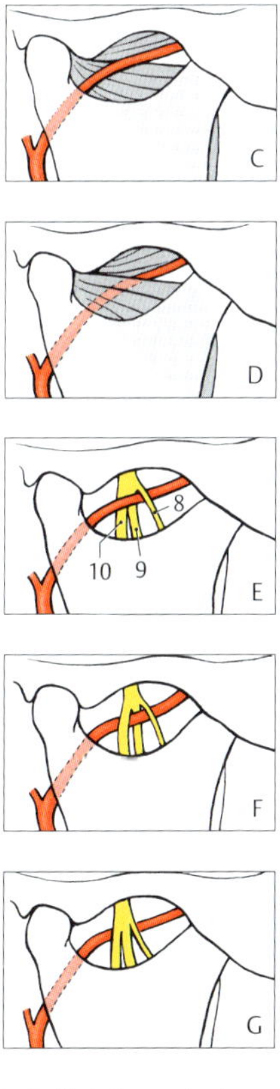

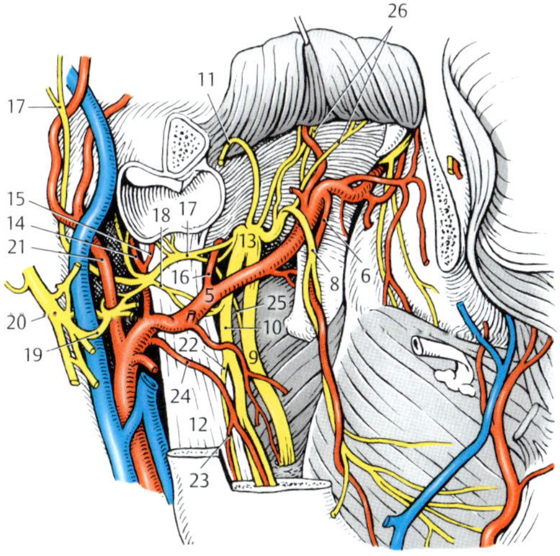

C–G Variationen der A. maxillaris

B Fossa infratemporalis, II. Schichte

Orbita von oben (A, B)

Die Gefäße und Nerven der Orbita können bei der Betrachtung von vorne nur zum kleineren Teil sichtbar werden. Erst die Abtragung des Orbitaldaches ermöglicht eine übersichtliche Darstellung der Lagebeziehungen dieser Gebilde.

I. Schichte (A)

Nach Entfernung des Orbitaldaches und der Periorbita findet man die durch den lateralen Abschnitt der Fissura orbitalis superior durchtretenden Nerven, und zwar am weitesten medial den *N. trochlearis* (**1**), der den *M. obliquus superior bulbi* (**2**) innerviert. Daneben verläuft der relativ starke *N. frontalis* (**3**), der dem *M. levator palpebrae superioris* (**4**) aufliegt. Die *A. supraorbitalis* (**5**) begleitet den lateralen Ast des N. frontalis, den *N. supraorbitalis* (**6**), während der mediale Ast, der *N. supratrochlearis* (**7**), gemeinsam mit der *A. supratrochlearis* (**8**) verläuft. Am weitesten lateral findet sich der *N. lacrimalis* (**9**), der einerseits mit Fasern, die er vom N. zygomaticus erhält, die *Tränendrüse* (**10**) und andererseits die Haut im lateralen Augenwinkel innerviert.

Durch den lateralen Abschnitt der Fissura orbitalis superior gelangt auch die *V. ophthalmica superior* (**11**), die mit einem Schenkel den *M. rectus superior bulbi* (**12**) unterkreuzt und im Bereich der *Trochlea* (**13**) mit den äußeren Gesichtsvenen (S. 336) anastomosiert. Der zweite Schenkel der V. ophthalmica superior verläuft mit der *A. lacrimalis* (**14**), die kleine Muskeläste und die *Aa. ciliares posteriores breves* (**B 15**) abgeben kann. Medial finden sich noch, bedeckt vom M. obliquus superior bulbi (**2**), *A. u. N. ethmoidalis anterior* (**16**), während oberflächlich von diesem Muskel, etwas weiter hinten, *A. u. N. ethmoidalis posterior* (**17**) verlaufen.

II. Schichte (B)

Nach Durchtrennung des M. levator palpebrae superioris (**4**) und des M. rectus superior bulbi (**12**) werden der *N. opticus* (**18**), die *A. ophthalmica* (**19**) und die durch den medialen Abschnitt der Fissura orbitalis superior hindurchtretenden Nerven sichtbar. Von diesen verläuft der *N. abducens* (**20**) am weitesten lateral und innerviert den *M. rectus lateralis bulbi* (**21**). Ihm folgt nach medial der *N. oculomotorius* (**22**), der sich in zwei Äste teilt. Der *R. superior* (**23**) innerviert den M. levator palpebrae superioris (**4**) und den M. rectus superior bulbi (**12**). Der *R. inferior* (**24**) innerviert den *M. rectus medialis bulbi* (**25**), den M. rectus inferior bulbi und den M. obliquus inferior bulbi. Außerdem entsendet der R. inferior die *Radix oculomotoria* (**26**) zum *Ganglion ciliare* (**27**), das dem N. opticus (**18**) anliegt. Dieses Ganglion steht über eine *Radix nasociliaris* (**28**) mit dem *N. nasociliaris* (**29**) in Verbindung.

Vom Ganglion gelangen die *Nn. ciliares breves* (**30**), die postganglionäre parasympathische Fasern für die Innervation des M. ciliaris und des M. sphincter pupillae enthalten, zum *Bulbus oculi* (**31**). Die Nn. ciliares breves führen auch sensible und sympathische Fasern, wobei letztere von einem (nicht gezeichneten) sympathischen Geflecht der A. ophthalmica als Radix sympathica das Ganglion erreichen. Sensible Fasern des N. nasociliaris gelangen auch über die *Nn. ciliares longi* (**32**) zum Bulbus oculi. Der N. nasociliaris, der die Nn. ethmoidales abgibt, setzt sich als *N. infratrochlearis* (**33**) fort.

Klinischer Hinweis: Von Bedeutung ist die V. ophthalmica superior, die über die V. dorsalis nasi (s. S. 338) mit Gesichtsvenen anastomosiert und sich in den Sinus cavernosus entleert. Dadurch können Keime von Infektionen im Gesichtsbereich in den Sinus cavernosus gelangen.

Varietät: Manchmal findet sich eine *A. meningo-orbitalis* (**34**), die die A. meningea media mit der A. lacrimalis verbindet (= R. anastomoticus cum a. lacrimali).

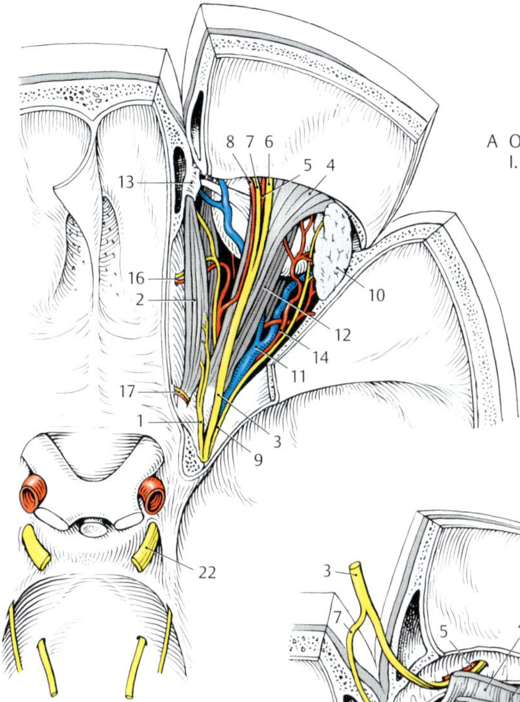

A Orbita von oben,
I. Schichte

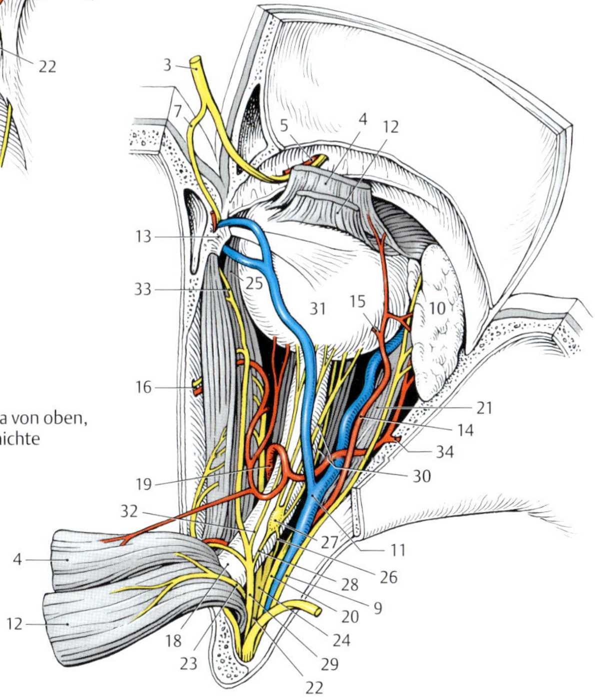

B Orbita von oben,
II. Schichte

Regio occipitalis und Regio cervicalis posterior (Regio nuchae) (A)

In der Nackenregion finden sich subkutan die die Haut versorgenden Gefäße und Nerven. Die *A. occipitalis* (**1**) durchbricht die Fascia nuchae oberhalb des Sehnenbogens (**2**), der sich zwischen den Ansatzstellen des *M. sternocleidomastoideus* (**3**) und des *M. trapezius* (**4**) ausspannt. Begleitet wird die A. occipitalis von einer variabel stark ausgebildeten *V. occipitalis* (**5**), die manchmal sogar fehlen und durch eine *„V. azygos nuchae“* (**6**) vollständig ersetzt werden kann.

In unmittelbarer Nachbarschaft der A. und V. occipitalis wird der *N. occipitalis major* (**7**) subkutan. Dieser Nerv ist der R. dorsalis des zweiten Spinalnerven. Er versorgt gemeinsam mit dem *N. occipitalis minor* (**8**) aus dem Plexus cervicalis die Haut des Hinterkopfes. Anastomosen zwischen Ästen des N. occipitalis major und des N. occipitalis minor kommen fast immer vor. Unmittelbar hinter dem Ohr wird die Haut auch vom R. posterior des *N. auricularis magnus* (**9**) innerviert. Des weiteren sind noch die segmentalen dorsalen Äste, von denen der *N. occipitalis tertius* (**10**) stärker ausgebildet ist, an der Innervation beteiligt. *Nodi lymphoidei occipitales* (**11**) finden sich an den Durchtrittsstellen der Gefäße und Nerven durch die Fascia nuchae.

Trigonum a. vertebralis (B)

Das Trigonum a. vertebralis ist erst nach Entfernung aller oberflächlichen Muskeln (**A,** M. sternocleidomastoideus [**3**], M. trapezius [**4**], *M. splenius capitis* [**12**]) und *M. semispinalis capitis* [**13**]) darstellbar. In diesem Bereich liegt die *A. vertebralis* (**14**), die durch die Foramina transversaria (Pars transversaria) der oberen sechs Halswirbel zieht, dann mit ihrer Pars atlantica dem *Arcus atlantis posterior* (**15**) im Sulcus a. vertebralis aufliegt und durch die Membrana atlantooccipitalis posterior in die Schädelhöhle eindringt.

Das Dreieck wird begrenzt vom *M. rectus capitis posterior major* (**16**), vom *M. obliquus capitis superior* (**17**) und vom *M. obliquus capitis inferior* (**18**). In diesem Bereich entlässt die A. vertebralis einen Ast (**19**), der die umliegenden Muskeln mit Blut versorgt. Zwischen der Arterie und dem Arcus posterior atlantis liegt der *N. suboccipitalis* (**20**), der als R. dorsalis des ersten Spinalnerven die oben genannten Muskeln und den *M. rectus capitis posterior minor* (**21**) innerviert.

Klinischer Hinweis: In diesen Regionen wird die **Suboccipitalpunktion** durchgeführt. Sie dient der Entnahme von Liquor cerebrospinalis aus der Cisterna cerebellomedullaris (siehe Bd. 3). Cave Kontraindikationen (z.B. Stauungspapille oder raumfordernde Prozesse), in solchen Fällen ist die Lumbalpunktion vorzuziehen, s.S. 42.
Die Einstichstelle (**24**) muss in der Medianen zwischen Protuberantia occipitalis externa und Processus spinosus des Axis erfolgen. Die Punktionsnadel ist direkt zur Nasenwurzel gerichtet. Dabei wird sie zwischen den Mm. recti capitis posteriores minores hindurchgeführt, die Membrana atlantooccipitalis posterior und die Dura mater, die einen merkbaren festeren Widerstand bietet, durchstochen. Unmittelbar unter der Dura mater findet sich die Cisterna cerebellomedullaris. **Die Einstichtiefe beim Erwachsenen darf 4–5 cm nicht überschreiten!**

22 Glandula parotidea,
23 Nodus lymphoideus mastoideus,
24 Punktionsstelle (= Einstichstelle).

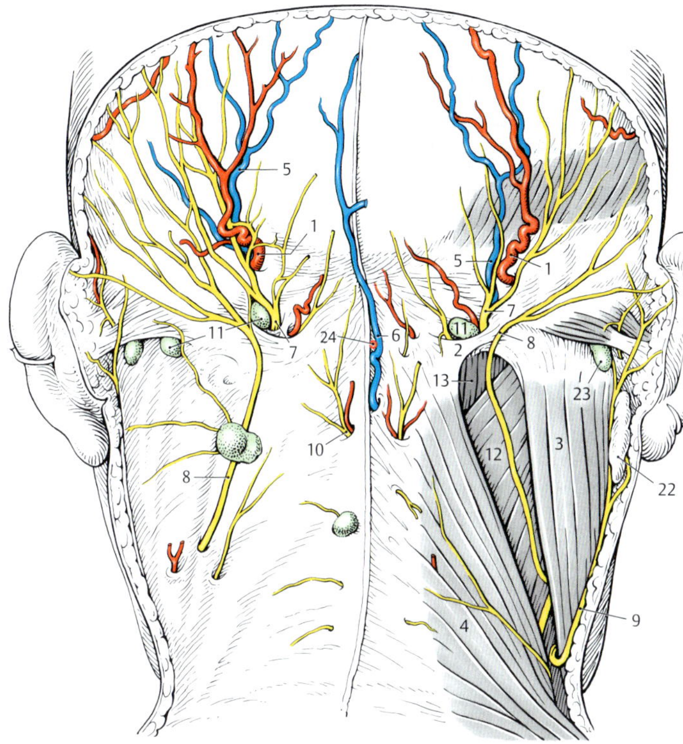

A Regio occipitalis und Regio cervicalis posterior
links: subkutane Schichte
rechts: subfasziale Schichte

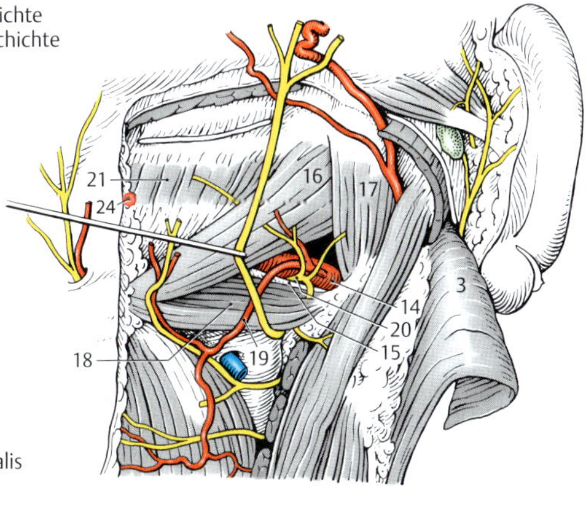

B Trigonum a. vertebralis

Spatium latero- und retropharyngeum (A)

Seitlich und hinter dem Pharynx verlaufen die Gefäße und Nerven zwischen Kopf und Körper durch den Hals.

Am weitesten dorsal liegt der *Truncus sympathicus* (**1**), der sich am *Ganglion cervicale superius* (**2**) in einen *N. jugularis* (**3**) und einen *N. caroticus internus* (**4**) aufspaltet. Folgt der N. caroticus internus der *A. carotis interna* (**5**), so wendet sich der N. jugularis zum *Ganglion inferius* (**6**) des *N. vagus* (**7**). Außerdem bestehen Verbindungen zum *N. hypoglossus* (**8**) und zum *Glomus caroticum* (**9**), das auch vom *R. sinus carotici* (**10**) Fasern erhält. Weiters entlässt das Ganglion cervicale superius zarte absteigende Zweige, *Nn. carotici externi* (nicht gezeichnet) zum Plexus caroticus externus, sowie Rr. laryngopharyngei und den N. cardiacus cervicalis superior.

Der N. vagus (**7**) zieht durch das Foramen jugulare, besitzt ein Ganglion superius und ein Ganglion inferius (**6**) und zieht zwischen A. carotis interna (**5**) und *V. jugularis interna* (**11**) nach abwärts. Neben kleinen Ästen und Anastomosen entlässt der N. vagus den medial der A. carotis interna verlaufenden *N. laryngeus superior* (**12**), der sich in einen *R. externus* (**13**) und *R. internus* (**14**) aufspaltet. Weitere Äste sind ein R. auricularis, ein R. meningeus und die *Rr. pharyngei* (**15**), die gemeinsam mit den *Rr. pharyngei* (**16**) des *N. glossopharyngeus* (**17**) die Pharynxmuskulatur und die Pharynxschleimhaut innervieren.

Der N. glossopharyngeus (**17**), der durch eine Durabrücke (**18**) getrennt vom N. vagus (**7**) und vom *R. externus des N. accessorius* (**19**) das Foramen jugulare betritt, verläuft nach Abgabe der Rr. pharyngei und des R. sinus carotici (**10**) zwischen A. carotis interna (**5**) und *A. carotis externa* (**20**) nach kaudal und vorne.

Der R. externus des N. accessorius (**19**) gelangt meist dorsal vom *Bulbus superior* (**21**) der V. jugularis interna (**11**) nach lateral und zieht durch den *M. sternocleidomastoideus* (**22**) oder medial von diesem (linke Präparatseite) in die Regio cervicalis lateralis (S. 360).

Der N. hypoglossus (**8**) erreicht das Spatium retropharyngeum durch den Canalis n. hypoglossi. Er gelangt dann in das Spatium lateropharyngeum und verläuft lateral von den beiden Kopfschlagadern nach vorne. Unmittelbar unter der Schädelbasis nimmt er Fasern (**23**) aus dem ersten und zweiten Halssegment auf. Er entlässt die meisten dieser Fasern als *Radix superior ansae cervicalis „profundae“* (**24,** S. 362).

Die A. carotis externa entlässt ihren dorsalen Ast, die *A. pharyngea ascendens* (**25**), die neben dem Pharynx aufsteigt und mit einem Zweig, der A. meningea posterior, durch das Foramen jugulare die Schädelbasis erreicht.

26 Fascia pharyngobasilaris,
27 Raphe pharyngis,
28 M. constrictor pharyngis superior,
29 M. constrictor pharyngis medius,
30 M. constrictor pharyngis inferior,
31 M. stylopharyngeus,
32 N. facialis,
33 Glandula thyroidea,
34 Glandula parathyroidea superior dextra.

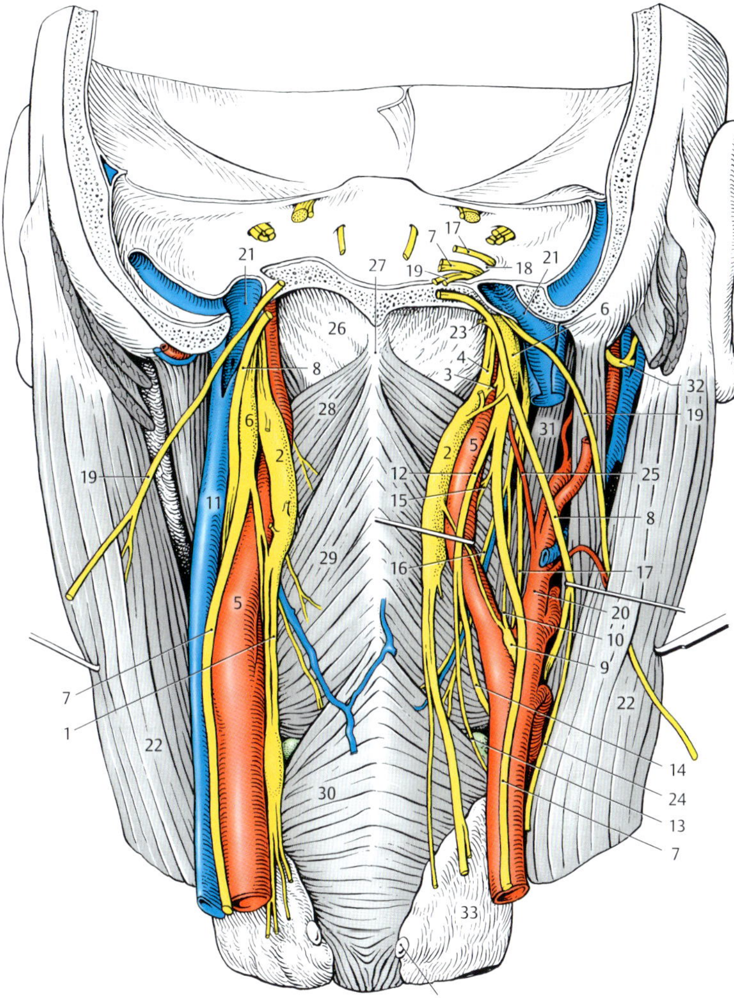

A Spatium latero- und retropharyngeum

Trigonum submandibulare (A, B)

Das Trigonum submandibulare (**A**) wird von der *Basis mandibulae* (**1**), vom *Venter anterior* (**2**) *des M. digastricus* und vom *Tractus angularis fasciae cervicalis* (**3**) mit dem Septum interglandulare begrenzt. Das Septum interglandulare trennt in der Tiefe, vom Tractus angularis ausgehend, die Submandibularisloge von der Parotisloge. Wird es entfernt, können Trigonum submandibulare und Fossa retromandibularis miteinander verbunden werden (**B**).

Trigonum submandibulare, oberflächliche Schichte (A)

Die *Glandula submandibularis* (**4**) liegt oberflächlich vom *M. mylohyoideus* (**5**), um dessen Hinterrand sich der *Ductus submandibularis* (**6**), begleitet von einem mehr oder minder großen *Processus uncinatus*, herumschlingt.

Der M. mylohyoideus trennt also eine oberflächliche von einer tiefen Etage des Trigonum submandibulare. Durch die Drüse ziehen *A. und V. facialis* (**7**) hindurch. Die A. facialis entlässt im Bereich der Drüse die *A. submentalis* (**8**), die mit der gleichnamigen Vene, oberflächlich vom M. mylohyoideus (**5**), zum Kinn gelangt. In der gleichen Schichte zieht der *N. mylohyoideus* (**9**), vom N. alveolaris inferior kommend, und innerviert den M. mylohyoideus und den Venter anterior (**2**) des M. digastricus.

Einer oder mehrere *Nodi lymphoidei submentales* (**10**) liegen dem M. mylohyoideus außen an und sammeln die Lymphe von Kinn- und Unterlippenbereich. In der Tiefe, medial vom M. mylohyoideus, zieht der *N. lingualis* (**11**) bogenförmig zur Zunge und steht über die *Rr. ganglionares* mit dem *Ganglion submandibulare* (**12**) in Verbindung. Von diesem Ganglion gelangen *Rr. glandulares* zur Glandula submandibularis. In unmittelbarer Nachbarschaft des Ganglion verlaufen der Ductus submandibularis (**6**) und der *N. hypoglossus* (**13**) mit einer *V. comitans n. hypoglossi.*

Trigonum submandibulare, tiefe Schichte (B)

Nach Durchtrennung des Venter anterior des M. digastricus (**2**) und des M. mylohyoideus (**5**) werden der *M. geniohyoideus* (**14**) und der *M. hyoglossus* (**15**) sichtbar. Von hinten her strahlt der M. styloglossus in die Zunge ein. Kaudal vom N. hypoglossus (**13**) können die Fasern des M. hyoglossus (**15**) auseinandergedrängt werden, um in der Tiefe die *A. lingualis* (**16**), die manchmal von einer kleinen V. lingualis begleitet wird, darzustellen. Diese Aufsuchungsstelle der Arterie wird auch als **Trigonum a. lingualis** bezeichnet, das vom N. hypoglossus, vorderen Digastricusbauch und Hinterrand des M. mylohyoideus (s. Abb. **A**) gebildet wird.

Medial vom M. hyoglossus verläuft der aus der Fossa retromandibularis absteigende *N. glossopharyngeus* (**17**), der von der *A. palatina ascendens* (**18**), einem Ast der A. facialis, überkreuzt wird. Parallel mit dem N. glossopharyngeus zieht das *Lig. stylohyoideum* (**19**).

20 A. carotis externa,
21 N. facialis,
22 M. masseter,
23 M. sternocleidomastoideus,
24 V. jugularis externa.

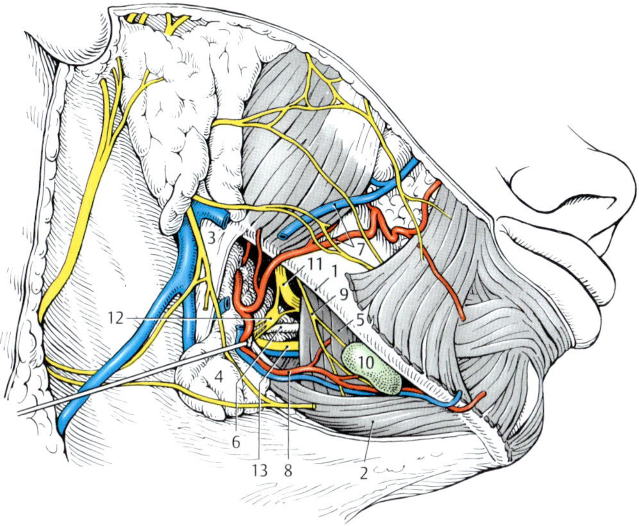

A Trigonum submandibulare

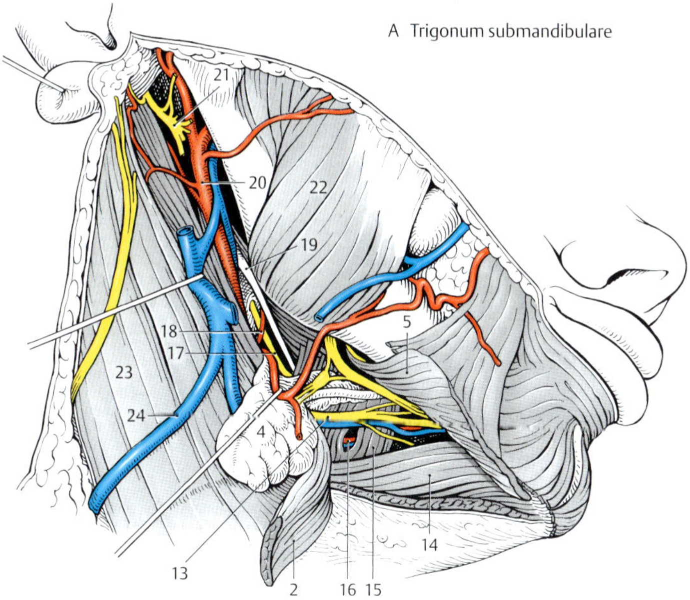

B Trigonum submandibulare (tiefe Schichte) und Fossa retromandibularis

Fossa retromandibularis (A)

Die Fossa retromandibularis wird vom *Ramus mandibulae* (**1**), dem Venter posterior des M. digastricus und dem *Tractus angularis fasciae cervicalis* (**2**) begrenzt. In ihr liegt der tiefe Teil, die Pars profunda, der Glandula parotidea.

Nach Entfernung der Ohrspeicheldrüse wird der aus dem Foramen stylomastoideum austretende *N. facialis* (**3**) sichtbar, der sich in seine Äste aufteilt. Als erster Ast außerhalb des Schädels entlässt er den *N. auricularis posterior* (**4**), der den Venter occipitalis des M. occipitofrontalis mit dem R. occipitalis und die hinteren Ohrmuskeln mit dem R. auricularis innerviert. Ein *R. digastricus* (**5**) und ein *R. stylohyoideus* (**6**) verlassen gemeinsam mit dem N. auricularis posterior den Stamm des N. facialis, der sich dann in den zwischen dem oberflächlichen und dem tiefen Teil der Glandula parotidea gelegenen *Plexus intraparotideus* (**7**) aufspaltet. Dieses Geflecht bildet auch Schlingen um die benachbarten Gefäße und entsendet zur mimischen Muskulatur *Rr. temporales* (**8**), *Rr. zygomatici* (**9**), *Rr. buccales* (**10**) und den *R. marginalis mandibularis* (**11**). Außerdem entspringt noch aus dem Plexus intraparotideus der *R. colli n. facialis* (**12**), der das Platysma innerviert und mit dem N. transversus colli die „Ansa cervicalis superficialis“ bildet.

In der Tiefe der Fossa retromandibularis findet sich die *A. carotis externa* (**13**), die sich in die *A. maxillaris* (**14**) und die *A. temporalis superficialis* (**15**) aufspaltet. Meist entlässt die A. temporalis superficialis als ersten Ast eine *A. transversa faciei* (**16**), die jedoch auch als direkter Ast aus der A. carotis externa (s. Abb.) entspringen kann. Begleitet wird die A. carotis externa von der *V. retromandibularis* (**17**), die sich aus der *V. temporalis superficialis* (**18**) und den *Vv. maxillares* (**19**) bildet.

Verläuft die V. retromandibularis oberflächlich, so anastomosiert sie mit der *V. facialis* (**20**) und setzt sich in die *V. jugularis externa* (**21**) fort. In diesen Fällen finden sich tiefe Begleitvenen (**22**) der A. carotis externa. Dorsal der V. retromandibularis zieht die *A. auricularis posterior* (**23**) nach aufwärts. Am oberen Rand der Fossa retromandibularis überkreuzen A. und V. temporalis superficialis den aus der Fossa infratemporalis kommenden *N. auriculotemporalis* (**24**), der die Haut der hinteren Schläfenregion innerviert.

25 N. auricularis magnus,
26 „Ansa cervicalis superficialis“,
27 Ductus parotideus (abgeschnitten),
28 N. buccalis,
29 A. facialis,
30 M. masseter,
31 M. buccinator.

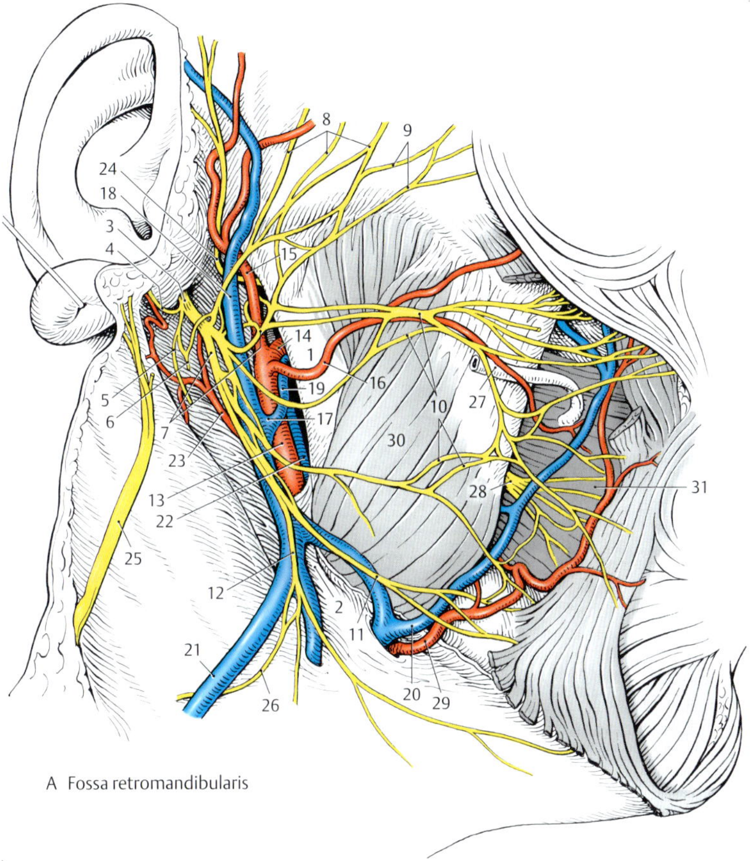

A Fossa retromandibularis

Regio mediana cervicalis (A, B)

In der Regio mediana cervicalis erscheint die Schichtengliederung durch die Halsfaszien besonders deutlich.

Spatium interfasciale (A)

Das *Platysma* (**1**), mehr oder minder groß, liegt direkt unter der Haut. Nach Entfernung dieses Hautmuskels wird die *Lamina superficialis fasciae cervicalis* (**2**) sichtbar, und nach deren Spaltung kommt die *Lamina praetrachealis fasciae cervicalis* (**3**), die die Unterzungenbeinmuskulatur einhüllt, zur Ansicht. Nach kaudal wird die Region von den beiden *Mm. sternocleidomastoidei* (**4**) begrenzt. Knapp oberhalb der Incisura jugularis verbindet der *Arcus venosus jugularis* (**5**) rechte *V. jugularis anterior* (**6**) und linke V. jugularis anterior. Diese Venen können durch die Lamina praetrachealis fasciae cervicalis (**3**) auch aus der Tiefe Zuflüsse erhalten.

Tiefe Schichte (B)

Nach Entfernen der Lamina praetrachealis fasciae cervicalis sieht man die Unterzungenbeinmuskulatur und die *Glandula thyroidea* (**7**). Um einen besseren Überblick über die Schilddrüse und über die Region zu bekommen, können einzelne Muskeln durchtrennt werden. Am weitesten medial und oberflächlich liegt der *M. sternohyoideus* (**8**) und lateral von ihm der *M. omohyoideus* (**9**). Tiefer liegen der *M. thyrohyoideus* (**10**) und der *M. sternothyroideus* (**11**). Alle Mm. infrahyoidei werden jederseits von der *Ansa cervicalis „profunda“* (**12**) bzw. von Fasern, die aus der Radix superior stammen (R. thyrohyoideus), innerviert.

Die Schilddrüse (**7**) liegt vor der Cartilago cricoidea und vor der *Trachea* (**13**). Ihre seitlichen Lappen (S. 356) erreichen die *Cartilago thyroidea* (**14**). Zwischen der Cartilago thyroidea und der Cartilago cricoidea erstreckt sich das *Lig. cricothyroideum medianum* (**15** = Lig. conicum), das seitlich durch die *Mm. cricothyroidei* (**16**) bedeckt ist. Diese Muskeln werden jederseits vom *R. externus* (**17**) des *N. laryngeus superior* (**18**) innerviert. Der *R. internus* (**19**) des N. laryngeus superior durchbricht gemeinsam mit der *A. laryngea superior*, die aus der *A. thyroidea superior* (**20**) entspringt, die *Membrana thyrohyoidea* (**21**).

Der Blutabfluss von der Schilddrüse (S. 356) erfolgt über verschiedene Venen, von denen neben der *V. thyroidea superior* (**22**) in dieser Region der *Plexus thyroideus impar* (**23**) sichtbar wird. Dieser Plexus zieht vor der Trachea als „V. thyroidea inferior“ im Regelfall zur V. brachiocephalica sinistra. Der *Truncus brachiocephalicus* (**24**), der unmittelbar vor der Trachea gelegen ist, steigt schräg nach aufwärts. Lateral von der Trachea, jedoch vor dem Oesophagus, zieht der *N. laryngeus recurrens* (**25**) zum Kehlkopf.

Varietäten: Der **Arcus venosus jugularis** kann zwischen Os hyoideum und Incisura jugularis in jeder Höhe verlaufen. Bei einer Lage knapp unterhalb des Zungenbeines wird er als **Arcus venosus subhyoideus** bezeichnet. Selten findet sich eine von der Schilddrüse aufsteigende Vene, die die Lamina praetrachealis fasciae cervicalis durchbricht und in die V. jugularis anterior einmündet. In manchen Fällen findet sich eine aus dem Truncus brachiocephalicus oder aus der Aorta entspringende A. thyroidea ima.

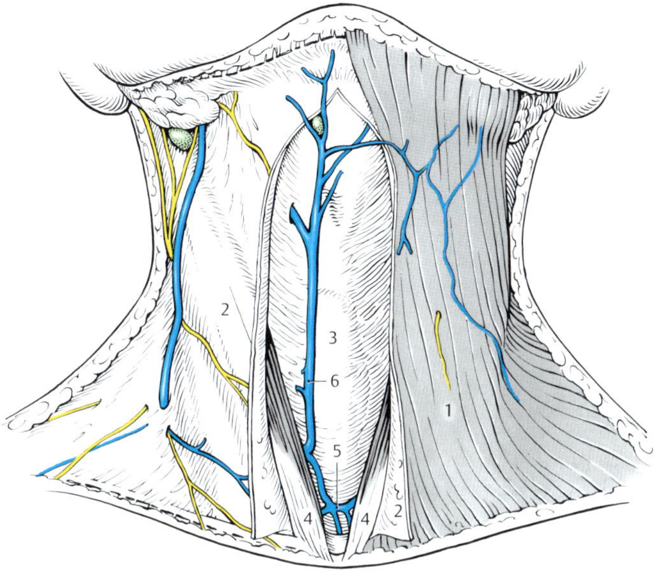

A Regio mediana cervicalis, Spatium interfasciale

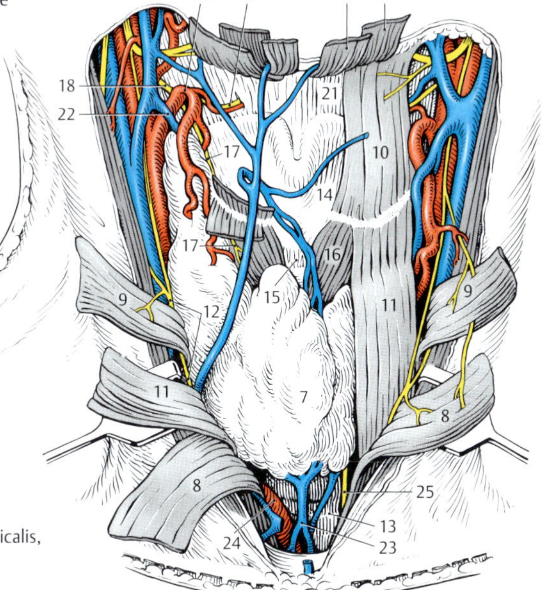

B Regio mediana cervicalis, tiefe Schichte

Regio thyroidea (A–G)

Die **Glandula thyroidea** gliedert sich in einen *Isthmus* (**1**), einen *Lobus dexter* (**2**) und einen *Lobus sinister* (**3**). Jeder Lappen besitzt einen *Polus superior* (**4**) und einen *Polus inferior* (**5**). Beide Lappen erreichen mit ihren oberen Polen die *Cartilago thyroidea* (**6**), während der Isthmus vor der Cartilago cricoidea und der Trachea gelegen ist. Damit bleibt das *Lig. cricothyroideum medianum* (**7**), das Ring- mit Schildknorpel verbindet, frei, unter der Voraussetzung, dass kein *Lobus pyramidalis* vorhanden ist. Ein solcher Lappen kann manchmal vom Isthmus aufsteigen (Rest des Ductus thyroglossus).

Die Glandula thyroidea erhält ihr Blut auf jeder Seite von einer *A. thyroidea superior* (**8**) und einer *A. thyroidea inferior* (**9**). Die A. thyroidea superior entspringt aus der *A. carotis externa* (**10**) und erreicht die Schilddrüse am Polus superior, in dessen Bereich sie sich in einen *R. glandularis anterior, posterior* und *lateralis* aufteilt. Der R. glandularis anterior entsendet einen unterschiedlich ausgebildeten *R. cricothyroideus*, der zum Lig. cricothyroideum medianum gelangt. Die A. thyroidea inferior (**9**) erreicht als Ast des *Truncus thyrocervicalis* (**11**), der aus der *A. subclavia* (**12**) entspringt, die Schilddrüse an deren Hinterfläche. Dabei ist besonders auf ihre Lage zum *N. laryngeus recurrens* (**13**) zu achten (**B–D**).

Der Blutabfluss erfolgt über die *Vv. thyroideae superiores* (**14**), die über die *Vv. faciales (communes* [**15**]), die *Vv. jugulares internae* (**16**) erreichen. Vom Seitenrand der Schilddrüse zieht eine *V. thyroidea media* (**17**) direkt zur V. jugularis interna. Zwischen der V. thyroidea media und der V. thyroidea superior gibt es manchmal sehr gut ausgebildete Anastomosen. Am Unterrand der Schilddrüse bildet sich außerdem ein *Plexus thyroideus impar* (**18**), der das Blut als *„V. thyroidea inferior"* zur *V. brachiocephalica sinistra* (**19**) leitet. Manchmal kann auch eine weitere Vene vom kranialen Rand des Isthmus zur V. jugularis anterior ziehen (s. Abb. 355 B).

Klinischer Hinweis: Bei einem Verschluss der Atemwege wird als Notfallmaßnahme eine **Koniotomie** durchgeführt. Dabei wird das (elastische) Lig. cricothyroideum medianum (**7**), der freie Anteil des Conus elasticus, **quer** durchtrennt. Damit kommt es zum Klaffen des Schnittes. Als Notfalloperation wird eine **Tracheotomie** durchgeführt. Dabei wird die Trachea **längs** gespalten. Man unterscheidet eine *Tracheotomia superior* oberhalb des Isthmus glandulae thyroideae von einer *Tracheotomia media* durch den Isthmus und einer *Tracheotomia inferior* unterhalb des Isthmus. Letztere wird bei Kindern durchgeführt, da bei diesen ein genügend großer Abstand zwischen Isthmus und Sternum besteht. Bei Erwachsenen werden die beiden anderen Zugangswege gewählt. Außerdem muss auf den Arcus venosus juguli geachtet und nach Durchtrennung der Lamina praetrachealis fasciae cervicalis der Plexus thyroideus impar (**18**) geschont werden. Weiters kann bei Erwachsenen der von links nach rechts aufsteigende **Truncus brachiocephalicus** (**20**) die *Trachea sehr hoch überkreuzen*. Bei Schilddrüsenoperationen ist auch auf den *Ductus thoracicus* (**21**) zu achten, da dieser am linken unteren Pol der Schilddrüse vorbeizieht und in den *Angulus venosus sinister* (**22**) einmündet.

Lagevarianten des N. laryngeus recurrens (B–D): Der N. laryngeus recurrens (**13**) innerviert neben der Schleimhaut des subglottischen Raumes alle Kehlkopfmuskeln außer den M. cricothyroideus. Er kann, abgesehen von Sonderfällen, in etwa gleicher Häufigkeit nach *Lanz* ventral (**B**, 27%), dorsal (**C**, 36%) oder zwischen (**D**, 32%) den Ästen der A. thyroidea inferior (**9**) verlaufen. Bei operativ bedingtem Vorwälzen der Schilddrüse ist darauf zu achten, *da schon Zerrungen dieses Nerven zu Lähmungen der Kehlkopfmuskeln führen können.*

Varietäten der A. thyroidea inferior (E–G): Die A. thyroidea inferior (**9**) ist sowohl ihrem Ursprung als auch ihrem Verlauf nach besonders variabel. So kann sie dorsal von der *A. vertebralis* (**23**) nach medial ziehen (**E**). Manchmal (**F**) erfolgt die Teilung der Arterie schon unmittelbar nach ihrem Abgang aus dem Truncus thyrocervicalis. Dabei kann ein Ast ventral und ein Ast dorsal von der *A. carotis communis* (**24**) und der V. jugularis interna (**16**) verlaufen. Schließlich (**G**) kann die A. thyroidea inferior (**9**) als erster Ast direkt aus der A. subclavia entspringen (8%). Selten kann die A. thyroidea inferior entweder aus der A. vertebralis oder aus der A. thoracica interna entspringen. In rund 3% kann sie fehlen, wobei ihr Versorgungsgebiet dann von der A. thyroidea superior und/oder einer A. thyroidea ima übernommen wird. Diese kann direkt aus dem Aortenbogen oder vom Truncus brachiocephalicus entspringen.

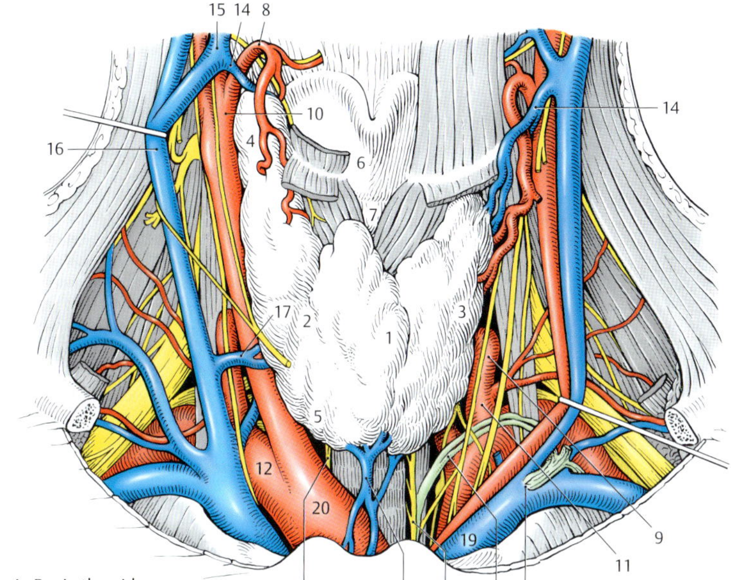

A Regio thyroidea

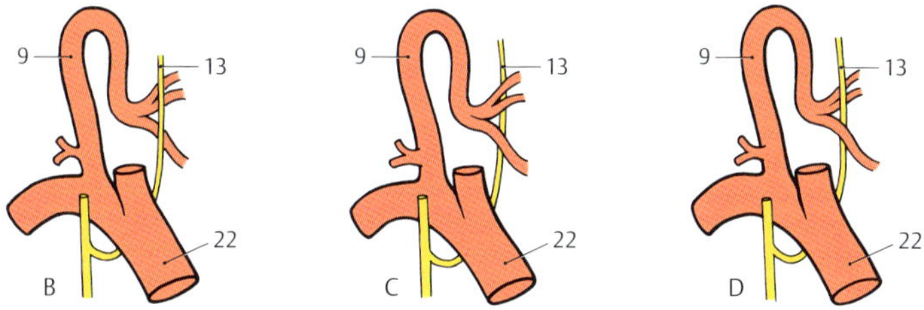

B–D Lagevarianten des N. laryngeus recurrens
zur A. thyroidea inferior (nach Lanz-Wachsmuth)

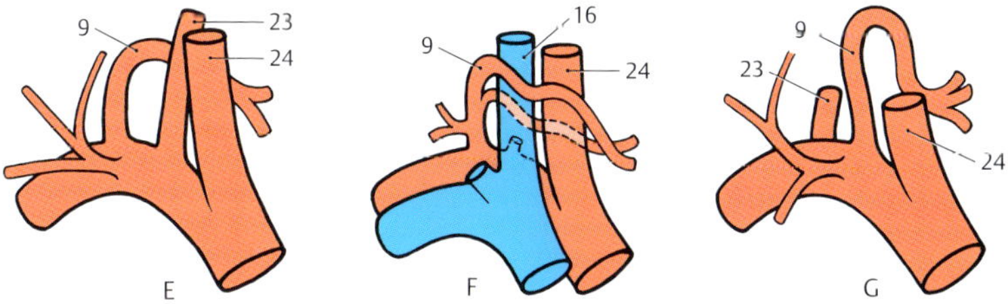

E–G Variationen der Äste der A. subclavia (eigene Befunde)

Leitungsbahnen

Regiones cervicales ventrolaterales (A, B)

Die ventrolateralen Halsregionen gliedern sich in eine oberflächliche subkutane Region mit dem Punctum nervosum, in die Regio cervicalis lateralis, in das Trigonum caroticum und in die Regio sternocleidomastoidea.

Regio cervicalis ventrolateralis subcutanea (A)

Sie wird nach kranial von der *Mandibula*, nach vorne durch die Mediansagittalebene, nach hinten durch den tastbaren Rand des *M. trapezius* und nach kaudal durch die *Clavicula* (**1**) begrenzt. In dieser subkutanen Schichte finden sich ein Hautmuskel, das Platysma, größere Venen und die Hautäste des Plexus cervicalis. Das Areal, in dem diese Hautäste die Lamina superficialis fasciae cervicalis durchbrechen, wird auch als **Punctum nervosum** bezeichnet. Es liegt etwa dort, wo der Hinterrand des Platysma den M. sternocleidomastoideus überkreuzt. Nach Entfernung des Platysma werden alle oberflächlich liegenden Gefäße und Nerven sichtbar.

Am weitesten kranial wird am Hinterrand des M. sternocleidomastoideus der annähernd zu diesem Muskel parallel verlaufende *N. occipitalis minor* (**2**) subkutan. Dieser Nerv, der an der sensiblen Versorgung der Haut des Hinterkopfes beteiligt ist, kann sich schon unmittelbar nach dem Durchtritt durch die Lamina superficialis fasciae cervicalis in zwei Äste spalten. Der kalibermäßig stärkste Nerv ist der *N. auricularis magnus* (**3**), der mit einem *R. anterior* (**4**) und einem *R. posterior* (**5**) den M. sternocleidomastoideus, schräg aufsteigend, kreuzt und die Ohrmuschel sensibel mitversorgt. An etwa gleicher Stelle wie dieser Nerv durchbricht der *N. transversus colli* (**6**) die Lamina superficialis fasciae cervicalis, unterkreuzt die *V. jugularis externa* (**7**) und bildet mit dem *R. colli n. facialis* (**8**) die *Ansa cervicalis „superficialis"* (**9**). Über diese Ansa werden Platysma und darüberliegende Haut innerviert. Nach kaudal durchbrechen in verschiedener Höhe die *Nn. supraclaviculares mediales* (**10**), *intermedii* (**11**) und *laterales* (**12**) die Lamina superficialis fasciae cervicalis und innervieren die Haut der Schultergegend.

Klinischer Hinweis: An der rechten Schulterseite tritt das ***Eiselsbergsche* Phänomen** auf. Es handelt sich dabei um eine sogenannte „falsche Projektion". Bei Leber- und Gallenblasenerkrankungen können Schmerzen in die rechte Schulter ausstrahlen. Die Schmerzempfindungen breiten sich in den Dermatomen C3 – C5 aus (s. Bd. 3). Bei Pankreaserkrankungen können Schmerzen in die linke Schultergegend ausstrahlen.

Regio cervicalis lateralis, I. Schichte (B)

Nach Entfernung der Lamina superficialis fasciae cervicalis werden der Hinterrand des *M. sternocleidomastoideus* (**13**) und der Vorderrand des *M. trapezius* (**14**) sichtbar. Die Lamina praetrachealis fasciae cervicalis (**15**), die in der Regio cervicalis lateralis mit der Lamina praevertebralis fasciae cervicalis verschmilzt, trennt die erste Schichte von den folgenden. Neben den schon oben beschriebenen Gebilden verlaufen in dieser Schichte der *R. externus* des *N. accessorius* (**16**) und der *R. trapezius* (**17**) aus dem Plexus cervicalis, die beide den M. trapezius innervieren. Außerdem findet man die *V. cervicalis superficialis* (**18**), die in die V. jugularis externa einmündet, und die *A. cervicalis superficialis* (**19**). Entspringen A. cervicalis superficialis und A. dorsalis scapulae gemeinsam aus dem Truncus thyrocervicalis, wird dieser Stamm als A. transversa cervicis bezeichnet. Einige *Nodi lymphoidei cervicales laterales superficiales* (**20**) liegen entlang der Venen.

Plexus cervicalis

- Wurzeln: Rr. ventrales C1 – C4
- Äste: N. occipitalis minor
  N. auricularis magnus
  N. transversus colli
  Nn. supraclaviculares
  N. phrenicus

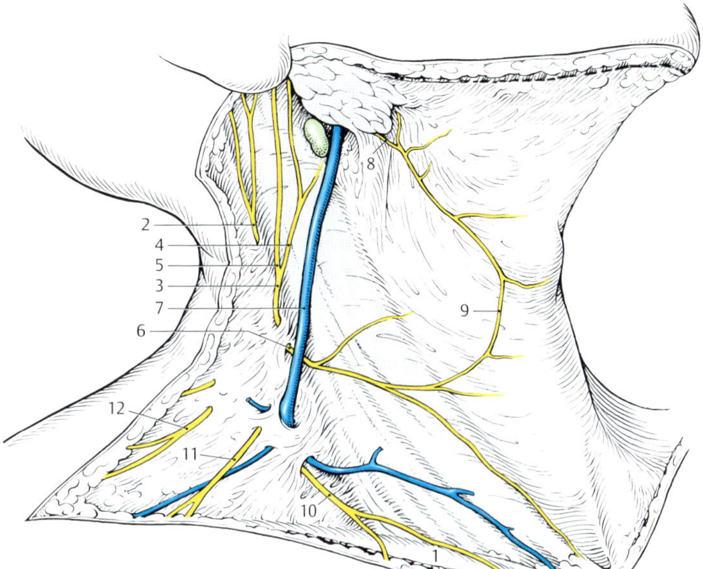

A Regio cervicalis ventrolateralis subcutanea mit Punctum nervosum, Platysma entfernt

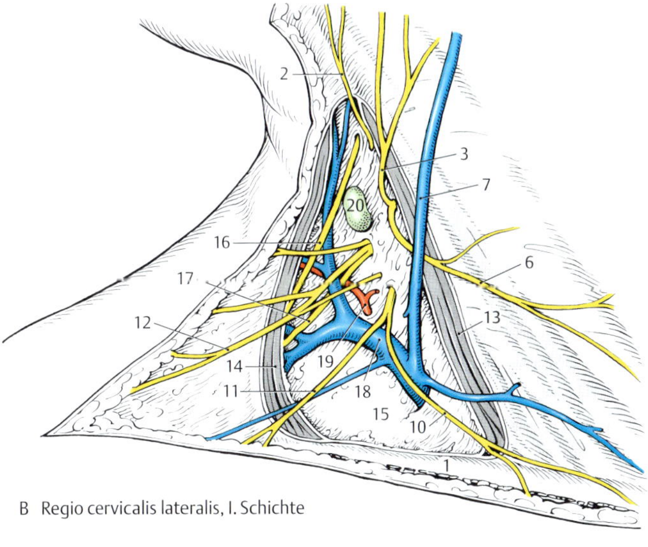

B Regio cervicalis lateralis, I. Schichte

Regiones cervicales ventrolaterales, Fortsetzung (A, B)

Regio cervicalis lateralis, II. Schichte (A)

Nach Entfernung der *Lamina praetrachealis fasciae cervicalis* (**1**) wird der in diese Faszie eingehüllte *M. omohyoideus* (**2**) sichtbar. Die Lamina praetrachealis fasciae cervicalis verschmilzt kranial und dorsal vom M. omohyoideus mit der *Lamina praevertebralis fasciae cervicalis* (**3**). Sie ist lediglich im **Trigonum omoclaviculare**, das vom *Venter inferior* (**2**) des *M. omohyoideus*, vom *M. sternocleidomastoideus* (**4**) und von der *Clavicula* (**5**) gebildet wird, von fester Beschaffenheit.

Im Trigonum omoclaviculare vereinigen sich die *V. jugularis externa* (**6**) und die *V. cervicalis superficialis* (**7**) mit der *V. subclavia* (**8**) und der *V. jugularis interna* (**9**) im *Angulus venosus (dexter)* zur *V. brachiocephalica (dextra)*. Auch die *V. suprascapularis* (**10**) erreicht den Venenwinkel. Die Einmündungsfolge aller genannten Venen kann sehr stark variieren. Die *A. suprascapularis* (**11**) verläuft mit der gleichnamigen Vene knapp oberhalb der Clavicula. Kranial vom Venter inferior des M. omohyoideus wird der Stamm der *A. cervicalis superficialis* (**12**) sichtbar.

Regio cervicalis lateralis, III. Schichte (B)

Nach Entfernung der Lamina praevertebralis fasciae cervicalis (**3**) werden die tiefen Halsmuskeln, der *M. scalenus anterior* (**13**), der *M. scalenus medius* (**14**), der *M. scalenus posterior* (**15**) und der *M. levator scapulae* (**16**) sowie der zur autochthonen Rückenmuskulatur gehörende *M. splenius cervicis* (**17**) sichtbar. Innerhalb der **„Scalenuslücke“**, gebildet vom M. scalenus anterior, vom M. scalenus medius und von der 1. Rippe, verlaufen der *Plexus brachialis* (**18**) und die *A. subclavia* (**19**). Diese Arterie entlässt im Bereich der Scalenuslücke die *A. dorsalis scapulae* (**20**), die hinter dem M. scalenus medius sichtbar werden kann. Die A. dorsalis scapulae kann auch aus einer A. transversa cervicis entspringen (S. 364). An Nerven findet man als Ast des Plexus cervicalis aus dem Segment C4 den *N. phrenicus* (**21**), der den M. scalenus anterior (**13**) schräg überkreuzt. Der Plexus brachialis (**18**) entlässt seine supraclaviculären Äste, von denen der *N. suprascapularis* (**22**), der *N. thoracicus longus* (**23**) und der *N. dorsalis scapulae* (**24**) zur Ansicht kommen.

Die *Halslymphknoten* (**25**) bilden in ihrer Gesamtheit einen Lymphstrang, *Truncus jugularis*, der den Angulus venosus erreicht. Der Angulus venosus dexter nimmt die Lymphgefäße der rechten Kopf- und Halshälfte, des rechten Armes *(Truncus subclavius dexter)* und der rechten Thoraxhälfte *(Truncus bronchomediastinalis dexter)* auf. Die Lymphgefäße aus den anderen Körperregionen erreichen den Angulus venosus sinister (s. Bd. 2).

Plexus brachialis

Wurzeln: Rr. ventrales C5 – Th1
- Truncus superior (C5, C6)
- Truncus medius (C7)
- Truncus inferior (C8, Th1)

Äste: Pars supraclavicularis:
- N. dorsalis scapulae
- N. thoracicus longus
- N. subclavius
- N. suprascapularis
- Nn. subscapulares
- N. thoracodorsalis
- N. pectoralis medialis
- N. pectoralis lateralis
- Rr. musculares

(Pars infraclavicularis: siehe Seite 372)

Klinischer Hinweis: Der Plexus brachialis kann aus verschiedenen Ursachen (Geburtstrauma, Halsrippe, Kompression von außen!) geschädigt werden. Man unterscheidet in solchen Fällen eine obere oder untere Läsion (siehe S. 370).

Die **obere Plexuslähmung** (*Duchenne-Erb*) führt durch Schädigung der Wurzeln aus C_5 und C_6 zu Ausfällen der Abduktoren und Außenrotatoren des Schultergelenkes, der Beuger des Ellenbogengelenkes und des M. supinator. Weiters treten geringe Sensibilitätsstörungen an der Schulter und an der radialen Seite des Unterarmes auf.

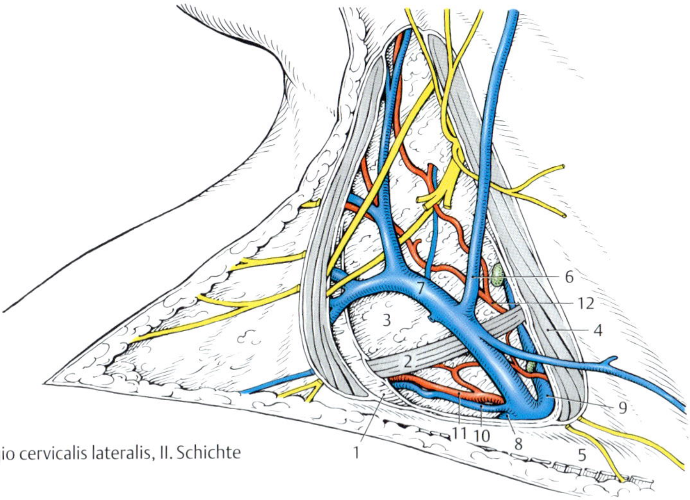

A Regio cervicalis lateralis, II. Schichte

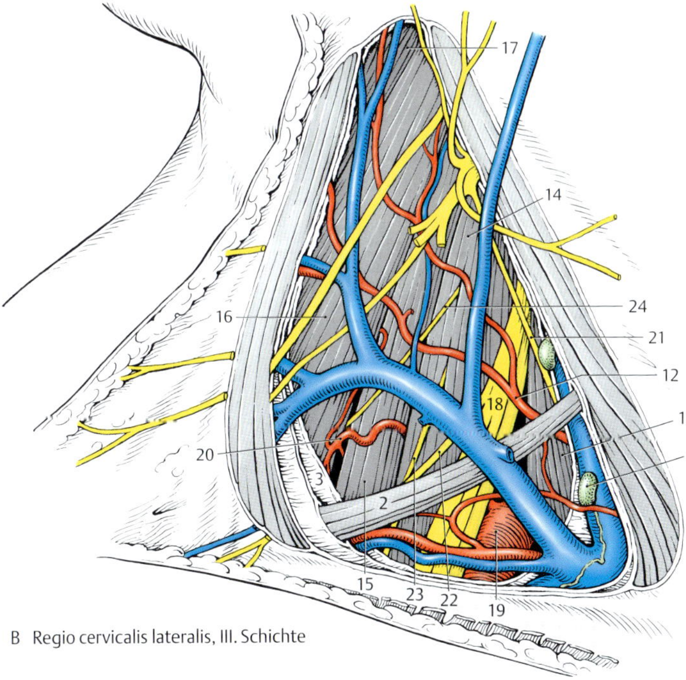

B Regio cervicalis lateralis, III. Schichte

Regiones cervicales ventrolaterales, Fortsetzung (A – F)

Trigonum caroticum (A)

Das Trigonum caroticum wird vom *M. sternocleidomastoideus* (**1**), vom *M. omohyoideus* (**2**) und vom *Venter posterior* (**3**) des *M. digastricus* begrenzt. Dieser Bauch wird durch den *M. stylohyoideus* (**4**) am *Os hyoideum* (**5**) fixiert.

Oberflächlich verläuft die *V. facialis* (*communis*, **6**), die die *V. comitans n. hypoglossi* (**7**) und die *V. thyroidea superior* (**8**) aufnimmt und sich in die *V. jugularis interna* (**9**) einsenkt. Ventral von dieser Vene liegt die *A. carotis communis* (**10**) mit dem *Sinus caroticus* (**11,** s. Bd. 2).

Die A. carotis communis teilt sich bei ca. 67% der Menschen in Höhe des 4. Halswirbels in die meist hinten und lateral liegende *A. carotis interna* (**12**) und die vorne befindliche *A. carotis externa* (**13**). In ca. 20% der Fälle erfolgt die Teilung einen Wirbel höher, in 11% einen Wirbel tiefer, während bei den restlichen 2% besonders hohe oder tiefe Teilungen außerhalb des Trigonum caroticum beobachtet werden können.

Ist die A. carotis interna (**12**) im Regelfall astlos, so gibt die A. carotis externa (**13**) als ersten ventralen Ast die *A. thyroidea superior* (**14**) ab, die die Schilddrüse (**15**) und über eine *A. laryngea superior* (**16**) den Larynx mit Blut versorgt. Manchmal entlässt die A. thyroidea superior auch eine *A. sternocleidomastoidea* (**17**), die jedoch häufiger direkt aus der A. carotis externa entspringt und in ihrem Verlauf den *N. hypoglossus* (**18**) umschlingt. Ein weiterer ventraler Ast ist die *A. lingualis* (**19**), die medial vom *M. hyoglossus* (**20**) zur Zunge gelangt. Der letzte Ast innerhalb des Trigonum caroticum ist die *A. facialis* (**21**), die medial vom Venter posterior (**3**) des M. digastricus zum Gesicht aufsteigt. In der Carotisgabel befindet sich das *Glomus caroticum* (**22**), ein Paraganglion (s. Bd. 2), das von sympathischen und parasympathischen Fasern erreicht wird. Parasympathische Fasern verlaufen auch im *R. sinus carotici* (**23**), einem Ast des N. glossopharyngeus, die neben dem Glomus den Sinus caroticus (**11**) erreichen.

Der N. hypoglossus (**18**) verläuft lateral von den beiden Kopfschlagadern und entlässt am Beginn seines Bogens als Ast die *Radix superior ansae cervicalis „profundae"* (**24**). Die Fasern dieser Wurzel stammen aus den ersten beiden Halssegmenten, ebenso wie die des *R. thyrohyoideus* (**25**), der den M. thyrohyoideus innerviert. Auf der A. carotis communis absteigend, vereinigt sich die Radix superior mit der, lateral oder medial von der V. jugularis interna ziehenden, *Radix inferior ansae cervicalis „profundae"* (**26**) aus C2 und C3 zur *Ansa cervicalis „profunda"* (**27**). Diese innerviert die restlichen unteren Zungenbeinmuskeln.

Medial von der A. carotis externa liegt der *N. laryngeus superior*, dessen *R. internus* (**28**) gemeinsam mit der A. laryngea superior den Kehlkopf erreicht. Der N. laryngeus superior ist ein Ast des zwischen A. carotis interna und V. jugularis interna verlaufenden *N. vagus* (**29**), der nur durch die Lamina praevertebralis fasciae cervicalis vom *Truncus sympathicus* (**30**) und dessen *Ganglion cervicale superius* (**31**) getrennt ist. Im oberen hinteren Winkel des Dreieckes ist der *R. externus* des *N. accessorius* (**32**) aufzufinden.

Varietäten (B – F): Es soll hier nur auf die Lage der äußeren und inneren Kopfschlagader und die Abgabe der drei ventralen Äste hingewiesen werden.

Nach *Faller* kann die A. carotis interna bei 49% der Menschen dorsolateral (**B**), bei 9% ventromedial (**C**) von der A. carotis externa aus der A. carotis communis entspringen. Alle Zwischenstellungen sind möglich.

Die Bildung eines Truncus thyrolingualis (**D**) kommt etwa bei 4%, eines Truncus linguofacialis (**E**) bei etwa 23% und eines Truncus thyrolinguofacialis (**F**) bei 0,6% vor.

Klinischer Hinweis: Die A. carotis communis kann gegen das Tuberculum anterius (= caroticum, auch *Chassaignacs Tuberculum*) des 6. Halswirbels gedrückt werden. An dieser Stelle erfolgt die Punktion der Arterie und auch die Pulsmessung.

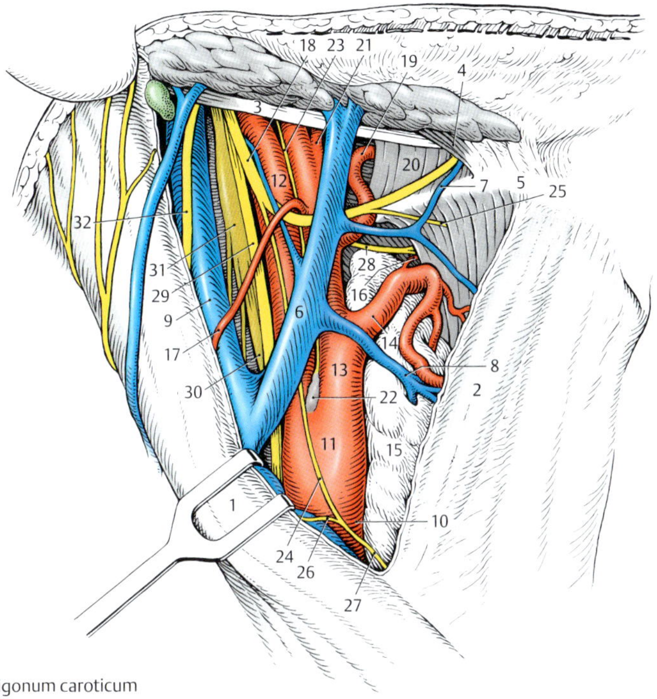

A Trigonum caroticum

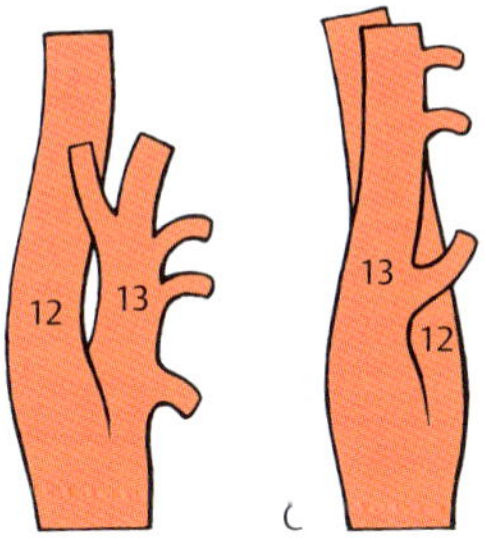

B–C Variationen der Lage der A. carotis externa und interna (nach Faller)

B C

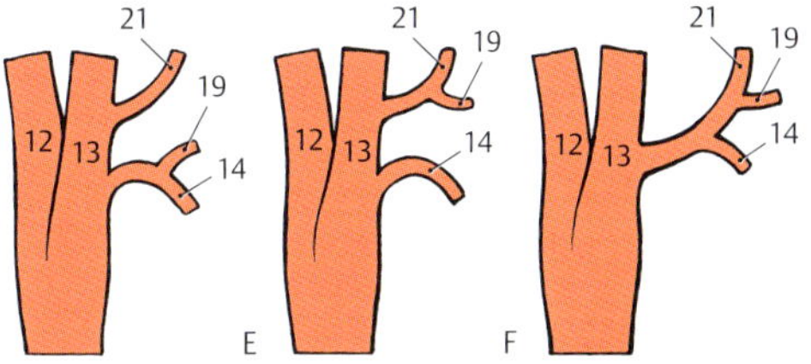

D–F Variationen der ventralen Äste der A. carotis externa (nach Poisel-Golth)

D E F

Regiones cervicales ventrolaterales, Fortsetzung

Regio sternocleidomastoidea (A)

Die Regio sternocleidomastoidea wird erst nach Entfernung des *M. sternocleidomastoideus* (**1**) und des *M. omohyoideus* (**2**) sichtbar. Sie vereinigt das Trigonum caroticum und die Regio cervicalis lateralis. Mit der Freilegung der Regio sternocleidomastoidea werden die großen Gefäße und Nerven, die durch den Hals verlaufen, sichtbar.

Als größtes arterielles Gefäß zieht die *A. carotis communis* (**3**) schräg nach aufwärts. Sie teilt sich in die *A. carotis externa* (**4**) und die *A. carotis interna* (**5**). Über die Teilungshöhe und Lagevarietäten s. S. 362.

Von der A. carotis communis bedeckt, gelangt die bogenförmig verlaufende *A. thyroidea inferior* (**6**) zur *Glandula thyroidea* (**7**). Diese Arterie stammt aus dem *Truncus thyrocervicalis* (**8**), der aus der *A. subclavia* (**9**), knapp bevor diese durch die Skalenuslücke zieht, entspringt. Der Truncus thyrocervicalis entlässt außerdem die den *M. scalenus anterior* (**10**) ventral kreuzende *A. suprascapularis* (**11**), die ebenfalls oberflächlich verlaufende *A. cervicalis superficialis* (**12**) und die *A. cervicalis ascendens.*

Als erster aufsteigender Ast verlässt die *A. vertebralis* (**13**) die A. subclavia. Nachdem die A. subclavia durch die Skalenuslücke durchgetreten ist, entlässt sie meist (ca. 60%) die *A. dorsalis scapulae* (**14**), die hinter dem *M. scalenus medius* (**15**) und vor dem *M. scalenus posterior* (**16**) verläuft und sich in einen auf- und einen absteigenden Ast teilt. In den restlichen Fällen entspringt die *A. dorsalis scapulae* gemeinsam mit der A. cervicalis superficialis (**12**) aus dem Truncus thyrocervicalis. Der gemeinsame Ursprung wird dann als *A. transversa cervicis* bezeichnet.

Dorsal von der A. carotis communis zieht die große *V. jugularis interna* (**17**), in die die *V. facialis* (**18**) und die *V. thyroidea media* (**19**) einmünden, nach abwärts. Sie vereinigt sich mit der *V. subclavia* (**20**) zur *V. brachiocephalica dextra* (**21**). In den Angulus venosus dexter gelangen auch die *V. jugularis externa* (**22**), die sich mit der *V. transversa cervicis* (**23**) vereinigt, und die *V. suprascapularis* (**24**).

In den rechten Venenwinkel münden auch noch Lymphgefäße (**25**) von der rechten Kopf- und Halshälfte, von der oberen rechten Extremität und der rechten Thoraxhälfte ein.

Auf der A. carotis communis (**3**) liegt die *Ansa cervicalis „profunda"* (**26**), die die untere Zungenbeinmuskulatur innerviert. Sie bildet sich aus der *Radix superior ansae* (**27**), die in ihrem Anfangsteil gemeinsam mit dem *N. hypoglossus* (**28**) verläuft, und der *Radix inferior ansae* (**29**). Dorsal von der V. jugularis interna verläuft der aus dem 4. Halssegment stammende *N. phrenicus* (**30**), der den M. scalenus anterior als Leitmuskel benützt. Dem Gefäß-Nerven-Strang sind zuzurechnen der *N. vagus* (**31**), der einen *R. cardiacus cervicalis superior* (**32**) und einen *R. cardiacus cervicalis inferior* (**33**) abgibt.

Vom N. vagus durch die Lamina praevertebralis fasciae cervicalis getrennt, verläuft der *Truncus sympathicus* (**34**) mit dem *Ganglion cervicale superius* (**35**), dem (nicht immer vorhandenen) *Ganglion cervicale medium* (**36**) und dem *Ganglion cervicale inferius.* Das Ganglion cervicale inferius ist meist mit dem *Ganglion thoracicum primum* zum *Ganglion stellatum = cervicothoracicum* (**37**) verschmolzen, das am Köpfchen der 1. Rippe, medial von der A. vertebralis (**13**), liegt. Der Truncus sympathicus (**34**) bildet um die A. thyroidea inferior (**6**) die *Ansa thyroidea* (**38**) und entläßt *Nn. cardiaci cervicales* (**39**). In der Tiefe liegt der *N. laryngeus recurrens* (**40**) der Trachea an.

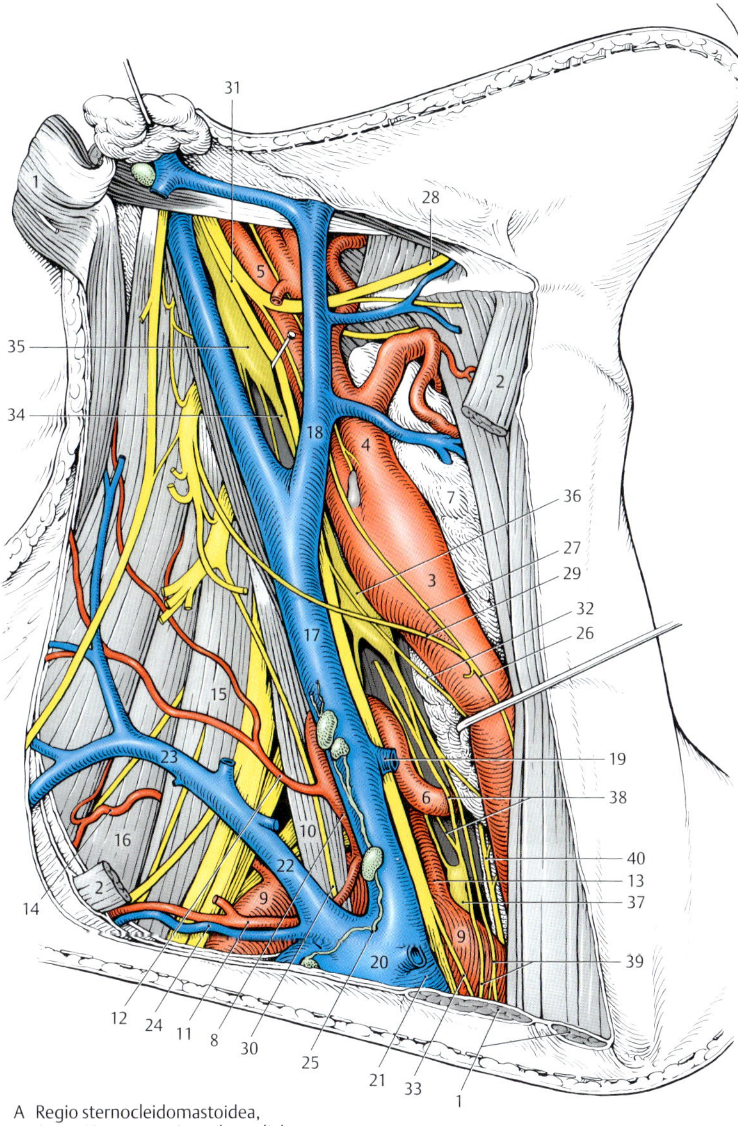

A Regio sternocleidomastoidea, A. carotis communis nach medial und vorne verzogen

Trigonum scalenovertebrale (A)

Das Trigonum scalenovertebrale wird vom *M. longus colli* (**1**), vom *M. scalenus anterior* (**2**) und von der Pleurakuppel begrenzt. Die Lamina praevertebralis fasciae cervicalis bedeckt das Trigonum scalenovertebrale, und erst nach ihrer Entfernung können die Gebilde innerhalb dieses Dreieckes sichtbar werden.

Die *A. subclavia* (**3**) liegt auf der Pleurakuppel, von der Bindegewebszüge als Lig. costopleurale zur ersten Rippe ziehen. Sie entsendet als ersten aufsteigenden Ast die *A. vertebralis* (**4**), die ventral die *Wurzeln des Plexus brachialis aus Th1* (**5**) und *C8* (**6**) überkreuzt und im Foramen transversarium des sechsten Halswirbels die Wirbelsäule erreicht. Dorsal von der A. vertebralis (**4**) verläuft die *V. vertebralis* (**7**), die beim Foramen transversarium des siebten Halswirbels die Wirbelsäule verlässt. Anschließend an die A. vertebralis steigt der *Truncus thyrocervicalis* (S. 364) nach aufwärts und diesem folgend der *Truncus costocervicalis* (**8**), der eine *A. cervicalis profunda* (**9**), eine *A. intercostalis suprema* und manchmal (selten) auch eine abnorm entspringende *A. dorsalis scapulae* (**10**) entlässt. Nach kaudal wendet sich die *A. thoracica interna* (**11**), die parasternal gemeinsam mit der *V. thoracica interna* (**12**) verläuft und als A. epigastrica superior die Rektusscheide (s. S. 398) erreicht.

Ventral werden die A. subclavia und ihre Äste auf der linken Seite vom *Ductus thoracicus* (**13**), der einen nach kranial konvexen Bogen, den *Arcus ductus thoracici*, beschreibt, überkreuzt. Der Ductus thoracicus mündet im *Angulus venosus sinister* (**14**) ein, der durch den Zusammenfluss der *V. jugularis interna* (**15**) und der *V. subclavia* (**16**) gebildet wird.

In der Tiefe finden sich die Wurzeln aus C5–Th1 des Plexus brachialis, während oberflächlich von diesen der *Truncus sympathicus* (**17**) verläuft. Der Truncus sympathicus enthält häufig in Höhe des sechsten Halswirbels ein *Ganglion cervicale medium* (**18**), das auf dem M. scalenus anterior (**2**) liegt. Kaudal von diesem Ganglion bildet der Truncus sympathicus mit dem *N. cardiacus cervicalis superior* (**19**) eine *Ansa thyroidea* (**20**), durch die die A. thyroidea inferior hindurchzieht. Der Truncus sympathicus entsendet die *Ansa subclavia* (**21**), die die A. subclavia (**3**) umfasst. Die Ansa subclavia erreicht das Ganglion cervicale inferius, das mit dem Ganglion thoracicum primum zum *Ganglion stellatum* (**22**) vereinigt ist. Dieses Ganglion liegt dem Köpfchen der ersten Rippe an. Von ihm nimmt der *N. cardiacus cervicalis inferior* (**23**) seinen Ursprung. Medial davon zieht der *N. laryngeus recurrens* (**24**) nach aufwärts zum Kehlkopf. Dieser Nerv findet sich in der von *Trachea* (**25**) und *Ösophagus* (**26**) gebildeten Nische.

Klinischer Hinweis: Bei Vorhandensein einer Halsrippe kann es zum **Halsrippensyndrom** (*Naffziger-Syndrom*) kommen. Dabei treten Beschwerden von Seiten der Armgefäße und der Äste der drei Faszikel, insbesondere im Bereich des Versorgungsgebietes des N. ulnaris auf. Außerdem ist ein Tastbefund in der Fossa supraclavicularis major zu erheben.
Allerdings können die Beschwerden von seiten der Gefäße und Nerven auch ohne eine Halsrippe auftreten. Man spricht dann vom **„Scalenus-anticus-Syndrom".** Dabei löst der M. scalenus anterior durch Hypertrophie und Hypertonie die Schmerzen aus.
Nodi lymphoidei supraclaviculares, deren abführende Gefäße links unmittelbar in den Angulus venosus sinister einmünden, können lymphogene Fernmetastasen beim Magenkarzinom enthalten **(*Virchow-Troisiersche* „Lymphdrüsen").** Ein besonders großer Lymphknoten, der als erster Metastasen eines Tumors aufnimmt, wird vom Kliniker als **„Sentinel-Node"** (**Wächter- oder Signallymphknoten**) bezeichnet. Dies gilt auch für Lymphknoten in anderen Bereichen.

27 N. phrenicus,
28 V. brachiocephalica sinistra,
29 M. scalenus medius,
30 M. scalenus posterior,
31 M. levator scapulae,
32 M. trapezius,
33 Pars clavicularis des M. pectoralis major,
34 A. carotis communis sinistra,
35 N. vagus sinister.

Leitungsbahnen

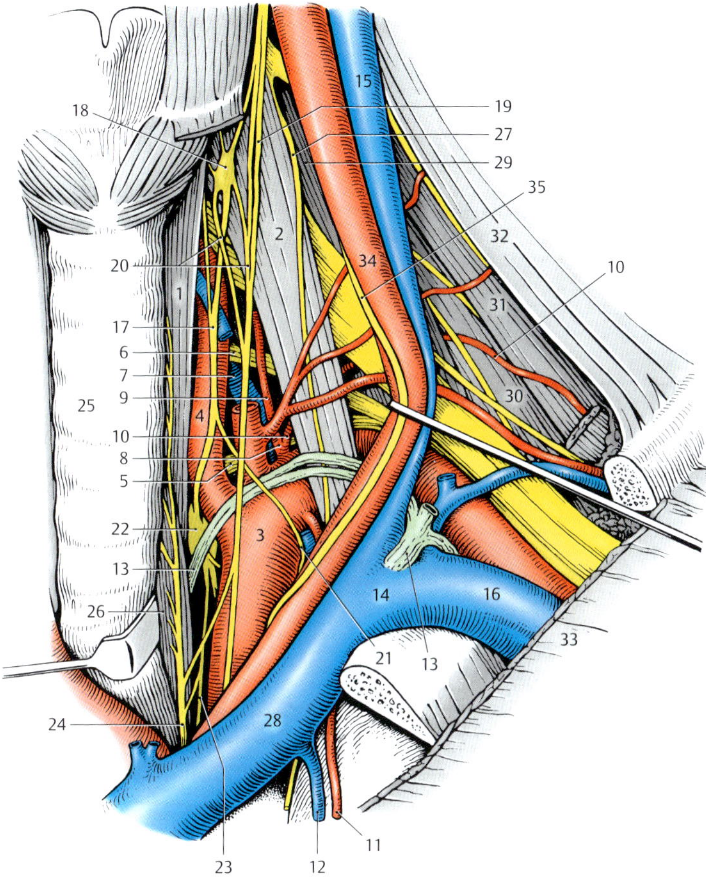

A Trigonum scalenovertebrale,
A. carotis communis, V. subclavia,
N. vagus zur Seite verzogen

Obere Extremität

Regionen (A – C)

Oberflächlich ist eine Grenze zwischen der freien Extremität bzw. ihrer Wurzel und dem Thorax nicht zu sehen. Präparatorisch lässt sich durch die überwiegend muskulöse Verbindung der Arm samt seiner Wurzel leicht vom Thorax abtrennen. Zum Verständnis der Topographie der peripheren Leitungsbahnen sollen Wurzel und freie Gliedmaße zusammengefasst werden. Die regionäre Gliederung ist eine aus der praktischen Zweckmäßigkeit gegebene und bezieht sich nicht auf entwicklungsgeschichtliche Ursachen.

Regionen im Schulterbereich

Vorne findet sich die **Fossa infraclavicularis** (**1**) mit dem *Trigonum clavipectorale* (**2**), durch die die peripheren Leitungsbahnen den Arm erreichen, und zwar den zentralen Abschnitt der **Regio axillaris** (**3**) mit der *Fossa axillaris* (**4**). Lateral vom Schultergelenk ist die **Regio deltoidea** (**5**) gelegen, an die sich nach dorsal die **Regio scapularis** (**6**) anschließt.

Regionen des Oberarmes

Der Oberarm gliedert sich in eine **Regio brachialis* anterior** (**7**), deren Grundlage die Beuger darstellen, und eine **Regio brachialis* posterior** (**8**) im Bereich der Strecker. Innerhalb der Regio brachialis anterior ist der *Sulcus bicipitalis medialis* (**9**) vor dem Septum intermusculare mediale als Hauptbahn für die von der Fossa axillaris zur Fossa cubitalis ziehenden Armgefäße und Nerven hervorzuheben. Vor dem Septum intermusculare laterale ist der *Sulcus bicipitalis lateralis* zu beschreiben, in dem oberflächlich, subkutan, die V. cephalica verläuft.

Regionen des Ellbogen

An die Regio brachialis anterior schließt sich an der Beugerseite die **Regio cubitalis anterior** (**10**) an, deren Zentrum wiederum die *Fossa cubitalis* darstellt. Innerhalb der Fossa cubitalis fächert sich das Gefäß- und Nervenbündel auf. Die dorsal gelegene **Regio cubitalis posterior** (**11**) enthält außer Muskeln nur kleine Gefäßnetze.

Regionen des Unterarmes

Distal von der Fossa cubitalis findet sich die **Regio antebrachialis* anterior** (**12**), die, von medial nach lateral aufgegliedert, die großen Gefäße und Nerven zwischen den Beugern enthält. Die dorsale Fläche wird von der **Regio antebrachialis* posterior** (**13**) gebildet.

Regionen der Hand

Im Bereich der Hand findet sich die **Palma manus, Regio palmaris** (**14**), die Hohlhand, die vom distalen Handwurzelgelenk bis zu den Fingergrundgelenken reicht. Das **Dorsum manus, Regio dorsalis manus** (**15**), der Handrücken, entspricht ebenfalls diesen Grenzen. Zwischen Handrücken und Hohlhand schiebt sich lateral die **Fovea radialis** (**16**) ein, die die A. radialis enthält.

Regionen der Handwurzel

An der palmaren Fläche befindet sich zwischen der Regio antebrachialis anterior und der Palma manus die **Regio carpalis anterior** (**17**). An der dorsalen Fläche beschreibt man die **Regio carpalis posterior** (**18**).

* **In der Nomenklatur ist sowohl brachialis als auch brachii möglich.**

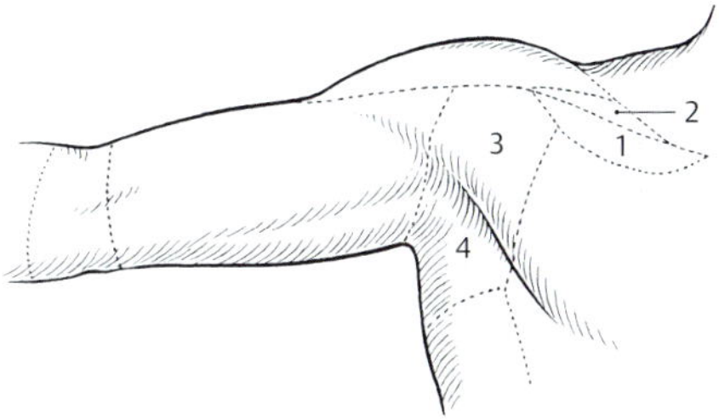

C Regionen im Bereich der Axilla

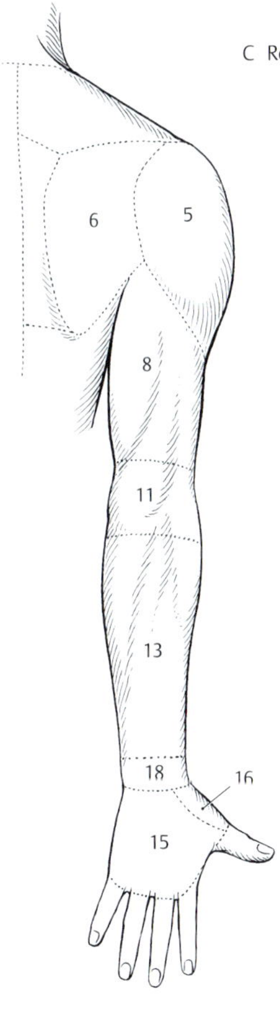

B Regionen der oberen Extremität von hinten

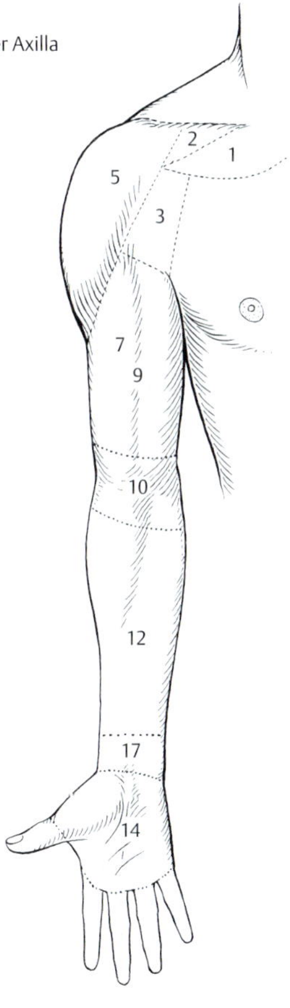

A Regionen der oberen Extremität von vorne

Trigonum clavipectorale (A, B)

Das Trigonum clavipectorale ist proximal durch die *Clavicula* (**1**), lateral durch den *M. deltoideus* (**2**) und medial durch den *M. pectoralis major* (**3**) begrenzt. Nach distal geht es in den Sulcus deltoideopectoralis über. Da die Breite des Dreieckes an seiner Basis sehr unterschiedlich ist, ist es zweckmäßig, die *Pars clavicularis* (**4**) des *M. pectoralis major* an der Clavicula abzulösen und umzuklappen.

Oberflächliche Schichte (A)

Oberflächlich findet sich die Fascia pectoralis (superficialis), die im Bereich des Dreieckes etwas eingesunken ist. Zwischen Clavicula (**1**), *Processus coracoideus* (**B 5**) und *M. pectoralis minor* (**B 6**) spannt sich die von der Innenfläche des M. deltoideus zur Innenfläche des M. pectoralis major ziehende *Fascia clavipectoralis* (**7**) aus, die das Trigonum clavipectorale in zwei Schichten gliedert.

In die oberflächliche Schichte führt die *V. cephalica* (**8**), die durch den Sulcus deltoideopectoralis das Trigonum erreicht und die Fascia clavipectoralis durchbricht, um in die *V. axillaris* (**B 9**) einzumünden. In die V. cephalica münden Zweige aus der Umgebung ein. Lateral von der V. cephalica durchzieht die aus der *A. axillaris* stammende *A. thoracoacromialis* (**B 10**) die Fascia clavipectoralis (**7**). Sie teilt sich in einen *R. clavicularis* (**11**), einen *R. acromialis* (**12**), einen *R. deltoideus* (**13**) und in *Rr. pectorales* (**B 14**). Mit letzteren verlaufen die *Nn. pectorales,* die auch als gemeinsamer Stamm (**15**) die Fascia clavipectoralis durchbrechen können.

Tiefe Schichte (B)

In der tiefen Schichte findet sich das Gefäß- und Nervenbündel zur Versorgung des Armes. Distal vom *M. subclavius* (**16**) werden von medial nach lateral die V. axillaris (**9**), die *A. axillaris* (**17**) und die drei Fasciculi sichtbar. Die als infraclaviculare Äste des Plexus brachialis zu bezeichnenden drei Fasciculi gliedern sich in den hier oberflächlich liegenden *Fasciculus lateralis* (**18**), der bereits in seine Äste geteilt sein kann, den *Fasciculus posterior* (**19**) und den *Fasciculus medialis* (**20**). Am Oberrand des M. pectoralis minor (**6**) senkt sich das Gefäß- und Nervenbündel in die Tiefe. Im lateralen Abschnitt finden sich in der Tiefe *A., V. und N. suprascapularis* (**21**).

Manchmal finden sich in der oberflächlichen Schichte bereits Lymphknoten (nicht gezeichnet). Sie erhalten durch Lymphgefäße, die entlang der V. cephalica verlaufen, die Lymphe der radialen zwei Finger. Diese Lymphknoten stehen in Verbindung mit den tiefen infraclavicularen Knoten (nicht gezeichnet).

Varietäten: Nicht so selten findet sich eine Vene (**22**), die sich oberflächlich um die Clavicula herumschlingt und die V. axillaris mit Zuflüssen zur V. subclavia verbindet und so einen Venenring um die Clavicula bildet. Manchmal kann die V. cephalica nur schwach ausgebildet sein.

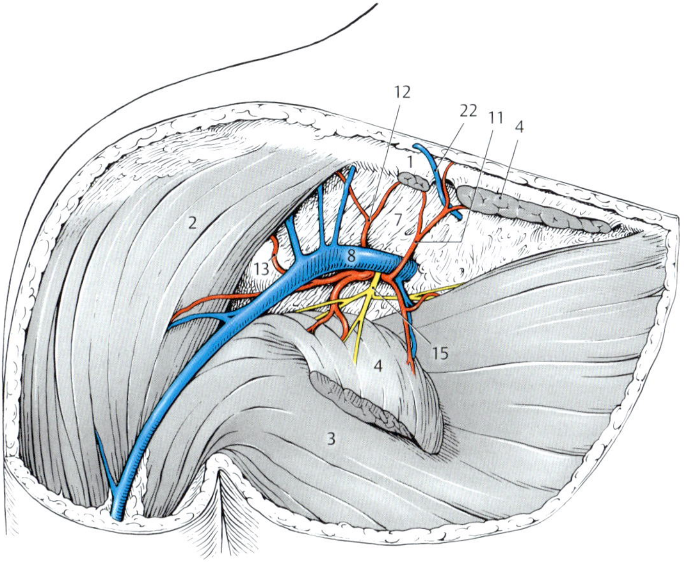

A Trigonum clavipectorale, oberflächliche Schichte

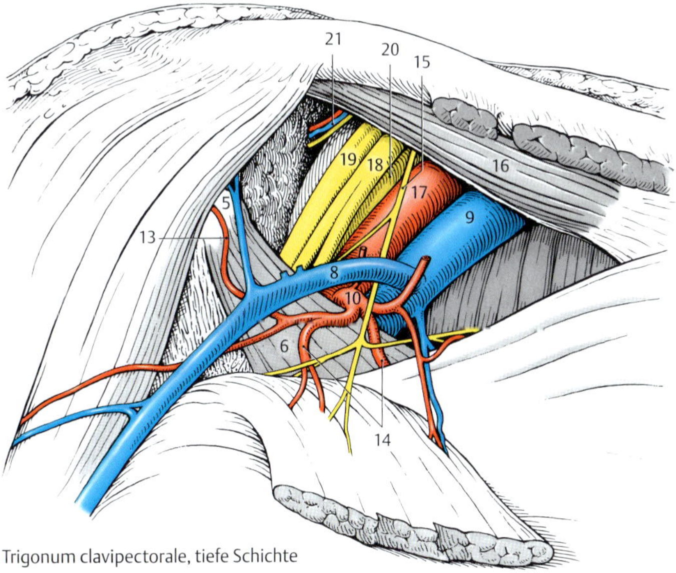

B Trigonum clavipectorale, tiefe Schichte

Regio axillaris (A)

Durch die Axilla verläuft der Gefäß-Nerven-Strang des Armes. Die Axilla wird vorne vom *M. pectoralis major* (**1**) und vom *M. pectoralis minor* (**2**) und hinten vom *M. latissimus dorsi* (**3**) begrenzt. Medial findet sich die Brustwand mit dem *M. serratus anterior* (**4**), lateral der Humerus mit dem *Caput breve m. bicipitis* (**5**) und dem *M. coracobrachialis* (**6**).

Am weitesten medial verläuft die aus den Vv. brachiales sich bildende *V. axillaris* (**7**), die zahlreiche kleine Venen aufnimmt, zentralwärts. In sie mündet im Trigonum clavipectorale (S. 370) die *V. cephalica* (**8**) ein. Die *A. axillaris* (**9**), die lateral von der Vene gelegen ist, entsendet die *A. thoracoacromialis* (**10**) mit ihren Zweigen, *Rr. pectorales* (**11**), *R. acromialis* (**12**) und *R. deltoideus*. Eine *A. thoracica lateralis* (**13**) kann bei etwa 10% aus der A. thoracoacromialis (s. Bild) oder direkt aus der A. axillaris entspringen. Ein weiterer Ast der A. axillaris, die *A. subscapularis* (**14**), gibt die *A. thoracodorsalis* (**15**) und die *A. circumflexa scapulae* (**16**) ab. Die letzten Äste der A. axillaris sind die *A. circumflexa humeri anterior* (**17**) und die *A. circumflexa humeri posterior* (**18**).

In Höhe der Ansatzsehne des M. latissimus dorsi (**3**) setzt sich die A. axillaris (**9**) in die *A. brachialis* (**19**) fort, die als ersten Ast die *A. profunda brachii* (**20**) entlässt.

Die drei Fasciculi des Plexus brachialis sind im Bereich der Axilla medial, lateral und dorsal von der A. axillaris gelegen und teilen sich hier in ihre Äste auf. Der *Fasciculus posterior* gibt den *N. axillaris* (**21**) und den *N. radialis* (**22**) ab. Der N. axillaris (**21**) zieht, begleitet von A. und V. circumflexa humeri posterior (**18**), durch die laterale Achsellücke (S. 374) zum *M. deltoideus* (**23**) und zum M. teres minor. Der N. radialis (**22**) gelangt in den Sulcus bicipitalis medialis. In diesem schließt sich ihm die A. profunda brachii (**20**) an, mit der er dann in den Sulcus n. radialis zieht.

Fasciculus medialis (**24**) und *Fasciculus lateralis* (**25**) bilden die (oft auch doppelte) Medianusgabel (*Radix medialis* und *Radix lateralis*), aus der sich der oberflächlich von der A. axillaris verlaufende *N. medianus* (**26**) fortsetzt. Der N. medianus tritt dann gemeinsam mit der A. brachialis in den Sulcus bicipitalis medialis ein. Diese Furche erreichen auch, als weitere Äste des Fasciculus medialis, der *N. ulnaris* (**27**), der *N. cutaneus antebrachii medialis* (**28**) und der *N. cutaneus brachii medialis* (**29**). Dem N. cutaneus brachii medialis schließen sich Zweige der Nn. intercostales II–III als *Nn. intercostobrachiales* (**30**) an.

Der Fasciculus lateralis entlässt außer der lateralen Medianuszinke (hier verdoppelt) noch den *N. musculocutaneus* (**31**), der den M. coracobrachialis durchbohrt.

An der Thoraxwand zieht, aus dem supraclaviculären Abschnitt des Plexus brachialis stammend, der *N. thoracicus longus* (**32**) lateral des M. serratus anterior nach abwärts und innerviert diesen. Dem *M. subscapularis* (**33**) liegt der *N. subscapularis* (**34**) an, der auch den *N. thoracodorsalis* (**35**) abgeben kann, der den M. latissimus dorsi (**3**) innerviert.

Klinischer Hinweis: Die **untere Plexuslähmung** (*Déjerine-Klumpke*) entsteht durch Schädigung der Wurzeln aus C_8 und Th_1. Dadurch kommt es zu Ausfällen der kurzen Handmuskeln und der langen Fingerbeuger. Die Sensibilität ist an der ulnaren Hand- und Unterarmseite gestört.

Plexus brachialis

(Wurzeln und Pars supraclavicularis s. S. 360)

- **Pars infraclavicularis**
  - Fasciculus lateralis:
    - N. musculocutaneus,
    - Radix lateralis n. mediani.
  - Fasciculus medialis:
    - Radix medialis n. mediani,
    - N. ulnaris,
    - N. cutaneus brachii medialis,
    - N. cutaneus antebrachii medialis.
  - Fasciculus posterior:
    - N. axillaris,
    - N. radialis.

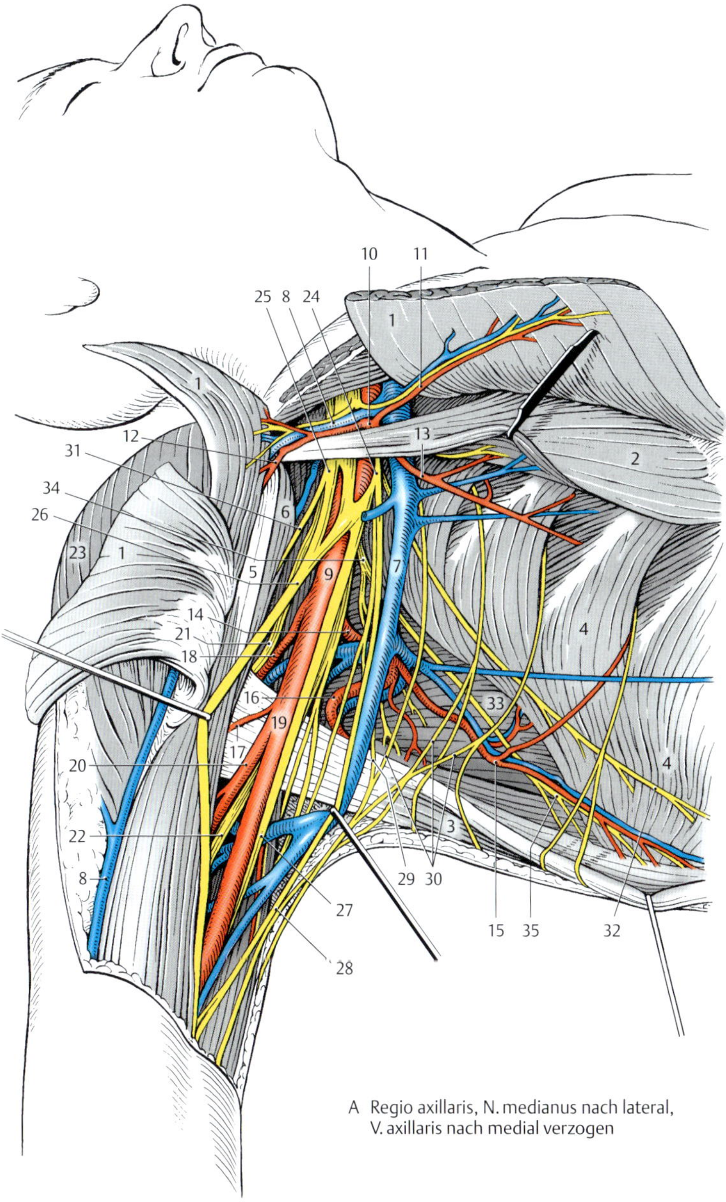

A Regio axillaris, N. medianus nach lateral, V. axillaris nach medial verzogen

Foramina axillaria (A – D)

Die schlitzförmige Öffnung zwischen *M. teres minor* (**1**), *M. teres major* (**2**) und *Humerus* (**3**) wird durch das *Caput longum m. tricipitis* (**4**) in ein viereckiges **Foramen axillare laterale** und ein dreieckiges **Foramen axillare mediale** unterteilt.

Durch das viereckige **Foramen axillare laterale** gelangt der *N. axillaris* (**5**) an die Dorsalseite. Dieser Nerv entlässt einen *R. muscularis* (**6**) zum M. teres minor und senkt sich in den *M. deltoideus* (**7**) ein. Außerdem entlässt er einen *N. cutaneus brachii lateralis superior* (**8**), der das obere, laterale Hautareal am Oberarm innerviert.
Der N. axillaris wird üblicherweise von der *A. circumflexa humeri posterior* (**9**) und den meist paarigen *Vv. circumflexae humeri posteriores* begleitet. Die Arterie versorgt den M. deltoideus, das Caput longum m. tricipitis (**4**) und das *Caput laterale m. tricipitis* (**10**).

Durch das dreieckige **Foramen axillare mediale** gelangt die *A. circumflexa scapulae* (**11**) an die dorsale Fläche der Scapula, an der sie mit der A. suprascapularis anastomosiert. Die Arterie wird von der *V. circumflexa scapulae* begleitet. In der Tiefe wird ein Zweig (**12**) des N. subscapularis (= N. thoracodorsalis) sichtbar, der den M. teres major (**2**) innerviert. Er zieht jedoch nicht durch die Achsellücke hindurch.

Varietäten (B – D): Die A. circumflexa humeri posterior (**9**), die üblicherweise (**B**) durch die laterale Achsellücke zieht, entspringt als einer der letzten Äste aus der A. axillaris. Sehr häufig hat sie dabei einen gemeinsamen Ursprung mit der A. subscapularis. Distal von der Sehne des M. teres major entspringt die *A. profunda brachii* (**13**) als erster Ast aus der *A. brachialis* (**14**). Bei etwa 7% der Menschen kann, nach *Lanz-Wachsmuth*, die A. profunda brachii (**13**) aus der A. circumflexa humeri posterior (**9**) entspringen (**C**). In diesen Fällen zieht die A. profunda brachii dorsal von der Sehne des M. teres major nach distal. In 16% der Fälle wird der Ursprung der A. circumflexa humeri posterior (**9**) aus einer typischen A. profunda brachii (**13**) beobachtet (**D**). In diesen Fällen verläuft die A. circumflexa humeri posterior nicht durch die laterale Achsellücke.

15 N. radialis.

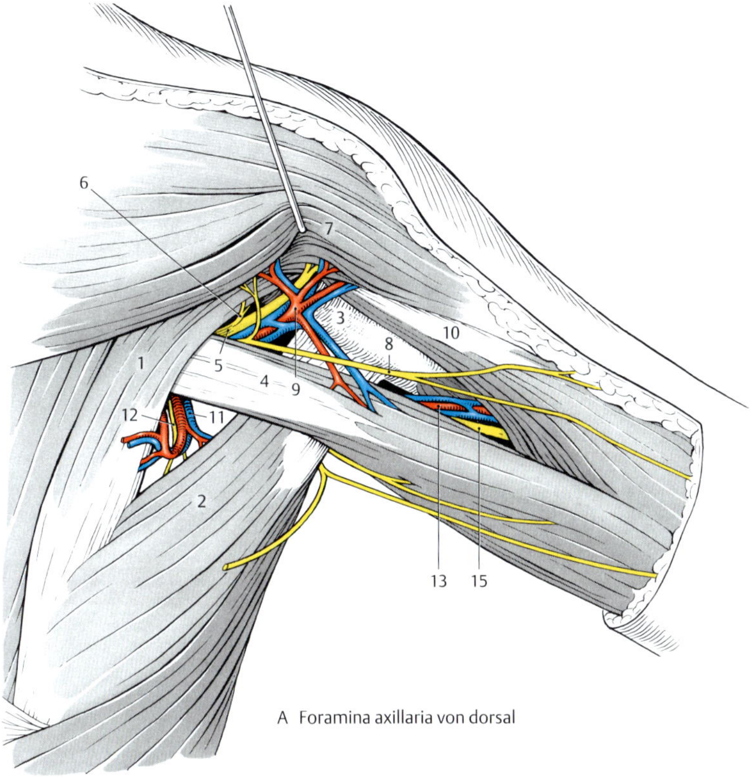

A Foramina axillaria von dorsal

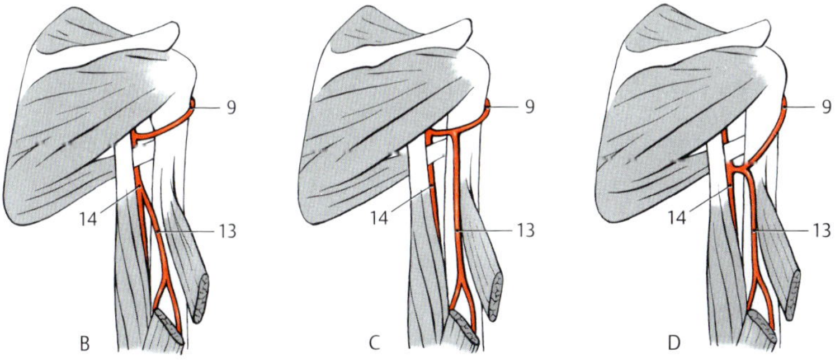

B–D Variationen der Arterien (nach Lanz-Wachsmuth)

Regio brachialis anterior

Subkutane Schichte (A)

Die feste, derbe *Fascia brachii* (**1**) umhüllt die Oberarmmuskeln. Medial und lateral vom Humerus strahlt jeweils ein Septum intermusculare in die Fascia brachii ein (S. 180). Dadurch kommt es zur Bildung von zwei Kammern, dem Compartimentum brachii anterius et posterius. Oberflächlich von der Fascia brachii finden sich die subkutanen Venen und Nerven sowie Lymphgefäße. Letztere können bei Entzündungen als feine rote Streifen durch die Haut sichtbar werden.

Am lateralen Rand des M. biceps brachii verläuft die *V. cephalica* (**2**). Die V. cephalica führt das Blut von der radialen Seite der Hand und des Unterarmes und gelangt über den Sulcus deltoideopectoralis zum Trigonum clavipectorale (S. 370). Begleitet wird diese Vene von den (nicht gezeichneten) *Vasa lymphatica superficialia lateralia,* die die Lymphe von den radialen zwei Fingern und der radialen Seite der Hand und des Unterarmes transportieren (S. 370).

An der medialen Seite des M. biceps brachii modelliert sich durch die Fascia brachii der Sulcus bicipitalis medialis. In dessen distaler Hälfte findet sich subkutan die meist gut ausgebildete *V. basilica* (**3**). Sie durchbricht die Fascia brachii am **Hiatus basilicus** (**4**), um sich in der Tiefe in eine der Begleitvenen der A. brachialis einzusenken. In ihrem subkutanen Abschnitt am Oberarm wird die V. basilica vom *N. cutaneus antebrachii medialis* und dessen Zweigen begleitet. Lateral von der Vene und ihr dabei dicht anliegend verläuft der *R. anterior* (**5**), medial und etwas entfernt von ihr der *R. posterior* (**6**).

Nahe dem Hiatus basilicus finden sich bei etwa einem Drittel der Menschen *Nodi lymphoidei cubitales* (**7**), die für die Lymphe der drei ulnaren Finger, die ulnare Seite der Hand und des Unterarmes die erste Filterstation darstellen. Die *Vasa lymphatica superficialia medialia* entlang des Sulcus bicipitalis medialis begleiten einerseits die V. basilica, andererseits können sie auch subkutan die Axilla erreichen. Sie sind in der Regel zahlreicher und stärker als die Lymphgefäße, die die V. cephalica begleiten.

An Hautnerven verlaufen die Zweige des *N. cutaneus brachii medialis* (**8**) von der Axilla nach abwärts. Zusätzlich schließen sich ihnen noch *Nn. intercostobrachiales* (**9**) aus Th2 und Th3 an, die einen kleinen Teil der Haut an der Innenfläche des Oberarmes innervieren.

Varietäten: Die Lage des Hiatus basilicus ist sehr variabel. Er kann unmittelbar am Übergang der Regio cubitalis gelegen sein. Die V. cephalica kann manchmal fehlen.

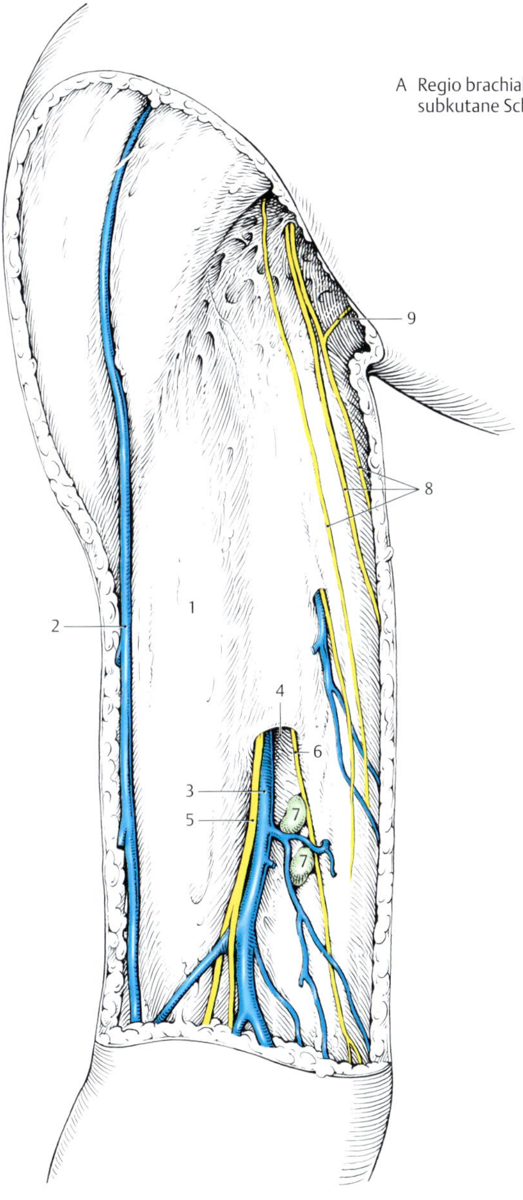

A Regio brachialis anterior, subkutane Schichte

Regio brachialis anterior, Fortsetzung (A – E)

Sulcus bicipitalis medialis (A, B)

Der Sulcus bicipitalis medialis, einerseits durch den *M. biceps brachii* (**1**), andererseits durch das *Septum intermusculare brachii mediale* (nicht gezeichnet) und den *M. triceps brachii* (**2**) begrenzt, enthält den Gefäß-Nerven-Strang des Armes. Am oberflächlichsten verläuft der *N. cutaneus antebrachii medialis* (**3**), dessen R. anterior auf der *V. basilica* (**4**) liegt. Beide verlassen den Sulcus bicipitalis medialis am Hiatus basilicus, der in variabler Höhe gelegen ist. Die V. basilica kann in die *Vv. brachiales* (**5**) einmünden, oder aber erst in der Axilla Anschluss an die V. axillaris gewinnen (siehe Abb. A).

Am weitesten medial verläuft der *N. ulnaris* (**6**), dem Septum intermusculare brachii mediale aufliegend. An der Grenze zwischen mittlerem und distalem Drittel des Oberarmes verlässt der Nerv den Sulcus bicipitalis medialis. Dort durchbricht der N. ulnaris das Septum intermusculare brachii mediale und gelangt dorsal von diesem Septum auf die dorsale Seite des Epicondylus medialis humeri.

Lateral von der V. basilica verläuft der *N. medianus* (**7**), der die *A. brachialis* (**8**), von lateral nach medial ziehend, überkreuzt. Die A. brachialis, entlang des ganzen Sulcus bicipitalis medialis am tiefsten liegend, entsendet eine Reihe von Ästen.

Neben Muskelästen (**9**) entlässt die A. brachialis im proximalen Bereich des Sulcus bicipitalis medialis die *A. profunda brachii* (**10**). Diese schließt sich hier dem *N. radialis* (**11**) an und verlässt mit ihm in Höhe der Grenze zwischen proximalem und mittlerem Drittel des Oberarmes den Sulcus bicipitalis medialis. Die A. profunda brachii gelangt dann mit dem N. radialis in den Sulcus n. radialis, dem Humerus dorsal anliegend, und endet, nach Abgabe der *A. collateralis media*, als *A. collateralis radialis*. Weitere Äste der A. brachialis sind die *A. collateralis ulnaris superior* (**12**), die mit dem N. ulnaris verläuft (dorsal von diesem ziehend) und die *A. collateralis ulnaris inferior* (nicht sichtbar).

Varietäten (C – E): Die Lage des N. medianus (**7**) zur A. brachialis (**8**) bzw. deren Ästen kann sehr unterschiedlich sein. Wenn auch der N. medianus nach *Lanz* in 74% der Fälle typisch verläuft, so kann eine aus der A. brachialis entspringende *A. brachialis superficialis* (**13**) oberflächlich vom N. medianus verlaufen. Dabei kann eine A. brachialis vollständig zurückgebildet sein (nach *Lanz* 12%) oder aber eine Aufspaltung in zwei Arterien vorliegen, die sich in variabler Höhe teilen (14%). Die A. profunda brachii kann gemeinsam mit der A. circumflexa humeri posterior entspringen (S. 374).

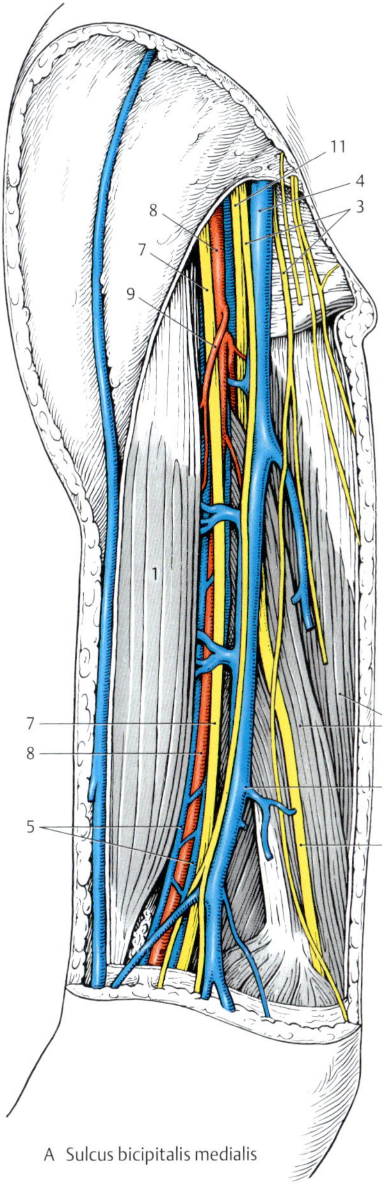

A Sulcus bicipitalis medialis

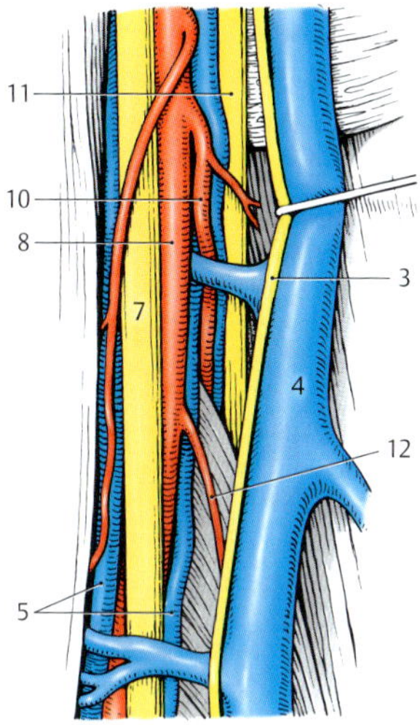

B Detailbild, V. basilica nach medial verzogen

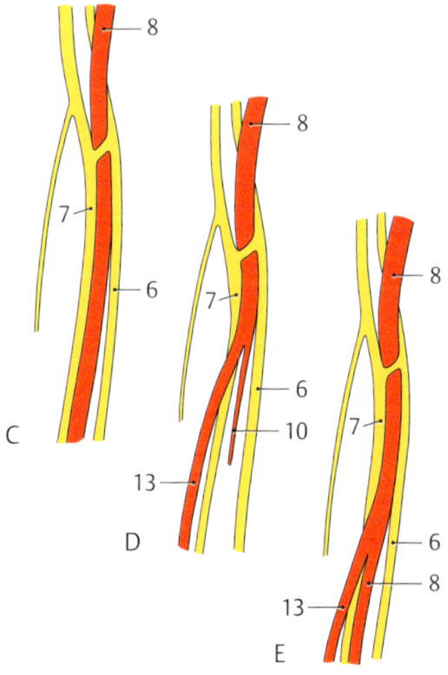

C–E Arterien und Nerven im Sulcus bicipitalis medialis (nach Lanz-Wachsmuth)

Regio brachialis posterior (A, B)

Subkutane Schichte (A)

Die *Fascia deltoidea* (**1**) und die *Fascia brachii* (**2**) umhüllen die Muskulatur. Subkutan finden sich im Wesentlichen die Hautnerven neben kleineren Arterienzweigen und zarten Venen. Am Unterrand des M. deltoideus treten die Zweige des *N. cutaneus brachii lateralis superior* (**3**), der aus dem N. axillaris stammt, durch die Faszie hindurch. Diese Zweige innervieren vor allem die den M. deltoideus bedeckende Haut. Allerdings ist die Abgrenzung zum Hautareal, das vom *N. cutaneus brachii lateralis inferior* (**4**) innerviert wird, variabel.

Der N. cutaneus brachii lateralis inferior (**4**), als Ast des *N. radialis* (**5**), wird bei seinem Durchtritt durch die Faszie häufig von einer kleinen Arterie und Vene begleitet. Er innerviert den distalen Hautbezirk an der lateralen Seite bis zum Ellbogen. Von medial her erreichen die *Zweige* (**6**) des *N. cutaneus brachii posterior* (**7**), der weit proximal aus dem N. radialis (**5**) abgeht, die Dorsalfläche des Oberarmes, welche sie innervieren.

Subfasziale Schichte (B)

Nach Entfernen der Fascia brachii können das *Caput longum* (**8**) und das *Caput laterale* (**9**) des *M. triceps brachii* (**10**) durchtrennt werden. Damit ist die Darstellung des Sulcus n. radialis mit den darin liegenden Gebilden möglich. Der N. radialis (**5**) verläuft von medial proximal nach lateral distal.

Als erster Ast entsendet er proximal den N. cutaneus brachii posterior (**7**). Im Bereich des Sulcus n. radialis gibt der N. radialis *Rr. musculares* (**11**), sowie distal von diesem den N. cutaneus brachii lateralis inferior (**4**) ab.

Mit dem N. radialis verläuft die *A. profunda brachii* (**12**), die im Regelfall von zwei Vv. comitantes begleitet wird. Diese Arterie entsendet knapp nach ihrem Abgang aus der A. brachialis (s. S. 378) häufig einen kleinen Ast zum M. deltoideus ebenso wie Aa. nutriciae humeri. Innerhalb des Sulcus n. radialis geht die *A. collateralis media* (**13**) ab, die von einem R. muscularis n. radialis (**11**) begleitet wird. Diese Arterie erreicht wie der Endast der A. profunda brachii, die *A. collateralis radialis* (**14**), das Rete articulare cubiti. Ein Ast der A. collateralis radialis wird an der Vorderseite zwischen M. brachialis und M. brachioradialis gemeinsam mit dem N. radialis sichtbar und anastomosiert mit der A. recurrens radialis (s. S. 384).

Klinischer Hinweis: Bei Frakturen des Humerusschaftes ist der N. radialis gefährdet. Insbesondere ist bei der Reposition der Bruchstücke auf diesen Nerven zu achten (siehe auch S. 148).

15 R. anterior et R. posterior n. cutanei antebrachii medialis,
16 V. basilica,
17 Caput mediale m. tricipitis.

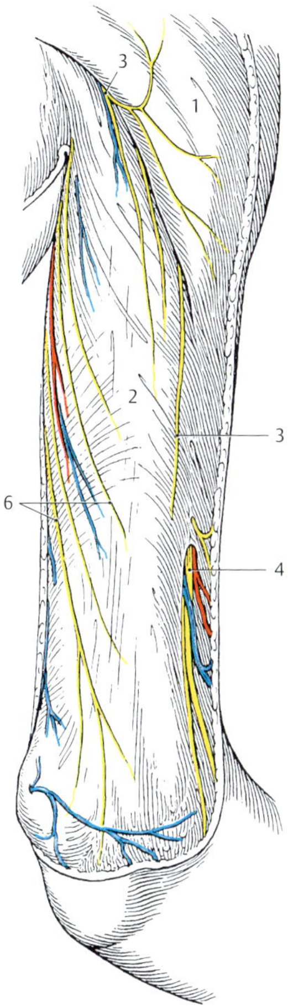

A subkutane Schichte,
von dorsolateral gesehen

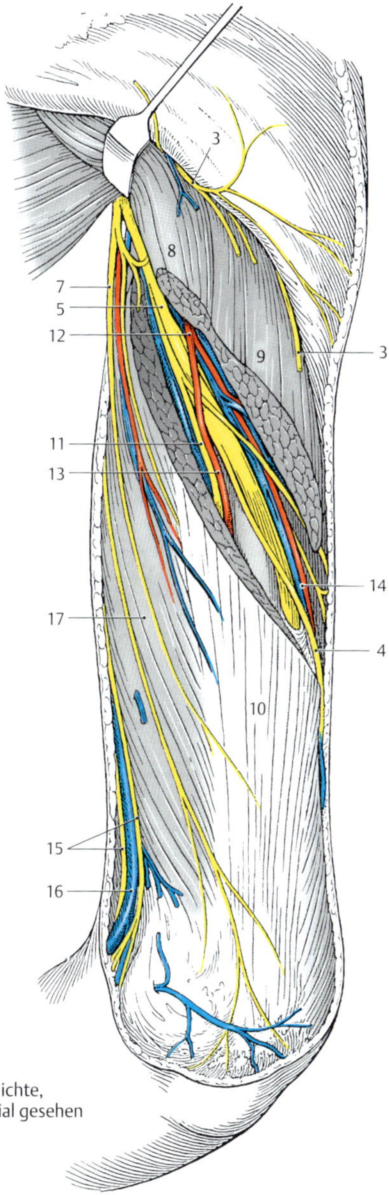

B subfasziale Schichte,
von dorsomedial gesehen

Fossa cubitalis (A – G)

Subkutane Schichte (A)

Die **Regio cubitalis anterior,** die Ellenbeuge, stellt ohne scharfe Grenze die Fortsetzung der Regio brachialis anterior dar und grenzt sich ebenso unscharf gegenüber dem Unterarm ab. Meist wird jenes Areal, das sich etwa 2 – 3 Fingerbreiten proximal und distal vom Gelenkspalt ausdehnt, als Fossa cubitalis bezeichnet.

Subkutan findet sich ein unterschiedlich gut ausgebildetes Fettgewebe mit Venen, Nerven, Lymphgefäßen und Lymphknoten. Die Hautvenen der Subcutis sind für den Arzt von besonderem Interesse, da die Ellenbeuge jener Bereich ist, in dem im Regelfall intravenöse Injektionen verabreicht, Blutabnahmen usw. vorgenommen werden.

Entsprechend der Entwicklung des Venensystems zeigen sich in der Fossa cubitalis große Schwankungsbreiten bezüglich des Verlaufes und des Kalibers der einzelnen Venen.

An der medialen Seite ist die für gewöhnlich gut ausgebildete und durch die Haut gut sichtbare *V. basilica* (**1**) gelegen, die sich meist direkt aus einer *V. basilica antebrachii* (**2**) fortsetzt oder aber auch aus einer *V. mediana antebrachii* entsteht. Zahlreiche andere Variationen sind jedoch möglich (**B – G**).

Die V. basilica wird im Bereich des *Hiatus basilicus* (**3**) subfaszial. Begleitet wird sie von den Ästen des *N. cutaneus antebrachii medialis* (**4**). Häufig (ca. 33 %) finden sich nahe dem Hiatus basilicus Lymphknoten (S. 376). Am lateralen Rand der Fossa cubitalis verläuft die nicht immer sicht-, jedoch tastbare *V. cephalica* (**5**), die in vielen Fällen schwächer ausgebildet ist als die V. basilica. Der V. cephalica schließt sich, im distalen Abschnitt der Region, der *N. cutaneus antebrachii lateralis* (**6**) als Endast des N. musculocutaneus an.

Eine *V. mediana cubiti* (**7**) verbindet meistens V. basilica und V. cephalica. Nahezu regelmäßig besteht eine Verbindung der oberflächlichen mit den tiefen Venen über eine *„V. mediana cubiti profunda“* (**8**).

Varietäten (B – G): Die Variationen der subkutanen Venen sind sehr zahlreich. So können sich die V. cephalica (**5**) und die V. basilica (**1**) aus einer V. mediana antebrachii fortsetzen. Weiters sind die Kaliberschwankungen zwischen den beiden großen Hautvenen sehr groß. Manchmal fehlt eine V. mediana cubiti (**E**).

Klinischer Hinweis: Intravenöse Injektionen sind schmerzloser, wenn sie in die V. cephalica erfolgen, da bei dieser keine durchgehende enge Beziehung zu Nerven besteht. Die V. basilica hat enge Beziehungen zu den Ästen des N. cutaneus antebrachii medialis. Beim Setzen von Dauerkanülen werden meistens Venen am Handrücken verwendet, um Bewegungen im Ellbogengelenk zu erleichtern.
Bei manchen Menschen, besonders bei solchen mit schwach ausgebildetem Unterhautfettgewebe sind die Venen leicht verschieblich, der Kliniker spricht von „Rollvenen“, die bei der Injektion fixiert werden müssen.

9 Nodi lymphoidei cubitales.

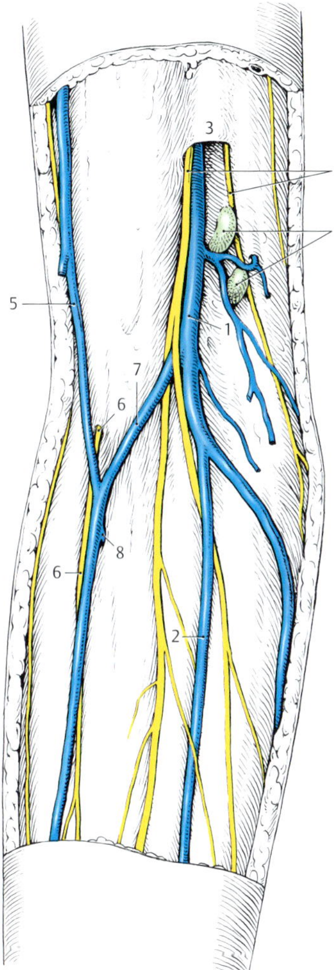

A Fossa cubitalis,
subkutane Schichte

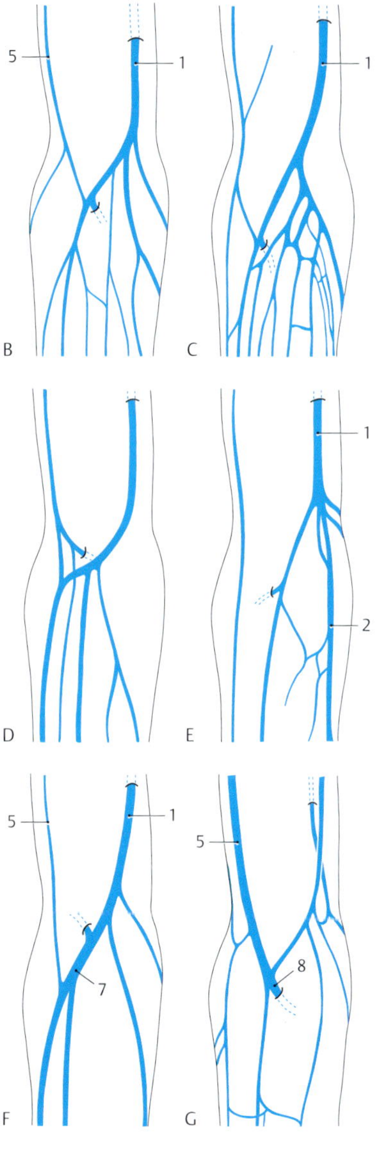

B–G Fossa cubitalis,
Variationen der subkutanen Venen
(Umzeichnungen nach Lanz-Wachsmuth)

Fossa cubitalis, Fortsetzung (A–E)

Tiefe Schichte 1 (A)

Nach Entfernung der Faszie werden die, die Fossa cubitalis begrenzenden, Muskeln sichtbar. Von proximal zieht der *M. biceps brachii* (**1**) mit seiner Sehne zur Tuberositas radii und mit der *Aponeurosis m. bicipitis brachii* (**2**) zur Fascia antebrachii. Er bedeckt teilweise den *M. brachialis* (**3**), der die Tuberositas ulnae erreicht. An der medialen Seite ziehen, vom Epicondylus medialis entspringend, der *M. pronator teres* (**4**) und die oberflächlichen Beuger der Hand nach distal, während an der lateralen Seite der *M. brachioradialis* (**5**) die Region begrenzt.

Das aus dem Sulcus bicipitalis medialis (S. 378) absteigende Gefäß-Nerven-Bündel teilt sich innerhalb der Fossa cubitalis auf. Die *A. brachialis* (**6**), bedeckt von der Aponeurosis m. bicipitis brachii (= Lacertus fibrosus, **2**), entlässt die *A. radialis* (**7**), die oberflächlich von den Unterarmbeugern nach distal verläuft.
Der *N. medianus* (**8**) verlässt in der Fossa cubitalis die A. brachialis und zieht zwischen den beiden Köpfen des M. pronator teres, den er auch innerviert, nach distal. Der *N. ulnaris* (**9**) hat bereits vor Erreichen der Fossa cubitalis den Sulcus bicipitalis medialis verlassen und verläuft dorsal vom Epicondylus medialis. Der *N. radialis* (**10**) wird zwischen M. brachialis (**3**) und M. brachioradialis (**5**) sichtbar und teilt sich in einen schwächeren, sensiblen *R. superficialis* (**11**) und einen stärkeren, vorwiegend motorischen *R. profundus* (**12**). Der R. superficialis entsendet Hautäste zur radialen Hälfte des Dorsum manus, zum Daumen und zur dorsalen Fläche der Grundglieder des zweiten und dritten Fingers. Der R. profundus durchbohrt den M. supinator (**13**), windet sich lateral um das Collum radii, innerviert die radialen und dorsalen Unterarmmuskeln und endet als N. interosseus posterior. Dieser Nerv innerviert sensibel die Handwurzelgelenke, die Membrana interossea sowie Teile des Periosts von Radius und Ulna.

Tiefe Schichte 2 (B)

Nach Durchtrennung der Aponeurosis m. bicipitis (**2**) wird die Aufteilung der A. brachialis (**6**) sichtbar. Der erste Ast, der abgegeben wird, ist die A. radialis (**7**). Entweder aus dieser oder aber bereits aus der A. brachialis entspringt die *A. recurrens radialis* (**14**), die entlang des N. radialis (**10**) nach proximal zieht. Sie anastomosiert mit dem vorderen Ast der A. collateralis radialis. In Höhe des proximalen Randes des M. supinator (**13**) entlässt die A. brachialis die *A. recurrens ulnaris* (**15**). Anschließend teilt sich die A. brachialis in die *A. interossea communis* (**16**) und die *A. ulnaris* (**17**). Letztere unterkreuzt den N. medianus (**8**) und den M. pronator teres (**4**). Die einzelnen Arterien werden von meist paarigen Venen begleitet.

Varietäten (C–E): Der N. medianus verläuft im Regelfall (ca. 95%) zwischen den beiden Köpfen des M. pronator teres (**C**). Selten durchbohrt er das *Caput humerale* (**18**) des M. pronator teres (knapp 2%, **D**). In etwa 3% der Fälle verläuft der N. medianus, direkt am Knochen anliegend, unter den beiden Köpfen des M. pronator teres (**E**). In diesen Fällen kann der Nerv bei Frakturen im proximalen Bereich von Radius und Ulna gefährdet sein.

Variationen der A. brachialis bzw. ihrer Äste in diesem Bereich sind bekannt, jedoch sehr selten (z. B. Verlauf der A. brachialis dorsal eines eventuell vorhandenen Processus supracondylaris usw.).

Die heute meist verwendete Nomenklatur spricht von einer Teilung der A. brachialis in A. radialis und A. ulnaris, wobei letztere die A. interossea communis abgeben soll. Diese Einteilung stimmt mit der Entwicklung der Armarterien nicht überein und sollte im Hinblick auf verschiedene Variationen, wie z. B. hoher Abgang einer A. radialis, besser vermieden werden. Aus diesem Grund wird hier die entwicklungsgeschichtlich begründete Einteilung beibehalten (S. 390).

Klinischer Hinweis: Der R. profundus n. radialis ist bei Luxationen, Kapselbandläsionen sowie Frakturen im Bereich des Collum radii gefährdet.

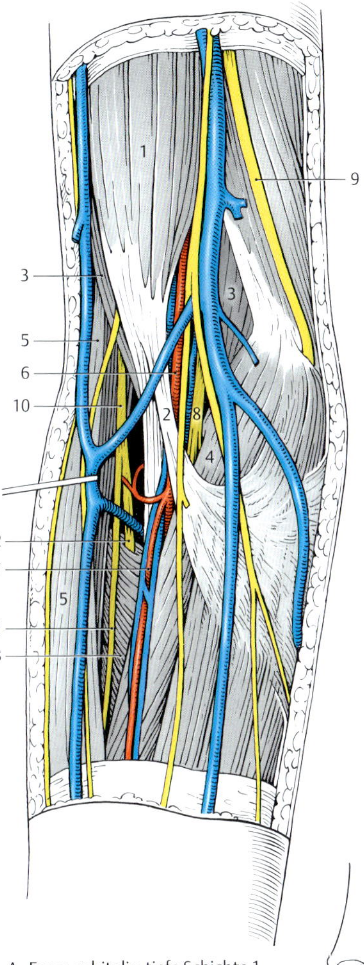

A Fossa cubitalis, tiefe Schichte 1

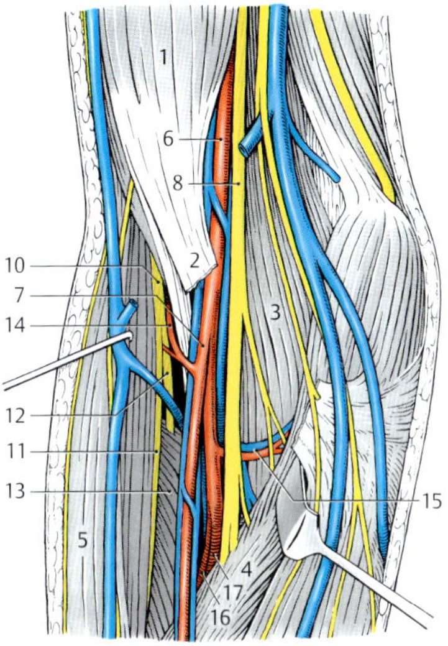

B Fossa cubitalis, tiefe Schichte 2

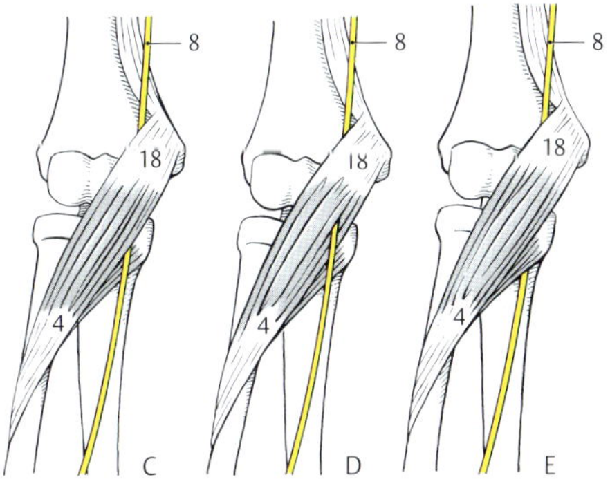

C–E Lagevariationen des N. medianus zum M. pronator teres (nach Lanz-Wachsmuth)

Regio antebrachii anterior (A, B)

Subkutane Schichte (A)

Im Unterhautfettgewebe finden sich die gut ausgebildeten Hautvenen, die allerdings großen Schwankungen bezüglich ihres Verlaufes unterworfen sind. Die Hautarterien sind klein und unbedeutend. Die Hautnerven verlaufen unabhängig von den Venen und sind sowohl der Lage, als auch der Stärke nach von großer Regelmäßigkeit.

An der radialen Seite verläuft die *V. cephalica antebrachii* (**1**), die im distalen Abschnitt meist durch *Anastomosen* (**2**) mit den übrigen Venen des Unterarmes in Verbindung steht. Proximal entsendet sie häufig die *V. mediana cubiti* (**3**), die fallweise auch aus einer V. mediana antebrachii entstehen kann. Der *N. cutaneus antebrachii lateralis* (**4**), Endast des N. musculocutaneus, unterkreuzt noch in der Fossa cubitalis die V. cephalica. Im distalen Abschnitt des Unterarmes ist der subkutan liegende *R. superficialis n. radialis* (**5**) in enger Nachbarschaft der V. cephalica antebrachii gelegen.

An der medialen Seite der Regio antebrachialis anterior zieht die *V. basilica antebrachii* (**6**), die medial und lateral von den Zweigen (**7**) des *N. cutaneus antebrachii medialis* begleitet wird.

Im distalen Drittel des Unterarmes wird der *R. palmaris* (**8**) des N. ulnaris subkutan. Radial davon, knapp proximal der Regio carpalis anterior, durchbricht der *R. palmaris* (**9**) des N. medianus die Faszie.

Subfasziale Schichte (B)

Nach Durchtrennung der festen Fascia antebrachii, die proximal medial noch durch die Aponeurosis m. bicipitis brachii verstärkt ist, können die tiefliegenden Gefäße und Nerven zur Ansicht kommen. Diese Gefäße und Nerven sind im Wesentlichen in drei Bündeln oder Straßen angeordnet, und zwar in einem radialen, einem mittleren und einem ulnaren Bündel.

Das **radiale Gefäß-Nerven-Bündel**, aus *A. radialis* (**10**) und *Vv. radiales* (**11**) bestehend, zieht zwischen *M. brachioradialis* (**12**) und *M. flexor carpi radialis* (**13**) nach distal. Dem schließt sich im proximalen Abschnitt der *R. superficialis n. radialis* (**14**) an. Der *R. profundus n. radialis* (**15**), der am Unterarm den *N. interosseus posterior* abgibt, senkt sich bereits in der Fossa cubitalis in den *M. supinator* (**16**) ein.

In der **mittleren Gefäß-Nerven-Straße**, die zwischen oberflächlichen und tiefen Beugern gelegen ist, verläuft der *N. medianus* (**17**), allenfalls begleitet von einer *A. mediana* (Varietät S. 390). Der N. medianus, meist zwischen den beiden Köpfen des *M. pronator teres* (**18**) verlaufend, liegt im Bereich der Handwurzel radial von den Sehnen des *M. flexor digitorum superficialis* (**19**). In einer tieferen Etage der mittleren Straße zwischen tiefen Beugern und Membrana interossea liegen die *A. interossea anterior* und der *N. interosseus anterior*, ein Ast des N. medianus.

Das **ulnare Gefäß-Nerven-Bündel** liegt im mittleren und distalen Drittel des Unterarmes zwischen M. flexor digitorum superficialis (**19**) und *M. flexor carpi ulnaris* (**20**). Es besteht aus dem *N. ulnaris* (**21**), der *A. ulnaris* (**22**) und den (hier durchtrennten) *Vv. ulnares* (**23**). Proximal unterkreuzt die A. ulnaris nach ihrem Abgang aus der A. brachialis den N. medianus (**17**), den M. pronator teres (**18**) und das Caput commune der oberflächlichen Beuger. Dem N. ulnaris (**21**) dient der M. flexor carpi ulnaris (**20**) als Leitmuskel.

Klinischer Hinweis: Der **Puls** wird an typischer Stelle (siehe auch S. 164) im distalen Unterarmbereich getastet. Medial der Sehne des M. brachioradialis, unmittelbar vor dem Processus styloideus radii verläuft palmarwärts die A. radialis.
Achtung! Bei Verdacht auf gefäßverengende Prozesse ist unbedingt an weiteren Stellen der Puls zu prüfen, z. B. A. dorsalis pedis am Fußrücken (siehe S. 438), A. temporalis superficialis und A. facialis (siehe S. 340), A. carotis communis (siehe S. 364).

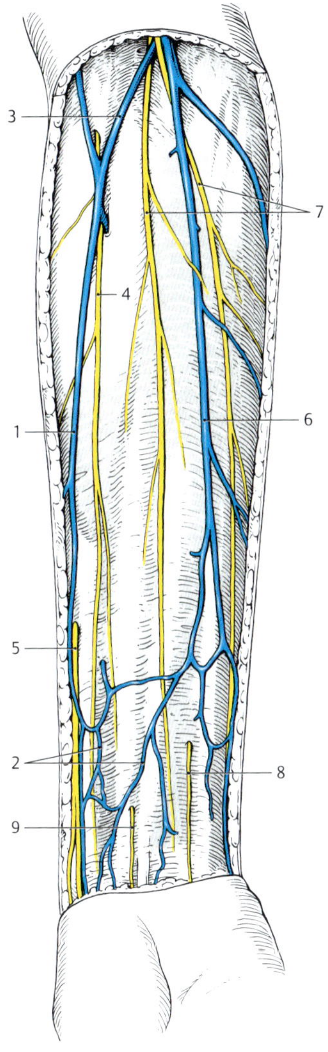

A Regio antebrachii anterior, subkutane Schichte

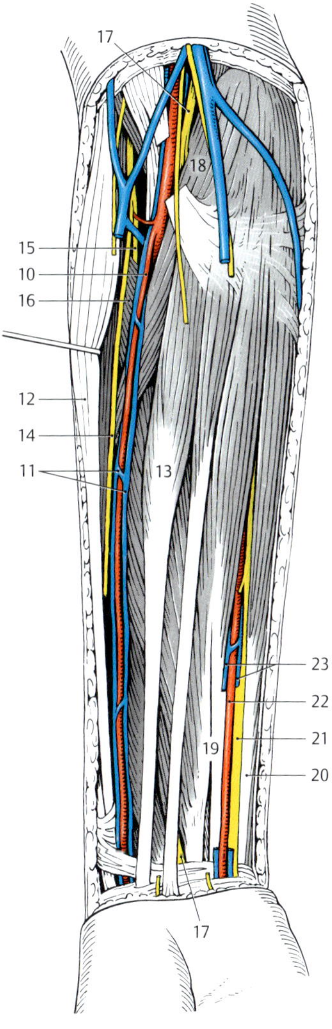

B Regio antebrachii anterior, subfasziale Schichte

Regio carpalis anterior (A)

Nach distal zu wird die Grenze durch das Retinaculum mm. flexorum angegeben, während proximal die Abgrenzung nur an der Haut durch den Sulcus carpeus proximalis gegeben ist.

Proximal vom *Retinaculum mm. flexorum* finden sich verstärkte Faserzüge in der *Fascia antebrachii* (**1**), die auch eine tiefe Schichte (**2**) bilden, die mit den Unterarmknochen in Verbindung treten. Oberflächlich verlaufen die bereits auf S. 386 beschriebenen Venen und Nerven sowie die Sehne des *M. palmaris longus* (**3**). In der Tiefe liegt am weitesten radial, dem *M. pronator quadratus* (**4**) aufliegend, die *A. radialis* (**5**) mit ihren Begleitvenen.

Nach ulnar folgt die in einer eigenen Vagina tendinis liegende Sehne des *M. flexor carpi radialis* (**6**), gefolgt von der Sehnenscheide des *M. flexor pollicis longus* (**7**). Zwischen diesem Muskel und der gemeinsamen Sehnenscheide (**8**) für den *M. flexor digitorum superficialis* und den *M. flexor digitorum profundus* verläuft der *N. medianus* (**9**). Die genannten Gebilde gelangen durch den **Canalis carpi** (Karpaltunnel, s. S. 124) zur Palma manus.

Klinischer Hinweis: Das Karpaltunnelsyndrom entsteht häufig durch den transligamentären Abgang (23%) des R. thenaris des N. medianus. Jedenfalls ist das Missverhältnis zwischen Canalis carpi und seinem Inhalt die Ursache der starken Schmerzen im Bereich des Daumenballens sowie von Hyp- und Parästhesien.

Die *A. ulnaris* (**10**) mit ihren Begleitvenen und der *N. ulnaris* (**11**) liegen radial vom *M. flexor carpi ulnaris* (**12**) und erreichen die Palma manus oberflächlich vom Retinaculum mm. flexorum. Allerdings liegen sie dabei zwischen der tiefen Schichte (**2**) und der oberflächlichen Schichte der Fascia antebrachii. Die oberflächliche Schichte wird meist durch sehnige Faserzüge des M. flexor carpi ulnaris (s. S. 160) verstärkt, sodass die A. ulnaris und der N. ulnaris in einer eigenen Faszienloge (**Guyonsche Loge**), den Canalis ulnaris die Palma manus erreichen.

Palma manus

Oberflächliche Schichte (B)

Die Palma manus ist in drei Abschnitte, den Daumenballen, das Mittelfach und den Kleinfingerballen gegliedert. Die Faszie umhüllt die beiden seitlichen Bereiche, während das Mittelfach durch die derbe und feste *Aponeurosis palmaris* (**13**) abgedeckt ist. Sie stellt die Fortsetzung des M. palmaris longus (**A, 3**) dar. An ihrem ulnaren Rand strahlt der sehr variabel ausgebildete *M. palmaris brevis* (**14**) ein.

Die Palmaraponeurose gliedert sich in *Fasciculi longitudinales* (**15**) und *Fasciculi transversi* (**16,** S. 178). Am radialen, ulnaren und distalen Rand der Palmaraponeurose werden die *Aa. digitales palmares communes* (**17**) und die gleichnamigen Nerven subkutan. Die Arterien teilen sich in die *Aa. digitales palmares propriae* (**18**), die, begleitet von den *Nn. digitales palmares proprii* (**18**), bis zu den Fingerendgliedern gelangen. Die *Vv. digitales palmares propriae* erreichen den oberflächlich an den Fingerwurzeln liegenden *Arcus venosus palmaris superficialis.*

Am Unterarm (S. 386) entlässt der N. ulnaris den *R. palmaris,* der die Haut des Kleinfingerballens innerviert.

Klinischer Hinweis: Die an den Seiten der Finger verlaufenden Nerven können mit Hilfe der ***Oberstschen* Leitungsanästhesie** unempfindlich gemacht werden. Dabei muss daran erinnert werden, dass die Haut beim Daumen im Endglied, an Zeige- und Mittelfinger in ihren Mittel- und Endgliedern auch an der dorsalen Fläche von den *N. digitales palmares proprii* (aus dem N. medianus) innerviert wird.

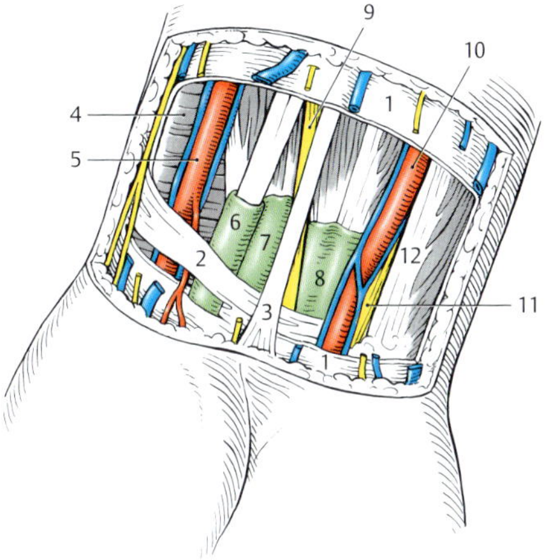

A Regio carpalis anterior, distaler Abschnitt

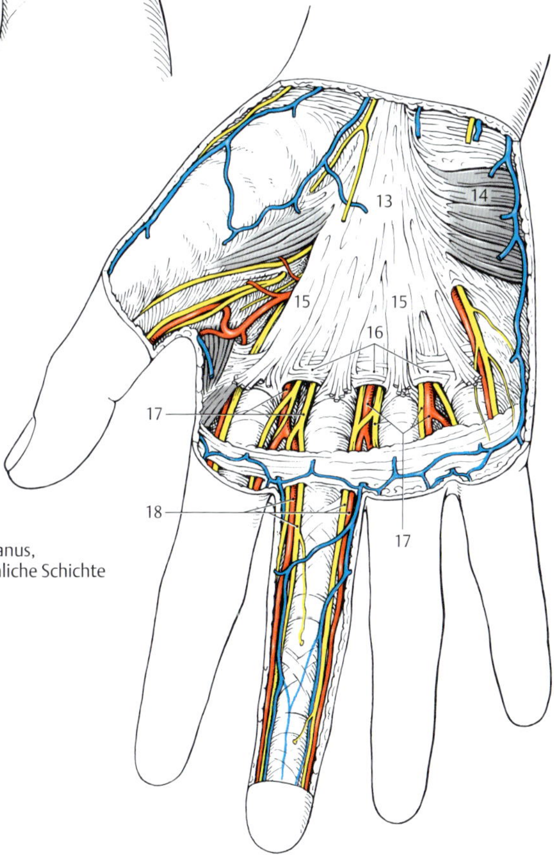

B Palma manus, oberflächliche Schichte

Palma manus, Fortsetzung (A–H)

Tiefe Schichte, Arcus palmaris superficialis (A)

Nach Entfernung der Faszie und der Palmaraponeurose werden der Arcus palmaris superficialis (**1**) und die Muskeln des Daumen- und Kleinfingerballens sichtbar. Der *Arcus palmaris superficialis* (**1**) wird hauptsächlich von der *A. ulnaris* (**2**), die oberflächlich vom *Retinaculum mm. flexorum* (**3**) verläuft, gebildet. Er steht mit dem *R. palmaris superficialis a. radialis* (**4**) in Verbindung. Der oberflächliche Hohlhandbogen entlässt die *Aa. digitales palmares communes* (**5**), die anfangs oberflächlich von den Sehnen der langen Beuger (**6**) und an den Fingerwurzeln zwischen diesen Sehnen verlaufen.

Der die A. ulnaris, die einen *R. palmaris profundus* (**7**) entlässt, begleitende *N. ulnaris* (**8**), erreicht mit seinem *R. superficialis* (**9**) medial von der Arterie die Palma manus. Der R. superficialis n. ulnaris innerviert die Haut der ulnaren zweieinhalb Finger. Häufig ist er über einen *R. anastomoticus* (**10**) mit den Ästen des *N. medianus* (**11**) verbunden. Im Bereich des Retinaculum mm. flexorum (**3**) spaltet sich der *R. profundus* (**12**) *vom N. ulnaris* ab und dringt zwischen *M. abductor digiti minimi* (**13**) und *M. flexor digiti minimi brevis* (**14**) in die Tiefe.

Der N. medianus teilt sich häufig schon im Canalis carpi (s. S. 124) in die *Nn. digitales palmares communes* (**15**) und entlässt Zweige für die Muskeln des Daumenballens (ausgenommen der tiefe Kopf des M. flexor pollicis brevis und der M. adductor pollicis).

Arcus palmaris profundus (B)

Entfernt man die Sehnen der Fingerbeuger (**6**), findet man, den *Mm. interossei* (**16**) aufliegend und meist proximal vom (hier durchtrennten) *Caput transversum* (**17**) *des M. adductor pollicis* verlaufend, den *Arcus palmaris profundus* (**18**). Dieser Bogen wird vom R. palmaris profundus a. ulnaris (**7**) und der A. radialis gebildet und entlässt die *Aa. metacarpales palmares* (**19**). Begleitet wird er vom R. profundus n. ulnaris (**12**).

Variationen des Arcus palmaris superficialis (C–H)

Der Arcus palmaris superficialis kann sehr variabel ausgebildet sein. Der typische Hohlhandbogen (**C**) findet sich nach *Lanz-Wachsmuth* nur in 27% der Fälle. Mit gleicher Häufigkeit (27%) wird der Bogen nur von der A. ulnaris gebildet (**D**).

In manchen Fällen bleibt die A. comitans n. mediani als die ursprüngliche A. mediana erhalten und kann entweder unter Anastomosierung mit der A. ulnaris oder ohne Ausbildung eines Bogens (**E**) gemeinsam mit der A. ulnaris die Fingerarterien abgeben. Die A. mediana übernimmt während der Entwicklung die Blutversorgung der Hand von der zuerst angelegten A. interossea communis. Dieses Entwicklungsstadium bleibt bei niederen Säugern länger erhalten, während bei Primaten die A. radialis und die A. ulnaris die A. mediana ablösen. Entwicklungsgeschichtlich handelt es sich bei einer erhalten gebliebenen A. mediana daher um einen Atavismus.

Manchmal (6%) werden nicht alle Fingerarterien vom oberflächlichen nur von der A. ulnaris gebildeten Hohlhandbogen abgegeben (**F**). Ein oberflächlicher Hohlhandbogen kann aber auch vollständig fehlen und die Fingerarterien werden sowohl von A. radialis und A. ulnaris (4,5%) abgegeben (**G**), oder aber es entspringen (12%) die Fingerarterien aus dem tiefen Hohlhandbogen und der A. ulnaris (**H**).

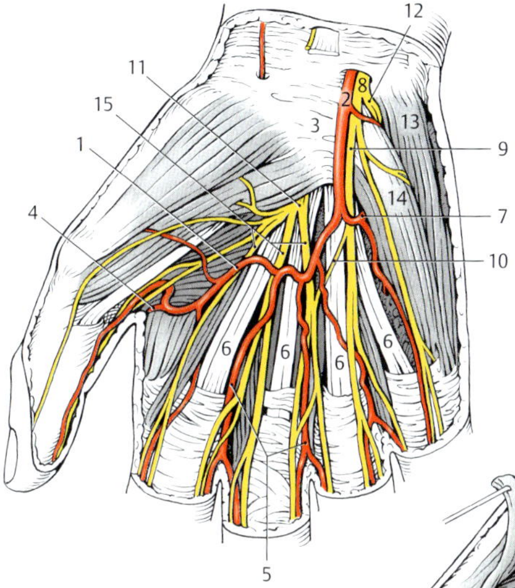

A Palma manus, Arcus palmaris superficialis

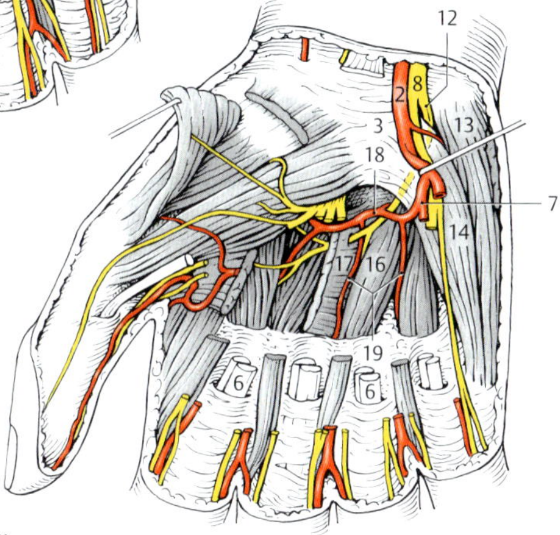

B Palma manus, Arcus palmaris profundus

C–H Variationen des Arcus palmaris superficialis (C, D, G, H nach Lanz-Wachsmuth; E, F eigene Beobachtungen)

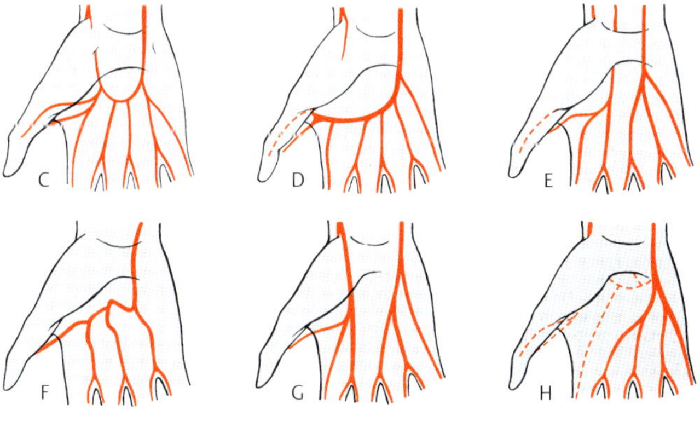

Dorsum manus (A, B)

Subkutane Schichte (A)

Das Dorsum manus ist proximal durch das *Retinaculum mm. extensorum* (**1**), einen durch zahlreiche querverlaufende Fasern verstärkten Faszienanteil, begrenzt.

Subkutan setzen sich die von den Fingern kommenden Venen (meist zwei, durch Anastomosen verbunden) in die *Vv. metacarpales dorsales* (**2**) fort, von denen meist drei besonders gut ausgebildet sind. Am größten sind die Vv. metacarpales dorsales an der Wurzel des vierten Fingers und ziehen nach ihrer Vereinigung als *V. cephalica accessoria* (= V. salvatella, **3**) zum Unterarm. Die *V. metacarpalis dorsalis des fünften Fingers* (**4**) stellt den Beginn der V. basilica dar, während die V. metacarpalis dorsalis I als *V. cephalica pollicis* (**5**) anzusprechen ist. Durch zahlreiche Anastomosen verbunden, bilden alle Venen das *Rete venosum dorsale manus* (**6**). An der ulnaren Seite verläuft, bedeckt von den Venen, der *R. dorsalis n. ulnaris* (**7**), während radial die Verzweigung des *R. superficialis n. radialis* (**8**) zu finden ist.

Subfasziale Schichte (B)

Nach Entfernung der Faszie werden die Sehnen der Extensoren und die Verzweigung der *A. radialis* (**9**) sichtbar. Die A. radialis entlässt im Bereich der Fovea radialis den *R. carpalis dorsalis* (**10**) und gelangt zwischen den Köpfen des *M. interosseus dorsalis I* (**11**) zur Palma manus. Der R. carpalis dorsalis gibt die *Aa. metacarpales dorsales* (**12**) ab, die sich wiederum in die *Aa. digitales dorsales* (**13**) aufspalten.

Fovea radialis (C)

Die dreiseitige Fovea radialis wird nach dorsal von der Sehne des *M. extensor pollicis longus* (**14**), nach palmar von der Sehne des *M. extensor pollicis brevis* (**15**) und der Sehne des *M. abductor pollicis longus* (**16**) begrenzt. Den Boden bilden das Os scaphoideum und das Os trapezium. Nach proximal schließt das Retinaculum mm. extensorum (**1**) die Grube ab.

In ihr liegen die Sehnen des *M. extensor carpi radialis longus* (**17**) und des *M. extensor carpi radialis brevis* (**18**) und die A. radialis (**9**). Die A. radialis entlässt innerhalb der Fovea radialis den R. carpalis dorsalis (**10**). Die Zweige des R. superficialis (**8**) des N. radialis überkreuzen oberflächlich die Speichengrube.

Klinischer Hinweis: Die Fovea radialis wird sehr häufig völlig falsch als „tabatière anatomique" bezeichnet. In der Fovea radialis wird zur Bestimmung des Verhältnisses O_2/CO_2 aus der *A. radialis* (**9**) Blut entnommen (Blutgasanalyse nach *Astrup*).

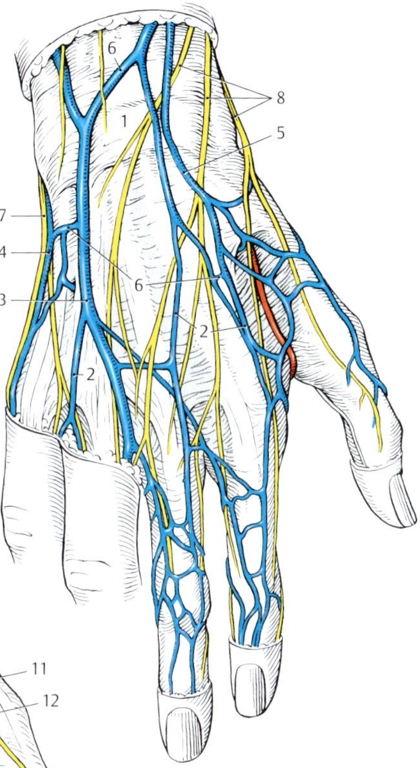

A Dorsum manus, subkutane Schichte

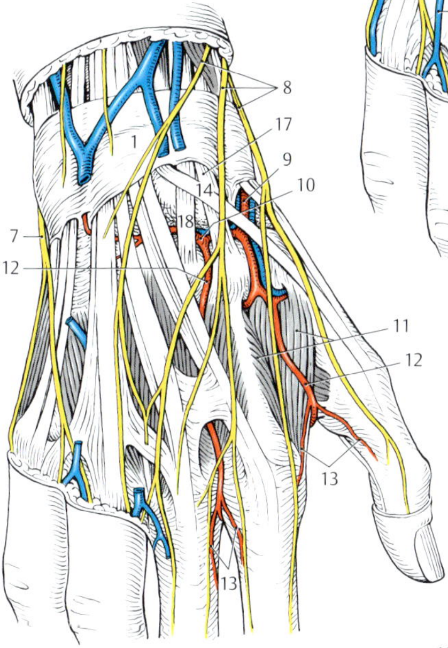

B Dorsum manus, subfasziale Schichte

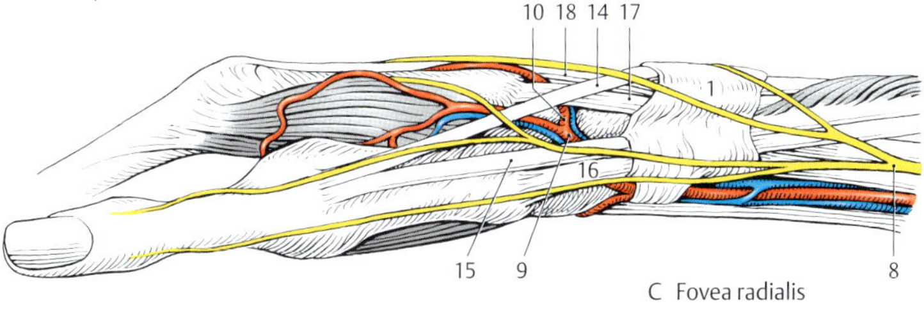

C Fovea radialis

Stamm

Regionen (A, B)

Oberflächlich ist weder an der Wurzel der oberen, noch an der der unteren Extremität eine deutliche Abgrenzung zum Stamm zu sehen. Die regionäre Gliederung ist eine aus der praktischen Zweckmäßigkeit gegebene und bezieht sich nicht auf entwicklungsgeschichtliche Ursachen. Auf Grund der mangelnden Abgrenzbarkeit kommt es im Grenzbereich zu den Extremitäten zu Überschneidungen. Die Regionen des Stammes werden untergliedert in die Regionen des Thorax und in die des Abdomen.

Regionen im Thoraxbereich

Die *Regio deltoidea* (**1**), die *Fossa infraclavicularis* (**2**) mit dem *Trigonum clavipectorale* (**3**) sowie die *Regio axillaris* (**4**) wurden als Übergangsregionen zur freien Extremität auf Seite 368 beschrieben.

Die **Regio mammaria** (**5**) umfasst den Bereich der Brustdrüse. An sie schließen kaudal die **Regio inframammaria** (**6**), lateral die **Regio pectoralis lateralis** (**7**) an. Diese drei Regionen werden unter dem Begriff **Regio pectoralis** zusammengefasst. Die Regio pectoralis lateralis stellt die Verbindung zur Regio axillaris her. Die **Regio praesternalis** (**8**) verbindet die rechten und linken Regiones mammariae bzw. inframammariae.

Dorsal findet sich in der Medianen die **Regio vertebralis** (**9**), an die seitlich die **Regiones suprascapularis** (**10**), **interscapularis** (**11**), **scapularis** (**12**) und **infrascapularis** (**13**) anschließen.

Regionen im Abdominalbereich

Als Übergangsregion zwischen Thorax und Abdomen ist lateral die **Regio hypochondriaca** (**14**) zu sehen. Zwischen den beiden Regiones hypochondriacae im Bereich des Angulus infrasternalis befindet sich die **Regio epigastrica** (**15**). Diese drei Regionen sind nach kaudal durch die *transpylorische Ebene,* die als transversale Ebene durch den Halbierungspunkt der Distanz zwischen Incisura jugularis sterni und Symphysenoberkante verläuft, begrenzt. Die **Regio umbilicalis** (**16**) umfasst den Bereich zwischen den beiden Medioklavikularlinien, der transpylorischen Ebene und der Ebene, die durch die Spinae iliacae superiores anteriores gelegt wird. In der zuletzt genannten Ebene, der *Interspinalebene,* findet sich die *Distantia interspinosa* (s. S. 190).

Lateral der Regio umbilicalis liegt jederseits die **Regio abdominalis lateralis** (**17**). Kaudal schließen lateral bis zum Sulcus inguinalis die **Regiones inguinales** (**18**) an, medial bis zur Symphysenoberkante und den Cristae pubicae die **Regio pubica** (**19**).

Dorsal folgt in der Medianen auf die Regio vertebralis die **Regio sacralis** (**20**), die den Bereich über dem Os sacrum umfasst. Lateral von diesen Regionen folgen jederseits die **Regiones lumbales** (**21**), die an den Cristae iliacae in die Regiones glutaeales (s. S. 418 f) übergehen.

An die Regio pubica schließt die Regio urogenitalis (nicht gezeichnet) und an diese die Regio analis (nicht gezeichnet) an. Über diese Regionen, die gemeinsam als **Regio perinealis** bezeichnet werden, wird die Verbindung zwischen den Regionen des Abdomen mit der Region des Rückens hergestellt.

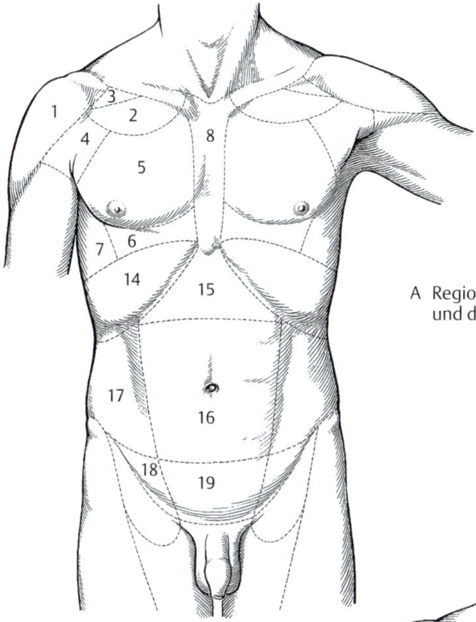

A Regionen des Thorax und des Abdomen

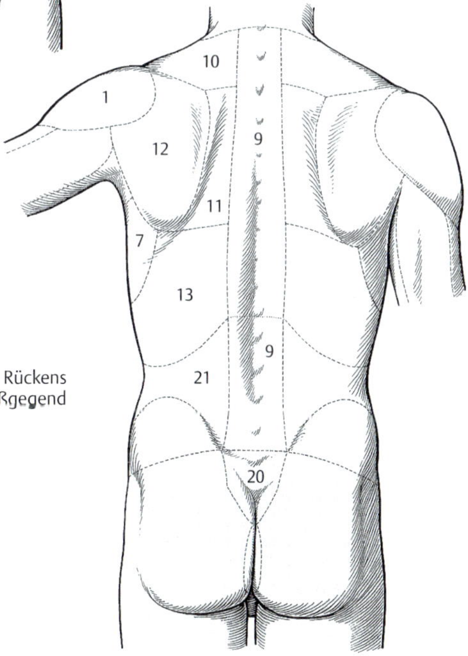

B Regionen des Rückens und der Gesäßgegend

Regiones thoracicae (A, B)

Vordere Thoraxregionen (A)

In der subkutanen Schichte sind vor allem bei der Frau die Gebilde der Regio mammaria von Bedeutung. Die Mamma sitzt der *Fascia pectoralis* (**1**) auf und gliedert sich in die Glandula mammaria, Bindegewebsstränge und den Fettkörper. Sie werden auch als *Corpus mammae* (**2**) bezeichnet. Ein von der Größe her unterschiedlich ausgebildeter Fortsatz, *Processus axillaris* (**3**) kann bis zur Regio axillaris reichen. Die Bindegewebsstränge, Ligg. suspensoria mammaria, verbinden die Fascia pectoralis mit der Kutis und liegen zwischen den Lobi glandulae.
Um den Warzenhof, die *Areola mammae* (**4**), findet sich ein zartes Venengeflecht, der *Plexus venosus areolaris* (**5**). Von diesem Geflecht wird das Blut einerseits über die *Rr. cutanei anteriores* (**6**) zu den Vv. intercostales anteriores und andererseits nach lateral zur *V. thoracoepigastrica* (**7**) und zur *V. thoracica lateralis* (**8**) abgeführt. Die Blutzufuhr erfolgt sowohl von lateral als auch von medial. Von lateral ziehen Äste der A. thoracica lateralis, die *Rr. mammarii laterales* (**9**), welche die *Fascia axillaris* (**10**) durchbohren, zum Corpus mammae. Die A. thoracica interna entsendet Rr. perforantes, die durch den 1. bis 6. Intercostalraum neben dem Sternum die subkutane Schichte erreichen. Stärkere Rr. perforantes erreichen als *Rr. mammarii mediales* (**11**) die Mamma von medial.
Seitlich der Mamma finden sich die Nodi lymphoidei paramammarii und in der Axilla *Nodi lymphoidei axillares* (**12**).
Kranial erreichen, die Clavicula überkreuzend, die *Nn. supraclaviculares mediales* (**13**) et *intermedii* (**14**) aus dem Plexus cervicalis das Trigonum clavipectorale bzw. die Fossa infraclavicularis. Die Regio mammaria wird von den *Rr. mammarii mediales* (**15**) aus den *Rr. cutanei anteriores* (**16**) des 2.–4. Interkostalnerven und von den *Rr. mammarii laterales* (**17**) aus den *Rr. cutanei laterales* (**18**), des 2.–4. N. intercostalis innerviert. Ein bis zwei *Nn. intercostobrachiales* (**19**), im Regelfall aus dem 2. (und 3.) Interkostalnerven, erreichen über die Regio axillaris den Oberarm.
In der subfaszialen Schichte wird der M. pectoralis major mit seinen 3 Anteilen sichtbar. Lateral verläuft im Trigonum clavipectorale (s. S. 370) die V. cephalica.

Dorsale Thoraxregionen (B)

In der subkutanen Schichte finden sich auf der Fascia thoracica Hautäste der Arterien, Venen und Nerven. Wichtig ist, dass die Linea scapularis die Grenze zwischen den Versorgungsgebieten der Rr. dorsales und Rr. ventrales der Spinalnerven darstellt.
In der subfaszialen Schichte können der *M. trapezius* (**20**), der *M. latissimus dorsi* (**21**) und der *M. rhomboideus major* (**22**) dargestellt werden. Auf der Scapula liegt der *M. infraspinatus* (**23**), vom Margo lateralis scapulae entspringen der *M. teres minor* (**24**) und kaudal von diesem der *M. teres major* (**25**). Zwischen den beiden zuletzt genannten Muskeln und dem *Caput longum m. tricipitis* (**26**) befindet sich das Foramen axillare mediale (s. S. 374) mit der *A. und V. circumflexa scapulae* (**27**). Von der *Spina scapulae* (**28**) zieht die *Pars spinalis m. deltoidei* (**29**) zum Oberarm.

Klinischer Hinweis: Der Lymphabfluss der Brustdrüse ist auf Grund der **Häufigkeit des Mammakarzinoms** von besonderer Bedeutung.
Die Lymphe fließt über mehrere, meist vier, Abflussbahnen zum Angulus venosus.
Eine Abflussbahn erreicht entweder über die Nodi lymphoidei (l.) paramammarii oder direkt entlang des axillären Gefäßstieles die Nodi l. axillares. Von diesen gelangt sie über die infra- und supraklavikulären Lymphknoten in den Angulus venosus.
Die zweite Abflussbahn gelangt von den Nodi l. paramammarii direkt zu den Nodi l. infraclaviculares und weiter über die supraklavikulären Knoten zum Angulus venosus.
Die dritte Abflussbahn erreicht, meist unter Einschaltung der Nodi l. interpectorales, die Nodi l. infra- bzw. supraclaviculares.
Die vierte Abflussbahn aus den medialen Anteilen der Drüse verläuft über die Nodi l. parasternales entlang der A. und V. thoracica interna zum Angulus venosus.
Der erste von Metastasen befallene Lymphknoten wird als „Sentinel" bezeichnet (s. S. 366).

A subkutane Schichte der ventralen Thoraxregionen

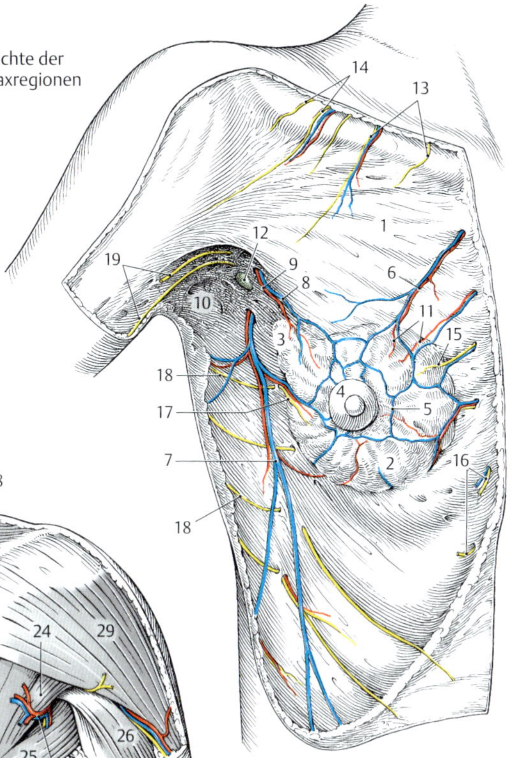

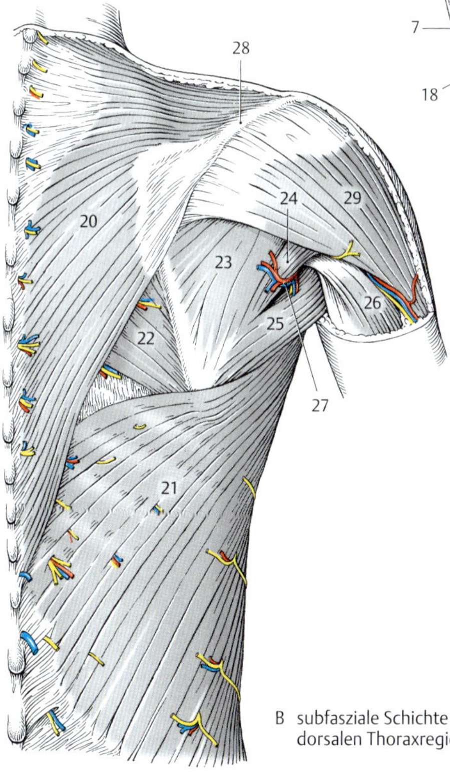

B subfasziale Schichte der dorsalen Thoraxregionen

Regiones abdominales (A)

Nach Entfernung der Tela subcutanea abdominis (s. S. 92) werden auf der zarten *Fascia abdominis (superficialis)* die subkutan verlaufenden Gefäße und Nerven sichtbar. Dabei sind besonders die den Nabel umkreisenden *Vv. paraumbilicales* zu beachten, die einerseits mit den *Vv. epigastricae superficiales* (**1**) und andererseits mit den *Vv. thoracoepigastricae* anastomosieren.

Die V. epigastrica superficialis, von einer kleinen gleichnamigen Arterie begleitet, überkreuzt das Leistenband und erreicht im Hiatus saphenus (s. S. 416) die V. femoralis. Die V. thoracoepigastrica steigt vom Nabel nach laterokranial auf und erreicht die V. axillaris. Im lateralen Bereich des Leistenbandes verlaufen aszendierend die *A. und V. circumflexa ilium superficialis* (**2**).

Paramedian treten die *Rr. cutanei anteriores* (**3**) der *Nn. intercostales VIII–XII* (**4**) durch die Rectusscheide und die Faszie hindurch. Lateral davon werden die *Rr. cutanei laterales IX–XII* (**5**) sichtbar.

Unmittelbar kranial des Anulus inguinalis superficialis wird der *R. anterior n. iliohypogastrici* (s. S. 400) subkutan. Der *R. lateralis n. iliohypogastrici* (**6**) durchbricht im Bereich der Spina iliaca anterior superior die Faszie.

Nach Entfernung der Faszie und anschließender Eröffnung der vorderen Blätter der Rektusscheiden (s. S. 88) wird jederseits der *M. rectus abdominis* (**7**) sichtbar. Dorsal des M. rectus abdominis, aber innerhalb der Rektusscheide verlaufen die *A. und V. epigastrica inferior* (**8**), die oberhalb des Nabels mit der *A. und V. epigastrica superior* (**9**) anastomosieren.

Die Rektusscheide enthält den M. rectus abdominis, der an den *Intersectiones tendineae* (**10**) mit dem vorderen Blatt verwachsen ist. Außerdem verlaufen innerhalb der Rektusscheide die Aa. und Vv. epigastricae inferior und superior, sowie die Nn. intercostales VIII–XII, die durch die *Lamina posterior vaginae m. recti* (**11**) eintreten.

Klinischer Hinweis: Die Vv. paraumbilicales, die entlang des *Lig. teres hepatis* (s. Bd. II) den linken Ast der V. portae erreichen, verbinden sich mit den Vv. epigastricae superficiales und den Vv. thoracoepigastricae. Damit ist eine subkutane portocavale Anastomose gegeben. Bei Rückstau des Blutes durch Erkrankungen der Leber kommt es zur Erweiterung dieser Venen, die dann durch die Haut sichtbar werden. Man spricht klinisch von einem **„Caput Medusae"**.

Weitere praktisch wichtige portocavale Anastomosen sind der Plexus submucosus oesophageus im kaudalen Drittel des Oesophagus und der Plexus submucosus rectalis im Rectum.
Außerdem sind retroperitoneale Anastomosen zu erwähnen. Von besonderer Bedeutung ist jedoch, dass die hier beschriebene subkutane Anastomose als einzige (!) direkt mit dem linken Ast der V. portae in Verbindung steht, während alle anderen den Stamm der V. portae erreichen. Ein Caput Medusae deutet in erster Linie auf eine Stauung im linken Leberlappen hin.

12 Linea alba,
13 M. pyramidalis,
14 M. obliquus externus abdominis,
15 Fascia transversalis,
16 Linea arcuata.
17 Lamina anterior vaginae m. recti.

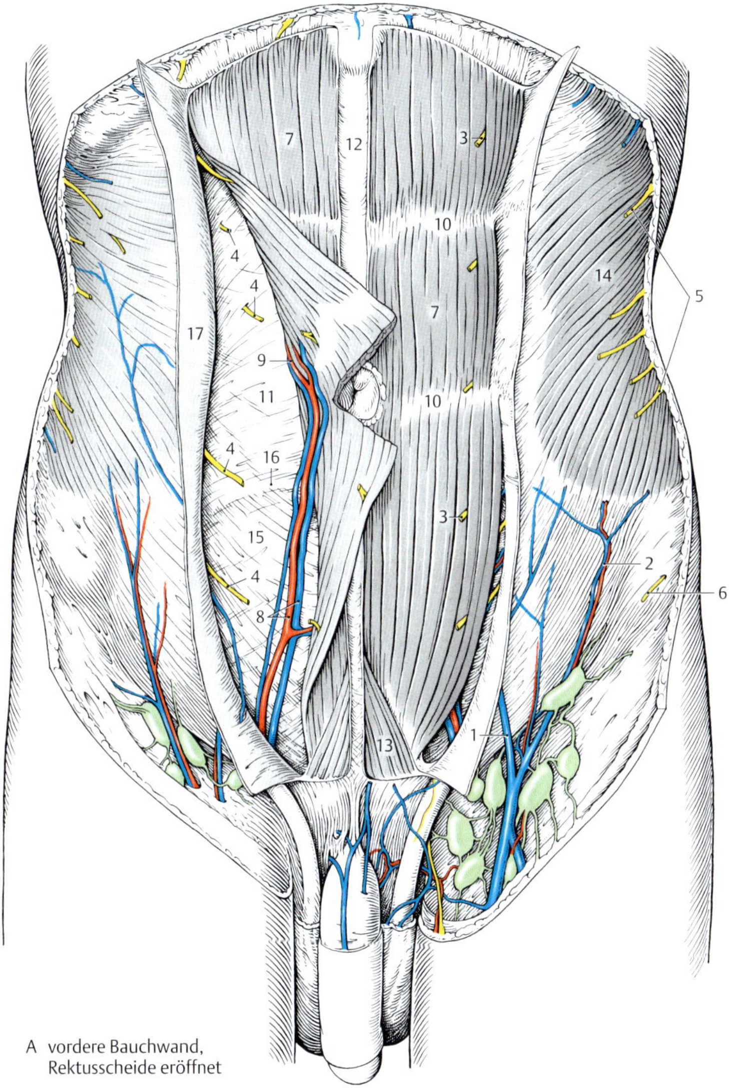

A vordere Bauchwand, Rektusscheide eröffnet

Regio inguinalis

Canalis inguinalis (A–C)

1. Schichte (A)

Oberflächlich werden die Regio inguinalis und die Regio pubica von der Tela subcutanea abdominis (s. S. 92) bedeckt. Erst nach Entfernung des Stratum membranosum können die subkutan verlaufenden Gefäße und Nerven zur Ansicht kommen. Auf der *Fascia abdominis „superficialis“* (**1**) verlaufen, den Leistenkanal überkreuzend, die *A. u. V. epigastrica superficialis* (**2**) und lateral die *A. und V. circumflexa ilium superficialis* (**3**).

Beide Gefäßbündel erreichen in der Regio subinguinalis den Hiatus saphenus (s. S. 416). Ebenso stehen die *A. und V. pudenda externa* (**4**), die häufig verdoppelt sind, mit dem Hiatus saphenus in Verbindung. Sie erreichen, den *Funiculus spermaticus* (**5**) kreuzend, die Regio pudenda.

Kranial des *Anulus inguinalis superficialis* (**6**) wird der *R. cutaneus anterior n. iliohypogastrici* (**7**) sichtbar, während der *N. ilioinguinalis* (**8**) gemeinsam mit dem Samenstrang bzw. dem Lig. teres uteri verläuft, um die proximale Innenfläche des Oberschenkels, den Mons pubis, beim Mann Teile der Skrotalhaut und bei der Frau das Labium majus mit Zweigen sensibel zu innervieren.

Klinischer Hinweis: Zu beachten sind die *Nodi lymphoidei inguinales superficiales* (**9**), die bei der Frau auch **von Lymphgefäßen vom Fundus** und **Corpus uteri** im Wege des Leistenkanals erreicht werden. Sie spielen bei der lymphogenen Aussaat von Karzinomzellen von einem **Korpuskarzinom** eine große Rolle (über den „Sentinel“ s. S. 366). Weitere Abflusswege sind zu den interiliakalen und direkt zu den aortalen Lymphknoten.
Der Lymphabfluss der **Cervix** erfolgt nie (!) zu den inguinalen Knoten sondern zu den iliakalen, interiliakalen, glutaealen, sakralen, rektalen und direkt zu den aortalen Knoten.

2. Schichte (B, C)

Nach scharfer Begrenzung des Anulus inguinalis superficialis (**6**) wird beim Mann die äußere Hülle des Funiculus spermaticus (**5**), die *Fascia spermatica externa* (**10**), gespalten. Dadurch wird der äußere Leistenring mit dem *Crus laterale* (**11**), dem *Crus mediale* (**12**), den *Fibrae intercrurales* (**13**) und dem *Lig. reflexum* (**14**) dargestellt. Nach Durchtrennung der Aponeurose des *M. obliquus externus abdominis* (**15**) kommt der *M. obliquus internus abdominis* (**16**) zur Ansicht. Seine kaudalen Fasern ziehen als *M. cremaster* (**17**) auf den Samenstrang und bilden dessen mittlere Hülle, die *Fascia cremasterica cum m. cremastere* (**18**). Mit ihr verläuft der *R. genitalis* (**19**) des N. genitofemoralis, der einerseits den M. cremaster innerviert und andererseits sensibel am Innervationsgebiet des N. ilioinguinalis beteiligt ist. Die zarten A. und V. cremasterica sind so in den Muskel eingebettet, dass sie nur schwer sichtbar sind.

Dem M. obliquus internus abdominis aufliegend, zieht der *N. iliohypogastricus* (**20**) nach medial, um oberhalb des äußeren Leistenringes die Externusaponeurose und die Faszie mit dem R. cutaneus anterior (**7**) zu durchstoßen. Manchmal teilt er sich schon vorher in zwei Zweige. Er innerviert sensibel die Haut im Bereich der Inguinalregion.

Bei der Frau wird nach scharfer Begrenzung des Anulus inguinalis superficialis das Lig. teres uteri sichtbar. Es strahlt in das Bindegewebsgerüst des Labium majus ein. Diesem Band eng anliegend finden sich die zarten A. und V. ligamenti teretis uteri sowie der R. genitalis des N. genitofemoralis. Begleitet wird das Lig. teres uteri vom N. ilioinguinalis (**8**).

Bei Eröffnung des Leistenkanals sieht man Fasern des M. obliquus internus abdominis auf das Lig. teres uteri übergehen. Sie werden als Pars lig. teretis m. obliqui interni bezeichnet und entsprechen dem M. cremaster beim Mann.

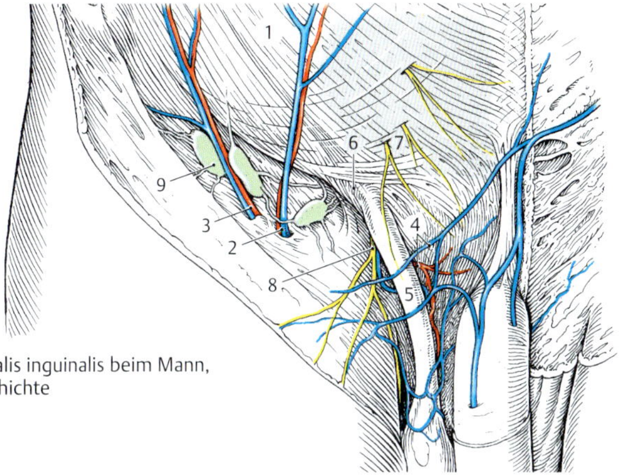

A Canalis inguinalis beim Mann, 1. Schichte

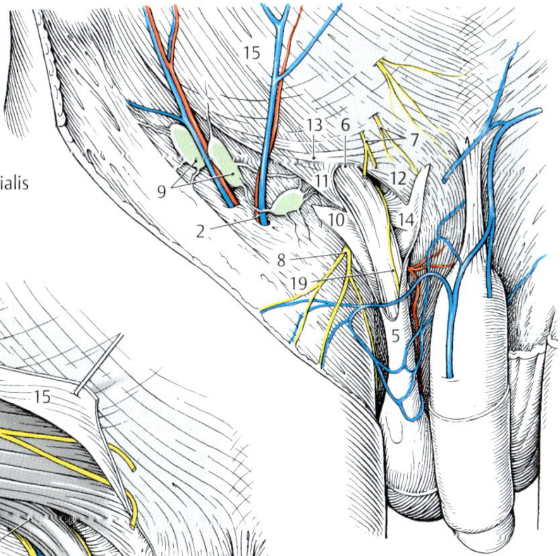

B Canalis inguinalis beim Mann, 2. Schichte, Anulus inguinalis superficialis

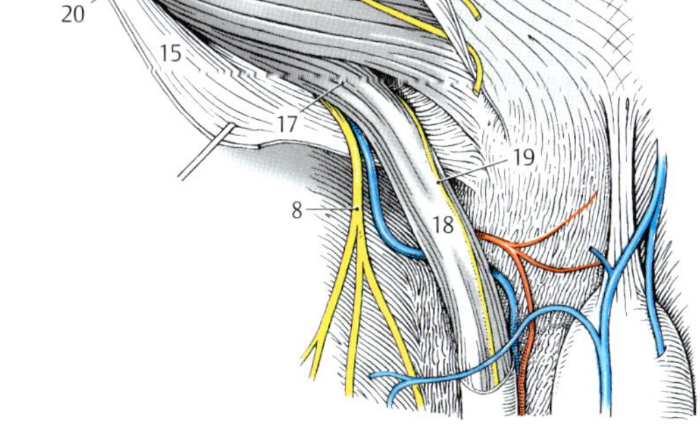

C Canalis inguinalis beim Mann, 2. Schichte, Spaltung der Aponeurose des M. obliquus externus

Regio inguinalis

Canalis inguinalis, Fortsetzung (A–C)

3. Schichte (A, B)

Nach Durchtrennung der *Fascia cremasterica cum m. cremastere* (**1**) kommt die letzte, äußerst dünne Hülle des Samenstranges, die *Fascia spermatica interna* (**2**), zur Ansicht. Bei weiterer Spaltung des *M. obliquus internus abdominis* (**3**) wird das Dach des Leistenkanals, der *M. transversus abdominis* (**4**) sichtbar. Gleichzeitig stellt sich auch die Hinterwand, die *Fascia transversalis* (**5**), dar. Die Fascia spermatica interna (**2**) stülpt sich als Fortsetzung der Fascia transversalis aus, wodurch die Lage des *Anulus inguinalis profundus* (**6**) bestimmt werden kann. Medial des inneren Leistenringes findet sich das unterschiedlich ausgebildete *Lig. interfoveolare* (**7,** s. auch S. 98).

4. Schichte (C)

Mit Eröffnung der Fascia spermatica interna (**2**) wird einerseits der Inhalt des Samenstranges dargestellt, andererseits der Anulus inguinalis profundus eröffnet. Der Funiculus spermaticus enthält den weißlichen, spulrunden *Ductus deferens* (**8**), die *A. testicularis* (**9**) und den *Plexus pampiniformis* (**10**).

Der Ductus deferens (**8**) stellt die Fortsetzung des *Ductus epididymidis* dar und gelangt durch den Canalis inguinalis in das kleine Becken. Dort vereinigt er sich mit seiner Ampulle mit dem *Ductus excretorius* der *Glandula vesiculosa* = *Vesicula seminalis* zum *Ductus ejaculatorius.* Die A. testicularis (**9**) entstammt direkt der Aorta abdominalis. Der Plexus pampiniformis (**10**) setzt sich in die *V. testicularis* fort, die links über die *V. renalis sinistra* die V. cava inferior erreicht. Die rechte V. testicularis mündet direkt in die untere Hohlvene ein.

Entfernt man mit der Eröffnung der Fascia spermatica interna auch Teile der Fascia transversalis, so werden einerseits die praeperitoneal verlaufenden Gebilde, die *A. und V. epigastrica inferior* (**11**) und die *Chorda a. umbilicalis* (**12**) dargestellt. Andererseits werden die schwachen Stellen der Bauchwand in diesem Bereich sichtbar. Dazu gehören lateral der A. und V. epigastrica inferior die *Fossa inguinalis lateralis* (**13**), in die sich der Anulus inguinalis profundus projiziert. Zwischen A. und V. epigastrica inferior und Chorda a. umbilicalis befindet sich die *Fossa inguinalis medialis* (**14**). Medial der Chorda a. umbilicalis stellt sich die *Fossa supravesicalis* (**15**) dar. Die letzteren beiden Gruben entsprechen der Projektion des Anulus inguinalis superficialis.

Klinischer Hinweis: Die drei Gruben stellen als schwache Stellen der Bauchwand Prädilektionsstellen für Leistenhernien dar (s. S. 100). Durch ihre Lage in den drei Gruben, also den inneren Bruchpforten, können die Inguinalhernien unterschieden werden, und zwar:
- a) die **Hernia inguinalis indirecta** (= lateralis): Pulsieren der A. epigastrica inferior medial von ihr;
- b) die **Hernia inguinalis directa** (= medialis): Pulsieren der Arterie lateral von ihr;
- c) die **Hernia supravesicalis**: kein Pulsieren, da die Bruchpforte medial von der Chorda a. umbilicalis gelegen ist.
  Bei einem minimal-invasiven, also endoskopischen Eingriff sind die Bruchpforten sofort zu sehen – und die Art der Hernien leichter zu diagnostizieren.

16 Aponeurose des M. obliquus externus abdominis,
17 Lig. inguinale,
18 N. iliohypogastricus,
19 Lig. reflexum,
20 N. ilioinguinalis.

Leitungsbahnen

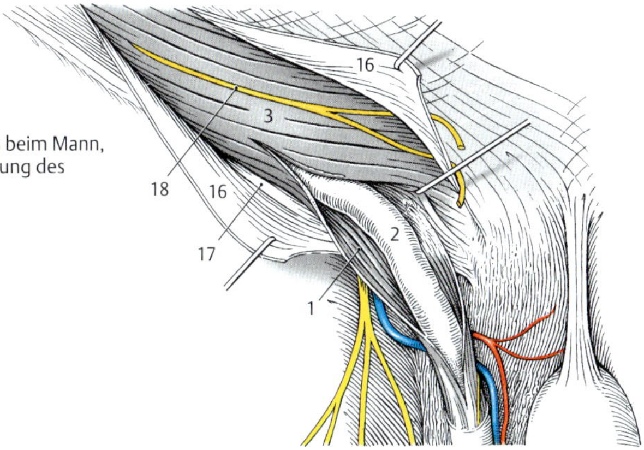

A Canalis inguinalis beim Mann, 3. Schichte, Spaltung des M. cremaster

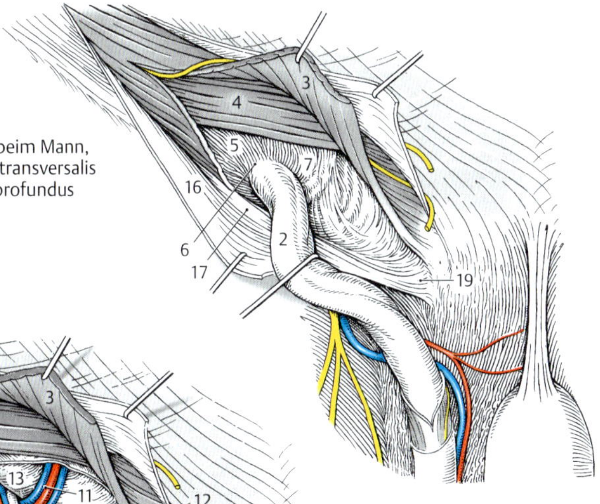

B Canalis inguinalis beim Mann, 3. Schichte, Fascia transversalis Anulus inguinalis profundus

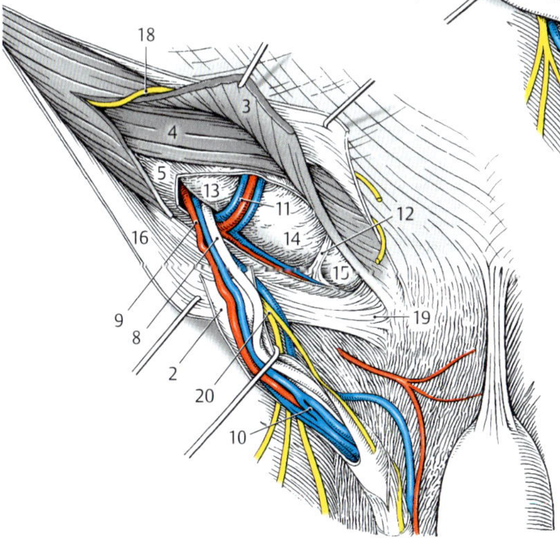

C
Canalis inguinalis beim Mann, 4. Schichte, Inhalt des Funiculus spermaticus

Regio lumbalis (A, B)

1. Schichte (A)

Nach Entfernen der Baucheingeweide kann die Fascia abdominis parietalis abgelöst werden. Dadurch werden in erster Linie Äste des Plexus lumbalis dargestellt.

Kranial, am Unterrand der *12. Rippe* (**1**), verläuft der *N. subcostalis* (**2**), als letzter Ast der Rr. anteriores der Nn. thoracici. Dabei wird er mehr oder minder weit von dem vom *Lig. arcuatum laterale* (**3**) entspringenden Anteil der *Pars lumbalis diaphragmatis* (**4**) überdeckt. Unterhalb des Lig. arcuatum laterale wird der *M. quadratus lumborum* (**5**) sichtbar, während unterhalb des *Lig. arcuatum mediale* (**6**) die vom 12. Brustwirbelkörper entspringende Portion des *M. psoas major* (**7**) zur Ansicht kommt.

Am lateralen Rand des M. psoas major wird, den M. quadratus lumborum überkreuzend, der erste Ast aus dem Plexus lumbalis, der *N. iliohypogastricus* (**8**) sichtbar. Dieser durchbricht kranial der Crista iliaca die Bauchmuskeln. Ihm folgt, meist durch den M. psoas major hindurchziehend, nahezu parallel verlaufend, der *N. ilioinguinalis* (**9**), der den Anulus inguinalis profundus erreicht. Als nächster durchbricht der *N. genitofemoralis* (**10**) den M. psoas major, der sich in unterschiedlicher Höhe in den *R. genitalis* (**11**) und den *R. femoralis* (**12**) teilt. Ersterer erreicht den Leistenkanal, während letzterer durch die Lacuna vasorum zur Regio subinguinalis gelangt.

Als weiterer Ast des Plexus lumbalis wird nahe der Fossa iliaca am lateralen Rand des M. psoas major der *N. cutaneus femoralis lateralis* (**13**) sichtbar, der ganz lateral, nahe der Spina iliaca anterior superior, die Lacuna musculorum erreicht. Der kräftigste Ast, der *N. femoralis* (**14**), verläuft in der Rinne zwischen *M. iliacus* (**15**) und M. psoas major (**7**) und zieht durch die Lacuna musculorum zum Oberschenkel. Der letzte Ast, der *N. obturatorius* (**16**), verläuft als einziger medial des M. psoas major und erreicht nach Unterkreuzung von *A. und V. iliaca externa* (**17**) den *Canalis obturatorius.*

2. Schichte (B)

Entfernt man den oberflächlichen Teil des M. psoas major, so werden die *Rr. ventrales* (**18**) der ersten vier Lumbalnerven sichtbar. Diese liegen auf der *Pars profunda* (**19**) des M. psoas major und bilden den Plexus lumbalis. Der Ast des 4. Lumbalnerven teilt sich in einen *kranialen* und *kaudalen Zweig* (**20**). Dieser vereinigt sich mit dem R. ventralis des fünften Lumbalnerven zum *Truncus lumbosacralis,* der an der Bildung des Plexus sacralis beteiligt ist.

Medial der austretenden Rr. ventrales verläuft der *Truncus sympathicus* (**21**) und rechts noch zusätzlich die *V. cava inferior* (**22**). Die segmentalen *Aa. und Vv. lumbales* (**23**) liegen der Wirbelsäule an. Sie unterkreuzen die Rr. ventrales und die tiefe Portion des M. psoas major.

24 A. iliaca interna,
25 A. epigastrica inferior,
26 A. und V. circumflexa ilium profunda.

Plexus sacralis und Plexus lumbalis werden auch gemeinsam als **Plexus lumbosacralis** bezeichnet

Plexus lumbalis
- Wurzeln: Rr. ventrales (L1 – L4)
- Äste:
  - N. iliohypogastricus
  - N. ilioinguinalis
  - N. genitofemoralis
  - N. cutaneus femoris lateralis
  - N. obturatorius
  - N. femoralis

Plexus sacralis
- Wurzeln: Rr. ventrales (L4 – S3)
- Äste:
  - Nn. glutaei
  - Rr. musculares
  - Nn. clunium inferiores
  - N. cutaneus femoris posterior
  - N. pudendus
  - N. coccygeus
  - N. ischiadicus

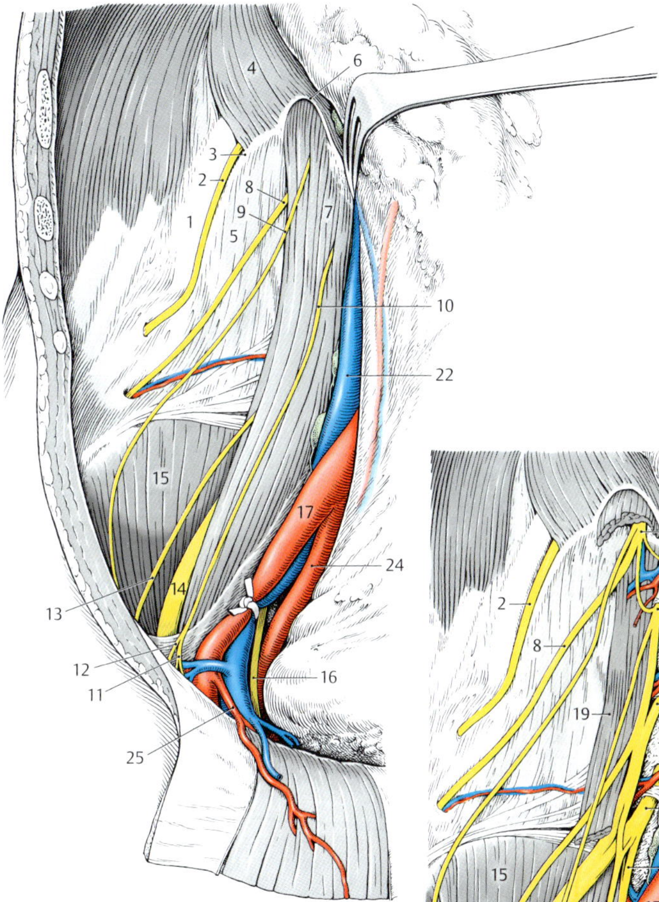

A 1. Schichte, Darstellung der Äste des Plexus lumbalis

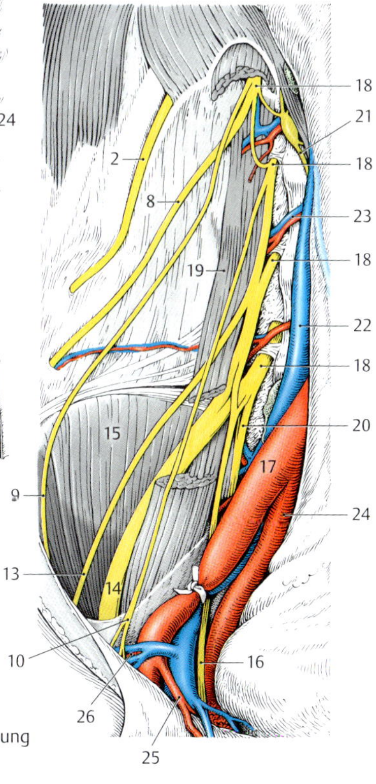

B 2. Schichte, Darstellung des Plexus lumbalis

Regio perinealis bei der Frau (A, B)

Die Regio perinealis gliedert sich in die vorne liegende Regio urogenitalis und die hinten liegende Regio analis. Durch Faszien und Muskeln sind mehrere Schichten zu unterscheiden.

Oberflächliche und mittlere Schichte (A)

Regio urogenitalis: Die *Fascia perinei superficialis* (**1**) ist im lateralen Bereich, entlang des Ramus inferior ossis pubis und des Ramus ossis ischii in zwei Blätter, eine *Lamina externa* und eine *Lamina interna* geteilt (rechte Präparatseite). Nahe dem *Vestibulum vaginae* (**2**) vereinigen sich beide Blätter. Nach Entfernung der Fascia perinei superficialis ist *das Spatium superficiale perinei* eröffnet (linke Präparatseite).
Rr. labiales posteriores (**3**), von gleichnamigen Venen begleitet, aus der *A. perinealis* (**4**) stammend, die häufig die Lamina interna der Fascia perinei superficialis durchbricht, erreichen das Vestibulum vaginae und das Corpus perineale oder *Centrum perinei* (**5**). Die *Nn. perineales* (**6**) überkreuzen den hinteren Rand des Diaphragma urogenitale und erreichen gemeinsam mit den Ästen der Arterie das Vestibulum vaginae und das Centrum perinei.
Im Spatium superficiale perinei liegen medial der *M. bulbospongiosus* (**7**), lateral der *M. ischiocavernosus* (**8**) und dorsal der *M. transversus perinei superficialis* (**9**).

Regio analis: Die *Fascia obturatoria* (**10**) begrenzt lateral die *Fossa ischioanalis* (ischiorectalis). Diese Fossa setzt sich nach vorne fort und liegt dann zwischen Diaphragma urogenitale und Diaphragma pelvis mit der *Fascia diaphragmatis pelvis inferior* (**11**). Sie enthält reichlich Baufett, das *Corpus adiposum fossae ischioanalis*. In einer Duplikatur der Fascia obturatoria (**10**) befindet sich der *Canalis pudendalis* (**12**). Die *A. rectalis inferior* (**13**) sowie der *N. rectalis inferior* (**14**) versorgen den *M. sphincter ani externus* (**15**) und die Analhaut. Zusätzlich können Rr. perineales (nicht gezeichnet) für die Haut der Labien und ein N. cutaneus perforans für die Analhaut vorhanden sein. Beide entstammen dem N. cutaneus femoris posterior. Zahlreiche *Vv. rectales inferiores* (**16**), die mit den Vv. rectales mediae anastomosieren, erreichen die V. pudenda interna.
Nach Entfernung der Fascia diaphragmatis pelvis inferior (**11**) ist der M. sphincter ani externus (**15**) und der *M. levator ani* (**17**) sichtbar (linke Präparatseite). In der Medianen findet sich dorsal des *Anus* (**18**) das *Lig. anococcygeum* (**19**), in das Teile des M. levator ani einstrahlen. Innerhalb des Canalis pudendalis (*Alcock*-Kanal) verlaufen die *A. und V. pudenda interna* (**20**) und der *N. pudendus* (**21**), die durch das Foramen ischiadicum minus den *Alcock*-Kanal erreichen.

Tiefe Schichte (B)

Regio urogenitalis: Nach Entfernung der Mm. bulbospongiosi und ischiocavernosi (**8**) mit der Fascia diaphragmatis urogenitalis inferior (Membrana perinei) gelangt man in das Spatium profundum perinei. In diesem finden sich neben Muskeln die *Crura clitoridis* (**22**), die sich zum *Corpus clitoridis* (**23**) vereinigen. Dieses endet mit der *Glans clitoridis* (**24**).
Seitlich des Vestibulum vaginae (**2**) ist jederseits ein Schwellkörper, *Bulbus vestibuli* (**25**) gelegen, die zwischen den Crura clitoridis durch die *Commissura bulborum* (**26**) verbunden sind. Jederseits liegt, bedeckt vom Schwellkörper innerhalb des Diaphragma urogenitale, eine *Glandula vestibularis major* (**27**), die über einen Ausführungsgang zwischen Labium minus und Ostium vaginae in das Vestibulum vaginae mündet (**28**).

Klinischer Hinweis: Die Lamina interna der Fascia perinei superficialis wird häufig auch als Fascia perinei profunda bezeichnet, heute jedoch **Membrana perinei** genannt.
Der Begriff „Diaphragma urogenitale" wurde in der heutigen anatomischen (nicht klinischen!) Nomenklatur unglücklicherweise verlassen, obwohl er völlig korrekt ist.

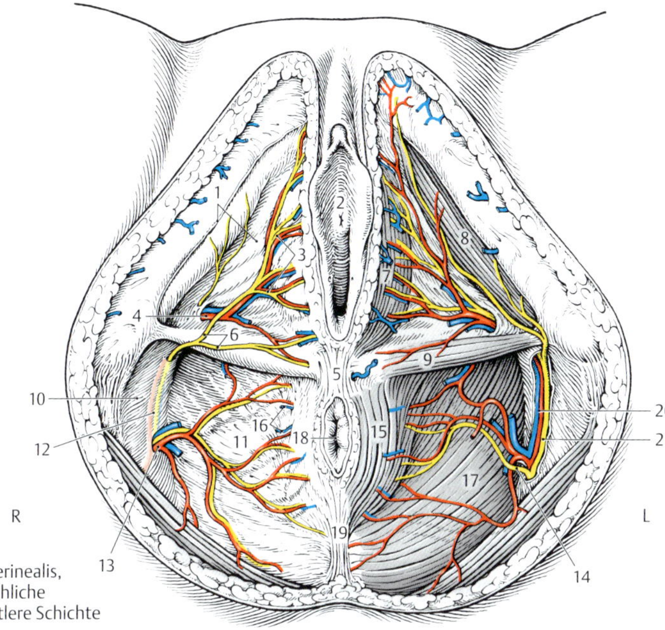

A Regio perinealis, oberflächliche und mittlere Schichte

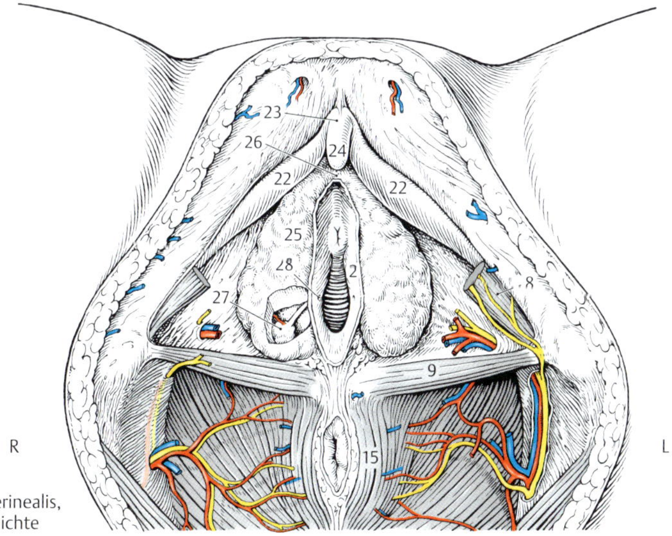

B Regio perinealis, tiefe Schichte

Regio perinealis beim Mann (A)

Oberflächliche Schichte (rechte Präparatseite)

Regio urogenitalis: Die *Fascia perinei superficialis* (**1**), mit ihrer Lamina externa und Lamina interna (Fascia perinei profunda = Fascia diaphragmatis urogenitalis inferior oder **Membrana perinei** [*Colles*]), setzt sich auf den Oberschenkel als *Fascia lata* (**2**) und auf den *Penis* (**3**) als *Fascia superficialis penis* (**4**) fort. Außerdem bildet sich gemeinsam mit der oberflächlichen Bauchwandfaszie die Tunica dartos.

Die aus der A. pudenda interna entspringende *A. perinealis* (**5**) durchbricht häufig das Diaphragma urogenitale nahe dessen hinteren Randes und entsendet *Rr. scrotales posteriores* (**6**). Diese werden von *Vv. scrotales posteriores* (**7**) begleitet. *Rr. scrotales* et *musculares* (**8**) aus dem N. pudendus erreichen das Scrotum sowie Haut und Muskeln der Regio urogenitalis. *Rr. perineales* (**9**) aus dem N. cutaneus femoris posterior gelangen ebenfalls zum Scrotum, *Nn. clunium inferiores* (**10**) gelangen zur Haut im unteren Bereich der Glutealregion.

Regio analis: Die *Fascia obturatoria* (**11**) begrenzt die Region nach lateral, der *M. glutaeus maximus* (**12**) mit der *Fascia glutaea* nach dorsal, das *Centrum perinei* oder *Corpus perineale* (**13**), der *Anus* (**14**) und das *Lig. anococcygeum* (**15**) nach medial. In die Tiefe senkt sich die von einem Fettkörper, dem *Corpus adiposum fossae ischioanalis*, erfüllte Fossa ischioanalis ein. Ihr Dach wird von der *Fascia diaphragmatis pelvis inferior* (**16**) gebildet.

Mittlere Schichte (linke Präparatseite)

Regio urogenitalis: Nach Entfernung der Fascia perinei superficialis ist das Spatium superficiale perinei eröffnet. Medial liegt dem Corpus spongiosum penis (urethrae) und dem Corpus cavernosum penis der *M. bulbospongiosus* (**17**) auf. Lateral liegt der, vom Ramus ossis ischii entspringende, *M. ischiocavernosus* (**18**). Dorsal begrenzt der *M. transversus perinei superficialis* (**19**) das Spatium, das Dach bildet die *Membrana perinei = Fascia diaphragmatis urogenitalis inferior* (**20**).

Die *A. und V. pudenda interna* (**21**) durchbrechen das Diaphragma urogenitale und entsenden die oben angegebenen Äste. Der *N. pudendus* (**22**) erreicht am hinteren Rand des Diaphragma urogenitale das Spatium superficiale perinei, den *Colles*-Raum.

Regio analis: Durch die Entfernung der Fascia diaphragmatis pelvis inferior (**16**) werden der *M. levator ani* (**23**) und der *M. coccygeus* (**24**) sichtbar.

Innerhalb des *Alcock*-Kanales, des *Canalis pudendalis* (**25**) entsendet die A. pudenda interna die *A. rectalis inferior* (**26**), die sich häufig in zwei Äste aufteilt. Begleitet wird sie von den *Vv. rectales inferiores* (**27**), die zur V. pudenda ziehen. *Nn. rectales inferiores* (**28**) innervieren den *M. sphincter ani externus* (**29**) und die Analhaut.

Klinischer Hinweis: Das Perineum stellt den typischen Zugangsweg für chirurgische Eingriffe an der hinteren Harnröhre dar, insbesonders bei Strikturen in diesem Bereich. Ebenso wird dieser Zugangsweg bei der radikalen Entfernung der Prostata gewählt. In jedem Fall muss das Centrum perinei, der **„Perinealkeil“** durchtrennt werden.

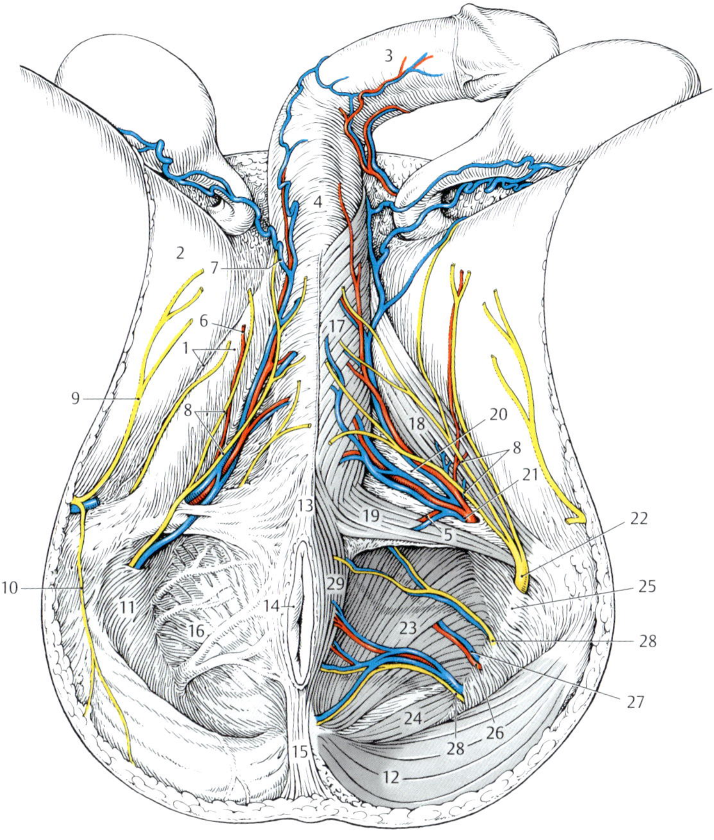

A Regio perinealis,
oberflächliche und mittlere Schichte

Regio perinealis beim Mann, Fortsetzung (A, B)

Tiefe Schichte (A, B)

Regio urogenitalis: Nach Entfernung der Membrana perinei = Fascia diaphragmatis urogenitalis inferior (rechte Präparatseite) ist das Spatium profundum perinei eröffnet. Der *M. transversus perinei profundus* (**1**) erreicht den Hiatus urogenitalis (= Levatortor) und mit seinen hintersten Fasern das *Centrum perinei* (**2**). Der vom Ramus ossis ischii entspringende *M. ischiocavernosus* (**3**) strahlt in die Tunica albuginea des *Crus penis* (**4**) ein.

Die *A. pudenda interna* (**5**) entlässt am Hinterrand des Diaphragma urogenitale die *A. perinealis* (**6**), zieht, bedeckt vom Crus penis, nach vorne und gibt an der Vereinigung der Crura penis die A. urethralis ab. Begleitet wird die Arterie von der *V. pudenda interna* (**7**), die die *Vv. scrotales posteriores* (**8**) aufnimmt.

Nach Entfernung des *M. bulbospongiosus* (**9**) wird das *Corpus spongiosum penis* (**10**) sichtbar (linke Präparatseite). Dorsal des hinteren Endes des Corpus spongiosum, des *Bulbus penis* (**11**), finden sich jederseits die etwa erbsengroßen *Glandulae bulbourethrales* (**12**).

Regio analis: Nach Entfernung der *Fascia obturatoria* (**13**) ist der Canalis pudendalis eröffnet und die A. und V. pudenda interna sowie der *N. pudendus* (**14**) sind sichtbar. Am *M. obturatorius internus* (**15**) zieht der *Arcus tendineus m. levatoris ani* (**16**) bis zum *Tuber ischiadicum* (**17**). Von diesem gelangt das *Lig. sacrospinale* (**18**) bis zum Os sacrum und bildet mit der Incisura ischiadica minor das Foramen ischiadicum minus.

Der *M. levator ani* (**19**) mit dem *M. puborectalis* (**20**), dem *M. pubococcygeus* (**21**) und dem *M. iliococcygeus* (**22**) erreichen den M. sphincter ani externus bzw. das *Lig. anococcygeum* (**23**). Die vordersten Fasern des M. puborectalis, die *Fibrae praerectales = M. puboperinealis* (**24**), begrenzen jederseits das *Levatortor* (**25**) und strahlen in das Centrum perinei (**2**) ein. Innerhalb des Levatortores ist die *Prostata* (**26**) sichtbar. Der *M. sphincter ani externus* (**27**) umschließt mit 3 Teilen den *Anus* (**28**). Mit dem M. levator ani bildet der *M. coccygeus* (**29**) das Diaphragma pelvis.

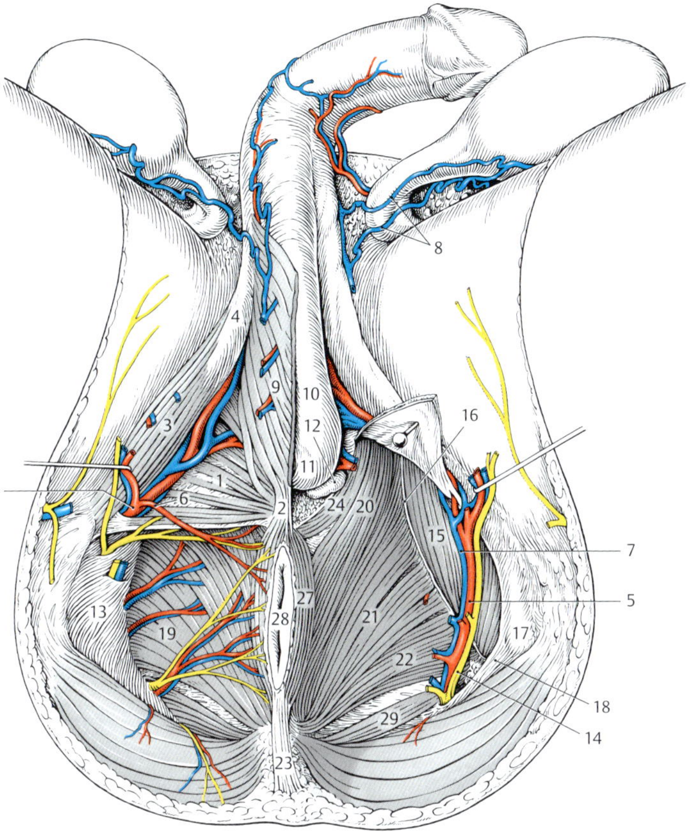

A Regio perinealis, tiefe Schichte

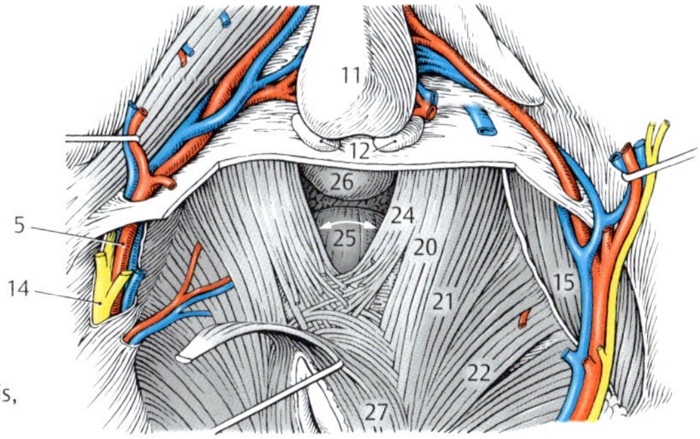

B Regio perinealis, Levatortor

Untere Extremität

Regionen (A, B)

Ebenso wie an der oberen Extremität ist auch an der unteren Extremität die Abgrenzung der einzelnen Regionen etwas willkürlich und richtet sich vor allem nach praktischen Gesichtspunkten.

Regionen im Hüftbereich

Vorne sind die Regionen im Hüftgelenkbereich bereits Regionen des Oberschenkels. Man unterscheidet hier die *Regio subinguinalis* (**1**), die vom Leistenband, dem M. sartorius und dem M. pectineus begrenzt ist, als Teil des großen Trigonum femoris (**2**). Das **Trigonum femorale** (**2**) erstreckt sich weiter nach distal und wird vom Leistenband, vom M. sartorius und vom M. adductor longus begrenzt. Dorsal findet sich die **Regio glutaealis** (**3**), die etwa dem Bereich des M. glutaeus maximus entspricht und bis zum Sulcus glutaealis reicht.

Regionen des Oberschenkels

Das Trigonum femorale stellt einen Teil der **Regio femoris anterior** (**4**) dar, die distal bis zur Knieregion und lateral bis zum M. tensor fasciae latae reicht. Dorsal schließt an die Regio glutaealis die **Regio femoris posterior** (**5**) an, die oberhalb der Kniekehle endet.

Regionen im Kniebereich

Vorne reicht die **Regio genus anterior** (**6**) vom Unterrand der Regio femoris anterior bis etwa zur Tuberositas tibiae. Dorsal befindet sich die **Regio genus posterior** (**7**). Der Mittelteil dieser Region wird auch als **Fossa poplitea** bezeichnet.

Regionen des Unterschenkels

Die **Regio cruris anterior** (**8**) erstreckt sich von der Tuberositas tibiae bis zur Malleolengabel. Medial geht diese Region im Anschluss an die durch die Haut tastbare Tibia in die **Regio cruris posterior** (**9**) über, die proximal und distal in gleicher Höhe ihre Grenzen besitzt wie die Regio cruris anterior. Hinter dem Malleolus medialis findet sich die **Regio retromalleolaris medialis,** hinter dem Malleolus lateralis die **Regio retromalleolaris lateralis** (**10**).

Regionen des Fußes

Dorsal von den retromalleolaren Regionen liegt die **Regio calcanea** (**11**). Vorne und oben findet sich der Fußrücken, das **Dorsum (Regio dorsalis) pedis** (**12**), und unten die Fußsohle, die **Planta (Regio plantaris) pedis** (**13**).

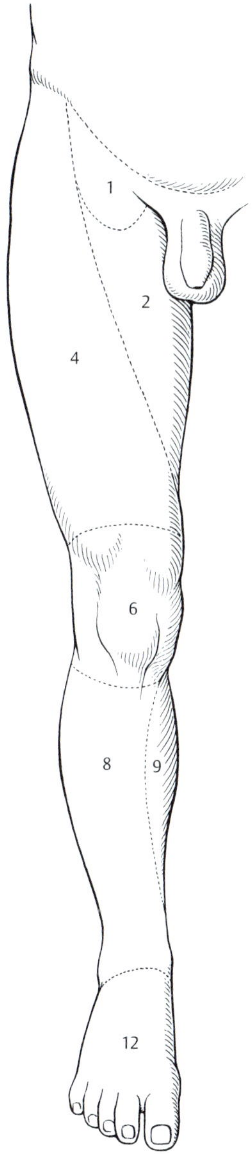

A Regionen der unteren Extremität von vorne

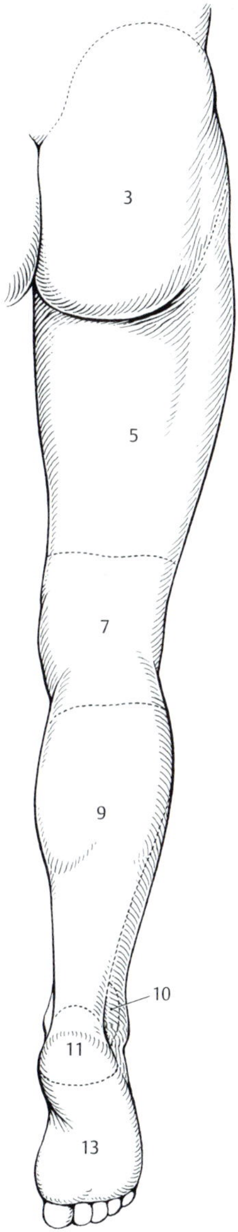

B Regionen der unteren Extremität von hinten

Regio subinguinalis

Subkutane Schichte (A, B)

Das reichliche Unterhautfettgewebe ist durch das *Stratum membranosum* (**1**) in zwei Schichten geteilt. Diese Schichte, die früher als Fascia superficialis femoris, Fascia *Scarpae,* bezeichnet wurde, verdeckt zum Teil die subkutanen Gefäße und Nerven und reicht bis unterhalb des Hiatus saphenus. Erst nach Entfernung des gesamten Unterhautfettgewebes und des Stratum membranosum wird die *Fascia lata* (**2**) sichtbar. Die Fascia lata ist im allgemeinen von aponeurotischer Straffheit, ausgenommen im Bereich des Hiatus saphenus. Hier zeigt sich eine lockere, netzartige Struktur, die als *Fascia cribrosa* (**3,** S. 254) bezeichnet wird.

Durch die Fascia cribrosa treten die subkutanen Venen hindurch, die sternförmig dieses Gebiet erreichen. Vom Oberschenkel gelangt als größtes sehr regelmäßig vorkommendes Gefäß, die *V. saphena magna* (**4**) zur Fascia cribrosa (**3**). Ihr schließt sich häufig eine *V. saphena accessoria lateralis* (**5**) an. Aus der Schamgegend gelangen die *Vv. pudendae externae* (**6**), aus der Nabelgegend die *V. epigastrica superficialis* (**7**) zur Fascia cribrosa. Parallel zum Leistenband zieht die *V. circumflexa ilium superficialis* (**8**) zum genannten Bereich. Die Vereinigung aller Venen ist einer großen Variationsbreite unterworfen und wird auf S. 416 abgehandelt. Kleinere Arterien verlaufen als *A. pudenda externa* (**9**), *A. epigastrica superficialis* (**10**) und *A. circumflexa ilium superficialis* (**11**) mit den gleichnamigen Venen.

Auf der Fascia cribrosa liegen die oberflächlichen inguinalen Lymphknoten, *Nodi lymphoidei inguinales superficiales,* die sich in zwei Gruppen unterteilen lassen (s. S. 400). Eine Gruppe, Tractus horizontalis, liegt parallel zum Leistenband, während die andere Gruppe, Tractus verticalis, parallel zur V. saphena magna angelegt ist. Der Tractus horizontalis gliedert sich in die *Nodi lymphoidei inguinales superficiales superomediales* (**12**) und *superolaterales* (**13**). Die Lymphknoten des Tractus verticalis werden als *Nodi lymphoidei inguinales superficiales inferiores* (**14**) bezeichnet.

Die Hautnerven in diesem Bereich entstammen dem *R. femoralis* (**15**) des *N. genitofemoralis.* Oberhalb des Leistenbandes, in der Regio inguinalis, verläuft beim Mann der *Samenstrang* (**16**) mit dem *N. ilioinguinalis* (**17**) und erreicht das Scrotum. Lateral der Fascia cribrosa wird die Haut von Rr. cutanei anteriores des N. femoralis innerviert.

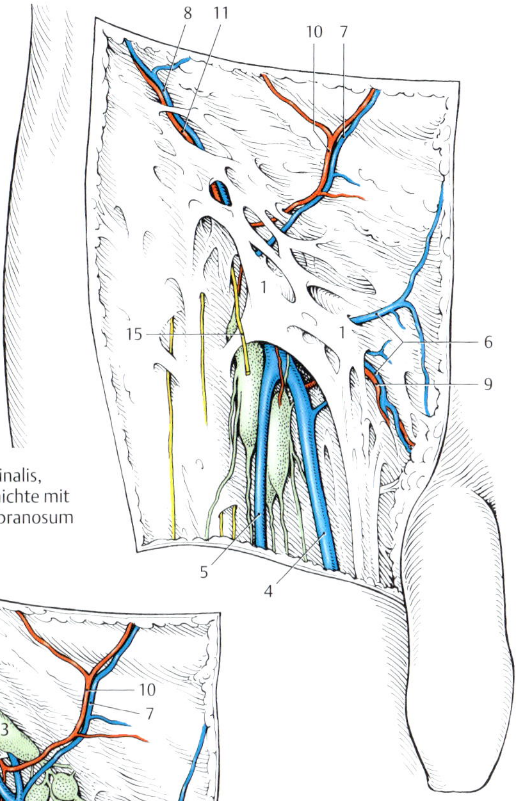

A Regio subinguinalis, subkutane Schichte mit Stratum membranosum

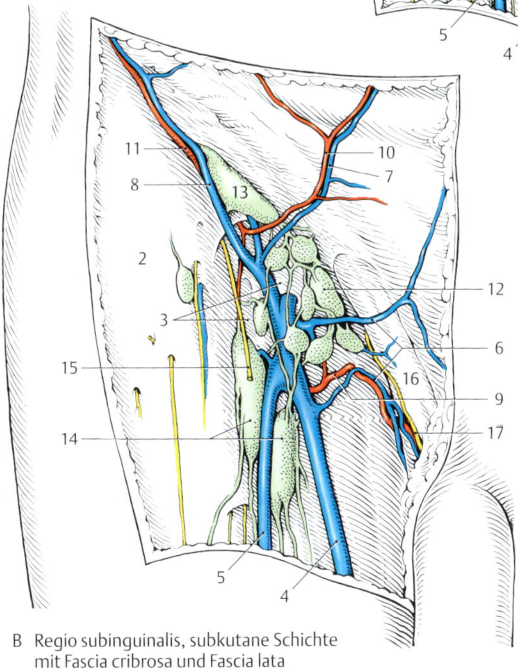

B Regio subinguinalis, subkutane Schichte mit Fascia cribrosa und Fascia lata

Hiatus saphenus (A–R)

Nach Entfernung der Fascia cribrosa wird der **Hiatus saphenus**, begrenzt durch den *Margo falciformis* (**1**) mit dem *Cornu superius* (**2**) und dem *Cornu inferius* (**3**), sichtbar. Innerhalb des Hiatus liegen medial die *Nodi lymphoidei inguinales profundi* (**4**), anschließend die *V. femoralis* (**5**) und am weitesten lateral die *A. femoralis* (**6**). Im oder seitlich des Hiatus saphenus wird der *R. femoralis* (**7**) des *N. genitofemoralis* subkutan. Noch weiter lateral durchbrechen *Rr. cutanei anteriores* (**8**) des *N. femoralis* die *Fascia lata.*

Im Bereich des Hiatus saphenus münden nach *Lanz-Wachsmuth* am häufigsten (37%) in die V. femoralis folgende Venen ein (**A**): *V. saphena magna* (**9**), *V. saphena accessoria lateralis* (**10**), *V. circumflexa ilium superficialis* (**11**), *V. epigastrica superficialis* (**12**) und eine oder mehrere *Vv. pudendae externae* (**13**). Dieser sogenannte **„Venenstern"** zeigt nun eine große Variabilität, die in verschiedenen Detailbildern dargestellt ist.

Leitungsbahnen

Variationen (B–R): Abs. V. saphena accessoria lateralis (**B–E**). Diese Vene kann (1%) proximal des Hiatus einmünden (**B**). In 9% der Fälle ist eine gemeinsame Mündung mit der V. circumflexa ilium superficialis (**C**) vorhanden und ebenso häufig kommt es zu einer Einmündung der V. saphena accessoria lateralis in die V. circumflexa ilium superficialis (**D**). Selten findet man eine gemeinsame Mündung von V. saphena accessoria lateralis und V. epigastrica superficialis (**E**).

Die **V. saphena magna** (**F–G**) kann eine *V. saphena accessoria medialis* (**14**) aufnehmen und entweder distal des Hiatus saphenus (1%) die Faszie durchbrechen (**F**) oder aber innerhalb des Hiatus saphenus die V. femoralis erreichen (**G**).

Die **Vv. pudendae externae** (**H–I**) vereinigen sich in 1% der Fälle mit einer V. saphena accessoria medialis (**H**), während sie sich in 2% mit der V. epigastrica superficialis verbinden (**I**).

Besonders variabel ist das Verhalten der **V. epigastrica superficialis** (**J–N**). Sie kann mit der V. pudenda externa in die V. saphena magna einmünden (**J**). Gelegentlich (1%) mündet sie proximal des Hiatus saphenus in die V. femoralis (**K**). Sie kann sich auch (9%) mit der V. circumflexa ilium superficialis zu einem Stamm vereinigen, der in die V. saphena accessoria lateralis einmündet (**L**), die die V. saphena magna im Hiatus saphenus erreicht. Manchmal münden die vereinigten V. epigastrica superficialis und V. circumflexa ilium superficialis mit der V. pudenda externa und der V. saphena accessoria lateralis in einem gemeinsamen Stamm in die V. saphena magna innerhalb des Hiatus saphenus ein (**M**). Bei 6% der Menschen vereinigt sich die V. epigastrica superficialis mit der V. circumflexa ilium superficialis, und dieser Stamm mündet direkt in die V. femoralis ein (**N**).

Die **V. circumflexa ilium superficialis** (**O–R**) kann, wie schon beschrieben, in 9% der Fälle gemeinsam mit der V. epigastrica superficialis und der V. saphena accessoria lateralis in die V. saphena magna einmünden (**O**), in weiteren 9% mündet die V. saphena accessoria lateralis in sie ein (**P**), manchmal mündet die V. circumflexa ilium superficialis in die V. saphena magna (**R**) ein.

Die hier angegebenen Variationen sollen einen Überblick geben, dem neben den Angaben von *Lanz-Wachsmuth* zahlreiche eigene Beobachtungen zugrunde liegen.

Klinischer Hinweis: Für die **intra-arterielle Injektion** wird die A. femoralis aufgesucht und zwar ca. 1 cm unterhalb des Lig. inguinale. Man sucht den Halbierungspunkt einer Geraden zwischen Spina iliaca anterior superior und dem Tuberculum pubicum. Etwa einen halben Zentimeter lateral dieses Punktes wird die Punktionsnadel senkrecht eingeführt. Bei der Berührung der Arterie durch die Nadel wird es auf Grund der Pulswelle zu einer vertikalen Bewegung der Nadel kommen. Wird die Arterienwand durchstochen, wird das Blut entsprechend der Pulswelle stoßartig in der Spritze erscheinen.

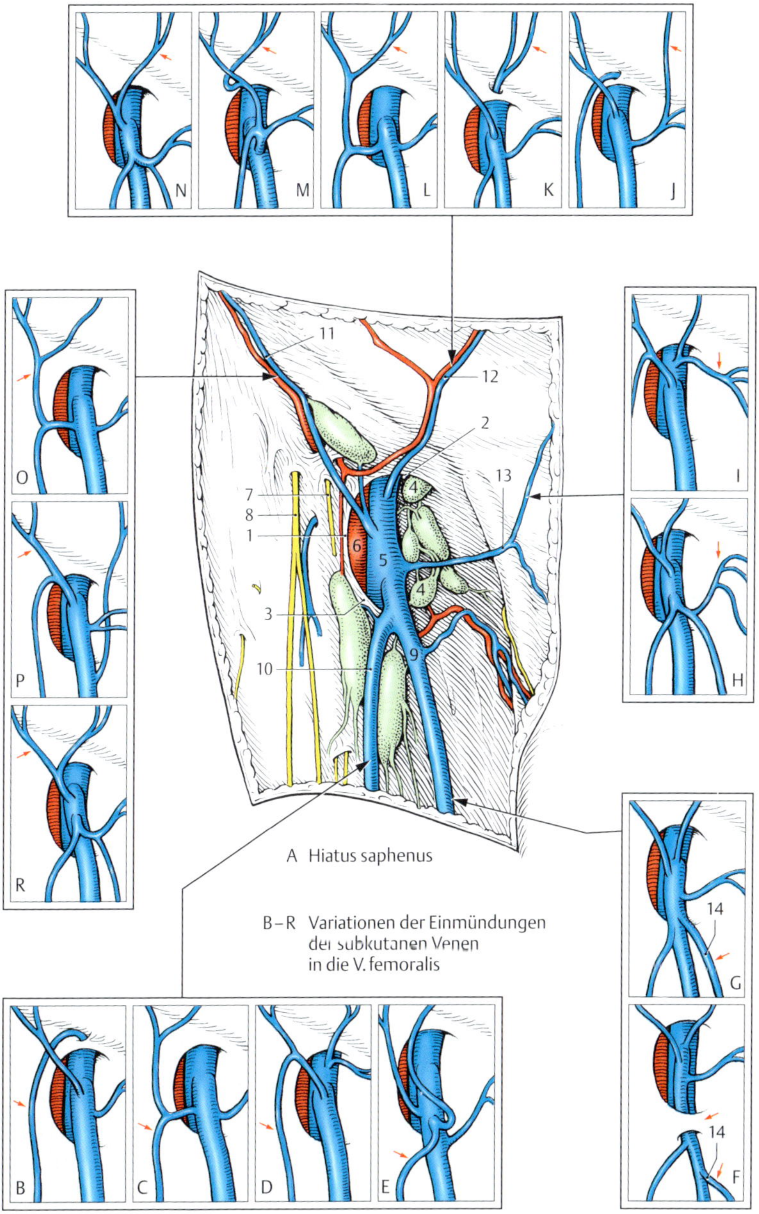

A Hiatus saphenus

B–R Variationen der Einmündungen der subkutanen Venen in die V. femoralis

Regio glutaealis (A, B)

Subkutane Schichte (A)

Nach Entfernung der Haut und des fettreichen subkutanen Gewebes wird die *Fascia glutaea* (**1**) sichtbar. Am oberen Rand des M. glutaeus maximus setzt sich diese Faszie in die feste *Aponeurosis glutaea* (**2**) fort.

Die Haut wird von den Nn. clunium und vom *R. cutaneus lateralis* (**3**) des *N. iliohypogastricus* innerviert. Der obere Anteil wird von den *Rr. clunium superiores* (**4**) innerviert. Die *Rr. clunium superiores* sind die Rr. dorsales der Spinalnerven aus den drei ersten Lumbalsegmenten. Der mittlere Bereich der Haut der Regio glutaealis wird von den *Rr. clunium medii* (**5**) erreicht. Diese Nerven sind die Rr. dorsales der Spinalnerven aus den drei ersten Sakralsegmenten des Rückenmarks. Um den unteren Rand des M. glutaeus maximus schlingen sich die *Rr. clunium inferiores* (**6**), die direkt oder indirekt aus dem Plexus sacralis stammen; indirekt insoferne, als es sich um Zweige des N. cutaneus femoris posterior handeln kann.

Die Blutversorgung der Haut erfolgt im Wesentlichen durch Zweige der A. glutaea superior und der A. glutaea inferior. Im medialen Bereich handelt es sich um Zweige der Aa. lumbales, lateral im Bereich des Trochanter major entstammen die Arterienzweige der A. perforans prima. Diese Arterie entspringt aus der A. profunda femoris.

Subfasziale Schichte (B)

Nach Entfernung der Fascia glutaea werden der *M. glutaeus maximus* (**7**) und an dessen Unterrand die ischiokrurale Muskelgruppe sichtbar. Zu dieser gehören die vom Tuber ischiadicum entspringenden Muskeln, und zwar der *M. adductor magnus* (**8**), der *M. semimembranosus* (**9**), der *M. semitendinosus* (**10**) und das *Caput longum m. bicipitis* (**11**). Lateral der zuletzt genannten Muskeln, und diese oberflächlich überkreuzend, verläuft der *N. cutaneus femoris posterior* (**12**).

In der Tiefe gelangt der *N. ischiadicus* (**13**) nach distal. Der N. ischiadicus kann relativ leicht aufgesucht werden, wenn man eine Linie vom Tuber ischiadicum zum Trochanter major zieht und diese drittelt. In Verlängerung der Grenze zwischen medialem und mittlerem Drittel ist am Unterrand des M. glutaeus maximus der N. ischiadicus aufzufinden. Lateral des N. ischiadicus steigt die *A. perforans prima* (**14**) mit ihren Begleitvenen, den *M. adductor minimus* (**15**) schräg überkreuzend, ab.

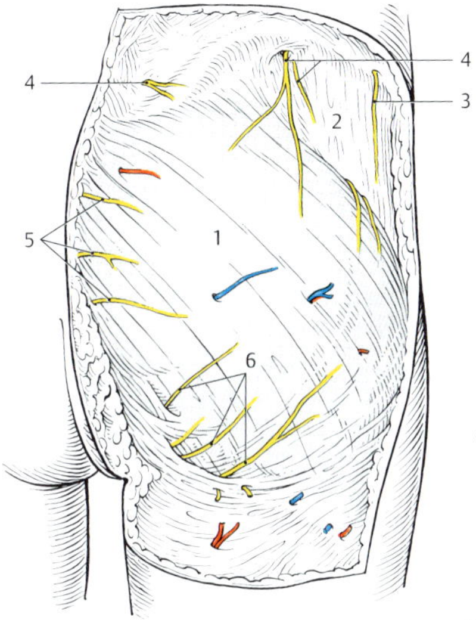

A Regio glutaealis, subkutane Schichte

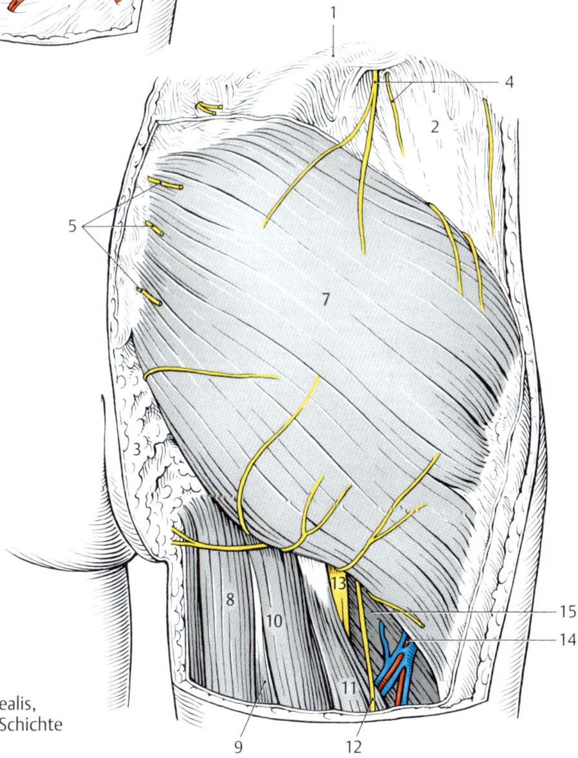

B Regio glutaealis, subfasziale Schichte

Regio glutaealis, Fortsetzung (A–C)

Tiefe Schichte (A)

Nach Durchtrennung des *M. glutaeus maximus* (**1**) werden die durch die Foramina suprapiriforme et infrapiriforme verlaufenden Gefäße und Nerven sichtbar.

Die beiden Foramina werden durch den *M. piriformis* (**2**), der das **Foramen ischiadicum majus** (s. S. 188) unterteilt, gebildet.

Durch das **Foramen suprapiriforme** ziehen die *A. und V. glutaea superior* (**3**) und der *N. glutaeus superior* (**4**) nach lateral. Die Arterie kann einen Ast (**5**), der von einer Vene begleitet wird, zum M. glutaeus maximus (**1**) entsenden, um dann gemeinsam mit Vene und Nerv zwischen *M. glutaeus medius* (**6**) und *M. glutaeus minimus* (**7**) zu verlaufen. Der N. glutaeus superior innerviert den M. glutaeus medius, den M. glutaeus minimus und den M. tensor fasciae latae.

Durch das **Foramen infrapiriforme** gelangen die *A. und V. glutaea inferior* (**8**) und der *N. glutaeus inferior* (**9**) zum M. glutaeus maximus (**1**). Die *A. und V. pudenda interna* (**10**) und der *N. pudendus* (**11**) biegen um die Spina ischiadica herum und erreichen durch das Foramen ischiadicum minus die Fossa (ischioanalis) ischiorectalis. Dabei verlaufen sie dorsal vom *M. gemellus superior* (**12**) und liegen dann dem *M. obturatorius internus* (**13**) an. Des weiteren verlassen der *N. cutaneus femoris posterior* (**14**) und der *N. ischiadicus* (**15**) durch das Foramen infrapiriforme das kleine Becken und erreichen dorsal vom *M. gemellus superior* (**12**), *M. obturatorius internus* (**13**), *M. gemellus inferior* (**16**) und *M. quadratus femoris* (**17**) den Oberschenkel.

Der N. cutaneus femoris posterior (**14**) entlässt knapp nach seinem Austritt aus dem Foramen infrapiriforme die *Rr. clunium inferiores* (**18**) und anschließend einen *R. perinealis* (**19**). Er zieht dann oberflächlich vom *Caput longum m. bicipitis* (**20**), während der N. ischiadicus (**15**) zwischen diesem Muskel und dem *M. adductor magnus* (**21**) verläuft.

Varietäten: Der N. ischiadicus zieht in rund 85% der Fälle als ein Stamm durch das Foramen infrapiriforme (**A**). Bei rund 15% der Fälle teilt sich der N. ischiadicus bereits innerhalb des Beckens in seine zwei Äste, den N. tibialis und den N. peronaeus communis. Bei rund 12% durchbricht dabei der N. fibularis (peronaeus) communis den M. piriformis, während er bei 3% sogar durch das Foramen suprapiriforme das Becken verlässt.

Klinischer Hinweis (B, C): Die Regio glutaealis gilt als typisches Areal für **intramuskuläre (intraglutaeale) Injektionen.** Häufig erfolgt die intraglutaeale Injektion im oberen äußeren Quadranten (blau schraffiert) der Regio glutaealis (**B**) in den M. glutaeus maximus (**1**) bzw. in den M. glutaeus medius (**6**). Dabei besteht jedoch die Gefahr, entweder zu oberflächlich, also subkutan, zu bleiben, oder aber zu tief zwischen M. glutaeus maximus und M. glutaeus medius in das intermuskuläre Fettlager zu gelangen und allenfalls den N. glutaeus superior (**4**) zu gefährden. Eine Schädigung dieses Nerven führt zu Lähmungen der Mm. glutaeus medius, minimus und tensor fasciae latae.
Nach der Methode von *A. v. Hochstetter* erfolgt die Injektion von seitlich (**C**) in ein dreieckiges Feld (rot schraffiert) hinter die Spina iliaca anterior superior in den M. glutaeus medius und den M. glutaeus minimus. Dabei soll die Muskulatur entspannt sein (daher leichte Anteversion im Hüftgelenk und leichte Beugung im Kniegelenk), um die Injektion schmerzlos verabreichen zu können.
Neben der Sternalpunktion (s. S. 66) ist heute (2012) gängige Übung, das Os coxae zur Gewinnung von Knochenmark zu verwenden. Mit einer Knochenmarkpunktionsnadel (*Jamshidi*) wird nahe der Crista in Richtung Spina iliaca anterior sup. eingestochen.

22 Lig. sacrotuberale,
23 Bursa trochanterica m. glutaei maximi.

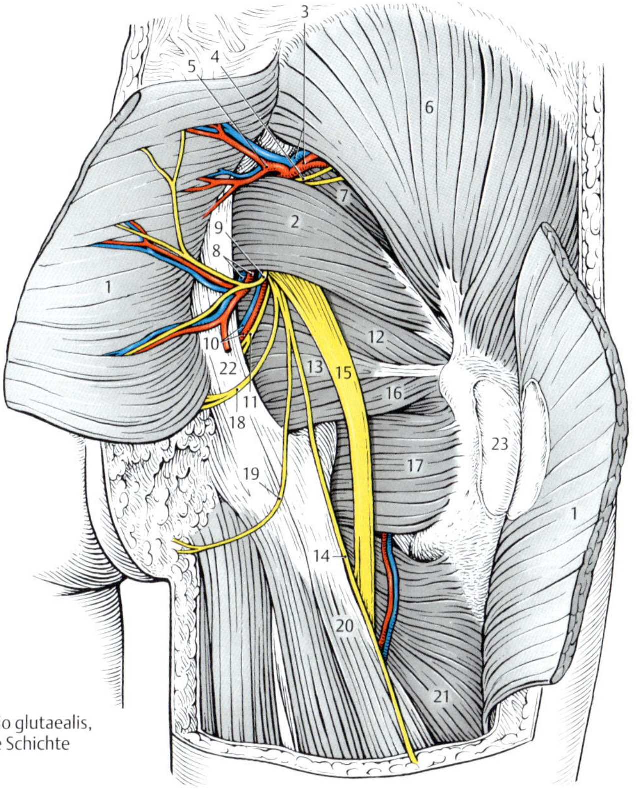

A Regio glutaealis, tiefe Schichte

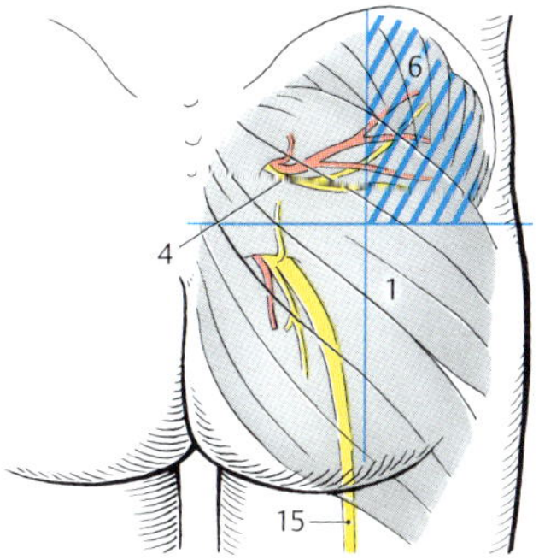

B Schema der Gefäße und Nerven, die bei intraglutäalen Injektionen gefährdet sind

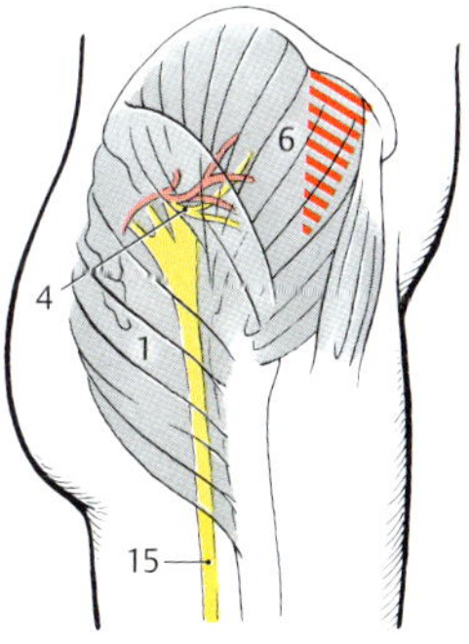

C intraglutäale Injektion nach A. v. Hochstetter

Regio femoris anterior

Subkutane Schichte (A)

Die subkutane Schichte der vorderen Oberschenkelregion zeigt in einzelnen Abschnitten ein unterschiedliches Verhalten. Im proximalen Abschnitt, im Bereich der Regio subinguinalis, finden sich kräftige Bindegewebslamellen = Stratum membranosum (S. 414), die das Unterhautfettgewebe in zwei Lager teilen. Außerdem ist der **Hiatus saphenus** (**1**) von einer lockeren Bindegewebsschichte, der Fascia cribrosa, überkleidet.

Nach Entfernung der Fascia cribrosa wird der scharfe Rand des Hiatus saphenus, der Margo falciformis, sichtbar. Dieser Margo falciformis geht nach medial im Cornu superius und im Cornu inferius (S. 254) in die Fascia lata über. Ebenso ist die bis auf den Hiatus saphenus vollständige **Fascia lata** (**2**) unterschiedlich ausgebildet. Im lateralen Oberschenkelbereich ist die Fascia lata straff und durch den in sie einstrahlenden M. tensor fasciae latae gespannt. Dieser Abschnitt der Faszie wird auch als *Tractus iliotibialis* (**3**) bezeichnet. Im medialen Teil des Oberschenkels wird die Faszie lockerer.

Subkutan verläuft die *V. saphena magna* (**4**), die häufig durch eine *V. saphena accessoria lateralis* (**5**), seltener durch eine *V. saphena accessoria medialis* (**6**) ergänzt wird. Die übrigen in den Hiatus saphenus eintretenden Venen wurden bereits auf S. 416 beschrieben.

Lateral, etwa an der Grenze zwischen proximalem und mittlerem Drittel, wird der *N. cutaneus femoris lateralis* (**7**) epifaszial, während die *Rr. cutanei anteriores des N. femoralis* (**8**) in sehr unterschiedlicher Höhe die Faszie durchbrechen. Der *R. femoralis* (**9**) des *N. genitofemoralis* tritt entweder durch den Hiatus saphenus aus oder lateral davon durch die Fascia lata hindurch. Ein kleines Hautareal an der medialen oberen Oberschenkelseite wird vom *N. ilioinguinalis* (**10**) versorgt.

11 Nodi lymphoidei inguinales superficiales superolaterales und inferiores,
12 Nodi lymphoidei inguinales profundi,
13 V. femoralis,
14 A. femoralis,
15 A., V. epigastrica superficialis,
16 A., V. circumflexa ilium superficialis,
17 A., V. pudenda externa.

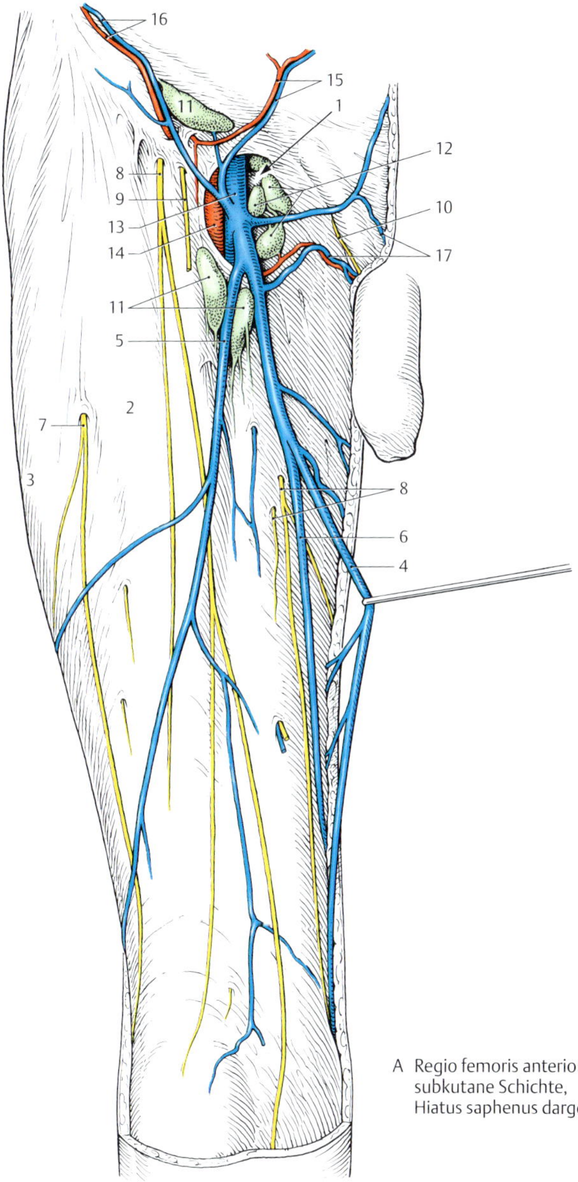

A Regio femoris anterior, subkutane Schichte, Hiatus saphenus dargestellt

Regio femoris anterior, Fortsetzung (A–H)

Tiefe Schichte (A)

Nach Entfernung der Fascia lata werden die großen Gefäße und Nerven sichtbar. Innerhalb des **Trigonum femorale**, das vom *Leistenband*, dem *M. sartorius* (**1**) und dem *M. adductor longus* (**2**) begrenzt wird, erreichen durch die Lacuna vasorum neben Lymphgefäßen die *V. femoralis* (**3**) und die *A. femoralis* (**4**), durch die Lacuna musculorum der *N. femoralis* (**5**) und der *M. iliopsoas* (**6**) den Oberschenkel.

Nach Abgabe der oberflächlichen Äste (S. 414) entsendet die A. femoralis (**4**) Muskeläste und als mächtigen Ast die *A. profunda femoris* (**7**) in die Tiefe. Die A. profunda femoris entlässt (in 58% der Fälle) die *A. circumflexa femoris medialis* (**8**) zu den Adduktoren und zum Oberschenkelkopf und die *A. circumflexa femoris lateralis* (**9**), die mit einem *R. ascendens* (**10**) den Oberschenkelkopf und einem *R. descendens* (**11**) den *M. quadriceps femoris* (**12**) erreicht. Die A. profunda femoris endet mit meist drei *Aa. perforantes* (**13**), die die Adduktoren und die dorsalen Muskeln des Oberschenkels erreichen. Medial von der A. femoralis erreicht die V. femoralis (**3**) die Lacuna vasorum. Sie sammelt neben den subkutanen Venen (S. 416) die die Arterien begleitenden Venen.

Durch die Lacuna musculorum gelangt der N. femoralis (**5**) auf den Oberschenkel und innerviert, nachdem er Hautäste (Rr. cutanei [femoris] anteriores) abgegeben hat, den M. sartorius (**1**), den M. quadriceps femoris (**12**) und den *M. pectineus* (**14**). Sein längster, rein sensibler Ast ist der *N. saphenus* (**15**), der lateral von der A. femoralis (**4**) mit dieser und der V. femoralis den **Canalis adductorius** erreicht. Dabei liegen die genannten Gebilde dem M. adductor longus (**2**) auf, der auch zum Teil das Septum intermusculare vastoadductorium = Membrana vastoadductoria und zum Teil die Hinterwand des Adduktorenkanals mitbildet. An der Bildung dieses Kanals sind neben dem M. adductor longus der *M. vastus medialis* (**16**) und der *M. adductor magnus* (**17**) und das *Septum intermusculare vastoadductorium* (**18**) beteiligt. Der N. saphenus durchbricht meist (62%) gemeinsam mit der *A. descendens genus (***19**) dieses Septum und gelangt an den Unterschenkel, dessen mediale Fläche er innerviert. Dabei entlässt er einen *R. infrapatellaris* (**20**).

Variationen (B–H)

Der N. saphenus (**15**) zeigt, sowohl was seinen Abgang aus dem N. femoralis, als auch sein Verhalten im Verlauf am Oberschenkel betrifft, eine große Variabilität *(Sirang)*. Sehr häufig geht er proximal von der A. circumflexa femoris lateralis (**9**) vom N. femoralis (**5**) ab (**B**). Dabei kann er mit zwei Wurzeln die A. circumflexa femoris lateralis umgreifen (**C**). Etwas weniger häufig verlässt er den N. femoralis erst nach Überkreuzung der A. circumflexa femoris lateralis (**D, E**). Er erreicht den Canalis adductorius, durchbricht das Septum intermusculare vastoadductorium = Membrana vastoadductoria (**18**) und kann medial (**B, C**) oder lateral (**D**) oder durch den M. sartorius (**E**) seinen R. infrapatellaris entlassen. In selteneren Fällen (**E**) erhält der R. infrapatellaris auch Fasern aus dem R. cutaneus des *R. anterior des N. obturatorius* (**21**).

Die Astabgänge aus der A. femoralis (**4**) unterliegen ebenfalls einer sehr großen Variabilität. Am häufigsten (58% nach *Lippert*) entspringen die A. circumflexa femoris medialis (**8**) und die A. circumflexa femoris lateralis (**9**) gemeinsam aus der A. profunda femoris (**F, 7**). Der Ursprung der A. circumflexa femoris lateralis (**9**) aus der A. profunda femoris (**7**) findet sich nach *Lippert* bei 18% (**G**), während der Ursprung der A. circumflexa femoris medialis (**8**) aus der A. profunda femoris (**7**) nach dem gleichen Autor nur in 15% vorhanden ist (**H**). Die restlichen 8% verteilen sich auf sehr seltene Varietäten.

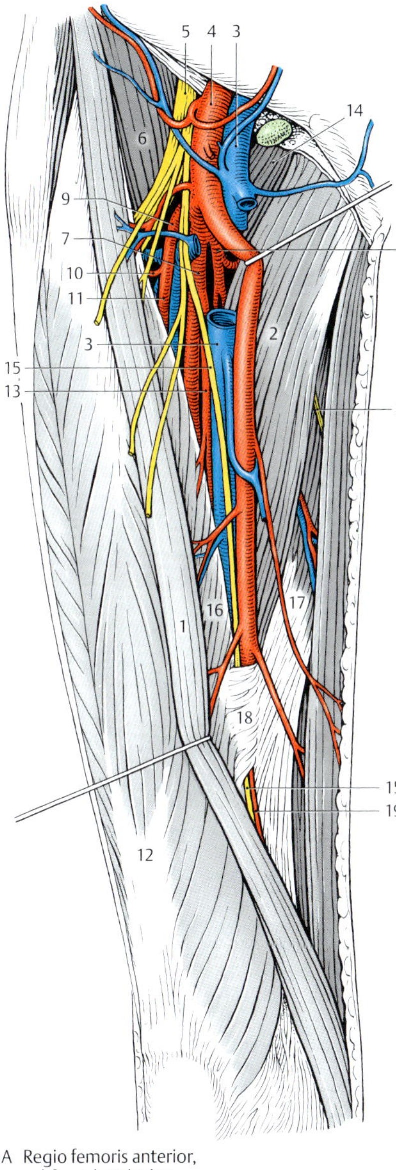

A Regio femoris anterior,
subfasziale Schichte.
A. femoralis nach medial verzogen

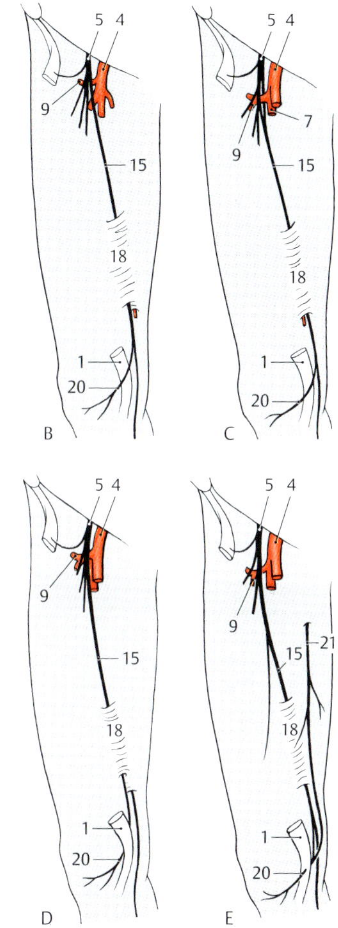

B–E Variationen des N. saphenus

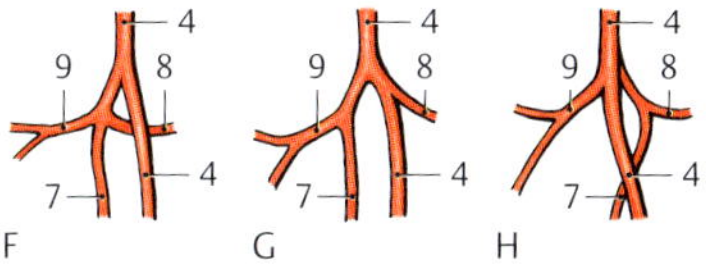

F–H Variationen der Astabgänge aus der A. femoralis in der Regio subinguinalis (nach Lanz-Wachsmuth)

Regio femoris posterior (A, B)

Nach Entfernung der Faszie, wobei der *Tractus iliotibialis* (**1**) erhalten bleibt, wird am Unterrand des *M. glutaeus maximus* (**2**) der subfasziale Teil des *N. cutaneus femoris posterior* (**3**), der oberflächlich vom *Caput longum m. bicipitis* (**4**) verläuft, sichtbar.

Zwischen *Caput longum* (**4**) und *Caput breve* (**5**) des *M. biceps femoris* zieht der *N. ischiadicus* (**6**) nach distal. In variabler Höhe teilt er sich in den *N. tibialis* (**7**) und den *N. fibularis communis = N. peronaeus communis* (**8**). Der N. ischiadicus entlässt vor dieser Teilung noch einen Ast (**9**) zum M. biceps femoris. Der N. tibialis zieht zwischen den Köpfen des *M. gastrocnemius* (**10**) hindurch und gibt dabei verschiedene Zweige ab (S. 430). Der N. fibularis communis folgt dem Hinterrand des *M. biceps femoris* (**11**).

Die *A. perforans prima* (**12**), als Ast der A. profunda femoris, erreicht die Rückseite des Oberschenkels, indem sie zwischen M. pectineus und M. adductor brevis verläuft und dann den M. adductor minimus bzw. magnus durchbricht. Sie kreuzt mit ihren Begleitvenen den N. ischiadicus ventral (jedoch dorsal vom M. adductor minimus und vom M. adductor magnus) und gibt Äste zum Caput longum m. bicipitis (**4**) und zum *M. semitendinosus* (**13**) ab. Die A. perforans prima anastomosiert an der Dorsalseite des M. adductor magnus mit Ästen der *A. perforans secunda* (**14**) und diese mit Ästen der *A. perforans tertia.* Die A. perforans tertia ist der Endast der A. profunda femoris und durchbohrt den M. adductor magnus nahe dem Hiatus (tendineus) adductorius. Sie versorgt den M. semimembranosus und das Caput breve m. bicipitis.

In der Tiefe wird nach Verdrängung des *M. semimembranosus* (**15**) der *Hiatus adductorius* (**16**) sichtbar. Dieser Hiatus adductorius (**B**) wird von den beiden Anteilen des *M. adductor magnus* (**17**) begrenzt. Der eine Anteil setzt am Labium mediale der Linea aspera an, der andere am Tuberculum adductorium des Epicondylus medialis. Die durch den Canalis adductorius verlaufende A. femoralis tritt durch den Hiatus adductorius als *A. poplitea* (**18**) an die Dorsalseite des Oberschenkels und erreicht damit die Fossa poplitea. Sie entsendet neben Muskelästen die A. superior medialis genus und die A. superior lateralis genus. Begleitet wird die A. poplitea von den meist paarigen *Vv. popliteae* (**19**).

Varietät: Sehr selten findet man eine *A. ischiadica*, die entwicklungsgeschichtlich das primäre Versorgungsgefäß des Beines ist. Reste bleiben als *A. comitans n. ischiadici* erhalten.

Leitungsbahnen

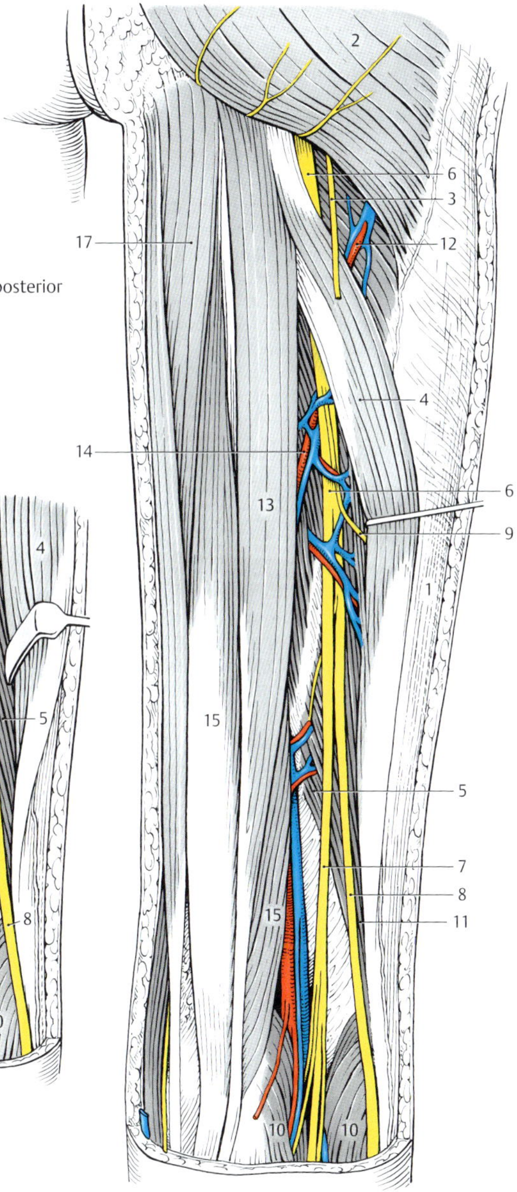

A Regio femoris posterior

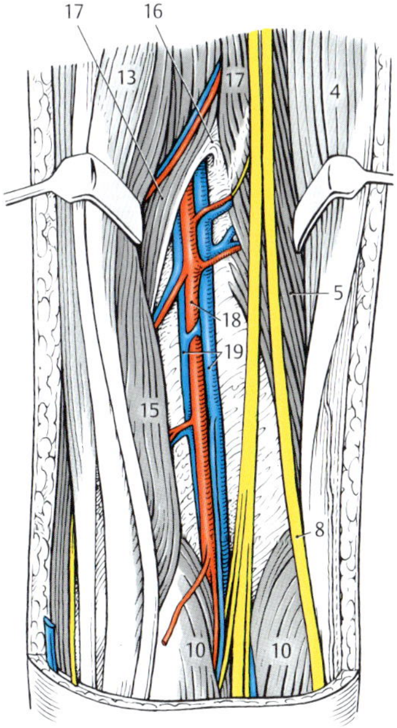

B Hiatus adductorius

Regio genus posterior (A–K)

Subkutane Schichte (A)

In der subkutanen Schichte der Regio genus posterior findet sich am medialen Rand die *V. saphena magna* (**1**). Diese Vene wird am Unterschenkel vom *N. saphenus* (**2**) begleitet, der am Unterrand der Fossa poplitea subkutan wird. An diesem Unterrand der Fossa poplitea durchbricht manchmal (s. unten) die *V. saphena parva* (**3**) die Faszie. Sie wird begleitet vom *N. cutaneus surae medialis* (**4**), der sich in den N. suralis (S. 434) fortsetzt. Außerdem endet in der Fossa poplitea der *N. cutaneus femoris posterior* mit seinen Ästen (**5**).

Variationen im Verlauf der V. saphena parva (B–E)

Die V. saphena parva, die in der Phlebologie eine große Rolle spielt, zeigt ein sehr unterschiedliches Verhalten zur Fascia cruris. Nach *Moosmann* und *Hartwell* kann die V. saphena parva (**3**) schon im distalen Drittel des Unterschenkels (**B**) die Fascia cruris durchbrechen (7%), subfaszial bis zur Kniekehle verlaufen, um sich hier in die *V. poplitea* (**6**) einzusenken. Am häufigsten (51,5%) soll die V. saphena parva (**3**) jedoch im mittleren Drittel des Unterschenkels (**C**) die Faszie durchbrechen.

Im proximalen Drittel (**D**) durchbricht die V. saphena parva (**3**) am zweithäufigsten (32,5%) die Faszie, während sie innerhalb der Regio genus posterior (**E**) nur in 9% der Fälle die Faszie durchstößt.

Variationen der Einmündung der V. saphena parva (F–K)

Nach *Mercier* und Mitarbeitern ist auch die Einmündung der V. saphena parva (**3**) in größere Venen einer großen Variationsbreite unterworfen. Neben der typischen Einmündung (**F**) in die V. poplitea (**6**) kann die V. saphena parva auch zusätzlich einen Ast zur V. saphena magna (**1**) abgeben (**G**). Bei Vorhandensein dieses Astes kann die V. saphena parva (**3**) außerdem auch direkt in die *V. femoralis* (**7**) einmünden (**H**). Weitere Varianten sind eine ausschließliche Einmündung entweder in die V. saphena magna (**I**) oder in die V. femoralis (**J**), wobei letztere Einmündung auch deltaförmig erfolgen kann (**K**).

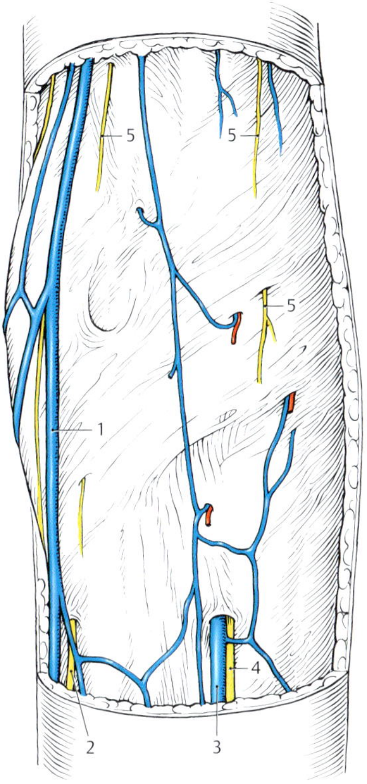

A Regio genus posterior, subkutane Schichte

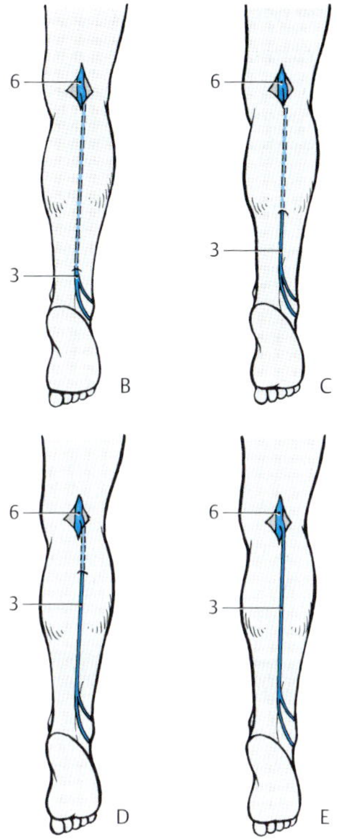

B–E Durchtrittsstellen der V. saphena parva durch die Faszie (nach Moosmann u. Hartwell)

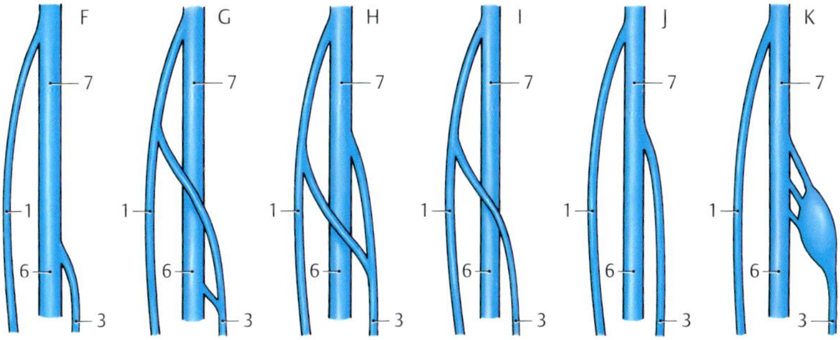

F–K Möglichkeiten der Einmündung der V. saphena parva (nach Mercier u. Mitarb.)

Fossa poplitea (A – G)

Tiefe Schichte (A)

Nach Entfernung der Faszie wird die muskulös begrenzte, rautenförmige Fossa poplitea sichtbar. Medial proximal begrenzen der *M. semimembranosus* (**1**), lateral proximal der *M. biceps femoris* (**2**), distal der *M. gastrocnemius* mit seinem lateralen (**3**) und medialen Kopf (**4**) die Kniekehle. Proximal werden zwischen dem M. semimembranosus und dem M. biceps femoris der N. ischiadicus bzw. dessen Äste sichtbar.

Der *N. fibularis (peronaeus) communis* (**5**) verläuft entlang des Hinterrandes des M. biceps femoris oberflächlich nach abwärts, während der zweite Ast, der *N. tibialis* (**6**), zwischen den beiden Köpfen des M. gastrocnemius nach distal gelangt. Der N. tibialis entsendet *Rr. musculares* (**7**) und einen *N. cutaneus surae medialis* (**8**), der sich mit dem R. communicans fibularis (peronaeus) zum N. suralis (S. 434) vereinigt.

In der Tiefe der Fossa poplitea findet sich die, von den *Vv. popliteae* (**9**) begleitete, *A. poplitea* (**10**). Diese entsendet in verschiedenen Höhen (s. unten) die *A. tibialis anterior* (**11**). Die V. saphena parva erreicht meist eine V. poplitea, kann jedoch, wie im vorliegenden Präparat, erst proximal der Fossa poplitea in eine größere Vene einmünden.

Varietäten der Arterienverzweigungen (B – G):
Die A. poplitea (**10**) entlässt im Regelfall (**B**) bei 90% der Menschen dorsal des *M. popliteus* (**12**) als ersten Ast die A. tibialis anterior (**11**) und teilt sich erst weiter distal in die *A. tibialis posterior* (**13**) und die *A. fibularis = A. peronaea* (**14**). Bei etwa 4% der Menschen (**C**) findet sich ein gemeinsamer Abgang der Arterien. Selten findet man (1%) einen gemeinsamen Ursprung der A. tibialis anterior und der A. peronaea *(Truncus peronaeotibialis anterior*, **15**) am distalen Rand des M. popliteus (**D**).

In 3% der Fälle gibt die A. poplitea (**10**) die A. tibialis anterior bereits proximal des M. popliteus ab (**E**, siehe auch Abb. **A**). Je 1% der Menschen zeigen den gleichen hohen Abgang der A. tibialis anterior (**11**), wobei einmal ein Truncus peronaeotibialis anterior (**F, 15**) vorhanden ist, das andere Mal die A. tibialis anterior (**11**) ventral vom M. popliteus (**12**) verläuft (**G**).

Klinischer Hinweis: Atypische oder zusätzliche Ursprünge von Muskelfasern des M. gastrocnemius von der Facies poplitea femoris vom Labium mediale der Linea aspera oder von der bindegewebigen Hülle der Vasa poplitea können zum **„A. poplitea-Kompressions-syndrom"** führen. Dieses Syndrom kann auch auftreten in jenen seltenen Fällen, in denen die A. tibialis anterior ventral vom M. popliteus (**G**) verläuft.

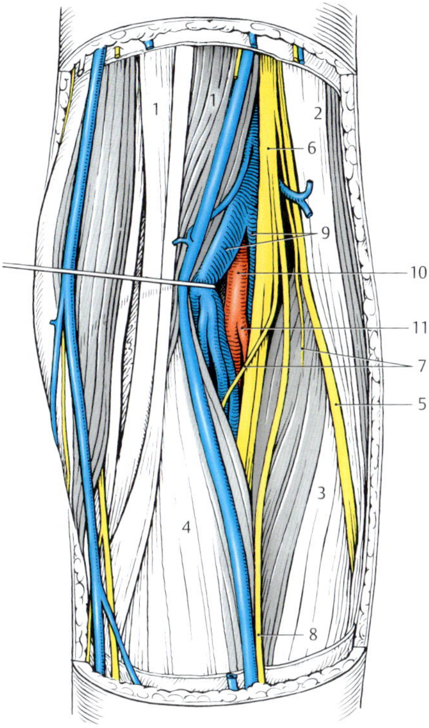

A Fossa poplitea, tiefe Schichte

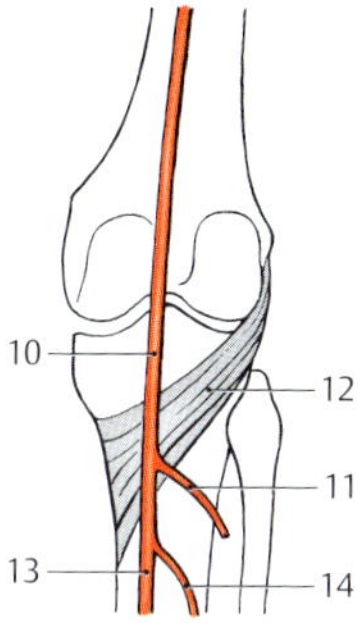

B

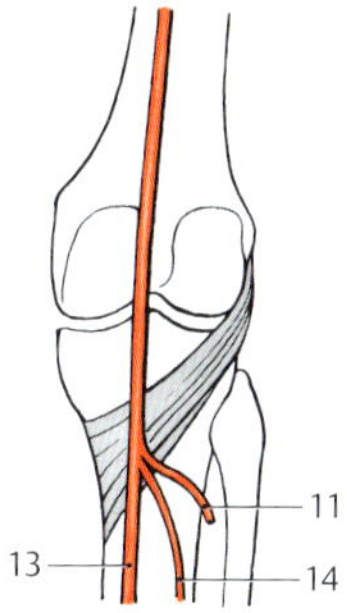

C

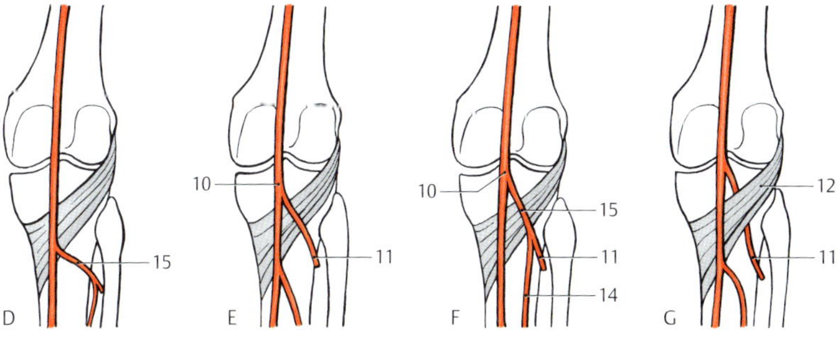

B–G Teilungsmöglichkeiten der A. poplitea (nach Lanz-Wachsmuth)

Regio cruris anterior (A, B)

Die subkutanen Leitungsbahnen verlaufen im Wesentlichen an der medialen Seite des Unterschenkels.

Die *V. saphena magna* (**1**) sammelt das Blut vom medialen Fußrand und vom Fußrükken und zieht, dem M. triceps surae anliegend, nach aufwärts. Mit ihr verläuft der *N. saphenus* (**2**). Der N. saphenus innerviert die mediale Fläche der Haut des Unterschenkels bis zum medialen Fußrand und über den *R. infrapatellaris* (**3**) die Haut der Regio infrapatellaris. In weiterer Folge entlässt er die *Rr. cutanei cruris mediales* (**4**).

Im lateralen Bereich finden sich nach Entfernung der Fascia cruris der *M. tibialis anterior* (**5**), der proximal der *Tibia* (**6**) anliegt. Lateral vom M. tibialis anterior liegt der *M. extensor digitorum longus* (**7**) und zwischen beiden, in der Tiefe, der *M. extensor hallucis longus* (**8**). Lateral können noch der *M. fibularis longus = M. peronaeus longus* (**9**) und der *M. fibularis brevis = M. peronaeus brevis* (**10**) sichtbar sein.

Zwischen dem M. extensor digitorum longus (**7**) und den Mm. fibulares zieht der *N. fibularis (peronaeus) superficialis* (**11**) nach distal und verzweigt sich am Dorsum pedis. Er durchbricht die Faszie in der distalen Hälfte des Unterschenkels. In der Tiefe zwischen der Sehne des M. tibialis anterior (**5**) und dem M. extensor hallucis longus (**8**) verlaufen die *A. tibialis anterior* (**12**) mit ihren Begleitvenen, den *Vv. tibiales anteriores* (**13**), und der *N. fibularis (peronaeus) profundus* (**14**), der neben seinem motorischen Anteil auch sensible Fasern vom Hautareal zwischen der ersten und zweiten Zehe enthält.

Klinischer Hinweis: Nach längeren Marschbelastungen kann das **„Tibialis-anterior-Syndrom"** auftreten. Dabei handelt es sich um eine Schädigung der A. tibialis anterior und des M. tibialis anterior, wodurch starke Schmerzen lateral der Tibia auftreten. Meist ist eine Schädigung des N. fibularis profundus damit verbunden, die zur Fehldiagnose einer Fibularislähmung verleitet.

15 M. fibularis (peronaeus) tertius.

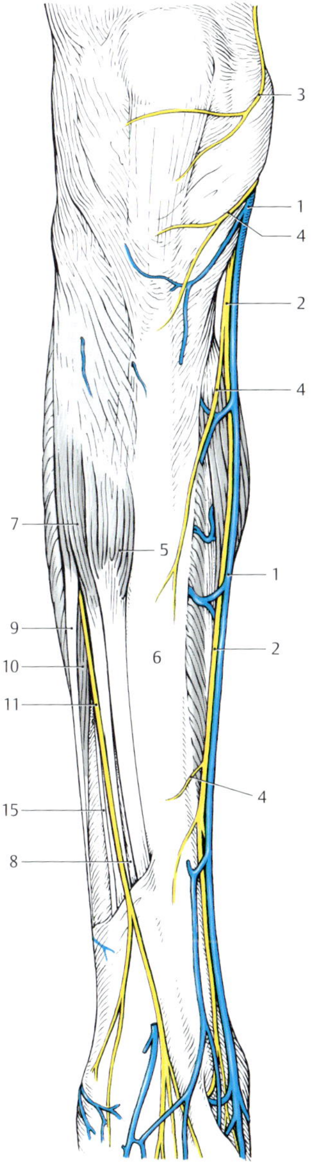

A Regio cruris anterior

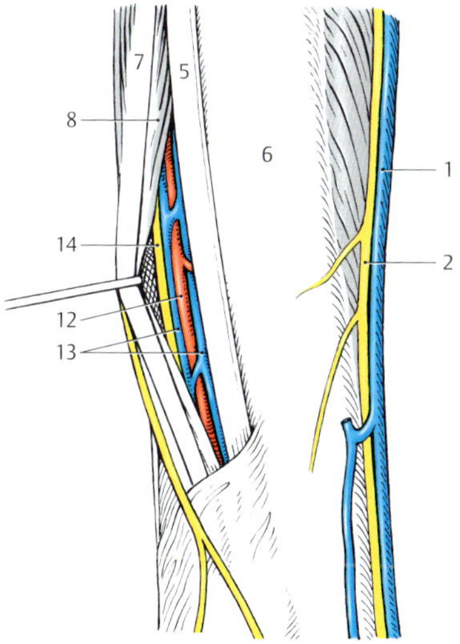

B Detailbild

Regio cruris posterior (A–E)

Subkutan sind an größeren Gebilden nur Venen und Nerven sichtbar. Die Blutzufuhr erfolgt aus der Tiefe von kleineren Ästen der A. tibialis posterior. Nach Entfernung der Fascia cruris ändert sich das Bild nur unwesentlich, jedoch wird der *M. triceps surae* (**1**) mit den beiden Köpfen des *M. gastrocnemius* (**2**) und dem *M. soleus* (**3**) sichtbar. Der M. triceps surae inseriert mit der *Achillessehne, Tendo calcaneus* (**4**), am Calcaneus.

Medial sind der *N. saphenus* (**5**) und die *V. saphena magna* (**6**) sichtbar. Als größtes Gebilde verläuft, am lateralen Fußrand beginnend, die *V. saphena parva* (**7**) nach aufwärts zur Fossa poplitea. Über ihr Verhalten zur Faszie wird auf S. 428 berichtet. V. saphena magna und V. saphena parva sind durch zahlreiche Anastomosen miteinander verbunden. Außerdem gibt es *Vv. perforantes* (**8**), die die subkutanen Venen mit den tiefen Venen (Vv. tibiales anteriores et posteriores und Vv. fibulares) verbinden. Das Blut fließt, auf Grund der Klappen, von den oberflächlichen zu den tiefen Venen.

Mit der V. saphena parva verläuft der *N. cutaneus surae medialis* (**9**), der meist in der Mitte des Unterschenkels die Fascia cruris durchbricht. Er vereinigt sich mit dem *R. communicans fibularis* (**10**) zum *N. suralis* (**11**). Dieser innerviert die Haut der Regio cruris posterior und mit seiner Fortsetzung, dem *N. cutaneus dorsalis lateralis* (**12**), den lateralen Rand des Fußrückens sowie mit den *Rr. calcanei laterales* (**13**) die laterale Fersengegend. *Rr. calcanei mediales* (**14**) stammen direkt aus dem N. tibialis und innervieren die Haut im medialen Bereich der Ferse. Unmittelbar hinter dem Caput fibulae zieht der *N. fibularis (peronaeus) communis* (**15**) nach abwärts, der hier durch seine oberflächliche Lage bei Verletzungen sehr gefährdet ist.

Nach Abtragen des *Caput mediale m. gastrocnemii* (**16**) wird der von der Faszie bedeckte *M. popliteus* (**17**) sichtbar. Dadurch können die *A. poplitea* (**18**), die *Vv. popliteae* (**19**) und der *N. tibialis* (**20**) bis zum Eintritt in den *Arcus tendineus m. solei* (**21**) dargestellt werden. Dieser Eintritt kann durch den *M. plantaris* (**22**) verdeckt sein. In der Tiefe der Regio cruris posterior, bedeckt vom M. soleus (**3**), verlaufen dann die *A. tibialis posterior* (**23**) und die *A. fibularis = A. peronaea* (**24**). Sie entspringen aus der A. poplitea (**18**), nachdem diese die *A. tibialis anterior* (**25**) abgegeben hat.

Varietäten (C–E): Die Arterien unterliegen hier, wie überall, gewissen Varietäten, deren Kenntnis aus praktisch-klinischen Gründen (Arteriographie, Unterbindungen) wichtig ist. Im Regelfall (**C**) zieht die A. tibialis posterior (**23**) an der Hinterfläche der Tibia nach abwärts, gelangt in die Regio retromalleolaris medialis (S. 436) und teilt sich in die Aa. plantares auf. Die A. fibularis = A. peronaea (**24**) zieht nahe der Fibula nach abwärts, entlässt einen *R. perforans* (**26**), der die Membrana interossea durchbricht, und endet im Bereich des Malleolus lateralis. Manchmal (**D**) kann die phylogenetisch ältere A. fibularis (**24**) eine nur schwach ausgebildete A. tibialis posterior (**23**) ersetzen. In selteneren Fällen (**E**) fehlt die A. tibialis posterior vollständig, und die A. fibularis (**24**) übernimmt das gesamte Versorgungsgebiet dieser Arterie.

Klinischer Hinweis: Praktisch werden **Vv. communicantes** von **Vv. perforantes** unterschieden. Vv. communicantes stellen direkte Verbindungen der oberflächlichen (epifascialen) mit den tiefen (subfascialen) Venen her. Vv. perforantes stellen eine indirekte Verbindung her, weil sie ausschließlich über die Muskelvenen erfolgt.
Grundsätzlich sind die Klappen aller Venen so eingestellt, dass das Blut von den oberflächlichen zu den tiefen Venen geleitet wird. Bei einer Klappeninsuffizienz kommt es zu einer Stromumkehr und es entsteht eine **Varikose**. **Thrombosen** entstehen ausschließlich in den tiefen Venen! Diese Thrombosen können Varizen, Ödeme und auch ein Ulcus cruris entstehen lassen.

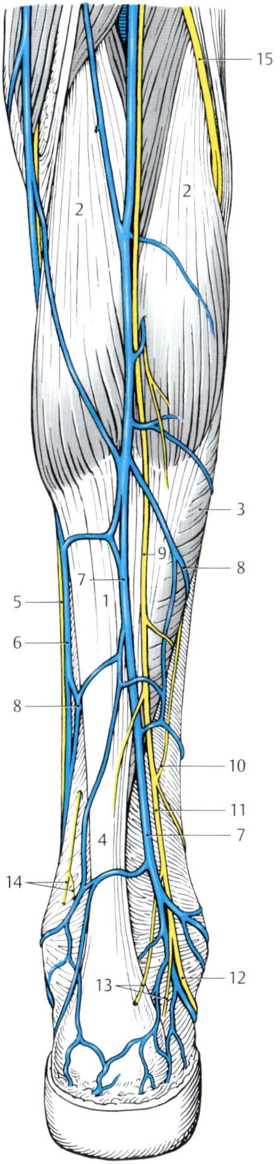

A Regio cruris posterior

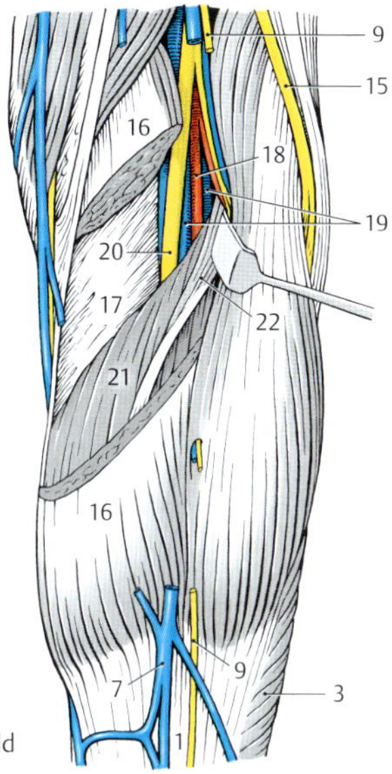

B Detailbild

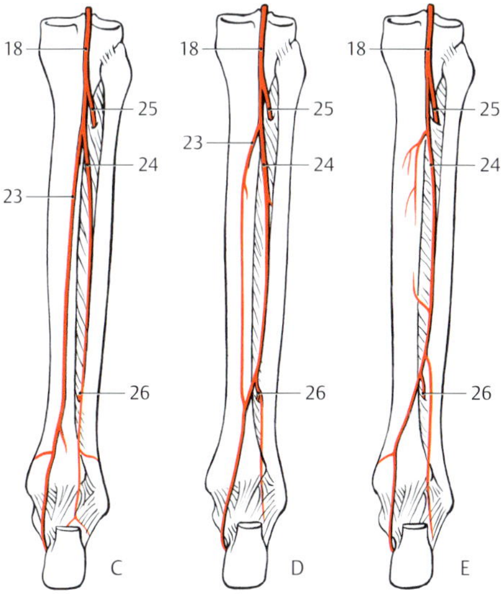

C–E Variationen der A. tibialis posterior und der A. peronaea (Umzeichnungen nach Lanz-Wachsmuth)

Regio retromalleolaris medialis (A, B)

Die Regio retromalleolaris medialis umfasst den Bereich zwischen Malleolus medialis und Achillessehne (Tendo calcaneus). Nach distal ist sie begrenzt durch das **Retinaculum mm. flexorum** (Lig. laciniatum), das aus einem *Stratum superficiale* und einem *Stratum profundum* (s. unten) besteht.

Das *Straum superficiale* (**1**) stellt eine Verstärkung der *Fascia cruris* (**2**) dar. Es erstreckt sich vom Malleolus medialis zur Hinterfläche der Achillessehne und zum Tuber calcanei. Weder die proximale noch die distale Begrenzung ist deutlich ausgeprägt.

Subkutane Schichte (A)

In dieser Schichte finden sich Venen, Hautnerven und kleine Hautarterien (nicht gezeichnet). Im Bereich des Malleolus verläuft die durch die (hier dünne) Haut gut sichtbare *V. saphena magna* (**3**), die aus dem hier liegenden Hautvenennetz und aus der Tiefe aufsteigenden Venen (**4**) ihre Zuflüsse erhält. Die sensible Innervation dieser Region erfolgt über den *N. saphenus,* dessen Äste (**5**) sich hier verzweigen.

Subfasziale Schichte (B)

Nach Entfernung der Fascia cruris kommen proximal vom Retinaculum mm. flexorum der Gefäß-Nerven-Strang und die langen Muskeln der Planta pedis zur Ansicht. Ebenfalls sichtbar wird das *Stratum profundum* (**6**) des Retinaculum mm. flexorum, das sich vom Malleolus medialis zum Calcaneus erstreckt und die Knochenfurchen für die langen Fußmuskeln zu osteofibrösen Kanälen vervollständigt.

Unmittelbar hinter dem Malleolus medialis verläuft die Sehne des *M. tibialis posterior* (**7**) und daran anschließend die Sehne des *M. flexor digitorum longus* (**8**). Die Sehne des *M. flexor hallucis longus* (**9**) liegt tiefer und ist durch das Tuberculum mediale processus posterioris tali etwas nach hinten verschoben. Alle drei Muskeln besitzen eigene Sehnenscheiden (S. 279), die hier nicht gezeichnet sind.

Zwischen Stratum superficiale (**1**) und Stratum profundum (**6**) verläuft der Gefäß-Nerven-Strang für die Planta pedis. Anschließend an die Sehne des M. flexor digitorum longus (**8**) zieht die *A. tibialis posterior* (**10**) mit ihren Begleitvenen, den *Vv. tibiales posteriores* (**11**). Dorsal von diesen Venen liegt der *N. tibialis* (**12**), der sich meist zwischen Stratum superficiale und Stratum profundum in seine Endäste, den *N. plantaris medialis* und den *N. plantaris lateralis,* aufteilt.

Manchmal kann diese Teilung auch proximal des Retinaculum mm. flexorum erfolgen, wobei der N. plantaris medialis dann unmittelbar hinter dem M. flexor digitorum longus zu liegen kommt.

Klinischer Hinweis: Die lockere, gut verschiebliche Haut ermöglicht hier die Ansammlung von Gewebsflüssigkeit, also das Auftreten von **Ödemen.** Nach Fingerdruck bleiben Dellen bestehen, die darauf hindeuten, dass aus verschiedenen Gründen eine Wasserretention im Körper erfolgt. Außerdem kann in dieser Region der Puls der A. tibialis posterior getastet werden.

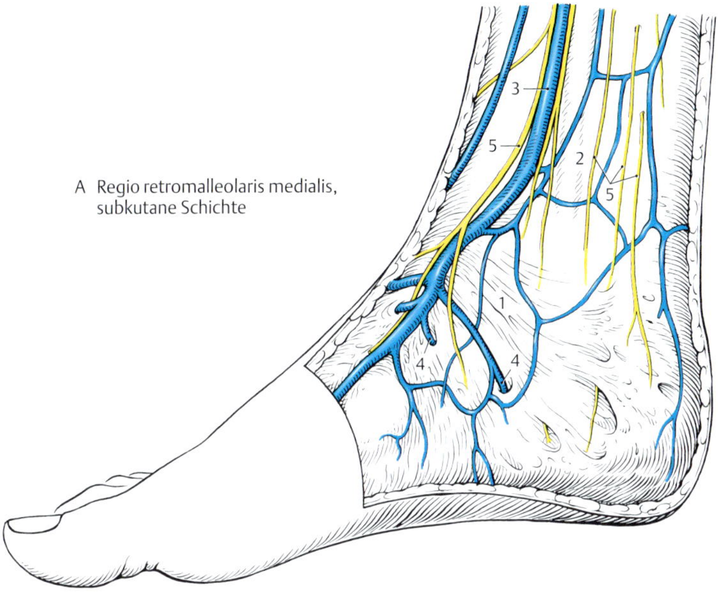

A Regio retromalleolaris medialis, subkutane Schichte

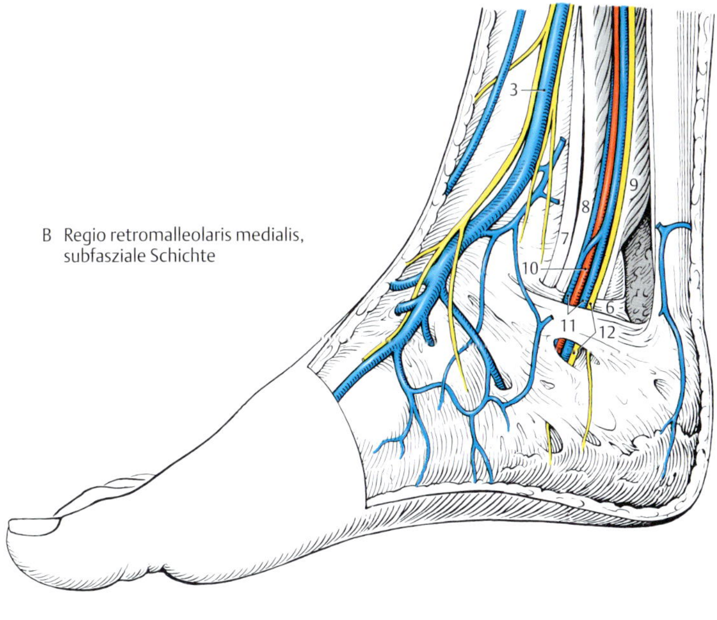

B Regio retromalleolaris medialis, subfasziale Schichte

Dorsum pedis (A – G)

Subkutane Schichte (A)

Ein dichtes Venennetz, *Rete venosum dorsale pedis* (**1**), bildet im Bereich der Metatarsalknochen einen *Arcus venosus dorsalis pedis* (**2**). In diese oberflächlichen Venen münden nicht nur die oberflächlichen *Vv. metatarsales dorsales pedis* (**3**), sondern auch tiefe Venen, *Vv. perforantes* (**4**) und *Vv. intercapitulares* (**5**) ein. Der Abfluss des Blutes erfolgt hauptsächlich über die *V. saphena magna* (**6**), nur ein kleiner Teil gelangt über das *Rete malleolare laterale* (**7**) zur *V. saphena parva.*

An Arterien erreichen nur kleine Zweige aus tiefer gelegenen Arterien die Subcutis, lediglich die *A. metatarsalis dorsalis I* (**8**), die variablen Ursprungs ist (s. unten), wird sichtbar.

Der *N. cutaneus dorsalis medialis* (**9**) innerviert die Haut des medialen Teiles des Fußrückens, in vielen Fällen unterstützt vom *N. saphenus* (**10**), der den medialen Fußrand innerviert. Manchmal kann der N. saphenus (**10**) jedoch auch im Bereich des Malleolus medialis enden. Lediglich die zueinandergekehrten Hautareale der ersten und zweiten Zehe werden vom *N. fibularis (peronaeus) profundus* (**11**), der mit Zweigen des *N. cutaneus dorsalis medialis anastomosieren* (**12**) kann, innerviert. Die laterale Hälfte der Haut des Fußrückens innerviert der *N. cutaneus dorsalis intermedius* (**13**), unterstützt am lateralen Fußrand durch den Endast des N. suralis, den *N. cutaneus dorsalis lateralis* (**14**).

Subfasziale Schichte (B)

Nach Entfernung der Faszie, unter Erhaltung des Retinaculum mm. extensorum inferius, wird die *A. dorsalis pedis* (**15**) sichtbar. Zwischen den Sehnen des *M. tibialis anterior* (**16**) und des *M. extensor hallucis longus* (**17**), bzw. zwischen diesem und dem *M. extensor digitorum longus* (**18**), zieht sie, begleitet vom N. peronaeus (fibularis) profundus (**11**), auf den Fußrücken. Die A. dorsalis pedis gibt im Bereich des Retinaculum die A. tarsalis lateralis ab und bildet eine *A. arcuata* (**19**), die die *Aa. metatarsales dorsales* (**20**) entlässt. Diese geben nicht nur die *Aa. digitales dorsales* (**21**), sondern auch die *Rr. perforantes* zur Planta pedis ab, wobei besonders der *R. plantaris profundus* (**22**) zum Spatium interosseum primum wichtig ist. Begleitet wird die A. dorsalis pedis von Venen, die mit den oberflächlichen Venen in Verbindung stehen.

Klinischer Hinweis: Der **Puls** ist an der A. dorsalis pedis lateral der Sehne des M. extensor hallucis longus tastbar. Das lockere subkutane Gewebe des Dorsum pedis wird bei Kreislaufstörungen mit Flüssigkeit angereichert, es kommt zu **Ödembildungen.**

Varietäten der Arterien (C – G): Die Aa. metatarsales dorsales und damit auch die A. arcuata unterliegen einer sehr großen Variationsbreite. Nur in 20% der Fälle (**C**) entstammen die dorsalen Metatarsalarterien der A. dorsalis pedis, während in 6% (**D**) die vierte Metatarsalarterie über einen R. perforans von der Planta pedis aus gespeist wird. Bei 40% (**E**) wird nur die erste Metatarsalarterie von der A. dorsalis pedis stammen, alle übrigen Aa. metatarsales dorsales von plantaren Arterien. Bei 10% (**F**) kommen alle Aa. metatarsales dorsales von der Planta pedis, bei 5% (**G**) entspringt nur die A. metatarsalis dorsalis prima von einer plantaren Arterie.

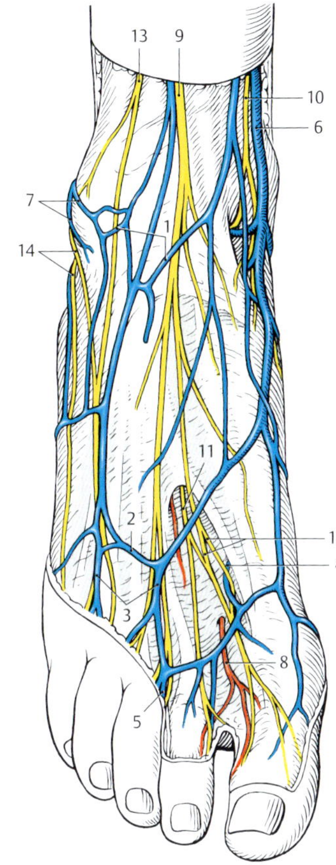

A Dorsum pedis, subkutane Schichte

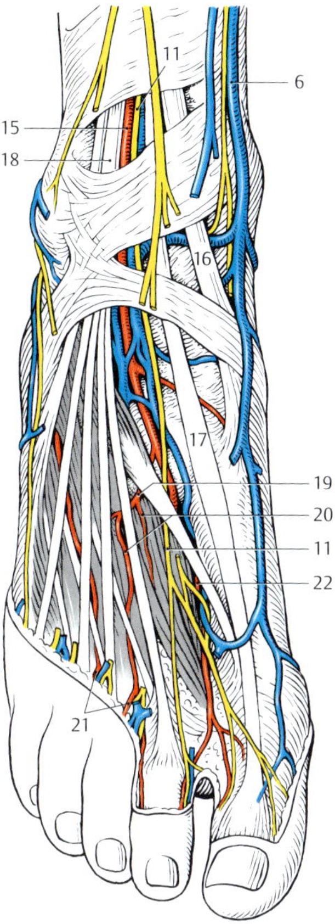

B Dorsum pedis, subfasziale Schichte

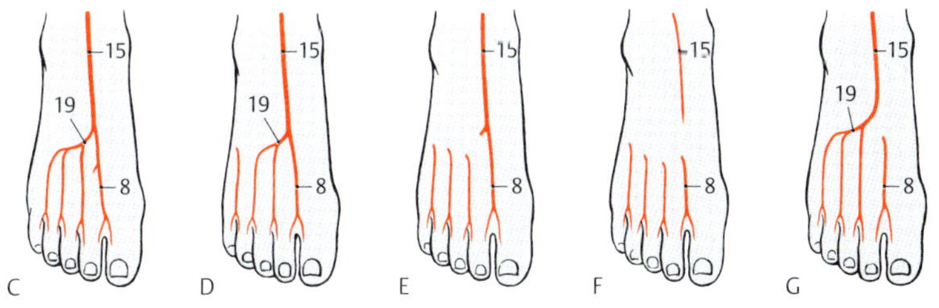

C–G Variationen der Arterien des Dorsum pedis (nach Lippert)

Planta pedis (A – G)

Oberflächliche Schichte (A)

Die *Aponeurosis plantaris* (**1**) bedeckt, mit Ausnahme der Fußränder, die tiefen Gebilde der Planta pedis und damit die Stämme der peripheren Leitungsbahnen. Da die Haut der Planta pedis besonders gut durchblutet ist, finden sich zahlreiche *Aa. cutaneae plantares* (**2**) und *Vv. cutaneae plantares* (**3**). Die Arterien bilden im Bereich des Calcaneus ein *Rete calcaneum*, das von Zweigen der *A. tibialis posterior* und der *A. fibularis = peronaea* gespeist wird. Weitere Äste stammen aus der *A. plantaris medialis* und der *A. plantaris lateralis*. Die *A. plantaris medialis* entsendet einen *R. superficialis* (**4**), der am medialen Rand der Plantaraponeurose, begleitet vom *N. digitalis plantaris proprius I* (**5**), sichtbar wird. Lateral von der Aponeurose liegt häufig subkutan ein Ast (**6**) der *A. plantaris lateralis, begleitet vom N. digitalis plantaris proprius* (**7**), für den Außenrand der kleinen Zehe.

Zwischen Längsbündeln der Aponeurosis plantaris (**1**) werden die *Aa. digitales plantares communes* (**8**) und die *Nn. digitales plantares communes* (**9**) subkutan. Die Aa. digitales plantares communes, die sich in *Aa. digitales plantares propriae* (**10**) teilen, stellen meist die Fortsetzung der Aa. metatarsales plantares (S. 442) dar, können jedoch (sehr selten) aus einem **Arcus plantaris „superficialis“** entstammen.

Häufig kann allerdings der R. superficialis (**4**) der A. plantaris medialis an der Versorgung der medialen Seite der großen Zehe mitbeteiligt sein. Der R. superficialis und die A. metatarsalis plantaris prima bilden in diesen Fällen die *A. digitalis plantaris propria prima* (**11**) gemeinsam. Die Nn. digitales plantares communes (**9**) teilen sich subkutan in die *Nn. digitales proprii* (**12**).

Variationen des Arcus plantaris profundus (B – G)

Bei 27 % der Menschen (**B**) werden die vier plantaren Metatarsalarterien vom *R. plantaris profundus* (**13**) der A. dorsalis pedis gespeist, während bei 26 % (**C**) der *Arcus plantaris profundus* (**14**) vollständig vom R. plantaris profundus gebildet wird. Bei 19 % (**D**) entspringt die A. metatarsalis plantaris IV vom R. profundus (**15**) der A. plantaris lateralis, bei 13 % (**E**) auch die A. metatarsalis plantaris III, während die anderen aus dem R. plantaris profundus (**13**) stammen. Nur bei 7 % (**F**) werden alle Aa. metatarsales plantares aus einem Arcus plantaris profundus, der ausschließlich vom R. profundus (**15**) der A. plantaris lateralis stammt, abgegeben. Bei 6 % (**G**) stammen die Aa. metatarsales plantares II – IV aus einem Arcus plantaris profundus (**14**), während die A. metatarsalis plantaris I vom R. plantaris profundus (**13**) ihren Ursprung nimmt.

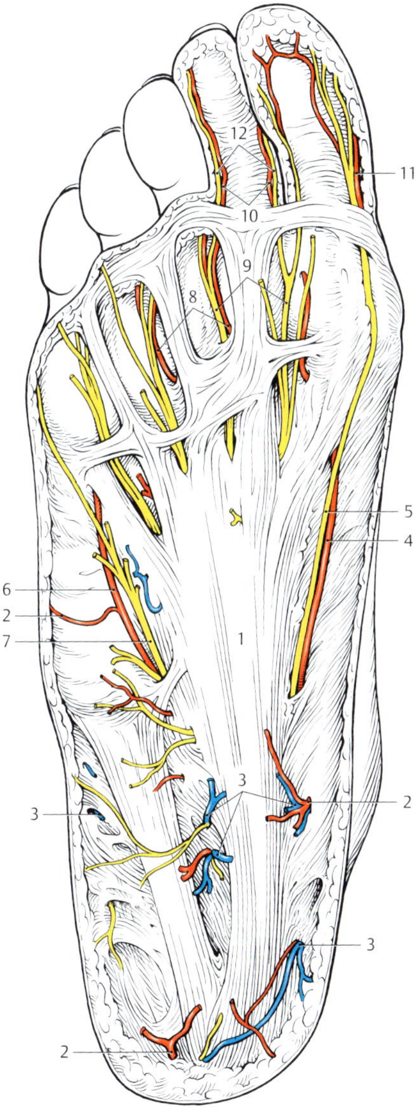

A Planta pedis,
oberflächliche Schichte

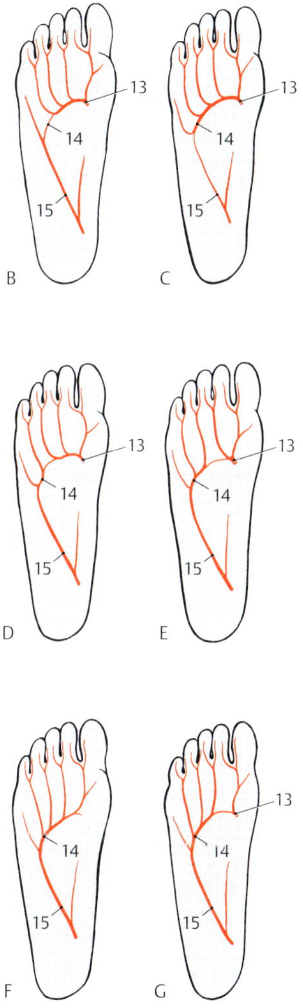

B–G Variationen der Arterien
der Planta pedis (nach Lippert)

Planta pedis, Fortsetzung (A, B)

Tiefe Schichte (A)

Nach Entfernung der *Aponeurosis plantaris* und des *M. flexor digitorum brevis* (**1**) kommen der mediale und laterale Gefäß-Nerven-Strang der Planta pedis zur Ansicht. Medial, dem *M. abductor hallucis* (**2**) anliegend, erreichen die *A. plantaris medialis* (**3**), ihre *Begleitvenen* und der *N. plantaris medialis* (**4**) die Fußsohle. Die A. plantaris medialis (**3**), die lateral (häufiger) oder medial (seltener) vom Nerven verlaufen kann, teilt sich in einen *R. superficialis* (**5**), der oberflächlich vom *M. flexor hallucis brevis* (**6**) zieht, und einen *R. profundus*.

Der R. superficialis kann sich, wenn auch selten allein (2%), direkt in die A. digitalis plantaris propria I (**7**) fortsetzen, die vom *N. digitalis plantaris proprius I* (**8**), der sich schon frühzeitig vom N. plantaris medialis (**4**) abspalten kann, begleitet wird. Der N. plantaris medialis teilt sich in weiterer Folge in die *Nn. digitales plantares communes I, II und III* (**9**), die Zweige (**10**) für die Mm. lumbricales abgeben. Die Nn. digitales plantares communes I–III setzen sich in die *Nn. digitales plantares proprii* (**11**) fort. Manchmal kann auch der *N. digitalis plantaris proprius* (**12**) für die laterale Seite der 4. Zehe aus dem N. plantaris medialis stammen. Üblicherweise wird dieser Teil jedoch bereits von Ästen des *N. plantaris lateralis* (**13**) innerviert.

Der laterale Gefäß-Nerven-Strang, der medial des *M. abductor digiti minimi* (**14**) zehenwärts verläuft, besteht aus dem medial gelegenen N. plantaris lateralis (**13**), der *A. plantaris lateralis* (**15**) und deren *Begleitvenen* (**16**). Die A. plantaris lateralis teilt sich in einen *R. superficialis* (**17**) und einen *R. profundus* (**18**). Der R. superficialis versorgt den lateralen Fuß- und Kleinzehenrand, während der R. profundus den *Arcus plantaris profundus* (**19**) mitbildet.

Der N. plantaris lateralis (**13**) entlässt für die vom Calcaneus entspringenden Muskeln Muskeläste und außerdem Hautäste für den lateralen Fußrand. Er teilt sich in einen *R. superficialis* (**20**) und einen *R. profundus* (**21**). Der R. superficialis innerviert neben Hautarealen über Muskeläste den *M. flexor digiti minimi brevis* (**22**) und den *M. lumbricalis IV* (**23**). Die Hautareale der kleinen Zehe und meistens der lateralen Fläche der 4. Zehe werden von *Nn. digitales plantares communes* (**24**), die sich in die *Nn. digitales plantares proprii* (**25**) spalten, innerviert. Der R. profundus (**24**) begleitet den Arcus plantaris profundus und innerviert neben den *Mm. interossei* den *M. adductor hallucis* und den *M. opponens digiti minimi.*

Arcus plantaris profundus (B)

Nach Abtragen des *M. quadratus plantae* (**26**) und der Sehnen des *M. flexor digitorum longus* (**27**) sowie das *Caput obliquum* (**28**) des M. adductor hallucis wird der Arcus plantaris profundus (**19**) sichtbar.

In der Tiefe verlaufend liegt er den Mm. interossei unmittelbar an und anastomosiert mit dem *R. plantaris profundus* (**29**) der A. dorsalis pedis. Vom Arcus plantaris profundus entspringen *3–4 Aa. metatarsales plantares* (**30**), die meistens die *Aa. digitales plantares communes* (**31**) abgeben. Diese teilen sich in die *Aa. digitales plantares propriae* (**32**).
Über Varietäten des Arcus plantaris profundus siehe S. 440.

33 Mm. interossei plantares,
34 Caput transversum des M. adductor hallucis.

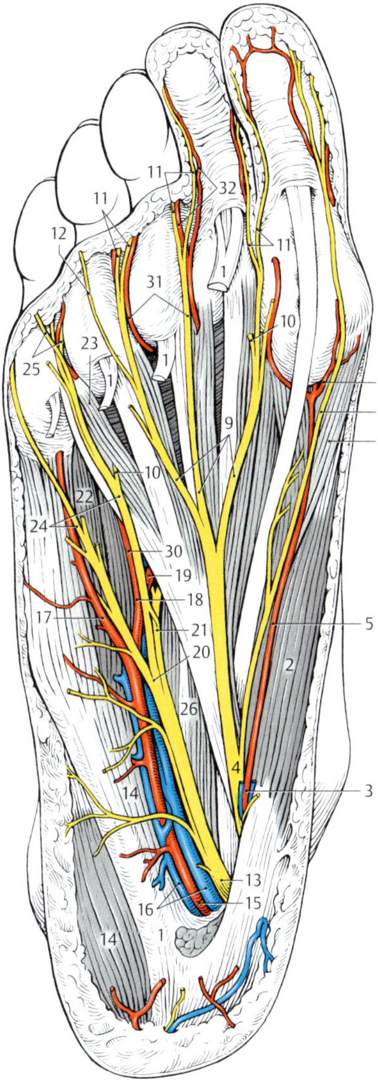

A Planta pedis, tiefe Schichte

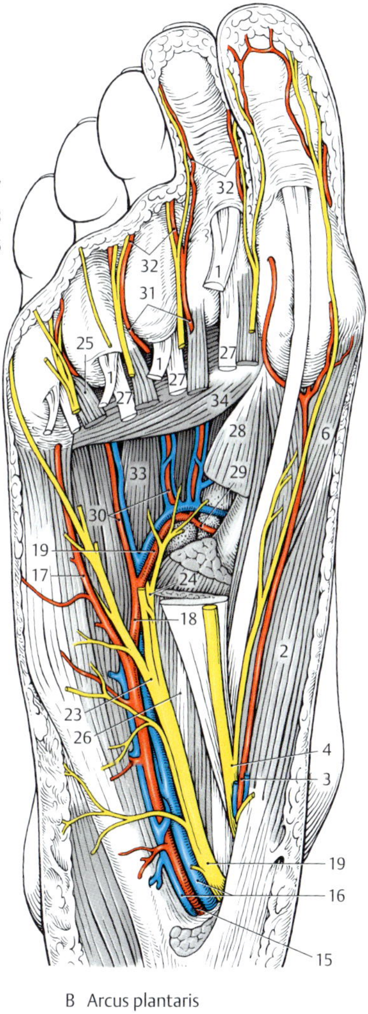

B Arcus plantaris

Periphere Leitungsbahnen	
Regio temporalis	Schläfenregion
Regio occipitalis	Hinterhauptregion
Regio nuchae	Nackenregion
Regio zygomatica	Jochbeinregion
Regio parotideomasseterica	Ohrspeicheldrüsenregion
Regio sternocleidomastoidea	Kopfwenderregion
Regio mediana cervicalis	Mittlere Halsregion
Trigonum submentale	Unteres Kinndreieck
Trigonum submandibulare	Unteres Unterkieferdreieck
Trigonum clavipectorale	Schlüsselbein-Brust-Dreieck
Trigonum scalenovertebrale	Treppenmuskel-Wirbelsäulen-Dreieck
Trigonum caroticum	Kopfarteriendreieck
Fossa retromandibularis	Hintere Unterkiefergrube
Fossa infraclavicularis	Untere Schlüsselbeingrube
Fovea radialis	Speichengrübchen
A. (V.) axillaris	Achsel-Schlagader (-Blutader)
A. profunda brachii	Tiefe Armschlagader
A. (N.) radialis	Ellen-Schlagader (-Nerv)
N. medianus	Mittelnerv
N. musculocutaneus	Muskel-Haut-Nerv
R. dorsalis n. ulnaris	Handrückenast des Ellennervs
V. basilica	Königsblutader
V. cephalica	Kopfblutader
Plexus brachialis (cervicalis)	Arm- (Hals-)Geflecht
V. brachiocephalica	Arm-Kopf-Blutader
A. (N.) femoralis	Oberschenkel-Schlagader (-Nerv)
A. (V.) poplitea	Kniekehlen-Schlagader (-Blutader)
V. saphena magna	Große Hauptblutader
Plexus lumbalis	Lendengeflecht
Plexus sacralis	Kreuzgeflecht
N. ischiadicus	Ischiasnerv
N. peronaceus communis	Gemeinsamer Wadennerv

Für alle, die mehr wissen wollen

In der Medizin entspricht es einer jahrhundertelangen Gepflogenheit, den Namen des Erstbeschreibers eines Gebildes, einer Krankheit, einer Untersuchungsmethode oder aber eines Zustandes damit zu verknüpfen. Leider hat es sich eingebürgert – aus Unkenntnis der Geschichte – meist Zweit-, Dritt- oder Viertbeschreiber zu nennen. Ein Beispiel soll dies verdeutlichen: Das Ligamentum inguinale wurde im Laufe der Jahrhunderte von rund 15 Wissenschaftlern beschrieben und von deren Schülern, regional verschieden, den einzelnen Lehrern zugeordnet. Daher wird dieses Band z. B. auch als Poupartsches oder Coopersches Band bezeichnet, obwohl es bereits im 16. Jahrhundert von VESAL und dessen Schüler FALLOPIO entdeckt wurde.

Da die Erstbeschreiberregel nicht eingehalten wurde, entstand ein großes Chaos. Oft wurden sogar Namen völlig falschen Begriffen zugeordnet! Daher hat man in Europa Mitte des 20. Jahrhunderts beschlossen, grundsätzlich nur mehr lateinische Begriffe OHNE BEIFÜGUNG VON EIGENNAMEN für Beschreibungen und Befunde zu verwenden. Leider wurde dies, besonders in den USA, nicht eingehalten, sodass es notwendig geworden ist, im Anhang die wichtigsten Namen, soweit sie den Bewegungsapparat betreffen, anzuführen.

Namensverzeichnis

Alcock, Thomas 1784 – 1833 Chirurg, London (S. 406, Alcockscher Kanal = Canalis pudendalis)

Astrup, Poul Bjørndahl (1915 – 2000), Physiologe Kopenhagen (S. 392, Blutgasanalyse in arteriellem Blut)

Barr, Murray (1908 – 1955) Anatom, Kanada (S. 6, Barr-Körperchen = Sexchromatin)

Bellini, Lorenzo 1643 – 1704 Anatom, Pisa (S. 200, Bellini Band = Lig. iliofemorale)

Bertin, Exupère 1712 – 1781 Anatom, France (S. 200, Lig. Bertini = Lig. iliofemorale)

Bigelow, Henry 1818 – 1890 Chirurg, Boston (S. 200, Lig of Bigelow = Lig. iliofemorale)

Chassaignac, Charles Marie Edouard 1804 – 1879 Chirurg, France (S. 362, Chassaignacs tubercle = Tuberculum anterius des 6. Halswirbels)

Chopart, Francois 1743 – 1795 Chirurg, France (S. 222, Lig. of Chopart = Lig. bifurcatum; Chopartsche Gelenkslinie = Articulatio tarsi transversa)

Cloquet, Jules Germain 1790 – 1883 Anatom und Chirurg, Paris (S. 100 Cloquetscher Knoten = Rosenmüllerscher Lymphknoten = Nodus lymphoideus inguinalis profundus; S. 338 Cloquetsche oder Rosenmüllersche Drüse = Pars palpbralis glandulae lacrimalis)

Colles, Abraham 1773 – 1843 Chirurg, Dublin (S. 96 Colles Band = Lig. reflexum; S. 122 Colles Fraktur = Speichenbruch = Fractura radii loco classico; S. 408 Colles Membran = Membrana perinei)

Cooper, Sir Astley Paston 1768 – 1841 Chirurg und Anatom, London (S. 98 Coopersche Faszie = Fascia cremasterica; S. 100 Coopers ligament = Lig. pectineum)

Cowper, William 1666 – 1709 Anatom und Chirurg, London (S. 254 Cowpersches ligament = Fascia pectinea = Pars pubica der Fascia lata)

Dejerine-Klumpke, Augusta 1859 – 1927 Neurologin, Paris (S. 372 untere Plexuslähmung)

Duchenne, Guillaume 1806 – 1875 Neurologe, Paris (S. 360 Duchenne-Erb = obere Plexuslähmung)

Eiselsberg, Anton von 1860 – 1939 Chirurg, Königsberg und Wien (S. 358, Eiselsbergsches Phänomen = falsche Schmerzprojektion auf der rechten bzw. der linken Schulterseite)

Erb, Wilhelm 1840 – 1921 Neurologe, Heidelberg (S. 70 Erbscher Punkt 1 = Zentraler Auskultationspunkt in der Ventilebene des Herzens ((siehe Band 2)) im dritten Interkostalraum, parasternal links; S. 328 Erbscher Punkt 2 = Supraklavikularpunkt ca. 3 cm oberhalb der Clavicula und 1 – 2 cm dorsal des M. sternocleidomastoideus = elektrischer Reizpunkt für den oberen Teil des Plexus brachialis (S. 360 Duchenne-Erb = obere Plexuslähmung)

Fick, Rudolf 1866 – 1939 Anatom, Innsbruck und Berlin (S. 26 Ficksches Vakumphänomen = Röntgenologisches Aufhellungszeichen in Gelenken bei Eindringen von Gewebsgasen; S. 82 Mm. Intercostales interni = Exspirationsmuskeln)

Galen 129 – 199 n. Ch. Arzt, Pergamon (S. 338 Galensche Drüse = Pars orbitalis glandulae lacrimalis)

Golgi, Camillo 1843 – 1926 Pathologe (1906 Nobelpreis für Medizin), Pavia (S. 4 Golgi Apparat = Zellorganelle, die Bestandteil jeder kernhaltigen Zelle ist)

Guyon, Jean 1831 – 1920 Chirurg und Urologe, Paris (S. 180 und S. 388 Guyonsche Loge = Ulnartunnel = Canalis ulnaris)

Haver, Clopton 1650–1702 Anatom, London (S. 14 Haverssches System = Osteonum)

Hayek, Heinrich von 1900–1969 Anatom, Shanghai, Würzburg und Wien (S. 80 Hayeksches Band = Lig. transversocupulare)

Henle, Friedrich G. J. 1809–1885 Anatom, Zürich, Heidelberg und Göttingen (S. 92 Henlesches Band = Falx inguinalis)

Hesselbach, Franz 1759–1816 Anatom und Chirurg, Würzburg (S. 92 Hesselbachsches Band, auch Blumbergsches oder Heymannsches Band genannt = Lig. inguinale internum = Lig. interfoveolare; S. 98 Hesselbachsches Dreieck = Trigonum inguinale)

Lisfranc, Jaques 1790–1847 Chirurg, Paris (Lisfrancsche Gelenkslinie = tarsometatarsale Gelenkslinie)

Luschka, Hubert von 1820–1875 Anatom, Tübingen (S. 58 Luschkas Gelenke = uncovertebrale Gelenke)

Naffziger, Howard 1884–1956 Chirurg, San Francisco (S. 36 Naffziger Syndrom = Halsrippentrias)

Nelaton, Auguste 1807–1873 Chirurg, Paris (S. 196 Roser-Nelaton-Linie = gedachte Gerade zwischen Spina iliaca anterior superior-Spitze des Trochanter major-Tuber ischiadicum)

Oberst, Maximilian 1849–1925 Chirurg, Halle/Saale (S. 388 Oberstsche Leitungsanästhesie = Anästhesie der Finger)

Rosenmüller, Johann 1771–1820 Chirurg und Anatom, Leipzig (siehe unter Cloquet)

Roser, Wilhelm 1817–1888 Chirurg, Marburg/Lahn (siehe unter Nelaton)

Scarpa, Antonio 1752–1832 Anatom und Chirurg, Modena (S. 92 Scarpasche Faszie – Stratum membranosum abdominis; S. 254 lig. of Scarpa = Cornu superius marginis falciformis)

Schmorl, Christian Georg 1861–1932 Pathologe, Dresden (S. 54 Schmorlsche Knötchen = Einbrüche von Zwischenwirbelscheibenanteilen in die benachbarten Wirbelkörper)

Trendelenburg, Friedrich 1844–1924 Chirurg, Rostock, Bonn und Leipzig (S. 246 Trendelenburgsches Zeichen = Beckenschiefstand bei Stehen auf einem Bein, Watschelgang)

Troisier, Charles Emile 1844–1919 Arzt, Paris (S. 366 Troisierscher Knoten = Virchowsche Drüse = vergrößerte Nodi lymph. supraclacivulares sinistrae bei bösartigen Magentumoren)

Vesal, Andreas 1514–1564 Anatom, Padua, Basel und Madrid (S. 84 und S. 188 Vesaliussches Band = Lig. inguinale; ERSTBESCHREIBER gemeinsam mit seinem Schüler Fallopio Gabriel 1523–1562 Anatom, Ferrara, Pisa und Padua)

Virchow, Rudolf 1821–1902 Pathologe, Würzburg und Berlin (S. 366 siehe bei Troisier)

Volkmann, Alfred 1800–1879 Physiologe, Halle/Saale (S. 14 Volkmannsche Kanäle = schräge Gefäßkanäle im Knochen)

Literatur

Aus zahlreichen Lehr- und Handbüchern, Monographien und Zeitschriftenveröffentlichungen zu den Themen der einzelnen Kapitel kann nur eine kleine Auswahl zitiert werden, die weiterführende Literaturangaben enthält. **Fett gedruckte Angaben** heben diese Wichtigkeit des betreffenden Buches (oder Artikels) hervor, und es wird dringend empfohlen, dies zu lesen!

Lehr- und Handbücher, Lexika

Bardeleben, K.: Handbuch der Anatomie des Menschen, Bd. II. Fischer, Jena, 1908 – 1912

Becker, H.: Abkürzungen medizinischer Begriffe, 6. Aufl., Arzt und Information 2010

Benninghoff, A., D. Drenckhahn: Anatomie. Makroskopische Anatomie, Histologie, Embryologie, Zellbiologie des Menschen, 17. Aufl., Bd. I, Urban & Fischer Verlag/Elsevier GmbH, München 2008

Braus, H.: Anatomie des Menschen, 3. Aufl., Bd. I, hrsg. von C. Elze. Springer, Berlin 1954

Bucher, O., H. Wartenberg: Cytologie, Histologie und mikroskopische Anatomie des Menschen, 12. Aufl. Huber, Bern 1997

Dauber, W.: Feneis' Bild-Lexikon der Anatomie, 10. Aufl. Thieme, Stuttgart 2008

Dorlands Illustrated Medical Dictionary, 32. Aufl. Elsevier, München 2011

Frick, H., H. Leonhardt, D. Starck: Taschenlehrbuch der gesamten Anatomie, Bd. 1 u. 2, 4. Aufl. Thieme, Stuttgart 1992

Gardner, E., J. D. Gray, R. O'Rahilly: Anatomy, 5. Aufl. Saunders, Philadelphia 1986

Grosser, O.: Grundriß der Entwicklungsgeschichte des Menschen, 7. Aufl., hrsg. von R. Ortmann, Springer, Berlin 1970

Jenkins, D. B.: Hollinshead's, Functional Anatomy of the Limbs and Back, 9. Aufl. Saunders, Philadelphia 2008

Kremer, K., W. Lierse, W. Platzer, H. W. Schreiber, S. Weller (Hrsg.): Chirurgische Operationslehre. Bd. 1, Hals und Gefäße. Thieme, Stuttgart 1989

Kremer, K., W. Lierse, W. Platzer, H. W. Schreiber, S. Weller (Hrsg.): Chirurgische Operationstechniken. Band 7/1, Bauchwand. Thieme, Stuttgart 1994

Lang, J., W. Wachsmuth: Praktische Anatomie, Bein und Statik, Bd. I/4, 2. Aufl. Springer, Berlin 1972

von Lanz, T., W. Wachsmuth: Praktische Anatomie, Bd. I/2: Hals. Springer, Berlin 1955

von Lanz, T., W. Wachsmuth: Praktische Anatomie, Bd. I/3: Arm, 2. Aufl. Springer, Berlin 1959

Leonhardt, H.: Histologie, Zytologie und Mikroanatomie des Menschen, 8. Aufl. Thieme, Stuttgart 1990

Mc Gregor, A. L., J. du Plessis: A Synopsis of Surgical Anatomy, 3. Aufl. Wright, Bristol 1969

Montgomery, R. L., M. C. Singleton: Human Anatomy Review. Pitman Medical, London 1975

Nishi, S.: Topographical Atlas of Human Anatomy, Bd. I – IV. Kanehara Shuppan, Tokyo 1974 – 1975

Pernkopf: Anatomie, Bd. 1 u. 2, hrsg. von W. Platzer, 3. Aufl., Urban u. Schwarzenberg, München – Wien – Baltimore 1987 – 1989

Rauber/Kopsch: Lehrbuch und Atlas der Anatomie des Menschen, Bd. I: Bewegungsapparat, hrsg. von H. Leonhardt, B. Tillmann, G. Töndury, K. Zilles, 3. Aufl. Thieme, Stuttgart 2003

Reiffenstuhl, G., W. Platzer, P.-G. Knapstein: Die vaginalen Operationen, 2. Aufl., Urban & Schwarzenberg, München – Wien – Baltimore 1994

Sadler, T. W.: Medizinische Embryologie, 11. Aufl. Thieme, Stuttgart 2008

Saegesser, M.: Spezielle chirurgische Therapie, 10. Aufl. Huber, Bern 1976

Starck, D.: Embryologie, 3. Aufl. Thieme, Stuttgart 1975

Tittel, K.: Beschreibende und funktionelle Anatomie des Menschen, 8. Aufl. Fischer, Stuttgart 1978

Töndury, G.: Angewandte und topographische Anatomie, 5. Aufl. Thieme, Stuttgart 1989

Williams, P. L., R. Warwick, M. Dyson, L. H. Bannister: Gray's Anatomy, 40. Aufl. Churchill, Livingstone, Edinburgh 2008

Allgemeines

Barnett, C. H., D. V. Davies, M. A. Mac Conaill: Synovial Joints, Their Structure and Mechanics. Longmans, London 1961

Basmajian, J. V.: Muscles Alive, 3. Aufl. Williams & Wilkins, Baltimore 1974

Bourne, G. H.: The Structure and Function of Muscle, 2. Aufl., Bd. I: Structure. Academic Press, New York 1972

Brookes, M.: The Blood Supply of Bone. Butterworth, London 1971

Dowson, D., V. Wright, M. D. Longfield: Human joint lubrication. Bio-med. Engng 4 (1969) 8 – 14, 160 – 165, 517 – 522

Freeman, M. A. R.: Adult Articular Cartilage. Pitman, London 1973

Haines, R. W., A. Mohiudin: The sites of early epiphyseal union in the limb girdles and major long bones of man. J. Anat. (Lond.) 101 (1967) 823 – 831

Hancox, N. M.: Biology of Bone. Cambridge University Press, London 1972

Jamshidi, K., W. R. Swaim: Bone marrow biopsy with unaltered architecture: a new biopsy device. J. Lab. Clin. Med. 1971 (1977) 335 – 342
Jonsson, B., S. Reichmann: Reproducibility in kinesiologic EMG-investigation with intramuscular electrodes. Acta morphol. neerl.-scand. 7 (1968) 73 – 90
Joseph, J.: Man's Posture: Electromyographic Studies. Thomas, Springfield/Ill. 1960
Kapandji, I. A.: The Physiology of Joints, 2. Aufl., Bd. I – III. Longman, London 1970/71/74
Mysorecar, V. R.: Diaphyseal nutrient foramina in human long bones. J. Anat. (Lond.) 101 (1967) 813 – 822
Rasch, P. J., R. K. Burke: Kinesiology and Applied Anatomy, 5. Aufl. Lea & Febiger, Philadelphia 1974
Russe, O. A., J. J. Gerhardt, O. J. Russe: Taschenbuch der Gelenkmessung mit Darstellung der Neutral-Null-Methode und SFTR-Notierung, 2. Aufl. Huber, Bern 1990
Smith, D. S.: Muscle. Academic Press, New York 1972

Stamm

Beck, A., J. Killus: Mathematisch statistische Methoden zur Untersuchung der Wirbelsäulenhaltung mittels Computer. Biomed. Techn. 19 (1974) 72 – 74
Bowden, R., H. El-Ramli: The anatomy of the oesophageal hiatus. Brit. J. Surg. 54 (1967) 983 – 989
Condor, R. E.: Surgical anatomy of the transversus abdominis and transversalis fascia. Ann. Surg. 173 (1971) 1 – 5
Danburg, R.: Functional anatomy and kinesiology of the cervical spine. Manu. Med. 9 (1971) 97 – 101
Diaconescu, N., C. Veleanu: Die Wirbelsäule als formbildender Faktor. Acta anat. (Basel) 73 (1969) 210 – 241
Donisch, E. W., W. Trapp: The cartilage endplates of the human vertebral column (some considerations of postnatal development). Anat. Rec. 169 (1971) 705 – 716
Doyle, J. F.: The superficial inguinal arch. A reassessment of what has been called the inguinal ligament. J. Anat. (Lond.) 108 (1971) 297 – 304
Drexler, L.: Röntgenanatomische Untersuchungen über Form und Krümmung der Halswirbelsäule in den verschiedenen Lebensaltern. Hippokrates, Stuttgart 1962
Epstein, B. S.: The Vertebral Column. Year Book Medical Publishers, Chicago 1974
François, R. J.: Ligament insertions into the human lumbar body. Acta anat. (Basel) 91 (1975) 467 – 480
Groeneveld, H. B.: Metrische Erfassung und Definition von Rückenform und Haltung des Menschen. Hippokrates, Stuttgart 1976
Helmy, I. D.: Congenital diaphragmatic hernia (A study of the weakest points of the diaphragm by dissection and a report of a case of hernia through the right foramen of Morgagni. Alexandria med. J. 13 (1967) 121 – 132
Hesselbach, A. K.: Die Erkenntnis und Behandlung der Eingeweidebrüche, Bauer u. Raspe, Nürnberg 1840
Johnson, R. M., E. S. Crelin, A. A. White et al.: Some new observations on the functional anatomy of the lower cervical spine. Clin. Orthop. 111 (1975) 192 – 200
Kapandji, I. A.: L'Anatomie fonctionelle du rachis lombo sacre. Acta orthop. belg. 35 (1969) 543 – 566
Krämer, J.: Biomechanische Veränderungen im lumbalen Bewegungssegment. Hippokrates, Stuttgart 1973
Krmpotic-Nemanic, J., P. Keros: Funktionale Bedeutung der Adaption des Dens axis beim Menschen. Verh. anat. Ges. (Jena) 67 (1973) 393 – 397
Langenberg, W.: Morphologie, physiologischer Querschnitt und Kraft des M. erector spinae im Lumbalbereich des Menschen. Z. Anat. Entwickl.-Gesch. 132 (1970) 158 – 190
Liard, A. R., M. Latarjet, F. Crestanello: Precisions anatomiques concernant la partie superieure du muscle grand droit de l'abdomen et de sa gaine. C. R. Ass. Anat. 148 (1970) 532 – 542
Ludwig, K. S.: Die Frühentwicklung des Dens epistrophei und seiner Bänder beim Menschen. Morphol. Jb. 93 (1953) 98 – 112
Ludwig, K. S.: Die Frühentwicklung des Atlas und der Occipitalwirbel beim Menschen. Acta anat. (Basel) 30 (1957) 444 – 461
Lytle, W. J.: The inguinal and lacunar ligaments. J. Anat. (Lond.) 118 (1974) 241 – 251
MacVay, C. B.: The normal and pathologic anatomy of the transversus abdominis muscle in inguinal and femoral hernia. Surg. Clin. N. Amer. 51 (1971) 1251 – 1261
Mambrini, A., M. Argeme, J. P. Houze, H. Isman: A propos de l'orifice aortique du diaphragme. C. R. Ass. Anat. 148 (1970) 433 – 441
Nathan, H., B. Arensburgh: An unusual variation in the fifth lumbar and sacral vertebrae: a possible cause of vertebral canal narrowing. Anat. Anz. 132 (1972) 137 – 148
Niethard, F. U.: Die Form-Funktionsproblematik des lumbosakralen Überganges, Hippokrates, Stuttgart 1997
Okada, M., K. Kogi, M. Ishii: Endurance capacity of the erectores spinae muscles in static work. J. Anthrop. Soc. Nippon 78 (1970) 99 – 110
Pierpont, R. Z., A. W. Grigoleit, M. K. Finegan: The transversalis fascia. A practical analysis of an enigma. Amer. Surg. 35 (1969) 737 – 740
Platzer, W.: Funktionelle Anatomie der Wirbelsäule. In: Erkrankungen der Wirbelsäule, hrsg. von R. Bauer. Thieme, Stuttgart 1975 (S. 1 – 6)

Platzer, W.: Die zervikokraniale Übergangsregion in Kopfschmerzen, hrsg. von H. Tilscher et al. Springer, Berlin 1988
Prestar, F. L., R. Putz: Das Lig. longitudinale posterius – Morphologie und Funktion. Morphol. Med. 2 (1982) 181 – 189
Putz, R.: Zur Manifestation der hypochordalen Spangen im cranio-vertebralen Grenzgebiet beim Menschen. Anat. Anz. 137 (1975) 65 – 74
Putz, R.: Charakteristische Fortsätze – Processus uncinati – als besondere Merkmale des 1. Brustwirbels. Anat. Anz. 139 (1976) 442 – 454
Putz, R.: Zur Morphologie und Rotationsmechanik der kleinen Gelenke der Lendenwirbel. Z. Orthop. 114 (1976) 902 – 912
Putz, R.: Funktionelle Anatomie der Wirbelgelenke. Thieme, Stuttgart 1981
Putz, R., A. Pomaroli: Form und Funktion der Articulatio atlanto-axialis lateralis. Acta anat. (Basel) 83 (1972) 333 – 345
Reichmann, S., E. Berglund, K. Lundgren: Das Bewegungszentrum in der Lendenwirbelsäule bei Flexion und Extension. Z. Anat. Entwickl.-Gesch. 138 (1972) 283 – 287
Schlüter, K.: Form und Struktur des normalen und des pathologisch veränderten Wirbels. Hippokrates, Stuttgart 1965
Shimaguchi, S.: Tenth rib is floating in Japanese. Anat. Anz. 135 (1974) 72 – 82
de Sousa, O. M., J. Furlani: Electromyographic study of the m. rectus abdominis. Acta anat. (Basel) 88 (1974) 281 – 298
Steubl, R.: Innervation und Morphologie der Mm. levatores costarum. Z. Anat. Entwickl.-Gesch. 128 (1969) 211 – 221
Takebe, K., M. Vitti, J. v. Basmajian: The functions of semispinalis capitis and splenius capitis muscles. An electromyographic study. Anat. Rec. 179 (1974) 477 – 480
Taylor, J. R.: Growth of human intervertebral discs and vertebral bodies. J. Anat. (Lond.) 120 (1975) 49 – 68
v. Torklus, D., W. Gehle: Die obere Halswirbelsäule, 3. Aufl. Thieme, Stuttgart 1987
Veleanu, C., U. Grun, M. Diaconescu, E. Cocota: Structural peculiarities of the thoracic spine. Their functional significance. Acta anat. (Basel) 82 (1972) 97 – 107
Witschel, H., R. Mangelsdorf: Geschlechtsunterschiede am menschlichen Brustbein. Z. Rechtsmed. 69 (1971) 161 – 167
Zaki, W.: Aspect morphologique et fonctionnel de l'annulus fibrosus du disque intervertebral de la colonne cervicale. Bull. Ass. Anat. 57 (1973) 649 – 654
Zukschwerdt, L., F. Emminger, E. Biedermann, H. Zettel: Wirbelgelenk und Bandscheibe. Hippokrates, Stuttgart 1960

Obere Extremität

Basmajian, J. V., W. R. Griffin jr.: Function of anconeus muscle. An electromyographic study. J. Bone Jt. Surg. 54-A (1972) 1712 – 1714
Basmajian, J. V., A. Travill: Electromyography of the pronator muscles in the forearm. Anat. Rec. 139 (1961) 45 – 49
Bojsen-Møller, F., L. Schmidt: The palmar aponeurosis and the central spaces of the hand. J. Anat. (Lond.) 117 (1974) 55 – 68
Christensen, J. B., J. P. Adams, K. O. Cho, L. Miller: A study of the interosseous distance between the radius and ulnar during rotation of the forearm. Anat. Rec. 160 (1968) 261 – 271
Čihák, R.: Ontogenesis of the Skeleton and the Intrinsic Muscles of the Hand and Foot. Springer, Berlin 1972
Clarke, G. R., L. A. Willis, W. W. Fish, P. J. R. Nichols: Assessment of movement at the glenohumeral joint. Orthopaedics (Oxford) 7 (1974) 55 – 71
Dempster, W. T.: Mechanisms of shoulder movement. Arch. phys. Med. 46 (1965) 49 – 70
Doody, S. G., L. Freedman, J. C. Waterland: Shoulder movements during abduction in the scapular plane. Arch. phys. Med. 51 (1970) 595 – 604
Dylevsky, I.: Ontogenesis of the M. palmaris longus in man. Folia morphol. (Prague) 17 (1969) 23 – 28
Franzi, A. T., E. Spinelli, G. Ficcarelli: Variazione del muscolo palmare lungo: Contributo alla casistica. Quad. Anat. prat. 25 (1969) 71 – 76
Garn, S. M., C. G. Rohman: Variability in the order of ossification of the bony centers of the hand and wrist. Amer. J. phys. Anthropol. (N.S.) 18 (1960) 219 – 230
Hohmann, G.: Hand und Arm, ihre Erkrankungen und deren Behandlung. Bergmann, München 1949
Jonsson, B., B. M. Olofsson, L. C. Steffner: Function of the teres major, latissimus dorsi and pectoralis major muscles. A preliminary study. Acta morphol. neerl.-scand. 9 (1972) 275 – 280
Kapandji, A.: La rotation du pouce sur son axe longitudinal lors de l'opposition. Rev. chir. Orthop. 58 (1972) 273 – 289
Kauer, J. M. G.: The interdependence of carpal articulation chains. Acta anat. (Basel) 88 (1974) 481 – 501
Kauer, J. M. G.: The articular disc of the hand. Acta anat. (Basel) 93 (1975) 590 – 605
Krmpotic-Nemanic, J.: Über einen bisher unbeachteten Mechanismus der Fingergrundgelenke. Gegenseitige Längsverschiebung der Finger bei der Flexion. Z. Anat. Entwickl.-Gesch. 126 (1967) 127 – 131
Kuczynski, K.: Carpometacarpal joint of the human thumb. J. Anat. (Lond.) 118 (1974) 119 – 126
Landsmeer, J. M. F.: Atlas of the Hand. Churchill, Livingstone, Edinburgh 1976

Lewis, O. J., R. J. Hamshere, T. M. Bucknill: The anatomy of the wrist joint. J. Anat. (Lond.) 106 (1970) 539–552

Long, C.: Intrinsic-extrinsic muscle control of the fingers. Electromyographic studies. J. Bone Jt. Surg. 50-A (1968) 973–984

McClure, J. G., R. Beverly: Anomalies of the scapula. Clin. Orthop. 110 (1975) 22–31

Murata, K., K. Abe, G. Kawahara et al.: The M. serratus anterior of the Japanese. The area of its origin and its interdigitation with the M. obliquus externus abdominis. Acta anat. Nippon. 43 (1968) 395–401

Neiss, A.: Sekundäre Ossifikationszentren. Anat. Anz. 137 (1975) 342–344

Pauly, J. E., J. L. Rushing, L. E. Scheving: An electromyographic study of some muscles crossing the elbow joint. Anat. Rec. 159 (1967) 47–54

Poisel, S.: Die Anatomie der Palmaraponeurose. Therapiewoche 23 (1973) 3337

Ravelli, A.: Die sogenannte Rotatorenmanschette, Öst. Ärzteztg. 13/14 (1974)

Schmidt, H.-M.: Die Guyon'sche Loge. Ein Beitrag zur klinischen Anatomie der menschlichen Hand. Acta anat. 131 (1988) 113–121

Schmidt, H.-M., U. Lanz: Chirurgische Anatomie der Hand, 2. Aufl. Thieme, Stuttgart 2003

Shrewsbury, M. M., R. K. Johnson: The fascia of the distal phalanx. J. Bone Jt. Surg. 57 A (1975) 784–788

Shrewsbury, M. M., M. K. Kuczynski: Flexor digitorum superficialis tendon in the fingers of the human hand. Hand 6 (1974) 121–133

Shrewsbury, M. M., R. K. Johnson, D. K. Ousterhout: The palmaris brevis. A reconstruction of its anatomy and possible function. J. Bone Jt. Surg. 54-A (1972) 344–348

Stack, H. G.: The Palmar Fascia. Churchill, Livingstone, London 1973

Strasser, H.: Lehrbuch der Muskel- und Gelenkmechanik, Bd. IV: Die obere Extremität. Springer, Berlin 1917

Weston, W. J.: The digital sheaths of the hand. Aust. Radiol. 13 (1969) 360–364

Untere Extremität

Asang, E.: Experimentelle und praktische Biomechanik des menschlichen Beins. Med. Sport (Berl.) 13 (1973) 245–255

Aumüller, G.: Über Bau und Funktion des Musculus adductor minimus. Anat. Anz. 126 (1970) 337–342

Basmajian, J. V., T. P. Harden, E. M. Regenos: Integrated actions of the four heads of quadriceps femoris: An electromyographic study. Anat. Rec. 172 (1972) 15–20

Bojsen Møller, F., V. E. Flagstadt: Plantar aponeurosis and internal architecture of the ball of the foot. J. Anat. (Lond.) 121 (1976) 599–611

Bowden, R. E. M.: The functional anatomy of the foot. Physiotherapy 53 (1967) 120–126

Bubic, I.: Sexual signs of the human pelvis. Folia med. (Sarajevo) 8 (1973) 113–115

Ching Jen Wang, P. S. Walker: Rotatory laxity of the human knee joint. J. Bone Jt. Surg. 56-A (1974) 161–170

Čihák, R.: Ontogenesis of the Skeleton and Intrinsic Muscles of the Human Hand and Foot. Springer, Berlin 1972

Dahhan, P., G. Delephine, D. Larde: The femoropatellar joint. Anat. Clin. 3 (1981) 23–39

Detenbeck, L. C.: Function of the cruciate ligaments in knee stability. J. Sports Med. 2 (1974) 217–221

Didio, L. J. A., A. Zappalá, W. P. Carney: Anatomico-functional aspects of the musculus articularis genu in man. Acta anat. (Basel) 67 (1967) 1–23

Emery, K. H., G. Meachim: Surface morphology and topography of patello-femoral cartilage fibrillation in Liverpool necropsies. J. Anat. (Lond.) 116 (1973) 103–120

Emmett, J.: Measurements of the acetabulum. Clin. Orthop. 53 (1967) 171–174

Gluhbegovic, N., H. Hadziselimovic: Beitrag zu den vergleichenden anatomischen Untersuchungen der Bänder des lateralen Meniskus. Anat. Anz. 126 Suppl. (1970) 565–575

Hoerr, N. L., S. J. Pyle, C. C. Franciss: Radiographic Atlas of Skeletal Development of Foot and Ankle. Thomas, Springfield/Ill. 1962

Hohmann, G.: Fuß und Bein, ihre Erkrankungen und deren Behandlung. 5. Aufl. Bergmann, München 1951

Hooper, A. C. B.: The role of the iliopsoas muscle in femoral rotation. Irish J. med. Sci. 146 (1977) 108–112

Jacobsen, K.: Area intercondylaris tibiae: osseous surface structure and its relation to soft tissue structures and applications to radiography. J. Anat. (Lond.) 117 (1974) 605–618

Janda, V., V. Stará: The role of thigh adductors in movements patterns of the hip and knee joints. Courrier, Centre internat. de l'Enfance 15 (1965) 1–3

Jansen, J. C.: Einige nieuwe functioneelanatomische aspecten von de voet. Ned. T. Geneesk. 112 (1968) 147–155

Johnson, C. E., J. V. Basmajian, W. Dasher: Electromyography of sartorius muscle. Anat. Rec. 173 (1972) 127–130

Joseph, J.: Movements at the hip joint. Ann. R. Call. Surg. Engl. 56 (1975) 192–201

Kaplan, E. B.: The iliotibial tract, clinical and morphological significance. J. Bone Jt. Surg. 40-A (1958) 817–831

Kaufer, H.: Mechanical function of the patella. J. Bone Jt. Surg. 53-A (1971) 1551 – 1560
Kennedy, J. C., H. W. Weinberg, A. S. Wilson: The anatomy and function of the anterior cruciate ligament. As determined by clinical morphological studies. J. Bone Jt. Surg. 56-A (1974) 223 – 235
Knief, J.: Materialverteilung und Beanspruchungsverteilung im coxalen Femurende. Densitometrische und spannungsoptische Untersuchungen. Z. Anat. Entwickl.-Gesch. 126 (1967) 81 – 116
Kummer, B.: Die Biomechanik der aufrechten Haltung. Mitt. Naturforsch. Ges. Bern 22 (1965) 239 – 259
Kummer, B.: Funktionelle Anatomie des Vorfußes. Verh. dtsch. arthop. Ges. 53 (1966) 483 – 493
Kummer, B.: Die Beanspruchung der Gelenke, dargestellt am Beispiel des menschlichen Hüftgelenks. Verh. dtsch. Ges. orthop. Traumatol. 55 (1968) 302 – 311
Lesage, Y., R. Le Bars: Etude electromyographique simultanée des differents chefs du quadriceps. Ann. Méd. phys. 13 (1970) 292 – 297
Marshall, J. L., E. G. Girgis, R. R. Zelko: The biceps femoris tendon and its functional significance. J. Bone Jt. Surg. 54-A (1972) 1444 – 1450
Martin, B. F.: The origins of the hamstring muscles. J. Anat. (Lond.) 102 (1968) 345 – 352
Menschik, A.: Mechanik des Kniegelenkes. I. Z. Orthop. 112 (1974) 481 – 495
Menschik, A.: Mechanik des Kniegelenkes. II. Z. Orthop. 113 (1975) 388 – 400
Mörike, K. D.: Werden die Menisken im Kniegelenk geschoben oder gezogen? Anat. Anz. 133 (1973) 265 – 275
Morrison, J. B.: The mechanics of the knee joint in relation to normal walking. J. Biochem. 3 (1970) 51 – 61
Novozamsky, V.: Die Form der Fußwölbung unter Belastung in verschiedenen Fußstellungen. Z. Orthop. 112 (1974) 1137 – 1142
Novozamsky, V., J. Buchberger: Die Fußwölbung nach Belastung durch einen 100-km-Marsch. Z. Anat. Entwickl.-Gesch. 131 (1970) 243 – 248
Oberländer, W.: Die Beanspruchung des menschlichen Hüftgelenks. Z. Anat. Entwickl.-Gesch. 140 (1973) 367 – 384
Ogden, S. A.: The anatomy and function of the proximal tibiofibular joint. Clin. Orthop. 101 (1974) 186 – 191
Olbrich, E.: Patella emarginata – Patella partita. Forschungen und Forscher der Tiroler Ärzteschule 2 (1948 – 1950) 69 – 105
Pauwels, F.: Gesammelte Abhandlungen zur funktionellen Anatomie des Bewegungsapparates. Springer, Berlin 1965
Platzer, W.: Zur Anatomie des Femoropatellargelenks. In: Fortschritte in der Arthroskopie, hrsg. v. H. Hofer. Enke, Stuttgart 1985
Platzer, W.: Zur funktionellen und topographischen Anatomie des Vorfußes. In: Hallux valgus, hrsg. von N. Blauth. Springer, Berlin 1986
Raux, P., P. R. Townsend, R. Miegel et al.: Trabecular architecture of the human patella. S. Biomech. 8 (1975) 1 – 7
Ravelli, A.: Zum anatomischen und röntgenologischen Bild der Hüftpfanne. Z. Orthop. 113 (1975) 306 – 315
Rideau, Y., P. Lacert, C. Hamonet: Contribution à l'etude de l'action des muscles de la loge postérieure de la cuisse. C. R. Ass. Anat. 143 (1969) 1406 – 1415
Rideau, Y., C. Hamonet, G. Outrequin, P. Kamina: Etude électromyographique de l'activité fonctionelle des muscles de la loge postérieure de la cuisse. C. R. Ass. Anat. 146 (1971) 597 – 603
Rother, P., E. Luschnitz, S. Beau, P. Lohmann: Der Ursprung der ischiokruralen Muskelgruppe des Menschen. Anat. Anz. 135 (1974) 64 – 71
Sick, H., P. Ring, C. Ribot, J. G. Koritke: Structure fonctionelle des menisques de articulation du genou. C. R. Ass. Anat. 143 (1969) 1565 – 1571
Sirang, H.: Ein Canalis alae ossis illii und seine Bedeutung. Anat. Anz. 133 (1973) 225 – 238
Stern jr., J. T.: Anatomical and functional specializations of the human gluteus maximus. Amer. J. phys. Anthropol. 36 (1972) 315 – 339
Strasser, H.: Lehrbuch der Muskel- und Gelenkmechanik, Bd. III: Die untere Extremität. Springer, Berlin 1917
Strauss, F.: Gedanken zur Fuß-Statik. Acta anat. (Basel)78 (1971) 412 – 424
Suzuki, N.: An electromyographic study of the role of muscles in arch support of the normal and flat foot. Nagoya med. J. 17 (1972) 57 – 79
Takebe, K., M. Viti, J. V. Basmajian: Electromyography of pectineus muscle. Anat. Rec. 180 (1974) 281 – 284
Tittel, K.: Funktionelle Anatomie und Biomechanik des Kniegelenks. Med. Sport (Berl.) 17 (1977) 65 – 74
von Volkmann, R.: Wer trägt den Taluskopf wirklich, und inwiefern ist der plantare Sehnenast des M. tibialis post. als Bandsystem aufzufassen? Anat. Anz. 131 (1972) 425 – 432
von Volkmann, R.: Zur Anatomie und Mechanik des Lig. calcaneonaviculare plantare sensu strictiori. Anat. Anz. 134 (1973) 460 – 470
Zivanovic, S.: Menisco-meniscal ligaments of the human knee joint. Anat. Anz. 135 (1974) 35 – 42

Kopf und Hals

Bochu, M., G. Crastes: La selle turcique normale etude radiographique. Lyon méd. 231 (1974) 797-805

Buntine, J. A.: The omohyoid muscle and fascia; morphology and anomalies. Aust. N. Z. J. Surg. 40 (1970) 86-88

Burch, J. G.: Activity of the accessory ligaments of the mandibular joint. J. prosth. Dent. 24 (1970) 621-628

Campell, E. J. M.: The role of the scalene and sternomastoid muscles in breathing in normal subjects. An electromyographical study. J. Anat. (Lond.) 89 (1955) 378-386

Couly, G., C. Brocheriou, J. M. Vaillant: Les menisques temporomandibulaires. Rev. Stomat. (Paris) 76 (1975) 303-310

Fischer, C., G. Ransmayr: Ansatz und Funktion der infrahyalen Muskulatur. Anat. Anz. 168 (1989) 237-243

Fortunato, V., St. D. Bocciarelli, G. Auriti: Contributo allo studio della morfologia ossea dell'area cribrosa dell'etmoide. Clin. otorinolaring. 22 (1970) 3-15

Hadziselimovic, H., M. Cus, V. Tomic: Appearance of the sigmoid groove and jugular foramen in relation to the configuration of the human skull. Acta anat. (Basel) 77 (1970) 501-507

Honee, G. L. J. M.: The Musculus pterygoideus lateralis. Thesis, Amsterdam 1970 (S. 1-152)

Ingervall, B., B. Thilander: The human sphenooccipital synchondrosis. 1. The time of closure appraised macroscopically. Acta odont. scand. 30 (1972) 349-356

Isley, C. L., J. V. Basmajian: Electromyography of human cheeks and lips. Anat. Rec. 176 (1973) 143-148

Lang, J.: Structure and postnatal organization of heretofore uninvestigated and infrequent ossifications of the sella turcica region. Acta anat. (Basel) 99 (1977) 121-139

Lang, J., S. Niederfeilner: Über Flächenwerte der Kiefergelenkspalte. Anat. Anz. 141 (1977) 398-400

Lang, J., K. Tisch-Rottensteiner: Lage und Form der Foramina der Fossa cranii media. Verh. anat. Ges. (Jena) 70 (1976) 557-565

Melsen, B.: Time and mode of closure of the spheno-occipital synchondrosis determined on human autopsy material. Acta anat. (Basel) 83 (1972) 112-118

Oberg, T., G. E. Carlsson, C. M. Fajers: The temporomandibular joint. A morphologic study on human autopsy material. Acta odont. scand. 29 (1971) 349-384

Platzer, W.: Zur Anatomie der „Sellabrücke" und ihrer Beziehung zur A. carotis interna. Fortschr. Röntgenstr. 87 (1957) 613-616

Pomaroli, A.: Ramus mandibulae. Bedeutung in Anatomie und Klinik. Hüthig, Heidelberg 1987

Porter, M. R.: The attachment of the lateral pterygoid muscle to the meniscus. J. prosth. Dent. 24 (1970) 555-562

Proctor, A. D., J. P. de Vincenzo: Masseter muscle position relative to dentofacial form. Angle Orthodont. 40 (1970) 37-44

Putz, R.: Schädelform und Pyramiden. Anat. Anz. 135 (1974) 252-266

Shapiro, R., F. Robinson: The foramina of the middle fossa. A phylogenetic, anatomic and pathologic study. Amer. J. Roentgenol. 101 (1967) 779-794

Schelling, F.: Die Emissarien des menschlichen Schädels. Anat. Anz. 143 (1978) 340-382

Stofft, E.: Zur Morphometrie der Gelenkflächen des oberen Kopfgelenkes (Beitrag zur Statik der zerviko-okzipitalen Übergangsregion. Verh. anat. Ges. (Jena) 70 (1976) 575-584

Vitti, M., M. Fujiwara, J. V. Basmajian, M. Lida: The integrated roles of longus colli and sternocleidomastoid muscles: an electromyographic study. Anat. Rec. 177 (1973) 471-484

Weisengreen, H. H.: Observation of the articular disc. Oral. Surg. 40 (1975) 113-121

Wentges, R. T.: Surgical anatomy of the pterygopalatine fossa. J. Laryngol. 89 (1975) 35-45

Wright, D. M., B. C. Moffett jr.: The postnatal development of the human temporomandibular joint. Amer. J. Anat. 141 (1974) 235-249

Zenker, W.: Das retroarticuläre plastische Polster des Kiefergelenkes und seine mechanische Bedeutung. Z. Anat. Entwickl.-Gesch. 119 (1956) 375-388

Periphere Leitungsbahnen

Astrup, P., K. Jørgensen, O. S. Andersen, K. Engl: The acid-base metabolism, a new approach. Lancet (London) 1960, 1035-1039

Fasol, P., P. Munk, M. Strickner: Blutgfäßversorgung des Handkahnbeins. Acta anat. (Basel) 100 (1978) 27-33

Hilty, H.: Die makroskopische Gefäßvariabilität im Mündungsgebiet der V. saphena magna des Menschen. Schwabe, Basel 1955

Lahlaidi, A.: Vascularisation arterielle des ligaments intra-articulaires du genou chez l'homme. Folia angiol. (Pisa) 23 (1975) 178-181

Lauritzen, J.: The arterial supply to the femoral head in children. Acta orthop. scand. 45 (1974) 724-736

Lippert, H.: Arterienvarietäten, Klinische Tabellen. Beilage in Med. Klin. 1967-1969, 18-32

May, R.: Chirurgie der Bein- und Beckenvenen. Thieme, Stuttgart 1974

May, R., R. Nißl: Die Phlebographie der unteren Extremität, 2. Aufl. Thieme, Stuttgart 1973

Mercier, R., Ph. Fouques, N. Portal, G. Vanneuville: Anatomie chirurgicale de la veine saphene externe. J. chir. 93 (1967) 59

Moosmann, A., W. Hartwell jr.: The surgical significance of the subfascial course of the lesser saphenous vein. Surg. Gynec. Obstet. 118 (1964) 761

Ogden jr. A.: Changing patterns of proximal femoral vascularity. J. Bone Jt. Surg. 56-A (1974) 941–950

Poisel, S., D. Golth: Zur Variabilität der großen Arterien im Trigonum caroticum. Wien. med. Wschr. 124 (1974) 229–232

Schmidt, H.-M.: Topographisch-klinische Anatomie der Guyon'schen Loge an der menschlichen Hand. Acta anat. 120 (1984) 66

Sirang, H.: Ursprung, Verlauf und Äste des N. saphenus. Anat. Anz. 130 (1972) 158–169

Tillmann, B., K. Gretenkord: Verlauf des N. medianus im Canalis carpi. Morphol. Med. 1 (1981) 61–69

Wallace, W. A., R. E. Coupland: Variations in the nerves of the thumb and index finger. J. Bone Jt Surg. 57-B (1975) 491–494

Weber, J., R. May: Funktionelle Phlebologie. Thieme, Stuttgart 1989

Wladimirov, B.: Über die Blutversorgung des Kniegelenkknorpels beim Menschen. Anat. Anz. 140 (1976) 469–476

Sachverzeichnis

Haupthinweise sind durch **halbfette** Seitenzahlen gekennzeichnet

A

B

C

M

N

S

T

W

Z